HANDBUCH DER NEUROCHIRURGIE

HERAUSGEGEBEN VON

H. OLIVECRONA
STOCKHOLM

W. TÖNNIS
KÖLN

SIEBENTER BAND/ERSTER TEIL

SCHRIFTLEITUNG
W. KRENKEL
KÖLN

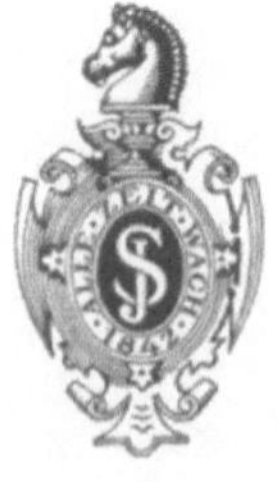

SPRINGER-VERLAG
BERLIN · HEIDELBERG · NEW YORK
1969

WIRBELSÄULE UND RÜCKENMARK

I

BEARBEITET VON

W. BISCHOF · R. FRYKHOLM · J. GERLACH
H.-P. JENSEN · K. A. JOCHHEIM · R. KIVELITZ
R. KLAUE · F. LOEW · K. F. SCHLEGEL
H. SCHMIDT · O. STOCHDORPH

MIT 254 ABBILDUNGEN

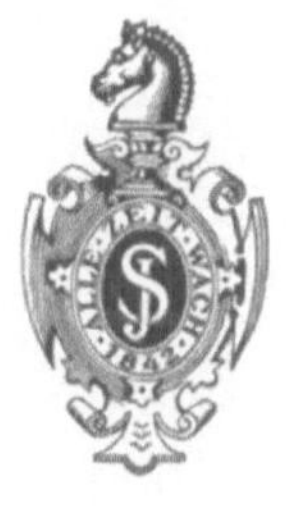

SPRINGER-VERLAG
BERLIN · HEIDELBERG · NEW YORK
1969

ISBN-13:978-3-642-88714-7   e-ISBN-13:978-3-642-88713-0
DOI:10.1007/978-3-642-88713-0

© by Springer-Verlag Berlin·Heidelberg 1969
Softcover reprint of the hardcover 1st edition 1969

Library of Congress Catalog Card Number 69—11685

Titel-Nr. 5607

Inhaltsverzeichnis.

Mißbildungen, Verletzungen und Erkrankungen der Wirbelsäule.
Von Professor Dr. K. F. Schlegel, Essen. Mit 72 Abbildungen.

Die cervicalen Bandscheibenschäden.
Von Dozent Dr. R. FRYKHOLM, Stockholm. Mit 51 Abbildungen.

Klinik und Behandlung der lumbalen Bandscheibenschäden.

Von Professor Dr. F. Loew, Homburg/Saar; Professor Dr. K. A. Jochheim, Köln-Lindenthal
und Dr. R. Kivelitz, Homburg/Saar. Mit 13 Abbildungen.

Pathologie des Rückenmarks.

Von Professor Dr. O. Stochdorph, München. Mit 16 Abbildungen.

Mißbildungen des Rückenmarks.

Von Professor Dr. J. GERLACH und Professor Dr. H.-P. Jensen, Würzburg. Mit 50 Abbildungen.

Die traumatischen Schädigungen des Rückenmarks und seiner Hüllen.

Von Privatdozent Dr. R. KLAUE, Berlin. Mit 25 Abbildungen.

Behandlung der Verletzungen des Rückenmarks.

Von Privatdozent Dr. W. BISCHOF, Klagenfurt und Dr. med. H. SCHMIDT, Schloßborn.
Mit 27 Abbildungen.

Mißbildungen, Verletzungen und Erkrankungen der Wirbelsäule.

Von

K. F. SCHLEGEL.

Mit 72 Abbildungen.

I. Allgemeines.

Die Wirbelsäule bezieht ihre Bedeutung nicht allein aus ihrer statisch-dynamischen Aufgabe, sie ist also nicht nur wegen ihrer besonderen anatomischen Gegebenheiten integrierender Bestandteil des Haltungs- und Bewegungsapparates, sondern sie hat darüber hinaus noch eine weitere Bestimmung als Schutz- und Tragegerüst des Rückenmarkes. Es besteht aber nicht nur eine reine Lagebeziehung zwischen den knöchernen Bestandteilen und den nervalen Substanzen, sondern eine enge Wechselbeziehung ist evident, so daß man berechtigt sein kann, von einer ,,Symbiose: Wirbelsäule–Rückenmark" (KUHLEN-DAHL) zu sprechen.

Das ursprüngliche, primitive Stützorgan, die Chorda dorsalis, hat sich im Laufe der Entwicklung zu einem einerseits tragfähigen Gebilde umgestaltet, andererseits aber zu einem Gliedermast, der nach allen Seiten beweglich ist. 24 freie Wirbel stehen auf einem starren Fundament, dem Kreuzbein, das wie ein Keil in das Becken eingelassen ist. Das Becken ist demnach die Basis, auf der sich die Wirbelsäule erhebt, und hat für den aufrechten Stand des Menschen eine wesentliche Bedeutung. Aus diesem Grunde ist es notwendig, Becken und Wirbelsäule als gemeinsames System zu sehen.

Die Wirbelkörper sind durch 23 Zwischenwirbelscheiben halbstarr miteinander verbunden und durch 23 symmetrische Zwischenwirbelgelenke beweglich gemacht. Während die Wirbelkörper vornehmlich *Stützfunktion* zu leisten haben, ist die Wirbelbogenreihe durch ihre Gelenke für die *Bewegungsfunktion* verantwortlich. Da hier außerdem an den Quer- und Dornfortsätzen die Muskulatur inseriert, kann die Bewegung auf dem Wege über die Bogenreihe den einzelnen Gliedern der Wirbelsäule mitgeteilt und gesteuert werden.

Die Stützfunktion kann die Wirbelsäule deswegen so gut wahrnehmen, weil durch eine in der Sagittalebene S-förmige natürliche Krümmung ein elastischer Aufbau vorliegt, der sich kräftesparend und stabilisierend auf die Statik auswirkt.

Die in den ersten Lebenswochen noch im ganzen kyphotisch gekrümmte Wirbelsäule erzwingt beim Aufsitzen des Säuglings eine ausgleichende Lordosierung der Halswirbelsäule. Die spätere Aufrichtung zum Stand führt dann im Laufe der Jahre zur Ausbildung einer eigentlichen Lendenlordose mit gleichzeitiger Verschärfung der lumbosacralen Knickbildung (SCHULTHESS).

Diese *sagittalen Krümmungen* der Wirbelsäule sind unter normalen Umständen individuell veränderlich. Wohl kennt man seit FICK, BRAUNE und FISCHER, STAFFEL u.a. verschiedene *Haltungstypen;* als Richtschnur der Beurteilung kann hier jedoch nur allein das ästhetische Empfinden gelten (F. LANGE). Erst in den letzten Jahren hat der Ausbau der *Röntgenganzaufnahme* der menschlichen Wirbelsäule dazu geführt, exaktere Richtlinien für die Beurteilung der Haltung auszuarbeiten (SCHLEGEL 1955, GÜNTZ 1958, LEGER

Der Universitätsnervenklinik München danke ich für die freundliche Überlassung der Abb. 26, dem pathologischen Institut der Universität München für die freundliche Genehmigung, die Abb. 8, 9, 34, 37, 56, 66, 69 und 72 zu verwenden.

1958). Trotzdem ist eine endgültige Beurteilung niemals zu erzielen, da die Haltung nicht allein statisch bedingt ist, sondern auch als psychologisches Problem genommen werden muß. Sie wird zum feinen Indikator für körperliches und seelisches Befinden.

In der *frontalen Ebene* ist der Verlauf der normalen Wirbelsäule weitgehend geradlinig. Eine geringe Abweichung der Brustwirbelsäule nach rechts und der Lendenwirbelsäule nach links, die bei ungefähr 80% der Menschen zu finden sein soll (Farkas), fällt praktisch nicht ins Gewicht, hat jedoch dazu geführt, von einer „*physiologischen Skoliose*" zu sprechen.

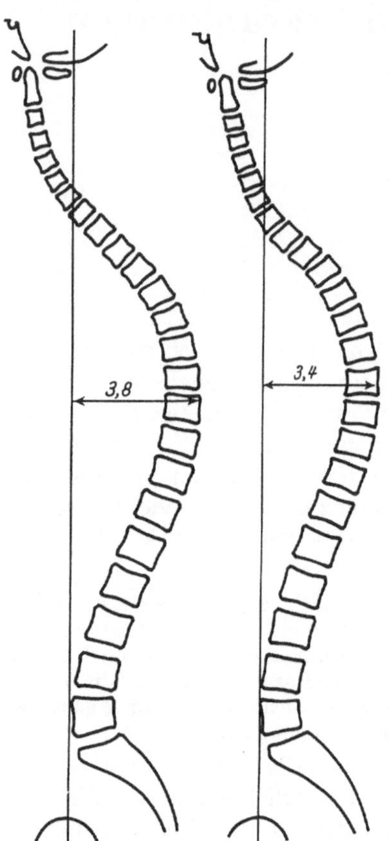

Abb. 1. Fritz H., 34 Jahre. Wirbelsäulenganzaufnahme, Lichtpause. Endogene Depression. Die vor der Behandlung bestehende Kyphose richtete sich innerhalb von 3 Wochen unter dem Einfluß der Opium-Medikation deutlich auf.

Die *Beweglichkeit der Wirbelsäule* hängt einerseits von dem Bewegungsausmaß ab, das die kleinen Wirbelgelenke und die Dornfortsätze mit der dazwischen liegenden Bandhaft zulassen, auf der anderen Seite aber von dem Zustand der Zwischenwirbelscheiben, die diese Bewegung erst ermöglichen. Junghanns hat den Begriff „*Bewegungssegment*" eingeführt und ihn zum Angelpunkt der funktionellen Betrachtung der Wirbelsäule gemacht. Hier darf man jedoch nicht vergessen, daß ferner noch die Form der Wirbelkörper und die Krümmungsverhältnisse, also die knöchernen Aufbauteile der Wirbelsäule, die Gesamtbeweglichkeit determinieren und ferner noch der Zustand der Muskulatur sowie der benachbarten knöchernen und bindegewebigen Bestandteile die Funktion in gleicher Weise beeinflussen.

Da die Wirbelsäule der Prototyp einer Knochenkombination ist (H. v. Meyer), wird dem einzelnen Bewegungssegment weitgehend seine Individualität genommen und es wird zum Glied in der Kette.

Physiologisch ist eine *geringe Eigenbeweglichkeit* der einzelnen Wirbelkörper beim Vor- und Rückbeugen, aber auch bei der Seitneigung und Drehung, synchron der Bewegungsphase. Erst, wenn der Gleitvorgang das Ausmaß von 1—2 mm übersteigt, hat eine Parallelverschiebung zweier Wirbel als pathologisch zu gelten und muß als Folge einer *Lockerung im Bewegungssegment* aufgefaßt werden.

Die Kombination der 3 Grundrichtungen der möglichen Bewegungen in der sagittalen und frontalen Ebene und um die Längsachse eröffnet unendlich viele Möglichkeiten des Bewegungsablaufes. Den größten Bewegungsausschlag findet man an der Halswirbelsäule vornehmlich im Bereich zwischen C 5 und C 6 (Bakke). Die Gesamtbeweglichkeit im Bereich der Brustwirbelsäule ist am geringsten. Sehr groß ist ebenfalls die Beweglichkeit der Lendenwirbelsäule zwischen dem 4. und 5. Lendenwirbelkörper, sowie zwischen dem 5. Lenden- und 1. Kreuzbeinwirbel (Bakke).

In den Abschnitten der größten Beweglichkeit der Sagittalebene ist auch die Beweglichkeit in der Frontalebene am ausgeprägtesten.

Die Drehbewegungen um die Längsachse sind diagnostisch nicht genau festlegbar.

Über die Bewegungsmöglichkeiten an der gesunden und kranken Wirbelsäule gibt nicht das Röntgenbild in Ruhestellung Auskunft, sondern lediglich die sog. *Funktionsaufnahme*. Hierfür wurden mehrere Verfahren in Vorschlag gebracht (Bakke, Buetti-Bäuml, Schlegel u.a.). Neuerdings werden kinematographische Verfahren herangezogen.

Die „Symbiose" von Wirbelsäule und Nervensystem ist zum Teil topographisch durch die Einlagerung des spinalen Nervensystems in den Wirbelkanal und den Verlauf der radikulären Elemente in den Zwischenwirbellöchern gegeben. Die enge Verknüpfung beider Bestandteile wird jedoch weiter verstärkt durch das Primat des segmentalen

Reflexbogens bei der *Eigeninnervation* der Wirbelsäule. Da mit dem spinalen Nervensystem und den Nervenwurzeln auch das vegetative Nervensystem rein lagemäßig von den Gegebenheiten an der Wirbelsäule in gleicher Weise abhängig ist, wird trotz der morphologischen Verschiedenheit und funktionell andersartigen Wirkungsweise des spinalen und autonomen Systems auch hier eine Möglichkeit bestehen, durch krankhafte Veränderungen diese enge und komplizierte Zweckverbindung zu stören. Es ist hierbei gleichgültig, ob diese Störungen nun den nervalen oder den statisch-dynamischen Partner der „Symbiose" betreffen. Eine Beeinträchtigung der Wirbelsäulenbestandteile wird daher sowohl topographisch als auch funktionell bestimmte Charakteristika niemals vermissen lassen. Die Auswirkungen der Pathologie des spinalen Nervensystems auf die Wirbelsäule werden jedoch nie so prägnant sein wie im umgekehrten Falle, da das Nervensystem ungleich verletzlicher und in seiner Antwort wesentlich prompter und eindrucksvoller ist.

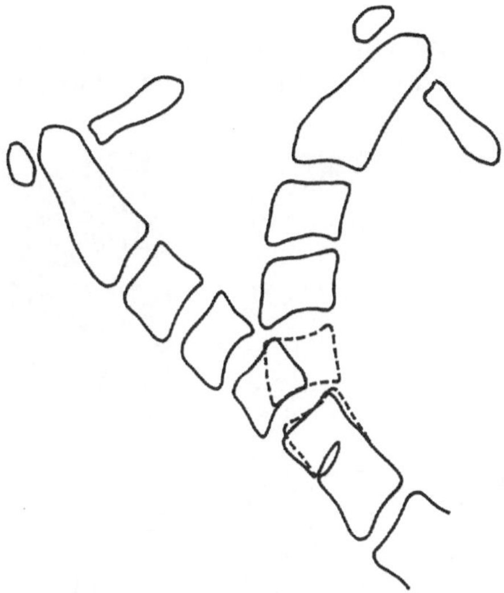

Abb. 2. Georg F. Halswirbelsäulenfunktionsaufnahme, Lichtpause. Bei einem kongenitalen Blockwirbel findet sich oberhalb im angrenzenden Bewegungssegment eine vermehrte, kompensatorische Beweglichkeit.

II. Die Entwicklungsgeschichte der Wirbelsäule.

Die Entwicklung der Wirbelsäule geht in Zusammenhang mit der Entwicklung der Chorda dorsalis und dem Neuralrohr mit dem Spinalsystem und austretenden Nerven vor sich. Der Entwicklungsgang wird aber nicht nur deshalb etwas unübersichtlich, sondern auch weil die große Zahl der Einzelbestandteile der Wirbelsäule ebenfalls allmählich entsteht. Das hier unentbehrliche embryonale Organ stellt die *Chorda dorsalis* dar, die als primitives Achsenskelet die Entwicklung der Wirbelsäule entscheidend beeinflußt. Schon in einem sehr frühzeitigen Entwicklungsstadium lagert sich um die Chorda das skeletbildende Material an, aus welchem sich die Wirbelsäule formiert. Jenes mesodermale Gewebe läßt einen streng segmentalen Bau erkennen, da sich frühzeitig eine Gliederung in Ursegmente einstellt. Diese liefern das gesamte Material für die Bildung des Skeletes und der Muskulatur und sind auch die Fundamente für die Haut- und das Unterhautgewebe der Rückenregion (TÖNDURY). Wesentliche weitere Stadien der Entwicklung sind die baldige Ausbildung der Sklerotome, die an Ausdehnung den Ursegmenten entsprechen, und deren Unterteilung in eine kraniale und caudale Hälfte, die der Skleromiten.

Wird dieser Aufbau irgendwie gestört, kommt es je nach Ausmaß der Schädigung oder Störung und deren Zeitpunkt, sowie Dauer der Einwirkung naturgemäß zu Mißbildungen am späteren knöchernen Achsenskelet einerseits und, wegen der engen topogenetischen Zusammenhänge sowie ontogenetischen Koppelung an die Frühanlage des Rückenmarkes, zu Schädigungen an der neuralen Struktur andererseits, in gleicher Höhe des ursprünglichen Somiten (s. J. GERLACH, Mißbildungen des Rückenmarkes S. 305). Eine sichere Entscheidung über das weitere Schicksal der Skleromiten ist äußerst schwierig zu treffen (TÖNDURY). Es bildet sich aus ihnen die primitive Zwischenwirbelscheibe, andererseits aber auch durch Verschmelzung der paarigen Processus chordales der unpaare Wirbelkörper. Aus diesen Wirbelkörperanlagen wiederum entstehen neurale und costale Fortsätze, also die Bogenanteile und die Rippen sowie die Querfortsätze. Auf dem Wege über die Verknorpelung kommt es beim Keimling letzten Endes zur Verknöcherung der Wirbelkörper und später auch der Wirbelbögen.

Störungen der Verknöcherung der Wirbelkörper können zu persistierenden Chordaresten führen, die beim Kinde und gelegentlich beim Erwachsenen röntgenologisch nachweisbar werden.

Störungen in der Verknöcherung der Wirbelbögen verursachen je nach ihrem Sitz Spaltbildungen in der Bogenportion, die als ihren klassischen Vertreter die *Spondylolisthese* aufweisen.

Über die möglichen Folgen der gestörten Entwicklung der Wirbelsäule wird jedoch noch im einschlägigen Kapitel zu sprechen sein.

Die *Zwischenwirbelgelenke* werden von Gelenkfortsätzen der Wirbelbögen gebildet. Sie sind echte Gelenke mit einem Knorpelbelag von unterschiedlicher Dicke. Falten der Gelenkkapsel oder der Fettwülste sowie meniscusähnliche Gebilde (TÖNDURY, EMMINGER) lassen sich nachweisen und können gelegentlich zu Einklemmungen führen.

1*

III. Die Untersuchung der Wirbelsäule.

Die Untersuchung der Wirbelsäule hat stets im Stehen, im Sitzen und im Liegen sowie in der Ruhe und der Bewegung am ausgekleideten Patienten zu erfolgen.

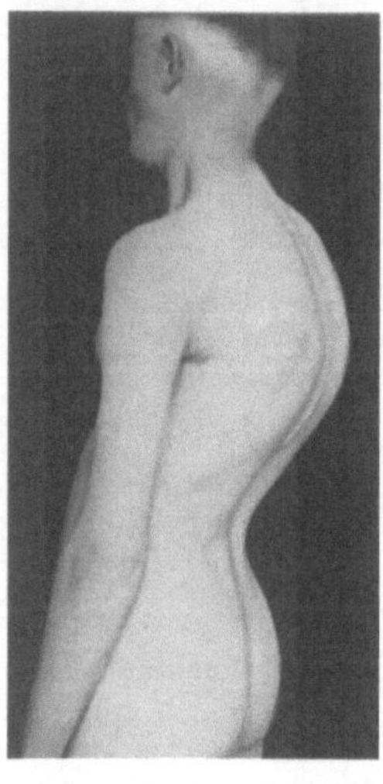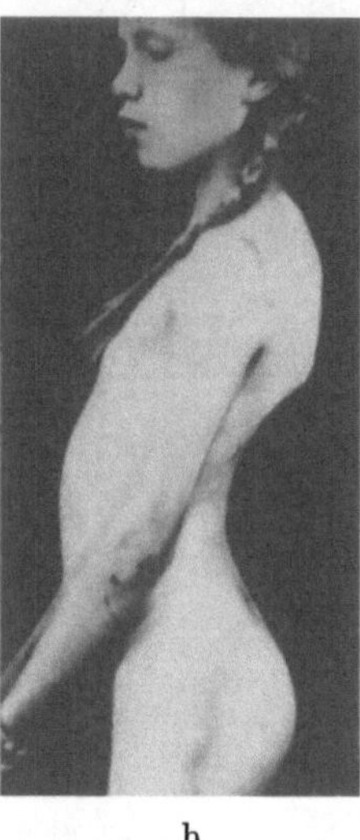

a   b

Abb. 3. a Jünglingsbuckel (Scheuermannsche Erkrankung) mit typischer arkuärer Kyphose. b Hohlrunder Rücken mit vermehrter Beckenkippung und übermäßiger Lendenlordose.

Die *Inspektion* des stehenden Patienten in der Ruhe gibt Aufschluß über den Haltungstyp. Man muß zwischen dem *Rundrücken*, dem *Flachrücken* und dem *hohlrunden Rücken* unterscheiden. Außer der sagittalen Einstellung der Wirbelsäule ist in gleicher Weise die frontale Einstellung zu berücksichtigen. Die Rückenkontur tritt besser zutage, wenn die Arme nach vorne angehoben werden.

Eine *leichte Skoliose* wird vielfach nur durch eine Verschiedenheit der Tailleneinziehung deutlich. Auf der Konkavseite der Krümmung ist die Taille vermehrt eingezogen.

Die *Kopfhaltung* kann sich bei reinen Wirbelerkrankungen, aber auch bei muskulären Prozessen im Nacken-Schultergürtelgebiet ändern (z.B. Schiefhals). Eine *Verkürzung des Halses* deutet auf eine *Klippel-Feilsche Deformität* hin. Außerdem wird dadurch auch eine *basiläre Impression* ausgewiesen.

Der *kurze Rumpf* und eine hochsitzende, eingezogene Lendenlordose kennzeichnen meist das *Wirbelgleiten. Gibbusbildungen* an irgendeinem Abschnitt der Wirbelsäule unterscheiden sich deutlich von den arkuären Kyphosen und deuten auf einen destruierenden Wirbelkörperprozeß hin.

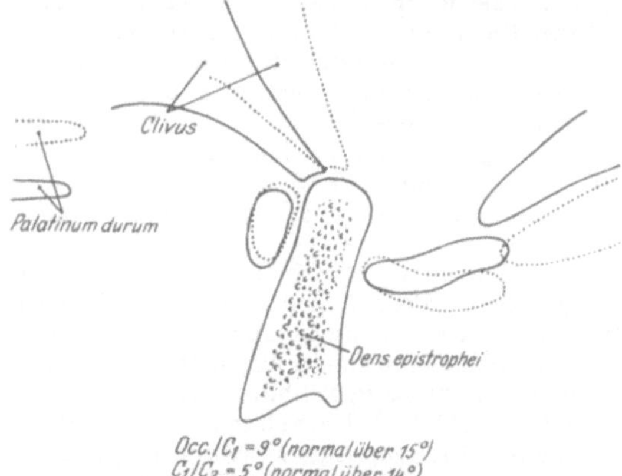

Abb. 4. J. E., ♂. Atlasberstungsbruch nach Jefferson. Hypoglossusparese links, motorische Schwäche linker Arm mit Hyperreflexie. Hypaesthesie C I links, Occipitalneuralgie links. Die Funktionsaufnahme läßt eine erhebliche Einschränkung der Bewegung zwischen Occiput und Atlas einerseits und zwischen Atlas und Axis andererseits erkennen (Lichtpause). (Nach Schlegel 1958.)

Eine arkuäre Kyphosierung der Brustwirbelsäule ist bei schlechter Haltung aktiv ausgleichbar, bei dem fixierten Rundrücken auf der Grundlage einer *Scheuermannschen Erkrankung* oder einer *Altersosteoporose* läßt sich der Ausgleich nicht einmal passiv bewerkstelligen. Eine Aufhebung der Lendenlordose liegt beim leistungsschwachen Flachrücken vor, kann aber auch die Begleiterscheinung einer Bandscheibendegeneration darstellen.

Durch Markieren der Beckenkämme mit Hilfe der flachgestellten, ausgestreckten Hand erhält man Auskunft über einen eventuellen *Beckenschiefstand*.

Die *Bewegungsprüfung* beginnt an der Halswirbelsäule. Der Kinn-Brustbein-Abstand beim Vorbeugen kann gemessen werden. Im Normalfall kann das Kinn mühelos das Brustbein erreichen. Seitneigung, Drehung und Rückbeugung werden passiv geprüft, indem der Kopf des zu Untersuchenden mit beiden Händen des Untersuchers hin und her bewegt wird.

Das Vorwärtsbeugen des Rumpfes muß bei gestreckten Kniegelenken ausgeführt werden. Hierbei läßt sich bei seitlicher Betrachtung am besten der Scheitelpunkt einer vorhandenen Kyphose lokalisieren. Eine genaue Messung ist möglich, wenn man an den Übergängen der einzelnen Wirbelsäulenabschnitte quere Markierungslinien anlegt und deren Abstand beim aufrechten Stehen und bei maximaler Vorbeugung mißt (*Schobersches Zeichen*). Teilfixierungen der einzelnen Wirbelsäulenabschnitte können bei der Vor- und Rückbeugung gut erkannt werden. Die Messung des Fingerspitzen-Boden-Abstandes ist recht unsicher und nur brauchbar, wenn man Vergleichswerte bei Nachuntersuchungen des Kranken zur Verfügung hat.

Seitliche Bewegungen werden bei Seitverkrümmungen ungleich durchgeführt. Bei Skoliosen ist aber auch beim Vorbeugen eine ungleiche Rückenkontur vorhanden. Je nach Sitz der Seitverbiegung kommt es zum *Lenden- oder Rippenbuckel.*

Die Torsionsbreite der Wirbelsäule wird am besten im Sitzen geprüft.

Beim Sitzen mit gestreckten Beinen auf dem Untersuchungstisch ist die normale Wirbelsäule gleichmäßig kyphosiert. Ist ein Aufrichten zum Sitzen bei gestreckten Beinen möglich, obwohl vorher die *Ischiasdehnungszeichen* positiv gewesen sind, bestehen überhaupt Diskrepanzen zwischen der Beweglichkeit der Wirbelsäule im Stehen und im Liegen, ist stets der Verdacht auf *Simulation* berechtigt.

Kann der liegende Patient beim passiven Anheben beider gestreckten Beine sich nicht in der Hüfte beugen, sondern läßt er sich wie ein Brett hochheben, deutet dieses *Brettsymptom* auf eine sog. *Hüft-Lendenstrecksteife* hin.

Die *Palpation* erfolgt im Liegen und im Stehen. Bei Rückenlage zeigt ein Schmerz im Bereich der Kreuzdarmbeinfugen bei Druck auf die vorderen Darmbeinstachel einen Prozeß an den Sacroiliacalgelenken an *(Mennelsches Zeichen)*. Die Palpation des Abdomen und der Leistengegend darf wegen Ausschluß eines Senkungsabscesses nicht fehlen. Die Prüfung der Hüftgelenksbeweglichkeit ist stets notwendig.

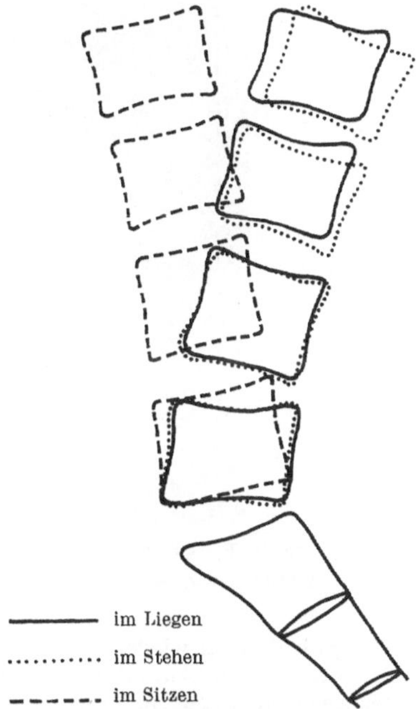

Abb. 5. Täuschungsmöglichkeit durch verschiedene Aufnahmetechnik. Bei der seitlichen Aufnahme der Lendenwirbelsäule gibt nur die im freien Stand Auskunft über die wahre Stellung der Wirbelsäulenelemente zueinander. (Lichtpause. Kreuzbein als Fixpunkt.) (Nach Schlegel 1956.)

Bei Bauchlage können Muskelhärten in der gesamten Rückenmuskulatur und im Gesäßbereich ausgetastet werden. Durch Rütteln an zwei benachbarten Dornfortsätzen kann man eine abnorme Beweglichkeit einzelner Bewegungssegmente herausfinden. Das Beklopfen der Dornfortsätze schließt die Abtastung der Dornfortsatzreihe (Skoliose!) ab.

Auch das *Gangbild* kann bei Wirbelsäulenveränderungen pathognomonisch sein. Es sei an den *Seiltänzergang* bei Wirbelgleiten erinnert, weil kleine Schritte überflüssige Bewegungen des Beckens und der Wirbelsäule vermeiden lassen, oder aber an den vorsichtigen Gang des Spondylitikers, der Erschütterungen seiner Wirbelsäule ängstlich verhütet.

Die Untersuchung darf sich jedoch nicht allein auf die Wirbelsäule direkt beschränken, sondern muß in gleicher Weise die Muskulatur mit einbeziehen. Letztlich ist eine ärztliche Allgemeinuntersuchung unerläßlich.

Die *Röntgenuntersuchung* ist als abschließende Maßnahme stets notwendig. Sie liefert einerseits den besten Anhalt für die natürliche Körperhaltung, die Bewegungsphasen und den anatomischen Zustand, andererseits die wichtigsten differentialdiagnostischen Hinweise.

Für die *Haltungsuntersuchung* hat sich am besten die *Wirbelsäulenganzaufnahme* im Stehen mit einem Röhrenabstand von 1,50—3 m bewährt. Überhaupt schaltet die Fernaufnahme weitgehend diagnostische Irrtümer durch Vermeidung von Überschneidungen der Wirbelkonturen aus. Während für die Darstellung der Wirbelkörper im allgemeinen die Aufnahmen im sagittalen und im frontalen Strahlengang genügen, werden die Bogenanteile und die Zwischenwirbellöcher am besten in den

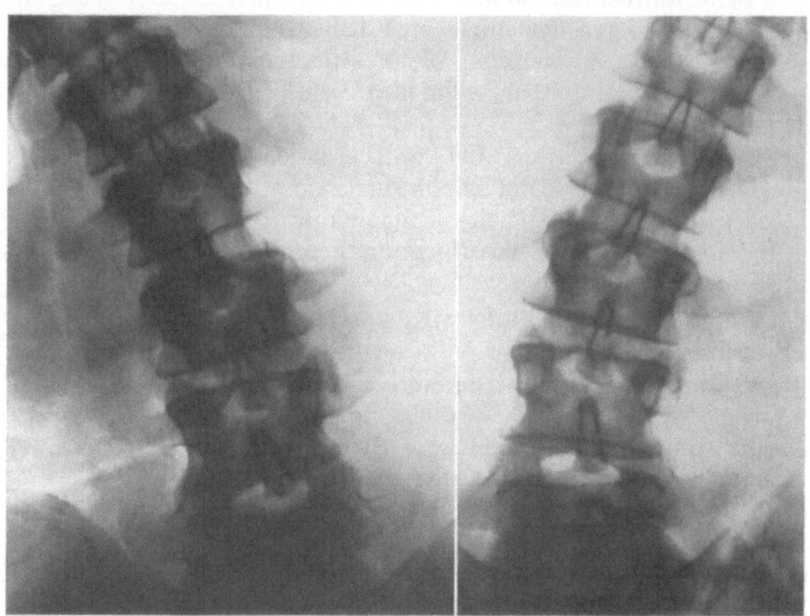

Abb. 6. Lydia F., 41 Jahre. Harmonischer Bewegungsablauf bei der Seitbeugung der Lendenwirbelsäule. Keine pathologische Lockerung oder aber Fixierung in den einzelnen Bewegungssegmenten.

Schrägaufnahmen wiedergegeben. Der präsacrale Zwischenwirbelraum wird übersichtlich dargestellt entweder bei der Aufnahme im Stehen mit frontalem Strahlengang in schräger Aufnahmerichtung oder aber im Liegen in Steinschnittlage.

Über die *Kontrastmitteluntersuchungen* ist an anderer Stelle das Wesentliche gesagt (s. Bd. 2).

IV. Die krankhafte Haltung [s. a. S. 54].

1. Die Kyphosen.

Unter einer Kyphose versteht man eine über das normale Maß hinausgehende, mehr oder weniger flachbogige, nach hinten konvexe Dauerverbiegung der Wirbelsäule oder eines Wirbelsäulenabschnittes.

Im Hinblick auf die Ätiologie kann man 3 Gruppen unterscheiden:

1. die angeborenen Kyphosen,
2. die Kyphosen bei bestimmten Systemerkrankungen,
3. die erworbenen Kyphosen.

a) Die angeborenen Kyphosen.

Sie treten relativ häufig bei *angeborenen Keilwirbeln* auf. Man findet dann röntgenologisch dorsale Halbwirbel, gelegentlich auch reine Keilwirbel, die eine gibbusartige Vorbuckelung eines bestimmten Wirbelkörpers herbeiführen. Nicht selten tritt im Lendenbereich eine Vergesellschaftung mit der Spina bifida auf.

Als häufigste Lokalisation für den dorsalen Halbwirbel wird der erste und zweite Lendenwirbelkörper gefunden.

Angeborene Blockwirbelbildungen rufen meistens eine kurzbogige Kyphose hervor. Sie finden sich in allen Abschnitten der Wirbelsäule. Im Bereich der Halswirbelsäule können ausgedehnte Wirbelverschmelzungen mit anderen Fehlbildungen kombiniert sein. Es handelt sich dann um das *Klippel-Feil-Syndrom* (s. dort).

Angeborene Kyphosen treten auch bei *Entwicklungsstörungen der Bandscheibe* auf. Hier haben sie mehr einen großbogigen Charakter. Es kommt im Wachstumsalter in solchen Fällen oft zu einem Schwund der vorderen Bandscheibenanteile, so daß sich eine knöcherne Synostosierung mehrerer Wirbelkörper ausbilden kann.

b) Die Kyphosen bei Systemerkrankungen.

Sie können einerseits durch typische Störungen des Skeletsystems hervorgerufen werden, andererseits aber auch — wenn auch seltener — durch eine primäre Schwäche der gesamten Körpermuskulatur.

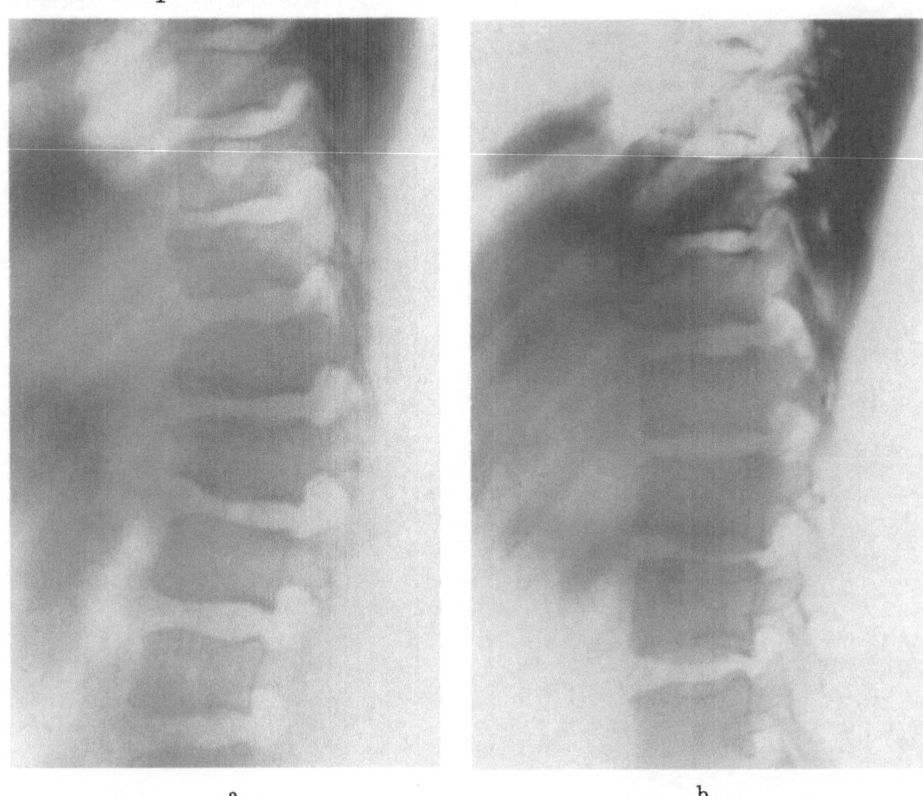

a   b

Abb. 7a u. b. H., ♂, 15 Jahre. Scheuermannsche Erkrankung. a Lumbodorsale Kyphose mit keilförmiger Umgestaltung der Wirbelkörper und Schmorlschen Knötchen. b Nach 12monatiger Behandlung mit einem Redressionskorsett hat sich die Kyphose ausgeglichen, die Wirbelkörper haben sich aufgerichtet, die Schmorlschen Knötchen befinden sich in Rückbildung. (Nach SCHLEGEL 1953.)

Die *Chondrodystrophie* in allen ihren Spielarten (BRAILSFORD, MORQUIO, SILFVER-SKIÖLD) führt nicht nur zu einem Mißverhältnis zwischen dem großen Schädel, dem relativ langen Rumpf und den kurzen plumpen Gliedmaßen, sondern läßt auch im oberen Lendenbereich eine bogenförmige Kyphose oder aber eine gibbusartige Buckelung der Wirbelsäule entstehen.

Im Rahmen der *Osteogenesis imperfecta congenita* tritt eine Osteoporose auf, die ebenfalls zur krankhaften Kyphosierung der Wirbelsäule führen kann. Es sind ferner noch die *kindlichen Leukämien* und außerdem *endokrine Störungen* des Skeletsystems zu nennen, weil sie schon sehr frühzeitig zu stärkeren angulären Kyphosen am Kreuzlendenübergang führen.

Die größte Bedeutung in diesem Rahmen hat jedoch die *polytope enchondrale Dysostose.* H. MAU hat sich in einer Monographie mit diesen Knorpelverknöcherungsstörungen auf angeborener Grundlage eingehend auseinandergesetzt. Hierzu gehören die atypischen Chondrodystrophien oder multiplen Epiphysenstörungen ebenso wie die *Pfaundler-Hurler*sche Erkrankung und verschiedene andere seltenere Erkrankungen (s. S. 46). Von H. Mau wird auch die klassische Chondrodystrophie in die Bezeichnung „enchondrale Dysostosen" eingeschlossen.

Eine Unterscheidung zwischen einer metaphysären, sich auf das Längenwachstum der Gliedmaßen beschränkenden Störung (Chondrodystrophie) und einer epiphysären Wachstumsstörung (Wirbelsäulenzwerg) ist notwendig, obwohl die Spielarten zwischen beiden Extremen unzählig sind.

Im Vordergrund steht die *lumbodorsale Kyphose*, deren Häufigkeit mit 30 % angegeben wird. Der Scheitel dieser Kyphose liegt in Höhe des Brustlendenüberganges. Meist ist ein, seltener sind auch mehrere Wirbelkörper keilförmig deformiert. Eine Verwechselung mit der *Scheuermann*schen Erkrankung ist leicht möglich. Früher hat man diese Veränderung als *rachitischen Sitzbuckel* bezeichnet.

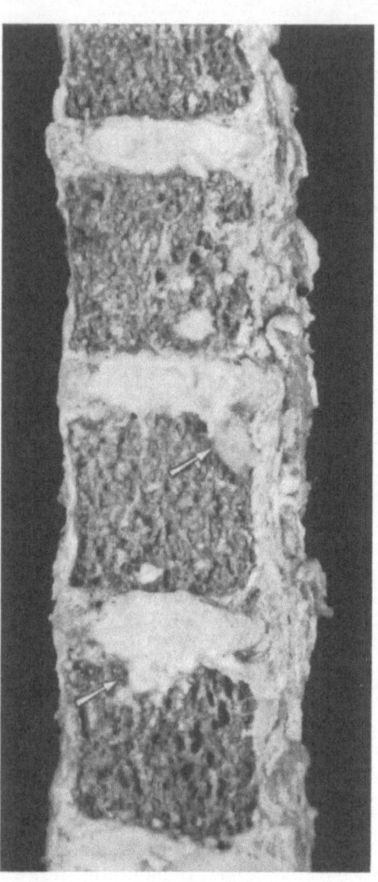

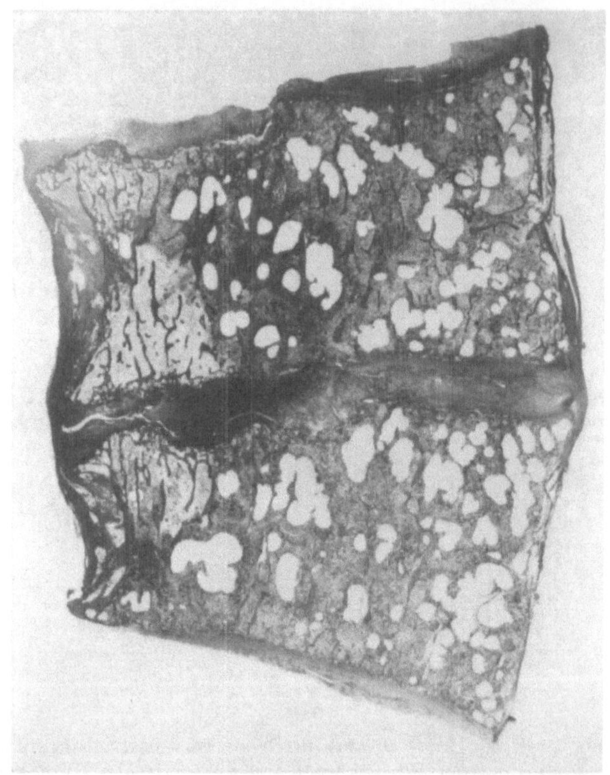

Abb. 8.   Deckplatteneinbrüche mit Schmorlschen Knorpelknötchen.

Abb. 9. Alter Morbus Scheuermann mit typischen Knorpelknötchen, Bandscheibendegeneration und keilförmiger Wirbelkörperumwandlung. (Lupenvergrößerung.)

Die allgemeine Knorpelverknöcherungsstörung läßt an der Wirbelsäule zwei verschiedene Typen erkennen. Bei einem Typ sind die Deck- und Grundplatten der Wirbelkörper konkav umgestaltet, beim anderen sind sie konvex ausgebildet. Bei letzterem bestehen gleichzeitig auch Flachwirbel *(Platyspondylie)*. Die Wirbelkörper weisen hier eine Art Hagebuttenform auf. Eine Verschmälerung des Zwischenwirbelraumes liegt vor. Die Abgrenzung gegenüber der Adoleszentenkyphose ist häufig nicht möglich.

Letztlich müssen hier noch sämtliche Kyphosen genannt werden, die auf einer abnormen Muskelschwäche im Gefolge der *progressiven Muskeldystrophie* und anderer Muskelerkrankungen beruhen. Im Sitzen sacken diese muskelschwachen Patienten in sich zusammen, so daß hier ständig eine lockere Totalkyphose imponiert. Beim Stehen wird die Kyphose durch eine knickartige Lordose im Lendengebiet kompensiert, so daß der Befund verwischt wird.

c) Die erworbenen Kyphosen.

Von den erworbenen Kyphosen ist in erster Linie die *frühkindliche* oder *rachitische Kyphose* zu nennen. Ihr Vorkommen darf nicht überbewertet werden. Mancher sog. rachitische Sitzbuckel weist sich bei genauer Untersuchung nicht mehr als Rachitisfolge aus, sondern beruht auf einer enchondralen Dysostose.

Muskuläre und ligamentäre Störungen oder Fehlbeanspruchungen können ebenfalls zu einer Kyphose führen. Im Kindesalter ist eine *akute Wirbelsäuleninsuffizienz* bekannt, die jedoch nur als Krankheitssymptom verschiedener anderer Grundleiden aufgefaßt werden kann. Hier sind Muskelerkrankungen, insbesondere die *Kinderlähmung*, zu nennen. *Entzündliche Wirbelsäulenprozesse* müssen ebenfalls ausgeschlossen werden. Bei Erkrankungen des Knochenmarkes mit *Störungen der Leukopoese* gibt es Kyphosen, ebenso wie im Gefolge schwerer *Allgemeinerkrankungen* durch Verbrauch aller Kraftvorräte (SCHEDE). Bleiben die Grundleiden unbehandelt und unbeeinflußt, kann der akute Haltungsverfall in den bleibenden und ernsten Haltungsschaden übergehen. Kyphosen entwickeln sich ebenfalls nach ausgedehnten *Laminektomien* (v. COLMAR, BETTE und ENGELHARDT).

Scheuermannsche Erkrankung. Die größte Bedeutung hat die sog. *juvenile Kyphose*. Sie ist auch unter dem Namen *Scheuermannsche Erkrankung* oder *Adoleszentenkyphose* bekannt.

Seit den grundlegenden Untersuchungen der Schule SCHMORLs wissen wir, daß die juvenile Kyphose auf die mechanische Minderwertigkeit der Deckplatten der Wirbelkörper auf der Grundlage angeborener und zum Teil auch erbbedingter Schädigungen sowie auf endogene Dysregulationen besonders in der Zeit der Pubertät zurückgeführt werden muß.

Bei der *Röntgenuntersuchung* der bogenförmigen Kyphose der Brustwirbelsäule, seltener der Lendenwirbelsäule, finden sich Unregelmäßigkeiten der Deckplatten, Erniedrigungen der Bandscheiben sowie keilförmige Deformierungen der ventralen Wirbelkörperabschnitte. Die sog. Schmorlschen Knorpelknötchen stellen Einbrüche des Bandscheibengewebes in die angrenzenden Wirbelkörpergrund- und -deckplatten dar.

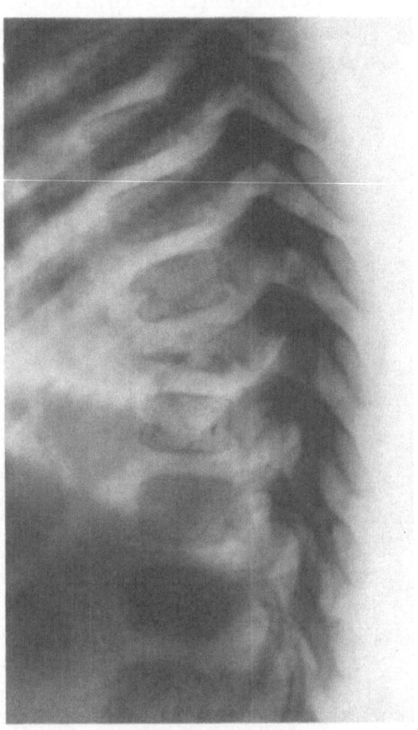

Abb. 10. Friedrich. Sch., 14 Monate. Beginnende Vertebra plana Calvé mit typischer dreieckiger Zusammensinterung eines Brustwirbelkörpers.

Es werden vorwiegend körperlich arbeitende Jugendliche betroffen. Eine zunehmende Buckelbildung im Bereich des erkrankten Wirbelsäulenabschnittes geht mit mehr oder weniger starken Schmerzen einher.

Die konstante Versteifung der Brustwirbelsäule ist am besten beim nach vorn gebeugten Kranken nachweisbar. Das *floride Stadium* tritt bis ungefähr zum 18. Lebensjahr auf und geht in die praktisch sehr *bedeutsamen Späterscheinungen* über. Der Endausgang ist die schwere Spondylosis deformans. Die Scheuermannsche Erkrankung ist als wesentliche *präspondylotische Deformität* (s. S. 54ff.) aufzufassen. Sie bildet häufig auch die Grundlage des Bandscheibenleidens. IDELBERGER konnte bei mehr als 30 % aller Kranken mit Discusprolapsen eine Scheuermannsche Erkrankung nachweisen.

Gelegentlich kommt es durch die Abknickung des Rückenmarkes und durch Kompression des Markes gegen den Scheitelgrad der kyphotischen Verbiegung zu Querschnittsbildern. GULLÈDGE und BRAV, sowie BLUM haben partielle *Querschnittslähmungen* bei der Scheuermannschen Erkrankung beschrieben. SCHLEGEL hat ein Brown-Sequardsches Syndrom hierbei beobachtet (Abb. 16).

Die *Behandlung* besteht in der Ruhigstellung über mehrere Monate, der Pflege der Muskulatur, der Aufbiegung der Deformität im redressierenden Korsett und in der entsprechenden *Berufsberatung*. Schwere körperliche Arbeiten sind hierbei zu vermeiden. Beim Auftreten von neurologischen Störungen ist die dorsale und mitunter auch ventrale Dekompression angezeigt.

Vertebra plana Calvé. Eine seltene Erkrankung des Kindesalters ist die Vertebra plana Calvé. Es handelt sich hier um eine aseptische Nekrose mit Zerfall eines Wirbelkörpers im Alter von 2—10 Jahren. Der früheste Erkrankungsbeginn liegt, laut Schrifttum, um 2 Jahre. Eine eigene Beobachtung konnte jedoch schon bei einem 14 Monate alten Jungen erfolgen (Abb. 10). Die Abtrennung von der Wirbeltuberkulose ist häufig schwierig.

Das *Röntgenbild* zeigt einen stark zusammengesinterten, dreieckig geformten Wirbelkörper,

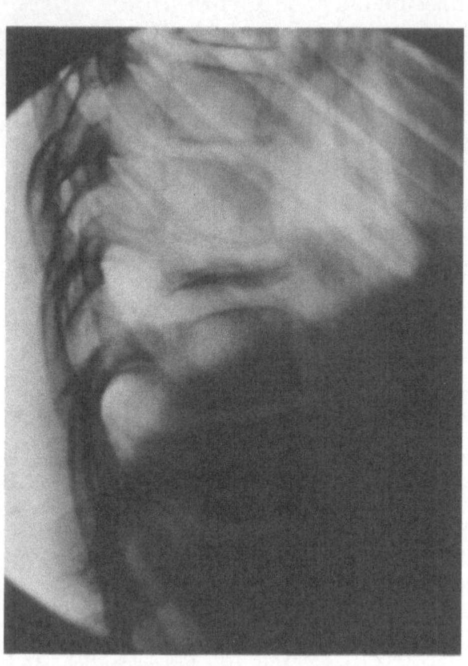
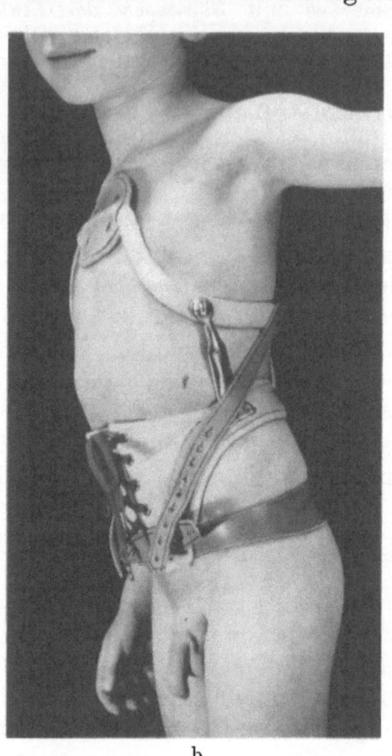

a   b

Abb. 11a u. b. Karl B., 7 Jahre. a Vertebra plana Calvé des 10. Brustwirbelkörpers. Gleichmäßiger, geringfügiger Wiederaufbau des ursprünglich völlig zusammengesinterten Wirbelkörpers nach 2jähriger Behandlung mit einem aktiven Reklinationskorsett. b Reklinationskorsett nach Hohmann.

der erheblich verdichtet ist. Neurologische Ausfälle können gelegentlich beobachtet werden (Scheuer). Die *Behandlung* besteht in der Entlastung der Wirbelsäule im redressierenden Korsett. Dann läßt sich im Laufe von vielen Monaten oder einigen Jahren ein geringfügiger Wiederaufbau der Vertebra plana herbeiführen.

Alterskyphosen. Die Kyphose bei alternden Menschen entsteht auf der Grundlage einer *Osteoporose*. Es kommt zum zunehmenden arkuären Buckel, der Erkrankte wird schnell kleiner, die Arme werden infolge der Verkürzung des Rumpfes relativ länger.

Im *Röntgenbild* erkennt man beim *Altersbuckel* außer der verminderten Strukturdichte der Skeletbestandteile die typische *Fischwirbelbildung*, weil sich infolge des normalen Quelldruckes des Bandscheibengewebes die Grund- und Deckplatten der Wirbelkörper eindrücken. *Spontanfrakturen* der osteoporotischen Wirbelkörper sind nicht selten. Aus diesem Grunde findet man mindestens einen, meist mehrere stark keilförmig veränderte Wirbelkörper. Es genügen schon Bagatelltraumen, damit die präsenilen oder senilen osteoporotischen Wirbelkörper frakturieren.

Die *Beschwerden* können mit einer Vitaminbehandlung (Vigantol) und einer gegengeschlechtlichen Hormonbehandlung erfolgreich angegangen werden. Bei sehr stark ausgeprägten Osteoporosen ist die Stützung mit Hilfe eines Mieders nicht zu umgehen.

Kyphosen treten ferner im Gefolge von *Entzündungen* (Wirbeltuberkulosen, Bechterew usw.), nach Traumen mit *Wirbelbrüchen*, bei *Systemerkrankungen* der Wirbelsäule (z.B. Paget) und bei *Tumoren* auf. Hier kommt es jedoch hauptsächlich zu einer Gibbusbildung, also zu einer angulären Kyphose. Auf diese Erkrankungen ist in einschlägigen Kapiteln hingewiesen.

2. Die Lordosen.

Im Gefolge von primären Kyphosen tritt ausgleichend eine Lordosierung der benachbarten Wirbelsäulenabschnitte auf. Es handelt sich dann um eine sog. *sekundäre Lordose*.

Unabhängig davon gibt es aber auch *primäre Lordosen*, die auf der Grundlage angeborener Formstörungen der Wirbelsäule entstehen können. Im Gegensatz zu den dorsalen Halbwirbeln sind allerdings *ventrale Halbwirbel* sehr selten.

Relativ häufig sind Lordosen im Lendenabschnitt auf der Grundlage einer *vermehrten Beckenkippung* und eines stark abgeknickten Kreuzbeines. Der Lumbosacralwinkel, der normalerweise um 140° beträgt, nähert sich dabei mehr einem rechten Winkel. Wir sprechen vom *sacrum acutum*, wenn das Kreuzbein in sich mehr oder weniger gerade den einen Schenkel dieses Winkels bildet, und vom *sacrum arcuatum*, wenn nur die ersten Kreuzbeinwirbel stark abgeknickt sind, während das übrige Kreuzbein einen gegenläufigen Bogen beschreibt.

Die hauptsächlichen klinischen Weiterungen einer Lordose sind muskuläre Verspannungen und eine vielfach schmerzhafte Arthrose der Dornfortsätze, die sich bei dieser Fehlstellung berühren können. Es entsteht dann die sog. *Osteoarthrosis interspinosa* (BAASTRUP), oder aber, um den anglo-amerikanischen Ausdruck zu gebrauchen, das Krankheitsbild des *kissing spine*.

Die Schmerzen bei dieser Komplikation der Lordose können gelegentlich durch Novocainisierung der Berührungsflächen der Dornfortsätze beseitigt werden, mitunter ist die operative Teilresektion eines Dornfortsatzes notwendig.

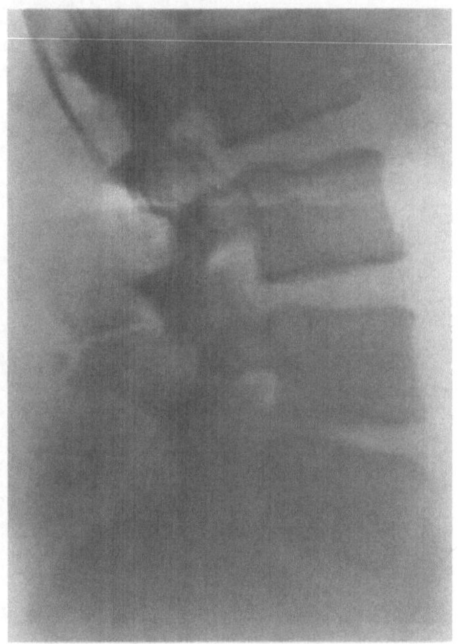

Abb. 12. Martha B. Osteoarthrosis interspinosa (Baastrupsche Erkrankung) zwischen 3. und 4. Lendendorn. Zustand nach Laminektomie bei LWK 5 wegen Fehldiagnose: Discusprolaps. Auch zwischen 4. und 5. Lendenwirbeldornfortsatz hatte eine Baastrupsche Erkrankung bestanden.

Die wesentlichsten *sekundären Lordosen* treten bei doppelseitiger Hüftverrenkung, beim Hängeleib, bei Beugekontrakturen der Hüftgelenke und bei der infantilen Form der progressiven Muskeldystrophie auf.

Die größte Bedeutung hat jedoch die sog. *fixierte Lordose* oder *Hüftlendenstrecksteife*, die sich durch eine nicht ausgleichbare Lordose im Lendengebiet, eine eigenartige Gangstörung und das Brettsymptom auszeichnet.

Entzündungen der kleinen Wirbelgelenke und Bögen können ebenso wie Cauda-Tumoren, Spondylolisthesen oder Bandscheibenvorfälle zu diesem Syndrom führen. Die fixierte Lordose kann nur ausgeglichen werden, wenn die Beine in Hüft- und Kniegelenken gebeugt werden. Bei gestreckten Beinen jedoch kann der Patient wie ein Brett an den Fersen von der Unterlage hochgehoben werden *(Brettsymptom)*.

Die Erklärung dieses Phänomens als eine Folge der Reizung der sensiblen Wurzel mit reflektorischer Kontraktion der Rückenstrecker (Hohmann, Güntz, Storck u. a.) befriedigt nicht ganz. Wir möchten annehmen, daß es hier durch irgendwelche lokalen Veränderungen im Wirbel- und Nervenwurzelgebiet zu einer tonischen Dauerverkürzung der autochthonen, kleinen Wirbelmuskulatur kommt. Nur so läßt sich erklären, daß die Kontraktur in Narkose nicht gelöst werden kann.

Therapeutisch beeinflußbar ist die fixierte Lordose nur in den Anfangsstadien, wenn die Fixierung noch rein muskulär ist und nicht bereits ins Stadium der ligamentären Kontraktur übergegangen ist. Nur die notfalls operative Beseitigung der Grunderkrankung führt in den Anfangsstadien zur Wiederkehr der normalen Rückenform und freien Beweglichkeit. Bei länger bestehenden Fällen läßt sich die Haltungsstörung meist nicht mehr beheben. Ohne Myelographie kann das Krankheitsbild ätiologisch nicht aufgehellt werden.

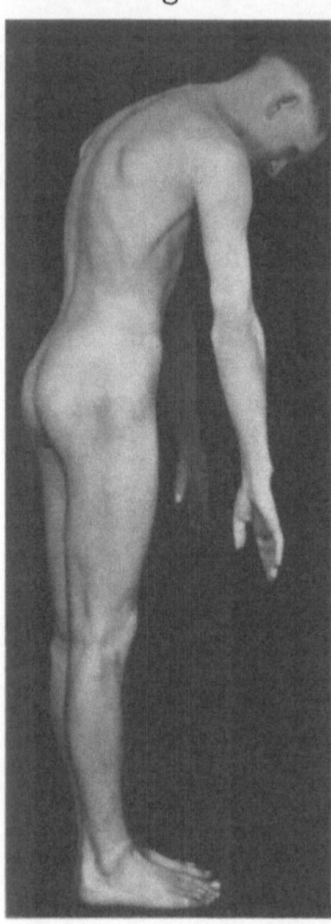 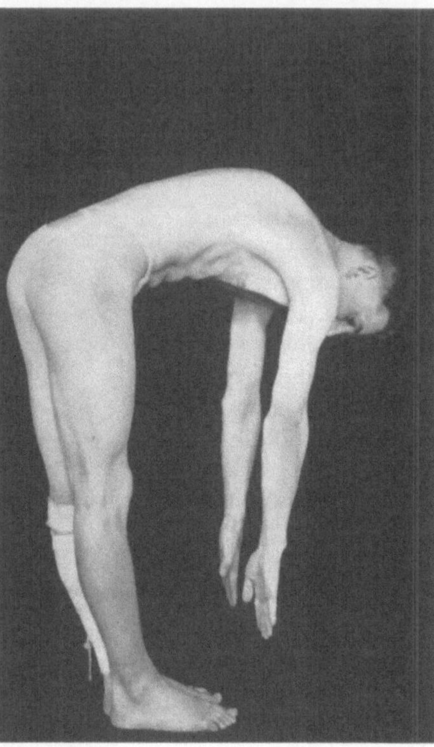

a   b

Abb. 13a u. b. Rudolf Sp., 22 Jahre. Hüft-Lendenstrecksteife bei Osteoarthritis des linken präsacralen Wirbelgelenkes mit fixierter Lordose und Brettsymptom. Nach Resektion des affizierten Wirbelgelenkes fast vollständige Wiederkehr der Beweglichkeit und Schmerzfreiheit.

3. Die Skoliosen.

Unter einer Skoliose versteht man eine dauernde seitliche Wirbelsäulenverbiegung. Sie ist eine sehr komplizierte Deformität. „Sie beruht immer auf einer primären oder sekundären asymmetrischen Formveränderung der die Wirbelsäule komponierenden Teile, entweder der Knochen oder der Intervertebralscheiben oder der Gelenke. Das eine ohne das andere ist kaum möglich" (Schulthess 1901). Eine Trennung in primäre und sekundäre Skoliosen ist gebräuchlich.

Die *primäre* und am leichtesten erklärbare *Skoliose* ist die *angeborene Seitverbiegung* der Wirbelsäule. Sie wird ätiologisch durch das Vorliegen kongenitaler Formabweichungen ausgewiesen. Keilwirbel, Spaltbildungen der Wirbelsäule, Verschmelzungen mehrerer Wirbel, Wirbelgelenke oder Rippen, angeborene Muskeldefekte und angeborener Beckenschiefstand können zu dieser Formstörung führen.

Die *sekundären Skoliosen* teilt man am besten nach Cobb in 4 Gruppen ein:

a) Die *myopathischen Skoliosen* treten vornehmlich im Gefolge der Muskeldystrophie auf.

b) Die *neuropathischen Skoliosen* begegnen uns bei der Kinderlähmung, der Neurofibromatose, der spinalen Gliose und der Littleschen Krankheit.

c) Die *osteopathischen Skoliosen* sind entweder reine Narbenskoliosen nach Erkrankungen des Thorax oder kommen bei osteoporotischen- und dystrophischen Knochenerkrankungen vor.

d) Das Hauptkontingent stellen die *idiopathischen Skoliosen*. Nach Cobb sind 90% aller dauernden seitlichen Rückgratverbiegungen idiopathisch.

Die Mehrzahl der *idiopathischen Skoliosen* entsteht im ersten und zweiten Lebensjahr (SCHEDE). Die Verschlimmerung der Deformität in den Zeiten des gesteigerten Wachstums ist allgemein bekannt. Die Skoliose wächst in die Deformität hinein. Aus der anfänglich *funktionellen Skoliose* entwickelt sich durch Umbau und Anpassung der Wirbelkörper sowie Bogen- und Gelenkanteile die *strukturelle Skoliose* (SPITZY), die dann nicht mehr heilbar ist. Nach dem heutigen Stand der Therapie können wir nur sagen, die Skoliose ist im Beginn heilbar (LINDEMANN).

Die *zahlreichen Erklärungsversuche zur Entstehung der Skoliose* können hier nicht angegeben werden. Sie sind dem umfangreichen einschlägigen Schrifttum zu entnehmen. Als Ursachen der reinen idiopathischen Skoliose müssen asymmetrische, noch nicht faßbare Störungen angenommen werden, die an den aktiven und passiven Halte- und Stützvorrichtungen der Wirbelsäule angreifen. Konstitutionelle Faktoren spielen ebenso eine Rolle, wie endogene Einflüsse und Stoffwechselstörungen. Die rachitische Stoffwechselstörung ist in ihrer Bedeutung hier sicher überschätzt worden. Nahe Beziehungen mancher Skoliosen zu den fixierten juvenilen Kyphosen werden hervorgehoben (LINDEMANN).

Einfacher ist die ätiologische Erklärung der Skoliosen bei den Systemerkrankungen und bei krankhaften Tonusänderungen der Stammmuskulatur auf der Grundlage spastischer oder paralytischer Prozesse.

Ungünstige Fernwirkungen auf die Wirbelsäulenstatik führen zur *statischen Skoliose* (Beinverkürzungen u. a.), intrathorakale Narbenschrumpfungen zur sog. *Narbenskoliose.*

Das *klinische Erscheinungsbild* der Skoliose wird

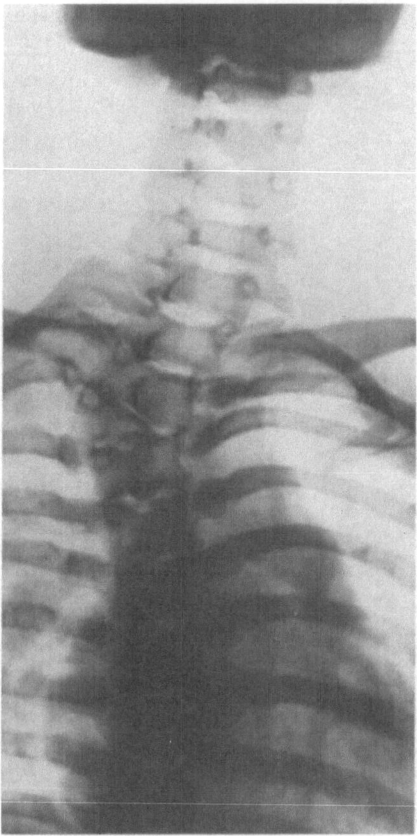

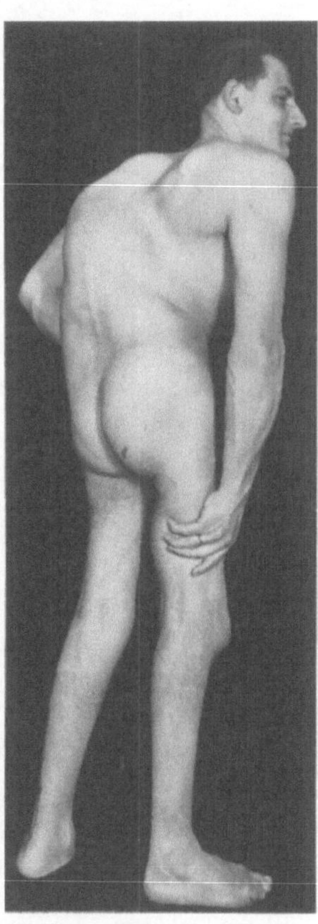

Abb. 14. Jutta H., 14 Jahre. Z 5282/60. Kongenitale Skoliose bei thorakalem Keilwirbel.

Abb. 15. Johann L. Neuropathische Skoliose III. Grades nach Poliomyelitis.

von der fixierten seitlichen Verkrümmung und der mit ihr verbundenen Torsion der Wirbelsäule beherrscht. Ausmaß und Zahl der Krümmungen sowie deren Fixationsgrad determinieren den Charakter der Skoliosen. Man trennt *einfache* Verbiegungen von *zusammengesetzten Skoliosen.*

Folgen der Wirbelsäulenverkrümmung sind der *Rippenbuckel,* der stets auf der konvexen Seite der Krümmung liegt und zur fälschlichen Benennung „Kyphoskoliose" geführt hat. Die *Taillendreiecke* sind unsymmetrisch, die Stellung des Schultergürtels verändert sich; und bei stärkeren Skoliosen kommt es zu einem *Überhang* des Rumpfes sowie zum Bild der „hohen oder schiefen Hüfte".

Für die Deskription hat sich die Einteilung der Skoliose nach 4 Graden bewährt.

Die *Skoliose I. Grades* zeigt eine geringgradige fixierte Verkrümmung mit leichter Torsion. Sie ist nicht mehr ganz ausgleichbar.

Die *Skoliose II. Grades* ist eine einbogige oder S-förmige Skoliose, die in sich zentriert ist; d.h. der Dornfortsatz des VII. Halswirbelkörpers und die Kreuzbeinspitze stehen lotrecht untereinander.

Die *Skoliose III. Grades* ist eine schwere Verkrümmung mit starkem Rippenbuckel und Überhang des Oberkörpers nach einer Seite.

Die *Skoliose IV. Grades* stellt eine schwerwiegende Verbildung mit erheblicher Deformierung des Rumpfes und völliger Starre der Wirbelsäule dar. Sie ist das Endstadium mit stärkerer Beeinträchtigung der Funktion der inneren Organe.

Die genaueste Festlegung einer Skoliose zur Prüfung einerseits der *Progredienz*, andererseits der Auswirkungen und der Behandlung wird durch die Messung der Kurvenwinkel im Röntgenbild ermöglicht.

Die *Prognose* dieser Wachstumsdeformität wird von der Ätiologie mitbestimmt. „Das ständige Fortschreiten ist das eigentliche Charakteristikum der Skoliose" (Port). Die stärkste Gefährdung liegt in der ersten Phase der Pubertät. Nach Beendigung des Wirbelsäulenwachstums kann damit gerechnet werden, daß die Skoliose stationär bleibt. Lediglich während der Schwangerschaft und dem Klimakterium kann eine erneute *Progredienz* auftreten. Während die kongenitalen Skoliosen in ihrer Prognose meist nicht ungünstig sind, sind die schweren Lähmungen nach Poliomyelitis und die Skoliosen bei der Neurofibromatose in der Regel von schwersten Verformungen bedroht (Scheier).

Als *Komplikationen* der Skoliose sind nicht nur schmerzhafte Begleiterscheinungen im Erwachsenenalter mit hartnäckigen Intercostalneuralgien bekannt, sondern alle Folgeerscheinungen der sich frühzeitig einstellenden Spondylosis deformans und der Spondylarthrosis.

Rückenmarksschädigungen sind nicht so selten, wie vielleicht aus

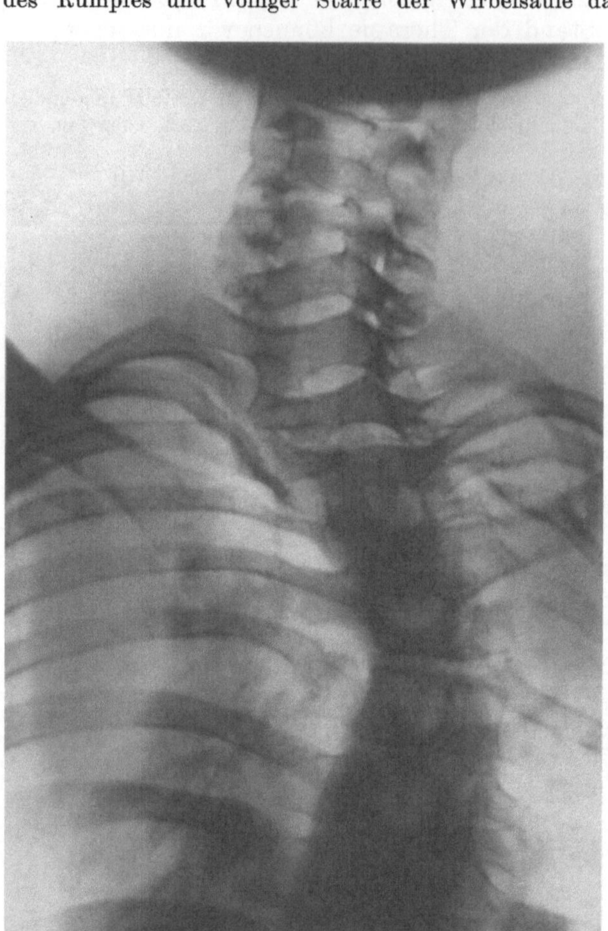

Abb. 16. Ursula H., 14 Jahre. K 1624/57. Kongenitale Skoliose mit starker hochsitzender Kyphose infolge multipler Wirbelmißbildungen. Während des Wachstumsschubes der Pubertät entstand langsam ein Brown-Séquardsches Syndrom, das sich konservativ nicht beeinflussen ließ. Die Operation wurde verweigert.

dem Schrifttum ersehen werden könnte. Idelberger hat 43 Fälle veröffentlicht, Kleinberg zählt 46 auf, Okonek 15, Scheuer etwa 100.

Die *kongenitalen Skoliosen* treten meist in den Zeiten des stärksten Wachstums mit neurologischen Komplikationen hervor, die dann nicht unbedingt von der Schwere der Deformität abhängen. Bei den viel hochgradiger deformierten sog. idiopathischen Skoliosen und den Lähmungsskoliosen werden Rückenmarksschädigungen wesentlich seltener gefunden. Auch bei der Skoliose auf der Grundlage einer Neurofibromatose (Recklinghausen) kann eine spastische Paraplegie entstehen (Kerr).

Die *Querschnittsbilder* werden einmal durch die *Abknickung* und *Verdrehung* des Rückenmarkes, zum anderen durch die *Kompression* des Markes gegen den Scheitelgrad der Verbiegung hervorgerufen. Die Raumbeengung des Markkanals kann zur Störung der Blut- und Liquorzirkulation führen und eine örtliche Arachnitis oder aber eine Myelopathie herbeiführen (KLEINBERG, IDELBERGER). Selbst Cauda-Syndrome können bei tiefliegenden Skoliosen auftreten (GERGELEY).

Lassen sich trotz intensiver konservativer *Behandlung* mit Extension und umstellbarem Gipskorsett die neurologischen Störungen nicht beheben, schreiten sie fort und gesellen sich ferner Blasen-Mastdarm-Komplikationen hinzu, ist eine absolute Indikation zum operativen Vorgehen gegeben. Die ausgedehnte *Laminektomie* wird einen Überblick über die Schädigung des Markes und der Wurzeln verschaffen. Läßt sich bei Durchtrennung des Ligamentum denticulatum und der nicht selten überdehnten Wurzeln im Scheitelbereich der Krümmung — sie sind bei angeborenen Skoliosen ohnedies hier viel-

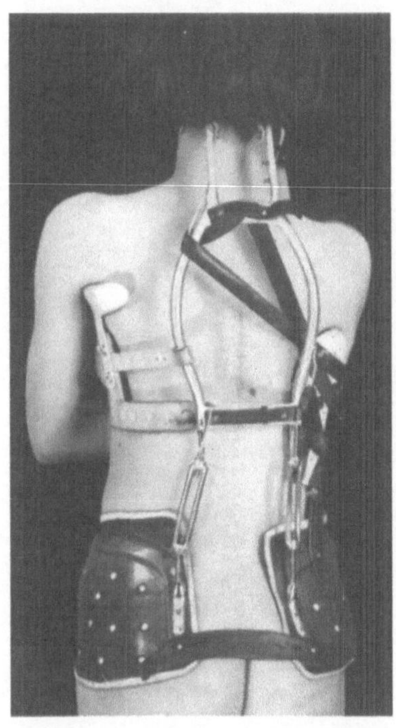

Abb. 17. Milwaukee-Korsett nach BLOUNT zur Vorbehandlung und postoperativen Fixierung bei Skoliosen.

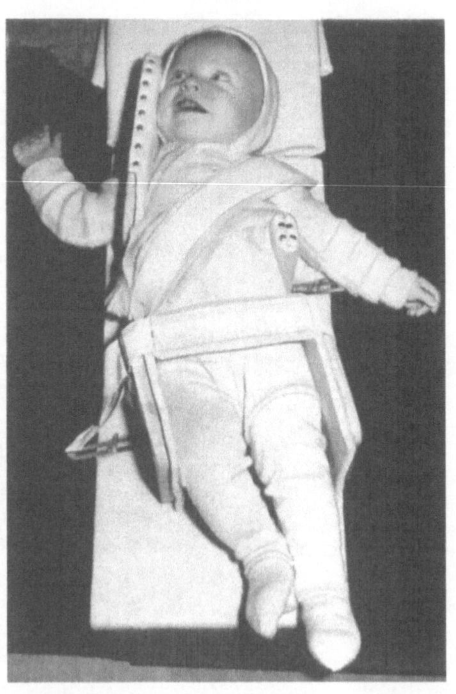

Abb. 18. Dietmar B., 1 Jahr. Durch das Skoliosenbrett nach SCHEDE läßt sich bei rechtzeitiger Behandlung eine idiopathische Skoliose heilen.

fach mißbildet oder verkümmert — keine volle Entlastung mit Liquordurchgängigkeit erzielen, ist die Dura außerdem zu spalten. Es kommt danach in den meisten Fällen zu einer erstaunlichen Remission des Lähmungsbildes.

Die **Behandlung der Skoliose** hat bereits im Kleinkindesalter zu beginnen. Nur wenn die Behandlung vor dem Auftreten morphologischer Veränderungen einsetzt, kann mit einer völligen Heilung gerechnet werden. Hier empfiehlt sich besonders die Bauchlagerung, notfalls die Lagerung in redressierenden Gipsschalen oder auf Skoliosenbrettern. Sie muß mit der entsprechenden Säuglings- oder Kleinkindergymnastik verbunden werden.

Die späteren redressierenden Maßnahmen und extendierenden Vorrichtungen vermögen ebenso wie die Korsettbehandlung lediglich die Progredienz der Skoliose zu beeinflussen. Intensivere Maßnahmen können durch Quengelkorsette oder aber durch Umstellgipsverbände (Risserjakett, Lokalizergips und ähnliches) entfaltet werden.

In den letzten Jahrzehnten haben sich die *operativen Verfahren* mehr und mehr durchgesetzt.

Von den Weichteiloperationen wie Muskel- und Sehnendurchschneidungen oder Muskel- und Fascientransplantationen ist nichts zu halten. Resektionen der Rippen haben lediglich einen kosmetischen Effekt. Vielfach wurden Resektionen und Wirbelkörperentfernungen durchgeführt. Es hat sich jedoch gezeigt, daß die Entfernung von Halbwirbeln oder ganzen Wirbelkörpern stets zu schlechten

Spätergebnissen geführt hat, weshalb keiner der Autoren die Operation zu einem späteren Zeitpunkt wieder empfohlen hatte. Die Versuche der operativen Korrektur durch konvexseitige Wachstumshemmungen haben wohl im Tierversuch scheinbar überzeugt, beim skoliosekranken Menschen jedoch niemals befriedigt. Das gleiche ist von den Korrekturversuchen durch konkavseitige Wachstumsanregung zu halten.

Bewährt haben sich lediglich die Versteifungsoperationen. Hierbei allerdings weniger die Anlagerung von Knochenspänen nach Albee oder Henle, sondern mehr die intraartikuläre Versteifung nach Hibbs und deren Modifikationen.

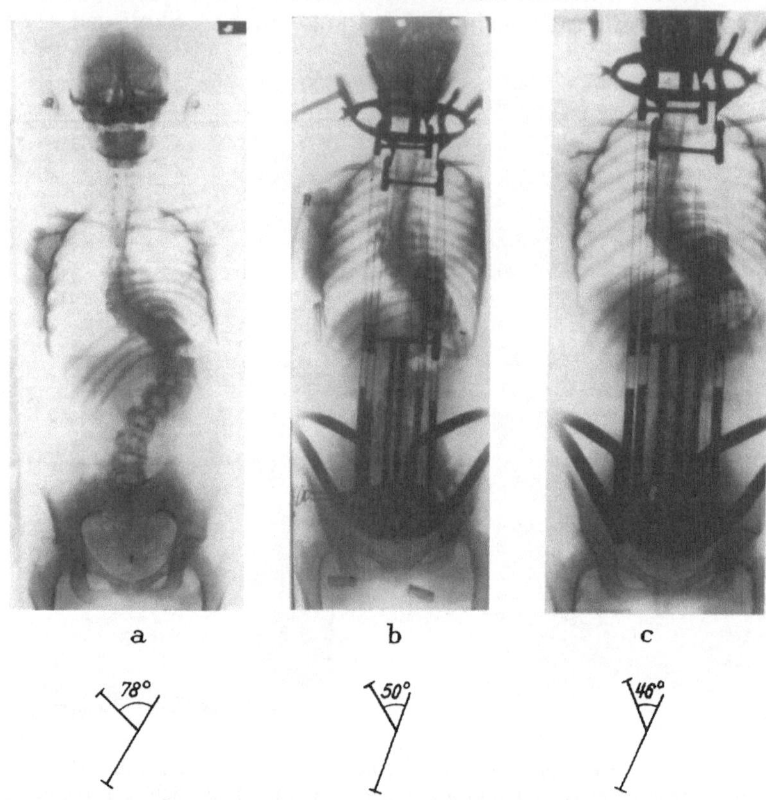

Abb. 19a—c. Annemarie Z. a Hochgradige Skoliose mit Krümmungswinkel von 78°. b Unter der Extension mit dem Milwaukee-Korsett Aufbiegung der Krümmung auf 50°. Durch die anschließende operative Versteifung weitere Korrektur der Ausbiegung.

Das Ziel der versteifenden Operationen ist die Stabilisierung und Schmerzbeseitigung sowie das Auffangen einer Progredienz und die Aufrechterhaltung einer vor der Operation durch Umkrümmung herbeigeführten Korrektur.

Der Eingriff ist groß, die Technik schwierig und an einen erheblichen organisatorischen Aufwand gebunden. Der Erfolg der sachgemäß durchgeführten Versteifungsoperation ist jedoch sowohl im Hinblick auf die Funktion als auch im Hinblick auf den kosmetischen Erfolg befriedigend (Scheier).

V. Die Mißbildungen und Variationen der Wirbelsäule.

Abweichungen im Wirbelsäulenbau, die über das Maß der physiologischen Variationsbreite hinausgehen, bezeichnet man als Miß- oder Fehlbildungen. Da die Zahl der Wirbelsäulenvarianten recht erheblich ist, ist es häufig schwierig, eine scharfe Grenze zwischen einer Variation und einer Fehlbildung zu ziehen. Trotzdem ist eine genaue Kenntnis aller dieser Entwicklungsstörungen nötig, da sich besonders geringfügige Variationen und Fehlbildungen nicht einfach erkennen lassen und damit *Anlaß zu Fehldiagnosen* geben. Eine derartige Fehldiagnose kann aber verhängnisvoll für die Behandlung wie auch für die Begutachtung von Wirbelsäulenerkrankungen und -verletzungen sein.

Zu den *Wirbelsäulenvarianten* gehören in erster Linie die Abweichungen von der Zahl der einzelnen Wirbelkörper. Relativ häufig findet man 11 Brustwirbel und 6 Lendenwirbel.

Assimilationsvorgänge werden besonders an den Übergangsstellen der einzelnen Wirbelsäulenabschnitte beobachtet.

Die Assimilationsstörungen. Besondere Bedeutung haben *Assimilationsstörungen an den Kopfgelenken*, also in dem Bereich des Hinterhauptes, des Atlas und der Axis. Einerseits kann hier der Atlas in das Occiput mit einbezogen werden — *Occipitalisation* —, andererseits kann das Hinterhauptsbein zu einem Occipitalwirbel umgestaltet sein.

Am Hals-Brustübergang begegnen uns *Halsrippen* oder verbreiterte Querfortsätze. Am Brust-Lendenübergang wird als *kraniale Variante* eine *Lendenrippe* mit Rippenstummeln am 12. Brustwirbelkörper beobachtet. Als *Caudalvariante* ist die Lendenrippe am 1. Lendenwirbelkörper bekannt.

Ungleich größere Bedeutung haben die *Lumbalisation*, also die Kranialvariante mit Ausbildung des ersten Kreuzbeinwirbels als scheinbarem Lendenwirbel, und die *Sacralisation*, also die Einbeziehung des fünften Lendenwirbelkörpers in das Kreuzbein, die entweder ganz oder teilweise sowie auch halbseitig erfolgen kann.

Eine genaue Klärung dieser Assimilation wird nur durch die *Röntgenganzaufnahme* der Wirbelsäule möglich. Außerdem sind im Bereich der Kopfgelenke noch andere Spezialaufnahmen (Tomogramm, Funktionsaufnahmen) erforderlich.

Klinische Bedeutung haben diese Assimilationsvorgänge deshalb, weil Übergangswirbel unter Umständen Beschwerden hervorrufen können. So ist es eine Erfahrungstatsache (DE SÈZE), daß beim Vorliegen eines Übergangswirbels die darunterliegende Bandscheibe erniedrigt und hypoplastisch angetroffen wird, so daß eine Osteochondrose die häufige Folge ist. An der Hals-Brust-Region sind Halsrippen nicht selten die Ursache für in die Arme ausstrahlende Beschwerden. Am Brustlendenübergang werden Rippenstummel an atypischer Stelle nicht selten mit Querfortsatzbrüchen verwechselt.

In den letzten Jahren wurden besonders die *atlanto-occipitalen Übergangsanomalien* erforscht (BROCHER). Da in dieser Region besonders enge Lagebeziehungen zu der Arteria vertebralis und zu *neuralen Substanzen* einschließlich der Medulla

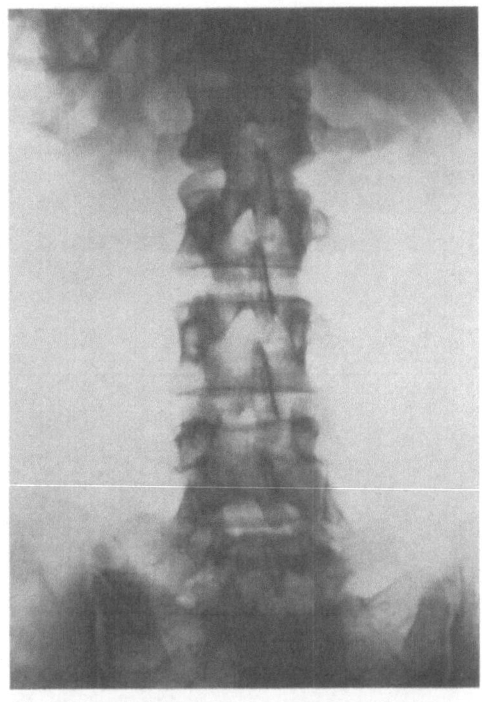

Abb. 20. Ursula B., 34 Jahre. Z 7400/59. Hemisakralisation links. Der linke Querfortsatz des 5. Lendenwirbelkörpers ist erheblich verbreitert und mit der massa lateralis des Kreuzbeines gelenkig verbunden.

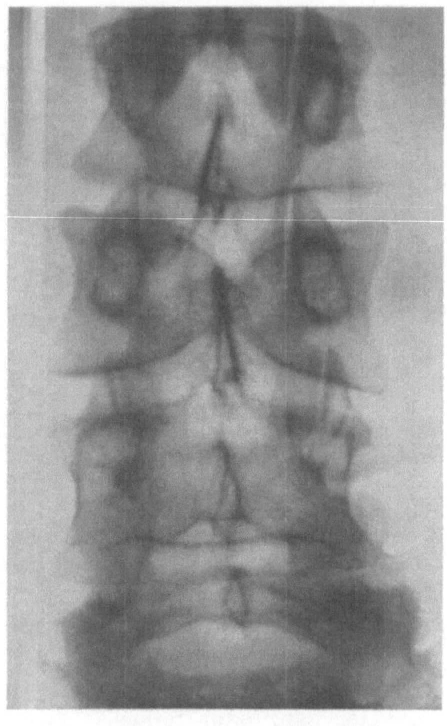

Abb. 21. Karl B. Schmetterlingswirbel L 3.

bestehen, können *neurologische Symptome* ausgelöst werden. Therapieresistente Hinterkopfschmerzen sind ebenfalls nicht selten die Folge. Besondere Bedeutung haben hier die *Atlasassimilation*, die *basiläre Impression* und die *Densaplasie* (s. Abb. 33).

Nähere Hinweise darüber sind den einschlägigen Monographien (z.B. Brocher) zu entnehmen (s. auch Bd. II).

Mit den *lumbosacralen Übergangsanomalien* hat sich besonders M. Lange beschäftigt. Während die doppelseitige, gleichmäßig ausgebildete Sacralisation keine Schmerzen bereitet, treten bei der teilweisen und einseitigen Sacralisation Störungen im statischen Aufbau der Wirbelsäule, Periostitiden und Nervenwurzelkompressionen auf. Man wird aus diesem Grunde bei Versagen der konservativen Behandlung (s. Lumbago) und beim Vorliegen einer lumbosacralen Wurzelkompression die Massa lateralis des Übergangswirbels operativ entfernen müssen.

Reine *Mißbildungen* sind *Halbwirbel*, *Keilwirbel* und *Schmetterlingswirbel*. Sie sind auf einen fehlerhaften Verlauf der Chorda dorsalis und auf die mangelhafte Bildung von Chordasegmenten zurückzuführen. Sie können klinisch zu auffälligen *Haltungsänderungen* der Wirbelsäule (Skoliose, Gibbus) führen.

Am häufigsten ist der *hintere Keilwirbel*, der eine Gibbusbildung hervorruft und einerseits zur Verwechslung mit einer Spondylitis tuberculosa führen kann, andererseits den Ungeübten dazu verleitet, eine Wirbelsäulenverletzung zu diagnostizieren.

Im Gegensatz dazu macht der *seitliche Halbwirbel* oder Keilwirbel eine kleinbogige, winkelige Skoliose. Er ist röntgenologisch leichter zu diagnostizieren, da man an den asymmetrischen Bogenabgängen im a.p.-Bild das Fehlen einer Wirbelhälfte mit Bogenanteil leicht feststellen vermag.

Der *Schmetterlingswirbel* hat keine praktische Bedeutung. Gelegentlich kommt es bei *Keilwirbeln* zu *neurologischen Ausfällen* infolge Kompressionserscheinungen am Rückenmark. Im Myelogramm läßt sich dann ein Stop nachweisen (Almassy).

a

b

Abb. 22a u. b. Monika Ch., 17 Jahre. Z: 9327/60. a Kongenitaler Wirbelblock bei LWK 4/5. Gleichzeitig liegen eine Doppelbildung des Großzehenstrahls (b) und andere Skeletmißbildungen vor.

Blockwirbel. Eine sehr häufige Fehlbildung ist der *angeborene Blockwirbel*. Hier sind entweder ganz oder teilweise zwei oder mehr übereinanderliegende Wirbelkörper miteinander verknöchert. Reste von Bandscheibengewebe lassen sich meist noch erkennen.

In der Regel tritt eine Höhenminderung der verschmolzenen Wirbelkörper nicht ein. Auch eine Verkrümmung kann meist nicht beobachtet werden.

Im Bereich der *Halswirbelsäule* wird eine ausgedehnte Blockwirbelbildung mit gleichzeitigem Auftreten von Keil- und Halbwirbeln als *Klippel-Feilsches Syndrom* bezeichnet (s. S. 21).

Da Blockwirbelbildungen meistens den Ausheilungszustand entzündlicher, vorwiegend tuberkulöser Affektionen darstellen, ist eine subtile Untersuchung differentialdiagnostisch notwendig. Auch nach bestimmten Wirbelsäulentraumen kann es zur Verschmelzung von Wirbelkörpern kommen (M. LANGE), In solchen Fällen muß jedoch eine schwere Schädigung der Zwischenwirbelscheibe vorgelegen haben. Seltener sind Wirbelverblockungen im Gefolge der Adoleszentenkyphose (LINDEMANN) und des Altersbuckels. Auch bei einer Osteochondrose wurden Blockwirbel beschrieben (SCHLEGEL).

Der angeborene Blockwirbel wird im Röntgenbild durch seine homogene Struktur ohne Zerstörungsherde und durch seine konkave vordere Begrenzung ausgewiesen. Eine Achsenknickung des verblockten Wirbelsäulenabschnittes, die bei entzündlichen Blockwirbeln stets vorhanden sein wird, nimmt höchstens geringe Grade an. Sehr leicht wird die diagnostische Klärung, wenn auch die Bogenanteile und Dornfortsätze verblockt sind.

Die vorderen Wirbelkörperabschnitte verschmelzen häufig im Gefolge der Scheuermannschen Erkrankung und bei den Altersosteoporosen.

Spaltbildungen der Wirbelkörper kommen entweder in Form der sagittalen Wirbelkörperspalte sehr selten vor oder aber sind als frontale Wirbelkörperspalten Folgen des verzögerten Entwicklungsvorganges, die im Erwachsenenalter nicht mehr gefunden werden (TÖNDURY, RATHKE).

Spina bifida occulta. Als Fehlbildungen der Wirbelbogenreihe sind außer der *Spondylolisthese* die seitliche Wirbelbogenspalte und die Dornfortsatzspalte bekannt. Hier steht die *Spina bifida occulta* an erster Stelle (s. S. 327).

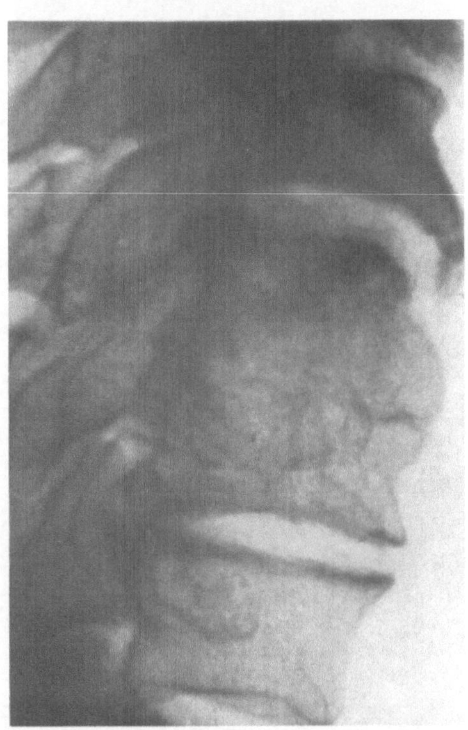

Abb. 23. Johann K., 56 Jahre. Cervicaler Blockwirbel bei Osteochondrose. (Nach SCHLEGEL 1955.)

Eine Hypertrichose, von der einfachen, persistierenden Lanugobehaarung bis zur Bildung eines richtigen Haarbüschels, galt früher für die Spina bifida occulta als charakteristisch. Hinzu kommt der röntgenologische Nachweis einer Bogenspalte vornehmlich am ersten und zweiten Kreuzbeinwirbel, seltener auch am fünften Lendenwirbelkörper oder noch höher hinaufreichend. Nach CURTIUS und LORENZ unterscheidet man *vier Grade der dorsalen Wirbelbogenspalte.*

Erster Grad: schmale Spaltbildung zwischen den Dornfortsätzen bei erhaltenem Dorn.

Zweiter Grad: Bogenreste stehen nahe beisammen, Dornfortsatz ist isoliert.

Dritter Grad: Dornfortsatz zwischen breiter dorsaler Bogenspalte.

Vierter Grad: weitklaffende Spalte, kein Dornfortsatz sichtbar, offene Sacralrinne.

HINTZE hat die echte Spina bifida occulta von der „Fontanella lumbosacralis" abgetrennt. Unter letzterer verstand er die verzögerte oder unterbliebene Verknöcherung der Wirbelbogen im Bereich des Kreuzbeinüberganges. Die eigentliche Spina bifida occulta, den rudimentären Rückenmarksbruch, bezeichnete er als Rhachischisis occulta.

Noch klarer wird von SCHLEGEL die *Abgrenzung der Spina bifida occulta zu dorsalen Wirbelbogenspalten* getroffen.

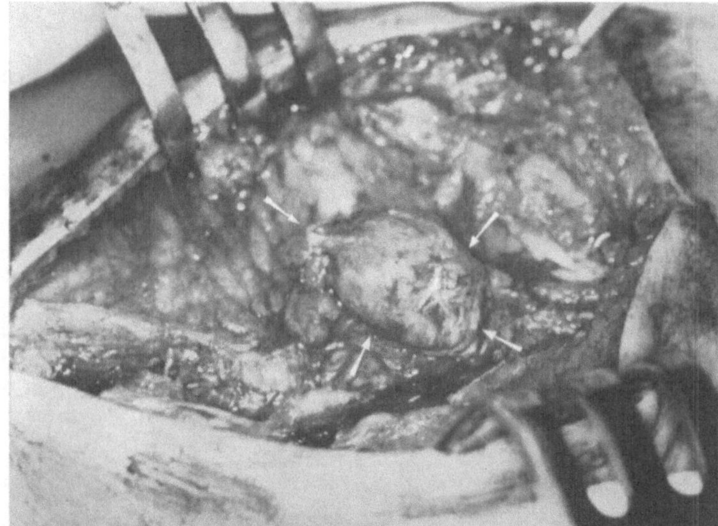

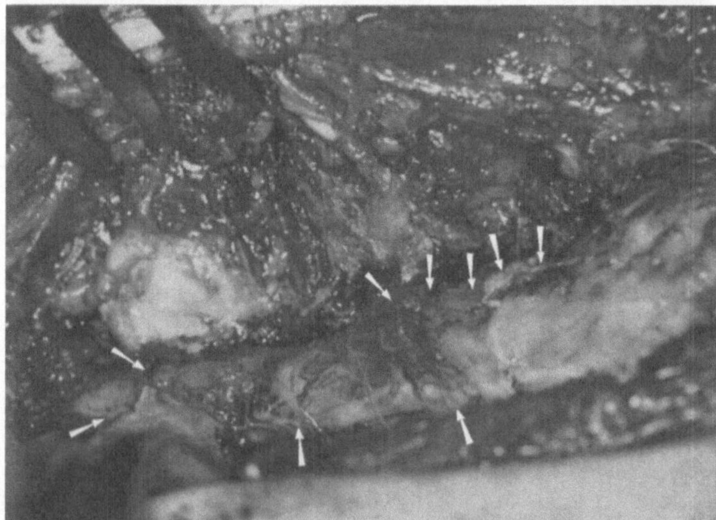

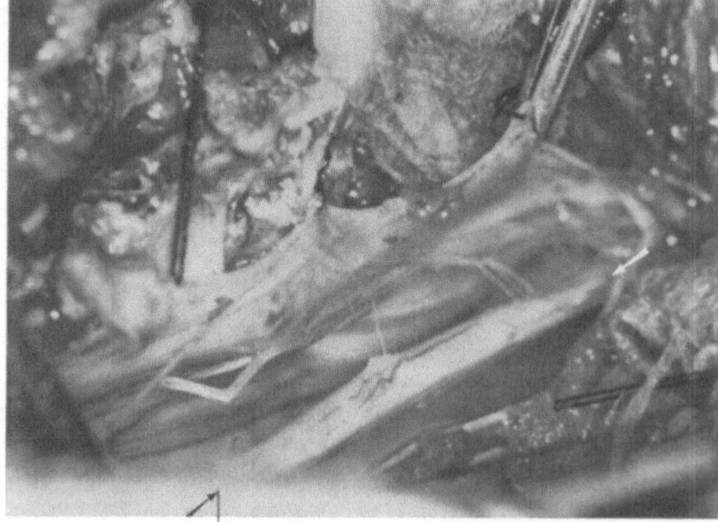

Die *dorsale Wirbelbogenspalte* ist eine Varietät und lediglich eine reine Ossifikationsstörung des Wirbelbogens. Die Spina bifida occulta dagegen ist kein bedeutungsloser Nebenbefund im Sinne einer Minusvariante des Verknöcherungsprozesses, sondern die geringste Form einer Mißbildung im Sinne des Rückenmarksbruches mit gleichzeitiger Beteiligung der Wirbelsäule. Bei ihr können entweder unmittelbare nervale und cutane Störungen auftreten oder mittelbar Verbildungen an den unteren Gliedmaßen und Störungen der Blasentätigkeit. Die notwendigen therapeutischen Konsequenzen sind lediglich bei echter Spina bifida occulta mit Verbildungen an den unteren Gliedmaßen gegeben. Schlegel hat hier neuerdings den *progredienten Klauenhohlfuß* auf der Grundlage dieser Mißbildungen erfolgreich angehen können, indem er eine Laminektomie mit Eröffnung der Dura, Wurzelrevision und Resektion des Filum terminale durchgeführt hat.

Spaltbildungen in der Wirbelbogenwurzel und zwischen Wirbelbogen und Wirbelkörper sowie teilweises oder vollkommenes Fehlen des Wirbelbogens sind praktisch bedeutungslos, weil sie nur sehr selten vorkommen.

Häufiger sind *Fehlbildungen der Wirbelbogenfortsätze*, also im Bereich der kleinen Wirbelgelenke, mit Stellungsänderung derselben.

Abb. 24a—c. Operationsbefunde bei Spina bifida occulta mit neuromyopathischen Klauenhohlfüßen. a Fibro-Myo-Neuro-Lipom extradural mit enger, operativ nicht zu lösender Verwachsung mit Dura und Caudafasern (K 3329). b Narbige Veränderungen und Einschnürungen der Dura im Bereich des Endsackes (K 3335). c Erheblich verdicktes, gelblich verfärbtes Filum terminale mit zarten Narbensträngen mit der Dura verwachsen. Histologisch: Myelocele des Filum terminale. Die sacralen Wurzeln sind teilweise mit der Dura verklebt oder verwachsen (K 3334).

Frühzeitige degenerative Gelenkveränderungen sind dann die Folge und können zu klinischen Weiterungen, letztlich zur therapeutischen Konsequenz mit Resektion des Gelenkes zwingen. Es ist das Verdienst von M. LANGE, erstmals eingehend auf die dadurch resultierenden Bewegungsbehinderungen und Schmerzzustände hingewiesen zu haben.

Kombinierte Fehlbildungen der Wirbelsäule können die verschiedensten Mißbildungen in allen möglichen Zusammenstellungen vereinigen. Blockwirbelbildungen, Spalt- und Schaltwirbel, Segmentverschiebungen, gleichzeitige Mißbildungen der Rippen und des Beckens sind vielfach mit dem Leben nicht vereinbar. Trotzdem zeigen viele Überlebende keinerlei Funktionsstörungen und Beschwerden. Andere wiederum weisen auffällige Haltungsfehler, Lähmungserscheinungen und Gelenkkontrakturen sowie Fußdeformitäten auf.

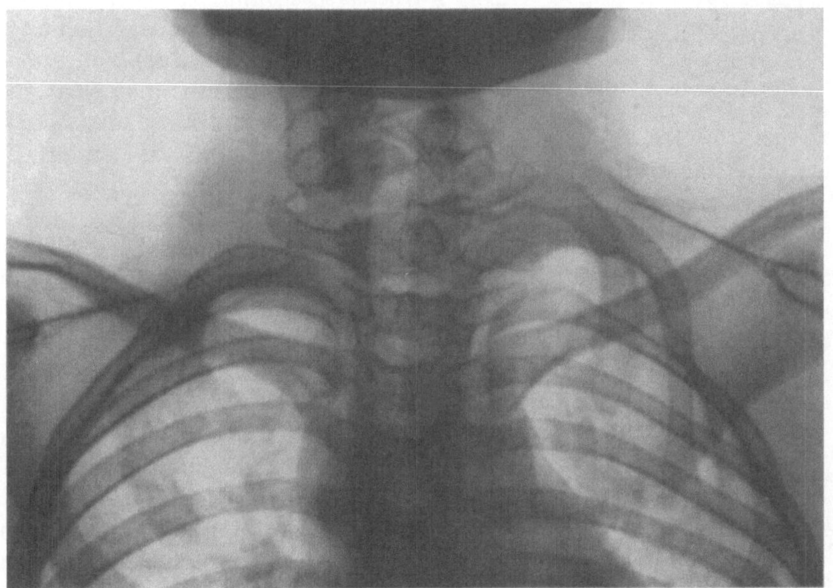

Abb. 25. Karin W. Z 3765/57. Klippel-Feil-Syndrom mit multiplen Halswirbelmißbildungen, Kurzhals, basilärer Impression und linksseitigem Schulterblatthochstand.

Klippel-Feil-Syndrom. Das bekannteste Mißbildungssyndrom, das *Klippel-Feil-Syndrom*, kann mit einem *kongenitalen Schulterblatthochstand (Sprengelsche Deformität)*, mit *atlanto-occipitalen Übergangsanomalien* (basiläre Impression oder ähnliches) und mit verschiedenen anderen Begleitmißbildungen gefunden werden. Die seitliche Achsenverkrümmung der Halswirbelsäule, der Kurzhals und die tiefstehende Haargrenze machen in Verbindung mit dem typischen Röntgenbild die Diagnose leicht. Trotzdem darf man nicht jede kombinierte Mißbildung der Wirbelsäule mit Synostosen als Klippel-Feil-Syndrom bezeichnen. Mit Recht wurde von LIECHTI gefordert, diesen Namen lediglich für die Kombinationsmißbildungen an der Halswirbelsäule in Verbindung mit Störungen des Nervensystems zu reservieren.

VI. Spondylolisthese und Pseudospondylolisthese.

Der von KILIAN (1853) geprägte Name Spondylolisthese bezeichnet nicht, wie man vielleicht denken könnte, jede Verschiebung eines Wirbels, sondern ist für eine bestimmte Form des Wirbelgleitens reserviert, die mit signifikanten Veränderungen im Bereich der Interarticularportion einhergeht.

Eine geringe *Eigenbeweglichkeit* der einzelnen Wirbelkörper beim Vor- und Rückbeugen, aber auch bei Seitneigung und Drehung, synchron der Bewegungsphase, ist physiologisch. Übersteigt bei der Vorbeugung der ventrale, bei der Rückbeugung der dorsale Gleitvorgang jedoch das Ausmaß von 2—3 mm, so hat diese Parallelverschiebung des Wirbels als pathologisch zu gelten und muß als Folge einer *Lockerung im Bewegungssegment* aufgefaßt werden.

Man bezeichnet dann diese Verschiebung zweier Wirbel zueinander je nach der Richtung, wohin sich der kraniale Wirbel verschiebt, als Ventralverschiebungen, Dorsalverschiebungen oder Lateralverschiebungen. Damit nicht Irrtümer in der Nomenklatur aufkommen, hat es sich bewährt (Junghanns), die Spondylolisthesis als *Wirbelgleiten* zu bezeichnen, während die übrigen Dislokationen *Wirbelverschiebungen* zu nennen sind.

Die Wirbelverschiebung nach hinten, von Friberg *Retroposition* genannt, oder als Dorsaldislokation zu bezeichnen, ist in erster Linie eine Folge der degenerativen Schädigung der Zwischenwirbelscheibe, der Chondrose, und wird als röntgenologisches Frühzeichen derselben gewertet (s. dort).

Die *Wirbelverschiebung zur Seite* beweist ebenfalls das Vorliegen von Verschleißerscheinungen an der Bandscheibe und führt auf Grund der anatomischen Verhältnisse der Wirbelsäule immer zu einem mehr oder weniger ausgeprägten Drehvorgang um die Wirbelsäulenachse. Dieses *Drehgleiten* (W. Müller) ist besonders ausgeprägt bei den Skoliosen (s. dort). Die *Wirbelverschiebung nach vorne*, die Olisthese schlechthin, beruht im Gegensatz zu den vorgenannten Formen primär nicht auf der Degeneration der Zwischenwirbelscheibe, sondern auf der pathologischen Veränderung des Zwischenwirbelgelenkstückes.

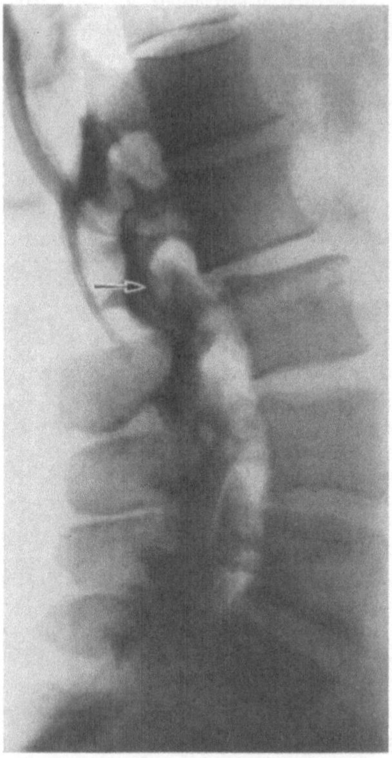

Ist das Zwischenwirbelgelenkstück nicht pathologisch verändert, und besteht trotzdem eine Ventralverschiebung eines Wirbelkörpers, muß man von einer *Pseudospondylolisthesis* sprechen. Diese entsteht durch eine Lockerung im Bewegungssegment, hier wieder vorwiegend bei einer Zwischenwirbelscheiben-Degeneration.

Abb. 26. Lockerung im Bewegungssegment L 1/2 mit Dorsaldislokation des 1. Lendenwirbelkörpers. Gasmyelogramm. Man erkennt die Discusprotrusion mit Einengung des Spinalkanals. Spondylotische Randzacken an den angrenzenden vorderen Wirbelkörperkanten.

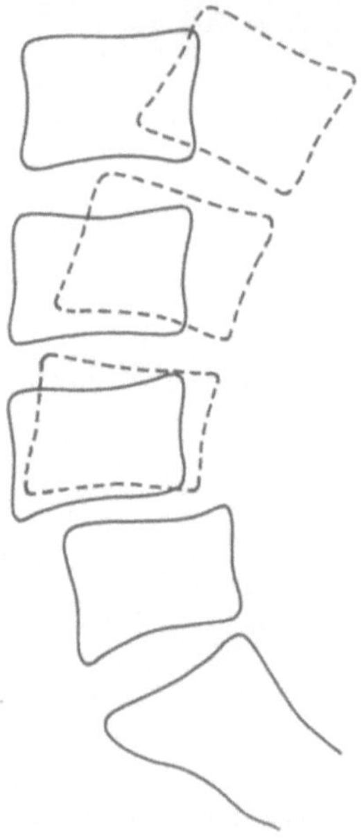

Abb. 27. Helene R., 49 Jahre. Spondylolisthese 2. Grades des 4. Lendenwirbelkörpers. In der Bewegungsstudie (Lichtpause) läßt sich die Lockerung im Bewegungssegment L 4/5 nachweisen.

Eine Sonderform der Wirbelverschiebung nach vorne entwickelt sich bei entzündlichen Prozessen oder Tumoren im Bereich der Interarticularportion oder in seltenen Fällen auch bei Brüchen an dieser Stelle.

Die *Spondylolisthese* ist keine seltene Erkrankung. Sie kommt ausschließlich beim Menschen, nicht einmal bei den Anthropoiden vor. Die Häufigkeit bei der weißen Rasse liegt um 5%, wobei sie beim Mann etwa doppelt so häufig als bei Frauen zu finden ist (Willis), bei farbigen Rassen um 3,5% beim Mann und über 1% bei Frauen. Bei den Eskimos ist der Prozentsatz wesentlich höher und erreicht bei Männern und Frauen eine Spitze von 40% (Stewart).

Eine familiäre Häufung des Wirbelgleitens ist bekannt (Friberg), so daß die Annahme eines *Erbfaktors* nahegelegt wird.

Pathologisch-anatomisch findet sich stets eine Verlängerung des Zwischengelenkstückes, eine sog. *Elongation*, meist auch eine Spaltbildung in diesem Bereich, die sog. *Spondylolyse*.

Es ist hier Brocher rechtzugeben, der gegen die Ansicht vorgeht, daß die Spondylolyse, also jene Spaltbildung, die Conditio sine qua non des Wirbelgleitens sei. Newman erbrachte 1955 den schlüssigen Beweis, daß von 204 Verschiebungen nur 108 diesen Bruchspalt im Zwischengelenkstück aufwiesen.

Die *Ätiologie* der Elongation und der Lyse des Isthmus ist noch nicht restlos geklärt.

Die *kongenitale Theorie*, von Neugebauer (1882) inauguriert und noch heute von Junghanns vertreten, wurde durch die Forschungen von Töndury widerlegt.

Die *traumatische Theorie* kennt 2 Richtungen. Hitchcock ist der Ansicht, daß das *Geburtstrauma* zum Wirbelgleiten führe. Da es jedoch niemals gelungen ist, bei einem Neugeborenen eine Spaltbildung nachzuweisen, wird dadurch nicht nur die kongenitale,

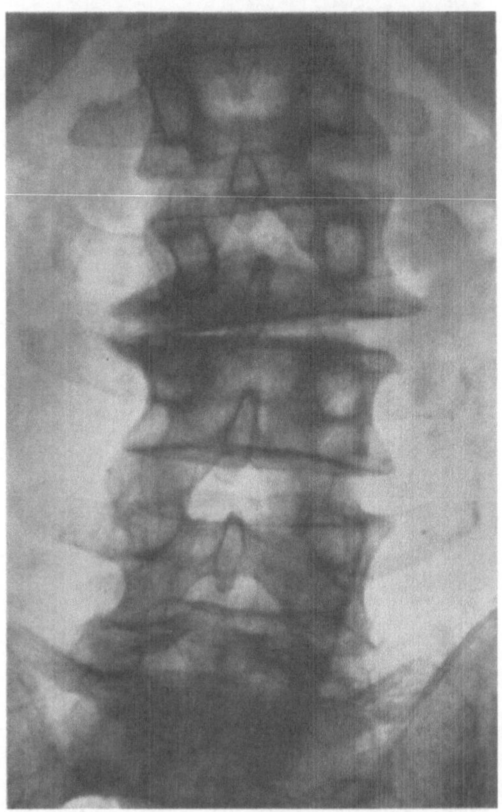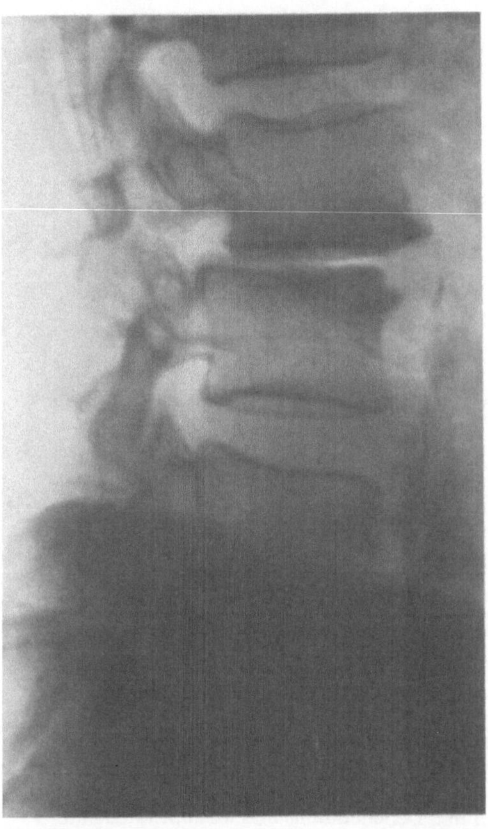

Abb. 28. Heinrich P. K 864/9. Drehgleiten mit gleichzeitiger Pseudospondylolisthese bei hochgradiger Osteochondrose des Discus intervertebralis L 3/4.

sondern in gleicher Weise auch die geburtstraumatische Theorie ad absurdum geführt. Glorieux hat kürzlich wieder die *spättraumatische Theorie* diskutiert, grenzt aber den Begriff „Trauma" nicht klar ab, so daß auch dieser Theorie die nötige Beweiskraft fehlt. Die eindeutigen Frakturen der Bogenanteile sind extrem selten, setzen ein schwerstes Trauma voraus und lokalisieren sich am Wirbelbogenansatz und nicht im Isthmus (Böhler).

Die *trophostatische Theorie* (Meyer-Burgdorf 1931) besagt, daß die Spaltbildung als Ermüdungsbruch im Sinne der Looserschen Umbauzonen gewertet werden muß. Jedoch ist auch diese Überlastungstheorie beweiskräftig bisher lediglich 2mal publiziert worden (Unander-Scharin, Taillard).

Die *dysplastische Theorie* wird von der Mehrzahl der Autoren heute anerkannt (Brailsford, Brocher). Die Anlage ist also angeboren. Durch die Aufrichtung des Kindes zur Vertikalen wird die Gelenkpartie mehr und mehr beansprucht, kann im Laufe der ersten Lebensdekade langsam die Elongation der Zwischengelenkportion entstehen und wird auch durch Knickung und zunehmende Verschmälerung des Isthmus letzten

Endes die Lyse sich ausbilden. Damit erscheint die Olisthese als Tribut des Menschen an den aufrechten Gang. Der Gleitprozeß beginnt demnach in der Kindheit und in der Adoleszenz, stabilisiert sich nach der zweiten Lebensdekade und kommt bei Erwachsenen nur in seltenen Ausnahmefällen wieder zum weiteren Gleiten.

Die *Lokalisation* des Wirbelgleitens bevorzugt den Kreuzlendenübergang, kommt weniger häufig zwischen dem 4. und 5. Lendenwirbelkörper vor und ist an dem darüberliegenden Wirbel sehr selten. Die *Olisthesen an der Halswirbelsäule* stellen hier eine ausgesprochene Rarität dar und sind meist mit anderen Mißbildungen in diesem Bereich vergesellschaftet.

Nicht jedes Wirbelgleiten macht *Symptome*. Man muß annehmen, daß ungefähr 90% beschwerdefrei bleiben. Es ist daher

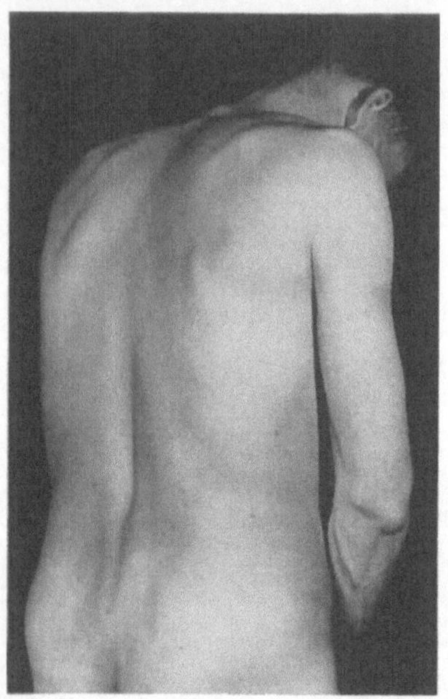

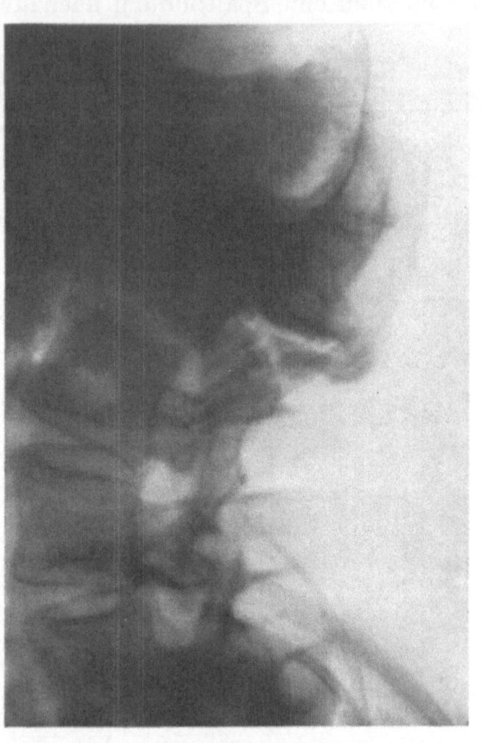

Abb. 29. Spondylolisthese des 4. Lendenwirbelkörpers. Die Diagnose läßt sich allein aus der hochsitzenden und eingezogenen Lumballordose und der Dellenbildung über dem 5. Lendendorn stellen.

Abb. 30. Elfriede A. Spondylolisthese 3. Grades nach Meyerding des 5. Lendenwirbelkörpers. Die Elongation mit Spondylolyse des Zwischenwirbelgelenkstückes und die hochgradige Sinterung der Zwischenwirbelscheibe sind pathognomonisch für das Wirbelgleiten.

immer zu klären, ob bei Vorliegen einer Olisthese die vorhandenen Rückenschmerzen auch wirklich mit diesem Gleitprozeß in Zusammenhang stehen.

Die wichtigsten klinischen Symptome sind eine tastbare *Dellenbildung* im Verlauf der Dornfortsatzreihe, eine *Aufrichtung des Beckens* und bei gröberem Abrutschen eine *Verkürzung des Rumpfes*.

Das *Röntgenbild* liefert den Beweis für den Gleitprozeß und läßt, vorwiegend bei *Schrägaufnahmen*, die Elongation und die Spaltbildung erkennen. Im a.p.-Bild erscheint der sog. *Napoleonshut*.

Für die *Klassifizierung des Abrutsches* genügt die Einteilung nach Meyerding in *4 Stadien*, wobei das 1. Stadium den beginnenden Abrutsch, das 4. Stadium die totale Spondyloptose anzeigt. Entscheidend sind Röntgenfunktionsaufnahmen, da sie die Instabilität der Olisthese zeigen.

Die *Schmerzquelle* kann einerseits die zur Fixation oft straff gespannte Muskulatur sein, andererseits muß man die pathologische Fehlstellung der kleinen Wirbelgelenke für die Entstehung der Lumbalgie verantwortlich machen. Ischiasartige Beschwerden deuten auf eine Wurzelkompression oder auf die häufigen Verwachsungen der Nervenwurzel mit dem Gewebe im Bereich des Spaltes im Zwischenwirbelgelenkstück hin (Adkins, Gill, Idelberger und Pia, M. Lange). Die Abknickung der Wurzeln, die Ver-

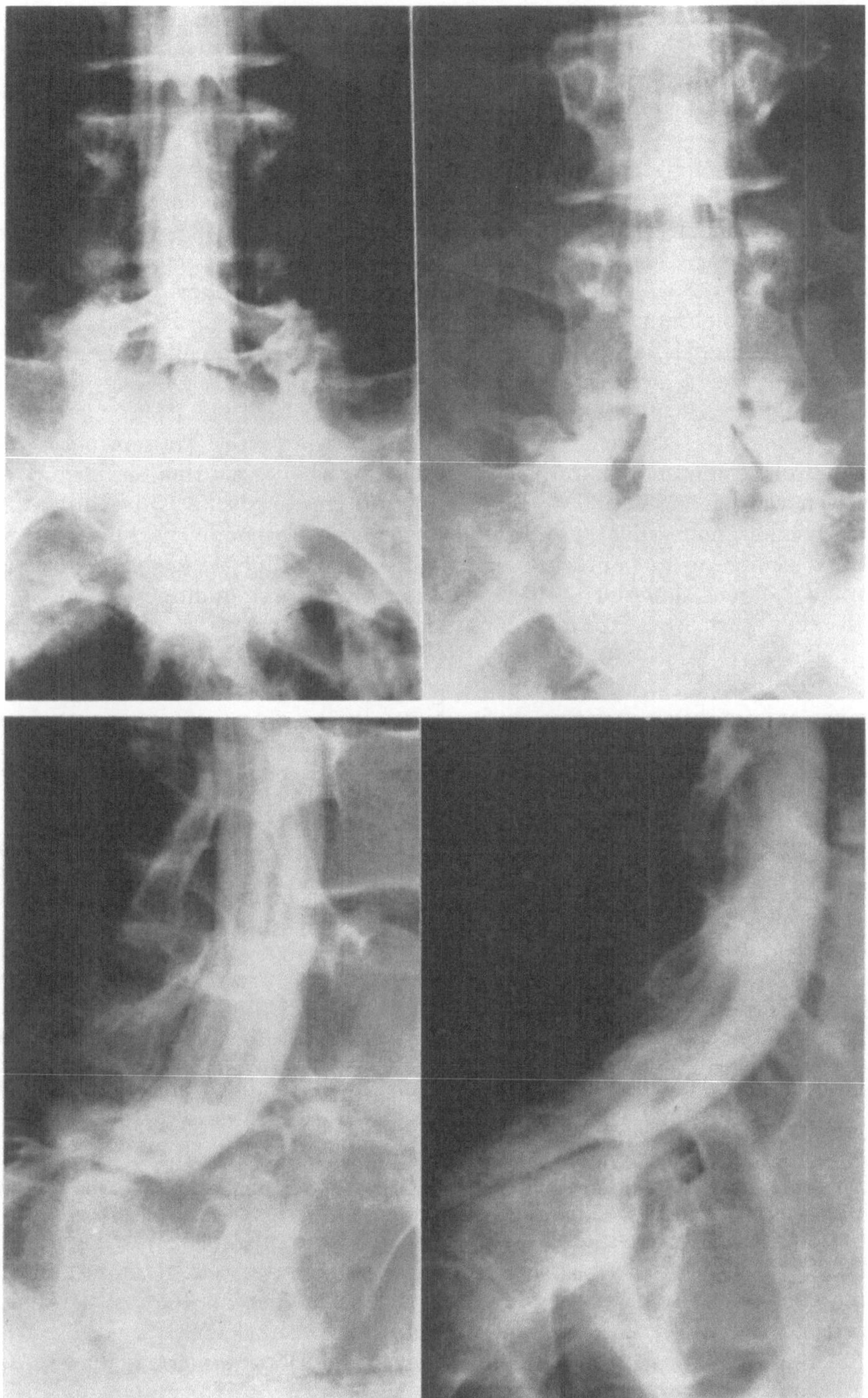

Abb. 30A. 13 Jahre altes Mädchen mit fixierter Lordose. Das lumbale Abrodilmyelogramm zeigt einen einschlägigen Befund in den a.p. und seitlichen Aufnahmen, vor und nach der ventralen und dorsalen Dekompressionsoperation.

engerung des Zwischenwirbelloches und das gleichzeitige Bestehen eines Bandscheibenvorfalles sind diagnostisch abzutrennen.

Die *Behandlung* besteht entweder in der äußeren Ruhigstellung (z.B. Überbrückungsmieder nach Hohmann) oder aber in der inneren Fixierung, die man besser als dorsale

Osteosynthese durchführt, denn als schwerwiegendere und eingreifendere laterale und ventrale Fusion. Bei rein *radikulären Ausfällen* und Zeichen der *Caudaschädigung* ist die Laminektomie zur *Dekompression* angezeigt, da ja als Ursache der Nervenschmerzen Verwachsungen und Druckeinwirkungen des Spaltgewebes der Interarticularportion anzunehmen sind.

Dabei kann vielfach die gleichzeitige Fusion unterbleiben. Die Entscheidung: Dekompression oder Fusion wird erleichtert, wenn ein vorher angelegtes Gipskorsett in ca. 4—6 Wochen zur Schmerzfreiheit führt. In solchen Fällen hat die Fusion Erfolg. Besteht die Lumbago-Ischias jedoch weiter, ist die Dekompressionsoperation indiziert. In Ausnahmefällen stärkerer Olisthese mit Caudasymptomatik oder Hüftlendenstrecksteife (s. S. 11) ist zusätzlich zur dorsalen Dekompression die ventrale Dekompression mit Teilresektion der hinteren Oberkante des unterhalb der Olisthese liegenden Wirbelkörpers oder Sacrum angezeigt. Auch hierbei kann die Spanfusion unterbleiben, und ein weiterer Abrutsch des Gleitwirbels ist nicht zu erwarten.

Für den *Gutachter* ist wichtig, daß durch ein adäquates Trauma ein Wirbelgleiten theoretisch wohl zunehmen kann, nach Brocher aber erst 2mal in der Weltliteratur nachgewiesen werden konnte. Der Beweis für die traumatische Entstehung des Wirbelgleitens ist bisher noch nicht geführt. Eine richtunggebende Verschlimmerung durch einen Unfall ist ebenso unwahrscheinlich (M. Lange). Eine *vorübergehende Verschlimmerung* kann bei einem sicheren und erheblichen Unfall angenommen werden, ist jedoch keinesfalls anders zu bewerten als bei jeder gewöhnlichen Spondylose und Spondylarthrose auch.

VII. Die Verletzungen der Wirbelsäule.

Obwohl die Wirbelsäule infolge ihrer sinnreichen Gerüstkonstruktion mit gleichzeitiger Verspannung durch die Muskulatur eine außerordentlich große Belastbarkeit aufweist, ist eine Verletzbarkeit doch immer wieder gegeben. Einerseits wird sie determiniert durch eine ungesteuerte Korrelation der Muskelfunktionen, andererseits durch den mangelhaften anatomischen Aufbau besonders am Übergang der Brust- zur Lendenwirbelsäule. Infolge der funktionellen Segmentierung ist ein Abfangen von außen einwirkender Kräfte möglich, so daß sogar starke auftretende Stöße und Erschütterungen vielfach ohne Schaden für Teile der Wirbelsäule im Verlauf der kinetischen Kette abgefangen werden. Eine Schwächung der kinetischen Kette tritt jedoch besonders dann ein, wenn das bewegliche System „Wirbelsäule" unvorbereitet unnatürlichen Überbeanspruchungen ausgesetzt wird.

Der *Verletzungsmechanismus*, der zum Bruch oder zur Verrenkung im Wirbelsäulengebiet führt, ist ein komplexer Vorgang. Die *indirekte Gewalteinwirkung* überwiegt bei der Verletzung erheblich die direkte — nach Lob in 93% der Fälle.

Fast in der Hälfte der Fälle entsteht ein Wirbelbruch durch Fall aus großer Höhe Weitere indirekte Gewalteinwirkungen müssen nicht unbedingt schwerer Natur sein. So treten Wirbelkörperbrüche bereits bei Turnübungen, bei Sprüngen, Spielen, ja sogar bei unkoordinierten Körperdrehungen auf. Eine Sonderform sind die Wirbelbrüche durch Muskelzug im Gefolge des Tetanus und der Schockbehandlung.

Die *seltene direkte Verletzung* wird durch Verkehrsunfälle, durch herabstürzende Steine und Bäume, sowie durch Sturz gegen feste Kanten herbeigeführt und ist im klinischen Erscheinungsbild der indirekten Gewalteinwirkung gleich.

Die *Einteilung der Wirbelsäulenverletzungen* in Stauchungsbrüche, Biegungs- und Abscherungsbrüche, Überstreckungsbrüche und Drehbrüche befriedigt nicht ganz. Kocher hatte außerdem noch stumpfe Verletzungen ohne Knochenbeteiligung, Luxationen und Luxationsfrakturen, sowie Brüche der Wirbelfortsätze rubriziert.

Am glücklichsten scheint die *Einteilung nach* Lob. Hierbei wird nicht nur das pathologisch-anatomische Zustandsbild, sondern in gleicher Weise das funktionelle Geschehen des Verletzungsmechanismus berücksichtigt.

1. Kontusionen und Distorsionen ohne im Röntgenbild faßbare Folgen am Wirbelskelet sind nach Lob am häufigsten und machen über 50% aller Wirbelsäulenverletzungen aus.

Die Rückenprellung entsteht vorwiegend durch einen direkten Unfallmechanismus. Die eintretende Funktionsstörung und die Beschwerden sind vielfach kurzdauernd. Sie werden nur ungünstig beeinflußt, wenn die Wirbelsäule durch degenerative Veränderungen bereits vorgeschädigt ist.

Von den Distorsionen der Wirbelsäule hat die Schleuderverletzung der Halswirbelsäule *(Peitschenschlagsyndrom)* und Hyperextension der Halswirbelsäule größte Bedeutung. Diagnostische Hinweise bietet, wie auch bei der Zerreißung der Längsbänder der Wirbelsäule, die funktionelle Röntgendiagnostik.

Klinische Folgezustände der Halswirbelsäulen-Distorsion sind Nackenhinterkopfschmerzen, die in Schultern und Arme ausstrahlen können, sowie die Bewegungshemmung der Halswirbelsäule, die — nach ZUKSCHWERDT — als Gelenkblockierung gedeutet wird. Seltener bieten vorübergehende Rückenmarkssymptome die Veranlassung, eine Markerschütterung oder -kontusion anzunehmen.

Vielfach wird diese Symptomatik von seiten der Halswirbelsäule anfänglich durch gleichzeitig auftretende Schädeltraumen überdeckt. WANKE und BUES fanden ungefähr bei der Hälfte der Schädelhirnverletzten 6 Monate später Halbseitenkopfschmerzen, die der gleichzeitigen Halswirbeldistorsion zur Last gelegt werden mußten. Die anfänglichen cerebralen Erscheinungen (Schwindel, Kopfschmerzen, Übelkeit) werden oft schon nach Stunden von den cervicalen Reizerscheinungen abgelöst.

Für die *Begutachtung* ist wesentlich, daß selbst bei Vorliegen von degenerativen Veränderungen an der Halswirbelsäule die Folgezustände der Verstauchung ohne Knochenverletzung reversibel sind. Cum grano salis kann gesagt werden, daß durch ein derartiges Unfallereignis eine bereits vorgeschädigte Halswirbelsäule nur im Sinne der vorübergehenden Verschlimmerung beeinflußt werden kann.

Die *Behandlung* der Prellungen und Zerrungen besteht in der anfänglichen Ruhigstellung, notfalls mit Hilfe der Extension, in örtlichen Wärmemaßnahmen, lockernder Massage der verspannten Muskulatur — eventuell nach örtlicher Novocainisierung — und in dem frühzeitigen Beginn vorsichtiger aktiver Bewegungs- und Lockerungsübungen. Veraltete Fälle bedürfen der zielstrebigen psychischen Führung.

Die gleichen Maßnahmen gelten bei den *Gefügestörungen der Lendenwirbelsäule* durch indirekte Gewalteinwirkung.

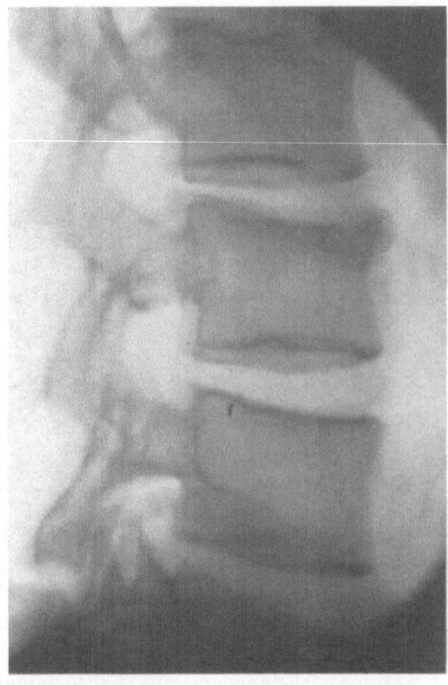

Abb. 31. Winfried E., 20 Jahre. Z 7092/56. Traumatischer Vorderkantenabbruch am 3. Lendenwirbelkörper mit Commotio spinalis.

2. Die isolierte Bandscheibenverletzung und deren Behandlung kann dem einschlägigen Kapitel entnommen werden. Erwähnenswert ist lediglich, daß gelegentlich im Anschluß daran Wirbelsynostosierungen der beiden angrenzenden Wirbelkörper auftreten können.

3. Der „klassische" isolierte Wirbelkörperbruch wird gekennzeichnet durch die fehlende Beteiligung von Bandscheiben, Wirbelbögen und kleinen Wirbelgelenken. Er entsteht durch die Hyperflexion der Wirbelsäule und wird hauptsächlich im mittleren Brustbereich angetroffen. Nicht selten sind mehrere benachbarte Wirbel befallen. Während er *klinisch* leicht übersehen werden kann, wird er im *Röntgenbild* durch die keilförmige Verformung eines oder mehrerer Wirbelkörper ausgewiesen. Die Wirbelvorderkante steht infolge Verbreiterung des Wirbelkörpers etwas vor, so daß bei Nachzeichnung der vorderen Begrenzungslinie der Wirbelsäule eine geringe Konturunterbrechung sichtbar wird. Die benachbarten Zwischenwirbelscheiben sind nicht erniedrigt, die Deck- und die Grundplatte des frakturierten Wirbels sind scharf konturiert. Die knöcherne Ausheilung ist nach ungefähr 3 Monaten abgeschlossen. Treten in den späteren Monaten spondylotische Knochenwülste und Spangen an verletzten Wirbeln auf, wird nachträglich eine Mitverletzung der Bandscheibe nachweisbar.

4. Wesentlich häufiger als der „klassische" Wirbelbruch ist der *Bruch eines Wirbelkörpers mit gleichzeitiger Bandscheibenverletzung.* Durch Absprengung von Bruchstücken aus der oberen Deckplatte und der Wirbelkörperrandleiste kommt es zur gleichzeitigen Zerreißung des äußeren Faserringes der Bandscheibe oder zum Einpressen der inneren Bandscheibenteile in die Bruchspalten der Wirbeldeckplatten. Bei jeder Unterbrechung der Kontur der Wirbelkörperränder und beim späteren Auftreten einer Spondylose kann eine gleichzeitige Bandscheibenschädigung angenommen werden.

Diese Bandscheibenverletzung begleitet auch die vorwiegend im jugendlichen Alter auftretenden Abbrüche der Randleiste oder die *Vorderkantenabbrüche*, die besonders bei den Stauchungsbrüchen zwischen 10. Brustwirbel und 2. Lendenwirbel auftreten. Hier verbleibt für dauernd eine Verschmälerung des angrenzenden Zwischenwirbelraumes. Eine Verwechslung mit den sog. vorderen Wirbelkörper-*Kantenabtrennungen* führt zu Fehlbeurteilungen bei Begutachtungen.

Der Wirbelkörperbruch mit gleichzeitiger Bandscheibenverletzung ist die häufigste Bruchform (nach ALBEE 80%).

5. Die vollausgebildete Wirbelsäulenverletzung weist neben dem stets vorhandenen Wirbelkörperbruch die Mitbeteiligung der Bogen- und Gelenkfortsätze sowie der angrenzenden Bandscheiben, Bänder und Muskeln auf. JUNGHANNS bezeichnet diese Bruchform als *Wirbelbogenringbruch*.

Die sehr schwere Verletzung wird durch tiefe Einbrüche an den Grund- und Deckplatten charakterisiert. Häufig kann man auch eine Zertrümmerung des Wirbelkörpers in mehrere Bruchstücke beobachten (,,Comminuted fractures" — WATSON-JONES). Der Wirbelbogen ist gleichzeitig, meist an den seitlichen Anteilen der Bogenwurzel, gesprengt. Verletzungen des Rückenmarkes können durch ausgesprengte

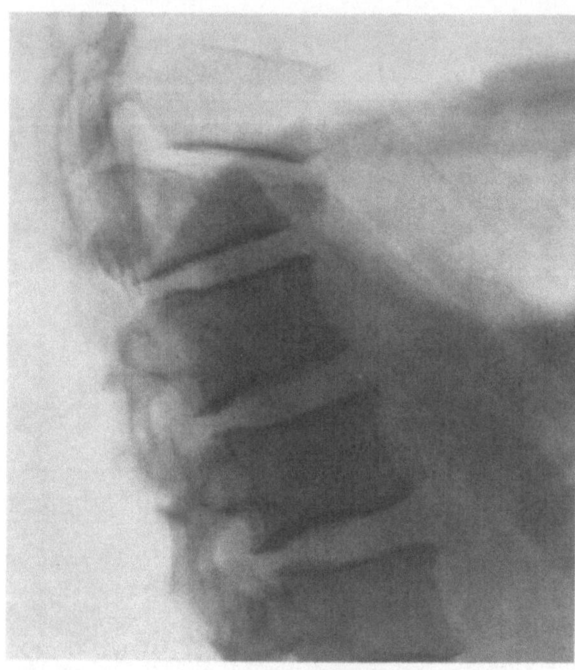

Abb. 32. Willi F. Z 1126/57. Wirbelbogenringbruch des 1. Lendenwirbelkörpers mit keilförmiger Kompression, Aussprengung eines Vorderkantendreieckes, ,,rettendem Bogenbruch" ohne neurologische Dauerschäden und Verschiebung des 12. Brustwirbelkörpers um halbe Wirbelbreite nach ventral.

Knochenstücke aus dem Bogenring verursacht werden. Ausgedehnte Blutergüsse sind zu beobachten und durchtränken nicht nur die Verletzungsgegend, sondern dringen auch in den Markkanal ein.

Klinisch und im Röntgenbild fällt eine spitz- oder bogenförmige Gibbusbildung auf. Im Seitbild ist der Wirbelkörper nach vorne und hinten, im a.p.-Bild nach beiden Seiten verbreitert. Wirbelverschiebungen kommen vor.

Am schwerwiegendsten sind jedoch die vielfach grotesken, gleichzeitigen Verrenkungen mit seitlichen Wirbelverschiebungen. Es handelt sich um echte *Luxationsfrakturen*, die abgesehen von der erheblichen Gewalteinwirkung noch durch schwere initiale Folgeerscheinungen wie Schock, Blasen-Mastdarm-Lähmungen, Wurzelreizerscheinungen und Geh- und Stehunfähigkeit charakterisiert werden.

6. Eine echte Wirbelverrenkung ohne Bruch kommt fast ausschließlich an der Halswirbelsäule vor. Der Wirbelkörper und die Gelenkfortsätze sind aus der gelenkigen Verbindung mit einem benachbarten Wirbel gelöst, weil sämtliche Gelenkverbindungen, einschließlich Bandscheiben, gerissen sind.

7. Isolierte Brüche von Wirbelbögen und Wirbelfortsätzen werden ebenfalls durch entsprechende Gewalteinwirkungen hervorgerufen. Isolierte Brüche der Querfortsätze und auch der Dornfortsätze — hier besonders an der unteren Halswirbelsäule — sind nicht ganz selten.

Die Häufigkeit der Wirbelsäulenverletzungen hat in den letzten Jahrzehnten zugenommen. Die meisten Autoren sind der Ansicht, daß hauptsächlich die Gegend des Brust-Lendenüberganges betroffen wird. Der 12. Brustwirbel, der 1. und 2. Lendenwirbel sind in mehr als der Hälfte aller beschriebenen Wirbelbrüche betroffen (MAGNUS, LOB, HOPF). Nur JEFFERSON hat die meisten Brüche (44%) an der Halswirbelsäule gefunden, während erst an dritter und vierter Stelle der 1. Lendenwirbelkörper und der 12. Brustwirbelkörper von ihm genannt worden sind.

1. Brüche und Verrenkungen der Halswirbelsäule.

Brüche und Verrenkungen der Halswirbelsäule lassen meist eine indirekte Gewalteinwirkung erkennen, die am Kopf ansetzt. Es handelt sich vorwiegend um Beugeverletzungen, entweder im Sinne der Flexion oder der Hyperextension. Das Schleudertrauma bei Verkehrsunfällen und das Auftreffen des Kopfes beim Sprung in leere Schwimmbecken oder zu flaches Wasser sind die hauptsächlichsten Ursachen dieser Verletzung. Die meisten Verletzungen der Halswirbelsäule treten entweder im Bereich der beiden obersten Halswirbel, wegen der Eigentümlichkeit der Gelenkstellung, oder in der Gegend des 5. und 6. Halswirbelkörpers auf, weil hier die mobilste Stelle dieses Wirbelsäulenabschnittes zu finden ist.

Brüche des Atlas betreffen entweder die Bögen oder die massa lateralis. Der hintere Atlasbogen wird etwa 3mal so häufig als der vordere betroffen. Eine Sonderform nimmt der *Atlasberstungsbruch nach* JEFFERSON ein (s. Abb. 4).

Klinisch findet man anfänglich eine hochgradige Schmerzhaftigkeit mit ängstlicher Vermeidung jeglicher Kopfbewegung. Zuweilen wird der Kopf vom Verunfallten mit beiden Händen gestützt. Direkte Rückenmarksschädigungen sind selten, sie sind dann als Markkontusion oder Markerschütterung zu deuten. Weitaus wichtiger ist die erst später, vorwiegend nach dem Berstungsbruch, sich ausbildende Symptomatik, die sich dann nicht von der einer basilären Impression unterscheidet. Sie kann alle Stigmata einer oberen Halsmarkkompression, sogar mit bulbären Zeichen, aufweisen (SCHLEGEL). Verwechslungen mit einer multiplen Sklerose, einer Syringomyelie oder einer bandscheibenabhängigen, hochsitzenden cervicalen Myelopathie sind möglich.

Im *Röntgenbild* wird diese Verletzung häufig übersehen, da nur Schrägdarstellungen, Tomogramme und vornehmlich Funktionsaufnahmen eine Klärung bringen können.

Der *Bruch des Axiszahnes* ist die häufigste Verletzung des zweiten Halswirbelkörpers. Die Verschiebung nach vorne ist etwa doppelt so häufig wie die nach hinten. Die Gewalteinwirkung, die zu dieser Verletzung führt, muß gar nicht groß sein. TROJA hat einen Zahnfortsatzbruch durch plötzlich starkes Nachvornebeugen des Kopfes beobachtet. Ist die Luxation zwischen dem ersten und zweiten Halswirbelkörper nicht groß, und fehlen primär neurologische Ausfälle, wird häufig die Fraktur erst entdeckt, wenn eine Pseudarthrose entstanden ist. Die subtile Röntgendiagnostik kann den Axiszahnbruch von den verschiedenen Mißbildungen (Densaplasie usw.) abgrenzen.

Echte Luxationen und Subluxationen der beiden obersten Halswirbel entstehen durch Zerreißung des Ligamentum transversum bei Überstreckmechanismen. Diese Verletzung ist wesentlich gefahrvoller als der Dens-Bruch, weil das Rückenmark bei fehlendem Ausweichen des Zahnfortsatzes leicht gequetscht werden kann.

Für die *Behandlung* der Verletzungen des Atlas und der Axis empfiehlt sich die Ruhigstellung in der Gipskrawatte nach vorausgehender Reposition. Diese ist besonders bei Brüchen des Zahnfortsatzes notwendig. Besser als die Glisson-Schlinge hat sich die Crutchfield-Klammer oder die Angelhakenextension bewährt. Während die Gipskrawatte bei Atlasfrakturen ungefähr 6 Wochen belassen werden muß, ist sie bei Zahnfortsatzbrüchen 3 Monate zu tragen. Anschließend wird nach kurzdauerndem Tragen eines Schanzschen Watteverbandes die krankengymnastische Übungsbehandlung empfohlen.

Tritt dann keine Beschwerdefreiheit ein, oder sind Markkomplikationen vorhanden, kann die operative Entfernung des gebrochenen hinteren Bogenstückes bei Atlasfrakturen zur Beschwerdefreiheit führen. Bei Pseudarthrosen des Axiszahnes mit unbehobener

Atlasverschiebung muß man an die occipito-cervicale Spanverriegelung denken, obwohl diese ein sehr großer Eingriff ist.

Die *Brüche und Verrenkungen der mittleren und unteren Halswirbelsäule* sind in 80 % der Fälle eine indirekte Unfallfolge durch Sturz auf den Kopf und Kopfsprung in seichtes Wasser. Der hauptsächlichste Verletzungsmechanismus ist die Hyperflexion. Besonders gefährlich sind die Brüche und Verrenkungen ohne gleichzeitigen Bruch der Wirbelbögen, weil nur ein „*rettender Bogenbruch*", nach Böhler, die Abquetschung des Rückenmarkes und die Nervenwurzelläsion ausbleiben läßt.

Lediglich bei den sog. „tear-drop"-Frakturen, den *Tränentropfenbrüchen*, wird der hintere Unterrand des Wirbelkörpers nach dorsal in den Spinalkanal hineingedrückt. Hier können Markverletzungen primär auftreten und sekundär durch diesen obstruierenden Knochensplitter Myelopathien entstehen.

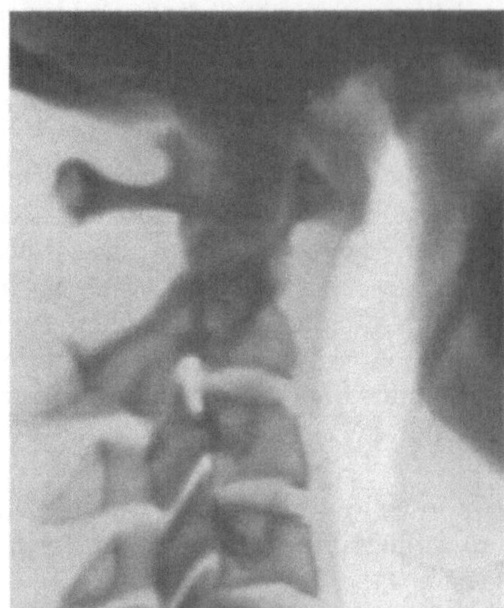

a

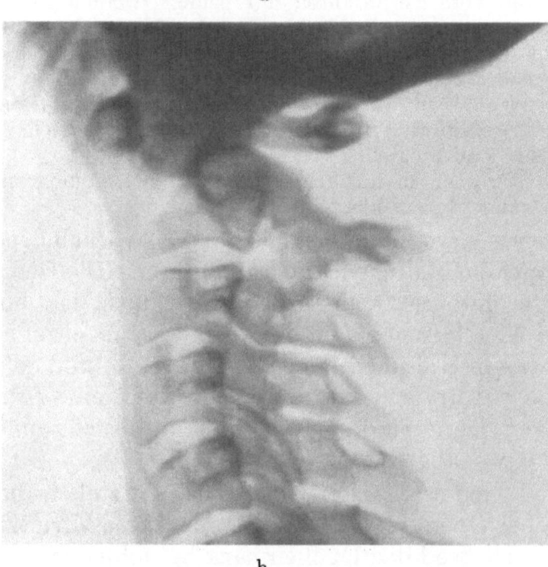

b

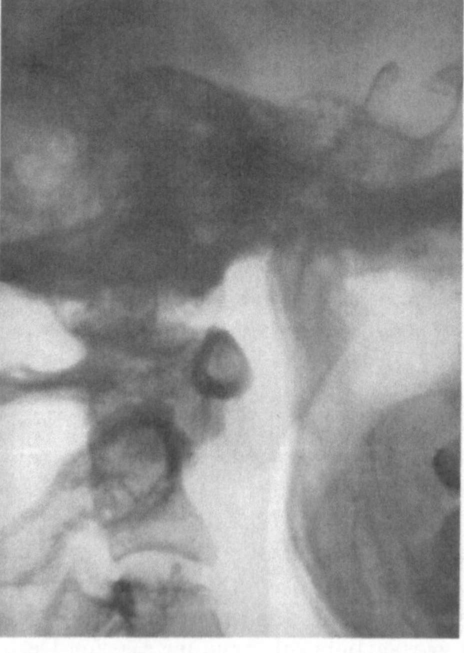

c

Abb. 33a—c. Differentialdiagnose der Veränderungen im Atlas-Axis-Bereich: a Luxationsfraktur. b Entzündliche Luxation bei Polyarthritis. c Densaplasie.

Bei *ausgesprochenen Verrenkungen mit oder ohne Brüchen* reiten die Gelenkfortsätze des oberen Wirbels auf denen des unteren. Der darunter gelegene Wirbel weist dann meist einen Deckplatteneinbruch oder einen richtigen Stauchungsbruch auf.

Rückenmarkskomplikationen sind möglich, wenn bei einer reinen Hyperextensionsverletzung die Wirbelbögen vorübergehende Druckschädigungen des Markes hervorrufen (Bourmer).

Klinisch sind außer der Zwangshaltung mit schmerzhafter Wirbelsäulenversteifung und muskulären Verspannungen die neurologischen Ausfälle zu würdigen.

Nach BING und BÖHLER deutet ein schlaffer *Priapismus* auf eine vollständige Markdurchtrennung hin, während ein straffer Priapismus eine partielle Lähmung charakterisiert.

Im Röntgenbild kann man nach BÖHLER auf eine *Rückenmarkszerstörung* schließen, wenn kein Bogenbruch vorhanden ist und ein Wirbelkörper gegen den anderen um mehr als die halbe Breite verschoben ist. Gute seitliche Röntgenaufnahmen sind wichtiger als funktionelle Aufnahmen, die wegen der Schädigungsgefahr des Rückenmarkes kurz nach der Verletzung nur mit Vorsicht angewendet werden dürfen.

Die *Behandlung* besteht in der Reposition im Dauerzug mit anschließender Gipsfixierung. Die operative Behandlung ist zu erwägen, wenn bei Verhakung der Gelenkfortsätze eine manuelle oder eine Extensionsreposition nicht gelingt. Die Indikation zum operativen Vorgehen ist in solchen Fällen aber nicht absolut gegeben, da verhakte Verrenkungen trotz der Fehlstellung häufig keine Folgen hinterlassen.

2. Brüche der Brust- und Lendenwirbelsäule.

Die *Brüche der Brustwirbelsäule* sind *im oberen Bereich* bis einschließlich dem 9. Brustwirbel meist klassische Stauchungs- oder Biegungsbrüche, deren charakteristisches Kennzeichen die keilförmige Verschmälerung des Wirbelkörpers ist. Bleibt die Grund- und Deckplatte des frakturierten Wirbelkörpers nicht erhalten, besteht gleichzeitig eine Bandscheibenmitverletzung, die sich dann im Röntgenbild in einer sich ausbildenden Verschmälerung und unregelmäßigen Begrenzung der Zwischenwirbelscheibe äußert.

Die Brüche im Bereich der unteren Brust- und Lendenwirbelsäule haben eine gewisse Ähnlichkeit, da dieser Wirbelsäulenabschnitt eine funktionelle Einheit bildet und außerdem in diesem Gebiet die Bandscheiben besonders stark die Verletzungsfolgen beeinflussen. Sie sind hier massig ausgebildet, und die Sprengkraft des Gallertkernes kann ihre größte Wirkung entfalten.

Leichte Frakturen sind die Impressionen der Grund- und Deckplatten. Bei den schweren Formen wird der Wirbelkörper durch die Bandscheibe in verschieden große Bruchstücke auseinandergesprengt. Die *Stauch-Quetschbrüche* sind vielfach mit Bogen- und Fortsatzfrakturen vergesellschaftet. *Neurologische Komplikationen* von seiten des Rückenmarkes oder der cauda equina sind häufig zu beobachten.

Die *knöcherne Konsolidierung* eines Wirbelbruches erfordert im allgemeinen 3—4 Monate. Sie erfolgt durch die Bildung von Periost- und Markcallus.

Hat eine Bandscheibenmitverletzung vorgelegen, treten stets reparatorische Vorgänge auf, die mit Recht als *traumatisch bedingte Spondylosis deformans* bezeichnet werden. Diese traumatische Spondylose beschränkt sich immer nur auf das Bruchgebiet und entsteht kurze Zeit nach der Fraktur, was die Abgrenzung gegenüber der degenerativen Spondylose (s. dort) ermöglicht.

Die knöcherne Ausheilung der Wirbelkörperbrüche ist für die *Statik der Wirbelsäule* von wesentlicher Bedeutung. Wirbelpseudarthrosen beeinträchtigen ebenso wie Falschgelenkbildungen bei Wirbelbogen- und Wirbelfortsatzbrüchen den inneren Halt der Wirbelsäule und führen zur Instabilität. Im Gegensatz dazu haben Brüche der Dorn- und Querfortsätze eine untergeordnete Bedeutung.

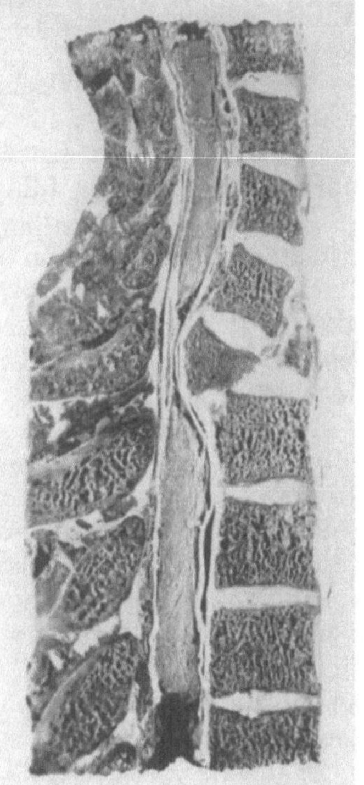

Abb. 34. Fraktur des 7. Halswirbelkörpers mit totaler Markdurchtrennung.

Die *Behandlung der Wirbelfrakturen* ist im allgemeinen eine konservative. Der früher kompromißlose Streit zwischen den Anhängern der Aufrichtung mit anschließender Gipsfixierung (besonders Böhler) und denen der sog. funktionellen Behandlung (Magnus) ist heute ziemlich verlassen. Die Indikation beider Verfahren hat sich weitgehend abgegrenzt.

Die einfachen Wirbelquetschbrüche und die voll ausgebildete Wirbelsäulenverletzung behandelt man am besten mit der Bettruhe auf harter Unterlage und gleichzeitiger funktioneller Behandlung. Die Zeitdauer dieser Behandlung richtet sich ganz nach der Lokalisation der Fraktur und nach deren Ausmaß.

Das *Aufrichtungsverfahren* hat sich bei sehr starken Keilbrüchen im Gebiet des Brustlendenüberganges bei schlanken und jüngeren Verletzten bewährt. Die Zeitdauer der Ruhigstellung beträgt, wie Böhler angibt, so viele Wochen, wie der Gibbus Winkelgrade beträgt.

Nur wenn die Bandscheiben unverletzt sind, kann eine Reposition des Keilbruches gelingen. Liegen aber hintere Keilfragmente vor, besteht bei den Repositionsmanövern die Gefahr, daß ein Knochenstück in den Wirbelkanal hineinverlagert wird und zur Markbeeinträchtigung führt.

Die *operative Behandlung* ist nur bei Verrenkungsbrüchen mit Verhakung der Gelenkfortsätze angezeigt. Von manchen Autoren wird die *Versteifungsoperation* empfohlen.

Bei der unkomplizierten Wirbelfraktur, die nicht von schweren neurologischen Ausfällen begleitet wird, ist im allgemeinen jede operative Behandlung unnötig. Anders liegt der Fall bei den Wirbelbrüchen mit Lähmungserscheinungen, wo die Frage der Operation stets diskutiert worden ist. Eine gültige Klärung konnte noch nicht getroffen werden.

Im allgemeinen neigt man mehr zum konservativen Vorgehen in der Behandlung selbst der *mit Lähmungen einhergehenden Wirbelbrüche* (Guttmann, M. Lange, Lob, Nicoll). Die operative Behandlung bleibt dann den Fällen vorbehalten, in denen eine Reposition bei Verhakung der Gelenkfortsätze unmöglich ist (Davis, Ehalt und Tietze, Vukovich) und keine vollständige Lähmung vorliegt. Man sollte sich in solchen Fällen, jedoch auch bei vollständigen Lähmungen, zur operativen Behandlung entschließen, weil ja nicht nur die neurologischen Komplikationen behoben werden müssen, sondern selbst bei Bestehenbleiben der Totallähmung die dadurch weitgehend wiedererworbene Stabilität und Funktion der Wirbelsäule für das weitere Schicksal des Verletzten von Bedeutung sind.

In diesem Zusammenhang mag wirklich die *frühzeitige Spanversteifung*, vornehmlich bei Frakturen im Gebiet des Brustlendenüberganges mit gleichzeitigen Lähmungen im Anschluß an die Reposition, in vielen Fällen angezeigt sein (Ehalt, Tietze, Nicoll). Es gelingt dadurch, das Repositionsergebnis auch ohne den Gipsverband zu erhalten und frühzeitig mit der Umlagerungsbehandlung gegen die Druckgeschwürsentstehung zu beginnen. Im allgemeinen wird hier der *Bosworth*sche Knochenrahmen verwendet.

Alle diese Fragen sind noch nicht so weit geklärt, daß jegliche Diskussion verstummen könnte. Der Erfahrene wird auf Grund chirurgisch-orthopädischer und neurologisch-neurochirurgischer Kenntnisse sein Vorgehen vielfach dem Einzelfall anpassen können. Im großen und ganzen ist jedoch abschließend mit Guttmann zu sagen, „daß in den allermeisten Fällen weder eine Frühlaminektomie noch eine Reposition der gebrochenen Wirbelsäule mit oder ohne folgende Fixation durch Knochenspan, Draht oder Metallplatten irgendeinen Einfluß auf die bestehende Lähmung hat. Übereilte Früheingriffe sollten in der Regel unterbleiben" (s. Kapitel Rückenmarksverletzungen).

3. Die Kümmel-Verneuilsche Erkrankung.

Kümmel gab 1891 folgende Definition: „Trauma, oft geringfügiger Art, welches die Wirbelsäule direkt oder indirekt trifft, in seiner Wirkung innerhalb weniger Tage abklingt, um nach Monaten scheinbarer Gesundheit oder mit nur relativ geringen Beschwerden einen rarefizierenden Prozeß der Wirbelkörper einzuleiten, und mit einem Substanzverlust derselben mit Gibbusbildung zu enden. Bei diesem Prozeß kommt es niemals zur Eiterung wie bei einer tuberkulösen Spondylitis oder zu Verdickungen der ganzen Knochenmasse, wie bei luischen Prozessen, auch nicht zu Knochenauflagerungen wie bei der Arthritis deformans.‟

Trotz aller Auseinandersetzungen zur Frage, ob es eine Kümmelsche Erkrankung gibt, kann nicht geleugnet werden, daß wirklich ein Zusammenbruch eines Wirbels mit Gibbusbildung oft Monate nach geringfügigen Wirbelsäulentraumen auftreten kann.

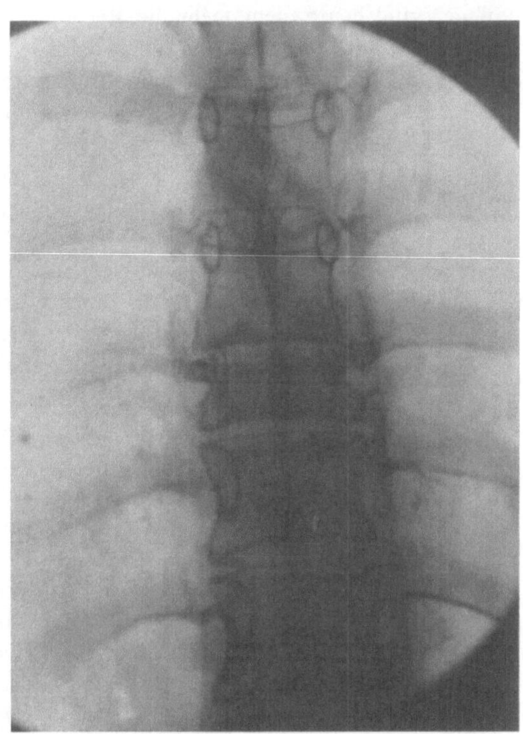

SCHMORL schuldigte den Druck der intakten Bandscheibe auf den verletzten Wirbel dafür an, KUX, NICOLINI und PITTALUGA fanden eine Wirbelkörpernekrose. An dieser Wirbelnekrose sind jedoch stets die Störung der Durchblutung infolge Gefäßschädigung und die Prolabierung des Bandscheibengewebes auch in den Wirbelkörper hinein beteiligt. Daß auch dystrophische Veränderungen im Sinne des Sudeckschen Syndroms eine Rolle spielen, wird von JUNGHANNS, OTTE, LINDEMANN u.a. angenommen.

Die *Behandlung* besteht in der Ruhigstellung bis zum Eintritt der völligen Konsolidierung und der anschließenden funktionellen Bewegungstherapie mit steigender Wiederbelastung.

4. Wirbelbrüche durch Muskelkräfte.

Die *Wirbelbrüche durch Muskelkräfte* — sei es bei Tetanusinfektionen oder bei Heilkrämpfen sowie bei Epileptikern — sind „Muskelzugfrakturen‟, die erstmals von MALGAIGNE (1847) beschrieben worden sind.

Die Wirbel sind am stärksten im Scheitelpunkt der Brustwirbelsäule gefährdet, weil hier die größte Muskelzugwirkung den am wenigsten beweglichen Teil der Wirbelsäule trifft. Hier erfahren die vom Hinterhaupt

Abb. 35. Annemarie G., 30 Jahre. Z 2822/59. Fraktur des Scheitelwirbels der Brustwirbelsäule bei epileptischem Anfall. Die angrenzenden Bandscheiben sind bei diesem „klassischen‟ Wirbelkörperkompressionsbruch unbeteiligt.

wie vom Becken herkommenden Streckerzüge eine Unterbrechung des Kraftzuges. Zusätzlich überwiegt im Liegen der starke ventrale Zug der Beuger an den Schulterblättern über den dorsalen Streckapparat.

Die *Behandlung* besteht einerseits in der erfolgreichen Prophylaxe durch Bekämpfung des Muskelzuges, andererseits in der Lagerung oder Ruhigstellung im Gipsverband bis zur knöchernen Konsolidierung.

VIII. Die entzündlichen Wirbelsäulenerkrankungen.
1. Die Spondylitis tuberculosa.

Die Wirbeltuberkulose ist nicht nur im Hinblick auf ihre praktische Bedeutung die wichtigste Skelet-Tuberkulose überhaupt, sondern sie rangiert auch bei allen Formen der Skelet-Tuberkulose an erster Stelle. Sie wird vorwiegend durch den humanen Typ des Erregers hervorgerufen und gilt als ein Erscheinungsbild der Sekundärperiode der tuberkulösen Streuung. Demnach findet sich in der Vorgeschichte, 2—3 Jahre zurückliegend, meist eine Pleuritis. Nicht selten treten auch gleichzeitig andere Organherde mit der Wirbeltuberkulose zusammen auf.

Sie sitzt vorwiegend im Bereich der Lenden- und der unteren Brustwirbelsäule, wobei besonders der Brustlendenübergang betroffen ist.

Seit der klassischen Beschreibung dieses Krankheitsbildes durch Pott (1779) hat das Malum Pottii eine wesentliche Wandlung erfahren. Die früher am häufigsten beobachtete Querschnittslähmung wird heute im allgemeinen nur in 10 % der Fälle gefunden. Während früher die Erkrankung vornehmlich im Jugendalter beobachtet werden konnte, liegt die Morbiditätsspitze heute in der dritten Lebensdekade. Der Sitz der Erkrankung, früher im Brustbereich, ist heute in caudaler Richtung verschoben. Insbesondere hat sich jedoch der Charakter des Leidens geändert, und Lähmungen sowie Fistelbildungen sind heute nicht mehr die Regel.

Pathologisch-anatomisch zeigt sich entweder eine granulierende Form, mit echten Tuberkeln und zentraler Verkäsung, oder eine käsige Ostitis des gesamten Markgewebes einschließlich der Knochenbälkchen. Hierbei können Sequester auftreten. Eine klare Abgrenzung ist meist nicht möglich, da fast ständig Mischformen angetroffen werden.

Klinisch wird man die klassische Trias von Pott: „Gibbus-Lähmung-Absceß" oft vermissen. Immer wird man aber einerseits die Symptomenarmut, andererseits die Vielfalt der klinischen Erscheinungsformen beobachten können.

Mitunter wird eine Spondylitis tuberculosa rein zufällig entdeckt, weil sie *ohne jegliche Allgemeinsymptome* verlaufen ist und nicht selten sogar schon ein vollständiger Blockwirbel entstanden sein kann.

In den meisten Fällen jedoch treten anfänglich „*rheumatische Schmerzen*" unklarer Genese auf, da das Röntgenbild in den Anfängen stumm ist. Kaum ein Krankheitsbild wird so oft fehlgedeutet und falsch behandelt wie die Wirbeltuberkulose. Die hauptsächlichsten *Fehldiagnosen* sind Rheumatismus, Bandscheibenvorfall, Ischias, Hexenschuß und viele andere.

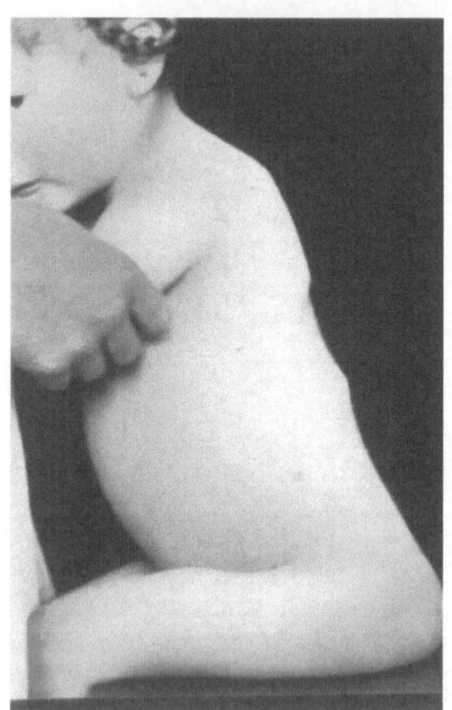

Abb. 36. Pottscher Buckel bei kindlicher tuberkulöser Spondylitis am Brust-Lenden-Übergang.

Allgemeinsymptome können fehlen oder aber sehr stark wechseln. Im Vordergrund der Erscheinungen stehen die *Herdsymptome* mit örtlich lokalisierten und ausstrahlenden Schmerzen. Diese Schmerzen verstärken sich beim aufrechten Stehen sowie bei Stauchung der Wirbelsäule in der Senkrechten. Die Wirbelsäule wird durch reflektorische Anspannung der Muskulatur weitgehend fixiert, wobei es gelegentlich zu einer fixierten Fehlhaltung kommen kann. Bei Bewegungen der Wirbelsäule fällt eine begrenzte Bewegungseinschränkung auf. Der *Gibbus* bildet sich aus, wenn größere Abschnitte zerstört und die Wirbelkörper zusammengesintert sind.

Die letzte Klärung bringt der *Röntgenbefund*, der oft wesentlich größere Zerstörungen erkennen läßt, als auf Grund des klinischen Befundes vermutet worden ist.

Da der Gibbus erst im zweiten Erkrankungsjahr aufzutreten pflegt, ist es notwendig, auch auf eine frontale Achsenabknickung oder aber auf eine Verkürzung der Lendengegend zu achten.

Auch der *Absceß* ist kein Frühzeichen der Erkrankung.

Komplikationen von seiten des Rückenmarkes können in allen Stadien einer Wirbeltuberkulose auftreten. Es besteht keinerlei Kongruenz zwischen Ausdehnung des tuberkulösen Herdes und Mark- oder Wurzelschädigung. Dagegen liegt aber eine Korrelation zwischen Auftreten der Lähmung und deren therapeutischer Beeinflußbarkeit vor.

Die *Pottsche Paraplegie* tritt meist allmählich im Laufe von Tagen und Wochen auf und ist fast niemals eine vollständige. Initial werden Schwäche der Beine und Wurzelschmerzen beobachtet, später gesellen sich Sensibilitätsstörungen und Störungen der vegetativen Funktionen hinzu. Gerade die *Wurzelschmerzen* führen häufig zur Fehldiagnose Ischias.

Man unterscheidet zwischen der Frühlähmung und der Spätlähmung. Zu der *Frühlähmung* kann es durch ein perifokales Ödem mit Mark- oder Wurzelkompressionen kommen, obwohl röntgenologisch noch keine Knochenveränderungen sichtbar werden. Dieses Ödem infiltriert in den Periduralraum und bildet eine extradurale Raumbeschränkung, die sich gewöhnlich unter Ruhigstellung und medikamentöser Behandlung innerhalb von 2—6 Monaten spontan zurückbildet.

Meistens wird die Lähmung durch den tuberkulösen Absceß im Stadium des Einschmelzungsprozesses, also im allgemeinen im zweiten Jahr der Erkrankung, hervorgerufen. Trotz der raschen Entwicklung ist die Prognose hierbei keinesfalls ungünstig. Bei 90 % aller *Absceßlähmungen* handelt es sich meist um Querschnittssyndrome des Brustmarkes.

Bei den beiden eben genannten Formen ist eine operative Behandlung — zumindest im Hinblick auf die neurologischen Komplikationen — nicht notwendig.

Die *Spätlähmungen*, meist 1—2 Jahrzehnte nach der Erkrankung, werden durch die Ausbildung tuberkulöser Granulationen hervorgerufen und sind deshalb prognostisch ernst, weil sie keine besondere Remissionstendenz aufweisen. Lediglich die operative Entlastung bietet Aussicht auf Erfolg und sollte hierbei ebenso angewendet werden wie bei einer weiteren Form der Pottschen Paraplegie. Diese entsteht entweder durch Abknickung der Wirbelsäule oder aber durch Druckwirkung extraduraler Knochensequester und führt zur Myelopathie.

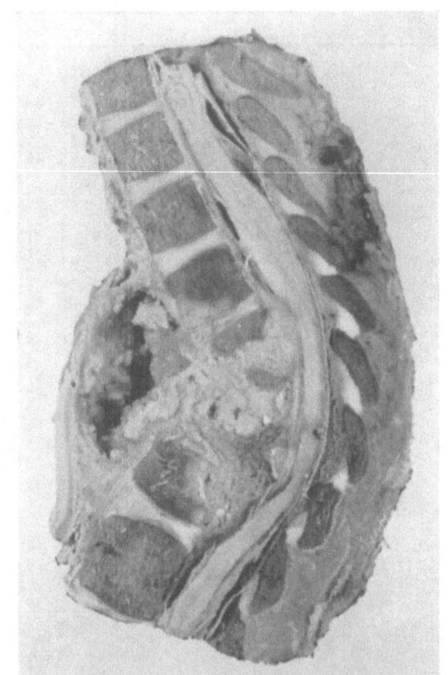

Abb. 37. Spondylitis tuberculosa am Brust-Lenden-Übergang mit ausgedehnter Destruktion von 4 Wirbelkörpern, großer Absceßhöhle und Markkompression.

BRADY und GARCEAU haben eine Unterteilung der Pottschen Paraplegie in *4 Formen* getroffen: Die durch Überdehnung des Markes bei der Gibbusbildung entstehende Paraplegie wird durch geringe Beinstreckspasmen gekennzeichnet. Im Gegensatz dazu treten starke Beugespasmen bei der Abknickung des Markes auf. Die entzündlichen Veränderungen zeichnen sich hingegen durch motorische und sensible Ausfälle, Schmerzen, Spastizität und entsprechende Liquorveränderungen aus, während die Paraplegie durch die Absceßbildung ein Tumorsyndrom vortäuscht, bei dem der totale Stop oft erst die Diagnose einer Tuberkulose bestätigt.

Das *Röntgenbild* ist bei der tuberkulösen Spondylitis das Fundament der Diagnose und der prognostischen Beurteilung. Bei der Frühdiagnose läßt es allerdings im Stich. Nach SCHINZ wird es erst nach einjähriger Dauer der Erkrankung in mehr als 90 % der Fälle positiv.

Röntgenologisch kann man *fünf verschiedene Stadien* mit mehr oder weniger verwaschenen Übergängen abgrenzen.

Das *Stadium des normalen Röntgenbildes* bei bereits ausgeprägten klinischen Erscheinungen darf die Verdachtsdiagnose „tuberkulöse Spondylitis" niemals beeinflussen. Es kann möglich sein, daß bereits eine Fistel oder ein Absceß vorliegt, ohne daß in den normalen Röntgenaufnahmen Veränderungen an der Wirbelsäule sichtbar werden. Gelegentlich bieten hier die Tomographie und die Fistelfüllung geringfügige signifikante Veränderungen.

Das *Initialstadium* wurde von Maffi abgetrennt. Man kann hier eine mehr oder weniger starke Atrophie im erkrankten Skeletgebiet finden. Sie kann jedoch dann fehlen, wenn die Wirbeltuberkulose symptomarm verläuft und der Erkrankte sich daher weiter bewegt, ja vielleicht sogar gearbeitet hat. Gelegentlich ist hier im Röntgenbild ein Absceß-Schatten sichtbar, ohne daß bereits Destruktionsherde nachweisbar werden.

Das *Stadium der Destruktion* bietet einerseits die Veränderung der äußeren Form der Wirbelsäule (Gibbus), andererseits Abbauvorgänge an den Wirbelkörpern (Formänderungen) und den Bandscheiben (Sinterung). Herdförmige Destruktionen bei noch erhaltener Wirbelkörperform sind ebenfalls möglich,

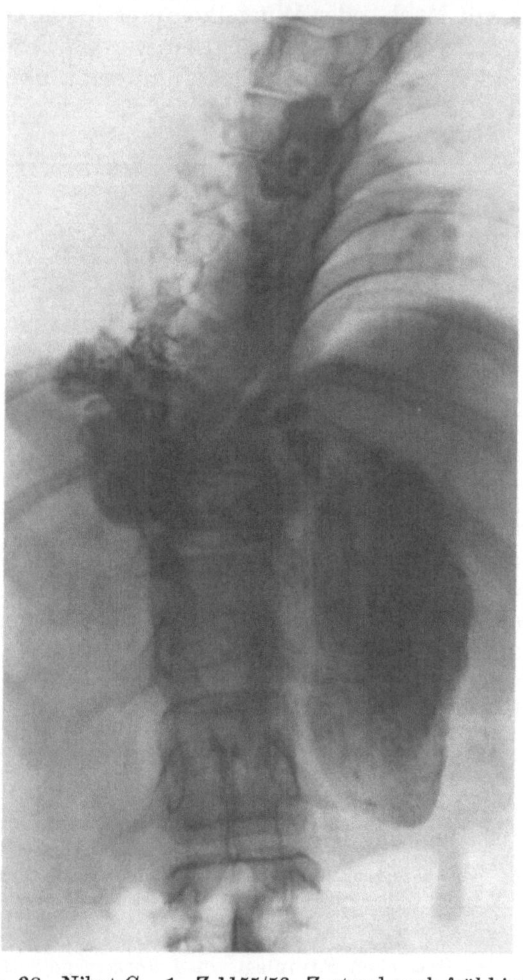

Abb. 38. Nihat G., ♂. Z 1155/56. Zustand nach frühkindlicher ausgedehnter tuberkulöser Spondylitis mit Gibbusbildung, verkalktem Senkungsabsceß. Behandlung wegen Spätlähmung (spastische Paraparese).

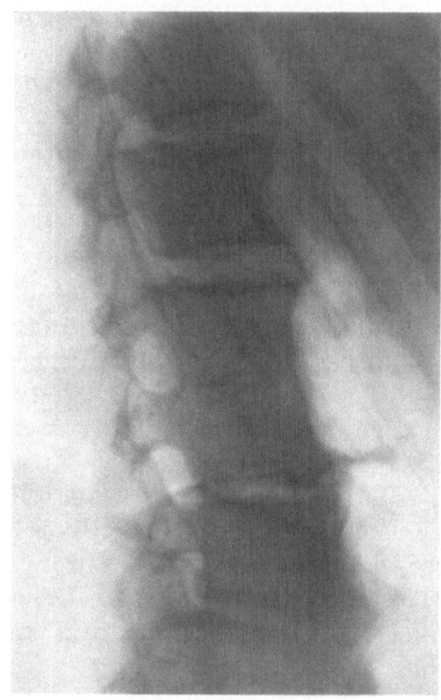

Abb. 39. Jakob Z., 39 Jahre. Z 2457/59. Spondylitis tuberculosa der Lendenwirbelsäule. Blockwirbelbildung L 2/3. Spondylitis anterior superficialis L 1. Postspondylitische Spondylose L 3—L 5 (s. S. 57).

Dislokationen — wie bei Brüchen der Röhrenknochen benannt — können beobachtet werden. Vornehmlich tritt eine Kyphose, der sog. Pottsche Buckel, auf. Der Zusammenbruch eines oder mehrerer Wirbelkörper führt automatisch zu einem Einstauchen der benachbarten, noch gesunden Wirbelsäulenanteile in das Trümmerfeld der Tuberkulose. In diesem Stadium ist ein Übergreifen der entzündlichen Destruktion auf die benachbarten Wirbelkörper möglich.

Hier zeigen sich auch seltenere Lokationen, beispielsweise die *Spondylitis anterior superficialis* (Schulthess), also die Destruktion der Vorderkanten angrenzender, meist caudaler liegender Wirbelkörper, oder die *Spondylitis posterior* (Lannelongue), der Befall von Wirbelbogen oder Dornfortsatz. Bei letzterer wird eine lordotische Einstellung der Wirbelsäule beobachtet.

Das *Malum suboccipitale*, also der tuberkulöse destruierende Befall der Kopfgelenke, und die Tuberkulose des Kreuzlendenüberganges vermögen ebenso rückwärts offene Winkelbildungen (Lordosen) herbeizuführen.

Die *Schichtaufnahmen* bringen herdförmige Zerstörungen besonders deutlich zur Darstellung, zeigen aber auch ebensogut die Konturunterbrechung der Wirbelkörper gegenüber der verschmälerten Zwischenwirbelscheibe.

Im *Stadium der Reparation* erfolgt die Abtrennung der Aufbauphase von der destruierenden. Die Atrophie geht zurück, die Knochenherde bekommen eine Randsklerose, die aufgerauhten Knochenkonturen klären sich. Die periostale Knochenneubildung setzt

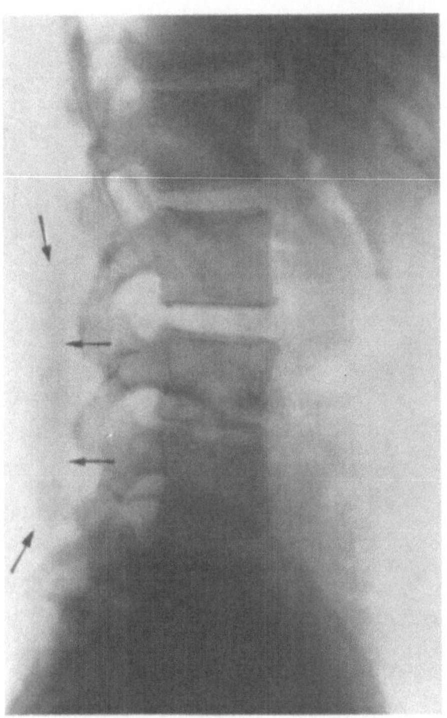 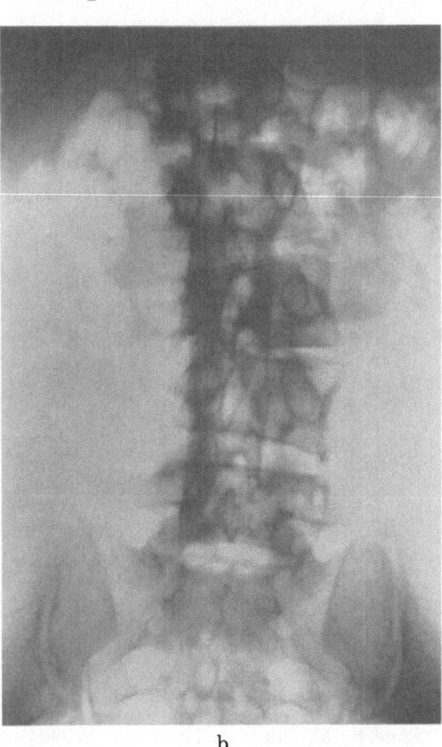

a   b

Abb. 40a u. b. Rolf B., 22 Jahre. Z 520/60. Tuberkulöse Spondylitis L 3/4 mit Höhlenbildung vorwiegend im 3. Lendenwirbelkörper, Bandscheibensinterung, leichter Gibbusbildung und Lumbalskoliose. Zustand nach Wirbelsäulenfusion mit Hilfe von 2 Henleschen Anlegespänen.

ein und die formveränderten erkrankten Wirbel passen sich der erneuten Funktion, entweder durch Blockbildung oder aber durch knöcherne Absicherung mit Hilfe von Randwülsten, an. Diese Osteophytenbildung hat letztlich die gleiche Grundlage wie die Ausbildung der Spondylosis deformans und ist nicht allein dem tuberkulösen Prozeß zur Last zu legen (LINDEMANN). Schließlich kann, es sei denn, die verkäsenden Veränderungen sind zu stark gewesen, eine Resorption des Wirbeltrümmerfeldes eintreten und sich eine weitgehende strukturmäßige Durchbauung anbahnen. Frühere Abscesse werden verkalken.

Die Spondylitis heilt so im Laufe von Jahren unter Bildung eines mehr oder weniger funktionstüchtigen Ersatzwirbelkörpers aus.

Eine Änderung dieses im Röntgenbild erkennbaren Verlaufes tritt dann ein, wenn therapeutische Maßnahmen, insbesondere die Spanversteifung des Erkrankungsbezirkes und die Herdausräumung, durchgeführt werden.

Differentialdiagnostisch ist die Scheuermannsche Erkrankung abzugrenzen. Hier fehlen die Allgemeinsymptome und weist der multilokuläre Sitz der Schmorlschen Knorpelknötchen doch immer wieder auf den degenerativen Charakter der Adoleszentenkyphose hin.

Die unspezifische Spondylitis, sei es auf osteomyelitischer Grundlage, sei es im Gefolge der Syphilis oder des Typhus, ist nicht nur in ihrem Verlauf anders, sondern zeigt auch andere Allgemeinsymptome.

Bei der Osteomyelitis ist der fieberhafte stürmische Beginn mit Zerstörung beschleunigter; auch die Reparation schreitet schneller und mit stärkerer osteophytärer Reaktion fort.

Häufig wird die Vertebra plana Calvé mit der Pottschen Erkrankung verwechselt.

Bei der *Behandlung* der tuberkulösen Spondylitis darf die *Allgemeinbehandlung* des Morbus Koch niemals vergessen werden. Daneben spielt jedoch die *Lokalbehandlung* des Erkrankungsherdes eine große Rolle. Oberstes Prinzip ist die *Ruhigstellung* in entsprechender Lagerung, also am besten im Gipsbett. Beim Einsetzen des Reparationsstadiums kann das Gipsbett durch das Gipskorsett oder aber durch andere Apparate aus Leder, Metall oder Kunststoff ersetzt werden. Anfängliche Lähmungen bilden sich unter diesen

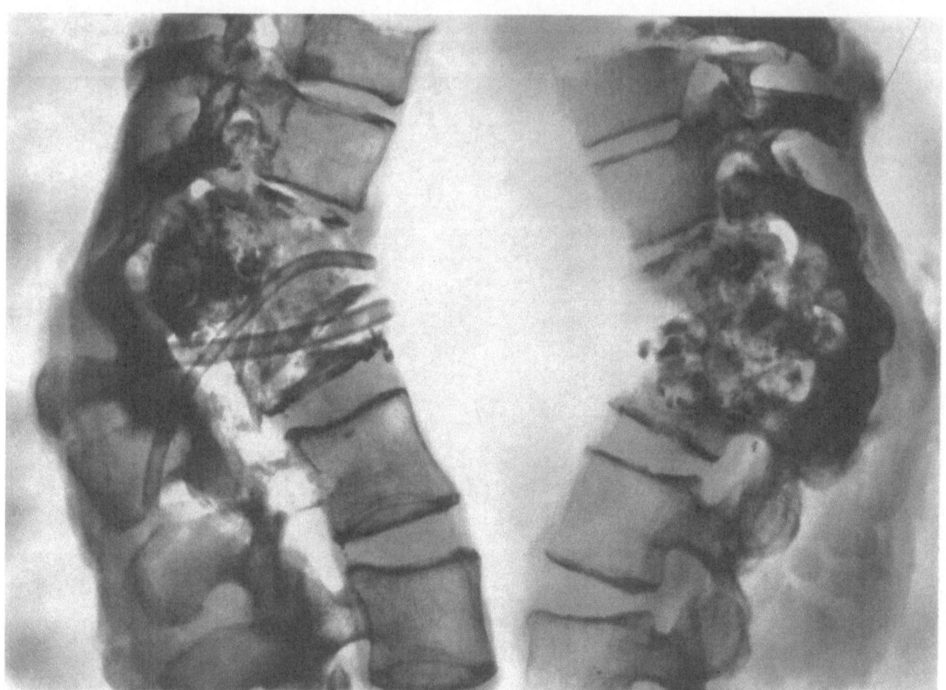

Abb. 41. Anna P., 51 Jahre. Z. 12962/60. Wirbeltuberkulose seit 25 Jahren. Spätlähmung vor 3 Jahren, die sich nach Dekompression weitgehend zurückgebildet hatte. Exitus wegen Kreislaufversagens nach Herdausräumung, Spongiosapfropfung der Höhle und Herdinstallation. Im Schnittbild sind die Spongiosabröckel und die Drains in der Höhle erkennbar.

Maßnahmen meist von selbst zurück. Das gleiche ist von den Senkungsabscessen zu halten, die nur dann punktiert werden müssen, wenn sie sichtbar werden. Vielfach werden sie jedoch im Laufe der konservativen Behandlung spontan weitgehend aufgesaugt.

Durch die Einführung der Antibiotica und besonders der Tuberculostatica hat die *operative Behandlung* des Malum Pottii eine erhebliche Ausweitung erfahren.

Die *Spanversteifung* des erkrankten Wirbelabschnittes hat das Ziel, diesen ruhigzustellen und abzustützen, also gleichsam ein inneres Korsett zu bilden. Da der Herd unberührt bleibt, tritt eine Herdsanierung nicht ein. Trotzdem fördert die feste Stabilisierung der Wirbelsäule den Ausheilungsprozeß. Eine Gibbusbildung ist jedoch oft nicht zu verhindern, da bei weiterer Destruktion des Wirbelkörpers entweder der Span einbricht oder aber eine derart große Resthöhle bestehenbleibt, daß die Spanosteosynthese den Befund verschlechtert hat. Die Frühversteifung ist daher im allgemeinen abzulehnen.

Als weitere operative Maßnahme, die die Brücke zur konservativen Behandlung hin schlägt, kann die gezielte *Punktion des Wirbelherdes* angesehen werden. Durch einen Verweilkatheter wird bei der Herdinstallation ein Tuberculostaticum direkt an den Erkrankungsort gebracht (Pitzen).

Die größte Bedeutung hat jedoch neuerdings die *operative Herdausräumung* (ORELL, KASTERT). KASTERT, der inzwischen weit über 3000 Vertebrotomien durchgeführt hat, hält diese Maßnahme für eine Frühoperation. Er kennt praktisch keine Gegenindikation gegen diesen Eingriff. Lediglich das Fehlen der Operationsfähigkeit bei schwerer tuberkulöser Allgemeinschädigung hält ihn von der operativen Behandlung ab. Die meisten Autoren sind jedoch hier zurückhaltender und möchten diesen Eingriff im Kindesalter nicht durchgeführt wissen (KOCHS). Bei Erwachsenen allerdings sollte dieses Vorgehen auf die Destruktionsphase beschränkt bleiben, besonders wenn Senkungsabscesse und Sequester vorliegen, oder in der Ausheilungsphase durchgeführt werden, wenn trotz konservativer Vorbehandlung keine ausreichende Konsolidierung eingetreten ist (ALBERT).

Im Anschluß an die Operation ist die *Herdinstillation* angezeigt, weil sie am ersten die Voraussetzung zu einer Vernarbung der zurückgebliebenen Krankheitsherde schafft und auch das Manifestwerden postoperativer Streuungen verhindert. Es wird ein Tuberculostaticum direkt an den Herd herangebracht, was auf dem Blutweg bei abgegrenzten Prozessen unmöglich ist.

Die *Prognose* der tuberkulösen Spondylitis ist heute günstig, wenn man auch immer noch mit CALVÉ formulieren muß, daß „der Tuberkulöse ein Tuberkulöser bleibt". Es ist daher die vorsichtig dosierte Wiederbelastung notwendig, wenn man einen an einer Wirbeltuberkulose Erkrankten wieder erfolgreich rehabilitieren will.

2. Die Spondylitis infectiosa.

Beim Vorliegen einer Spondylitis muß immer daran gedacht werden, daß sie auch eine nicht tuberkulöse Ätiologie haben kann. Bakteriologisch-serologische Untersuchungen werden gelegentlich in Verbindung mit der anamnestischen Erhebung nähere Hinweise geben. Bei sämtlichen bakteriellen Erkrankungen kann eine Wirbelsäulenlokalisation beobachtet werden.

3. Die Osteomyelitis der Wirbelsäule
(unspezifische Spondylitis).

Die Wirbelosteomyelitis tritt zahlenmäßig wesentlich seltener als die Tuberkulose auf und wird häufiger durch Staphylokokken als durch Streptokokken hervorgerufen. Die Eitererreger gelangen auf hämatogenem Wege in die Wirbelkörper. Es kann demnach die Wirbelosteomyelitis im Anschluß an die operative Behandlung anderer Organe auftreten, oder aber bei Furunkeln und anderen eitrigen Entzündungen entstehen. Eine osteomyelitische Überlagerung ist bei der tuberkulösen Spondylitis möglich, wenn ein alter Absceß incidiert wird oder aber spontan zum Durchbruch kommt.

Sehr häufig sind die Wirbelosteomyelitiden nach lumbalen Grenzstrang- oder Wurzelblockaden, nach Lumbalanaesthesien oder periduraler Betäubung (HOPF).

Die eigentliche Wirbelosteomyelitis kann entweder als hochfieberhaftes septisches Krankheitsbild verlaufen oder aber subakut chronisch schwelen. Im ersten Fall ist die Diagnose leicht. Sie wird dann gesichert, wenn *röntgenologische Veränderungen* auftreten. Im Gegensatz zu der Tuberkulose sieht man sie hier bereits nach 2—3 Wochen. Im Vordergrund stehen die Kalkarmut, die starke Periostreaktion, seltener die Defektbildung, und die fast ausschließliche Beschränkung auf den Zwischenwirbelraum mit angrenzenden Grund- und Deckplatten der Wirbelkörper.

Typisch für die Osteomyelitis ist, daß die *Ablaufphasen schnell durcheilt* werden. So folgen dem Stadium des normalen Röntgenbildes sehr schnell das Initialstadium, das Destruktionsstadium und nahezu ohne Intervall auch das Reparationsstadium. Jede schnelle Wirbelverblockung, jede starke Knochenneubildung muß den Verdacht auf eine unspezifische Spondylitis aufkommen lassen.

Schwierig ist die *Differentialdiagnose* bei der chronischen und über Jahre hin verlaufenden Osteomyelitis. Wie bei der Spondylitis erkranken hier gerne zwei benachbarte

Wirbelkörper. Bei genauer und langdauernder Beobachtung wird jedoch immer wieder
die starke knöcherne Brückenbildung die Diagnose der Wirbelosteomyelitis ermöglichen.
Noch leichter ist der Ausschluß der Spondylitis tuberculosa bei Auftreten eines Senkungsabscesses. Das Punktat bei der Osteomyelitis zeigt stets Eitererreger, bei der tuberkulösen
Spondylitis erhält man sterile Kulturen.

Neurologische Komplikationen bestehen meist nur in Wurzelreiz- oder Kompressionssyndromen infolge der beträchtlichen osteophytären Reaktionen, die dann mit der operativen Erweiterung der Zwischenwirbel-
löcher erfolgreich angegangen werden
können (Guiot, Terracol).

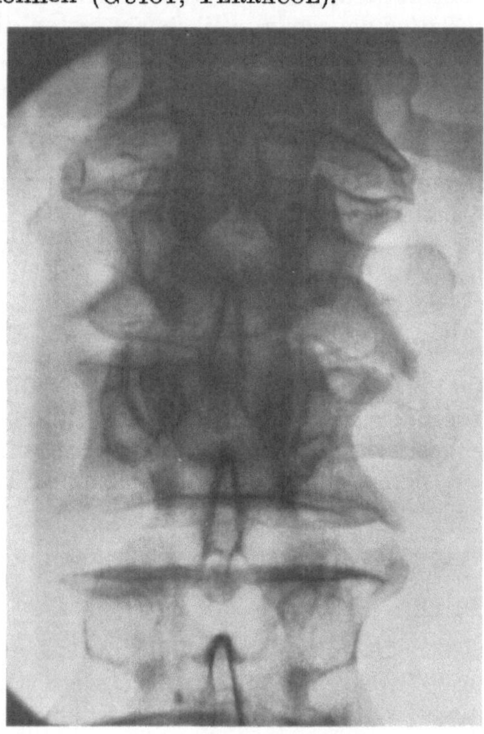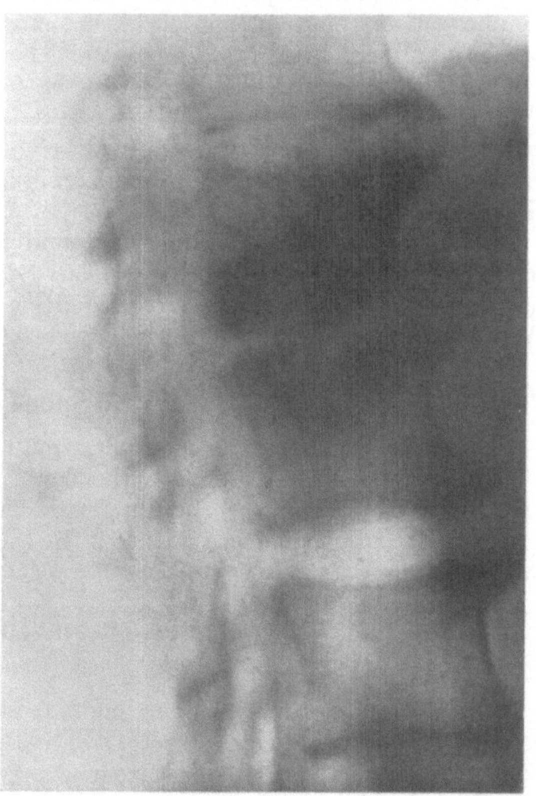

Abb. 42. Josef M., 59 Jahre. Z 12630/60. Infektiöse Spondylitis des 2. und 3. Lendenwirbelkörpers. Trotz
Wirbelpunktion und serologischer Durchuntersuchung keine Artdiagnose möglich. Für den infektiösen
Charakter spricht röntgenologisch die im Tomogramm gut sichtbare Zerstörung der Grund- und Deckplatte
der betroffenen Wirbelkörper und die lebhafte osteophytäre Reaktion.

Die übrige *Behandlung* der Osteomyelitis der Wirbelsäule ist einerseits eine rein antibiotische, wobei man am besten den Erreger vorher austestet, andererseits besteht sie in
einer langdauernden Ruhigstellung bis zur Konsolidierung des erkrankten Wirbelsäulenabschnittes. Da immer im Krankheitsverlauf der chronischen Wirbelosteomyelitis spätere
Rezidive erwartet werden müssen und die Gefahr einer Organamyloidose besteht, darf
rechtzeitig die operative Maßnahme, insbesondere die Herdinstillation, nicht außer acht
gelassen werden.

4. Die Spondylitis luica.

Die syphilitischen Knochenerkrankungen sind nicht nur heute ausgesprochen selten,
sondern befallen noch seltener die Wirbelsäule. In der Literatur werden nur wenige Fälle
angegeben. Am häufigsten werden die vier obersten Halswirbel befallen (Havranek),
seltener die Gegend des Brustlendenüberganges. Außer den vorübergehenden Periostitiden haben vor allem die umschriebenen Gummaknoten der Spongiosa die größte Bedeutung. Es können zwei oder mehr benachbarte Wirbelkörper destruiert werden, wobei

gleichzeitig die Bandscheibe miterkrankt. Abscesse werden bei der Caries sicca nicht beobachtet, Sequester treten auf. Im Gegensatz zur Tuberkulose bilden sich gleichzeitig mit der Destruktion starke reaktive Veränderungen wie Knochenspangen. Die Diagnose kann nur durch die einschlägigen Blut- und Liquorbefunde gesichert werden.

Im Verlaufsbild völlig anders und nur durch die luische Genese verbunden ist die **Tabes** der Wirbelsäule. Bei dieser seltenen Wirbelsäulenerkrankung steht die Osteoporose im Vordergrund. Es stellt sich vornehmlich im Bereich des Brustlendenüberganges eine meist hochgradige Deformierung der einzelnen Wirbelkörper ein, wobei oft groteske Randwülste und Brückenbildungen als osteosklerotische Vorgänge vorhanden sein können. Die Knochenneubildung ist das typische Zeichen der Wirbelsäulentabes. Die Buckelbildung ist nicht winkelig wie bei der Spondylitis, sondern bogenförmig.

Therapeutisch kommt neben der Ruhigstellung in beiden Fällen die entsprechende Allgemeinbehandlung in Frage.

5. Die Spondylitis typhosa.

Frühzeitig tritt beim Typhus abdominalis und Paratyphus eine Miterkrankung der Wirbelsäule auf. Beim Typhus werden nach dem Unterschenkel- und Oberschenkelknochen in erster Linie das Brustbein und der Wirbelkörper befallen. Am häufigsten ist der Sitz im Lendengebiet.

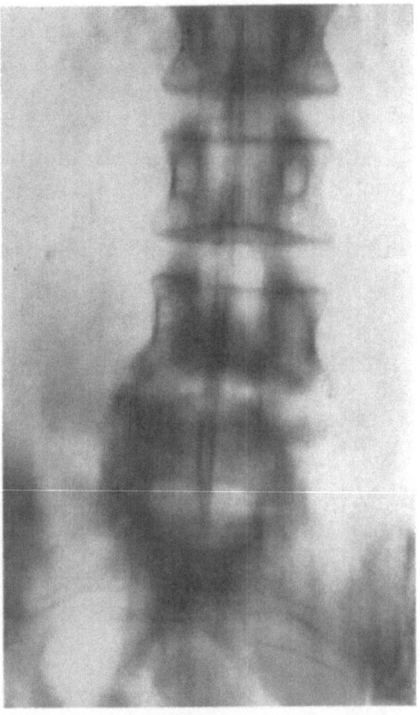

Abb. 43. Gudrun L., 40 Jahre. Z 2327/59. Osteomyelitis L 4/5 nach Lumbalpunktion. Ausschließlicher Befall der Bandscheibe und der angrenzenden Wirbelkörperabschlußplatten.

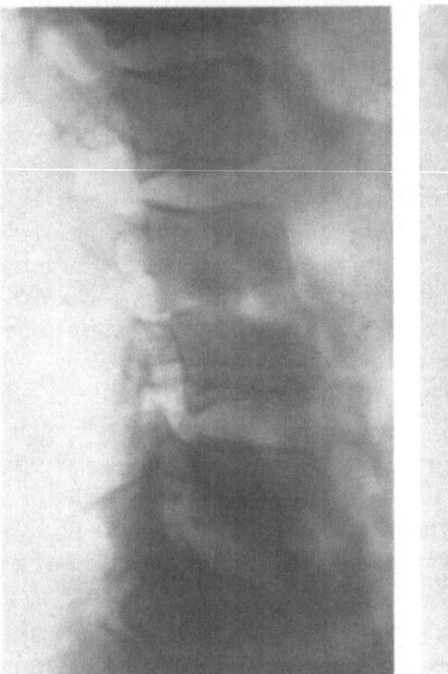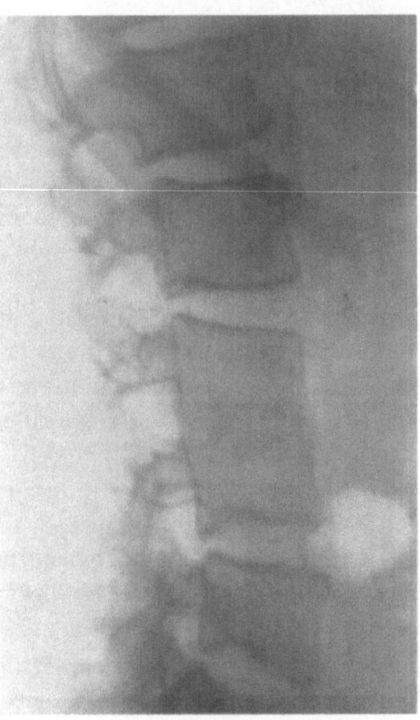

Abb. 44. Josef B., 20 Jahre. Wirbelosteomyelitis L 3/4, die bei Ruhigstellung und antibiotischer Behandlung innerhalb von 10 Monaten im idealen Block ausheilte.

Bevorzugt wird die Spongiosa zweier Wirbelkörper in Deckplattennähe. Bezeichnend ist der nahezu *völlige Verlust der Bandscheibe* bei geringer Zerstörung des Knochengewebes und die *frühzeitige ideale Knochenneubildung*. Der rasche Verlauf und das Fehlen stärkerer entzündlicher Reaktionen sind weiterhin bekannt.

Bei unklaren Wirbelsäulenbeschwerden ist in den ersten Wochen das Röntgenbild noch stumm. Die *Diagnose* kann durch den serologischen und bakteriologischen Nachweis gesichert werden. Ein niedriger Titer spricht aber nicht gegen die typhöse Wirbelerkrankung, wenn der Typhus Jahre zurückliegt.

Intercostalneuralgien lassen vielfach zuerst an eine Pleuritis denken.

Die meisten Erkrankungsfälle werden den Kranken nicht bewußt. Die schmerzhafte Verspannung der Rückenmuskulatur, die geringe Klopfempfindlichkeit und eine lokal begrenzte Versteifung der Wirbelsäule bilden oft die einzigen Anhaltspunkte.

Im *Röntgenbild* wird bei langsamer Zerstörung der Deckplatten nach typhösen Prozessen mit Sinterung der Bandscheibe ein Absceßschatten stets vermißt.

Die *Prognose* des Wirbelsäulentyphus ist gut, vorausgesetzt, daß die Allgemeinbehandlung sorgfältig durchgeführt und eine ausreichend lange Ruhigstellung im Gipsbett, später im Korsett beibehalten wird.

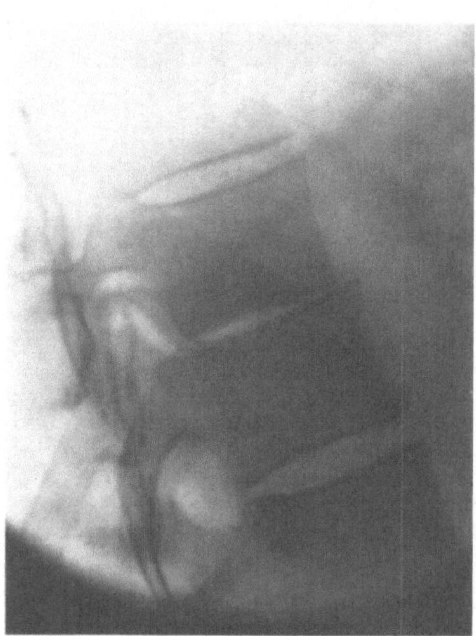

Abb. 45. Theodor B., 38 Jahre. Z 281/58. Bang-Spondylitis Th 11/12 im Stadium der Destruktion. Man erkennt die Höhlenbildung im Bereich der Grundplatte des 11. Brustwirbelkörpers und die Sinterung des Zwischenwirbelraumes bei noch erhaltener Wirbelkörperform.

6. Die brucellöse Spondylitis.

Die bekannteste Brucella-Infektion ist der Morbus Bang. Seit der Jahrhundertwende (Hugnes und Eyerl) ist bekannt, daß das Febris undulans Bang auch das Skeletsystem befallen kann. Bereits 2—3 Monate nach der Infektion wird auf dem Blutwege die Absiedlung der Erreger in der Wirbelsäule beobachtet. Gelenkprozesse spielen sich mit Vorliebe an den *Kreuzdarmbeinfugen* ab. An der Wirbelsäule, vorwiegend der Lendenwirbelsäule, werden bevorzugt die Wirbelgelenke und die Zwischenwirbelscheiben primär betroffen. Meist sind größere Wirbelsäulenabschnitte befallen, weshalb die *multiple Lokalisation* als differentialdiagnostisches Hilfsmittel zur Abgrenzung gegenüber der tuberkulösen und typhösen Spondylitis gelten kann. Bei akutem sowie chronischem Krankheitsverlauf steht die *starke Schmerzhaftigkeit* neben der lokalen Fixierung des erkrankten Wirbelsäulenabschnittes im Vordergrund. Der Schmerz ist nicht von der Lage abhängig, sondern bleibt Tag und Nacht in gleicher Weise permanent.

Neurologische Störungen können einerseits rein mechanisch erklärt werden, indem die Nervenwurzeln irritiert oder komprimiert werden, andererseits besteht aber die Möglichkeit einer reinen Schädigung des Nervs durch Erregerbefall, einer sog. *Neurobrucellose*. Nervenwurzelsymptome, aber auch Marksymptome im Sinne mehr oder weniger ausgeprägter Querschnittsläsionen, kommen zur Beobachtung.

Die *Diagnostik* wird weniger durch die Möglichkeit des Auftretens eines Abscesses erleichtert noch durch die destruierenden und reparativen Vorgänge an dem knöchernen Achsenskelet, sondern mehr durch die Laborteste. Der *kulturelle Erregernachweis* ist jedoch häufig kaum möglich.

Jede uncharakteristische Wirbelsäulenerkrankung sollte dann an eine brucellöse Spondylitis denken lassen, wenn der Erkrankte zu einem *Beruf* gehört, der irgendwie mit Rindern, Schweinen oder Ziegen häufig in Berührung kommt. Die *Behandlung* besteht in der hochdosierten Anwendung von antibiotischen Medikamenten, wobei sich besonders eine Kombination von Aureomycin und Streptomycin bewährt hat. Außer dieser Allgemeinbehandlung ist die lokale Ruhigstellung zwingend.

Die *Prognose* ist stets dubiös, da einerseits keine Koinzidenz zwischen klinischen und röntgenologischen Veränderungen und therapeutischer Beeinflußbarkeit der Erkrankung besteht, und andererseits diese häufig als *Berufserkrankung* anzusehende Infektion in ihrem Verlauf durch den Allgemeinzustand des Erkrankten bestimmt wird.

7. Die parasitären und mykotischen Wirbelerkrankungen.

Die *Aktinomykose* (s. a. Band VII/2) der Wirbelsäule ist äußerst selten und entsteht dann meist an Rippen und Wirbelbögen sowie Querfortsätzen, wenn die Affektion durch Kontakt und Durchbruch aus dem Nachbargewebe resultiert. Erfolgt die Ausbreitung des Pilzes über dem Blutwege, erkranken ganze Wirbelabschnitte. Die Wirbelkörper erscheinen dann wie zerfressen und können, bei hochgradiger Zerstörung, zusammenbrechen.

Therapeutisch kann ein Versuch mit hohen Dosen von Jodkalium außer der Röntgenbestrahlung unternommen werden. Nur bei örtlich begrenztem Befall mag die chirurgische Therapie angezeigt erscheinen.

Neurologische Komplikationen sind die Folge der Expansionstendenz des Erkrankungsherdes und gelegentlicher Wirbelzusammenbrüche. Sie sind bei der Aktinomykose und Blastomykose (BAYLIN und WEAR) seltener als bei der Echinokokkose.

Die *Echinokokkose* (s. a. Band VII/2) entsteht entweder hämatogen oder aber durch Übergreifen einer paravertebralen Absiedlung.

Die Beschwerden und der klinische Befund sind ebenso *uncharakteristisch* wie das Röntgenbild, da ausgesprochene Cystenbildungen fehlen und nur partielle Zerstörungen eintreten. Die Bandscheiben werden nie befallen.

Die genaue *Diagnose* ist erst durch eine *Probepunktion* möglich, zu der die meist *nicht seltenen neurologischen Zeichen* einer Markkompression oder einer Wurzelschädigung zwingen.

8. Die Spondylarthritis ankylopoetica.
(Die Strümpell-Bechterew-Mariesche Erkrankung.)

Die Spondylarthritis ankylopoetica gehört in die Gruppe der entzündlichen rheumatischen Leiden. Sie befällt den ganzen Organismus, lokalisiert sich aber mit besonderer Vorliebe in der Wirbelsäule (OVERGAARD). Sie ist ein sehr häufiges Leiden. WEST hat unter 2000 Erwachsenen einen Fall gefunden, SCHMORL und JUNGHANNS wiesen bei 10 000 Leichen-Wirbelsäulen 6mal einschlägige Veränderungen nach.

Das auffällige *familiäre Vorkommen* wurde immer wieder beschrieben. Eine erbgebundene Verankerung ist als sicher anzunehmen.

STECHER spricht von einem autosomalen, dominanten Gen mit ungefähr 70% Penetranz bei Männern und 10% Penetranz bei Frauen. Das Geschlechterverhältnis der Erkrankung von Männern und Frauen wird mit 10:1 angegeben.

Außer der familiären Grundlage des Leidens ist auch noch die konstitutionelle Bedingtheit nachgewiesen. Die Prädisposition bietet der *leptosome Konstitutionstypus*. Diese Prädisposition ist ebenfalls wieder erblich gebunden.

Die *Ätiologie* der Bechterewschen Erkrankung ist völlig unklar. Trotzdem erlauben die bisherigen Forschungen, wesentliche endogene und exogene Krankheitsfaktoren abzugrenzen. Während die *endogenen Faktoren* die rein familiären und konstitutionellen sind, ist der bedeutendste *exogene Faktor* der entzündliche Effekt.

Einen eigentlichen Erreger konnte man niemals nachweisen. Auf Léri geht die Theorie der vorangehenden Gonokokkeninfektion zurück. Forestier und Volhard fanden in mehr als einem Drittel der Erkrankungsfälle eine vorausgehende Erkrankung an Gonorrhoe. Koch gibt dagegen nur 1% an. Wenig höher liegt in der Statistik von Koch die Vorerkrankung an Syphilis und an Lungentuberkulose. Berthier gibt im Gegensatz dazu den Prozentsatz an vorausgehender Tuberkulose mit 25% an.

Als weitere Vorkrankheiten werden der Typhus, die Ruhr, Magen-Darmkrankheiten, Grippe, Gelenkrheumatismus u.w. genannt.

Romanus vertritt die Ansicht, daß unspezifische Entzündungen des Harnwegsystems auf dem Wege über den Lymphabfluß der Prostata und über das venöse Wirbelsäulengeflecht die Spondylarthritis ankylopoetica zustande kommen lassen.

Daß das *Wirbelsäulentrauma* eine wesentliche Rolle für die Auslösung der Bechterewschen Erkrankung spielt, wird heute mit Recht abgelehnt. Des weiteren wurden Erkältungskrankheiten (B. Fränkel, auf den der Name Spondylarthritis ankylopoetica zurückgeht), Störungen der Epithelkörperchen (Mallet-Guy), Virusinfektionen (Coste), toxische Schädigungen (Werthemann und Rintelen) und verschiedene andere Grundursachen angenommen.

Nach Klinge ist die Spondylarthritis ankylopoetica als *rheumatische Entzündung der Wirbelbogengelenke* aufzufassen. Es läßt sich nicht leugnen, daß ein gelenkrheumatisches Geschehen stets mit im Spiele ist, wenngleich auch Böni annimmt, daß ein Zusammenhang zwischen der Bechterewschen Erkrankung und der primär chronischen Polyarthritis nicht besteht.

Innersekretorische Störungen spielen ferner eine Rolle, und als auslösende Ursache läßt sich eine Stresswirkung in zahlreichen Fällen beobachten.

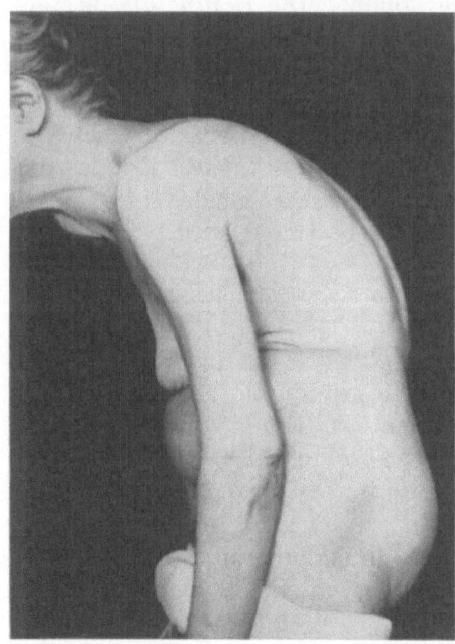

Abb. 46. Spondylarthritis ankylopoetica, knöcherne Form, mit hochgradiger arkuärer Totalkyphose, Hüft- und Kniebeugekontrakturen und Unmöglichkeit, den Blick horizontal zu richten.

Die *Diagnose* bei der voll ausgebildeten, klassischen, chronischen Wirbelsäulenversteifung ist einfach (s. Abb. 46). Die aufgehobene Lendenlordose, die hochsitzende Brustkyphose und extreme Lordose der Halswirbelsäule mit Aufrichtung des Blickwinkels bei völliger Einsteifung der Wirbelsäule charakterisieren das Vollbild des „Bechterew". Schwierig ist die *Diagnose im Anfangsstadium*. Eine wiederholt auftretende *Iritis* ist Ausdruck eines allergischentzündlichen Geschehens und gilt, ebenso wie der *Fersenschmerz*, Periostschmerzen am Brustbein, Sitzbein und der Tuberositas tibiae, als Frühzeichen. Die Einschränkung der Drehbewegung der Halswirbelsäule und der Beweglichkeit der Kopfgelenke in Verbindung mit der *Herabsetzung der Atemexkursions-*

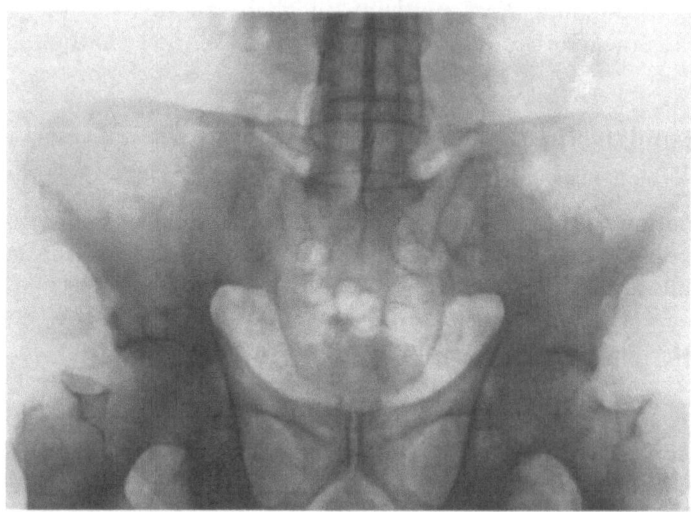

Abb. 47. Mustafa B., 40 Jahre. Z 16/57. Spondylarthritis ankylopoetica, knöcherne Form, mit Bambusstabbildung der Wirbelsäule, Verkalkung der Ligg. iliolumbalia und Mitbeteiligung der Hüftgelenke.

fähigkeit des Brustkorbes gelten ferner als pathognomonisch. Die Blutkörperchensenkungsgeschwindigkeit ist meist erhöht.

Treten alle diese Zeichen bei leptosomen Männern im *3. und 4. Lebensjahrzehnt* auf, wird die Diagnose schon klinisch weitgehend gesichert.

Im Vordergrund des Krankheitsbildes stehen die *Rücken- und Kreuzschmerzen*, die anfallsweise und neuralgiform sind und vornehmlich auch nachts störend bemerkbar werden. Immer wiederkehrende Ischialgien ohne neurologische Ausfälle suchen den Kranken bereits im Anfangsstadium heim. In gleicher Weise sind auch immer wiederkehrende Gelenkbeschwerden und rezidivierende Gelenkentzündungen der Hüft- und Kniegelenke typisch.

Das *Röntgenbild* ist für die Frühdiagnose unbrauchbar, wenn nicht exakte Spezialaufnahmen vornehmlich der *Kreuzdarmbeingelenke* gefertigt werden. Auch Schrägaufnahmen der kleinen Wirbelgelenke sind hier heranzuziehen, weil dort frühzeitig Verkalkungs- und Verdichtungszonen sowie subchondrale Sklerosen sichtbar werden. In gleicher Weise beginnt an diesen Gelenken die Verknöcherung. Eine zunehmende Gelenkverödung mit schließlichem Durchbau der Knochenstruktur stellt dann den Endzustand dar.

Erst später treten die Verknöcherungsvorgänge an den Bandscheiben auf. Vorzugsweise treten Überbrückungen der Zwischenwirbelräume mit Verknöcherung des Annulus fibrosus der Bandscheibe ohne Höhenminderung des Wirbelzwischenraumes in Erscheinung. Am Ende steht die „glashelle" Atrophie der Wirbelkörper und die Verknöcherung der Wirbelsäulenbänder. Dieses Erscheinungsbild führte zu dem Vergleich mit einem *Bambusstab.*

Häufig sind auch die großen Gelenke miterkrankt und zeigen Gelenkspaltverschmälerungen sowie verwaschene Strukturen.

Pathologisch-anatomisch findet sich, ähnlich wie beim chronischen Gelenkrheumatismus, eine Entzündung und Schrumpfung der Gelenkkapsel und des periartikulären Gewebes. WURM sprach von einer primär chronischen Synovitis.

Die *klinischen Verlaufsformen* der Spondylarthris ankylopoetica sind nicht einheitlich. Es empfiehlt sich, *3 Formenkreise* abzugrenzen, zwischen denen die Übergänge fließend sein können. Die rein *knöcherne Verlaufsform* und die rein *entzündlich-rheumatischen Verlaufsformen* sind seltener als die ausgesprochenen *Mischformen.*

Die *knöcherne Verlaufsform* entspricht der von STRÜMPELL publizierten klassischen Erkrankung. Ohne Schmerzen kommt es innerhalb von Jahren bei normaler oder gering erhöhter Blutsenkung zur knöchernen Einsteifung. Diese Patienten können oft bis ins hohe Alter hinein arbeitsfähig bleiben.

Die *entzündliche Verlaufsform* hat am Anfang sehr hartnäckige Rücken- und Kreuzschmerzen. Die Blutkörperchensenkung ist beschleunigt, die Iliosacralgelenke zeigen frühzeitig röntgenologische Veränderungen.

Die weitaus am häufigsten vorkommenden *Mischformen* lassen fast niemals eine Miterkrankung der großen und kleinen Körpergelenke vermissen. Der Verlauf ist schubweise, die Schmerzen stehen im Vordergrund. Relativ spät erst kommt es zur Einsteifung der Wirbelsäule und der großen Gelenke.

Zu dieser Gruppe gehört auch die sog. *skandinavische Form* der Spondylarthritis ankylopoetica, bei der während des ganzen Krankheitsverlaufes eine chronisch entzündliche Arthritis nach Art der primär chronischen Polyarthritis bestehenbleibt.

Als *neurologische Komplikation* muß der Schmerz gewertet werden, der nicht allein ein Entzündungsschmerz ist, sondern vielfach als Ausdruck eines *Wurzelreizsyndroms* aufgefaßt werden muß. Seine Segmentdiagnostik bestätigt diese Entstehung. Ferner gibt es aber auch tabesähnliche Zustände mit lanzinierenden Schmerzen und fehlenden Achillessehnenreflexen, die man als Wurzelkompressionssyndrom anzusehen hat. Darauf deutet der Name *Spondylitis rhizomelica* hin (RAVAULT und VIGNON). Sind hochgradige kyphotische Wirbelsäulenverkrümmungen aufgetreten, kann es zu Myelopathien und Druckwirkung auf das Mark kommen. Hier kann therapeutisch die *Columnotomie* mit gleichzeitiger Foraminotomie weiterhelfen (BRIGGS, KEATS, SCHLESINGER). Bei einer derartigen Columnotomie sind aber nicht selten neurologische Komplikationen die Folge, die meist dann auf der Überdehnung von Mark und Wurzeln und auf direkter Druckschädigung durch die Umstellung der kyphotischen Wirbelsäule beruhen.

Differentialdiagnostisch sind vornehmlich die Spondylosis deformans, die Scheuermannsche Erkrankung und spezifische sowie unspezifische Spondylitiden abzugrenzen. Auch der Morbus Paget und die Recklinghausensche Erkrankung können zu Verwechslungen Anlaß geben.

Die *Behandlung* hat durch die Einführung der radioaktiven Substanzen und der Nebennierenrindenhormone eine entscheidende Wandlung erfahren. Neuerdings wird auch Resochin mit leidlichem Erfolg verabreicht. Örtliche Wärmeanwendungen mit lockernder Massage, eine aktive krankengymnastische Behandlung und überhaupt die über Jahre hingehende physio-therapeutische Betreuung sind die Conditio sine qua non. Die Thorium-X-Behandlung beeinflußt die Schmerzen und bessert die Beweglichkeit. Vorübergehende Erfolge bringen Ultraschallbehandlung und Röntgenbestrahlung.

Gelegentlich ist die Ruhigstellung bei entzündlichen Schüben angezeigt. Gelenkfehlstellungen erfordern die Quengelbehandlung oder aber die operative Korrektur. Bei hochgradigen Kyphosen kann die operative Aufrichtung der Wirbelsäule oder die subtrochantere Osteotomie der Oberschenkelknochen nötig werden.

Obwohl die *Prognose* mit Vorsicht gestellt werden muß, gelingt es durch intensive und fortgesetzte Behandlung doch, die Arbeitsfähigkeit in den meisten Fällen möglichst lange zu erhalten. Ein Stillstand der chronisch entzündlichen Vorgänge läßt sich häufig erreichen, die Verknöcherungsprozesse können mitunter gestoppt werden.

IX. Die angeborenen Systemerkrankungen der Wirbelsäule (s. a. S. 7).

Die angeborenen Skeletsystemerkrankungen werden charakterisiert durch Veränderungen sämtlicher oder zumindest einer großen Zahl von Knochenelementen oder durch eine unverkennbare Systematisierung des pathologischen Geschehens (Weil). Es handelt sich mit wenigen Ausnahmen um *Erbkrankheiten*, zumindest aber um Leiden, deren Heredität in einem verschieden hohen Prozentsatz der Fälle bekannt ist. Sie werden neuerdings unter dem Dachbegriff der *enchondralen Dysostosen* (H. Mau) zusammengefaßt.

Sie reichen von der typischen Chondrodystrophie und ihren atypischen Formen sowie den multiplen Epiphysenstörungen bis zu den konstitutionell-erblichen, das metaphysäre Längen- und epiphysäre Kernwachstum betreffenden Knorpelverknöcherungsstörungen des Skeletsystems einschließlich lokaler und asymmetrischer Formen. Als *Aufbaustörungen* zählen die Chondrodystrophie und die Osteogenesis imperfecta sowie die Dysostosis kleido-cranialis dazu. Unter *Umbaustörungen* versteht man die metaphysäre Dysplasie, die Marmorkrankheit, die generalisierten Hyperostosen und die infantile Hyperostose. *Einbaustörungen* dieses Formenkreises sind die cartilaginären Exostosen, die Chondromatosen, die Poikilose und die Melorheostose. Die ferner noch abzutrennenden *Differenzierungsstörungen* und die *Harmoniestörungen* haben für die Wirbelsäule keine besondere Bedeutung. Lediglich noch als Harmoniestörung kann die *Arachnodaktylie* erwähnt werden, weil bei diesen schlankwüchsigen, hochaufgeschossenen und zartknochigen Individuen sich schon in der Kindheit und der Pubertät zunehmend schwere Kyphosen und Skoliosen ausbilden.

Bei der **Chondrodystrophia fetalis** finden sich entgegen der bisherigen Meinung auch an der Wirbelsäule tiefgreifende Veränderungen. Das Kreuzbein ist gewöhnlich stark abgekippt im Sinne des Sacrum acutum. Die Wirbelsäule steckt im allgemeinen tief im Becken, so daß die Horizontale, durch die Darmbeinkämme gezogen, meist den vierten, mitunter sogar den dritten Lendendorn tangiert. Die Lendenlordose sitzt abnorm tief und ist meist nur angedeutet, während ein Lendenbrustbuckel in den meisten Fällen angetroffen wird. Die Wirbelbögen sind abnorm verkürzt, der Wirbelkanal wird von diesen gedrungenen Bögen mit plumpen Gelenkfortsätzen eingeengt.

Obwohl die Höhenentwicklung der einzelnen Wirbelkörper und damit die Länge der Wirbelsäule keine groben Abweichungen zeigt, ist die Entwicklung der Wirbelkerne deutlich verzögert.

Rein *klinisch* ist der Rumpf des Menschen mit einer Chondrodystrophie im Vergleich zu den Gliedmaßen überlang. Die *Lendenlordose* mit dem stark *abgekippten Kreuzbein* und damit die mächtige *Vorwölbung des Gesäßes* sind neben dem *Brustlendenbuckel* charakteristisch.

Die chondrodystrophe Wirbelsäule neigt frühzeitig zu *Bandscheibenvorfällen* und zu starken spondylotischen Veränderungen.

Da der Wirbelkanal ohnedies sehr eng ist, haben derartige Bandscheibenprotrusionen oder Prolabierungen stets deletäre Folgen. Paraplegien sind vielfach beschrieben worden. Neurologische Komplikationen können in gleicher Weise von Kompressionen des Rückenmarkes von der Dorsalseite herrühren, wenn spondylarthrotische Zacken in beweglichen Abschnitten der Wirbelsäule oberhalb der Kyphose entstehen. Dann sind in erster Linie die Hinter- und Seitenstränge des Rückenmarkes betroffen (VOGL und OSBORNE).

Ob man nun die **enchondrale Dysostose** als Dachbegriff nimmt oder aber als Sonderform der angeborenen Skeletsystemerkrankungen ansieht, feststeht, daß auch sie für die Wirbelsäule folgenschwer werden kann.

Der Wirbelsäulenbefund genügt im allgemeinen nicht, eine sichere Diagnose zu stellen. Während bei der methaphysären Form der Dysostose, also der Chondrodystrophie, die lumbodorsale Kyphose im Vordergrund steht, imponiert bei der epiphysären Form die allgemeine Knorpelverknöcherungsstörung. Der sog. „*Wirbelsäulenzwerg*" läßt Eindellungen an den Wirbelgrund- und -deckplatten erkennen.

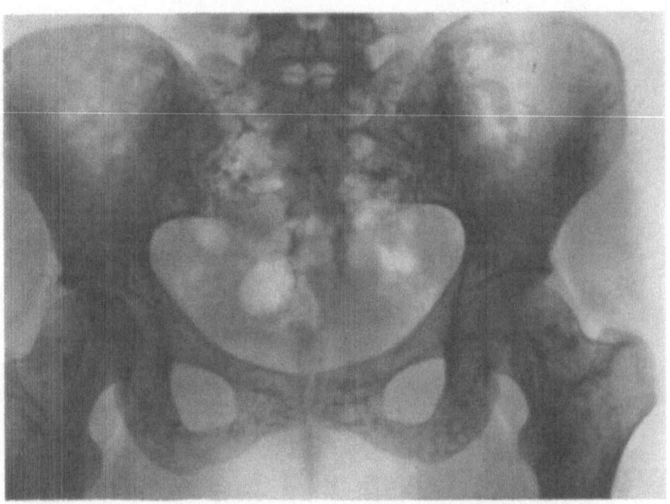

Abb. 48. Ruth, F., 28 Jahre. Z 1248/56. Die Osteopoikilie, eine Einbaustörung im Rahmen der enchondralen Dysostosen, befällt außer den Röhrenknochen und dem Becken mit Vorliebe das Kreuzbein und die untere Lendenwirbelsäule.

Die aufgerauhten und unruhigen Konturen dieser Wirbelabschlußplatten erinnern an die Veränderungen bei der Scheuermannschen Erkrankung. Es können *Flachwirbel* vorliegen, außerdem aber auch Wirbelkörper mit konkaver Ausbildung der Abschlußplatten und solche mit konvexer Ausbildung (sog. *Hagebuttenform*). Larvierte Formen dieser epiphysären Dysostose sind von der Scheuermannschen Adoleszentenkyphose nicht zu unterscheiden. Wie auch bei der Chondrodystrophie ist hier das gesamte Bewegungssegment der Wirbelsäule anlagemäßig geschädigt. Im Gegensatz zu den rein Chondrodystrophoiden konnten bei den epiphysären Dysostosen mit den schwereren Wirbelaufbaustörungen Bandscheibenprolapse nicht beobachtet werden (H. MAU).

Weitere Komplikationen der Dysostosen sind Skoliosen und juvenile Kyphosen, weshalb das konstitutionelle Moment mancher derartiger Fehlhaltungen der Wirbelsäule wahrscheinlich ein dysostotisches ist.

In der *Behandlung* ist gelegentlich eine anfängliche Gipsfixierung nicht zu umgehen. Man kann mit aufkeilenden Gipskorsetten und nachts korrigierenden Gipsschalen eine Kyphose gelegentlich bessern, zumindest aber an der Verschlechterung hindern. Redressierende Maßnahmen in Reklinationskorsetten sind angezeigt. Man sollte allerdings wegen der ohnedies vorhandenen Muskel- und Bänderschwäche die Ruhigstellung nicht zu lange durchführen und eine muskelkräftigende krankengymnastische Behandlung nicht vergessen.

Beginnende *Lähmungserscheinungen* fordern die Laminektomie. Hier sollte man sich aber bei progredienten Kyphosen und Skoliosen stets an die gleichzeitige operative Wirbelsäulenversteifung erinnern (COBB).

Wesentlich ist die *Berufsberatung*. Schwere körperliche Beanspruchungen sind zu vermeiden.

Die Unterteilung der enchondralen Dysostosen in eine *proportionierte* Form (RIBBING und MÜLLER) und eine *dysproportionierte Form* (MORQUIO-BRAILSFORD und PFAUNDLER-HURLER) soll in diesem

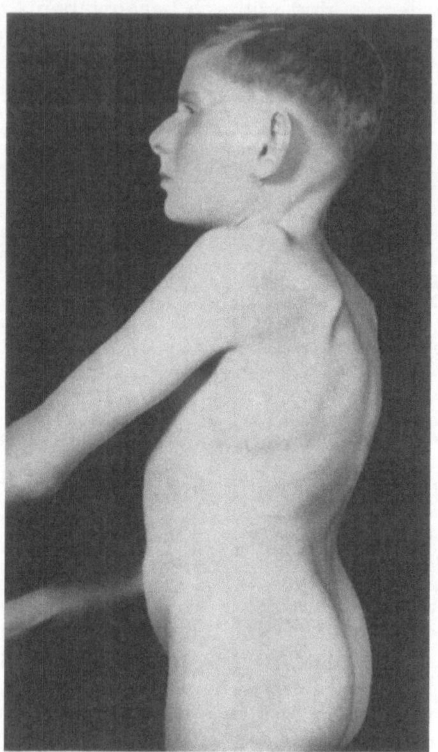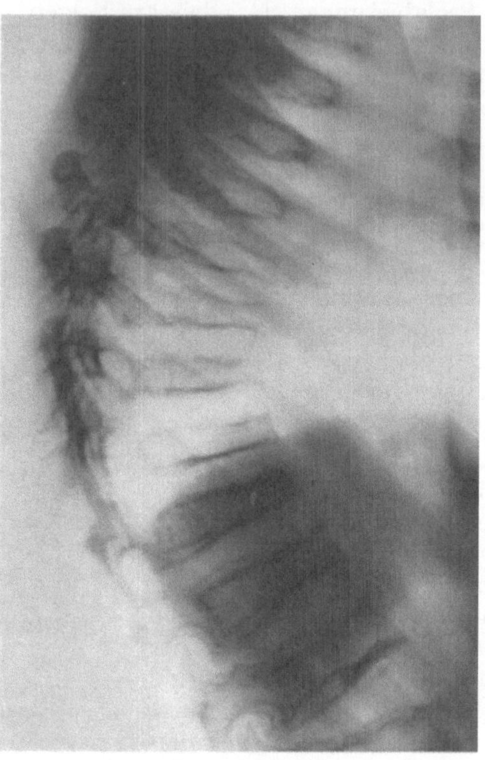

Abb. 49.   Max J.   Wirbelsäulenzwerg bei enchondraler Dysostose.   Die Brustkyphose wird durch die Platyspondylie und keilförmige Umgestaltung der Wirbelkörper hervorgerufen.

Zusammenhang ebensowenig beschäftigen wie die Besprechung der *Osteogenesis imperfecta*, der familiären Pleonostosis und *Dysostostosis cleido-cranialis*.

Die *Marmorkrankheit* (ALBERS-SCHÖNBERG) sei wegen ihrer Seltenheit und der Möglichkeit, auch die Wirbelsäule zu befallen, nur der Vollständigkeit halber erwähnt.

X. Die erworbenen Systemerkrankungen der Wirbelsäule (s. a. S. 7).

1. Die Osteoporosen.

In der Begleitung vieler Wirbelleiden tritt eine symptomatische Demineralisierung des Wirbelskeletes auf. Im wesentlichen ist sie aber ein Leiden des alternden Menschen. Bei verschiedenen Ernährungsstörungen, bei Störungen der inneren Sekretion und bei allgemeinem Marasmus wird sie niemals vermißt.

Die als *Osteoporose* bezeichnete Veränderung des Knochengerüstes ist die häufigste aller das Knochengewebe befallenden Veränderungen, stellt aber keineswegs eine nach Ursache und pathologisch-anatomischem Geschehen einheitliche Krankheit dar (SCHMORL-JUNGHANNS).

Charakteristisch für sämtliche Osteoporosen, gleichgültig, welche eigentliche Ursache sie haben, ist die Verminderung der Zahl und der Dicke der Knochenbälkchen und damit der Tragfähigkeit und des Widerstandes der knöchernen Bestandteile der Wirbelsäule. Daß sich alle diese Veränderungen auch am Wirbelskelet abspielen, beruht darauf, daß das Rückgrat nicht nur Stütz- und Haltegerüst ist, sondern auch ein richtiges Stoffwechselorgan, das neben der Speicherfunktion die Steuerungsaufgabe des Phosphor- und Calciumstoffwechsels besitzt. Das Verhältnis zwischen Anbau und Abbau von Knochen wird hormonell gesteuert.

Außer der Abnahme der Zahl und Dicke der Trabekel erfolgt ein Abbau der Corticalisschichten und eine Schwächung der knöchernen Deckplatten. Nur die Knorpelkalklinien der Endplatten erhalten sich länger (SCHINZ). Der Druck der Bandscheiben führt zu zentralen Eindellungen der Grund- und Deckplatte, weshalb eine absolute Bandscheibenerhöhung und eine Höhenminderung der Wirbelkörper in der Mitte erfolgt. Es entsteht das Bild der sog. *Fischwirbel*. Der Umbau in Verbindung mit

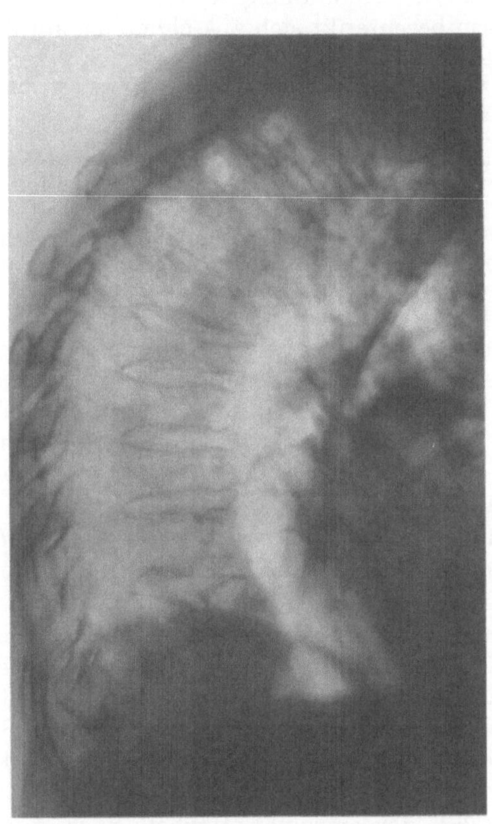
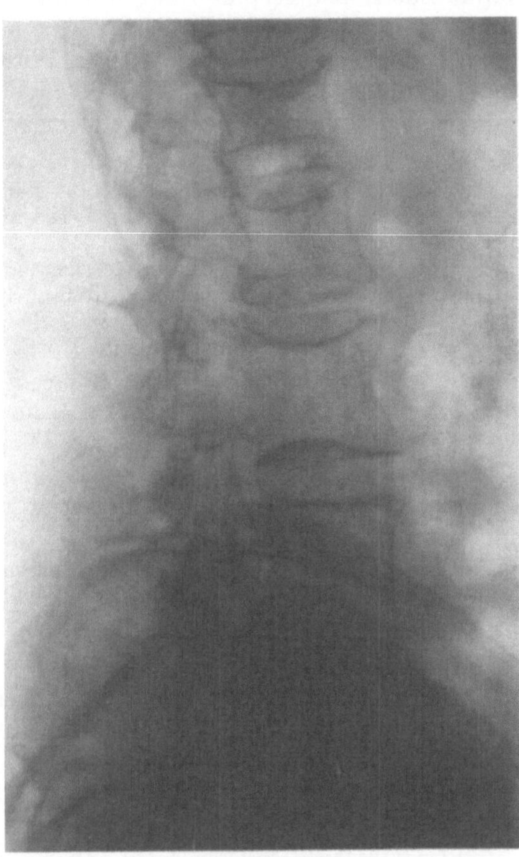

Abb. 50.   Abb. 51.

Abb. 50. Alice H., 78 Jahre. Z 3832/58. Altersbuckel infolge seniler Osteoporose. VerminderteStrukturdichte der Wirbelkörper mit „Bleistiftkontur" der Grund- und Deckplatten. Flachwirbelbildung und keilförmige Sinterung einzelner Wirbelkörper.

Abb. 51. Magda I., 67 Jahre. Z 739/57. Senile Osteoporose mit Fischwirbelbildung. Deckplatteneinbruch am 2. Lendenwirbelkörper.

dem Muskelzug und Bagatelltraumen führt zu Mikrofrakturen oder groben Wirbelzusammenbrüchen, die durch einen plötzlichen und nicht lange anhaltenden Schmerz dem Kranken zum Bewußtsein kommen.

Im *Röntgenbild* ist die Rarefizierung der Knochenbälkchen neben der Fischwirbelbildung und der verminderten Schattendichte der Wirbelkörper charakteristisch. Die Wirbelkörper scheinen, da sich die Corticalisstruktur der Grund- und Deckplatten länger erhält, wie mit einer scharfen Bleistiftkontur umrahmt.

Zugleich mit der Erweichung des einzelnen Wirbelkörpers tritt ein generalisierter *Haltungsverfall* mit Ausbildung einer großbogigen Kyphose auf. Der Rumpf wird dadurch kürzer, die Körpergröße nimmt ab, die Arme werden relativ länger, und die Fingerspitzen reichen daher beim aufrechten Stand bis zur Höhe der Kniescheibe hinab.

Die Altersosteoporose stellt einen natürlichen Involutionsvorgang dar, der im allgemeinen um das 7. Lebensjahrzehnt beginnt. Der anfänglichen Müdigkeit mit Schwächegefühl im Rücken und unklaren dumpfen Schmerzen folgt bald eine Verschlechterung der Haltung mit Kyphose.

Die präsenile oder postklimakterische Porose muß von der senilen Porose abgetrennt werden, da sie bereits ein Jahrzehnt früher auftritt. Sie nimmt auch nicht den schleichenden Verlauf, sondern entsteht schneller und weist heftigere Schmerzen auf. Es kommt neben der Kyphose zur erheblichen Versteifung der ganzen Wirbelsäule. Der Rumpf verkürzt sich, die Rippen nähern sich den Beckenkämmen, so daß am Leib eine quere Stauchungsfalte entsteht. Diese Poroseform beschränkt sich ausschließlich auf den Stamm und bezieht die Extremitäten nicht mit ein.

Pathogenetisch muß der Ausfall der *Sexual- und Nebennierenhormone* angeschuldigt werden (Albrigth).

Die *jugendliche Osteoporose* (Lindemann) stellt eine seltene, generalisierte Wirbelosteoporose mit Fischwirbelbildung bei Jugendlichen im 2. Lebensjahrzent dar. Es scheint sich hier um eine Pubertätsosteoporose zu handeln.

Weitere Wirbelporosen treten im Gefolge der *Cushingschen* Krankheit auf und haben hier ebenso wie bei den oestrogenen und androgenen Mangelporosen eine rein hormonelle Grundlage. *Vitaminmangelosteoporosen* entstehen bei Vitamin D-Hypovitaminosen, bei der Cöliakie und der Sprue.

Hunger- und Mangelosteopathien sind Eiweißmangelschäden.

Eine wesentliche Bedeutung haben die *Osteoporosen bei Erkrankungen der Nebenschilddrüsen.* Hierzu gehört in erster Linie die Ostitis fibrosa generalisata (Recklinghausen). Da die Cysten und braunen Tumoren im Wirbelbereich im Röntgenbild nicht nachweisbar werden, deuten bei Vorliegen einer Wirbelosteoporose mit Formveränderung der Wirbelkörper und starker Kyphose lediglich die anderen Zeichen der Recklinghausenschen Erkrankung auf das Nebenschilddrüsenadenom hin.

Die *renale Osteomalacie* der Erwachsenen und die *renale Osteodystrophie der Kinder* bei sog. renaler Rachitis lokalisieren sich in erster Linie an der Wirbelsäule. Schwere Kyphoskoliosen sind die Folgen.

Die *Behandlung* der Wirbelosteoporosen besteht in der entsprechenden Allgemeinbehandlung mit Substituierung der Hormone, Regulierung des Hormonhaushaltes, Vitaminzufuhr, Behebung des Eiweißmangelschadens, kurzum in der Behandlung des Grundleidens. Außerdem ist neben der muskelkräftigenden krankengymnastischen Betreuung nicht selten eine Stützung der Wirbelsäule mit Hilfe von Miedern oder Stützkorsetten notwendig.

Sind *Querschnittssyndrome bei Spontanfrakturen* der einzelnen Wirbelkörper aufgetreten, hat eine Behandlung einzusetzen, die der eines Wirbelbruches mit Rückenmarksbeteiligung entspricht.

2. Die Ostitis deformans Paget.

Neben der Osteoporose ist die Pagetsche Erkrankung die häufigste der allgemeinen Knochenkrankheiten.

Schmorl gibt eine Zahl von 3 % bei 4603 Leichenöffnungen von Männern und Frauen über 40 Jahren an. Weitaus am häufigsten erkrankten das Kreuzbein (55—79 %) und einzelne Wirbelkörper (50 %). Die gesamte Wirbelsäule wurde in 6,5 % der Pagetschen Fälle als betroffen gefunden.

Die histologisch stets nachweisbare Mosaik-Struktur ist auch *röntgenologisch* charakteristisch. Die Knochenbälkchenzeichnung wird vergröbert und strähnig. Bei großen Abständen der Längsstrukturen erscheinen zwischen den Trabekeln cystenähnliche Hohlräume. Die Randpartien der Wirbelkörper verdichten sich zu einer intensiven Rahmenstruktur, wobei dystrophe Vorgänge mit sklerosierenden und hyperostotischen Veränderungen abwechseln. Es entsteht das Bild des „*Elfenbeinwirbels*". Manchmal bilden sich Keil- oder Fischwirbel aus, die Wirbel flachen sich ab und verbreitern sich gegenüber den Nachbarwirbeln. Eine starke Kyphose wird fast nie vermißt.

Da der Pagetsche Wirbel strahlendurchlässiger als der Normalwirbel ist, ist er auch nachgiebiger und paßt sich in seiner Form der Statik und Funktion der Umgebung an. Schwere Wirbelkörperzusammenbrüche kommen vor.

Neurologische Komplikationen bei derartigen Wirbelzusammenbrüchen sind relativ selten. Im Schrifttum wurden bisher 50 Fälle mitgeteilt (BIANCHI und GIORDANI). Es können jedoch die Kyphose und Hyperostose zu Druckerscheinungen des Rückenmarkes und der Nervenwurzeln führen (CASTORINA und POLIZZI sammelten 59 derartige Fälle im Weltschrifttum).

Für die *Behandlung* gilt auch heute, daß „weder eine chirurgische noch eine radiologische Therapie" die knöchernen Veränderungen zur Abheilung bringen (SCHOEN). Bei *Kompressionssyndromen* des Rückenmarkes ist die Dekompression meist nicht zu umgehen. Trotzdem führen manche Patienten mit leichten Kompressionserscheinungen auch ohne operative Eingriffe ein erträgliches Leben (WEIL). Diese Tatsache kann jedoch nicht der relativen Gutartigkeit derartiger mechanischer Kompressionen zugute gehalten werden, sondern bestätigt lediglich, wie schwierig es ist, bei neurologischen Komplikationen im Gefolge des *Paget* abzugrenzen, ob sie durch die knöchernen Veränderungen rein mechanisch hervorgerufen worden sind oder auf dem Boden der *Arteriosklerose,* die bei diesem Leiden pathognomonisch ist, entstehen konnten.

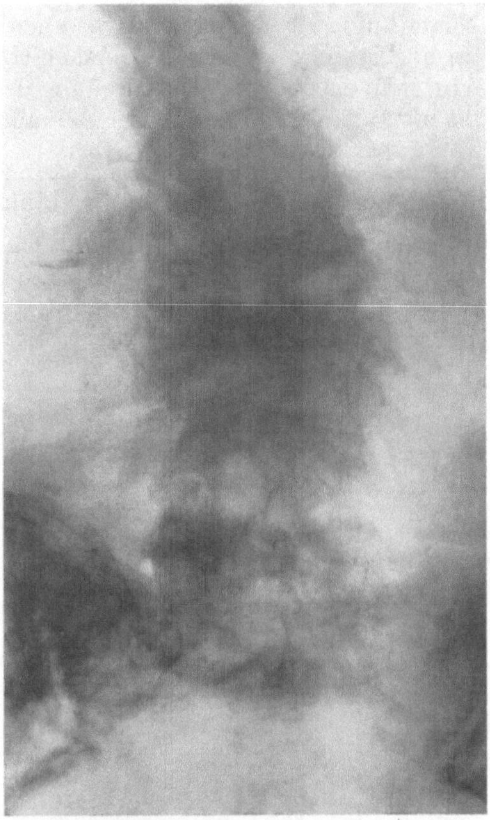

3. Die Akromegalie.

Die Akromegalie führt ebenfalls zu Veränderungen der Wirbelsäule. ATKINSON hat unter 584 Fällen der Literatur 351mal eine Kyphose und 82mal eine Kyphoskoliose vermerkt (nach WEIL). Die pathologische Neuaufnahme des Knochenwachstums führt auch an den Wirbelkörpern zu einer beträchtlichen ventralen Verlängerung, während die seitliche Verbreiterung kaum in Erscheinung tritt. Dadurch entsteht eine *relative Flachwirbelbildung.* Da der sekundär angebaute Knochen weniger schattengebend ist, ist der röntgenologische Nachweis nicht schwer.

Abb. 52. Herta P., 63 Jahre. Z 12 660/60. Paget der Wirbelsäule, vorwiegend sklerosierende Form, mit hochgradiger Kyphose der Lendenwirbelsäule und Zusammenbrüchen der Lendenwirbelkörper 2—4. Die grobsträhnige Sklerosierung der Trabekel ist am besten an der massa lateralis des Kreuzbeines zu erkennen. Infolge der allgemeinen Atrophie der befallenen Wirbelkörper ist die Röntgendarstellung sehr schwierig.

4. Die Neurofibromatose (s. a. Band VII/2).

Die Neurofibromatose setzt neben den milchkaffeebraunen Pigmentflecken und den Symptomen verschiedener Art signifikante Veränderungen des Skeletsystems. Hochgradige *zunehmende Skoliosen* entstehen. Die Minderwertigkeit der mesodermalen Wirbelsäulenanlagen unter dem postnatalen Einfluß endokriner Störungen (JENTSCHURA) wird für die Entstehung dieser hochgradigen Wirbelsäulenverschiebungen angeschuldigt. Bis zu 50 % aller Erkrankungen an Neurofibromatose zeigen diese seitliche Wirbelverbiegung bereits im 1. Lebensjahrzehnt.

4*

Allgemein werden *2 Formen* der Skoliose bei der Neurofibromatose beschrieben. Die häufigste unterscheidet sich nur wenig von anderen idiopathischen Skoliosen. Im Vordergrund steht hier die Seitverbiegung. Die seltenere, aber ungleich schwerwiegendere Form wird ausgewiesen durch eine hochgradige Kyphosierung mit geringer Seitverbiegung, aber sehr starker Torsion. Bizarre Wirbelsäulenformen können so entstehen und schreiten gewaltig und rasch fort. Schwerste Verkrüppelungen, häufig mit *Querschnittslähmungen,* sind die Folge (Kerr, Jentschura).

Eine konservative *Behandlung* ist nicht in der Lage, die Verschlimmerung aufzuhalten. Neuerdings wird die operative Versteifung der Wirbelsäule mit Erfolg durchgeführt (Cobb, Lindemann). Bei Querschnittssyndromen ist die Laminektomie angezeigt. Hier wird man entweder eine Verdrehung des Rückenmarkes finden oder aber spinale Fibrome, die als Raumbeschränkung im Spinalkanal fungieren können.

5. Die Lipoidosen und Retikulosen.

Störungen im Lipoidstoffwechsel führen zu den seltenen *Speicherkrankheiten,* die als Morbus Gaucher, M. Niemann-Pieck, M. Abt-Siewe-Letterer und M. Hand-Schüller-Christian bekannt sind und vorwiegend im jugendlichen Alter auftreten.

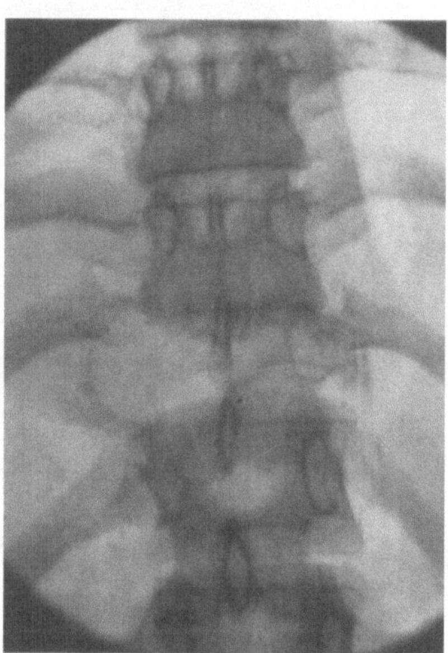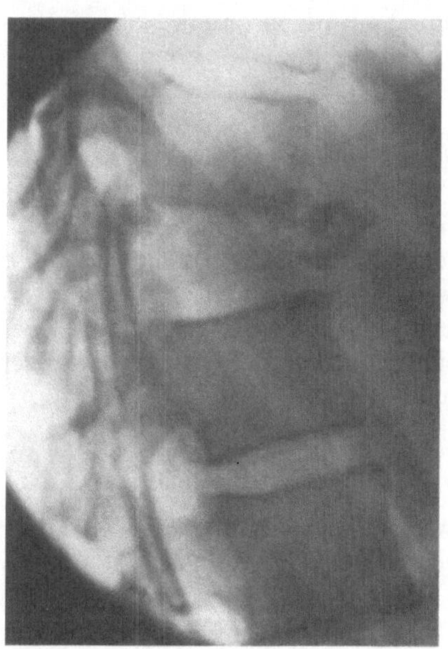

Abb. 53. Margarete O., 25 Jahre. Eosinophiles Granulom, operativ verifiziert. Vollkommene Querschnittslähmung infolge Markkompression bei Wirbelzusammenbruch. Der 11. Brustwirbelkörper ist bis auf die vordere Unterkante völlig aufgelöst.

Die *Diagnose* ist im allgemeinen nur aus dem gesamten klinischen Bild zu stellen. Pathologisch-anatomisch werden *eosinophile Granulome* verschiedener Organe und des Skeletsystems gefunden, welche reich an Cholesterinestern, Phosphatiden und Neutralfetten sind. Ob es sich um eine primäre Lipoidstoffwechselstörung oder um eine Granulomatose des RES mit nachfolgender Lipoidspeicherung handelt, ist ungewiß. Röntgenologisch lassen sich aber Knochenherde zur Darstellung bringen, ja, sie beherrschen oft das ganze Krankheitsbild. Grobfleckige Atrophien, rundliche Aussparungen, kolbenförmige Auftreibungen und pathologische Kompressionen werden an Wirbelkörpern beobachtet. Bei diesen *Kompressionsfrakturen* kommt es zu einer typischen Gibbusbildung und zu einer Vertebra plana, die von dem Wirbelzusammenbruch bei der Calvéschen Erkrankung oft nicht zu unterscheiden ist. Markschädigungen werden gelegentlich beschrieben, sind myelographisch nachweisbar und bilden dann eine Indikation zur Dekompression des Rückenmarkes.

Klinisch erreichen Leber und Milz oft eine beträchtliche Größe. Die Lunge kann ein Bild ähnlich der Miliartuberkulose zeigen. Landkartenschädel, Exophthalmus und Diabetes insipidus können bei typischer Hand-Schüller-Christianscher Erkrankung vorliegen.

Die *Lymphogranulomatose* (s. S. 53) wird ebenfalls den Retikulosen neuerdings zugezählt (JACKSON und PARKER). Ihre 3 Formen, das Paragranulom, das Granulom und das Reticulosarkom können ineinander übergehen. Das Paragranulom ist die gutartigste Form, befällt vorwiegend Männer bis zum 40. Lebensjahr und ist der radiologischen

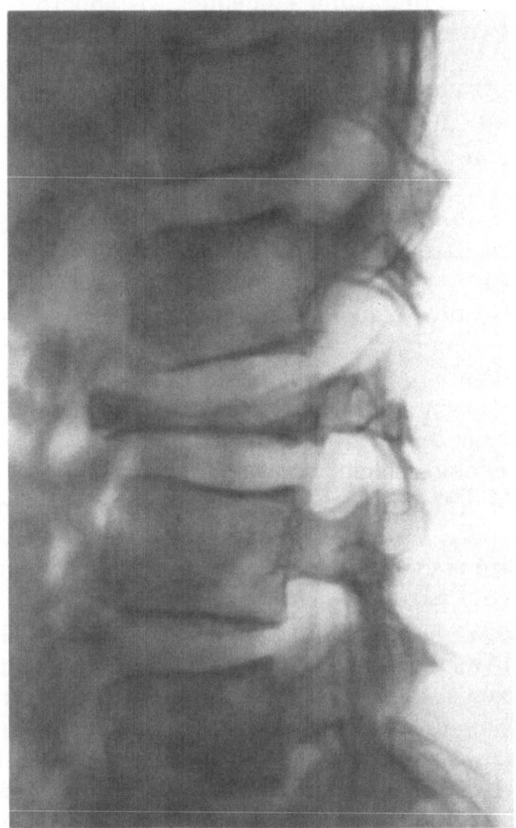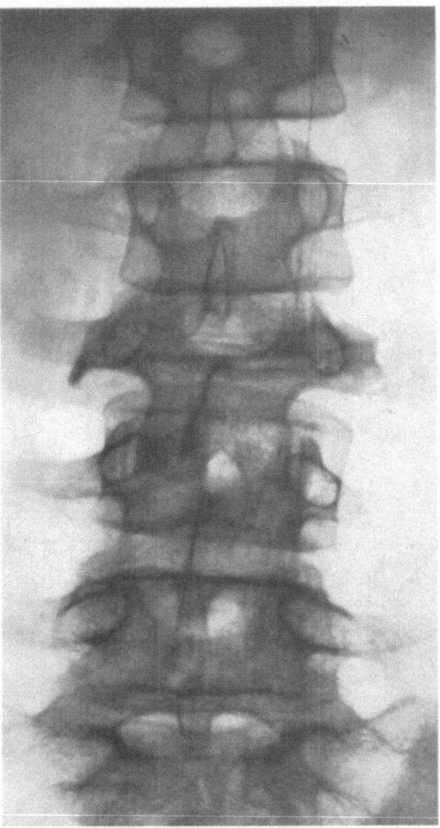

Abb. 54. Helene K., 11 Jahre. Morbus Schüller-Christian-Hand, histologisch verifiziert. Multilokulärer Sitz mit Ausbildung je eines Flachwirbels an der Brust- und an der Lendenwirbelsäule.

und chirurgischen Therapie zugä lich. Das Granulom, die Hodgkinsche Erkrankung, ist mit Röntgenstrahlen und Stickstofflost zu behandeln. Das Reticulosarkom hat den aggressiven Charakter der Blastome und trotzt letztlich jeder Therapie.

Da an der Wirbelsäule mit Ausnahme bei der Niemann-Pickschen Erkrankung vielfach ein oder mehrere Flachwirbel gefunden werden, ist es berechtigt, von einer *Vertebra plana symptomatica* zu sprechen und damit eine Abtrennung gegenüber der Vertebra plana Calvé zu treffen.

Therapeutisch sind die eosinophilen Granulome der Röntgentherapie zugänglich. Neuerdings wird als beste Maßnahme die hochdosierte Gabe von Nebennierenrinden-Hormonen empfohlen (FLOSSI, ASSIS u. a. m.).

Die *Platyspondylie*, eine generalisierte Flachwirbelbildung, ist im Gegensatz zur Vertebra plana konstitutionell bedingt und kann ein Symptom der enchondralen Dysostose (s. Abb. 49) und der Osteogenesis imperfecta sein.

XI. Wirbelsäulenveränderungen bei Blutkrankheiten.

Leukämie. Bei Erkrankungen des blutbildenden Systems ist nicht selten die ganze Wirbelsäule befallen. Besonders häufig ist diese Beteiligung bei der lymphatischen und bei der myeloischen Leukämie. Neben osteolytischen und osteoporotischen Veränderungen werden auch osteosklerotische Vorgänge gefunden.

Diese Skeletveränderungen sind häufig völlig symptomlos. Mitunter kann sogar das Röntgenbild trotz weitgehenden Markabbaues unverändert sein oder nur einzelne lokalisierte Herde zeigen. Das Vorkommen von *Elfenbeinwirbeln* wurde beschrieben. Infolge der im Vordergrund stehenden Osteoporose sind die Zwischenwirbelscheiben fast ballonartig aufgetrieben, die Wirbelkörper zeigen eine *Fischwirbelform.*

Bei Wirbelzusammenbrüchen treten neurologische Komplikationen auf, die gelegentlich zur Dekompression zwingen.

Im übrigen sind therapeutisch orthopädische Hilfsmittel wie Liegeschalen oder Korsette notwendig.

Bei der **Lymphogranulomatose** ist die Wirbelsäule sehr häufig befallen. Fleckig verwaschene Strukturen, Verdichtungen und herdförmige Osteolysen, sogar Wirbelkörperzusammenbrüche bei erhaltenen Zwischenwirbelscheiben sind die röntgenologischen Stigmata.

Neurologische Komplikationen wurden in $^1/_4$ der Fälle beschrieben und sind auf eine „Kompressionsmyelitis" zurückzuführen (Bodechtel und Schrader, Wegener).

Das Plasmocytom (s. S. 66 u. Band VII/2) (Kahlersche Krankheit) ist selten und kommt bei anatomischen Wirbelsäulenreihenuntersuchungen nur in 0,28% vor (Schmorl). Wabenartige Knochenzerstörungsherde fließen bei Zunahme der Erkrankung ineinander und führen infolge hochgradiger Destruktion zu Spontanfrakturen.

Da im Vordergrund der klinischen Erscheinungen meist die Wirbelsäulenbeschwerden stehen, wird die Erkrankung nicht selten auf Grund der röntgenologischen Veränderungen

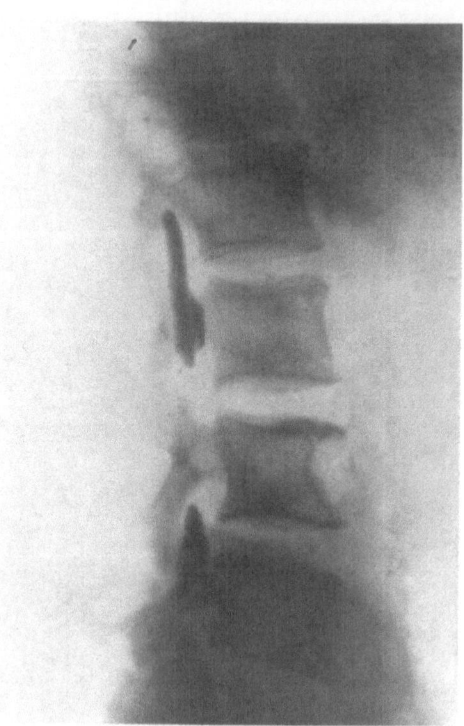

Abb. 55. Gerd H., 29 Jahre. Z 1225/58. Lymphogranulom 4. Lendenwirbelkörper. Herdförmige Osteolyse der Vorderkante mit Verdichtung des restlichen Wirbelkörpers im Sinne des Elfenbeinwirbels bei erhaltenen Bandscheiben. Partieller Stop bei der Myelographie mit positivem Kontrast.

verifiziert. Verwechslungen mit Metastasen sind leicht möglich, obschon das Myelom sich gleichförmig über das ganze Knochengewebe verteilt und niemals mit reaktiven Osteophytenbildungen einhergeht.

Myelome sind häufig als Urheber einer Querläsion des Rückenmarkes angegeben worden (Lindeboom und Mulder, Klemme).

XII. Die Spondylosis deformans (s. a. S. 89 u. 188).

Die Spondylosis stellt die häufigste und auffallendste Erkrankung der Wirbelsäule dar. Sie nimmt im Laufe des Lebens parallel dem Alter zu und ist bei Männern etwas häufiger zu finden als bei Frauen (Junghanns). Während in jüngeren Jahren die Brustwirbelsäule häufiger befallen ist, nehmen bei zunehmendem Alter die spondylotischen Veränderungen vornehmlich an der Hals- und an der Lendenwirbelsäule zu.

Über die *Entstehungsursachen* herrschen noch immer verschiedene Meinungen, und Einigkeit besteht lediglich in bezug auf die Anschauung, daß der Schlüssel zur Spondylose in der Bandscheibendegeneration zu suchen ist (ROKITANSKY, BENECKE). Die Beobachtung jedoch, daß keinesfalls immer die Spondylosis deformans Hand in Hand mit der gesamten Zwischenwirbeldegeneration geht, hat SCHMORL bewogen, dieser Frage näher nachzugehen. Hierbei konnte er finden, daß die Abtrennung des Annulus fibrosus, also die Rißbildung im Bereich des Randleistenannulus, dazu führt, daß die Haltetätigkeit

dieser Synchondrose vom vorderen Längsband übernommen werden muß. Hier bilden sich dann infolge der örtlichen Überbeanspruchung Knochenrandwülste und Randzacken, die also reparative Vorgänge darstellen. Der Randosteophyt ist daher lediglich die sekundäre Auswirkung der Zermürbung im ventralen Faserring, ohne daß ihm irgendeine krankmachende Bedeutung zukommt.

TÖNDURY gelang es nachzuweisen, daß bereits um das 10. Lebensjahr herum sich im Annulus fibrosus der Halswirbelsäule Rißbildungen einstellen, die so häufig sind, daß man ursprünglich dachte, es handle sich um echte Gelenke. LUSCHKA nannte sie die Uncovertebralgelenke. Diese Uncovertebralspalten gehören aber nicht zum primären Bestand der Halsbandscheiben, sondern entstehen sekundär. Diese Rißbildungen im sonst vollkommen gesunden Zwischenwirbelgewebe entstehen genau in der Bandscheibenmitte und treten immer in ganz gesunden Geweben auf. TÖNDURY ist der Ansicht, daß diese Spaltenbildung eine Degeneration der Bandscheibe verhindere, zumindest aber die Bewegung der Halswirbelsäule im einzelnen Bewegungssegment führe,

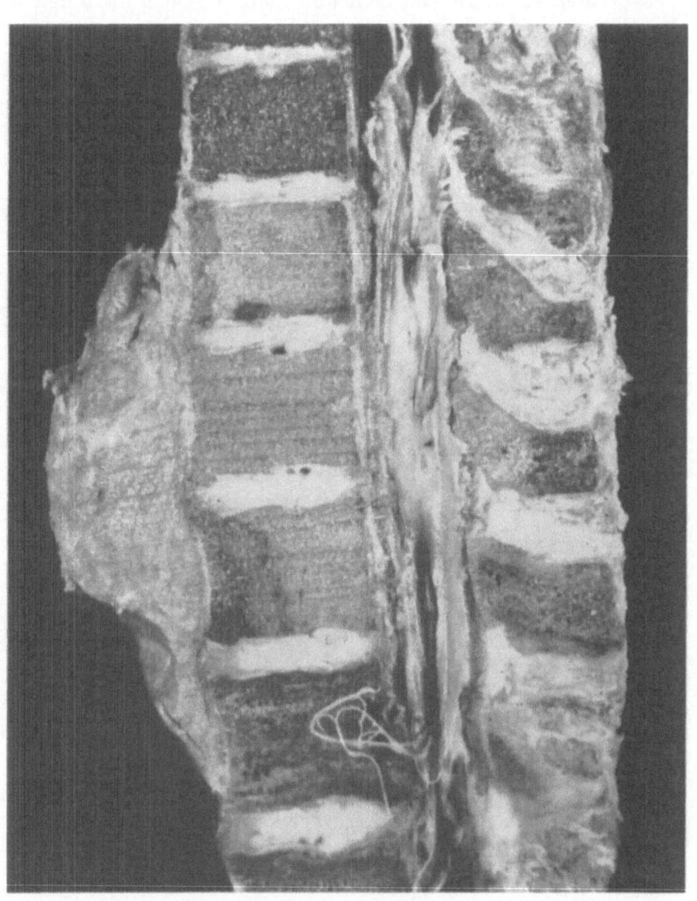

Abb. 56. Lymphogranulomatose der Wirbelsäule mit Verdichtung dreier Wirbelkörper (Elfenbeinwirbel) bei erhaltenen Zwischenwirbelscheiben.

so daß degenerative Veränderungen der Bandscheiben mit Zermalmungsprozessen vermieden werden. Der weitere Ablauf dieses Prozesses kann dem einschlägigen Kapitel (S. 85) entnommen werden.

Nicht nur an der Halswirbelsäule, sondern in gleicher Weise an der Brust- und an der Lendenwirbelsäule führen diese Rißbildungen in der äußersten Ringschicht des Faserringes der Bandscheibe zu der Ausbildung der Osteophyten.

Es besteht kein Zweifel, daß dieser Prozeß vielfach ein rein physiologischer und biologischer *Alterungsvorgang* ist. Auf der anderen Seite aber kann man die Spondylosis deformans nicht als reinen Alterungsprozeß abtun. *Weitere Faktoren* sind sicher von wesentlicher Bedeutung.

Bei *Schwerstarbeitern*, bei Ringkämpfern und Akrobaten findet man häufig eine besonders starke Spondylosis deformans. Interessant sind die Untersuchungen von BENECKE und SIMMONDS, die feststellten, daß bei Rechtshändern die Spondylose an der rechten Seite der Brustwirbelsäule ausgeprägter ist als links.

Die Beobachtung, daß Geistesarbeiter oft eine ungewöhnlich schwere Spondylosis deformans haben, läßt ferner noch *konstitutionelle Momente* in den Mittelpunkt der Diskussion rücken. Eine Parallele liefert die Beobachtung im Tierreich, daß *chondrodystrophische Tiere* besonders starke spondylotische Veränderungen aufweisen.

Allgemein *rheumatische Momente* sollen ferner noch eine Bedeutung haben, so daß Schüller von einer *Perispondylitis* spricht.

Die *traumatische Spondylose* ist ein weiterer pathogenetischer Begriff, der zu heftigen Diskussionen geführt hat. Sicher ist, daß ein entsprechend geartetes Trauma Veränderungen am Randleistenannulus hervorrufen kann, die erst acht und mehr Wochen nach dem Unfallereignis an der betreffenden Stelle im Röntgenbild sichtbar werden. Die traumatische Spondylose wird sich also nur auf den örtlich

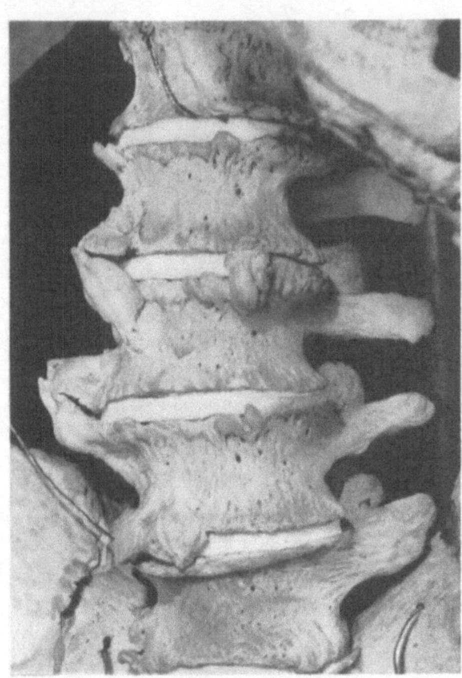

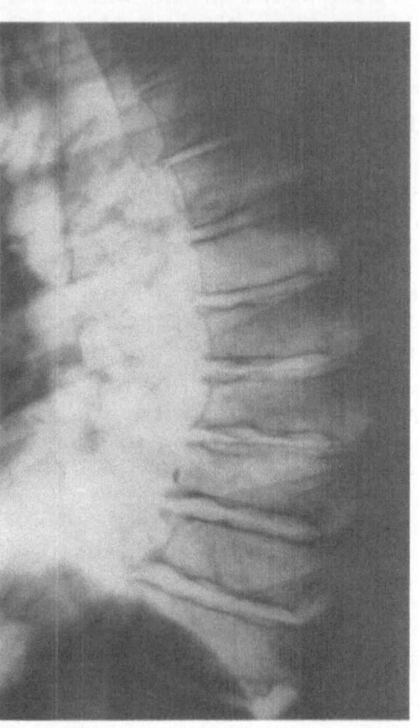

Abb. 57. Skeletpräparat: Lumbale Spondylose. Die Randwülste sind mit gelenkartigen Spalten verbunden, die sich unter dem Einfluß der Funktion formen.

Abb. 58. Alois W., 34 Jahre. Spondylose der Brustwirbelsäule auf der Grundlage einer Kyphose infolge enchondraler Dysostose mit Platyspondylie.

begrenzten, vom Unfall betroffenen Wirbelsäulenteil beschränken. Für die *Begutachtung* gewinnt Bedeutung, daß dann jedoch innerhalb von spätestens 6 Monaten an der vorher gesunden Wirbelsäule bei einem einschlägigen Trauma isolierte Osteophyten auftreten.

Die Spondylose durch *Überlastung* ist ein Schlagwort, das besonders bei der *Begutachtung Amputierter* immer wieder gebraucht wird. Sie ist keinesfalls von der Hand zu weisen und wird besonders dann entstehen, wenn statische Fehlleistungen der unteren Gliedmaßen und im Beckengebiet Auswirkungen dauernder Natur auf die Wirbelsäule haben.

Letzten Endes wird die Spondylosis deformans als eine Form der *natürlichen Selbstheilung* aufgefaßt, im Sinne von Abstützung durch Fehlstellung oder Altersabnutzung insuffizient gewordener Wirbelsäulenbestandteile (Schanz, Reischauer).

Faßt man alle diese Ansichten zusammen und sucht einen gemeinsamen Nenner, so ist festzustellen, daß es zahllose pathogenetische Faktoren gibt, die zur Spondylose führen können. Obenan steht sicherlich die aus irgendeinem Grund entstandene Rißbildung im Faserring der Zwischenwirbelscheiben. Die Zwischenwirbelscheiben mit Gallertkern und Faserring sind als bradytrophes Gewebe den typischen Gesetzen der schicksalsmäßigen Alterung unterworfen. Es kommt im Laufe des 3. Lebensjahrzehnts zu einer zunehmenden Austrocknung des Gewebes, zur Kollagenisierung der Grundsubstanz, zur sekundären Einlagerung von Schlackenstoffen, zum Verlust der Elastizität und Formbarkeit und damit zur Abnahme der Leistungsfähigkeit der Wirbelsynchondrosen. Hinzu kommt als weiterer leistungsmindernder Faktor die *tägliche funktionsmechanische Belastung*, wobei Druck und Kompression, Dehnung und Zerrung als wirksame Kräfte im Vordergrund stehen.

Da die Wirbelsynchondrosen keine reparatorischen Fähigkeiten besitzen, muß es zum zunehmenden Verschleiß der Zwischenwirbelscheiben kommen, welcher in einer fortschreitenden Zermürbung des Gewebes mit Riß und Spaltbildung, Höhlenbildung usw., eventuell auch in einer Gewebsverlagerung innerhalb der Zwischenwirbelscheiben ihren Ausdruck findet.

Treten im Laufe des Lebens keine zusätzlichen endogen oder exogen schädigenden Faktoren auf, kommt es gewöhnlich im verhältnismäßig hohen Alter zu einer echten Degeneration des Bandscheibengewebes, die dann den *Summationseffekt aus Alterung und funktionellem Verschleiß* darstellt.

In diesem Falle ist es natürlich nicht berechtigt, die Spondylosis deformans ein Krankheitsbild zu nennen. Im eigentlichen Sinne des Wortes ist selbstverständlich die Spondylose ein rein pathologisch-anatomischer Begriff. Trotzdem liegt es nahe, hier *Parallelen zur Arthrosis deformans* zu suchen, wie es bereits HEINE getan hat. Allerdings ging er den falschen Weg, da er beim einzelnen Spondylotiker nach Arthrosen der übrigen Gelenke fahndete. Hierbei wird sicher keine Klärung der Ätiologie der Spondylose möglich sein. Anders liegt der Fall jedoch, wenn man Zusammenhänge zwischen der *Spondylose* und der Arthrose der kleinen Wirbelgelenke, also der *Spondylarthrose* sucht. Jede Locke-rung im einzelnen Bewegungssegment führt zwangsläufig auch zu einer Veränderung der Gelenk-stellung des einschlägigen kleinen Wirbelgelenkes. Es muß dann eine Fehlleistung dieses betreffenden Wirbelgelenkes resultieren, die früher oder später zum Verschleiß desselben, also zur Spondylarthrose führt. Trotzdem besteht kein unbedingter Zusammenhang zwischen der Stärke der spondylotischen Reaktion und der spondylarthrotischen Veränderung im gleichen Bewegungssegment. Kann doch die übrige Bandscheibe trotz Rißbildung im vorderen Faserring mit Ausbildung einer gröberen Spon-dylose infolge Abhebens des vorderen Längsbandes weitgehend funktionstüchtig sein. Dann wird keine Störung der Gelenkkongruenz an den kleinen Wirbelgelenken auftreten und damit eine Spondyl-arthrose ausbleiben.

Die Zusammenhänge zwischen Arthrose und Spondylose sind ganz anderer Natur.

HACKENBROCH hat den Begriff der *Präarthrose* an dem Modellfall des Hüftgelenkes geprägt und eingehend begründet. Unter Präarthrose versteht er einerseits die *Veränderung der normalen Gelenk-form* infolge fehlerhafter Achsenstellung, Inkongruenz der Gelenkflächen, unvollständigen Gelenk-schlusses usw., andererseits die *Beeinträchtigung der Gewebsqualität* der das Gelenk zusammensetzenden Bestandteile, ihrer mechanischen Qualitäten, ihrer reaktiven und regenerativen Fähigkeiten. Die *Präarthrose* beinhaltet also einen *quantitativen oder formalen Faktor* und andererseits einen *qualitativen oder biologischen Faktor*.

Mit anderen Worten ausgedrückt, wird ein Gelenk dann vorzeitig der Arthrose verfallen, wenn die Gelenkpfanne zu flach ausgeprägt ist und keine genügende Sicherung dem artikulierenden Teil des Gelenkes bietet. Als Modellfall ist das Hüftgelenk bei der Hüftluxation geeignet. In gleicher Weise aber auch wird eine pathologische Fehlstellung beispielsweise des proximalen Femurendes im Sinne der Coxa valga oder der pathologisch vermehrten Antetorsion den Gelenkschluß beeinträchtigen, die mechanische Überbelastung besonderer Pfannenabschnitte herbeiführen und damit in die Arthrose münden.

Überträgt man den Begriff der Präarthrose auf die Wirbelsäule, so kann man den Begriff der *Präspondylose* schaffen. Damit begibt man sich auf ein sehr wenig erforschtes Gebiet, nämlich das der *Ätiologie der Spondylose*.

Man muß nun die einseitige Schau des Spondyloseproblems vom Blickwinkel der Zwischenwirbelscheibe verlassen und das ganze Bewegungssegment einerseits sowie die Summe aller Bewegungssegmente andererseits, also die ganze Wirbelsäule, betrachten. Stellen doch die 23 oder 24 Bewegungssegmente der *Wirbelsäule eine funktionelle Einheit* dar, so daß sich jede Störung dieser Einheit in statischer und funktioneller Hinsicht auf die gesamte Wirbelsäule auswirkt.

Die *Entstehung spondylotischer Veränderungen aus einer Präspondylose* heraus läßt sich aber nicht so schlüssig nachweisen wie an anderen Gelenken, insbesondere an dem geschlossenen Formenaufbau des Hüftgelenkes. Sind doch die Ausgleichsmöglichkeiten sehr groß, der Formenbau wenig geschlossen. Trotzdem kann man bei allen angeborenen Aufbaustörungen der Wirbelsäule diese präspondylotische Deformität objektivieren. Hierzu zählen vor allem die *Halb- und Keilwirbel* und verschiedene andere *Variationen*.

Das *Wirbelgleiten* und die *Spina bifida* sind ebenfalls hinzuzuzählen.

Besonders sicher läßt sich die *Präspondylose bei der Scheuermannschen Krankheit* verifizieren, weil hier einerseits die physiologische Wirbelsäulenhaltung entscheidend verändert ist, andererseits aber auch die Grund- und Deckplatteneinbrüche, die Schmorlschen Knötchen, als Bandscheibenschädigungen aufzufassen sind, die stets zu spondylotischen Reaktionen führen.

Mit der Nennung des Jünglingsbuckels, jener äußerlich sichtbaren Folge der Scheuermannschen Erkrankung, wird der Blick auf sämtliche *Haltungsanomalien und Haltungsdeformitäten* gelenkt, die durch ihr erhebliches Eingreifen in die Statik der Wirbelsäule unbedingt als präspondylotische Deformitäten aufgefaßt werden müssen. Jegliche Art der Buckelbildung, sei es nun der Buckel nach *entzündlichen oder traumatischen Wirbelzusammenbrüchen,* sei es der Buckel auf der Grundlage *enchondraler Wachstumsstörung* oder anderer Grundleiden, führt letzten Endes zur Spondylose. Daß bei der *Skoliose* nicht immer gröbere spondylitische Veränderungen nachweisbar werden, hängt einerseits vom Grad der die Seitverbiegung begleitenden Torsion ab, andererseits wohl auch davon, daß hier — wie auch bei der Arthrosis — ebenfalls konstitutionelle Faktoren, also die qualitative Grundlage der Präspondylose, eine Rolle spielen. Wenn man von einer Arthrosebereitschaft sprechen kann, ist man in gleicher Weise berechtigt, auch von einer *Spondylosebereitschaft* zu sprechen.

Unter diesem Gesichtspunkt betrachtet, kann man nicht unbedingt mehr behaupten, daß die Spondylosis deformans keine Krankheit im eigentlichen Sinne sei, sondern zunächst nur ein „morphologischer Befund". Geht es doch letzten Endes darum, „die Begriffe Krankheit aus der Kategorie des Klinischen und den Begriff der Spondylose oder Arthrose aus dem Pathologisch-anatomischen nicht zu vermengen. Die geweblich strukturellen Veränderungen stellen ein Krankheitspotential dar, nicht die Krankheit selbst, sie begründen eine Krankheitsbereitschaft, eine wachsende funktionelle Störbarkeit. Die Tatsache der Progression der Veränderungen und der funktionsmechanischen Einflüsse

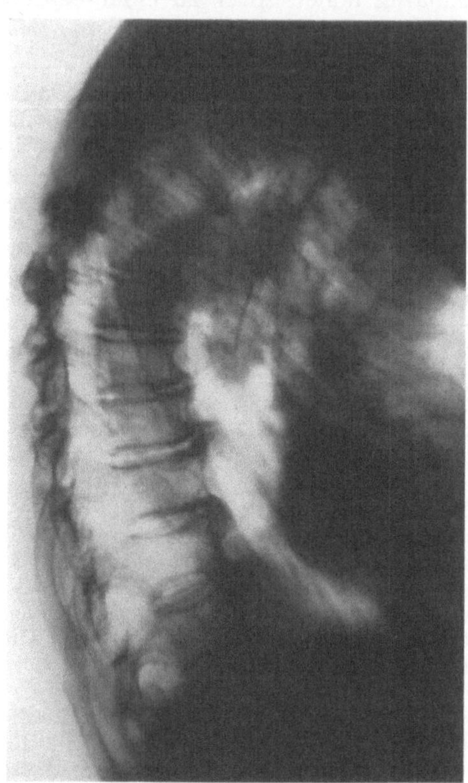

Abb. 59. Wilhelm W., 85 Jahre. Z 12180/60. Ausgedehnte thorakale Spondylose beim Altersbuckel.

bleibt bestehen. Die Spondylose folgt dieser Gesetzmäßigkeit wie jede andere Arthrose auch, wenn sie auch, wie wiederum alle anderen Arthrosen, lange Zeit stationär zu bleiben scheint" (Hackenbroch).

Es ist schwierig, hier Ursachen und Wirkungen abzugrenzen. Sicherlich leiden Kranke, die wegen Beschwerden zum Arzt kommen, und bei denen eine Spondylose gefunden wird, nicht an diesen Randwulstbildungen, sondern an der Funktionsstörung der Wirbelsäule, also an der Grundstörung, die wir als Präspondylose bezeichnen müssen. Damit ist aber die Spondylose ein Symptom geworden, das pathognomonisch für einen entweder örtlichen pathologischen Prozeß oder aber einen allgemeinen Krankheitsprozeß der Wirbelsäule ist und hat deshalb in gleicher Weise wie die Arthrosis deformans, die aus der präarthrotischen Deformität zu entstehen pflegt, die Bedeutung einer Krankheit *sui generis.* Ebenso wie eine Arthrosis deformans klinisch keine Beschwerden zu machen braucht, oder aber auch wie bei der Arthrose keine Koinzidenz zwischen Grad der pathologisch-anatomischen Veränderungen und geäußerten Beschwerden besteht, so kann auch eine Spondylose stärksten Ausmaßes klinisch stumm bleiben, während eine geringfügige Spondylose heftige Beschwerden hervorzurufen vermag.

Was eben über die Spondylose gesagt worden ist, gilt in gleicher Weise für die *Osteochondrose*, also den für die Bandscheibendegeneration geprägten Begriff und für die *Spondylarthrose*, also die Arthrosis deformans der kleinen Wirbelgelenke. Weiterhin bestätigend für die Bedeutung der präspondylotischen Deformität, aber auch die Brücke hinüberschlagend zur Präarthrose, sind die Periostosen an den Dornfortsätzen, die wir vornehmlich bei übermäßiger Lordosierung im Lendengebiet zu sehen bekommen. Sie sind unter dem Namen „ *Osteoarthrosis interspinosa*" (BAASTRUP) oder „Kissing spine" bekannt.

Im *Röntgenbild* ist ebenso wie *pathologisch-anatomisch* die knöcherne Randwulstung und *Randzacke* an der vorderen Ober- und Unterkante des Wirbelkörpers das auffallendste

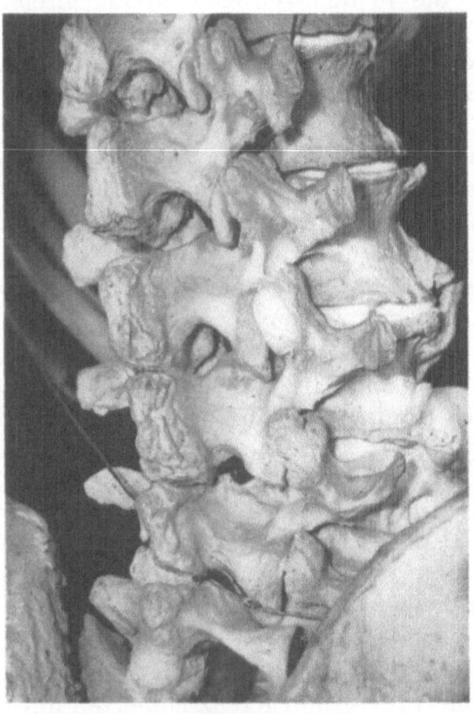
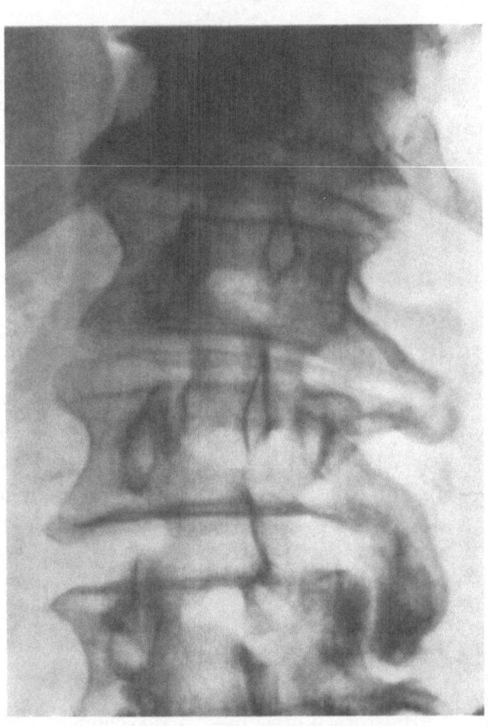

Abb. 60.Abb. 61.

Abb. 60. Skeletpräparat. Spondylarthrose. An den Wirbelgelenken erkennt man die knöcherne Randwulstung und die unregelmäßige Konturierung durch die Osteophyten. Gleichzeitig besteht eine Osteoarthrosis interspinosa (Baastrup) L 4/5 und L 5/S 1 mit Knochenschliffen und Randwulstungen der Dornfortsätze.

Abb. 61. Wilhelm K., 56 Jahre. Spondylosis hyperostotica mit bizarrer Osteophytenbildung. Unter dem Einfluß der Funktion haben sich aus den Randwülsten Gelenksurrogate geformt.

Zeichen der Spondylose. Diese Randzacken entspringen der Stelle der Wirbelkörperaußenfläche, an der sich während der Wachstumszeit die knorpelige Wirbelkörperrandleiste und der Wirbelkörper berühren. Hier hebt sich nämlich das vordere Längsband, das fest mit der Wirbelkörperaußenfläche verwachsen ist, unter dem Einfluß des Druckes des gallertigen Bandscheibengewebes von der Wirbelkörperaußenfläche ab. Jene oft bizarr geformten Randzacken können den Zwischenwirbelraum überbrücken. In hochgradigen Fällen können diese Randwülste miteinander verknöchern, meist sind sie aber mit gelenkartigen Spalten verbunden. Sind diese Randwülste sehr stark ausgeprägt, spricht man von einer *Spondylosis hyperostotica*.

Gelegentlich kommt es vor, daß im Röntgenbild dreieckig aussehende Knochenkörperchen zwischen 2 Randwülsten eingelagert sind. Man spricht hier von *Schaltknochen*, die grundsätzlich die gleiche Entstehungsgeschichte haben wie die spondylotischen Osteophyten auch. Sie dürfen nicht mit abgebrochenen Randzacken verwechselt werden.

Spondylotische Randzacken entstehen nur da, wo eine Funktion vorhanden ist. Sie bilden sich demnach zurück, wenn eine Versteifung zwischen den Wirbelkörpern eingetreten ist. Überhaupt ist die *Funktion stets die Vorbedingung für die Entstehung einer Spondylose*, weshalb derartige Randzacken meist in funktionell besonders beanspruchten Gebieten gefunden werden.

Es ist nicht eindeutig geklärt, wie lange spondylotische Zacken bis zu ihrer Entstehung benötigen. Fest steht, daß sie nach Bandscheibenzerreißungen infolge Traumen innerhalb von 4—8 Wochen auftreten. Entscheidend ist wohl hier auch die Funktion. Ein stärkerer funktioneller Reiz wird schneller die Spondylose entstehen lassen als eine nur geringfügige dynamische Beanspruchung.

Für die Klinik ist bedeutend, daß auf Grund neuerer Untersuchungen (Lindbloom, Bick u. a.) Randzacken auch *Schmerzen* auslösen können. Dies steht sicher fest, wenn es sich um hintere Randzacken, also um Osteophyten handelt, die in den Wirbelkanal hineinreichen. Echte *Myelopathien* sind beschrieben, wenn eine ständige Druckwirkung auf das Rückenmark ausgeübt wird. Dies ist besonders häufig im Bereich der Halswirbelsäule möglich (Schliack, Bonduelle, Northfield, Brain u. Mitarb., Segerberg und viele andere).

Es können aber auch durch spondylotische und spondylarthrotische Randwülste *Nervenwurzelkompressionen* entstehen, wenn die Wirbellöcher eingeengt werden.

Bei der Besprechung der klinischen Weiterungen der nicht entzündlichen Veränderungen der Wirbelsäule muß vorausgeschickt werden, daß *der Röntgenbefund der Spondylose keine Beschwerden präjudiziert*. In gleicher Weise besteht keinerlei Korrelation zwischen der Schwere der im Röntgenbild nachweisbaren Veränderungen und den subjektiven Schmerzangaben des Kranken.

Die *Beschwerden* sind unklar. Man kann keine bestimmten Rückschlüsse daraus ziehen. Meist stehen im Vordergrund Kreuzschmerzen mit und ohne Ausstrahlungen in die unteren Gliedmaßen. Weiterhin kommen Schmerzen im Nacken-Schultergürtelgebiet, die in den Hinterkopf und in die Arme ausstrahlen, vor.

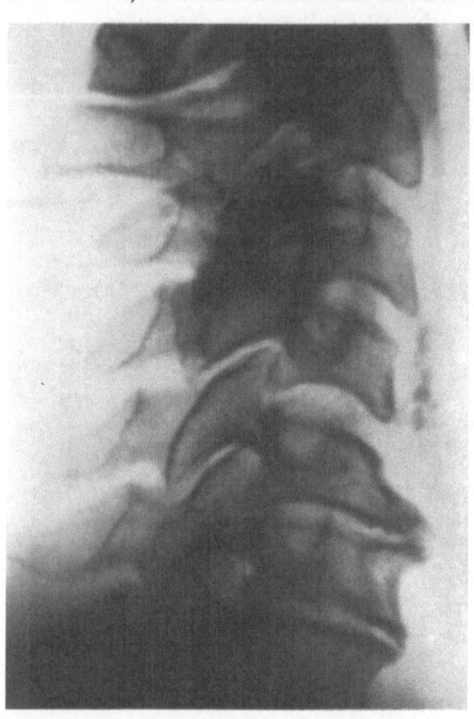

Abb. 62. Karl M., 64 Jahre. Cervicale Spondylose. Die Halswirbelkörper 5—7 sind erheblich verbreitert infolge osteophytärer Konsolenbildung zur Absicherung der pathologisch vermehrten Gleitfunktion in dem dazugehörigen Bewegungssegment.

Bei Haltungsstörungen im Sinne der Kyphose können Schmerzen entweder im Bereich der Rundrückenbildung auftreten, häufiger sind sie aber in der Gegend der ausgleichenden Lendenlordose. Muskuläre Verspannungen, Bewegungsfixierungen, Klopf- und Druckempfindlichkeit einzelner Wirbelabschnitte sind weitere Symptome. Sie sind dann immer das Zeichen der *Störung im Gesamtaufbau der Wirbelsäule*, des reflektorischen Bestrebens, die aufrechte Haltung zu bewahren und die Einwirkungen der schädigenden Kräfte zu kompensieren. Die Muskulatur befindet sich in einer Dauertätigkeit, hat keine Möglichkeit zur Entspannung und Erholung. Man spricht von einem *Ermüdungsschmerz* und von einem haltungs- und bewegungsabhängigen Schmerz. Die Permanenz und Penetranz dieser Schmerzzustände führt schließlich auch zu *psychischen Weiterungen*. Damit bekommt der Beschwerdekomplex einen Charakter, der nicht allein durch die örtliche Erkrankung der Wirbelsäule bestimmt wird, sondern die individuell verschiedene Reaktion des einzelnen Menschen auf seine Leistungsstörung der Wirbelsäule darstellt.

Im wesentlichen wird aber das *Schmerzbild von der präspondylotischen Deformität* bestimmt, die es nunmehr weiter klinisch und röntgenologisch zu klären gilt. Funktionsaufnahmen und Belastungsaufnahmen der Wirbelsäule leisten hierbei in gleicher Weise wie die subtile klinische Untersuchung gute Dienste.

Die *Behandlung* derartiger spondylotischer Beschwerden beruht einerseits auf der Ausschaltung des Grundleidens, andererseits auf der Behandlung der Symptome.

Als *vorbeugende Maßnahmen* sind hygienische Ratschläge und die *berufsprophylaktische Beratung* wertvoll. Die Lenkung der Lebensgewohnheit, das Einlegen von Erholungsmöglichkeiten für die Muskulatur und neben der körperlichen auch die seelische Betreuung vermögen den Leistungsverfall zu verhindern oder hinauszuzögern.

Medikamentös wird man mit allgemein wirkenden Schmerzmitteln vorgehen. Ob diese nun oral oder parenteral zugeführt werden, ob sie, wie beispielsweise das Novocain, örtlich

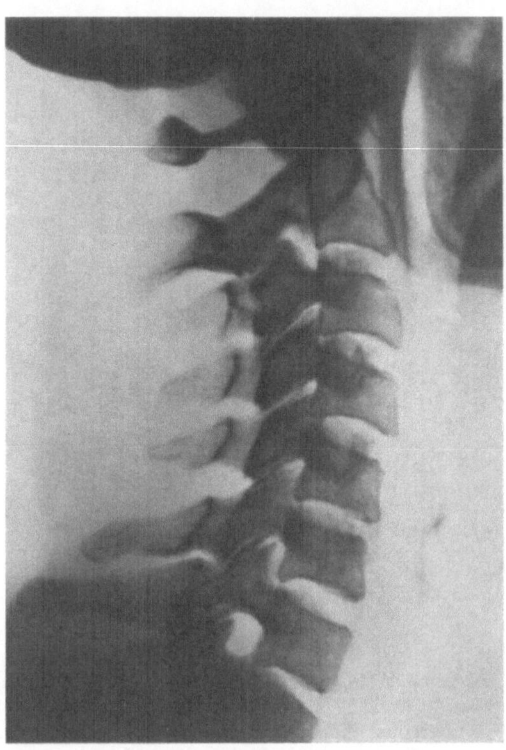 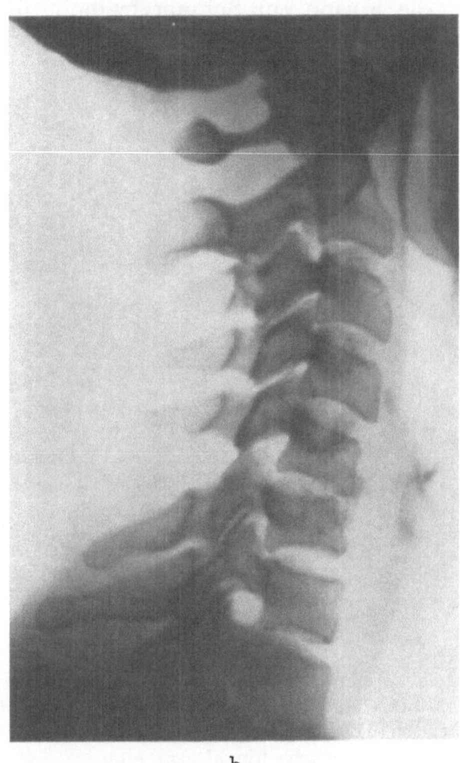

a   b

Abb. 63a u. b. Elli F., 41 Jahre. Z 8935/60. a Halswirbelluxation C 5/6, reponiert. b 4 Wochen später Resubluxation infolge der Bandscheibenzerreißung und Ausbildung einer traumatischen Spondylose mit ventraler Abstützung.

ins Schmerzgeschehen eingreifen sollen, muß von Fall zu Fall entschieden werden. Eine allgemein antirheumatische Behandlung wird vielfach von Nutzen sein.

Physikalisch nutzvoll ist Wärme in den verschiedensten Applikationsarten. Auch die Massage ist eine rein symptomatische Behandlung.

Von größerer Bedeutung ist die *funktionelle Behandlung* mit krankengymnastischen Maßnahmen, weil sie die gesamte Leistungsfähigkeit der Wirbelsäule verbessern kann und die Muskulatur in die Lage versetzt, die Leistungsstörung zu kompensieren.

Von den *mechanischen Behandlungsmaßnahmen* ist die *Bettruhe* die einfachste und vielfach wirkungsvollste. Die flache Lagerung mit harter Unterlage oder aber die Lagerung im Stufenbett mit ihrer Entspannung der ischiocruralen Muskulatur, der Nerven sowie mit der Erweiterung der Zwischenwirbellöcher durch Kyphosierung der Lendenwirbelsäule oder gar die Lagerung im Gipsbett stellen ebenso wie die *Extensionsbehandlung* eine Entlastung dar und nehmen Einfluß auf den ungünstigen Kampf zwischen Wirbelsäulenstatik und Schwerkraft.

Das *manuelle Redressement* der Wirbelsäule mit oder ohne Narkose (Chiropraktik) ist in der Hand des Erfahrenen bei streng abgegrenzter Indikation sehr wirkungsvoll.

Die *operative Behandlung* hat das Ziel, die Randwülste abzutragen oder aber mit einem Vorschlag in den Wirbelkörper einzutreiben. Bei Wurzelkompressionen kann das Aufbohren des Zwischenwirbelloches zur Entlastung führen. Dornfortsatzresektionen und Bogenresektionen an der Halswirbelsäule haben sich nicht bewährt. Gelegentlich kann bei der Baastrupschen Krankheit die Resektion von Dornfortsätzen notwendig werden.

Versteifende Operationen finden ebenfalls Anwendung. Sie sind angezeigt, wenn ein gelockertes Bewegungssegment auf keine andere Weise beeinflußt werden kann. Dann wird die Fusion zur Schmerzfreiheit führen.

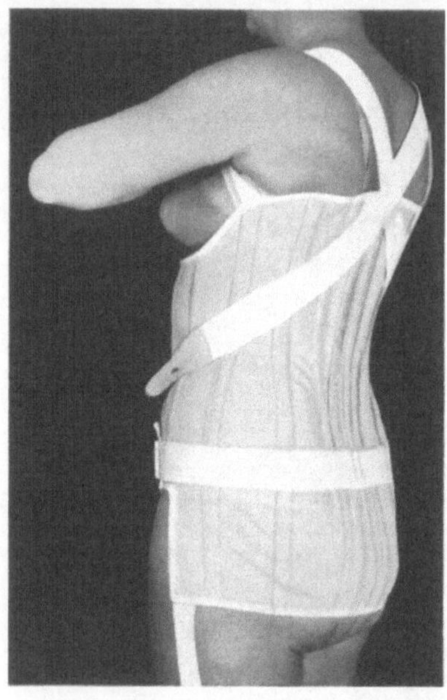

Abb. 64. Drellmieder zur vorübergehenden Fixierung bei thorako-lumbaler Spondylose. Im Rückenteil sind flexible Planchetten eingenäht, das Mieder ist extra hoch hinauf gearbeitet.

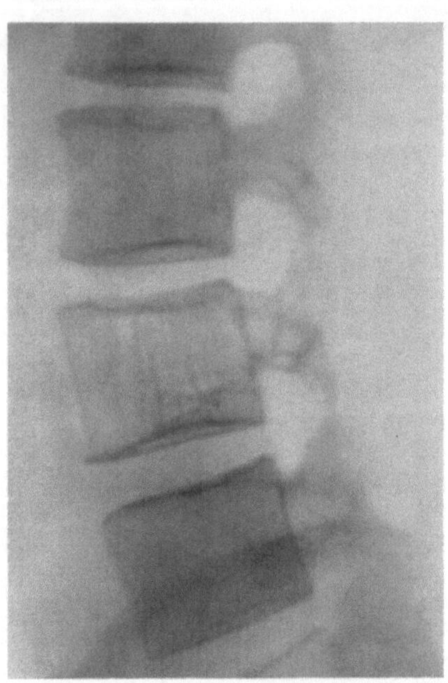

Abb. 65. Wirbelhämangiom. Großwabige Anordnung der Trabekel mit Verdickung der senkrechten Bälkchenzüge und deutlicher Auftreibung der Hinterkante des 3. Lendenwirbelkörpers.

XIII. Die Geschwülste der Wirbelsäule (s. a. Band VII/2).

1. Die gutartigen Wirbeltumoren.

Wirbelangiom. Von den primären Wirbelsäulengeschwülsten sind die meisten gutartig. Die häufigste Geschwulst ist das Wirbelangiom. Die Häufigkeit dieser Geschwulst wird von Junghanns mit 10,7% angegeben. Der multilokuläre Sitz wird bei einem Drittel aller befallenen Wirbelsäulen beobachtet. Nach Sandahl sind in $^2/_3$ der Fälle Frauen befallen. Die meisten Angiome treten im Bereich der unteren Brust- und der Lendenwirbelsäule auf.

Mit zunehmendem Alter und zunehmender Wirbelporose werden mehr und mehr Angiome beobachtet, so daß man schon angenommen hatte, daß die venöse Stase und die Erweiterung des Gefäßraumes ein rein kompensatorischer Vorgang wäre, der für die Angiombildung anzuschuldigen sei. Es scheint aber hier besser, die latenten Angiome des Greisenalters eher den Venektasien als den echten Blastomen zuzurechnen und eine Teilung in wahre Angiome und Pseudoangiome zu treffen (Weil).

Diese gutartigen Geschwülste wachsen sehr langsam, führen zum allmählichen Abbau des umgebenden Knochens und werden dann meist im Erwachsenenalter beobachtet.

Allerdings muß darauf hingewiesen werden, daß die meisten Wirbelangiome klinisch stumm bleiben und daher die von JUNGHANNS angegebene Prozentzahl, die an Leichen gewonnen worden ist, nicht auf die Klinik übertragen werden darf.

Pathologisch-anatomisch sind die Knochenbälkchen in den Angiomen grobwabig angeordnet. Für die Festigkeit des befallenen Wirbels haben senkrecht verlaufende, verdickte Trabekel eine große Bedeutung. Diese senkrecht stehenden Bälkchen sind daher ein typisches Stigma des Angioms. Ihre Festigkeit führt dazu, daß nur selten Wirbelkörperzusammenbrüche beobachtet werden und bei schweren Traumen mitunter eher der benachbarte gesunde Wirbelkörper frakturiert.

Die befallenen Wirbelkörper können ihre Form behalten, sie können aber auch aufgetrieben und ausgebuckelt sein. Eine Aufbuckelung der Hinterkante eines Wirbelkörpers kann dann zur echten extraduralen Raumbeschränkung werden.

Von den angiomatösen Veränderungen können in gleicher Weise wie der Wirbelkörper auch die Bogenpartie und die Bandscheibe sowie die Querfortsätze und die Rippen befallen sein.

Klinisch kann sich ein Wirbelangiom nach jahrelanger Latenz mit allmählich ansteigenden, intervallartigen oder kontinuierlichen Schmerzen äußern. Durch die zunehmende Blutfülle verstärken sich bei der Frau die Beschwerden während der Menstruation. Auch bei Erhöhung des intraabdominellen Druckes, so beim Husten und Niesen, können Schmerzen auftreten. Durch Auftreibung der Wirbelkörper können Mark- oder Wurzelschäden bei der neurologischen Untersuchung nachgewiesen werden.

Das *Röntgenbild* ist recht charakteristisch, wenn ungefähr $^1/_4$ der Wirbelkörpersubstanz zerstört ist. Die feinen Spongiosazüge werden durch grobe senkrechte Balkenzüge ersetzt, die dazwischenliegenden Höhlen geben dem Wirbelkörper ein grobwabiges Aussehen, wobei vertikale Strukturlinien überwiegen. Die Kontur der Deckplatten bleibt stets erhalten. Nur ganz selten zeigt die Bandscheibe Höhenänderungen. Greift das Angiom auf die Weichteile über, kann ein

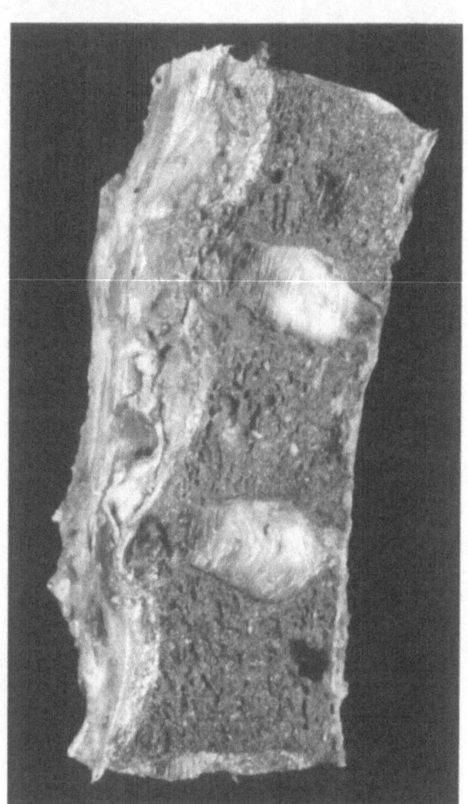

Abb. 66. Wirbelkörperhämangiom mit grobwabiger Anordnung der Knochenbälkchen, wobei die senkrecht verlaufenden verdickt sind.

paravertebraler Schatten hervorgerufen werden. Dieser findet sich häufig bei Myelographien an der Rückseite des erkrankten Wirbels. Eine Einengung des Markkanals dadurch ist häufig beschrieben.

Die *Therapie* des Wirbelangioms ist eine rein konservative, sofern nicht Rückenmarks- und Wurzelkompressionen zum chirurgischen Vorgehen zwingen. Auf Grund der außerordentlich großen Blutungsgefahr ist die operative Behandlung mit einer hohen Mortalität belastet.

Das Mittel der Wahl ist die *Röntgenbestrahlung*, weil hierdurch einerseits die Schmerzen verschwinden, andererseits aber auch selbst Lähmungen in einem hohen Prozentsatz zurückgehen können. Aus diesem Grunde sollte man vor der operativen Behandlung sich stets an die Röntgenbestrahlung erinnern. Mehr als $^2/_3$ der Wirbelangiome sprechen gut auf die Röntgenbestrahlung an (FERBER und LAMPE, COCCHI).

Wirbelhämangiolipome. Als Sondergruppe kann man die Wirbelhämangiolipome nennen (TAYLOR u. Mitarb.), die sehr selten sind und auch im Hinblick auf die neurologischen Komplikationen in den Hintergrund treten.

Pathologisch-anatomisch finden sich im Wirbelkörper größere Fettmarkherde mit reichlichen Gefäßquerschnitten. Fehlen die Blutgefäße und finden sich lediglich Fettmarkherde, haben wir

Lipome vor uns, die in 0,6 % (Junghanns) nach dem 50. Lebensjahr nachgewiesen werden können. Sie haben klinisch keine Bedeutung.

Das Osteom kann entweder im Wirbelkörper als Enostom oder aber auch als Exostose in 1 % aller Leichenwirbelsäulen angetroffen werden. Enostome sind harmlos und imponieren im Röntgenbild wie größere Compactainseln als Verdichtungen. Ihre Randzonen sind strahlig, meist sind sie im ganzen ovalär.

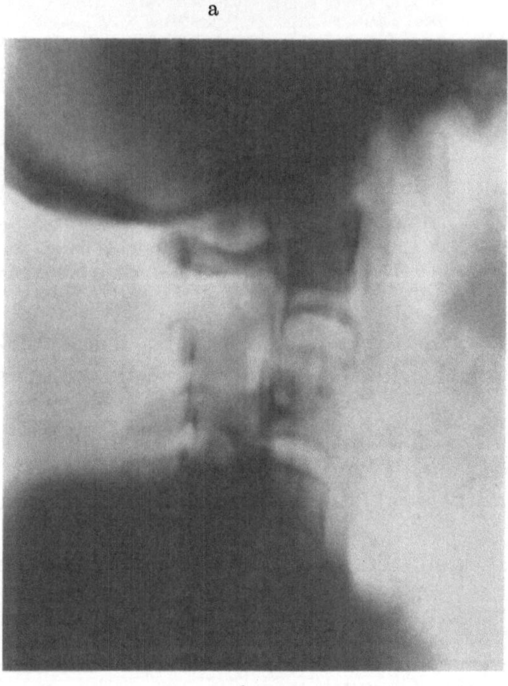

Größere Bedeutung haben die *Exostosen,* die fast ausschließlich an Dornfortsätzen und Wirbelbögen sitzen. Sie können als echte Raumbeschränkungen wirken und sogar zu Verbiegungen der Wirbelsäule sowie zu neurologischen Komplikationen infolge Markkompression führen.

Der röntgenologische Nachweis ist leicht, die operative Beseitigung kann bei besonderer Lage und großer Ausdehnung Schwierigkeiten machen.

An ein **Osteoid-Osteom** (Jaffé-Lichtenstein) muß man denken, wenn bei Kindern oder jugendlichen Individuen kleine, erbsengroße rundliche Aufhellungsherde in Corticalisnähe oder in der Corticalis selbst auftreten. Sabanz, Bickel und Moo berichteten 1956 im Amer. J. Surg. bereits über 33 Osteoid-Osteome der Wirbelsäule.

Die Chondrome der Wirbelsäule sind äußerst selten. Sie wurden vor der Kenntnis

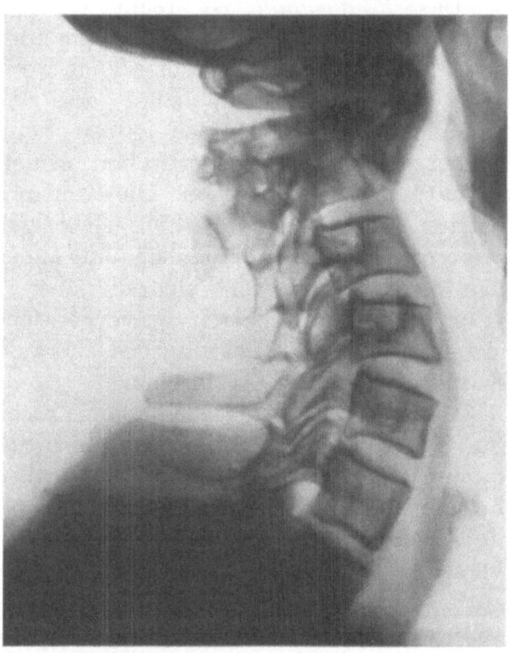

Abb. 67a—c. Paul K., 48 Jahre. Z 354/60. Ostitis fibrosa localisata des 2. Halswirbelkörpers. a 11. 12. 58. Transbuccale Aufnahme der Axis nach der Herdausräumung. Ausgedehnte Cystenbildung in der linken Bogenwurzel und linken Wirbelkörperhälfte. b 11. 12. 58. Nach subtotaler Ausräumung zeigt sich die glatte Cystenwand bei völlig erhaltener Corticalis am besten im seitlichen Tomogramm. c 8. 3. 60. Zusammenbruch der Axis mit Atlasluxation und leichter Tetraspastik infolge Progredienz der Destruktion.

des Bandscheibenvorfalles häufiger diagnostiziert. Sie treten auffallend häufig an den Wirbelbögen auf. Trotz des sehr langsamen und sich über Jahre hinstreckenden Wachstums kommt es schon frühzeitig zu geringfügigen Initialerscheinungen. Die *Prognose* ist wenig günstig, da sie riesenhaft anwachsen können (Kindskopfgröße), durch ihr expansives Wachstum die Rückenmarkstrukturen schädigen können und außerdem gerne maligne entarten. Da eine radikale operative Entfernung meist nicht möglich ist, sind Rezidive nahezu die Regel.

Die Riesenzelltumoren der Wirbelsäule, die relativ häufig sind, leiten zu den bösartigen Geschwülsten über. Keine andere primäre Knochengeschwulst zeigt ein derart häufiges Wirbelvorkommen. Es handelt sich um Tumoren der Wirbelkörper mit gewaltiger lokaler Zerstörungskraft, mit Rezidivneigung und Neigung zur malignen Entartung, mit einer Expansion in den Markkanal hinein, so daß sie häufig den Anlaß zur operativen Dekompression geben. Man bezeichnet sie als relativ gutartig, weil sie der chirurgischen und der Strahlentherapie gegenüber ansprechen.

Nicht von allen Autoren wird die Riesenzellgeschwulst an der Wirbelsäule als primäres Tumorwachstum anerkannt. Einerseits wird ein Teil der Fälle der lokalisierten Osteodystrophie zugerechnet, andererseits werden die bösartigen Fälle als Riesenzellsarkome angesprochen. Letztlich wird auch behauptet, daß die Riesenzellgeschwülste der Wirbelsäule Aneurysmacysten seien (LICHTENSTEIN und JAFFÉ).

In der *Röntgenaufnahme* ist ein Bild zu erkennen, wie es von der Osteodystrophia fibrosa localisata her bekannt ist. Cystenartige Gebilde in der Spongiosa, blasiges Auftreiben der Corticalis, das Übergreifen auch auf benachbarte Wirbel sind für die sog. „Bienenkörbe" pathognomonisch.

2. Die bösartigen Wirbeltumoren.

Die primären osteogenen Sarkome sind an der Wirbelsäule selten. Das gleiche gilt vom Ewing-Sarkom. JUNGHANNS beziffert die Häufigkeit des Wirbelbefalles mit 1 von 100 aller Knochensarkome (nach GOIDANICH 8 % !). Im Röntgenbild sind ausgedehnte osteolytische Prozesse vorherrschend, die sich nicht von osteolytischen Metastasen unterscheiden lassen. Nur selten kommt es zu osteosklerotischen Vorgängen in Form umschriebener Verdichtungsherde oder aber gar zur Umwandlung der Wirbel in Elfenbeinwirbel (JUNGHANNS).

Die Artdiagnose des Tumors wird meist erst bei der Autopsie gestellt.

Klinisch kommt zum allgemeinen Verfall eine hochgradige Schmerzhaftigkeit. Frühzeitig treten neurologische Ausfälle infolge Zusammenbruches der erkrankten Wirbel auf.

Das Ewing-Sarkom lokalisiert sich in 10 % der Fälle in die Wirbelsäule. Es tritt vornehmlich im Kindes- und jugendlichen Alter auf und bevorzugt die Brust- und Lendenabschnitte. Das anfängliche unilokuläre Auftreten ändert sich bei der raschen Ausdehnung des Geschwulstwachstums sehr schnell. Mächtige Geschwülste mit Querschnittserscheinungen sind die Regel und werden begleitet von der röntgenologisch raschen Progredienz. Auch hier überwiegt das osteoplastische Tumorwachstum über die Osteosklerose.

Differentialdiagnostisch sind das *Sympathicoblastom* im Kindesalter und das *Reticulosarkom* im höheren Alter abzutrennen.

Therapeutisch kann die Röntgenbestrahlung eine Besserung, sehr selten eine Dauerheilung herbeiführen.

Das Fibrosarkom und **das Chondrosarkom** sind an der Wirbelsäule sehr selten. Auch bei ihnen stehen osteolytische Prozesse im Vordergrund.

Reticulo-Sarkom. Im Gegensatz zu den bisher beschriebenen Sarkomen tritt das Reticulo-Sarkom häufig im mittleren Lebensalter auf, in dem die Osteosarkome und Ewing-Tumoren seltener werden. Es muß daher von den Krebsmetastasen und Myelomen abgegrenzt werden.

Für die *Klinik* wesentlich ist, daß die Schmerzen gering sein können und das Allgemeinbefinden sich erst sehr spät verschlechtert.

Im *Röntgenbild* charakteristisch ist die Bildung intravertebraler Höhlen mit leicht sklerosierter Umgebung.

Die *Diagnose* kann erst sicher durch die Probepunktion gestellt werden. Dann ist eine Röntgenbestrahlung erfolgversprechend.

Myelom oder Plasmocytom (s. S. 54). Das an der Wirbelsäule relativ seltene Myelom oder Plasmocytom kommt bei Männern 3mal häufiger als bei Frauen vor und rührt genetisch von den Reticulumzellen des hämatopoetischen Apparates her. Vom *multiplen Myelom* muß das *solitäre Myelom* mit geringfügigem oder fehlendem Blutbefund abgegrenzt werden. Es ist jedoch umstritten, ob das solitäre Myelom als bösartige Geschwulst angesehen werden kann.

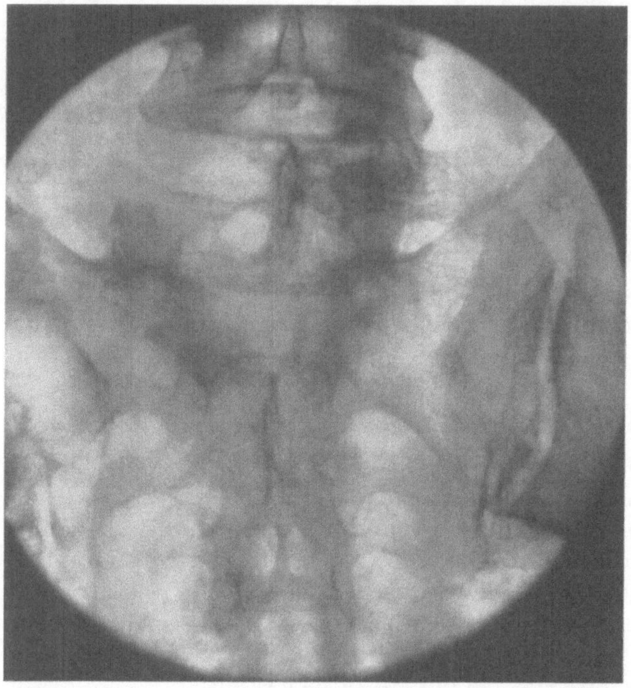

Das Krankheitsbild tritt nach dem 40. Lebensjahr auf, macht eine Vielzahl von uncharakteristischen Erscheinungen und läßt sich gelegentlich durch die *Bence-Jones Eiweißprobe* nachweisen.

Da das Myelom vorzugsweise die Wirbelsäule befällt, stehen am Anfang Symptome von seiten des Rückenmarkes.

Im *Röntgenbild* fällt die diffuse Entkalkung des Skeletes schon frühzeitig auf. Kreisrunde, zahlreiche wie ausgestanzt wirkende Substanzdefekte können in der Wirbelspongiosa, vornehmlich im Brustbereich, nachgewiesen werden. Wirbelkompressionsfrakturen sind nicht selten.

Ist bei kreisrund und wie ausgestanzt wirkenden Wirbelherden noch eine sehr *beschleunigte Blutsenkungsgeschwindigkeit* vorhanden, kann die Verdachtsdiagnose Myelom

Abb. 68. Johann Sch., 49 Jahre. Z 3229/59. Hypernephrommetastase am 5. Lendenwirbelkörper. Rein osteolytische Form.

gestellt werden. Sie sollte durch die Urinproben, den Nachweis der Erhöhung der einzelnen Globulinfraktionen und durch die diagnostische Punktion gesichert werden.

Bei *Rückenmarkskompressionen* ist die operative Entlastung angezeigt. Bei Spontanfrakturen der Wirbelkörper muß eine Korsettbehandlung durchgeführt werden. Im übrigen hat sich aber außer wiederholten Bluttransfusionen am besten die Röntgenbestrahlung bewährt.

3. Die Wirbelmetastasen

Die bei weitem häufigsten Wirbeltumoren sind *Krebsmetastasen*. Sie machen nahezu $^2/_3$ aller Wirbelgeschwülste aus. Die Zahlen der Krebsmetastasen schwanken in den Berichten der Literatur zwischen 17% (Schmorl) und 80% (Walther).

Bei Brust- und Bronchialkrebs, beim Hypernephrom, beim Magen-Darm- und beim Speiseröhrencarcinom treten zuerst Metastasen an der Wirbelsäule auf. Beim Krebs der Schilddrüse kommt die Wirbelsäule nach dem Oberarm an zweiter Stelle. Beim Prostatakrebs sowie beim Krebs der weiblichen Geschlechtsorgane und der Harnwege teilen sich die Wirbelsäulenmetastasen in der Häufigkeit mit den Metastasen im Becken und Schädel.

In erster Linie wird von den Metastasen die Lendenwirbelsäule, am seltensten die Halswirbelsäule befallen. Weit vor dem Befall der Bogen und Fortsätze kommt der Befall der Wirbelkörper.

In erster Linie entstehen Wirbelmetastasen auf dem *Blutwege*, seltener auf dem Weg über die Lymphbahn oder gar durch Übergreifen von Krebsen aus der Nachbarschaft. *Pathologisch-anatomisch* stehen osteolytische und osteoklastische Vorgänge im Vordergrund.

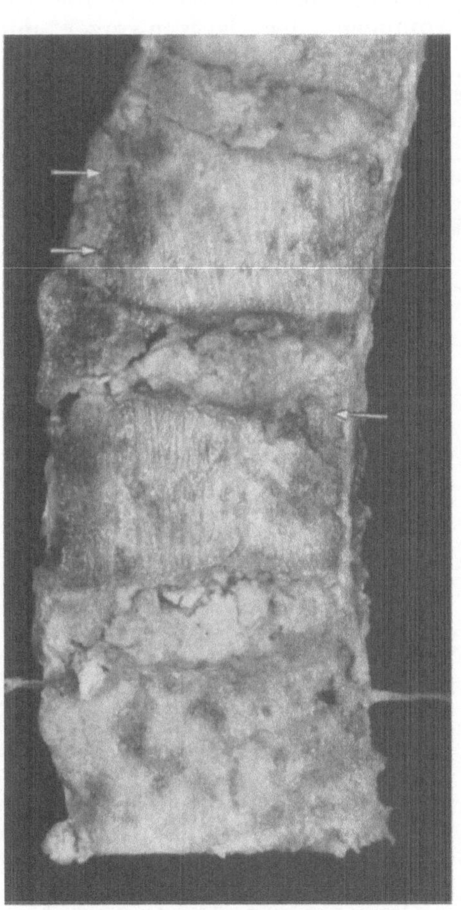

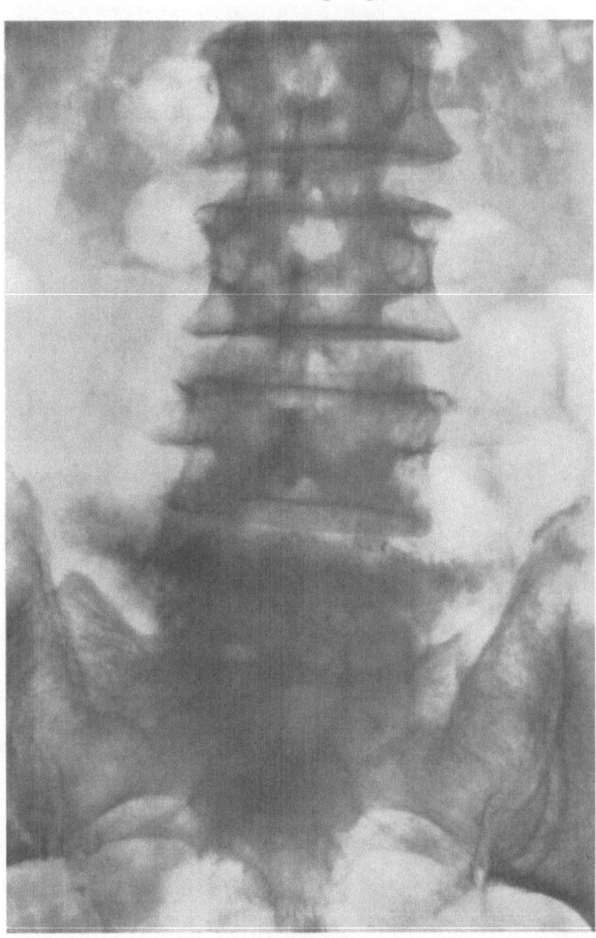

Abb. 69. Abb. 70.

Abb. 69. Osteoplastische Wirbelsäulenmetastase bei Prostata-Carcinom mit einigen osteolytischen Bezirken (Pfeile) in den eburnisierenden Bezirken bzw. Wirbelkörpern.

Abb. 70. August G. Z 5048/57. Prostatacarcinom-Metastase des 5. Lendenwirbelkörpers, osteoplastische Form.

Im Röntgenbild lassen sich nach HELLNER *vier Typen* von Metastasen erkennen:

1. Eine rein osteolytische Form, ohne Knochenreaktionen, vorwiegend von der Mamma oder der Niere ausgehend.

2. Eine cystenähnliche Zerstörung mit Bildung einer umgebenden Knochenschale, von der Niere und der Schilddrüse ausgehend.

3. Eine gescheckte, teils osteolytische, teils osteoplastische Metastase, vorwiegend von der Mamma oder der Prostata herrührend.

4. Eine rein osteoplastische Form, die besonders von der Prostata ausgeht.

Typisch für die metastatische Wirbelzerstörung ist das relativ lange Erhaltenbleiben der Bandscheibe und der Grund- und Deckplatte der Wirbelkörper. Selbst bei ausgedehnten Spontanfrakturen können noch die Deck- und Grundplatte des Wirbelkörpers erhalten sein. Die Wirbelzusammenbrüche führen zur Gibbusbildung oder aber zur Ausbildung einer bogenförmigen Kyphose.

Klinisch sind die selbst bei Entlastung nicht verschwindenden Schmerzen, die sich bei Erhöhung des intraabdominellen Druckes durch Husten und Niesen sowie beim Stuhlgang verstärken, typisch. Hinzu kommt noch der örtliche Schmerz beim Beklopfen des Erkrankungsgebietes. In 60 % der Fälle kommt es zu Druckerscheinungen der Nervenwurzel mit

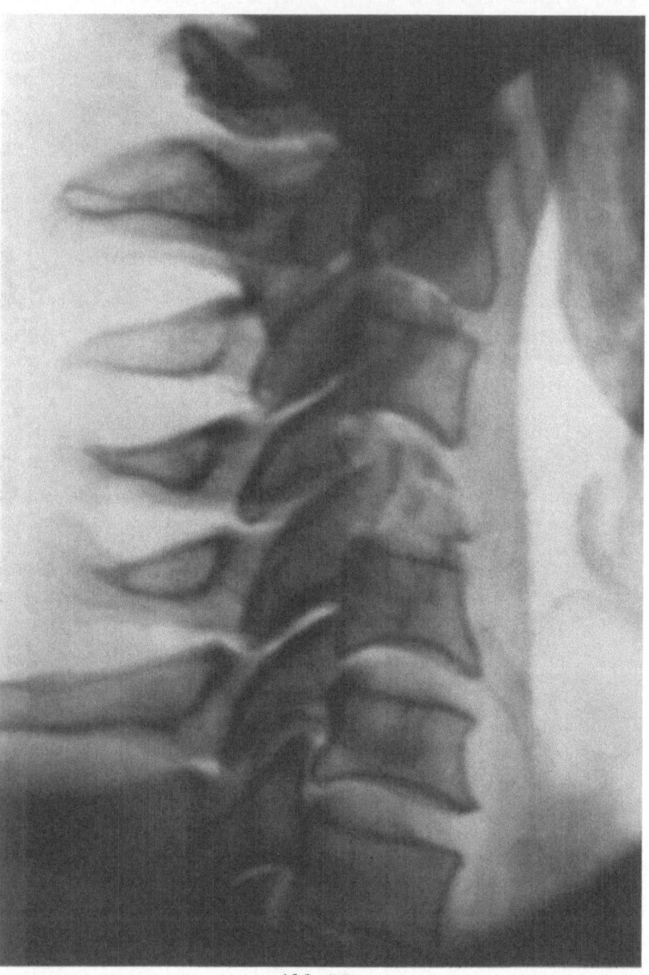

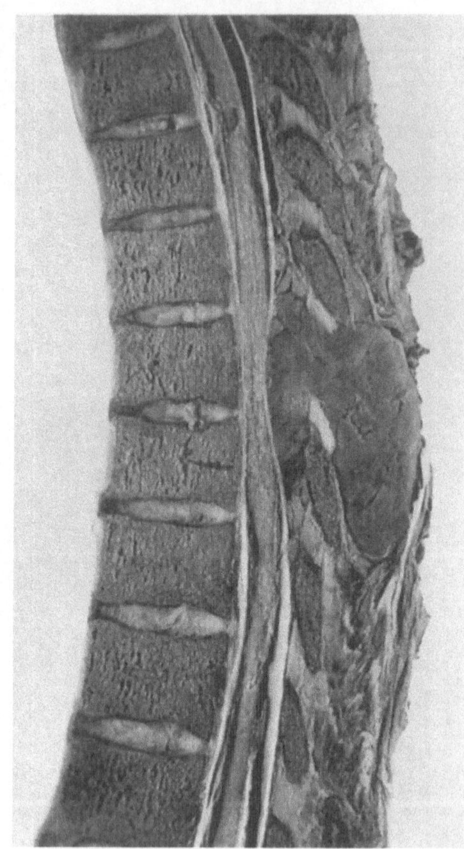

Abb. 71.   Abb. 72.

Abb. 71. Johann M., 55 Jahre. Metastase eines Bronchialcarcinoms. Hochgradige Destruktion des 4. Halswirbelkörpers ohne neurologische Ausfälle, aber mit heftigsten Schmerzattacken als Symptom des neuralgischen Stadiums der spinalen Raumbeschränkung.

Abb. 72. Thorakale Carcinommetastase mit Zerstörung der Bogenanteile eines Brustwirbels und Kompressionsmyelitis.

schwersten Neuralgien. Sensible Ausfälle überwiegen die Störungen der Motorik und der Trophik. Bei Bogenmetastasen und Wirbelkörperzusammenbrüchen sind Markkompressionen nahezu die Regel.

Die *Prognose* der Wirbelmetastasen ist schlecht.

Die *Therapie* richtet sich nach dem Primärtumor, der deshalb nach Möglichkeit stets artdiagnostisch verifiziert werden sollte. Die Versorgung mit einem Stützkorsett die Lagerung im Gipsbett, oder die dorsale Fusion mit Palacos ist zur Vermeidung von Spontanfrakturen notwendig. Bei *Markkompressionen* kann die operative Entlastung notwendig werden. Die quälenden Schmerzen erfordern gelegentlich die Chordotomie.

XIV. Wirbelveränderungen durch extravertebrale Prozesse.

Die Wirbelsäule kann durch Tumoren im Mediastinum, durch benachbarte Lymphknotenmetastasen, durch Cysten verschiedener Ursache und durch Aneurysmen von außen her angenagt werden. Während es bei den gutartigen Geschwülsten lediglich der reine Druck des expansiven Wachstums ist, der die Wandfläche der Wirbelkörper eindellt und schließlich arrodiert, entsteht die Zerstörung bei bösartigen Geschwülsten aus der Nachbarschaft nicht nur durch die Zunahme der Größe dieser Geschwülste, sondern vorwiegend durch deren infiltratives Wachstum.

In gleicher Weise werden die Wirbelkörper durch Prozesse verändert, die vom Rückenmark und seinen Hüllen ausgehen. Sämtliche *„Sanduhrgeschwülste"*, gleichgültig ob sie Fibrome, Fibrosarkome, Neurome und Neurinome sein mögen, erweitern durch den Druck das Zwischenwirbelloch, durch das sie nach außen treten. Daß bei diesen Sanduhrgeschwülsten Rückenmarkskomplikationen und Druckerscheinungen der Nervenwurzel nahezu die Regel sind, versteht sich aus der Eigenart dieses Geschwulstwachstums.

Im *Röntgenbild* erkennt man vorwiegend in den Schrägaufnahmen die erhebliche Erweiterung des Foramen intervertebrale. Nicht selten vergesellschaftet sich damit eine Eindellung an der Rückfläche des betreffenden Wirbelkörpers.

Über die Skeletveränderungen bei spinalen Tumoren, insbesondere über die Bedeutung des *Interpedikularabstandes*, ist bereits in Bd. II (S. 228ff.) das Wesentliche gesagt.

XV. Begutachtung von Wirbelsäulenveränderungen.

Die Begutachtung der Wirbelsäulenveränderungen spielt eine große Rolle. Die besonderen Schwierigkeiten ergeben sich dadurch, daß in erster Linie Begutachtungen nach den zahlreichen Wirbelsäulentraumen durchgeführt werden müssen, von denen ja die meisten ohne nachweisbare knöcherne Verletzungen ablaufen. Dann stehen meistens die objektiven Veränderungen zu den subjektiven Angaben des zu Begutachtenden in krassem Widerspruch. Gerade bei der Beurteilung von Wirbelsäulenschäden weichen die Ansichten der Gutachter vielfach weit auseinander.

Die genaue Erhebung der Vorgeschichte und die subtile Untersuchung mit Ausschöpfung sämtlicher diagnostischen Verfahren sind neben der genauen Kenntnis der normalen Anatomie und der zahlreichen an der Wirbelsäule vorkommenden Veränderungen die Grundlage einer objektiven Beurteilung. Unerläßlich ist die Kenntnis der *Statik* und *Mechanik* sowie der *Form* und der *Funktion* der gesunden und der kranken Wirbelsäule.

Wesentlich ist die *Beurteilung der Haltung*, der *Gesamtbewegung* und der Beweglichkeit in den einzelnen *Bewegungssegmenten* sowie der sekundären Veränderungen an den Zwischenwirbelgelenken und den Dornfortsätzen.

Die Anpassungsfähigkeit der Wirbelsäule ist außerordentlich groß. Sie fällt jedoch mit zunehmendem Alter rapide ab; daher muß jeder Eingriff in die Statik der Wirbelsäule im höheren Alter ernster bewertet werden als beim Jugendlichen.

Jede primäre oder sekundäre Haltungsveränderung führt zu einer Minderung der Leistungsfähigkeit. Außer dieser Berücksichtigung der statischen Verhältnisse ist aber die Funktion nicht gering zu achten. Wirkliche *Versteifungen* verdienen deshalb Beachtung, weil dadurch das Einnehmen einer Ausgleichshaltung erschwert wird oder aber eine Fehlbeanspruchung benachbarter Wirbelsäulenanteile mit muskulärer Überforderung auftritt. Diese Mehrbeanspruchung in benachbarten Wirbelsäulenabschnitten kann dann die Stabilität der Wirbelsäule wieder mittelbar weiter verringern.

Es erfordert eine große Erfahrung, die Leistungsfähigkeit bei einer krankhaft veränderten Wirbelsäule zu objektivieren. Richtlinien über Rentensätze bei Wirbelbrüchen sind zu schematisch; sie können aber außerdem auch nicht auf das Gros der anderen Wirbelsäulenschäden übertragen werden. Die grobe Diskrepanz zwischen Röntgenbefund und Leistungsfähigkeit der Wirbelsäule ist ferner noch zu berücksichtigen. Nur die Betrachtung der Gesamtsituation des Menschen in seiner Umwelt und in seinem beruflichen

Arbeitskreis kann den notwendigen Überblick verschaffen und eine gerechte Beurteilung möglich machen.

Eine *völlige Erwerbsunfähigkeit* mit Prozentsätzen bis zu 100 %, zusätzlich einer eventuellen Pflegezulage, ist fast ausschließlich bei nur schwersten Wirbelsäulendeformierungen mit neurologischen Komplikationen gegeben. Hier sind besonders Frakturen mit Querschnittslähmungen und hochgradige Skoliosen mit neurologischen Komplikationen anzuführen.

Fehlen nach Wirbelfrakturen neurologische Ausfälle und ist keine grobe Haltungsstörung sowie Funktionsbehinderung eingetreten, wird die prozentuale Einstufung je nach dem Alter des Patienten zwischen 10—30 % die Regel sein. Liegen Insuffizienzerscheinungen vor, besteht zusätzlich eine einfache Haltungsstörung im Sinne der Kyphose mäßigen Grades, liegen die Prozentsätze bei traumatischen Folgen im Brustbereich um 20 %, bei solchen im Lendengebiet um 20—30 %.

Muß vorübergehend ein *Korsett* oder ein *Stützmieder* getragen werden, wird man bei einem die Lendenwirbelsäule ganz fixierenden orthopädischen Hilfsmittel (z.B. Überbrückungsmieder) den Grad der Minderung der Erwerbsfähigkeit auf 30—40 % festlegen. Bei einer leichten Kreuzstützbandage oder aber einem leichten Drellmieder muß man im allgemeinen nicht über 20 % hinausgehen.

Da die speziellen Fragen der Begutachtung von Wirbelsäulenleiden und Wirbelsäulenschäden äußerst kompliziert sind und eine alle Fragen beantwortende monographische Darstellung dieses Problems fehlt, sollte jede Einstufung nur im Konsilium mit einem Orthopäden erfolgen. Jede Beurteilung, die sich nur nach den neurologischen Komplikationen und den röntgenologischen Veränderungen richtet, bleibt Stückwerk, weil sie die statisch-mechanischen und funktionell-dynamischen Gesetze der Wirbelsäule nicht beachtet und damit am Kern der Wirbelsäulenpathologie vorbeigeht.

Literatur.

Antoni, N.: Tumoren der Wirbelsäule einschließlich des epiduralen Spinalraumes. In Handbuch der Neurologie von Bumke u. Foerster. Berlin: Springer 1936.

Aufdermaur, M.: Die pathologische Anatomie der Spondylitis ankylopoetica. Docum. rheumat. Nr 2 (1953).

Azéma, M.A.: Le spondylolisthesis. Thèse. Paris: Jouve & Cie. 1932.

Bärtschi-Rochaix, W.: Migraine cervicale. Bern 1949.

Bakke, S.N.: Röntgenologische Beobachtungen über die Bewegungen der Wirbelsäule. Acta radiol. (Stockh.) Suppl. **13** (1931).

Bancroft, F.W., and C. Pilcher: Surgical treatment of the nervous system. J. B. Lippincott Company 1946.

Bijl, L.: Status dysrhaphicus. Baarn 1956.

Bodechtel, G.: Differentialdiagnose neurologischer Krankheitsbilder. Stuttgart: Georg Thieme 1958.

Böhler, L.: Die Technik der Knochenbruchbehandlung, 9.—11. Aufl. Wien: Wilhelm Maudrich 1943.

Böni, A., u. G. Kaganas: Klinik und Therapie der Spondylarthritis ankylopoetica. Docum. rheumat. Nr 3 (1953).

Brocher, J.E.W.: Die Wirbelsäulentuberkulose und ihre Differentialdiagnose. Stuttgart: Georg Thieme 1953.

— Die Occipito-cervical-Gegend. Stuttgart: Georg Thieme 1955.

— Die Wirbelverschiebung in der Lendengegend, 2. Aufl. Leipzig: Georg Thieme 1956.

— Die Prognose der Wirbelsäulenleiden. Eine berufsprophylaktische Betrachtung. Stuttgart: Georg Thieme 1957.

— Die Wirbelsäulenleiden und ihre Differentialdiagnose, 4. Aufl. Stuttgart: Georg Thieme 1966.

Buetti-Bäuml, C.: Funktionelle Röntgendiagnostik der Halswirbelsäule. Stuttgart: Georg Thieme 1954.

Chapchal, G.: Grundriß der orthopädischen Krankenuntersuchung. Stuttgart: Ferdinand Enke 1954.

— Die Untersuchung des Bewegungssystems. In Handbuch der Orthopädie, Bd. I.

Davis, A.G.: Injuries of the spinal column orthopedic subjects. Military Surgical Manuals. W. B. Saunders Company 1942.

Davis, L.: The principles of neurological surgery, third edit. Philadelphia: Lea and Febiger 1946.

Déjerine, J.-J.: Séminologie des affections du système nerveux. Paris 1914.

Düggeli, O., u. F. Trendelenburg: Die Wirbelsäulentuberkulose. Docum. rheumat. Nr 11 (1957).

Exner, G.: Die Halswirbelsäule. Pathologie und Klinik. Stuttgart: Georg Thieme 1954.

— Variationen und Fehlbildungen der Wirbelsäule. In Handbuch der Orthopädie, Bd. II. Stuttgart: Georg Thieme 1958.

Fischgold, H., M. David et P. Brégeat: La tomographie de la base du crâne. Paris: Masson & Cie. 1952.

Foerster, O.: Schlaffe und spastische Lähmung. In Handbuch der normalen und pathologischen Physiologie, Bd. 10. Berlin: Springer 1927.

— Über die traumatischen Läsionen des Rückenmarkes auf Grund der Kriegserfahrungen. In Handbuch der Neurologie von Lewandowsky, Erg.-Bd. II, Teil 2. Berlin: Springer 1927.

— Ergänzungsband des Handbuchs der Neurologie, Bd. 2. Berlin: Springer 1930.

Forestier, J., F. Jacqueline et J. Rotes-Querol: La spondylarthrite ankylosante. Paris: Masson & Cie. 1951.

Francillon, M.R.: Wirbelverschiebung in der Lumbalgegend. In Handbuch der Orthopädie, Bd 2, S. 419—455. 1958.

Garcin, R., et D. Oeconomos: Les aspects neurologiques des malformations congénitales de la charnière cranio-rachidienne. Paris 1953.

Glogowski, G.: Die heutige Behandlung der Skelettuberkulose des Kindes und des Jugendlichen. Stuttgart: Georg Thieme 1957.

Güntz, E.: Die Kyphose im Jugendalter. Stuttgart: Hippokrates 1957.

— Fragen zur Begutachtung von Schäden des Bewegungssystems. In Handbuch der Orthopädie, Bd. 1. 1957.

— Wirbelsäule und Becken in Ruhe und Bewegung. Die normale Haltung und ihre Abweichungen. Die klinische Untersuchung der Wirbelsäule. Nicht entzündliche Wirbelerkrankungen. Begutachtungsfragen der Wirbelsäule. In Handbuch der Orthopädie, Bd. 2. 1958.

Guttmann, F.: Management of paralysis. British Surgical Practice, vol. 6. London: Butterworth & Co. 1949.

— Treatment and rehabilitation of patients with injuries of the spinal cord. Vol. Surgery: British Official Medical History of World War II. H. M. Stationary Office London 1953.

— International society for the welfare of crippeler. Proc. 6th World Congr. Den Haag 1954.

Hackenbroch, M.: Grundlagen der Orthopädie. In Handbuch der Orthopädie, Bd. I.

— Degenerative Gelenkerkrankungen. In Handbuch der Orthopädie, Bd. I.

Hadley, L.A.: The spine. Springfield 1956.

Haferkamp, H.: Die Veränderungen der Wirbelsäule als Krankheitsursache. Klinik und Pathologie. Stuttgart: Hippokrates 1955.

Handbuch der Orthopädie, Bd. I u. II von G. Hohmann, M. Hackenbroch u. K. Lindemann. Stuttgart: Georg Thieme 1957/58.

Handbuch der speziellen pathologischen Anatomie und Histologie von Lubarsch-Henke-Rössle. Die spezielle Pathologie des Skelets und seiner Teile, Bd. IX, Teil 4.

Hauberg, G.: Kyphosen und Lordosen. In Handbuch der Orthopädie, Bd. II.

Haumann, W.: Die Wirbelbrüche und ihre Endergebnisse. Stuttgart: Ferdinand Enke 1930.

Hellner, H.: Die Knochengeschwülste. Berlin: Springer 1950.

—, u. P. Poppe: Röntgenologische Differentialdiagnostik der Knochenerkrankungen. Stuttgart: Georg Thieme 1956.

Hirsch, W.: Die Ostitis deformans Paget. Leipzig: Georg Thieme 1953.

Hopf, A.: Die Verletzungen der Wirbelsäule. In Handbuch der Orthopädie, Bd. II.

— Die Wirbelsäulenosteomyelitis nach lumbalen Injektionen. Arch. orthop. Unfallchir. 53, 72—91 (1961).

Howorth, M.B.: Textbook of orthopedics. Philadelphia 1952.

Idelberger, K.H.: Die erblichen Entwicklungsstörungen. In Handbuch der Orthopädie, Bd. 1.

Jackson, R.: The cervical syndrome. Springfield, Illinois 1956.

Jaeger, F.: Die Chirurgie der Wirbelsäule. Mit einem Beitrag von J. Kaster. Die Chirurgie der Wirbeltuberkulose. Stuttgart: Georg Thieme 1959.

Jónsson, B.: Studies on Hibbs' spine fusion in the treatment of scoliosis. Acta orthop. scand. Suppl. 14 (1953).

Koch, W.: Entzündliche Wirbelsäulenerkrankungen. In Handbuch der Orthopädie, Bd. II.

Kochs, J.: Die Spondylitis tuberculosa. In Handbuch der Orthopädie, Bd. II.

— Die Spondylitis luetica. In Handbuch der Orthopädie, Bd. II.

Lange, M.: Erkrankungen der Wirbelsäule. In O. Bumke u. O. Foersters Handbuch der Neurologie, Bd. X. Berlin: Springer 1936.

— Die Wirbelgelenke. Stuttgart 1936.

— Lehrbuch der Orthopädie und Traumatologie, Bd. 1. Stuttgart: Ferdinand Enke 1960.

Leger, W.: Die Form der Wirbelsäule. Beilageh. Z. Orthop. 91 (1959).

Léri, A.: Etudes sur les affections de la colonne vertébrale. Paris: Masson & Cie. 1926.

Leveuf, J., I. Bertrand et H. Sternberg: Etudes sur le spina bifida. Paris: Masson & Cie. 1937.

Liechti, A.: Die Röntgendiagnostik der Wirbelsäule und ihre Grundlagen. Wien: Springer 1948.

Lindemann, K.: Die juvenilen Osteochondrosen. In Handbuch der Orthopädie, Bd. I.

—, u. H. Kuhlendahl: Die Erkrankungen der Wirbelsäule. Stuttgart 1953.

— F.W. Rathke, G. Jentschura u. H. Mau: Skoliosen. In Handbuch der Orthopädie, Bd. II.

Lob, A.: Die Wirbelsäulenverletzungen und ihre Ausheilung, 2. Aufl. Stuttgart: Georg Thieme 1954.

Love, J.G.: Injuries of intervertebrale disks in military service neurosurgery and thoracic surgery. In Military Surgical Manuals, vol. VI. W.B. Saunders Comp. 1943.

Mallet-Guy, P.: Le traitement non sanglant des fractures du rachis. Paris: Masson & Cie. 1938.

Malluche, H.: Die Wirbeltuberkulose, ihre Entstehung und Entwicklung im Röntgenbild. Leipzig: Georg Thieme 1947.

Masuhr, K. F.: Vergleich klinisch-neurologischer, myelographischer und operativer Befunde bei lumbalen Bandscheibenschäden. Inaug.-Diss., Köln 1966.

Matthiash, H.H.: Reifung und Entwicklung in ihren Beziehungen zu den Leistungsstörungen des Haltungs- und Bewegungsapparates. In Handbuch der Orthopädie, Bd. 1.

Mau, H.: Wesen und Bedeutung der enchondralen Dysostosen. Stuttgart: Georg Thieme 1958.

Müller, W.: Pathologische Physiologie der Wirbelsäule. Leipzig: Johann Ambrosius Barth 1932.

Platt, H.: Modern trends in orthopaedics. London: Butterworth & Co. 1950.

Ravault, P.P., u. G. Vignon: Klinische Rheumatologie. Bearbeitet von N. Bannes. Stuttgart-Wien-Zürich: Medica 1957.

Roederer, C., et R. Ledent: La pratique des déviations vertébrales, scoliose-cyphose-lordose. Paris: Doin & Cie. 1951.

Romanus, R., u. S. Ydén: Pelvo-Spondylitis ossificans. Copenhagen: Munksgaard 1955.

Scheier, H.: Prognose und Behandlung der Skoliose. Stuttgart: Georg Thieme 1967.

Schlegel, K.F.: Neurologische Komplikationen bei Mißbildungen, Erkrankungen und Verletzungen der Wirbelsäule. In Handbuch der Orthopädie, Bd. II.

— Spina bifida occulta und Klauenhohlfuß. Erg. Chir. Orthop. S. 268—320, 1664.

— Das Röntgenbild der unspezifisch-deformierenden Veränderungen an der Wirbelsäule. In: „Die Wirbelsäule in Forschung und Praxis“. Bd. 28, S. 63—70. Stuttgart: Hippokrates 1964.

Schmorl, G., u. H. Junghanns: Die gesunde und die kranke Wirbelsäule in Röntgenbild und Klinik, 4. Aufl. Stuttgart: Georg Thieme 1957.

Sèze, S. de, et J. Debeyre: Nouvelle orientation du traitement du mal de Pott de l'adulte. Paris: Masson & Cie. 1956.

Solonen, K.A.: The sacroiliac joint in the light of anatomical, roentgenological and clinical studies. Copenhagen: Munksgaard 1957.

Sorrel, M.E., u. Y. Sorrel-Déjerine: Le mal de Pott. Traité de chirurgie orthopédique. Paris: Masson & Cie. 1937.

Sorrel-Déjerine, Y.: Des paraplégies pottiques. Paris: Masson & Cie. 1926.

Steindler, A.: Diseases and deformities of the spine and thorax. St. Louis 1929.

— Lectures on the interpretation of pain in orthopedic practice. Springfield: Ch.C. Thomas 1959.

Taillard, W.: Les spondylolisthesis. Paris: Masson & Cie 1957.

Thorek, M.: Modern surgical technic. J.B. Lippincott Company 1942.

Töndury, G.: Entwicklungsgeschichte und Fehlbildungen der Wirbelsäule. Stuttgart: Hippokrates 1958.

Tönnis, W., u. K. Nittner: Raumbeengende Prozesse im Spinalkanal (einschließlich Parasiten). Klin. Gegenw. 4 (1957).

Veraguth, O., u. C. Braendli-Eyss: Der Rücken des Menschen, die Erkennung und Behandlung seiner Erkrankungen, 2. Aufl. Bern: Huber 1948.

Weil, S.: Die angeborenen Skeletsystemerkrankungen. In Handbuch der Orthopädie, Bd. I.

— Sonstige Knochenerkrankungen. In Handbuch der Orthopädie, Bd I.

— Die Systemerkrankungen der Wirbelsäule. In Handbuch der Orthopädie, Bd II.

— Die Geschwülste der Wirbelsäule. In Handbuch der Orthopädie, Bd II.

Wiles, Ph.: Essentials of orthopaedics, second edit. London: J. & A. Chruchill 1955.

Wrete, M.: Die kongenitalen Mißbildungen, ihre Ursachen und Prophylaxe. Stockholm: Almquist & Wiksell 1955.

Zukschwerdt, L., E. Emminger, F. Biedermann u. H. Zettel: Wirbelgelenk und Bandscheibe. Stuttgart: Hippokrates 1960.

Die cervicalen Bandscheibenschäden.

Von

R. FRYKHOLM.

Mit 51 Abbildungen.

I. Einleitung.

Cervicale Discusprolapse und Protrusionen haben in den letzten Jahrzehnten großes Interesse hervorgerufen, und man hat ihnen ätiologische Bedeutung für die Entstehung einer Reihe verschiedenartiger, im oberen Körperquadranten lokalisierter Krankheitsprozesse zugeschrieben. Es handelt sich dabei unter anderem um Brachialisneuralgie, Occipitalisneuralgie, Schulter-Hand-Syndrom, cervicale Migräne, Morbus Menière und gewisse Diaphragmaparesen. Außerdem hat sich gezeigt, daß sie die Ursache der häufigsten bei älteren Menschen auftretenden Myelopathien sind.

Die Ätiologie dieser Zustände ist indessen oft kompliziert und kann nicht immer auf mechanische Faktoren zurückgeführt werden. Diese spielen zwar eine entscheidende Rolle in den relativ seltenen Fällen von cervicalem Discusprolaps mit massiver Wurzel- oder Rückenmarkskompression und in Fällen chronischer, discogener Myelopathie. Bei den übrigen der genannten Krankheitsbilder müssen jedoch andere Kausalfaktoren mit berücksichtigt werden. Bezüglich dieser schreiben TÖNNIS und KRENKEL (1955) unter anderem „Diese Zweitfaktoren können entzündlicher, allergischer, klimatischer und endogener Genese sein. Vor allem spielen aber psychische und konstitutionelle Einflüsse (z.B. im Sinne einer vasomotorischen Labilität) eine Rolle".

Die meisten Fälle dieser Krankheitsgruppe sind daher in erster Linie den Fachgebieten der Neurologie, Psychiatrie, Orthopädie, Inneren Medizin oder Otologie zuzuordnen. Der Neurochirurg aber wird oft vor die wichtige Aufgabe gestellt, im einzelnen Fall die Bedeutung *mechanischer* Faktoren zu beurteilen und diese, wenn möglich, auszuschalten. Die folgenden Ausführungen bestehen deshalb im wesentlichen in einer Analyse des Einwirkens mechanischer Faktoren auf Nervenwurzeln, Rückenmark und sympathische Nerven und das einer Darstellung der zur Verfügung stehenden Möglichkeiten, auf chirurgischem Wege Bedingungen für eine verbesserte Funktion zu schaffen.

Die Literatur, die sich direkt oder indirekt auf die hier aktuellen Problemstellungen bezieht, ist so umfangreich, daß sie kaum mehr zu überblicken ist. Dieser Übersicht liegt eine Auswahl von mehr als 1000 Veröffentlichungen zugrunde, die hauptsächlich der westeuropäischen und amerikanischen Literatur entstammen. Viele Arbeiten, die in erster Linie für die der Neurochirurgie nahestehenden Fachgebiete von Interesse sind, erscheinen im Literaturverzeichnis nicht, können aber mit Hilfe der Referenzen leicht gefunden werden.

Um die folgende Darstellung nicht unnötig zu belasten, wurde insofern eine Begrenzung vorgenommen, als nur Publikationen angegeben sind, die Prioritätsinteresse haben oder spezielle Aufschlüsse für die aktuelle Problemstellung geben. Die Publikationen der letzten Jahre wurden dabei besonders berücksichtigt.

II. Geschichtliches.

Bereits 1824 erkannte WENZEL den ätiologischen Zusammenhang zwischen Discusdegeneration und Spondylosis deformans. Diese Auffassung wurde unterstützt von ROKITANSKY (1855), LUSCHKA (1856), BENECKE (1897) und später unter anderem von

Elliott (1926), Schmorl (1927), Hildebrandt (1933), Güntz (1937) und Donohue (1939). Eine weitere Bekräftigung erfolgte durch die tierexperimentellen Arbeiten von Keyes und Compere (1932) und Lob (1933).

Braun (1875) vertrat die Auffassung, daß cervicale Spondylose radikuläre Symptome hervorrufen kann. Dies wurde später von vielen Verfassern akzeptiert, wenn auch die Ansichten über die Art des Zustandekommens der Wurzelschädigung geteilt waren. Leri (1916), Elliott (1926), Grage (1939) und andere schrieben die Wurzelschädigung einer direkten Kompression durch Exostosen zu. Braun (1875), Ehrlich (1930), Thomas (1931) u. a. glaubten, daß intraforaminale Entzündung und Stase die wesentlichen ätiologischen Faktoren bildeten. Rathelot (1925), Gunther und Kerr (1929), Bisgard (1932), Crouzon und Gaucher (1937), Behrens (1945) u. a. dachten sich eine Kombination von mehreren Faktoren unter anderem periradikuläre „Cellulitis" in Übereinstimmung mit Nathans (1916) tierexperimentellen Beobachtungen. Östlind (1939) erwog die Möglichkeit einer „rheumatischen" radiculären Infektion und Roger (1928) betonte die Wichtigkeit traumatischer Faktoren. Eingehende pathologische Studien über die strukturellen Verhältnisse im Foramen intervertebrale bei Spondylose findet man erst relativ spät bei Hadley (1939), Haglund (1942) und Duus (1948). Diese Verfasser wiesen auf das Vorkommen bedeutender Kompression und Verlagerung der Nervenwurzeln infolge intraforaminaler Osteophyten hin.

Andeutungen über das *cervicocephale Syndrom* finden sich bei Patrick (1918) und Holbrock (1927). Eine eingehende Analyse erfolgte zuerst durch Barré (1926) und Lieou (1928) unter der Bezeichnung „Syndrome sympatique cervicale posterieur". Die Beziehungen dieses Syndroms zu Veränderungen in der Halswirbelsäule wurden jedoch nur von einzelnen Verfassern anerkannt. Erst als Bärtschi-Rochaix (1949) eine wohldokumentierte Monographie über dieses Thema herausgab, wurde dieses Problem in zahlreichen Veröffentlichungen, vor allem der deutschen Literatur, behandelt.

Nachlas (1934) und Hanflig (1936) waren die ersten, die dem Präkordialschmerz in diesem Zusammenhang ihre Aufmerksamkeit zuwandten und Oppenheimer (1938) beschrieb als erster das Schulter-Hand-Syndrom bei cervicaler Spondylose.

Sporadische Mitteilungen über das Auftreten von Paraplegien als Folge von spondylotischen Veränderungen oder akuten traumatischen Discusprolapsen wurden bereits im 19. Jahrhundert an Hand von Obduktionsbefunden gemacht (Key 1836; Virchow 1857; Luschka 1858; Strümpell 1888; Kocher 1896). Nach Brain et al. (1952) scheint Horsley der erste gewesen zu sein, der einen solchen Fall erfolgreich operiert hat. Es vergingen aber noch viele Jahre bis die Ätiologie der Discusprolapse und -protrusionen klargelegt wurde. Chirurgen, die solche Veränderungen mit Zeichen von Rückenmarkskompression bei der Exploration fanden, klassifizierten sie als *Osteochondritis* oder *Chrondrom* (Oppenheim 1904; Baily und Casamajor 1911; Steinke 1918; Clymer Mixter, Mella 1921; Adson und Ott 1922; Parker und Adson 1925; Andre-Thomas, Villander 1928; Stookey 1928; Elsberg 1928). Erst durch die Arbeiten von Schmorl (1927, 1928, 1929, 1931) und seinen zahlreichen Nachfolgern wurde die Genese der Discusprotrusionen und -prolapse vollständig klargelegt.

Küttner hat offenbar als erster einen cervicalen Discusprolaps mit isolierter Wurzelkompression operiert. Der Prolaps wurde von Gutzeit (1927) als „Osteochondritis dissecans der Zwischenwirbelscheibe" beschrieben. In den folgenden Jahren wurden weitere Fälle veröffentlicht, bei denen lumbale oder thorakale Protrusionen oder Prolapse operativ entfernt worden waren (Alajouanine, Petit-Dutallis 1928, 1929; Veraguth 1929; Dandy 1929; Bucy 1930; Antoni 1931; Ellmer 1932; Alpers Grant und Yaskin 1933). Mixter und Barr (1934) waren die ersten, die den Zusammenhang zwischen lumbalen Discusprolapsen und Ischias eindeutig klarlegten.

Auch in den Jahren 1930—1943 wurde über eine ganze Reihe von cervicalen Discusprolapsen als Ursache von Wurzel- oder Rückenmarkskompression berichtet und dank Schmorls Untersuchungen wurden nun die Veränderungen von den einzelnen Verfassern richtig klassifiziert (ELSBERG 1931; PEET und ECHOLS 1934; MIXTER und AYER 1935; HAWK 1936; MORTON 1936; CHIASSERINI 1937; GLORIEUX 1937; LOVE und CAMP 1937; LOVE und WALSH 1938; WALSH und LOVE 1938; STOOKEY 1940; CRAIG und SHELDEN, 1940; STONE, ARIEFF, KAPLAN, BROWN 1941; McKENZIE und BOTTERELL 1942; PERON et al. 1942).

Trotz dieser Literatur und des übrigen Schrifttums über die Zusammenhänge zwischen cervicaler Spondylose und Brachialgie waren die meisten Kliniker vor 1943 immer noch der Meinung, daß die „Brachialisneuralgie" entweder als Ausdruck einer „referred pain" von tieferen somatischen Strukturen (LEWIS und KELLGREN 1939) aufzufassen sei oder als Folge eines Spasmus oder Hypertrophie des Musculus scalenus anterior. Dies führte zu einer recht kritiklosen Anwendung der Scalenotomie als Standardmethode zur chirurgischen Behandlung der Brachialisneuralgien. Einen mehr in die Einzelheiten gehenden Bericht über die damals aktuellen Theorien und über die wesentlichen früheren Vorstellungen über die Ätiologie der Brachialisneuralgien [Neuritis, Radiculitis, Funiculitis] gab FRYKHOLM 1951 (e).

An Verfassern, welche die klinische Bedeutung der cervicalen Discusprotrusionen weitgehend klargestellt haben, seien genannt: SEMMES und MURHEY (1943), BUCY und CHENAULT (1944), SPURLING und SCOVILLE (1944), MICHELSEN und MIXTER (1944), BROAGER (1944), LUND (1945), BROWDER und WATSON (1945), EATON (1946), JOSEY und MURPHEY (1946).

Die reichhaltige Literatur der letzten Jahrzehnte auf diesem Gebiet ist durch Versuche gekennzeichnet, die mannigfaltigen Äußerungen der Discuskrankheit klinisch genauer zu analysieren. Man hat sich dabei im besonderen mit den vasovegetativen Komplikationen und den Myelopathien befaßt und sich bemüht, adäquate Behandlungsmethoden für diese Zustände zu finden. Ein Teil dieser Arbeiten wird in den folgenden Kapiteln referiert.

III. Anatomie.

1. Anatomie der Halswirbelsäule.

Die beiden ersten Halswirbel haben eine besondere Form und zwischen ihnen liegt keine Bandscheibe. Infolgedessen werden die Kompressionssymptome der zwei obersten Cervicalwurzeln in den folgenden Ausführungen nur kurz gestreift. Bezüglich der Anatomie usw. des oberen Abschnittes der Halswirbelsäule siehe WANKE und BUES (1953), LINDEMANN und KUHLENDAHL (1953) und JACKSON (1956).

Von C 3 bis C 7 haben die Halswirbel einen prinzipiell gleichartigen Aufbau (Abb. 1). Die kraniale Fläche des Wirbelkörpers des Erwachsenen ist sattelförmig, d.h. leicht konvex von ventral nach dorsal und konkav in transversaler Richtung. Extrem lateral finden sich beiderseits nach oben gerichtete Knochenwälle, *Processus uncinati* (TROLARD 1893). Diese Fortsätze weisen bedeutende Größenunterschiede auf. Nach RATHKE (1934) fehlen sie beim Neugeborenen und entwickeln sich zu ihrer vollen Größe erst im 2. Lebensjahrzehnt. Die Funktion der Processus uncinati besteht offenbar in der Aufgabe, die Seitenbeugung der Halswirbelsäule zu begrenzen und damit den Plexus brachialis und seine Wurzeln vor zu starken mechanischen Beanspruchungen zu schützen.

An der kranialen Fläche des Wirbelkörpers befindet sich eine, entlang den Rändern ohne Unterbrechung verlaufende Zone aus kompaktem Knochen die sog. *Randleiste*. Diese überkleidet also auch die Innenseite des Processus uncinatus (NIEDNER 1932; FRYKHOLM 1951a). Die Randleiste bildet eine Struktur, an welcher der Annulus fibrosus vermittels Sharpey-Fasern fest verankert ist.

Von der Randleiste umschlossen und in etwas tieferem Niveau ist die Endplatte des Wirbels gelegen, welche in ihrem Aussehen einem feinmaschigen Sieb gleicht. Die Deckplatte bildet die Unterlage für die Knorpelplatte der Bandscheibe. Beim Kinde ziehen durch die Löcher in der Deckplatte zahlreiche Blutgefäße zum Discus. Die Gefäße bilden sich langsam zurück und am Ende des Längenwachstums erfolgt die Nutrition des Discus ausschließlich durch Diffusion von Nährsäften von der Spongiosa der Wirbelkörper her (Schmorl u. a.).

Die caudale Fläche des Halswirbelkörpers ist sattelförmig in umgekehrtem Sinne, also kongruent zur kranialen Fläche des darunterliegenden Wirbels. Die caudale Fläche enthält gleichfalls eine siebartige Deckplatte, welche entlang der Peripherie von der Randleiste umgeben ist. Auch hier besteht volle Kontinuität der Randleiste.

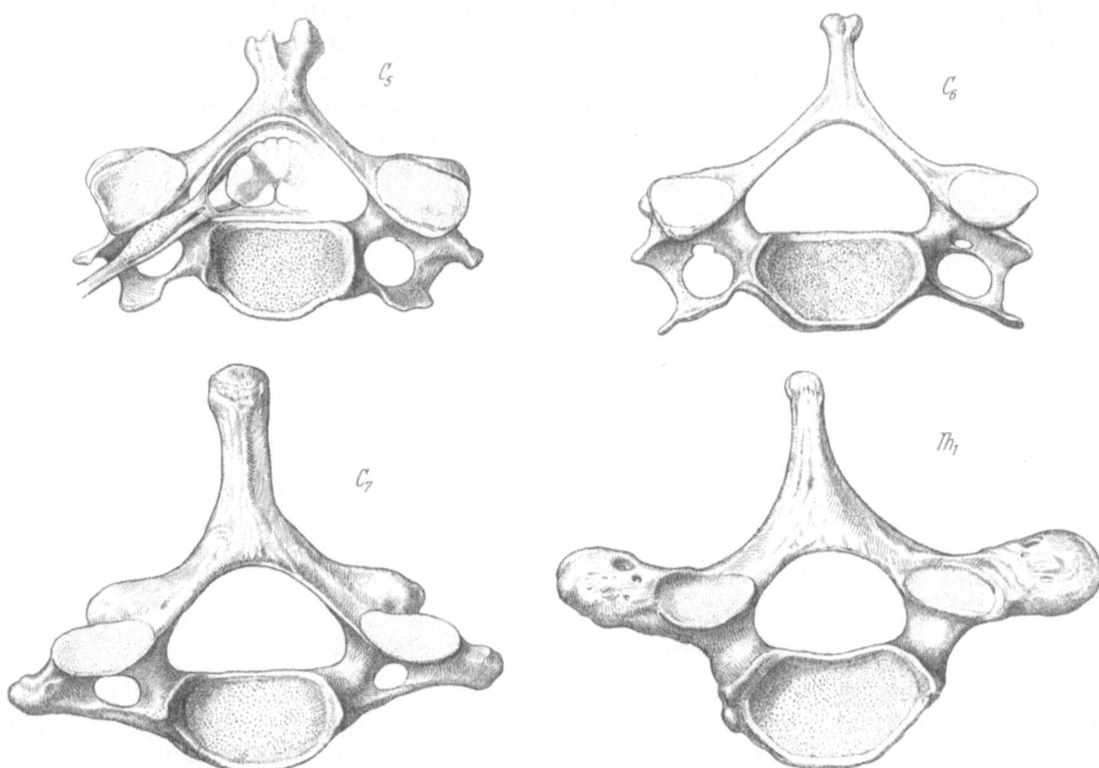

Abb. 1. Wirbelkörper C₅—Th₁, kraniale Ansicht. Das Bild zeigt: 1.) daß Form und Volumen des Spinalkanales in den betreffenden Höhen variieren, 2.) daß die Pedikel von Th₁ mehr nach dorsal gerichtet sind als die Pedikel von C₅—C₇, 3.) daß die Processus uncinati von C₅ eine laterale Lage, an den darunterliegenden Wirbeln aber eine etwas mehr dorsale Lage haben, was an Th₁ am deutlichsten hervortritt, und schließlich, daß die Processus uncinati ganz von der Randleiste bedeckt sind.

Die *Pedikel* der Halswirbel sind nach dorsolateral gerichtet, in einem Winkel von etwa 45⁰ zur Sagittalebene. Sie verbinden den Wirbelkörper mit den Knochenstrukturen, welche die Gelenkfortsätze tragen. Jeder der letzteren besitzt eine mit Knorpel ausgekleidete Gelenkfacette. Die Gelenkflächen sind schief gestellt, das kraniale Paar ist nach dorsal, kranial, und das caudale Paar nach ventral, caudal gerichtet. Die Gelenkfortsätze decken einander demnach dachziegelförmig in cranio-caudaler Richtung.

Die *Querfortsätze* der Halswirbel nehmen ihren Ausgang von der lateralen Seite der Wirbelkörper und Pedikel und haben eine ventrolaterale Richtung. Sie sind zur Aufnahme der Plexuswurzeln in ihren kranialen Aspekten als Rinnen geformt (Abb. 2). Ventral und rechtwinklig zu den Spinalnerven verläuft die Arteria vertebralis durch die Foramina transversalia der Querfortsätze. Nach Kovács (1955) sind die Querfortsätze bei grazil gebauten Individuen mehr lateralwärts gerichtet und diese anatomische Variante soll bei geringgradigen Subluxationen in den Intervertebralgelenken zu einer erhöhten Disposition für Kompression von Arteria und Nervus vertebralis führen können.

In der Horizontalebene hat der cervicale Spinalkanal in seinem größeren Anteil die Form eines Dreiecks, nimmt aber dann im Abschnitt von C7—Th1 eine immer mehr ovale Form an (Abb. 1).

Die *Foramina intervertebralia* sind nach oben und unten zu von den Pedikeln begrenzt. Ihre ventrale Wand wird von den beiden angrenzenden Wirbelkörpern und einem kleinen Segment der Bandscheibe gebildet, die dorsale Wand vom oberen Gelenkfortsatz des caudalen Wirbels. Die Spitze des Gelenkfortsatzes reicht dabei bis zum äußeren Anteil des Pedikels hinauf, der die obere Wand des Foramen bildet. Am Übergang von der hinteren zur oberen Begrenzung des Zwischenwirbelloches reicht infolgedessen der Gelenkspalt bis an das Foramen heran und ist von diesem nur durch die Gelenkskapsel getrennt (S. 137, Abb. 36).

2. Anatomie der Bandscheiben, einschließlich der „Uncovertebralgelenke".

Beim Kinde haben die cervicalen Bandscheiben einen im Prinzip gleichartigen Aufbau wie im thorakalen und lumbalen Bereich (RATHKE). Sie bestehen also aus einem zentral gelegenen *Nucleus pulposus*, der oben und unten von den beiden Knorpelplatten und rund der Peripherie vom *Annulus fibrosus* eingeschlossen ist. Die Knorpelplatten bestehen aus hyalinem Knorpel und sind, wie schon früher erwähnt, an den Endplatten der Wirbelkörper befestigt. Der Annulus fibrosus besteht aus Faserknorpel und ist durch Sharpey-Fasern an den Randleisten der angrenzenden Wirbel befestigt.

Mit der Entwicklung der Processus uncinati wird die Anatomie der Zwischenwirbelscheiben komplizierter. In seinen lateralen Anteilen wird der Annulus fibrosus dünner und biegt sich nach aufwärts. In Übereinstimmung mit den Wirbelkörpern nimmt der Discus Sattelform an (Abb. 2).

Die beträchtliche Beweglichkeit nach allen Richtungen, die normalerweise zwischen zwei benachbarten Halswirbeln möglich ist, führt zu einer erheblichen mechanischen Belastung des dazwischen liegenden Discus. Die intrastrukturellen Verschiebungen sind am größten im Bereiche des dünneren Teiles des Annulus, welcher dem Processus uncinatus anliegt. Es ist daher einleuchtend, daß es

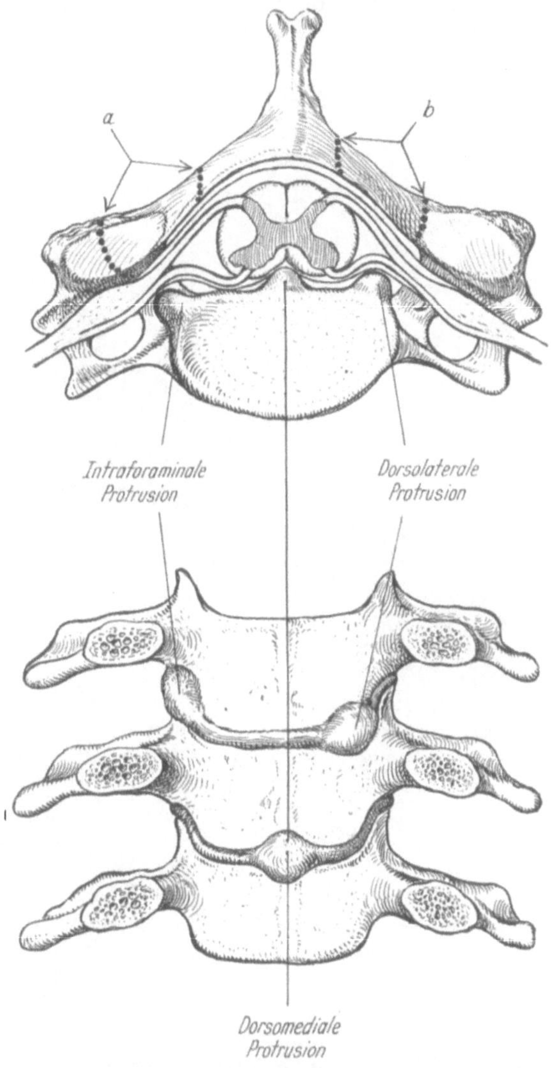

Abb. 2. Die Abbildung zeigt die topographische Lage der vom klinischen Gesichtspunkt aus wichtigsten drei Arten von Prolapsen und Protrusionen. Eine *dorso-mediale* Protrusion übt einen Druck auf die ventrale Fläche des Rückenmarkes aus. Eine *intraforaminale* Protrusion preßt den Radikularnerven gegen die medialen Hälften der Gelenkfortsätze. Eine hintere Dekompression wird durch *Hemifacettektomie* (a) erzielt. Eine *dorsolaterale* Protrusion komprimiert die intraspinalen Wurzelfasern gegen den Wirbelbogen. Eine hintere Dekompression erreicht man durch *Hemilaminektomie* (b).

an dieser Stelle zu einer Desintegration des Faserknorpels kommt und der Raum zwischen Processus uncinatus und der entsprechenden Partie des kranialen Wirbels dadurch das

Aussehen eines Gelenkspaltes annimmt (vgl. Rathke 1934; Töndury 1944; Frykholm 1951a). Dieser Gelenkspalt wurde von Luschka (1858) entdeckt und beschrieben und als *Hemiarthrosis intervertebralis lateralis* bezeichnet. Von Trolard wurde später die Bezeichnung *Uncovertebralgelenke* eingeführt, die sich später allgemein durchgesetzt hat.

Eine Reihe von Verfassern vertrat die Auffassung, daß die Uncovertebralgelenke Sitz einer „Arthritis" werden können und daß Osteophyten dieser Lokalisation eine besondere Bedeutung beigemessen werden müsse: Giraudi (1931), Lyon (1933), Krogdahl und Torgersen (1940), Bull (1948). Diese Anschauung gründet sich unter anderem auf dem Umstand, daß die Außenseite der Uncovertebralgelenke mit einer Art Kapsel- und Synovialmembran versehen ist. Die „Gelenkflächen" sind jedoch nicht mit hyalinem Knorpel bedeckt, sondern mit Faserknorpel, der seine Herkunft offenbar vom Annulus fibrosus hat. Die Grenzschicht nach medial zu, also gegen den Nucleus pulposus besteht im Normalfall aus intakten Annuluslamellen. Im Frühstadium der Discusdegeneration wird diese Scheidewand durchbrochen und Nucleus pulposus-Gewebe dringt in die Uncovertebralgelenke vor (Haglund 1942). Meiner Meinung nach liegt daher kein Grund vor, einen grundsätzlichen ätiologischen Unterschied zwischen uncovertebralen Osteophyten und solchen, die an anderen Stellen entlang den Kanten der Wirbelkörper entstehen, zu machen.

Die hier vertretene Auffassung von der Be-

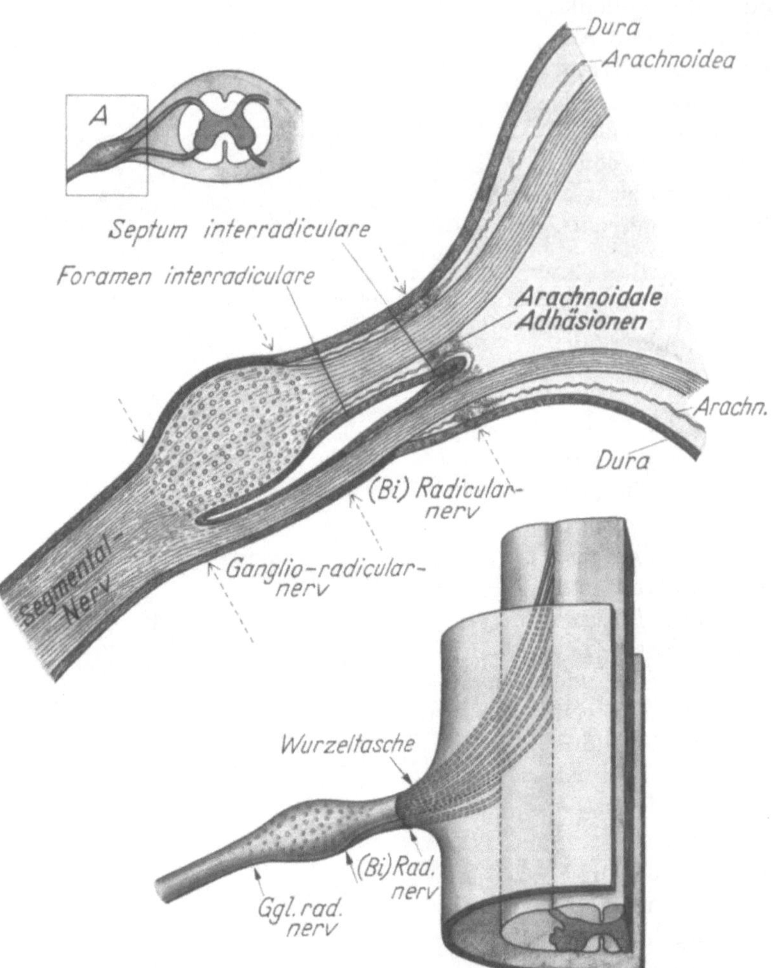

Abb. 3. Schematische Zeichnung, welche die Anatomie der Nervenwurzeln und ihrer Wurzelscheiden veranschaulicht. Die *Wurzeltasche* ist eine trichterförmige nach lateral gerichtete Erweiterung des Duralsackes. Am lateralen Pol befinden sich die beiden *Wurzelostien*, welche durch das Septum interradiculare von einander getrennt, in die beiden *Wurzelscheiden* übergehen, deren dorsale etwas länger ist als die ventrale (vgl. auch Abb. 13, 44—47). Der *Radikularnerv* besteht aus Vorder-, Hinterwurzel und deren Scheiden. Zwischen den Wurzelscheiden befindet sich ein Spatium: *Foramen interradiculare* (vgl. Abb. 12). Die Bezeichnungen Bi-Radikularnerv und Ganglio-Radikularnerv sind von Cordier, Coulouma und van Varseveld (1936) benützt worden.

schaffenheit der Uncovertebralgelenke wird unter anderem von Payne und Spillane (1957) unterstützt. Cave, Griffiths, White und Ley (1955), Jackson (1956) und Boreadis, Gerskon-Cohen (1956) halten dagegen daran fest, daß es sich um echte Gelenke handelt.

3. Anatomie der Nervenwurzeln und Wurzelscheiden.

Jede cervicale Nervenwurzel setzt sich aus 4—8 Fila zusammen, welche einem ungefähr 1 cm langem Rückenmarkssegment entspringen (HOVELAQUE). Die Fila verlaufen gewöhnlich in cranio-caudaler Richtung und strahlen zu einem gemeinsamen Bündel an ihren jeweiligen Austrittsstellen zusammen. Bei einzelnen Individuen kann die Verlaufsrichtung der Fila eine laterale oder sogar etwas kraniale sein.

Entsprechend dem Intervertebralloch bildet die Dura eine kleine, trichterförmige Ausbuchtung, die sog. *Wurzeltasche* (Abb. 3, 12, 13). Diese hat die Aufgabe, eine Knickbildung der Nervenwurzeln zu verhindern (FRYKHOLM 1951b).

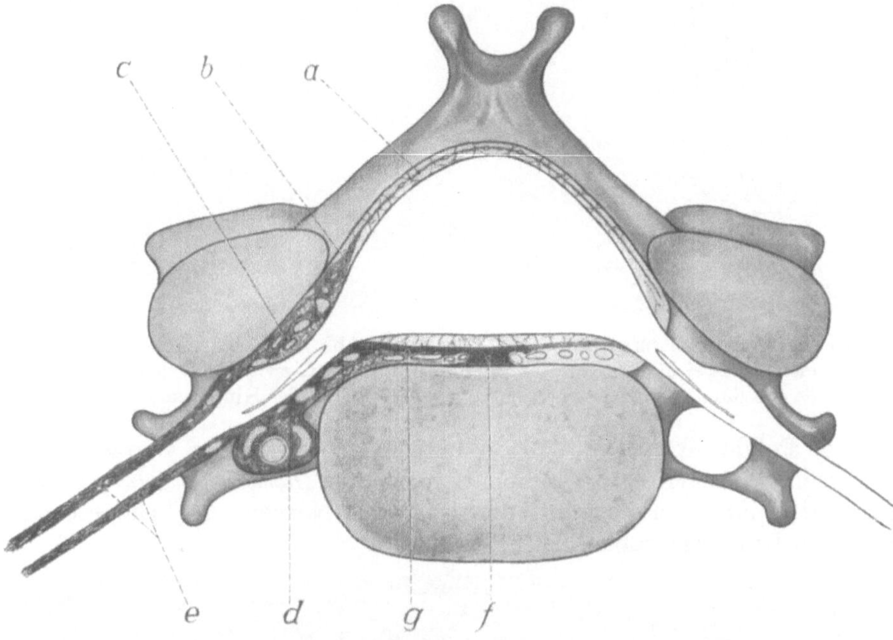

Abb. 4. Schematische Zeichnung. Anatomie des Epiduralgewebes. *a* An der Dorsalseite besteht es aus einer einfachen Schicht von kleinen Fettläppchen und Venen (vgl. Abb. 5). *b* Nach lateral zu verdickt sich das Gewebe, enthält zahlreiche große Venen in mehreren Schichten und weist einen fließenden Übergang in die *periradikuläre* Scheide (*c*) auf. Diese steht in engem Kontakt mit der Bindegewebsscheide der Arteria vertebralis, *d*, geht aber weiter lateral direkt in die *epineurale Bindegewebsscheide* (*e*) über. Das *Ligamentum longitudinale post.* *f* liegt in der Mittellinie (vgl. Abb. 6 und 8). Von dessen dorsaler Schicht nimmt die Trolardsche Fascie *g* ihren Ausgang, welche laterale Ausläufer zum Foramen intervertebrale und zur periradikulären Scheide abgibt. Der Plexus venosus epiduralis ventralis befindet sich zwischen Wirbelkörpern und Trolardscher Fascie und ist also durch diese von der ventralen Fläche der Dura getrennt.

In der Tiefe der Wurzeltasche befinden sich 2 Öffnungen — *Wurzelostien* — voneinander getrennt durch das *Septum interradiculare*. Diese geht in die beiden *Wurzelscheiden* über. Zwischen diesen beiden Wurzelscheiden liegt ein fakultatives Spatium, welches als *Foramen interradiculare* bezeichnet wird.

Jede Nervenwurzel ist von einem Arachnoideahäutchen umschlossen, das die Wurzel in die Tiefe der Wurzelscheide begleitet (Abb. 3). In der Gegend der Wurzelostien ist die Arachnoidea gewöhnlich verdickt und enthält zahlreiche Corpora amylacea. Ein Ausläufer des Subarachnoidalraumes lateral von den Wurzelostien ist nicht nachweisbar. Bei subarachnoidaler Injektion von Pantopaque kann man infolgedessen wohl eine Füllung der Wurzeltaschen erzielen, das Kontrastmittel dringt jedoch nie bis in die Wurzelscheiden vor.

Die dorsale Wurzelscheide reicht im allgemeinen weiter nach lateral als die ventrale und kann sich ein Stück über den medialen Pol des Spinalganglions hinaus erstrecken.

Lateral von der Wurzeltasche liegen also die beiden Nervenwurzeln, jede von ihrer eigenen Scheide umhüllt, aber in engem Kontakt miteinander und bilden zusammen den sog. *Radicularnerven* (Nageotte).

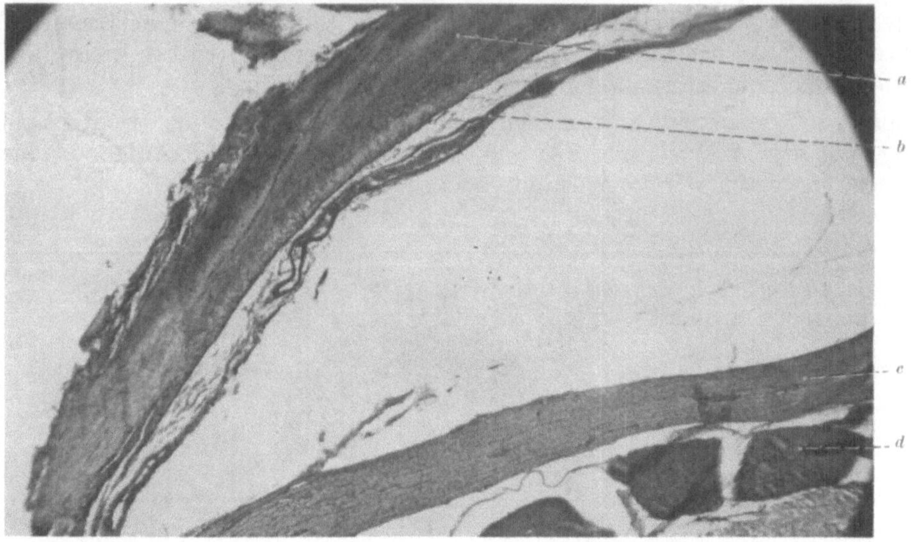

Abb. 5. Histologischer Schnitt entsprechend dem Gebiet a) auf Abb. 4. *a* Ligamentum flavum. *b* Membrana epiduralis, welche hier aus zwei dünnen fibrösen Membranen besteht, zwischen welchen eine einzige Schicht von dünnwandigen Venen liegt. *c* Dura. *d* Fila der Hinterwurzel.

Am lateralen Pol des Spinalganglions vereinigen sich die beiden Wurzeln zum *Segmentalnerven*. Dieser gibt nach einer kurzen Strecke den *Ramus dorsalis* ab, welcher die Nackenmuskulatur innerviert, worauf der Rest des Nerven als Primärstamm in den Plexus brachialis bzw. cervicalis einstrahlt.

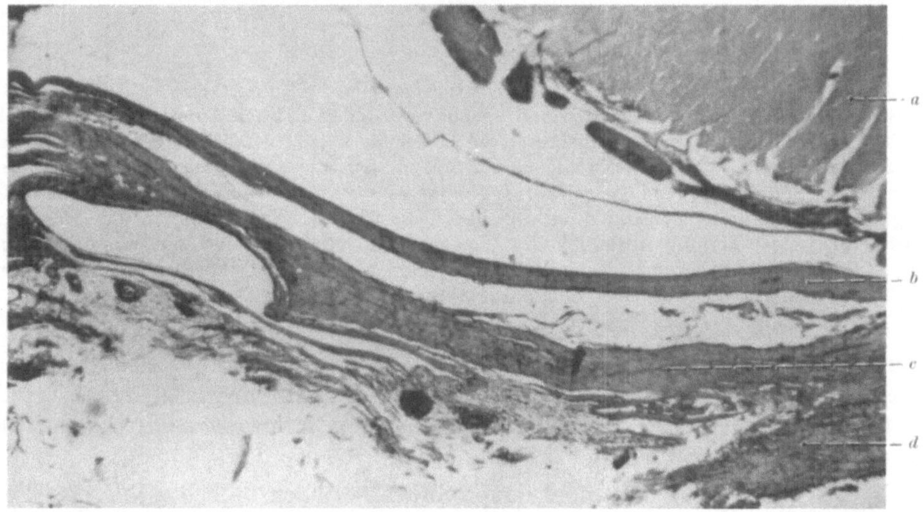

Abb. 6. Histologischer Schnitt entsprechend dem Gebiet zwischen f) und g) in Abb. 4. *a* Rückenmark. *b* Dura. *c* Trolardsche Fascie, die hier sogar dicker als die Dura ist. *d* Ligamentum longitudinale post. (nur dessen linke Hälfte ist sichtbar). Der Plexus venosus ventralis liegt ventral zur Trolardschen Fascie, ist hier aber teilweise durch die Präparation zerstört.

4. Anatomie des epiduralen und periradikulären Gewebes.

Die epidurale Gewebsschicht, *Membrana epiduralis*, umschließt den spinalen Dural-sack in seiner ganzen Zirkumferenz und hat Ausläufer in die Foramina intervertebralia, welche die Wurzelnerven als gefäßreiche periradikuläre Hülle einscheiden. Die Epiduralmembran weist in ihren dorsalen, lateralen und ventralen Abschnitten eine verschiedenartige Struktur auf (Abb. 4, 5, 6). Dorsal besteht die Epiduralmembran aus zwei außerordentlich dünnen fibrösen Schichten, zwischen denen ein einfaches Lager von kleinen Venen und Fettlobuli liegt. In lateraler Richtung verdickt sich die Epiduralmembran unter Zunahme der Vascularisierung nach und nach. Am weitesten lateral enthält die Membran dicke, dünnwandige Venen in einer oder mehreren Schichten (*Plexus venosus epiduralis lateralis*) und ein Geflecht aus ziemlich festem Bindegewebe. Epiduralgewebe von der eben beschriebenen Struktur hat Ausläufer in das Foramen intervertebrale und

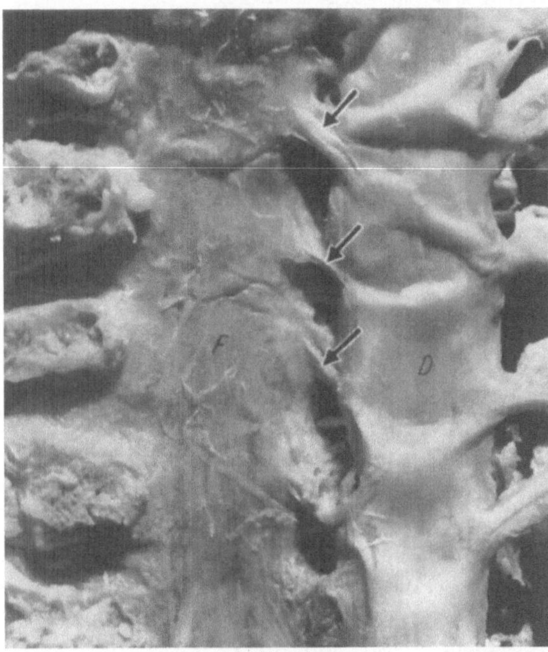

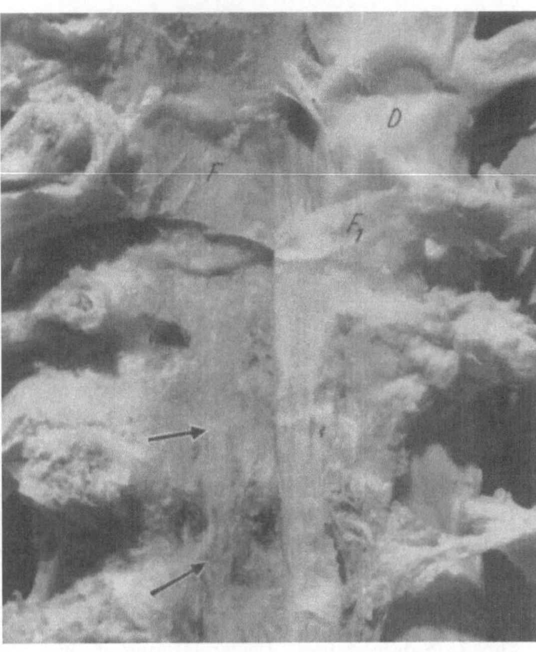

Abb. 7.   Abb. 8.

Abb. 7 und 8. Die Anatomie der Trolardschen Fascie. Präparat der Halswirbelsäule, dorsale Ansicht. Wirbelbögen und Gelenkfortsätze sind entfernt. Der Duralsack mit seinem Inhalt (*D*) und die Nervenwurzeln der linken Seite sind freipräpariert und nach rechts rotiert.

Abb. 7. *F* Trolardsche Fascie. Sie bedeckt die ganze ventrale Wand des Spinalkanales und gibt Faserzüge zu den Foramina intervertebralia ab, welche in die periradikuläre Scheiden einstrahlen. Durch Pfeile sind die normalen Verwachsungen zwischen Fascie und den Wurzeltaschen der rechten Seite angezeigt.

Abb. 8. Die Trolardsche Fascie ist teilweise durchschnitten. Deren unterer Teil ist abpräpariert und nach rechts verlagert (F_1). Darunter sieht man das eigentliche Ligamentum longitudinale post. (Pfeile).

bildet dort eine *periradikuläre Scheide* um den Radikularnerven. Der venöse Abfluß außerhalb des Foramen erfolgt in einige gemeinsame Hauptstämme. Die periradikuläre Scheide wird hier gefäßarmer und mehr fibrös und geht direkt in die *epineurale* Scheide des entsprechenden Plexusstammes über. Die epineurale Scheide ist in der Rinne des Querfortsatzes fest verankert.

Das Periduralgewebe an der Ventralseite der Dura weicht in seinem Aufbau wesentlich von dem an der Dorsal- und Lateralseite ab (Abb. 4, 6). In der Mittellinie verläuft das *Ligamentum longitudinale posterius*. Die Dorsalseite der Wirbelkörper ist von einem kräftigen *Plexus venosus epiduralis ventralis* bedeckt, der durch reichliche Anastomosen mit dem Plexus venosus epiduralis lateralis in Verbindung steht. Der gemeinsame Abfluß erfolgt durch die Foramina intervertebralia. Der Plexus venosus epiduralis ventralis ist jedoch — im Gegensatz zu den Verhältnissen an der übrigen Zirkumferenz — vom Duralsack durch eine kräftige Fascie vollständig abgeschieden. Diese nimmt ihren Ausgang vom Lig. longitudinale posterius und spannt sich als kräftige Membran über die ganze Vorderwand des Spinalkanales (Abb. 7—9). Laterale Ausläufer der Fascie ziehen zu den Foramina intervertebralia, wo sie in das Bindegewebe der periradikulären Hüllen übergehen. Diese Fascie wurde bereits von Trolard beschrieben, wird jedoch in der neueren Handbuchliteratur nicht als eigene Struktur erwähnt. Ein Teil der Verfasser bezeichnet sie als Ausläufer des Lig. longitudinale posterius (Payne und Spillane 1957 u. a.). Diese Fascie entspricht aber der inneren der beiden fibrösen Schichten, welche am dorsalen Abschnitt der Epiduralmembran in Abb. 5 zu sehen sind. Ich habe für sie die Bezeichnung *Trolards Fascie* vorgeschlagen.

5. Anatomie des Halssympathicus.

Der cervicale Anteil des sympathischen Nervensystems besteht aus 2 Komponenten, nämlich dem Grenzstrang und dem Nervus (Plexus) vertebralis. Die Segmentalnerven stehen mit dem Grenzstrang via *Rami communicantes superficiales* und mit dem Plexus vertebralis via *Rami communicantes profundi* in Verbindung. Genauere Einzelheiten siehe Francois-Franck (1899), Hovelaque (1927) und Minne (1929). Nach früheren Anschauungen wurden sämtliche cervicale Rami communicantes als solche des grauen, postganglionären Typs aufgefaßt und man glaubte nicht, daß präganglionäre Fasern in den cervicalen Nervenwurzeln vorkamen.

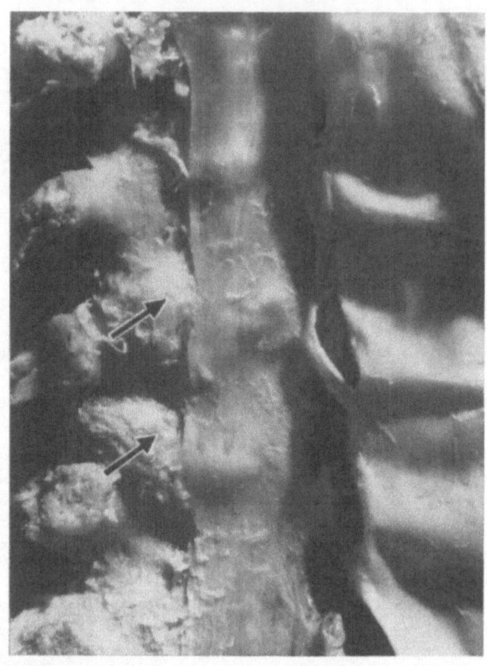

Abb. 9. Anderes Präparat, ähnlich dem auf Abb. 7—8 dargestellten. Die Trolardsche Fascie ist teilweise entfernt. Man sieht zwei große Discusprotrusionen (Pfeile). Es tritt deutlich hervor, wie die Fascie den Zwischenraum zwischen den Protrusionen überbrückt, wodurch das Rückenmark gegen lokale Kompression in gewissem Grad geschützt wird.

Wrete (1953) wies hingegen beim menschlichen Embryo zahlreiche kleine, intermediäre sympathische Ganglien im Bereiche der cervicalen Spinalnerven nach und Skoog (1947) fand solche Ganglien beim Erwachsenen nicht nur in den Spinalnerven, sondern auch im Anschluß an die Rami communicantes. Gleichartige Ganglien wurden von Delmas, Laux und Guerrier (1947) als dem Plexus vertebralis angeschlossen beschrieben und diese Autoren sind der Auffassung, daß diese Ganglien ihre präganglionären Fasern über die cervicalen Nervenwurzeln erhalten.

Delmas und Laux (1952) behaupten weiterhin, daß es verstreute sympathische Zentren für die Vasomotorik im ganzen Rückenmark gibt und daß sämtliche Nervenwurzeln deshalb präganglionäre Fasern enthalten können. Nach der Meinung dieser Verfasser sind lediglich die sympathischen Zentren für die visceralen Funktionen auf die Segmente Th 2—L 2 begrenzt. Demnach besteht also die Möglichkeit, daß jede cervicale Wurzelkompression auch präganglionäre sympathische Fasern affizieren kann, Fasern, die nicht nur zum Arm, sondern auch zu den Versorgungsgebieten der Arteria carotis und vertebralis verlaufen. An Klinikern, welche diese Anschauungen übernommen haben, seien genannt: Ricard, Girard und Dupasquier (1948), Taptas (1952), Gayral und Neuwirth (1954), Tittley (1955).

Der Plexus vertebralis umhüllt die Arteria vertebralis als Geflecht. Bei lateralen Discusprotrusionen kann der Plexus gemeinsam mit der Arterie mechanischen Einwirkungen ausgesetzt sein (Krogdahl-Torgersen 1940, s. auch Abb. 16, S. 85). Nach Kovács (1955) kann er auch bei leichten Subluxationen zwischen 2 Halswirbeln komprimiert sein. Der Plexus vertebralis enthält unter anderem sympathische Fasern für die Blutgefäße der hinteren Schädelgrube.

Der Truncus sympathicus liegt mit M. longus colli an der ventralen lateralen Zirkumferenz der Wirbelkörper und Zwischenwirbelscheiben. Es ist daher nicht ausgeschlossen, daß große Osteophyten dort eine Druckwirkung auf ihn ausüben könnten (vgl. NAGEL 1936 und HORWITZ 1940). Die sympathischen Fasern des Grenzstranges ziehen unter anderem zu den Gefäßen der mittleren und vorderen Schädelgrube und zur Orbita.

6. Topographie und anatomische Variationen.

1. Im cervicalen Bereich liegen die Radikularnerven im Foramen intervertebrale, die Spinalganglien gleich außerhalb desselben. Ventral von den Spinalganglien und rechtwinkelig zu ihnen verlaufen Arteria und Plexus vertebralis.

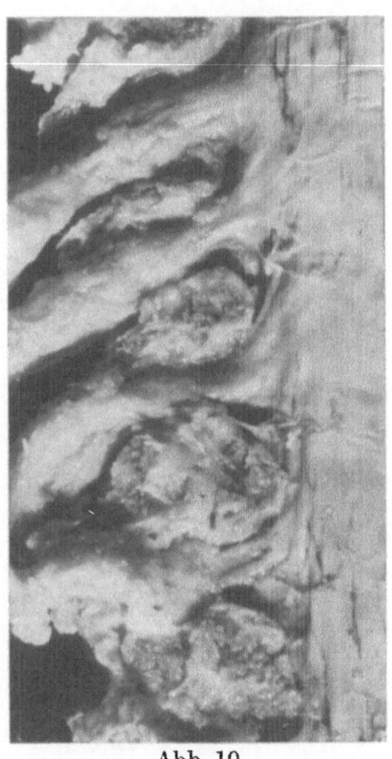

Abb. 10.   Abb. 11.

Abb. 10—13. Einige Variationen im Aufbau von Wurzeltaschen und Radikularnerven im unteren Abschnitt der Halswirbelsäule. Wirbelbögen und Gelenkfortsätze entfernt. Dorsale Ansicht.

Abb. 10. Von den Radikularnerven nehmen zwei eine caudale bzw. zwei eine transversale Verlaufsrichtung. Sämtliche Wurzeltaschen haben Trichterform.

Abb. 11. Die drei untersten Radikularnerven haben einen stark kranial gerichteten Verlauf. Die Wurzeltaschen sind nicht trichterförmig und die Nervenwurzeln infolgedessen kräftig geknickt.

2. Die Radikularnerven nehmen ungefähr ein Viertel des Raumes des Foramen intervertebrale ein (HADLEY). Der Rest wird von einem Venenplexus, fibrösen Gewebe verschiedenartiger Konsistenz und kleineren Verbänden Fettgewebe beansprucht. Die Gesamtheit dieser Strukturen bilden die *periradikuläre Scheide*.

3. Bei jungen Menschen befinden sich die Radikularnerven im allgemeinen im Zentrum des Foramen, d.h. in der Mitte zwischen beiden angrenzenden Pedikeln. Sie nehmen gewöhnlich einen transversalen oder etwas caudalen Verlauf (Abb. 10).

4 Bei *einzelnen jungen Menschen* ist eine anatomische Variante vorhanden die darin besteht, daß ein oder mehrere Radikularnerven in einen Bogen um den unteren rand-

6*

bildenden Pedikel des Foramen intervertebrale verlaufen. Der Radikularnerv nimmt deshalb in seinem ersten Abschnitt einen schräg aufwärts gerichteten Verlauf (vgl. Abb. 11). Die Wurzeltasche ist dabei schlecht ausgebildet oder fehlt ganz: *Genuine Dysplasie der Wurzeltasche.* In Zusammenwirken mit biomechanischen Faktoren (s. S. 95) entwickelt sich bei solchen anatomischen Abweichungen manchmal eine Fibrosierung der Scheiden: eine *genuine Wurzelscheidenfibrose,* welche sich als chronisch verlaufende Rhizalgie manifestieren kann (S. 113).

Anatomische Variationen dieser Art können der Gruppe der Arnold-Chiarischen Mißbildungen zugerechnet werden. Sie beruhen wahrscheinlich auf einer Störung des Längewachstums der Dura im Verhältnis zur Wirbelsäule (Frykholm 1951b). Bezüglich *discogene* Wurzelscheidenfibrosen siehe S. 95.

5. Im Radikularnerven liegt die ventrale Wurzel genau vor der dorsalen. Eine recht häufige Variation besteht darin, daß die Abgangsstelle der ventralen Wurzel vom Dural-

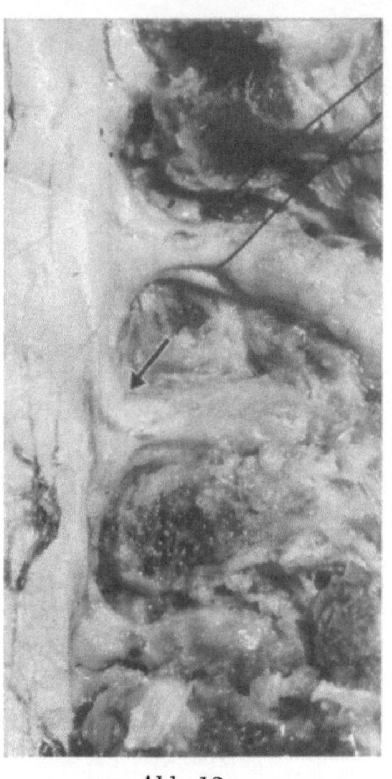

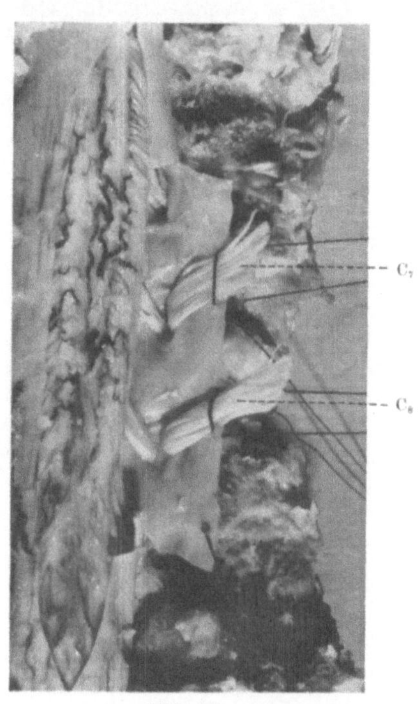

Abb. 12.   Abb. 13.

Abb. 12. Ein schwarzer Seidenfaden ist durch das Foramen interradiculare von C_7 geführt (vgl. Abb. 3). Die Vorderwurzel ist caudal zur Hinterwurzel sichtbar. Die Wurzeltasche hat eine wohl ausgebildete Trichterform. Der Radikularnerv hat eine transversale Richtung. An C_8 fehlt eine normale Wurzeltasche, und man sieht deutlich, daß die Hinterwurzel rechtwinklig abgeknickt ist (Pfeil). Auch in diesem Niveau liegt die Vorderwurzel etwas caudal von der Hinterwurzel. Ein intraforaminaler Discusprolaps könnte unter diesen Voraussetzungen leicht eine selektive Vorderwurzelkompression verursachen (vgl. S. 139 und Abb. 41).

Abb. 13. Gleiches Präparat wie auf Abb. 12. Dura aufgeschnitten, Arachnoidea entfernt, die Wurzelfasern von C_7 und C_8 durchtrennt und zusammen mit der Dura nach rechts gezogen. Die Zacken des Ligamentum denticulatum sind abgeschnitten. Aufnahme etwas von links. Bei C_7 sieht man in eine gut ausgebildete Wurzeltasche hinein. Die Wurzeltasche von C_8 ist dysplastisch und die beiden Nervenwurzeln ziehen deshalb ohne Vermittlung der Wurzeltasche in ihre resp. Scheiden.

rohr etwas caudal von der dorsalen Wurzel liegt (Abb. 12). Dadurch kann die motorische Wurzel durch einen intraforaminalen Discusprolaps einer selektiven Druckwirkung ausgesetzt sein (Abb. 41). Dies ist die Ursache eines speziellen Syndroms, welches später beschrieben wird (S. 90).

IV. Pathologie der Bandscheiben.

1. Terminologie.

Bezüglich der Terminologie der Discusprolapse und -protrusionen herrscht in der Literatur so große Verwirrung, daß man sich in vielen Fällen nicht klar darüber werden kann, welche pathologische Veränderung gemeint wird. Aus diesem Grunde erscheint es notwendig, zunächst eine klare Definition der drei verschiedenen Arten von Discusveränderungen zu geben, die aus praktischen Gründen voneinander unterschieden werden müssen, nämlich der *Discusprolapse, Annulusprotrusionen* und *osteophytäre Protrusionen*.

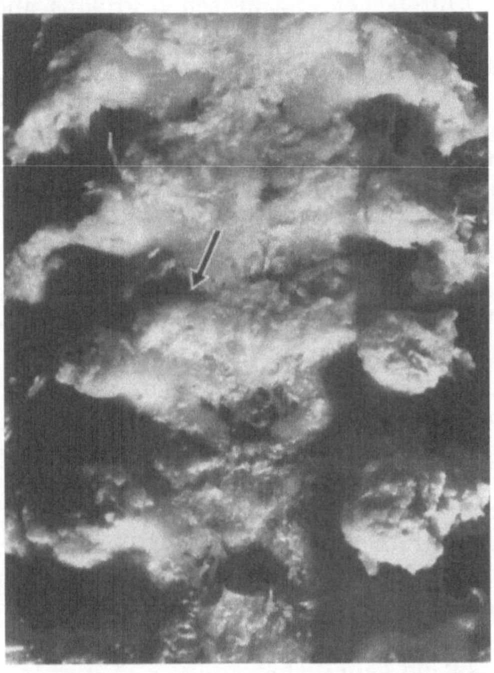

Abb. 14.

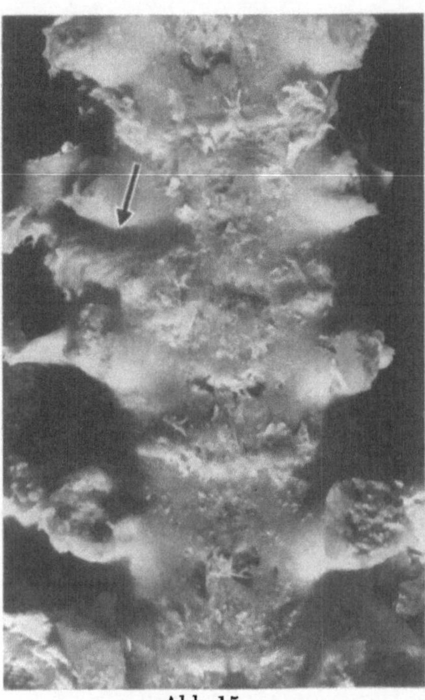

Abb. 15.

Abb. 14—16. Einige Arten von Discusprotrusionen. Präparat des unteren Abschnittes der Halswirbelsäule. Wirbelbögen, Gelenkfortsätze und alle Weichteile entfernt. Aufnahme von dorsal her.

Abb. 14. Dorso-laterale Protrusion (Pfeil).

Abb. 15. Intraforaminale Protrusion (Pfeil). Benachbarte Bandscheiben von normalem Aussehen. Dorsaler Aspekt des Annulus fibrosus nur als sehr schmaler, quer verlaufender Rand sichtbar.

1. Discusprolapse entstehen infolge einer Ruptur des Annulus und bestehen aus sequestrierten Annulusfragmenten samt Teilen des Nucleus pulposus, welche zusammen als klar abgegrenzte Struktur *außerhalb* des Discus liegen. Synonyme Bezeichnungen sind: Nucleusprolaps, Discushernie, Bandscheibenvorfall, Hernia disci intervertebralis.

2. Annulusprotrusionen bestehen aus einer Vorbuchtung des Annulus fibrosus lokalisierter oder mehr oder weniger diffuser Art, welche sogar den ganzen Umfang des Discus betreffen kann. Die Vorbuchtung ist von elastischer, gummiartiger Konsistenz. Synonyma: „bulging disc", „concealed hernia", „Protrusio disci intervertebralis".

3. Osteophytäre Protrusionen bestehen aus einer dünnen Schicht von Annulusgewebe, welche kranial und caudal von knöchernen Auflagerungen an den Wirbelkörperrändern eingeschlossen sind, die am Röntgenbild wie Zacken aussehen. Protrusionen dieser Art können sich auf die Uncovertebralregion beschränken, pflegen aber in fortgeschrittenerem Stadium die ganze Zirkumferenz des Discus einzunehmen. Synonyme Begriffe: Osteophytose, Osteochondrose, Spondylosis deformans.

Sowohl bei Annulus- wie auch bei osteophytären Protrusionen ist demnach die Kontinuität der äußeren Annuluslamellen beibehalten. Manchmal entsteht jedoch später außerdem eine Ruptur, wobei zur bereits vorhandenen Protrusion ein Prolaps hinzutritt. Dieser liegt dann als abgesonderte runde Masse am Gipfel der Protrusion.

Eine einheitliche Nomenklatur für diese 3 Arten von pathologischen Bandscheibenveränderungen wurde nie eingeführt. In der anglo-amerikanischen Literatur bedient man sich leider der Bezeichnung „disc protrusion" bezüglich der Typen 1, 2 und gelegentlich auch 3. Es wäre besser, wenn der Begriff *Protrusion* für die Typen 2 und 3 vorbehalten sein würde.

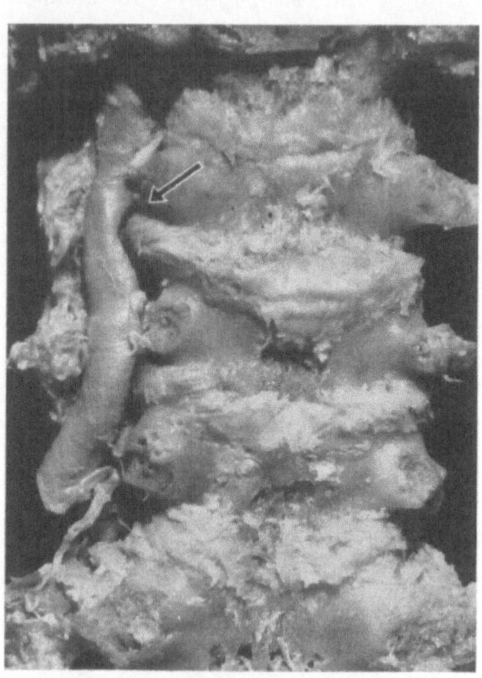

Abb. 16. Diffuse Protrusion des Annulus in Verbindung mit osteophytären Auflagerungen an den Kanten der Wirbelkörper, am meisten hervortretend links und lateral, wo die größte Protrusion eine deutliche Kompression der Arteria vertebralis verursacht (Pfeil).

Vom chirurgischen Gesichtspunkt aus ist die Unterscheidung zwischen Prolaps und Protrusion von besonderer Wichtigkeit. Ein Prolaps kann ohne Bedenken incidiert und leicht entfernt werden. Eine Ausräumung des Discus selbst ist im allgemeinen nicht erforderlich. Incidiert man hingegen eine Annulusprotrusion, so ist die Ausbeute gewöhnlich sehr gering. Man ist dann meistens gezwungen, den Discus auszuräumen, um einem späteren Austritt von Sequestern durch die Incisionsöffnung vorzubeugen.

Alte inveterierte Prolapse nehmen im Laufe von Jahren durch Metaplasie eine homogene, chondromähnliche Struktur an und sind deshalb schwer von Annulusprotrusionen zu unterscheiden. Dagegen sind frische Prolapse leicht zu erkennen: Ihr Inhalt wird spontan vorgepreßt, sobald man die deckende Bindegewebsschicht (Trolards Fascie) incidiert oder mit einem stumpfen Haken perforiert. Es wird hier folgende pathologisch-anatomische Klassifikation gebraucht:

1. (Discus)prolapse.
2. (Discus)protrusionen.
    a) Annulusprotrusionen.
    b) Osteophytäre Protrusionen.

Die Symptomatologie lokalisierter Prolapse oder Protrusionen ergibt sich aus ihrer topographischen Lage (Abb. 2, 14—16). Folgende topographische Klassifikation wird gebraucht:

A. **Intraspinale** (Prolapse bzw. Protrusionen):
　　1. *Dorsomediale* mit bilateralen Rückenmarksymptomen einhergehend.
　　2. *Paramediane* mit unilateralen Rückenmarksymptomen einhergehend.
　　3. *Dorsolaterale* mit radikulären Symptomen infolge Kompression der Wurzeln gegen den lateralen Teil des Wirbelbogens einhergehend, gelegentlich in Verbindung mit unilateralen Rückenmarksymptomen.

B. **Intraforaminale** mit radikulären Symptomen einhergehend infolge von Kompression des Radikularnerven gegen die hintere Wand des Foramen intervertebrale.

C. **Laterale** gelegentlich mit Einwirkungen auf Nervus und Arteria vertebralis.

D. **Ventrale.**
　　1. *Ventrolaterale* gelegentlich mit Einwirkung auf den Grenzstrang.
　　2. *Ventromediale* gelegentlich mit Einwirkung auf den Oesophagus.

2. Discusprolapse.

Im normalen Discus des Erwachsenen ist die zentrale, den Nucleus pulposus enthaltene Kavität, nach oben und unten von den hyalinen Knorpelplatten begrenzt und rings ihrer Peripherie von zirkulär angeordneten Lamellen aus Faserknorpel (Annulus fibrosus). Auch lateral ist diese Kavität gänzlich durch Annuluslamellen von den uncovertebralen Fissuren getrennt. Frühzeitig im Laufe der Discusdegeneration wird diese Scheidewand durchbrochen und Nucleus pulposus-Gewebe dringt in die Uncovertebralfissuren ein (HAGLUND). An diesem Locus minoris resistentiae braucht lediglich die dünne „Gelenkkapsel" durchbrochen zu werden, um zur Entstehung eines lateralen oder intraforaminalen Discusprolapses zu führen, was jedoch selten der Fall ist. Gewöhnlich kommt es als Folge von Alter und Degenerationsprozessen zu einer beträchtlichen Eintrocknung des Discus (PUSCHEL, KEYES und COMPERE, ÜBERMUTH, SYLVEN et al., BUSH et al.). Diese Vorgänge und der Umstand, daß die cervicalen Bandscheiben ein kleines Volumen haben, erklären möglicherweise das relativ seltene Vorkommen von cervicalen Discusprolapsen verglichen mit der Frequenz der anderen Manifestationen von Discusdegeneration in dieser Region.

Ein Prolaps setzt sich aus sequestriertem Gewebe zusammen, das sowohl vom Nucleus pulposus als auch von den inneren Lamellen des Annulus fibrosus herstammt (LOVE und WALSH 1943; BRADFORD und SPURLING 1945). Die Größe eines Prolapses übersteigt selten die einer kleinen Erbse (vgl. BULL 1948), was jedoch bereits genügt, um im Bereiche des Foramen intervertebrale eine Wurzelkompression zu verursachen. In einzelnen Fällen entstehen intraspinale Prolapse bis zur Größe eines Kleinfingergliedes, welche das Rückenmark komprimieren können. Diese Prolapse bestehen gewöhnlich aus einem großen Stück abgestoßenen Annulusgewebes und nur zu einem kleineren Teil aus Nucleus pulposus-Gewebe.

Durch Metaplasie mit fibrotischer oder knorpeliger Umwandlung kann ein Prolaps vermutlich im Volumen zunehmen (SAUNDERS und INMAN 1940; BULL 1948) und gelegentlich auch calcifiziert werden (COVENTRY, CHORMLEY und KERNOHAN 1945), wodurch ein chordom- bzw. fibromähnliches Aussehen entstehen kann.

Gelegentlich findet man, wie bereits erwähnt, einen kleinen Prolaps an der Spitze einer Annulus- oder Osteophytenprotrusion (vgl. POOL 1953).

Eine Bandscheibe mit einem Prolaps zeigt im Röntgenbild manchmal eine unbedeutende bis mäßige Senkung des betreffenden Intervertebralabstandes und eine leichtgradige Sklerose der angrenzenden Knochenstrukturen als Ausdruck einer Discusdegeneration. Solche Veränderungen können aber auch ganz fehlen. Sogar viele Jahre nach der Exstirpation eines Discusprolapses können sowohl Intervertebralabstand wie auch Knochenstrukturen röntgenologisch normal erscheinen. Nicht selten kommt es jedoch zu einer fortschreitenden Degeneration, die als Endresultat das wohlbekannte Bild der Osteochondrose zeigt.

3. Annulusprotrusionen.

Mit zunehmendem Alter verliert der Discus an Elastizität und Turgor. Dies hat eine Spannungsverminderung der zirkulären Annuluslamellen zur Folge. Wird der Discus unter den Belastungen des täglichen Lebens nach und nach immer weiter zusammengepreßt, kann der Annulus nachgeben und nach außen buchten. Dieser Vorgang kann begrenzt sein oder den ganzen Umfang des Discus umfassen (Abb. 16). Auch im Gebiete der „Gelenkkapseln" der Uncovertebralfissuren, die wie schon erwähnt, in Wirklichkeit aus den äußeren Annuluslamellen bestehen, kann es zu einer Vorbuchtung kommen. Innerhalb des Foramen intervertebrale nimmt sich eine solche Protrusion als fest-elastischer Wulst von gummiartiger Konsistenz aus, der von caudal und medial schräg nach kranial und lateral verläuft. Eine Annulusprotrusion kann unter Umständen rupturieren und so zur Entstehung eines Prolapses führen.

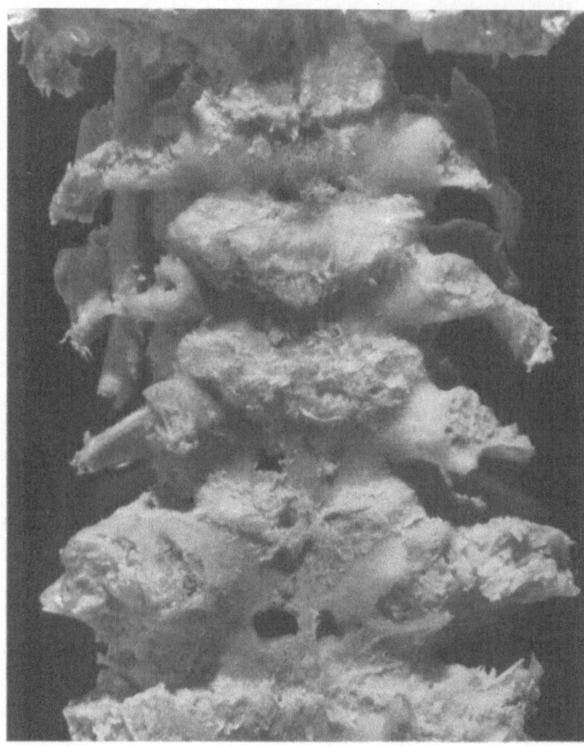

Abb. 17.

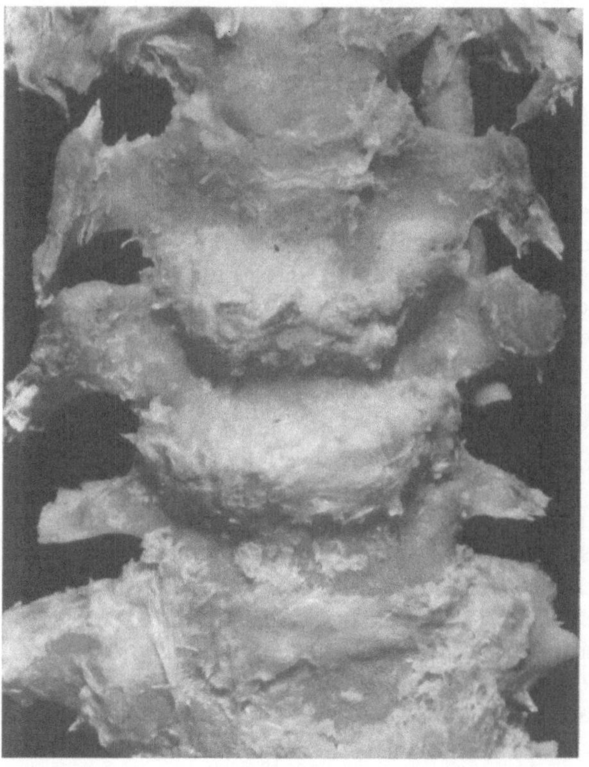

Abb. 18.

4. Osteophytäre Protrusionen.

Eine Annulusprotrusion verwandelt sich im Laufe der Zeit in eine osteophytäre Protrusion. Dies geschieht dadurch, daß die Sharpey-Fasern in der Außenschicht des Annulus einen kräftigen Zug auf die Wirbelkörperkanten ausüben und so die Bildung von Osteophyten anregen (vgl. Eppstein und Davidoff 1935). Außerdem kommt es bei weiterem Zusammensinken des Discus zu direkter mechanischer Einwirkung auf die Ränder der Wirbelkörper, was zusätzlich zur Bildung von Osteophyten beiträgt (s. unten!).

Einer osteophytären Protrusion braucht jedoch nicht notwendigerweise eine Annulusprotrusion voranzugehen. In der Mehrzahl der Fälle kommt es zu einer so hochgradigen Austrocknung und Atrophie des Discus, so daß letzterer zusammensinkt, ohne daß ein nennenswerter Teil des Annulus vorgepreßt wird. Ein Teil des Discusgewebes kann übrigens auch als sog. Knorpelknötchen durch die Knorpelplatten in die Spongiosa der angrenzenden Wirbelkörper durchbrechen (Schmorl).

Geht auf die beschriebene Weise die stoßdämpfende Funktion des Discus verloren, so werden vor allem die Ränder der Wirbelkörper starken direkten mechanischen Beanspruchungen ausgesetzt (Elliott 1926). Die Reaktion des Knochens besteht in einer Wucherung von Osteophyten, welche von den Rändern der angrenzenden Wirbelkörper vorwachsen und den verschmälerten Discus lippenförmig umschließen.

Die Bildung von Osteophyten beginnt gewöhnlich in der Gegend der Uncovertebralgelenke. Hier ist der Discus a priori am dünnsten und das

Abb. 17. Präparat des unteren Abschnittes der Halswirbelsäule. Dorsale Ansicht. Wirbelbögen, Gelenkfortsätze und Weichteile entfernt. Man sieht zwei große diffuse osteophytäre Protrusionen in Höhe von C_{5-6} bzw. C_{6-7}.

Abb. 18. Gleiches Präparat wie auf Abb. 17, ventrale Ansicht, aus welcher hervorgeht, daß die Protrusionen die ganze Zirkumferenz der Bandscheiben umfassen.

Knochengewebe infolgedessen den stärksten mechanischen Belastungen ausgesetzt. Die Osteophyten breiten sich allmählich aus und entwickeln sich schließlich zu quer verlaufenden Wällen an der vorderen Wand des Spinalkanals (Abb. 9, 14—18). Diese sind im allgemeinen von harter Konsistenz eventuell mit Ausnahme der mittleren Partie, wo noch eine schmale Zone des Discus an die Oberfläche der Protrusion heranreicht. Durch aktive Proliferation von Knorpel- und Bindegewebe kann die oberflächliche Schicht der Protrusion eine weichere Beschaffenheit annehmen.

Große schnabelförmige Osteophyten an der ventralen Fläche der Wirbelkörper können auch ohne Discusdegeneration vorkommen. Laut SCHMORL (1929) entstehen sie durch Zugwirkung des Ligamentum longitudinale anterius an den Wirbelkörperkanten. An der dorsalen Fläche der Wirbel fehlen gleichartige Zackenbildungen, was auf dem Umstand beruhen dürfte, daß das Lig. longitudinale posterius an den Bandscheiben und nicht an den Wirbelkörperkanten inseriert.

5. Spondylose und Spondylarthrose.

Discusdegeneration in Verbindung mit Osteophytwachstum an den Wirbelkörperkanten wird als Spondylose oder Osteochondrose (SCHMORL) bezeichnet. Mit der Verschmälerung des Discus ändern sich auch die mechanischen Verhältnisse in den entsprechenden Intervertebralgelenken. Es treten Subluxationen in den Gelenken auf, indem die Spitze des Gelenkenfortsatzes des unteren Wirbels mit dem Pedikel des darüber gelegenen Wirbels in Kontakt tritt (HADLEY). Aus diesen ungünstigen statischen Verhältnissen können sich Arthrosen in den Intervertebralgelenken entwickeln, welche zu einer weiteren Verengung des Foramen intervertebrale beitragen. Eine Spondylose in Verbindung mit den eben beschriebenen Gelenkveränderungen wird als Spondylarthrose bezeichnet.

Bei Degeneration einer oder mehrerer Bandscheiben kommt es gewöhnlich zum Auftreten einer Kyphose anstatt der Lordose der gesunden Halswirbelsäule. Der Vertex der Kyphose liegt dann in Höhe der am schwersten veränderten Zwischenwirbelscheibe. Bei hochgradiger Spondylarthrose kommt es hingegen oft zu einer verstärkten Lordose.

Kalkeinlagerungen in Zwischenwirbelscheiben beim Kinde haben gewöhnlich eine infektiöse Ätiologie. Beim Erwachsenen jedoch kann es im Rahmen einer Discusdegeneration zu einer Calcifizierung kommen (WEENS 1945; DE SÈZE et al. 1956).

6. Reaktive Veränderungen in Bindegewebe, Nervenwurzeln und Rückenmark als Folge der Discopathie.

Im Gefolge eines Discusprolapses oder einer Discusprotrusion treten immer reaktive Prozesse in den umgebenden Gewebsschichten auf. Es kommt zu einer Anhäufung von Rundzellen und Fibroblasten. Diese Vorgänge verursachen im Laufe der Zeit eine Induration des Gewebes, in erster Linie des Epiduralgewebes und der Dura einschließlich deren Wurzeltaschen und -scheiden (HADLEY 1944; FRYKHOLM 1951e).

Bei einer dorsolateralen oder intraforaminalen Protrusion sind vor allem die entsprechenden Wurzelscheiden und die Wurzeltasche von den Veränderungen betroffen. Das Duragewebe dieser Gebilde verdickt sich und wird weniger durchsichtig. Die Wurzeltasche schrumpft und verliert ihre Trichterform (vgl. Abb. 43). Die direkte Druckwirkung der Protrusion auf das Gewebe muß dabei als pathogenetischer Faktor in Betracht gezogen werden. Dazu kommt, daß bei Spondylose der Radikularnerv im Foramen intervertebrale oft etwas verlagert ist, so daß er bei Bewegungen der HWS gegen einen der angrenzenden Pedikel reibt.

Die eben beschriebenen Veränderungen werden hier als *discogene Wurzelscheidenfibrose* bezeichnet, zum Unterschied zu der früher erwähnten *genuinen* Form (s. S. 83).

Bei älteren Menschen tritt zufolge von Spondylose und Osteoporose eine allmähliche Verkürzung der ganzen Halswirbelsäule ein. Dabei haben die Radikularnerven die

Tendenz, gegen die caudalen Abschnitte ihrer Foramina intervertebralia verschoben zu werden. Infolgedessen kommen dysplastische Wurzeltaschen mit kranialer Verlaufsrichtung der Radikularnerven (Abb. 11) bei älteren Menschen viel häufiger vor als bei jüngeren Altersgruppen (Frykholm 1951b). Reid (1958) vertritt eine von der oben erwähnten etwas abweichenden Ansicht über die Entstehung der kranial gerichteten Radikularnerven. Er glaubt, daß die Anomalie ihre Ursache in einer altersbedingten Schrumpfung des ganzen Duralrohres hat. Solche *sekundären Dysplasien der Wurzeltaschen* sind an C 8 besonders ausgeprägt. Biomechanische Faktoren (s. S. 95) tragen dazu bei, daß hier manchmal eine sog. *sekundäre discogene Wurzelscheidenfibrose* entsteht, welche typische radikuläre Symptome geben kann. Sie ist häufig Ursache der C 8-Syndrome bei Patienten mit Spondylose, die ja bekanntlich selten Veränderungen der Discus C 7—Th 1 aufweisen.

Die histologischen Veränderungen bei der discogenen Wurzelscheidenfibrose bestehen in einer Verdickung und hyalinen Entartung der kollagenen Fasern im Duragewebe (Abb. 19—20).

Die indurativen Vorgänge im Duragewebe haben aber die Tendenz, auch auf die Strukturen innerhalb der Dura überzugreifen. Bei langdauernden Wurzelkompressionen verdickt sich auch die Arachnoidea. Im intraneuralen Bindegewebe tritt gleichfalls eine Wucherung von Rundzellen und Fibroblasten auf, welche mit der Zeit zu einer interstitiellen Fibrose führt (vgl. Hadley und Duus, Kahlau und Krücke).

Dorsomediale osteophytäre Protrusionen weisen oft sehr intensive Verwachsungen mit der Dura auf. Diese wird schließlich von neugebildetem Bindegewebe gänzlich

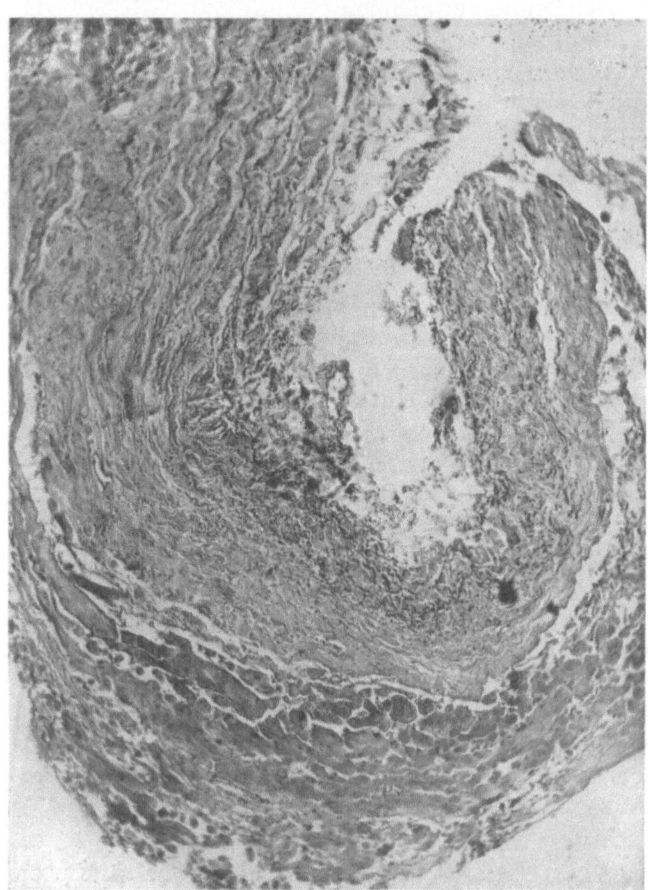

Abb. 19. Histologische Veränderungen bei Wurzelscheidenfibrose. Die äußeren Schichten der Dura sind verdickt und hyalin entartet. Operationspräparat, welches dem kranialen Dura-Wurzelwinkel von C$_8$ nach durchgeführter intraduraler Radikolyse (s. Abb. 44—48) entnommen ist. Die Wurzeltasche fehlte, der Radikularnerv hatte eine angedeutet kraniale Richtung und verlief in engem Kontakt mit dem Pedikel von C$_7$, mit welchen eine gewisse Friktion stattgefunden haben könnte. Die Nervenwurzeln waren scharf abgeknickt.

durchsetzt. Metaplasie und Kalkeinlagerungen können die Verhältnisse so verändern, daß es aussieht, als habe die Protrusion die Dura wie eine Spicula perforiert.

Ein ähnlicher pathologischer Prozeß kann dazu führen, daß ein weicher Discusprolaps sich einen Weg durch die Dura bahnt, wobei der Hauptanteil intradural zu liegen kommt.

Bei reaktiven Gewebeveränderungen in der Umgebung von dorsomedialen Prolapsen und Protrusionen verdicken sich auch Arachnoidea und Pia, was Anlaß zu Durchblutungsstörungen geben kann. Die Bedeutung von Zirkulationsstörungen für die Entstehung einer Myelopathie wird auf S. 119 näher erörtert.

Haynes (1950) hat darauf hingewiesen, daß die epiduralen Venen bei Discopathie oft auffallend erweitert sind.

7. Kompressionsmechanismen.

1. *Dorsomediale* und *paramediane* Prolapse können, eine entsprechende Größe vorausgesetzt, zu direkter Rückenmarkskompression führen und doppelseitige bzw. einseitige Symptome verursachen.

Intraspinale osteophytäre Protrusionen sind jedoch selten groß genug, um sich in einer manifesten Rückenmarkskompression auszudrücken. Dagegen können sie sehr wohl der Entwicklung einer chronisch verlaufenden Myelopathie zugrunde liegen. Bezüglich deren Pathogenese siehe Abschnitt XII, 1, S. 118.

2. *Dorsolaterale* Prolapse oder Protrusionen komprimieren die Nervenwurzeln des gleichen Segments genau an deren Eintrittsstelle in die Wurzeltaschen. Sie können aber außerdem sowohl auf den lateralen Abschnitt des Rückenmarkes wie auch auf die Wurzelfilamente des nächst caudal liegenden Segmentes einen Druck ausüben. Voraussetzung für den zuletzt genannten Modus ist, daß die Wurzelfilamente so lang sind, daß sie zwei Bandscheiben passieren, was für die untersten 2—3 Cervicalsegmente im allgemeinen zutrifft. Biradikuläre Symptome können infolgedessen durch eine einzige Protrusion verursacht sein. Die unilateralen Rückenmarksymptome sind im allgemeinen nicht sehr ausgeprägt und können auch ganz fehlen.

Diese Prolapse und Protrusionen pressen die Nervenwurzeln gegen die dahinterliegenden Wirbelbögen. Eine Dekompression wird deshalb durch eine Hemilaminektomie erzielt (Abb. 2).

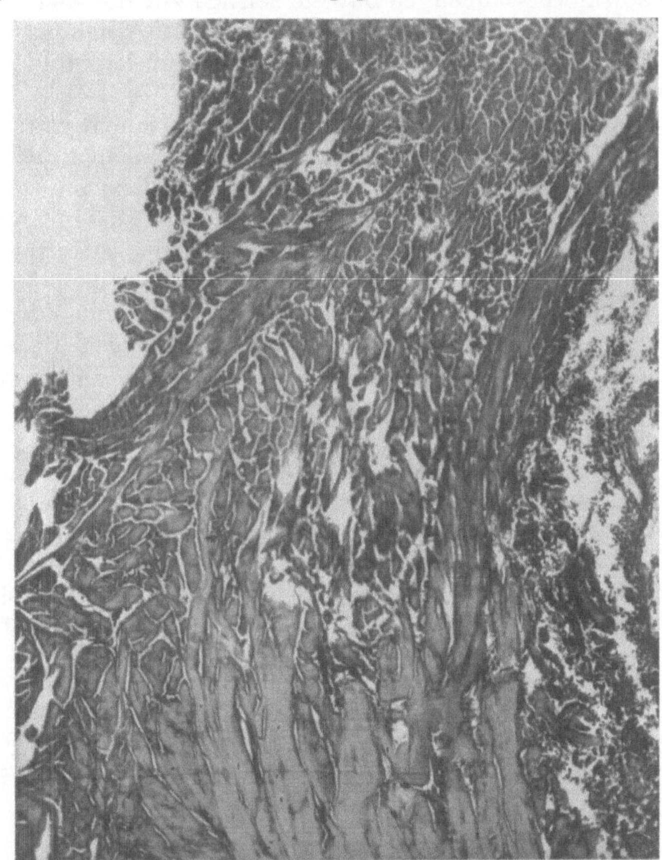

Abb. 20. Histologische Veränderungen bei einem Fall von Wurzelscheidenfibrose in Verbindung mit periradikulärer Fibrose. Präparat vom unteren Dura-Wurzelwinkel nach intraduraler Radikolyse entnommen (s. Abb. 44—48). Eine Discusprotrusion war nicht vorhanden. Die periradikuläre Fibrose war in diesem Fall wahrscheinlich Folge einer Traktionsschädigung. Die Hyalinisierung der Duralamellen ist auf diesem Präparat ausgeprägter als auf Abb. 19.

3. *Intraforaminale* Protrusionen oder Prolapse komprimieren die Radikulärnerven gegen die hintere Wand des Foramen intervertebrale. Eine Dekompression wird in diesen Fällen durch Entfernung der medialen Hälften der Gelenkfortsätze erreicht (Abb. 2).

Ein intraforaminaler Prolaps oder Protrusion erscheint meistens als wohl abgegrenzte, im caudalen Abschnitt des Foramen intervertebrale gelegene Vorbuchtung. Wenn der Radikularnerv durch den kranialen Abschnitt des Foramen verläuft, kann er ganz von einer Druckwirkung verschont bleiben. Bei mehr caudaler Verlaufsrichtung wird der Nerv gewöhnlich beträchtlich komprimiert, woraus sich Symptome sowohl von der Vorderwie auch der Hinterwurzel ergeben können.

Unter gewissen Bedingungen kommt es zum Bilde einer *selektiven Vorderwurzelkompression*, deren klinische Symptome durch Schmerzen und Palpationsempfindlichkeit in den von der betreffenden Wurzel innervierten Muskeln gekennzeichnet sind, im späteren Stadium gelegentlich auch durch Paresen und Atrophien. Dagegen fehlen Reizsymptome von seiten der Hinterwurzel und Störungen der Oberflächensensibilität. Voraussetzung für das Auftreten dieses spezifischen Syndroms ist ein etwas mehr caudaler Abgang der ventralen Wurzel vom Duralsack als der dorsalen (vgl. S. 83 und Abb. 12). Die Ventralwurzel wird dann von der vorgebuchteten Struktur des Discus „aufgefangen" und nach dorsal verschoben, so daß sie seitlich zur dorsalen Wurzel liegt. Letztere weicht gleichzeitig etwas nach oben in den kranialen Abschnitt des Foramen intervertebrale aus, wo ausreichender „Reserveraum" vorhanden ist, und entgeht auf diese Weise einer Kompression (Abb. 41).

Intraforaminale osteophytäre Protrusionen verursachen gewöhnlich im Laufe der Zeit eine beträchtliche Verengerung des Foramen intervertebrale. Die Entwicklung solcher Protrusionen geht aber außerordentlich langsam vor sich, weshalb die Radikularnerven sich den veränderten räumlichen Verhältnissen anpassen können. Trotz hochgradigen reaktiven Veränderungen im Sinne einer Deformierung des Nerven und Fibrose von Wurzelscheiden und Bindegewebe brauchen keine neurologischen Symptome in Erscheinung zu treten. Solche geänderte anatomische Verhältnisse und pathologische Veränderungen bewirken jedoch eine bedeutend *erhöhte Vulnerabilität* des Nerven.

Unbedeutende Traumen oder körperliche Anstrengungen, die das gewohnte Maß überschreiten, können in diesen Fällen ein typisches Wurzelsyndrom hervorrufen. Manchmal besteht der auslösende Moment einfach darin, daß der betreffende Patient im Tiefschlaf eine ungünstige Lage eingenommen hatte. Auch Fokalinfektionen können eine Schwellung der Wurzelnerven verursachen, wodurch eine latente Kompression in eine manifeste übergeleitet werden kann (Pia und Tönnis 1953).

Nach einem Trauma treten die Wurzelsymptome in der Regel erst nach einer Latenzzeit von mehreren Stunden bis zu einem Tage auf. Dieser Umstand macht es wahrscheinlich, daß das Erscheinen der Symptome mit der Entwicklung eines intraforaminalen Ödems zusammenhängt. Vgl. auch S. 97 bezüglich der Auswirkungen von Traktionstraumen.

V. Die Bedeutung von biomechanischen Faktoren für die Pathogenese der Nervensymptome bei Discopathie.

1. Einleitung.

Die Halswirbelsäule des Gesunden besitzt einen hohen Grad von Beweglichkeit nach verschiedenen Richtungen. Physiologische Bewegungen bedingen beträchtliche Formänderungen und Massenverschiebungen innerhalb des Spinalkanales und der Foramina intervertebralia. Rückenmark, Nervenwurzeln und deren Hüllen haben Eigenschaften, welche ihnen innerhalb gewisser Grenzen eine plastische Anpassung an diese Form- und Volumensänderungen ermöglichen. Jeder pathologische Prozeß, der die Fähigkeit der Weichteile zu plastischer Verformung ungünstig beeinflußt, kann neurologische Symptome geben oder zum Auftreten solcher beitragen.

Die mechanische Ätiologie von Wurzelaffektionen oder Myelopathie ist oft verwickelt und schwer zu deuten. Dies beruht auf dem Umstand, daß es sich um ein bewegliches System handelt. Neurologische Funktionsausfälle können nicht immer auf einfache statische Kompressionszustände am Ort eines expandierenden pathologischen Prozesses zurückgeführt werden. Aus diesen Gründen ist es sehr wesentlich, daß *dynamische Faktoren* mit in Betracht gezogen werden. Nur auf diesem Wege ist es möglich, die mechanische Ätiologie eines Nervensyndroms klarzulegen und eine adäquate Therapie einzuleiten.

In den folgenden Abschnitten wird kurz auf die Biomechanik der Halswirbelsäule und der von ihr eingeschlossenen Strukturen unter physiologischen Verhältnissen und bei Discopathie eingegangen. Vor allem die Auswirkung von Ventroflexion (VF) und Dorsalextension (DE) sind näher analysiert worden.

2. Halswirbel und Bandscheiben.

Die physiologische Haltung der Halswirbelsäule ist die einer leichten Lordose. Diese geht bei maximaler VF in eine Kyphose bzw. bei maximaler DE in eine verstärkte Lordose über. Bei VF werden die ventralen Abschnitte der Bandscheiben zusammengepreßt und die dorsalen Partien ausgedehnt. Bei DE sind die Verhältnisse umgekehrt.

Der Bewegungsumfang des Kopfes zwischen maximaler VF und DE entspricht einem Winkel von ungefähr 90⁰ (Abb. 21). Neigung des Kopfes von der Mittellage nach der Seite ist möglich bis zu einem Winkel von ungefähr 45⁰.

Der Umfang der Seitenbeugung des Kopfes wird unter anderem durch den Processus uncinati begrenzt.

Bei Discusdegeneration leichten Grades ohne oder mit nur unbedeutender Verschmälerung des Intervertebralabstandes am Röntgenbild sieht man oft eine lokale Ausrichtung der Lordose im entsprechenden Niveau. Manchmal entsteht sogar eine leichte Kyphose. Im Zweifelsfall kann mit Hilfe röntgenologischer Funktionsuntersuchung, bei welcher Aufnahmen in maximaler VF und maximaler DE gemacht werden, gewöhnlich eine Veränderung der Beweglichkeit des Discus nachgewiesen werden. Die Beweglichkeit kann erhöht oder vermindert sein. In Fällen von erhöhter Beweglichkeit gleitet manchmal bei VF der kraniale Wirbelkörper um einige Millimeter ventralwärts, so daß eine leichte Subluxationsstellung entsteht. Dabei verkleinern sich die Intervertebrallöcher ein wenig. Ein unbedeutendes Gleiten des oberen Wirbels ventralwärts bei VF scheint aber auch unter physiologischen Verhältnissen vorzukommen.

Bei fortgeschrittener Discusdegeneration mit beträchtlicher Verschmälerung der Bandscheibe und osteophytären Ablagerungen ist die Beweglichkeit des Discus im allgemeinen vermindert oder aufgehoben.

Die zwei angrenzenden Wirbel bilden in diesem Fall einen Block. In der Höhe des affizierten Discus ist die Lordose gewöhnlich ausgerichtet oder es besteht eine Kyphose.

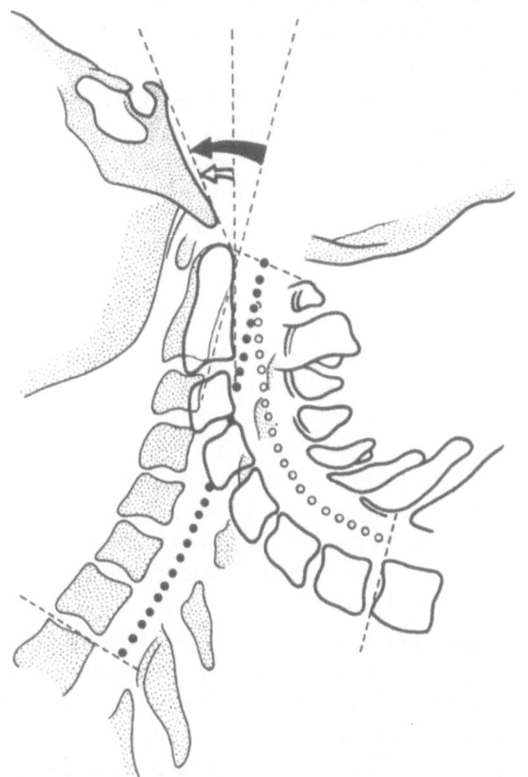

Abb. 21. Halswirbelsäule in maximaler Ventroflexion und maximaler Dorsalextension. Das Diagramm ist nach zwei übereinandergelegten Röntgenbildern gezeichnet. Der Referenzpunkt ist die Schädelbasis. In Ventroflexion ist der Spinalkanal länger, in diesem Fall um 3 cm, als in Dorsalextension (gemessen entsprechend den punktierten Linien). Die Verlängerung der dorsalen Kontur etwas größer als 3 cm, an der ventralen etwas geringer. (Aus ALF BREIG: „Biomechanics of the central nervous system". Copyright ALF BREIG 1960.)

Ist die Beweglichkeit einer Bandscheibe ganz aufgehoben, so kommt es zu einer erhöhten Beanspruchung der Funktion der mehr oder weniger intakten benachbarten Bandscheiben. Discusrupturen und Prolapse werden deshalb oft im benachbarten kranialen oder caudalen Segment eines osteochondrotisch veränderten Discus angetroffen (SCOVILLE u. a.).

3. Spinalkanal.

O'CONNELL (1956) hat an Hand von Röntgenbildern die Länge der ventralen und dorsalen Wand des Spinalkanales bei maximaler VF bzw. DE gemessen. Im ausgewählten Normalfall war die Länge der ventralen Wand in den Extremstellungen 23 bzw. 21,5 cm, die Länge der dorsalen Wand 18,5 bzw. 13,5 cm. Beim Übergang von maximaler DE zur maximalen VF verlängerte sich demnach die ventrale Wand um 1,5 cm, die dorsale um 5 cm (vgl. Abb. 21).

TAYLOR (1953) hat gezeigt, daß die Ligamenta flava bei DE gleich quer verlaufenden Wällen von dorsal in den Spinalkanal einbuchten. Bei Spondylose kann das Rückenmark bei starker DE zwischen den ventral vorspringenden Discusprotrusionen und den dorsal einbuchtenden Ligamenta flava einer Druckwirkung ausgesetzt sein, zumal noch hinzukommt, daß nach BREIG der Querschnitt des Rückenmarks in DE am größten ist (s. später) Bei Patienten mit Spondylose ist in starker DE eine Liquorblockade festzustellen, worauf unter anderem KAPLAN und KENNEDY (1950) hingewiesen haben.

In DE wird also der Spinalkanal, verglichen mit der Mittelstellung, kürzer und enger, während das Rückenmark an Dicke zunimmt. Bei VF sind die Verhältnisse umgekehrt: Der Spinalkanal wird länger und weiter, während das Rückenmark sich verschmälert. Ausnahmsweise kann aber eine umschriebene Einengung des Spinalkanales auch bei VF auftreten, wenn nämlich ein weicher Discusprolaps vorliegt, der bei VF an Größe zunimmt.

4. Foramina intervertebralia.

In VF nimmt der vertikale Durchmesser der Foramina zu, indem sich der Abstand zwischen den Pedikeln vergrößert. Der caudale Gelenkfortsatz des oberen Wirbels gleitet hierbei ein wenig nach vorne aufwärts. In DE wird der Abstand zwischen den Pedikeln kleiner, und es erfolgt eine Verschiebung des oberen Gelenkfortsatzes nach hinten-unten, wobei sich der vertikale Durchmesser des Foramen verkürzt. In starker DE kann die Spitze des oberen Gelenkfortsatzes des unteren Wirbels mit dem Pedikel des darübergelegenen Wirbels in Kontakt treten und sogar ein Stück auf diesem nach vorne gleiten, was eine geringfügige Verkleinerung des Foramen auch in seinem horizontalen Durchmesser bedingt.

Bei Verschmälerung eines Discus infolge Degeneration vermindert sich der Pedikelabstand und damit auch der vertikale Durchmesser des entsprechenden Foramen intervertebrale. Außerdem kommt es zu einer Verschiebung der Gelenkflächen, indem sich die obere Spitze des Gelenkfortsatzes am Pedikel des darüberliegenden Wirbels anstützt (HADLEY, DUUS u. a.). Diese Subluxationsstellung führt zu einer Überbeanspruchung der Knorpelflächen. Sie ruft oft reaktive Veränderungen in Form einer Arthrose der Intervertebralgelenke hervor. Die damit verbundene Wucherung von Osteophyten führt zu einer Einengung des Foramen von dorsal her. Gleichzeitig verkleinern uncovertebrale Osteophyten das Lumen von ventral her.

Die Tendenz zur vertikalen Einengung des Foramen infolge Discusdegeneration wird gewöhnlich durch das Auftreten einer leichten Ventroflexionsstellung (Kyphose) kompensiert, da sich in dieser, wie oben erwähnt, das Foramen erweitert.

5. Dura und Wurzeltaschen.

Die Elastizität der Dura ist sehr gering. In maximaler VF, in welcher der cervicale Abschnitt des Spinalkanals am längsten ist, ist der Duralsack in seiner Längsrichtung gestreckt. Bei Übergehen in DE verkürzt sich, wie bereits erwähnt, der Spinalkanal und vor allem dessen dorsale Wand. Die Dura paßt sich diesen Verhältnissen an, indem sie sich besonders in ihrer dorsalen Fläche in zahlreiche quer verlaufende Falten legt (BREIG 1960). Infolgedessen findet ein Gleiten der Dura und der periduralen Strukturen gegen die umgebenden knöchernen Wände nicht statt.

Die Wurzeltaschen nähern sich bei VF ein wenig dem kranialen Pedikel (Abb. 22). Bei DE entfernen sie sich von ihnen. Die bei DE am dorsalen Aspekt der Dura vorhandenen Falten laufen in den Wurzeltaschen aus.

Im Verlaufe einer Discopathie ändern sich die Verhältnisse sehr wesentlich. In der Umgebung der Discusprotrusion treten Induration und Schrumpfung des Bindegewebes auf. Durch Übergreifen dieser Prozesse auf Dura und Wurzeltaschen werden die normalen Streckungs- und Fältelungsvorgänge immer mehr beeinträchtigt. Die Wurzeltaschen schrumpfen, ihre Trichterform geht verloren und die Wurzeln werden geknickt, wozu auch die in der Dura auftretende Spannung beiträgt.

Bei ausgebreiteten Discusdegenerationen im Verein mit Osteoporose sinkt die Halswirbelsäule zusammen und verkürzt sich. Dadurch ändern sich die topographischen Beziehungen zwischen Wurzeltaschen und Foramina intervertebralia. Erstere nehmen im Verhältnis zu den entsprechenden Zwischenwirbellöchern eine caudale Lage ein, wodurch die Radikularnerven nach kranial abgeknickt werden. Dies betrifft besonders die Wurzelnerven des unteren Cervicalbereiches, welche infolge der beschriebenen Strukturverschiebungen einer Friktion mit dem angrenzenden Pedikel ausgesetzt sein können (FRYKHOLM 1951e; vgl. S. 88).

6. Rückenmark.

Man war früher der Auffassung, daß dem Rückenmark zwar eine Flexibilität nach verschiedenen Richtungen zuzuschreiben war, daß es aber in seiner Längsrichtung nur wenig ausziehbar sei. Man nahm daher an, daß es bei VF ein wenig nach kranial gezogen werde und sich bei DE etwas nach caudal verschiebe (EATON 1941; O'CONNELL 1946; FRYKHOLM 1951; ALLEN 1952; TORKILDSEN 1956). Auf Grund dieser Vorstellungen meinte man, das Rückenmark gleite während der Bewegungen in der Halswirbelsäule über Discusprotrusionen auf und ab. Den daraus resultierenden Friktionsvorgängen wurde eine gewisse Bedeutung für die Genese der Myelopathien beigemessen (BONDUELLE und HARL 1953; BONDUELLE 1953).

BREIGs kürzlich (1960) abgeschlossene Untersuchungen haben ergeben, daß die oben referierten früheren Vorstellungen falsch sind. Das Rückenmark besitzt Eigenschaften, die ihm einen hohen Grad von plastischer Verformung ermöglichen. Sie gewährleisten eine geschmeidige Anpassung des Rückenmarks an die

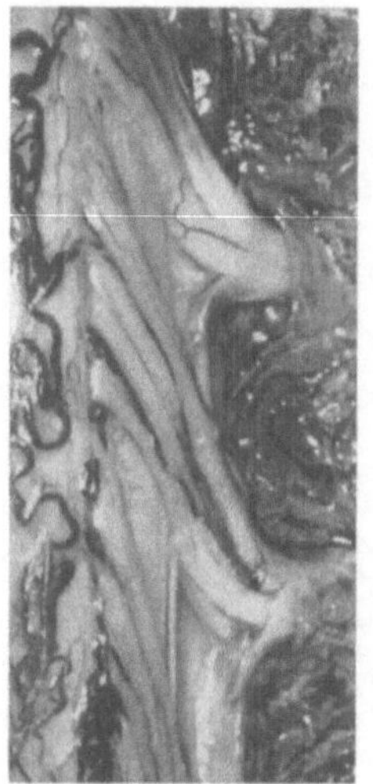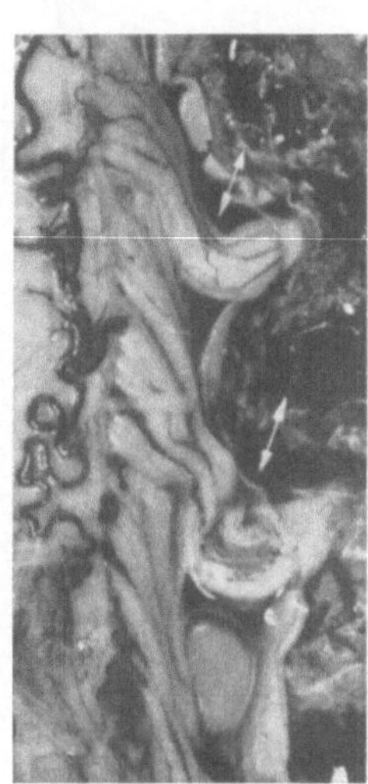

Abb. 22. Links: In Ventroflexion werden Dura, Rückenmark und die intraduralen Teile der Nervenwurzeln gestreckt. Die Wurzeltaschen liegen dem kranialen Pedikel an, die Nervenwurzeln der Innenseite der Dura im oberen Wurzel-Durawinkel. Rechts: In Dorsalextension sind Dura und Nervenwurzeln erschlafft. Das Rückenmark ist verkürzt, was unter anderem daraus ersichtlich ist, daß die oberflächlichen Blutgefäße einen mehr schlingrigen Verlauf angenommen haben. Die Wurzeltaschen haben sich von den kranialen Pedikeln bzw. die Nervenwurzeln vom kranialen Umfang der Wurzeltasche entfernt (Pfeile). (Aus ALF BREIG: „Biomechanics of the central nervous system". Originalphotographie, Copyright ALF BREIG 1960.)

Formveränderungen des Spinalkanals. Bei VF verlängert sich das Rückenmark in gleichem Ausmaß wie der Spinalkanal, und wie bei diesem ist der Grad der Verlängerung dorsal größer als ventral. Gleichzeitig verkleinert sich sein Querschnitt. Bei DE wird das Rückenmark in der Längsrichtung „zusammengeschoben" und nimmt an Umfang zu. Die longitudinal verlaufenden langen Achsencylinder legen sich in Falten und zeigen histologisch ein wellenförmiges Muster. Bei VF hingegen erscheinen die Strukturen gerade und gestreckt. Ein Auf- und Abgleiten des Rückenmarks im Spinalkanal findet nicht statt (Abb. 23). Die Bedeutung der eben beschriebenen Vorgänge für die Pathogenese der discogenen Myelopathien wird in einem späteren Abschnitt behandelt (S. 118).

7. Nervenwurzeln.

Die Wurzelfasern verlaufen, bevor sie sich zur Nervenwurzel vereinigen, in caudaler und lateraler Richtung vom Rückenmark zur entsprechenden Wurzeltasche. Letztere liegt also in der Regel caudal zur Abgangsstelle der Fila vom Rückenmark. Je weiter caudal im Halsmark das Segment liegt, desto steiler ist der Verlauf der Wurzelfasern. Die zu C 8 gehörigen Fila sind deshalb am längsten und haben die steilste Verlaufsrichtung.

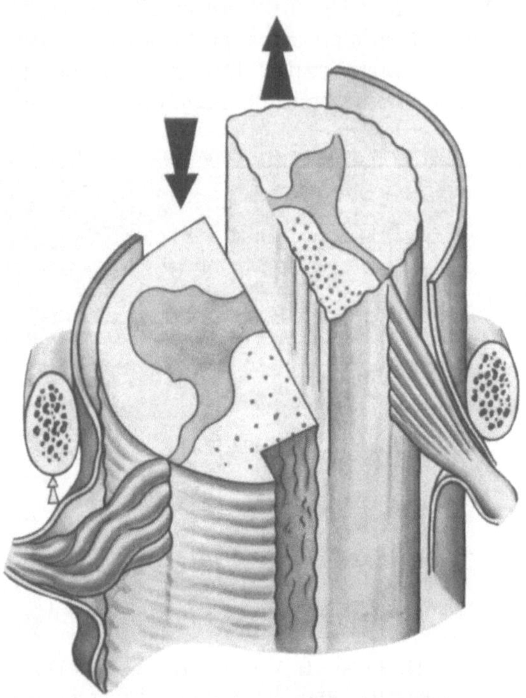

In Höhe der Wurzeltaschen biegen sie noch lateral ab. Durch die Trichterform der Wurzeltaschen wird eine Knickbildung an diesem kritischen Punkt verhindert (FRYK-HOLM 1947, 1951).

Bei VF der Halswirbelsäule verlängern sich, wie früher ausgeführt, sowohl Spinalkanal wie auch Rückenmark. Die Wurzelfasern werden dadurch angespannt (Abb. 22 bis 23). Bei DE tritt dagegen eine Erschlaffung ein.

Bei Vorliegen osteophytärer Protrusionen findet eine fibrotische Umwandlung von Wurzelscheiden und -taschen statt (s. S. 88). Durch narbige Schrumpfung geht die normale Trichterform der Taschen verloren *(discogene Wurzelscheidenfibrose)*. Infolge der damit verbundenen starken Knickung der Wurzeln werden diese durch VF-Bewegungen wiederholten Schädigungen ausgesetzt. Aus diesem Grund kann im Laufe der Zeit ein radikuläres Syndrom ausgelöst werden, und zwar auch in Fällen, in denen die chronische osteophytäre Kompression an sich keine Symptome verursacht hatte.

Bei *primärer und sekundärer Wurzeltaschendysplasie* (s. S. 89) sind die Nervenwurzeln ebenfalls etwas abgeknickt, und der Radikularnerv hat gewöhnlich eine kraniale Richtung. VF-Bewegungen verursachen eine ständige Reibung zwischen den Wurzeln und den unnachgiebigen Duraringen der Wurzelostien (Abb. 13). Dies führt zu reaktiven Veränderungen in der umgebenden Arachnoidea und Dura. Reibung gegen einen der Pedikel kann hierzu auch beitragen. Auf diese Weise

Abb. 23. Schematische Zeichnung, welche die Formveränderungen der Weichteile bei Bewegungen der Halswirbelsäule zeigt. In *Ventroflexion* (rechts) werden Dura, Rückenmark und Nervenwurzeln gestreckt. In der Pia besteht eine Fältelung in der Längsrichtung. Die Schmetterlingsfigur der grauen Substanz hat eine zartere Form angenommen, und die longitudinal verlaufenden Axone zeigen einen geradlinigen Verlauf. In *Dorsalextension* (links) ist die Dura erschlafft und legt sich in quer verlaufende Falten. Das Rückenmark ist verkürzt und hat einen größeren Querschnitt. In der Pia besteht eine feine zirkuläre Fältelung. Die Schmetterlingsform der grauen Substanz ist von plumperem Aussehen (Originalzeichnung, Copyright: ALF BREIG).

dürften die *genuinen und sekundären discogenen Wurzelscheidenfibrosen* zustande kommen, Veränderungen, die nicht selten die Ursache chronischer Rhizalgien sind.

VI. Discopathie und Trauma.

1. Traumen der Halswirbelsäule.

Die Halswirbelsäule kann geschädigt werden durch direkte Gewalteinwirkung, axiale Stauchung, forcierte Beugung oder Drehung.

Bei den meisten Schädel-Hirnverletzungen wird die Halswirbelsäule von der schädigenden Gewalteinwirkung des Traumas mit betroffen.

Es ist daher außerordentlich wichtig, daß in Fällen von Schädel-Hirnverletzungen eine Röntgenuntersuchung nicht nur des Schädels, sondern auch eine solche der Halswirbelsäule vorgenommen wird. Ein großer Anteil der sog. postcommotionellen Beschwerden ist nämlich auf posttraumatische Veränderungen in der Halswirbelsäule zurückzuführen (s. auch S. 105). Deshalb stellen in unmittelbarem Anschluß an das Trauma angefertigte Röntgenaufnahmen wertvolle Belege dar, welche die Beurteilung der Fälle in Versicherungsgutachten bei später auftretenden Bandscheibenveränderungen wesentlich erleichtern können.

Eine Gewalteinwirkung gegen die Halswirbelsäule kann auch eine unmittelbare Schädigung von Rückenmark und Nervenwurzeln verursachen. Sie kann zu Kompression dieser Strukturen durch einen akuten Discusprolaps oder zu Kontusionen im Rückenmark infolge Anprallen desselben gegen bereits vor dem Trauma vorhandene osteophytäre Protrusionen führen. Auch eine einfache Überstreckung kann eine Rückenmarksschädigung z.B. in Form einer Hämatomyelie herbeiführen.

Die Frage, ob eine normale Bandscheibe rupturieren und so Ausgangspunkt eines Prolapses werden kann, ist zum Gegenstand lebhafter Diskussionen vor allem zwischen Versicherungsexperten gemacht worden. Diese pflegen in der Regel zu behaupten, daß ein Prolaps nur von einer degenerierten Bandscheibe ausgehen kann. In vielen Fällen handelt es sich auch wirklich um ein banales Trauma: eine plötzliche gewollte oder reflektorische Drehung des Halses oder eine Abwehrbewegung, beispielsweise beim Ausgleiten. In diesen Fällen muß zweifellos zum Zeitpunkt der Ruptur eine fortgeschrittene Bandscheibendegeneration vorgelegen haben.

Oft ist jedoch die äußere Gewalteinwirkung bedeutend ernsterer Art. Ein zur Zeit sehr gewöhnliches Trauma trifft den Autofahrer im Augenblick des Zusammenstoßes oder kräftigen Bremsens. Sein Kopf wird mit großer Gewalt nach vorne geworfen, um im nächsten Augenblick wieder zurückgeschleudert zu werden („whip-lash injuries" oder „recoil injuries" in der angelsächsischen Literatur). Die Halswirbelsäule wird also maximal ventroflektiert und in unmittelbarem Anschluß daran hyperextendiert. Es ist nicht unwahrscheinlich, daß hierbei gelegentlich auch einmal eine gesunde Bandscheibe rupturieren kann. Bei Wirbelfrakturen und Luxationen kommt es immer auch zu einer schweren Schädigung der dazwischenliegenden Bandscheibe. Fragmente derselben können nach verschiedenen Richtungen disloziert werden. Liegt ein Teil des zerrissenen Discus nach dorsal verschoben, so besteht die Gefahr einer Rückenmark- oder Wurzelkompression.

Akute traumatische Discusprolapse sind aber ziemlich selten. Die häufigste Ursache neurologischer Störungen nach traumatischer Schädigung der Halswirbelsäule steht mit einer bereits vorher vorhandenen Spondylose in Zusammenhang. Bei cervicaler Spondylose ist die Vulnerabilität des Rückenmarks und der Nervenwurzeln bedeutend erhöht (vgl. S. 91). Bei forcierter VF kann bei Vorhandensein von osteophytären Protrusionen das Rückenmark kontundiert und bei brüsker DE die Medulla zwischen Protrusionen und den dorsal einbuchtenden Lig. flava komprimiert werden (TAYLOR 1953).

2. Trauma der oberen Extremität.

Jede stärkere Gewalteinwirkung gegen Schulter oder Arm, die eine brüske Verschiebung des Schulterblattes nach oben, außen oder unten bewirkt, resultiert in einem jähen Zug am Plexus brachialis (FRYKHOLM 1951 d). Die neurologischen Störungen, die dabei entstehen können, werden am besten als *Traktionsschädigungen* bezeichnet.

Die Hauptstämme des Pexus brachialis (C 5—Th 1) sind mit ihren epiduralen Bindegewebsscheiden sehr fest an den Querfortsätzen der Halswirbel verankert (Abb. 24—25).

Dadurch sind die Nervenwurzeln gut gegen Überbeanspruchungen, die anderenfalls gewisse Bewegungen in Schulter und Arm mit sich führen würden, geschützt. Wird jedoch dieser Schutzmechanismus durchbrochen, so pflanzt sich ein Zug am Plexus in erster

Linie in das gefäßreiche periradikuläre Bindegewebe fort, welches wie bereits erwähnt, einen direkten Übergang in die epineurale Bindegewebsschicht der Plexusstämme aufweist (vgl. S. 79 und Abb. 4). Es kann deshalb zu periradikulären Blutungen kommen und bei der langsamen Resorption derselben eine *periradikuläre Fibrose* entstehen.

Die Folgen einer mäßigen Traktionsschädigung sind am deletärsten in Segmenten, in denen spondylotische Einengungen der Foramina intervertebralia vorliegen. Die

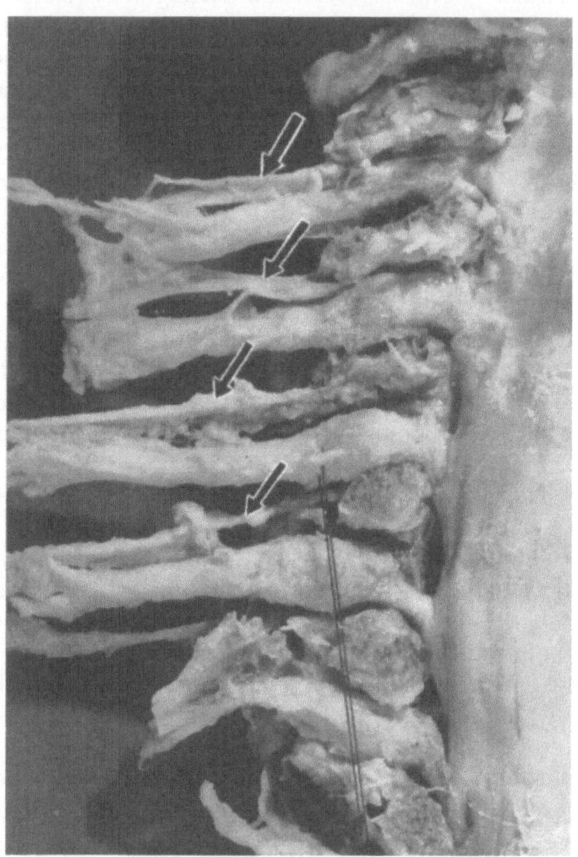

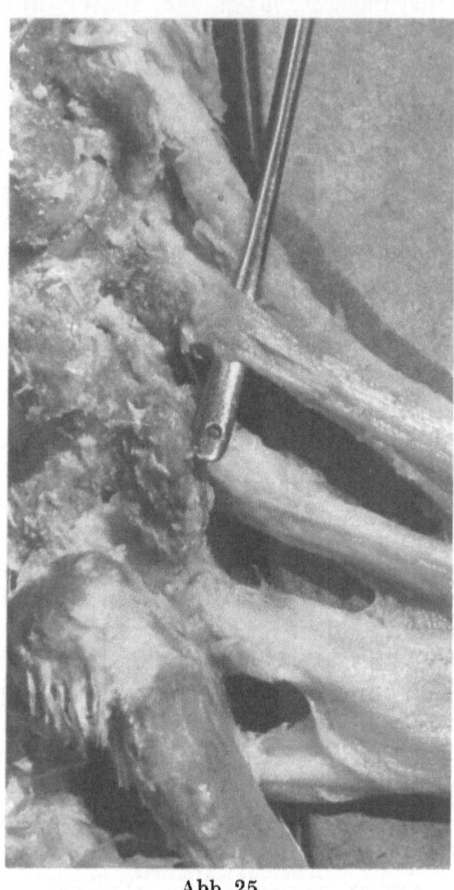

Abb. 24. Abb. 25.

Abb. 24. Die Befestigung des Plexus brachialis an der Halswirbelsäule. Wirbelbögen und Gelenkfortsätze entfernt. Dorsale Ansicht. Den Querfortsätzen entspringen kräftige fibröse Ligamente, welche hier freipräpariert sind (Pfeile). Diese Ligamente gehen direkt in die epineuralen Scheiden der entsprechenden Segmentalnerven über.

Abb. 25. Die Befestigung des Plexus brachialis an der Halswirbelsäule. Unterer Teil der Halswirbelsäule und rechtsseitiger Plexus brachialis. Dorsale Ansicht. Der Dissektor ist unter ein starkes Ligament geführt, welches der dorsalen Fläche des Gelenkfortsatzes von C_6 entspringend in die epineurale Scheide des oberen Primärstranges einstrahlt.

Wurzelsymptome beschränken sich eben gerade auf diese Segmente. Die Radikularnerven haben ja in den verkleinerten Foramina keinen oder nur wenig Reserveraum zur Verfügung, weshalb das Hinzukommen einer Blutung oder eines Ödems leicht Wurzelsyndrome ergeben kann. Die spondylotische Einengung der Zwischenwirbellöcher führt demnach zu einer *erhöhten Vulnerabilität* der betreffenden Nervenwurzeln.

Bei Traktionsschädigungen mäßigen Grades liegt oft ein typischer *freier Intervall* zwischen dem Zeitpunkt des Traumas und dem Beginn der Wurzelsymptome vor. Es kann sich zeitlich von etwa 1 Std bis zu einem Tag erstrecken.

Bei einem schweren Traktionstrauma reißt das periradikuläre Gewebe ganz ab, und der Zug setzt direkt an den Wurzeltaschen an. Reißen auch diese durch, so kommt die

Zugkraft an den Nervenwurzeln selbst zur Wirkung, die dann gewöhnlich am Rückenmark abreißen. Eine derartige Verletzung betrifft in der Regel mehrere Segmente, gelegentlich sämtliche Wurzeln des Plexus brachialis. Bei der Exploration kann man dann die Nerven mit ihren Spinalganglien in der Fossa supraclavicularis antreffen. Schädigungen dieser Art können mittels Pantopaque-Myelographie verifiziert werden (MURPHEY, HARTUNG und KIRKLIN 1947), da das Kontrastmittel durch die zerrissenen Wurzeltaschen ausdringt.

VII. Allgemeine Symptomatologie der Wurzelkompression.

1. Neurophysiologische Gesichtspunkte. Terminologie.

Die Symptomatologie der Wurzelkompression ist außerordentlich wechselnd. Dies beruht auf dem Umstand, daß die verschiedenen Nervenfasern des Radikularnerven nicht gleichzeitig im selben Ausmaß affiziert zu sein brauchen. Die einzelnen Fibrillen durchlaufen nämlich erst verschiedene Stadien der Irritation und Funktionsstörung, bis eventuell ein Funktionsausfall eintritt (BISGARD 1932). Dazu kommt, daß die dicken Nervenfasern vulnerabler sind als die dünnen (GASSER und ERLANGER, 1929). Außerdem sind die langen Fasern wahrscheinlich grundsätzlich empfindlicher gegen Traumen als die kurzen (LEWIS, PICKERING und ROTHSCHILD 1931; KUGELBERG 1944; KUGELBERG und PETERSÉN 1950; FRYKHOLM 1951e).

Da eine Wurzelkompression in der Regel von ventral erfolgt, werden in erster Linie die Nervenfasern der Vorderwurzel geschädigt. Wie früher ausgeführt (S. 90), kann es auf Grund anatomischer Besonderheiten zu einer *selektiven Vorderwurzelkompression* kommen, bei welcher die hintere Wurzel vollkommen ungraviert bleibt.

Die *Vorderwurzeln* bestehen hauptsächlich aus Fasern groben Kalibers, welche den Muskelfasern motorische Impulse übermitteln. Außerdem enthalten sie dünne Fasern, die offenbar zu den Muskelspindeln ziehen (MATTHEWS 1933; O'LEARY, HEINBECKER und BISHOP 1934). Nach LEKSELL (1945) sowie KUFFLER und HUNT (1949) besteht die Funktion der dünnen Fasern in der Regulierung der sensorischen Aktivität der Muskeln.

Die *Hinterwurzeln* enthalten ebenfalls Fasern groben und feinen Kalibers. Erstere dienen der Überleitung taktiler und proprioceptiver Impulse, während letztere Schmerz- und Temperaturimpulse vermitteln.

Die hinteren Wurzeln leiten demnach sowohl Oberflächen- wie auch Tiefensensibilität. Nur ein Teil der Nervenfasern geht zu den Receptoren der Haut, weshalb die gebräuchlichen Dermatomkarten ein nur unvollständiges Bild der peripheren Representation der hinteren Wurzeln zeigen. Ein großer Teil der Fasern verteilt sich in den tieferen Strukturen (Muskulatur, Sehnen, Gelenkkapseln, Periost und Fascien). Von dort aus werden Schmerz-, Druck-, Vibrations- und andere Impulse wie auch kinästhetische Eindrücke an das ZNS übermittelt. Daraus erklärt sich, daß durch Kompression einer Hinterwurzel bedingte Schmerzen eine bedeutend größeres Ausbreitungsgebiet als das betreffende Dermatom haben müssen.

Für die Analyse eines Wurzelkompressionssyndroms müssen folgende Begriffe klar unterschieden werden:

1. Ein *Dermatom* ist das Hautgebiet, das von einer Hinterwurzel innerviert wird.

2. Ein *Sklerotom* (INMAN und SAUNDERS 1944) umfaßt die Gesamtheit der tiefen Strukturen (Knochen, Muskeln, Fascien usw.), welche von einer Hinterwurzel innerviert werden.

3. Ein *Myotom* umfaßt alle Muskelfibrillen und -spindeln, welche von einer Vorderwurzel versorgt werden. Das Myotom ist demnach ein Teil des Sklerotoms und erhält sowohl motorische wie auch sensible Innervation. Reizversuche während Operationen haben wahrscheinlich gemacht, daß die sensible Innervation eines Myotoms ausschließlich vom gleichen Segment erfolgt wie die motorische (FRYKHOLM 1951e).

2. Der radikuläre Schmerz.

Ein akuter massiver Discusprolaps im caudalen Abschnitt der Halswirbelsäule, der sowohl Vorder- wie auch Hinterwurzel komprimiert, bewirkt ein vollentwickeltes radikuläres Schmerzsyndrom, das nicht nur das Dermatom, sondern auch das ganze Sklerotom umfaßt. Solche Fälle kommen aber selten vor. Die Kompression nimmt in der Regel, besonders bei Spondylose, einen schleichenden Verlauf, der sich auch meistens in der Entwicklung des Schmerzsyndroms abspiegelt. Zu Beginn spürt der Patient gewöhnlich dumpfe, bohrende Schmerzen in Nacken und Schulter, die sich nach und nach in den Arm ausbreiten. Erst in einem späteren Stadium treten Parästhesien und Taubheitsgefühl, gelegentlich auch ein dumpfer Dauerschmerz in bestimmten Fingern hinzu. In einer Reihe von Fällen kommt es weiter zum Auftreten eines paroxysmalen, blitzartigen Schmerzes, der die Extremität wie ein elektrischer Schlag durchläuft. Gewöhnlich wird die Schmerzattacke durch bestimmte Kopfbewegungen, Hustenstöße und dergleichen ausgelöst. Das Ausbreitungsgebiet der Schmerzen entspricht in den distalen Abschnitten der Extremität weitgehend dem betreffenden Dermatom, während die proximale Lokalisation ein bedeutend größeres Gebiet umfaßt.

Einige Verfasser haben versucht, die verschiedenen Komponenten des radikulären Schmerzes näher zu erforschen. Alexander (1922) und Peritz (1931) unterschieden zwischen dem *myalgischen* und dem *neuralgischen* Schmerz. Der erstere wurde auf den in die Tiefe projizierten Schmerz bezogen, der letztere auf die in die Extremität irradiierende Schmerzkomponente. Elliott und Kremer (1945) geben an, daß „gegen den Hintergrund eines dumpfen Tiefenschmerzes beinahe immer eine bedeutend intensivere Schmerzsensation vorhanden ist, welche den gesamten Schmerzbereich mit großer Schnelligkeit durcheilt und vom Patienten gewöhnlich als Stoß oder elektrischer Schlag beschrieben wird“. Michelsen und Mixter (1946) sprechen ebenfalls von zwei unterschiedlichen Schmerzäußerungen, nämlich einem starken, schlagartigen, von der Schulter aus in den Arm ausstrahlenden Schmerz und einer mehr oder weniger konstanten, dumpfen Schmerzkomponente, deren Lokalisation an verschiedenen Stellen der Extremität angegeben wird.

Die Ätiologie dieser beiden Komponenten des radikulären Schmerzes konnte durch mechanische Reizung von komprimierten Nervenwurzeln während Operationen in Lokalanaesthesie eingehender studiert werden (Frykholm 1947, 1951e, 1953). Dabei zeigte sich, daß durch Reizung der Hinterwurzel die neuralgische Komponente und durch Reizung der Vorderwurzel meistens der Hauptanteil der myalgischen Komponente des präoperativen Schmerzsyndroms reproduziert werden konnte. Das von der Hinterwurzel ausgelöste Schmerzphänomen war blitzartig und irradiierte wie ein elektrischer Schlag durch den Arm in diejenigen Finger, in welchen präoperative Schmerzen, Taubheitsgefühl und Parästhesien bestanden hatten. Die Reizung der Vorderwurzel, die so schwach ausgeführt wurde, daß sie keine Muskelkontrakturen hervorrief, resultierte in einem intensiven, dumpfen Schmerz, der in diejenigen Muskeln verlegt wurde, welche präoperativ Sitz von Schmerzen und Palpationsempfindlichkeit gewesen waren. Ein präkordialer Schmerz, wie er bei einer Reihe von Patienten mit C 7-Kompressionen vorhanden war, konnte durch Reizung dieser Vorderwurzel gleichfalls erzeugt werden.

Der Umstand, daß die Vorderwurzeln schmerzempfindlich sein sollten, war überraschend, gibt es doch bisher keine sicheren Belege für das Vorkommen von sensiblen Fasern in diesen Wurzeln. Weitere Versuche zeigten, daß eine Anaesthesie der Hinterwurzel zu einem unmittelbaren Verschwinden der Schmerzempfindlichkeit der entsprechenden Vorderwurzel führte. Aus diesen Beobachtungen wurde der Schluß gezogen, daß eine Reizung der Vorderwurzel die Muskelfasern oder -spindeln wahrscheinlich auf eine solche Weise beeinflußt, daß von ihnen aus via Hinterwurzel zentripetale Schmerzimpulse geleitet werden. Ricard und Girard (1950) haben im Gegensatz zu dieser Auffassung das Phänomen als einen Reizeffekt von in den Vorderwurzeln enthaltenen sympathischen

Fasern aufgefaßt. Ich halte dies aber für unwahrscheinlich, da sich bei dieser Annahme der Schmerz diffus in der Extremität ausbreiten müßte und nicht nur in den von der Wurzel versorgten Muskeln.

Unsere Reizungsversuche berechtigen zu folgenden Schlüssen:

Der bei einer Wurzelkompression anfangs auftretende „myalgische", dumpfe Tiefenschmerz in den vom betreffenden Segment innervierten Muskeln beruht auf einer Kompression der Vorderwurzel. Der irradiierende „neuralgische" Schmerz, der bis zu den Fingern ausstrahlt und bei dem gewöhnlich Parästhesien und Taubheitsgefühl hinzutreten, ist durch eine Kompression der Hinterwurzel bedingt. Fehlt letztere Schmerzkomponente, so spricht dies für eine isolierte Affektion der Vorderwurzel.

Damit soll aber nicht gesagt sein, daß jeder tiefe Druck- oder Spontanschmerz durch eine Vorderwurzelkompression verursacht ist. Hyperalgesie in Fascien, Periost, Gelenkkapseln und Muskeln (also in den dem Sklerotom zugehörigen Strukturen) kann sicher auch infolge eines Reizzustandes in den Hinterwurzeln entstehen. Nicht selten dürfte in Fällen von Rhizopathie ein reflektorischer Spasmus den Muskelschmerzen zugrunde liegen. Bei Kompression von C 7 oder C 8 findet man beispielsweise oft eine Druckempfindlichkeit der Mm. supra- und infraspinati, obwohl diese Muskeln ihre Innervation nicht aus den genannten Segmenten erhalten. Zum Wurzelsyndrom gehört weiters oft eine *vertebrale Schmerzkomponente*, welche mit einer direkten Reizung der um die pathologisch veränderten Bandscheiben verlaufenden sensiblen Fasern zusammenhängen dürfte (JUNG und BRUNSCHWIG 1932; ROOFE 1940). Diese Schmerzzustände können wahrscheinlich ihrerseits zu schmerzhaften Kontrakturen innerhalb der Halsmuskulatur führen. So kann unter anderem ein sekundäres Scalenussyndrom entstehen (SPURLING und SCOVILLE 1944).

Bei Patienten, die an einer massiven Wurzelkompression leiden, ist die Intensität des Schmerzes ohne weiteres mit dem bei einem Nieren- oder Gallensteinanfall empfundenen vergleichbar. Es ist dem Patienten fast unmöglich still zu liegen, da — wahrscheinlich infolge vermehrter Stase — die Stärke des Schmerzes meistens zunimmt. Diese Patienten verbringen ihre Nächte oft in unruhigem Umherwandern, indem sie sich durch Schwenken der Arme und andere Bewegungen eine Linderung der Schmerzen zu verschaffen suchen. Nach Ablauf ungefähr einer Woche pflegt der Schmerz in der Regel an Heftigkeit abzunehmen und kann unter Umständen ganz verschwinden. Diese subjektive Besserung kann entweder auf einer Abnahme der Wurzelkompression beruhen, sie kann aber auch bedeuten, daß eine rasch fortschreitende Degeneration der Wurzel in Gang gekommen ist. Beginnender Funktionsausfall gibt sich im Erscheinen von Sensibilitätsstörungen und Paresen zu erkennen.

Wie früher erwähnt, ist das Vorkommen von *myalgischen Druckpunkten* ein häufiges Symptom im Rahmen eines Wurzelsyndroms. Es kommt manchmal vor, daß der Patient bei Druck auf einen solchen empfindlichen Punkt Schmerzen und Parästhesien angibt, die nach distal bis in die Finger ausstrahlen. Eine Erklärung dieses Phänomens besteht in der Annahme, daß es im Bereiche der Wurzelkompression zur Entstehung einer *artefiziellen Synapse* (GRANIT, LEKSELL und SKOGLUND 1944) zwischen verschiedenen Bündeln der Hinterwurzeln kommt, wodurch zentripetale, in der Muskulatur ausgelöste Schmerzimpulse auf andere afferente, aus distalen Teilen der Extremität kommende Nervenfasern übergeleitet werden.

3. Sensibilitätsstörungen.

Die bei Wurzelkompressionen des unteren Cervicalbereiches auftretenden Sensibilitätsstörungen sind immer in den peripheren Abschnitten des Armes am deutlichsten ausgeprägt. Die ersten Zeichen der Empfindungsstörung machen sich daher in den Fingern bemerkbar. Von ihnen kann sich die Störung innerhalb des Dermatoms in proximaler Richtung ausbreiten. Die Rückbildung der Symptome erfolgt in umgekehrter Richtung. Dies beruht teilweise wahrscheinlich darauf, daß die Vulnerabilität der langen Nervenfasern größer ist als die der kurzen (S. 98), teilweise aber auch auf dem Umstand, daß das Ausmaß der Dermatomüberlagerung distal bedeutend geringer ist als proximal. An den Fingern zeichnen sich demnach die Grenzen der Sensibilitätsstörung scharf ab. Kompression von C 7 kann sogar eine isolierte, fast vollständige Anaesthesie und Analgesie des Zeigefingers bewirken (Semmes und Murphy 1943).

Für die genaue Niveaudiagnose sind die Angaben des Patienten über das Ausbreitungsgebiet früherer Sensibilitätsstörungen von größter Bedeutung. Da diese Symptome oft flüchtig und nur angedeutet gewesen sein können, kann der Wert einer genauen Anamnese bezüglich der Lokalisation von Parästhesien und Taubheitsgefühl und der Reihenfolge ihres Auftretens nicht genug betont werden.

Paraesthesien sind intermittierende Reizsymptome der Hinterwurzel. Sie können manchmal zusammen mit einer *Hypalgesie* als Ausdruck einer Herabsetzung der Leitfähigkeit in den Nervenfasern vorkommen. Es kann aber auch eine *Hyperalgesie* als Zeichen eines dauernden Irritationszustandes der Wurzel vorliegen. Die Fingerspitzen solcher Patienten können so überempfindlich werden, daß bereits ein nur schwacher Druck so empfunden wird, als werde der Finger gegen ein Nadelbündel gepreßt.

Ein anderer Modus von Hyperalgesie entsteht, wenn die Rhizopathie durch eine Hypersympathicotonie kompliziert ist. Die Schmerzüberempfindlichkeit kann in diesem Fall die Dermatomgrenzen weit überschreiten und sich unter Umständen in der ganzen Extremität und dem oberen Thoraxquadranten ausbreiten (vgl. S. 103!).

Hypalgesie und Hyperalgesie kommen oft in Verbindung mit Taubheitsgefühl vor. In einer Reihe von Fällen ist jedoch Taubheitsgefühl ohne nachweisbare Sensibilitätsstörung vorhanden. Auch das umgekehrte Verhalten kommt vor.

Eine Herabsetzung der Vibrationsempfindung und der Gelenkskinästhesie kann bei multiradikulären Affektionen gelegentlich gefunden werden, fehlt aber in der Regel bei uniradikulären Läsionen. Viele Patienten mit uniradikulären Affektionen klagen aber über eine auffallende Ungeschicklichkeit in der betreffenden Hand, die aber doch als Symptom einer Tiefensensibilitätsstörung aufgefaßt werden könnte.

4. Motorische Störungen.

Paresen und Atrophien in verschiedenen Muskelgruppen können vorkommen und sprechen in diesem Zusammenhang immer für eine schwere Schädigung der Vorderwurzel. Sie können sehr ausgeprägt sein; zu einem vollständigen Muskelschwund kommt es jedoch nie, da jeder Muskel von mindestens 2 Segmenten innerviert wird. Zu den Atrophien in bestimmten Muskelgruppen kann eine diffuse Inaktivitätsatrophie hinzutreten.

Außer den eben beschriebenen sind folgende Symptome beobachtet worden, welche alle als Zeichen einer Vorderwurzelschädigung aufzufassen sein dürften:

a) Schmerzen und Palpationsempfindlichkeit in den von einer komprimierten Vorderwurzel innervierten Muskeln sind die am häufigsten anzutreffenden Symptome einer Wurzelirritation. Sofern sich im späteren Stadium Paresen und Atrophien entwickeln, nehmen die lokalen Schmerzen und die Druckempfindlichkeit ab und verschwinden schließlich.

b) Fascikulationen in den von der affizierten Wurzel versorgten Muskeln sind ein weiteres und oft beschriebenes Symptom (Michelsen und Mixter 1944; Browder und Watson 1945 und viele andere).

c) Tremor in der Hand und im Arm kommt nicht selten vor (Michelsen und Mixter u. a.).

d) Karpalspasmen, ähnlich den bei Tetanie auftretenden, wurden bei zahlreichen Patienten beobachtet (Frykholm 1951e). Ähnliche Krampfzustände wurden von Wexberg (1935) beschrieben. Es handelte sich um einen Patienten, dessen Nervus ulnaris durch ein disloziertes Knochenfragment einer kontinuierlichen mechanischen Irritation ausgesetzt war.

e) Klauenhandähnliche Kontrakturen in den zwei ulnaren Fingern beruhen in der Regel auf einer Parese, scheinen aber auch durch Wurzelirritation entstehen zu können. Bei einem Patienten, der eine dorso-laterale Protrusion C 6—7 aufwies, kam es in unmittelbarem Anschluß an die Laminektomie zum Verschwinden einer solchen Kontraktur (FRYKHOLM 1951e).

f) Pseudomyotonie. Wenn der Patient einen Gegenstand kräftig umfaßt, kann er den Griff erst nach 10—15 sec wieder lösen. Manchmal muß er mit Hilfe der anderen Hand die betreffenden Finger passiv strecken (FRYKHOLM 1951e). Ein ähnliches Phänomen wurde von TINEL (1913) bei einem Patienten mit C 7-Affektion durch ein Tuberkulom beobachtet. Dieses Symptom tritt bei Rhizopathien relativ selten auf, es wurde aber von GUIDETTI (1958) in 15 von 48 Fällen von Myelopathie registriert. Er glaubt, daß es sich eher um eine Parese der Extensoren als um eine Hypertonie in den Flexoren handelt.

g) Kontrakturen im Schultergelenk sind bei cervicaler Rhizopathie nicht selten anzutreffen. Sie sind oft durch eine sekundäre Periarthritis verursacht oder stellen das Teilphänomen eines cervico-brachialen Sympathicussyndroms dar (S. 103). Ich habe aber in einer ganzen Reihe von Fällen beobachtet, daß sich eine solche Kontraktur im unmittelbaren Anschluß an eine Wurzeldekompression löste. Daraus war zu schließen, daß es sich dabei ausschließlich um einen Spasmus in der Muskulatur der Humeroscapularregion gehandelt hatte.

5. Reflexstörungen.

Abschwächung oder Verlust des Biceps- oder Tricepsreflexus sind häufig Symptome von Affektionen der sechsten bzw. siebten Cervicalwurzel. Ein Reflexausfall ist in der Regel als Zeichen einer relativ fortgeschrittenen Wurzelschädigung aufzufassen.

VIII. Vegetative Störungen bei Discopathie.

1. Pathogenese.

Jeder schwere Schmerzzustand in den oberen Extremitäten, welche Genese er auch haben mag, führt zu einer reflektorischen Steigerung des Sympathicotonus. Bei den meisten Menschen ist diese Reaktion nicht sehr ausgeprägt, sie kann aber beim vegetativ Labilen einen sehr hohen Grad erreichen. Im letzteren Fall kann sich ein sog. *Schulter-Hand-Syndrom* entwickeln. Allem Anschein nach ist es dabei der Schmerz selbst, der den reflektorischen Vasospasmus auslöst, welcher seinerseits zum charakteristischen Krankheitsbild führt. Der gleiche Mechanismus dürfte auch in der Ätiologie des cervico-brachialen Sympathicussyndroms eine große Rolle spielen.

Bei cervicaler Discopathie kann indessen nicht nur ein *brachiales*, sondern auch ein *cephales* Sympathicussyndrom (cervicale Migräne) in Erscheinung treten. Gelegentlich besteht eine Kombination beider Zustände, so daß der ganze obere Körperquadrant einbezogen sein kann. Die Genese dürfte in diesem Fall in einer mehr direkten Schädigung des Halssympathicus zu suchen sein.

REISCHAUER (1949) glaubt, daß die Hypersympathicotonie auf einem Zerfall von Eiweißkörpern in den degenerierten Bandscheiben beruht und daß diese Stoffe einen „humoralen" Einfluß auf die benachbarten Ganglien des Grenzstranges ausüben können. Eine große Anzahl von Forschern ist jedoch der Meinung, daß die cervicalen Nervenwurzeln präganglionäre sympathische Fasern enthalten (S. 81), welche bei intraforaminalen Protrusionen und Prolapsen einer direkten Druckwirkung ausgesetzt sein können. Als Bekräftigung dieser Auffassung kann angeführt werden, daß eine cervicale Migräne oder ein Schulter-Hand-Syndrom oft in unmittelbarem Anschluß an eine Wurzeldekompression verschwindet.

Laterale Osteophyten können einen Druck auf Nervus und Arteria vertebralis ausüben (vgl. Abb. 16). Dies ist eine weitere denkbare Entstehungsursache des cervicocephalen Sympathicussyndroms. Eine günstige Beeinflussung durch eine einfache

Wurzeldekompression wäre in diesem Fall verständlicherweise nicht zu erwarten. Schließlich müßte noch die direkte Schädigung des Grenzstranges durch ventrolaterale Osteophyten in Betracht gezogen werden (Nagel 1936; Horwitz 1940).

Spurling und Scoville (1944) wiesen darauf hin, daß die Durchblutungsstörungen bei cervicaler Rhizopathie in einem Teil der Fälle durch einen reflektorischen Spasmus im M. scalenus anterior verursacht sein können.

2. Cervico-brachiale Sympathicussyndrome.

Vasomotorische Störungen in Verbindung mit cervicaler Spondylose wurde unter anderem von Oppenheimer (1938), Horwitz (1940), Mettier und Capp (1941), Skiöld (1944), Lund (1945), Eaton (1946) beschrieben. Auch die Mehrzahl späterer Verfasser wendete dieser Frage ihre Aufmerksamkeit zu.

Bei fast allen Patienten mit Wurzelkompression im caudalen Abschnitt der Halswirbelsäule kommt es zu vasomotorischen Störungen in irgendeiner Form. Bei den meisten Patienten treten sie kaum in Erscheinung, sie können aber in gewissen Fällen so stark werden, daß sie das Krankheitsbild ganz beherrschen. Die typischen neurologischen Symptome einer Wurzelkompression können dadurch vollständig verdeckt werden. Zwischen diesen Extremen gibt es eine ganze Reihe von Übergängen. Die Ursache für diese individuellen Verschiedenheiten in der Reaktionsweise ist unklar. Sie dürfte mit konstitutionellen Faktoren zusammenhängen.

Bei geringfügiger Sympathicusreaktion macht sich lediglich eine angedeutete vasomotorische Instabilität bemerkbar. Der Patient hat ein subjektives Kältegefühl in den dem affizierten Segment zugeordneten Fingern. Objektiv findet man eine leichte Blässe oder auch Rötung und Cyanose der Haut. Nach Wurzeldekompression pflegen derartige Symptome restlos zu verschwinden.

Bei stark ausgeprägter Sympathicusreaktion wird das klinische Bild komplizierter. Es kommt hierbei außerdem zum Auftreten eines Ödems in der Hand, das anfangs die gleiche Ausbreitung hat wie die radikulären Sensibilitätsstörungen. Außerdem stellt sich eine Steifigkeit in den betreffenden Fingern ein, welche extreme Flexion oder Extension unmöglich macht.

Ödem und Bewegungseinschränkung können manchmal auf die übrigen Teile der Hand übergreifen. In der Palmarisaponeurose entwickeln sich nicht selten fibröse Knoten und Stränge ähnlich der *Dupuytrenschen Kontraktur* (Askey 1941). Außerdem kommt es gewöhnlich gleichzeitig zu Schmerzen und Bewegungseinschränkungen im Schultergelenk. Eine allgemeine Entkalkung des Hand- und Armskeletes tritt ein (Sudecks Atrophie). Die Gesamtheit dieser Störungen kann als Folge einer Hypersympathicotonie aufgefaßt werden.

Neben vasomotorischen Störungen entwickeln sich Störungen der Oberflächensensibilität. Zu Beginn halten sie sich an das entsprechende Dermatom und äußern sich in Dysästhesien und Hyperästhesien. Bei einer Anzahl Patienten breiten sich diese Störungen über immer größere Teile des Armes, der Scapular- und Pectoralregion aus und können schließlich den oberen Körperquadranten oder sogar die ganze Körperseite umfassen. Ähnliche Sensibilitätsveränderungen können, wie bekannt, bei Kausalgie beobachtet werden.

Gleichzeitig ändert sich auch die Art der Schmerzen. Die radikuläre „neuralgische" Komponente macht einem diffusen Schmerz Platz, der in ausgedehnten Partien des Armes und besonders in der Schulterregion lokalisiert ist. Die Muskulatur wird immer mehr druckempfindlich.

Das Krankheitsbild, dessen Hauptmerkmale ein versteiftes schmerzhaftes Schultergelenk und eine steife geschwollene Hand sind, wird in der angloamerikanischen Literatur als *shoulder-hand-syndrome* bezeichnet. Die Ätiologie ist keineswegs einheitlich. Außer in Zusammenhang mit Wurzelaffektionen kann dieses Syndrom als Sekundärphänomen bei Arthritis, Periarthritis, Epikondylitis, Herzkrankheiten wie auch bei Traumen von

Schulter, Arm und Hand entstehen (Howard 1930; Askey 1941; Ask-Uppmark 1944; Steinbrocker et al. 1948 und viele andere).

Wenn ein Patient mit Schulter-Hand-Syndrom nicht in der Lage ist, genauere Angaben über die Entwicklung der Krankheit zu machen, und Anhaltspunkte bestehen, daß ein Bandscheibenvorfall vorliegt, so ist es meistens unmöglich, eine genaue Höhendiagnose zu stellen. Die Sensibilitätsstörungen, deren Lokalisation von wesentlicher Bedeutung für die Diagnose ist, haben nämlich ihren radikulären Charakter verloren und breiten sich mehr oder weniger diffus aus. In solchen Fällen kann eine Sympathicotomie von großem diagnostischen Wert sein (vgl. S. 131).

Andererseits aber muß auch betont werden, daß ein Sympathicussyndrom, welches sich sekundär zu einem Bandscheibenvorfall entwickelt hat, nach einer Wurzeldekompression nicht immer ganz zurückgeht. Die Hypersympathicotonie kann so fixiert sein, daß zur Wiederherstellung normaler Zirkulationsverhältnisse eine Sympathicotomie notwendig werden kann.

3. Cervico-cephale Sympathicussyndrome.

Ein cervico-cephales Syndrom wurde zuerst von Barré im Jahre 1926 unter der Bezeichnung *„Syndrome sympathique cervicale posterieure"* beschrieben. Zwei Jahre später veröffentlichte sein Schüler Lieou (1928) eine ausführliche Monographie über dieses Thema. Nach Lieou setzt sich das Syndrom aus einen oder mehreren der folgenden Komponenten zusammen:

1. *Kopfschmerzen* halbseitiger Ausbreitung (Hinterhaupt, Scheitelregion, Schläfe, Stirn).

2. *Schwindel* in $^2/_3$ der Fälle rotatorischen Typs.

3. *Tinnitus*: entweder pulssynchrone oder gleichbleibende pfeifende Laute oder motorähnliche Geräusche.

4. *Otalgie:* Tiefenschmerzen in der Gegend des Ohres.

5. *Visuelle Sensationen:* Attacken von Nebelsehen oder Flimmerskotom.

6. *Oculalgie:* in der Tiefe der Augenhöhle projizierte Schmerzanfälle.

7. *Gesichtsschmerzen,* welche sich durch Druck auf die Trigeminusaustrittspunkte lindern lassen.

8. *Vasomotorische Krisen:* anfallsweise Rötung der Gesichtshaut während 5—10 min.

9. *Parästhesien im Pharynx.*

10. *Anfallsweise Heiserkeit.*

Lieou teilte seine Fälle in 3 Gruppen ein:

a) Patienten, bei denen die Schwindelsymptome überwogen,

b) Patienten mit Symptomen hauptsächlich im Bereiche des Gesichtes und

c) Patienten, deren Hauptbeschwerden aus pharyngealen Symptomen bestanden.

In Übereinstimmung mit Barré führte er die Symptome auf einen durch eine „cervicale Arthritis" ausgelösten Reizungszustand der Nervus vertebralis zurück, wies aber auch auf Traumen und endokrine Störungen als beitragende ätiologische Faktoren hin.

Die Bedeutung von unco-vertebralen Osteophyten für die Auslösung des cervicocephalen Symptomenkomplexes wurde von mehreren Verfassern betont, unter anderem von Giraudi (1931), Lange (1936), Krogdahl Torgersen (1940) und Bärtschi-Rochaix (1949). Der letztgenannte Autor hat besonders der Symptomatologie des traumatisch ausgelösten Cervicalsyndroms eine eingehende Studie gewidmet. Weitere Beiträge auf diesem Gebiet lieferten unter anderem Geiger (1952), Taptas (1952), Neuwirth (1952), Girard (1954), Hohmann (1955). Otoneurologische Symptomenbilder wie Tinnitus, vestibuläre Übererregbarkeit und Morbus Ménière, welche alle mit pathologischen Veränderungen in der Halswirbelsäule in Zusammenhang gebracht werden konnten, waren Gegenstand genauer Untersuchungen von unter anderem Mayoux, Girard, Chappaz (1951), Moritz (1953), Gayral und Neuwirth (1954), Ledru und Couderc (1955) und Skilandat (1955).

Ein „*synkopales cervicales Vertebralissyndrom*" hat Unterharnscheidt (1956) beschrieben. Bei 2 Patienten wurden bei bestimmten Kopfdrehungen Anfälle von starkem Vertigo, Tinnitus, Übelsein, Blässe oder Rötung des Gesichtes und Schweißausbruch ausgelöst, denen eine Bewußtlosigkeit von 5—15 min Dauer folgten. Der eine Patient hatte eine Schußverletzung im oberen Cervicalbereich, der andere eine cervicale Spondylose.

Cervicale Migräne. Der häufigste cervico-cephale Symptomenkomplex, der von Bärtschi-Rochaix durch den Begriff „Migraine cervicale" zusammengefaßt wurde, ist durch einen unilateralen dumpfen Schmerz gekennzeichnet, dessen Lokalisation in Nacken, Hinterhaupt (hinter dem Ohr), in der Schläfe, in der Tiefe der Orbita oder im Gesicht angegeben wird. Mehrere der genannten Regionen können gleichzeitig mehr oder weniger betroffen sein. Manchmal treten die Schmerzen doppelseitig auf oder sie wechseln die Seite, wobei dann die Beschwerden einer Seite zu überwiegen pflegen.

Meiner Erfahrung nach, die sich in diesem Punkt mit der vieler anderer deckt, sind Kopfschmerzen, welche Personen mittleren Alters befallen, meistens auf pathologische Veränderungen in der Halswirbelsäule zurückzuführen. Dasselbe gilt für die vielen Patienten mit sog. postkommotionellen Beschwerden. Die Fälle beider Gruppen können demnach als cervicale Migräne aufgefaßt werden.

Die Schmerzanfälle der cervicalen Migräne haben keine initiale Aura und dauern in der Regel länger als die „gewöhnliche" Migräne. Die Schmerzperioden erstrecken sich oft über Wochen oder Monate. Während der Dauer des Schmerzes findet man eine lokale Druckschmerzhaftigkeit über dem Nervus occipitalis major. Durch Anaesthesierung des Nerven ist oft eine unmittelbare Linderung der Beschwerden zu erzielen. Eine weitere Möglichkeit, eine rasche Schmerzlinderung zu erzielen, besteht darin, daß man die Patienten mit einem harten Rollkissen unter dem Nacken liegen läßt. Die Schmerzen können außerdem durch verschiedene andere Manipulationen an der Halswirbelsäule bzw. Streckbehandlung in günstiger oder ungünstiger Weise beeinflußt werden. Eine konsequent durchgeführte lordosierende Behandlung führt gewöhnlich zu einer erheblichen Schmerzlinderung.

Die cervicale Migräne ist wahrscheinlich nicht ausschließlich durch eine Reizung der mit der A. vertebralis bzw. carotis verlaufenden sympathischen Fasern erklärbar. Reizzustände in somatischen Nerven, reflektorischer Spasmus in der Muskulatur des Nackens und des Kopfes u. a. dürften ebenfalls von Bedeutung für die Ätiologie sein. Einzelne Fälle sprechen gut auf Ergotaminpräparat an, was darauf hindeutet, daß die Funktionsstörungen bei cervicaler Migräne denen der „gewöhnlichen" hereditären Migräne ähnlich sind.

Cervicale Migräne scheint in Verbindung mit Wurzelkompression in jedem Niveau zwischen C 1 und C 8 auftreten zu können. Das Syndrom entwickelt sich oft bei Bandscheibenvorfällen des unteren Cervicalbereiches und pflegt in unmittelbarem Anschluß an die operative Entfernung des Prolapses zu verschwinden. Gewisse Varianten von cervicaler Migräne sind offenbar nahe verwandt mit der klassischen Occipitalisneuralgie. Fälle mit diesen Symptomen wurden von uns durch Abschneiden der hinteren Wurzeln von C 2 und C 3 mit gutem Erfolg behandelt. Auch bei vereinzelten Fällen mit einem typischen Halsrippensyndrom können sich sekundäre Beschwerden von der Art der cervicalen Migräne entwickeln. Nach einer Dekompression des Plexus brachialis verschwinden in der Regel auch die Kopfschmerzen.

IX. Höhendiagnostik der Wurzelsyndrome.

1. Segmentvariationen.

Die Innervation der oberen Extremitäten weist erhebliche individuelle Unterschiede auf. Es wurden sogar Variationen in der Innervation der beiden Körperhälften beim gleichen Individuum beobachtet (Josey und Murphey 1946; Frykholm 1951 e).

Die gebräuchlichsten *Dermatomkarten* wurden von DEJERINE, EDINGER, PAUCET und DUPRET, FOERSTER (s. FOERSTER 1933; FENDER 1939) und KEEGAN 1947 ausgearbeitet. Die *Myotome* wurden von vielen Verfassern schematisch dargestellt (s. FOERSTER 1913). BINGs Schema (BING-HAYMAKER 1940) dürfte die größte Verbreitung gefunden haben. INMAN und SAUNDERS (1944) haben versucht, auch die *Sklerotome* skizzenmäßig zu erfassen.

Nach SHERRINGTON (1894 und 1899) gruppieren sich die 5 Dermatome der oberen Extremität um eine dorsal und ventral durch die Extremität gezogene Axiallinie. KEE-

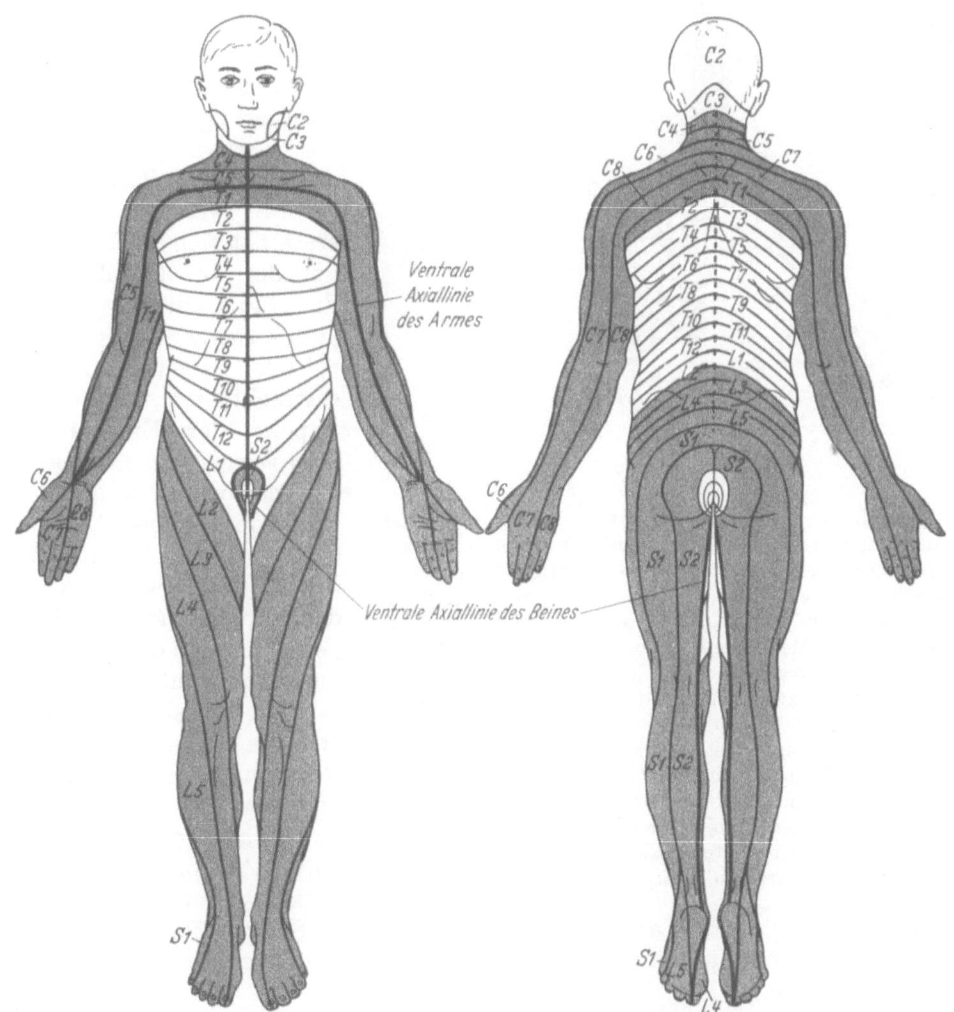

Abb. 26. Dermatomschema nach KEEGAN.

GAN (1947) hat diese klassische Vorstellung so wesentlich modifiziert, daß auf seiner Dermatomkarte nur mehr die ventrale Axiallinie beibehalten wurde. Sensibilitätsstörungen, wie sie sich als Folge von cervicalen Bandscheibenvorfällen ausbilden, haben meiner Erfahrung nach Ausbreitungsgebiete, die am besten mit KEEGANs Schema übereinstimmen, weshalb ich mich in den folgenden Ausführungen im wesentlichen an dieses Schema halten werde (Abb. 26).

Für eine korrekte Höhendiagnose bei Discopathie ist die Kenntnis der Dermatomverteilung und deren Abweichungen von ausschlaggebender Bedeutung. Die Verhältnisse im Cervicalbereich sind im allgemeinen folgende:

C 1 besitzt in der Regel keine sensible Wurzel. Die Occipitalregion, die Unterseite des Kinns und der obere Teil des Halses werden von C 2 innerviert, die mittlere Partie von C 3, der untere Teil des Halses und die Oberseite der Schulter von C 4.

Die obere Extremität hat 5 Dermatome, von welchen nur die drei mittleren, also C 6, C 7 und C 8 bis zur Hand hinabreichen. Es handelt sich hier gerade um die Segmente, die den Prädilektionsstellen der cervicalen Rhizopathien entsprechen.

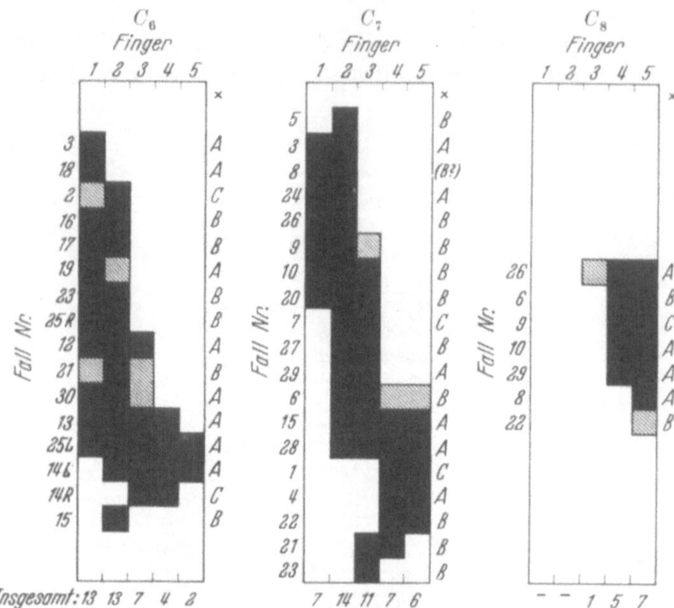

Das *axiale Dermatom* des Armes ist in der Regel C 7. Es erstreckt sich, ausgehend von der dorsalen Mittellinie des Körpers, bandförmig über die Dorsalseite der Extremität hinab bis zum *zweiten und dritten Finger*.

Das *präaxiale Dermatom* C 6 erstreckt sich auf ähnliche Weise von der dorsalen Mittellinie über die Radialseite des Armes hinab zum *ersten Finger*.

Das *postaxiale Dermatom* C_8 erstreckt sich über den ulnaren Aspekt der Extremität hinab zum *vierten und fünften Finger*.

Die beiden anderen Dermatome des Armes (C 5 und Th 1) reichen nicht bis in die Hand hinab. Sie erstrecken sich von der ventralen Mittellinie über die ventrale Seite des Oberarmes und die volare Seite des Unterarmes.

Von diesem Prinzipschema gibt es jedoch zahlreiche Abweichungen. SHERRINGTON (1899) und STOKEY (1930) rechneten mit 2 Variationsarten, verursacht durch Prä- bzw. Postfixation des Plexus. BRAIN (1948) und LAST

Abb. 27. Diagramm. Es veranschaulicht die Variationen in der segmentalen Innervation der Finger bei 30 wegen cervicaler Rhizopathie operierten Patienten. Alle Operationen wurden in Lokalanaesthesie durchgeführt, und es wurde versucht, durch mechanische Reizung C_6, C_7 und C_8 die peripheren Repräsentationsgebiete der Hinterwurzeln zu bestimmen. Die Buchstaben in Kolonne X bedeuten: *A* Genaue Übereinstimmung in der Ausbreitung zwischen vor der Operation gefundenen Sensibilitätsstörungen und durch Wurzelreizung provoziertem Schmerz. *B* Ausbreitungsgebiet des Segments, nur auf Grund experimenteller Reizung bestimmt. *C* Ausbreitungsgebiet des Segments, nur auf Grund der präoperativen Schmerzausstrahlung und Sensibilitätsstörungen (subjektive und objektive) bestimmt. Die gestrichelten Felder bedeuten, daß der entsprechende Finger nur teilweise dem betreffenden Segment zugeordnet war.

(1949) berücksichtigten 3 Varianten, bei welchen die Segmentfolge als beibehalten angesehen wurde, nämlich außer der normalen Segmentverteilung eine prä- bzw. postfixierte Variante.

WANKE (1940) kam nach eingehenden Untersuchungen zu dem Resultat, daß es zwischen den prä- und postfixierten Abweichungen eine ganze Reihe von Übergangsformen gibt. Auch WAGENEN (1946) wies auf das Vorkommen einer sehr großen Anzahl von Variationen hin. Meine eigenen Erfahrungen stimmen am besten mit denen der beiden letztgenannten Autoren überein (Abb. 27).

Wie früher erwähnt (S. 100), sind die Sensibilitätsstörungen bei Wurzelschädigungen immer im distalen Abschnitt der Extremität am meisten konstant und am klarsten abgegrenzt. Es ist deshalb wichtig, die Segmentabweichungen vor allem in den Fingern zu kennen (s. Tabelle 1 und Abb. 27).

Die segmentale Innervation der Muskulatur weist gleichfalls eine Reihe von Variationen auf. Jeder Muskel wird mindestens von 2 Segmenten versorgt, weshalb eine uniradikuläre Affektion nur zu einer partiellen Parese und Atropie führen kann.

Tabelle 1. *Die segmentale Innervation der Finger nach Literaturangaben.*

Autoren	Finger zugeordnet		
	C 6	C 7	C 8
SEMMES u. MURPHEY (1943)		2, 3	
BUCY u. CHENAULT (1944) .		1, 2, 3	
MICHELSEN u. MIXTER (1944)	1, 2	2, 3	5
SPURLING u. SCOVILLE (1944)	1 (dors.)	(1)2, 3(4)	
ELLIOTT u. KREMER (1945) .		1, 2, 3	
MICHELSEN u. MIXTER (1946)	1(2)	2(3, 4)	5
KEEGAN (1947)	1	2, 3	4, 5
KRISTOFF u. ODOM (1947) .	1, 2	2, 3, 4	
BRAIN (1948)	1, 2	3	4, 5
KNIGHT (1948)	1	2, 3, 4	
YOUNG (1949)	1, 2, 3 (volar)	1, 2, 3, 4 (dors.)	3, 4, 5 (dors.)

Im folgenden wird eine kurze, auf BINGs Schema basierende Übersicht über die segmentale Versorgung der in diesem Zusammenhang wichtigen Muskeln gegeben:

1. Die Muskeln des unteren Halsabschnittes werden alle mit Ausnahme des M. trapezius (N. accessorius) vom Plexus brachialis innerviert.

2. Die Segmente für die Scapularmuskulatur liegen im allgemeinen ein Segment höher als die der Pectoralismuskulatur.

3. Im Bereich des Oberarmes erfolgt die Innervation der Flexoren um ein Segment höher als die der Extensoren. Am Unterarm sind die Verhältnisse umgekehrt.

4. Was die Hand anbetrifft, so wird der M. opponens pollicis von C 6—C 7 versorgt. Alle übrigen Muskeln erhalten ihre Innervation von C 8 und Th 1 oder möglicherweise von C 7.

2. Wurzelsyndrome des oberen Cervicalabschnittes (C 1—C 3).

C 1 besitzt, wie bereits erwähnt, im allgemeinen keine Hinterwurzel; eine Reizung der rudimentären Fila, die manchmal vorhanden sein können, führt zu keiner genau lokalisierbaren Schmerzempfindung (WANKE und BUES 1953). C 2 und C 3 haben dagegen gut ausgebildete Hinterwurzeln.

Zwischen erstem und zweitem Halswirbel ist für C 2 kein Zwischenwirbelloch vorhanden. Der Wurzelnerv durchbohrt die starke Membran, die zwischen den Bogen von Atlas und Epistropheus ausgespannt ist. Kompressionen von C 2 beruhen gewöhnlich auf anatomischen Abweichungen oder Subluxationen in der gelenkigen Verbindung zwischen den betreffenden Wirbeln (OVERTON und GROSSMAN 1952; LINDEMANN und KUHLENDAHL 1953).

Der Radikularnerv C 3 verläuft durch das Zwischenwirbelloch C 2—3 und kann hier durch Protrusionen oder Prolapse der obersten cervicalen Bandscheibe komprimiert werden. In der Höhe von C 1—C 3 dürfte unter anderem auch Wurzelscheidenfibrose als Ursache für neurologische Symptome in Frage kommen.

Eine Kompression von C 1 entzieht sich wohl einer sicheren klinischen Diagnose. Eine Kompression von C 2 oder C 3 bewirkt eine typische *Occipitalisneuralgie.* Bei Kompression von C 2 reicht die Ausbreitung der Schmerzen weiter in die Scheitelgegend hinauf als bei einer C 3-Kompression. Die Beschwerden werden gewöhnlich als dumpfer Dauerschmerz empfunden; außerdem treten nicht selten Paroxysmen typisch neuralgischer Art auf, die zum Hinterkopf und Submandibulargegend ausstrahlen. Außer den Schmerzen finden sich Parästhesien und gelegentlich auch Sensibilitätsstörungen im Bereiche des Dermatomes. Die Schmerzparoxysmen werden manchmal durch Kopfbewegungen ausgelöst, können aber auch ohne erkennbare Ursache auftreten. Häufig besteht eine Kontraktur der Nackenmuskeln, die mit einer Zwangshaltung des Kopfes verschiedenen Grades verbunden ist.

Die eben beschriebenen, rein radikulären Symptome erscheinen bei einer Anzahl von Patienten in Verbindung mit einem Sympathicussyndrom (cervicale Migräne, s. S. 105), wodurch das klinische Bild mehr verschwommen erscheint.

3. Wurzelsyndrome des mittleren Cervicalabschnittes (C 3—C 5).

Grzan (1953 und 1954) hat auf Zusammenhänge zwischen Spondylose des mittleren Abschnittes der Halswirbelsäule und partiellen Diaphragmaparesen hingewiesen. Röntgenologisch erscheinen solche Paresen als eine ungefähr eigroße, umschriebene Ausbuchtung an der Diaphragmakuppel (Relaxatio Diaphragmatis). Über weitere Fälle wurde von Buffat (1954), Bofinger (1955), Roux, Robin le Bihan (1955) berichtet.

Die Innervation des Diaphragma erfolgt in der Regel durch C 4, aber gar nicht selten teilweise auch durch C 3 und C 5. Das Diaphragma kann nach Kutomanow und v. Gössnitz (zit. nach Grzan 1953) von jedem beliebigen Segment zwischen C 1 und C 7 versorgt werden, wenn dies auch in 32 % der Fälle nur von einem Segment geschieht.

Neben der Diaphragmaparese besteht gewöhnlich auch eine umschriebene Parese und Atrophie der Nackenmuskulatur, welche als Eindellung in der sonst normalen Kontur zu erkennen ist (Grzan, 1954). Infolge der Parese hängt der Kopf etwas nach vorne. In einem der beschriebenen Fälle kam es zu einer so bedeutenden Störung der Stabilität, daß sich ein ausgeprägter Wackelkopf entwickelte.

Bei fortgeschrittener Wurzelschädigung lassen sich Sensibilitätsstörungen in den Dermatomen C 3, C 4 oder C 5 nachweisen. Bezüglich des C 5-Syndroms siehe auch nächster Abschnitt!

4. Wurzelsyndrome des unteren Cervicalabschnittes (C 5—C 8).

Das C 5-Syndrom. Die Schmerzen sind in der Schulterregion, der Vorderseite des Oberarmes und gelegentlich in der volaren Fläche des Unterarmes lokalisiert. Die Sensibilitätsstörungen können in einem bandförmigen Bezirk zu finden sein, der sich von der ventralen Mittellinie über die Vorderseite von Schulter und Oberarm und die volare Fläche des Unterarmes erstreckt. Parästhesien gleicher Ausbreitung können vorkommen. Muskelschmerzen, Paresen und Atrophien betreffen die Mm. supra- und infraspinati, deltoideus, biceps und brachioradialis. Außerdem kann, wie bereits erwähnt, eine Diaphragmaparese entstehen. Der Bicepsreflex kann abgeschwächt oder aufgehoben sein (Cyriax, 1952).

Das C 6-Syndrom ist durch einen dumpfen Tiefenschmerz gekennzeichnet, der seine Lokalisation im unteren Teil des Nackens, in der Schulter, vorne und lateral im Oberarm sowie in der radialen Seite des Unterarmes hat. Bestehen Schmerzen neuralgischer Art, so strahlen diese, ausgehend von Schulter oder Nacken, in die radiale Fläche von Unterarm und Hand bis zum Daumen aus. In diesem können sich eventuell Taubheitsgefühl und Parästhesien einstellen. Paresen und Atrophien kommen hauptsächlich im M. biceps vor. Es können aber auch die Mm. infraspinatus, subscapularis, pronator teres und die Extensoren der drei radialen Finger betroffen sein. Diese Muskeln sind dann druckempfindlich, zumindest im Frühstadium der Wurzelaffektion. Wanke (1950) hat bei C 6-Schädigung eine Flexionslähmung in Daumen und Zeigefinger und Gronemeyer (1951) Parese und Atrophie von M. opponens und abductor policis brevis beschrieben. Meiner Erfahrung nach sind solche Paresen nicht so häufig und dürften auf Segmentverschiebungen beruhen. Der Bicepsreflex ist oft abgeschwächt oder fehlt (Spurling und Scoville 1944). Sensibilitätsstörungen können sich innerhalb des Dermatoms (s. Abb. 26) in sehr unterschiedlichem Ausmaß entwickeln. In der Hand betreffen sie gewöhnlich nur den Daumen, manchmal aber auch mehrere oder sogar alle Finger (Abb. 27).

Das C 7-Syndrom ist durch Tiefenschmerz im unteren Teil des Nackens, in der Gegend des Schulterblattes, der dorsalen Fläche des Oberarmes und gelegentlich auch des Unterarmes charakterisiert. Die für das Syndrom typischen Muskelschmerzen haben ihre

Lokalisation im M. pectoralis major und im M. triceps. Viele Patienten klagen außerdem über einen paroxysmalen Schmerz in der Brust, der Angina pectoris Beschwerden täuschend ähnlich sein kann. In gewissen Fällen kann dieser Schmerz ganz im Vordergrund des Krankheitsbildes stehen (SEMMES und MURPHEY 1943; JOSEY und MURPHEY 1946; DAVIES 1957) Er wird als unerträgliches Krampfgefühl in der Herzgegend geschildert und ist mit Angstgefühlen und verschiedenen allgemeinen vaso-vegetativen Störungen verbunden. In anderen Fällen wird er als Stich mitten durch die Brust vom Schulterblatt zur Infraclavicularregion geschildert. Schließlich gibt es Patienten, die den Schmerz hauptsächlich in der Achselhöhle empfinden. Typisch für diese Form von *Pseudoangina pectoris* ist, daß sie nicht durch körperliche Anstrengungen, sondern bestimmte Bewegungen in Nacken und Arm ausgelöst wird. Bei Operationen in Lokalanaesthesie konnte diese Schmerzen durch direkte mechanische Reizung der 7. Vorderwurzel (vgl. S. 99) reproduziert werden.

Paresen und Atrophien betreffen vor allem den M. triceps, in einigen Fällen kann aber auch eine Atrophie der mittleren Partie des M. pectoralis major auftreten. Weniger regelmäßige Symptome bestehen entweder in einer geringen Extensionsparese in Zeige- und Mittelfinger oder einer Flexionsparese in den radialen Fingern, gelegentlich in Verbindung mit einer Parese und Atrophie der Mm. opponens und des abductor pollicis brevis. Auch eine isolierte Parese und Atrophie der zwei letztgenannten Muskeln kommt vor (GRONMEYER 1951).

Der Tricepsreflex ist oft deutlich herabgesetzt oder fehlt (SPURLING und SCOVILLE 1944).

Sind neuralgische Schmerzen vorhanden, so strahlen diese entlang der Dorsalseite der Extremität bis in den Zeige- und Mittelfinger aus. In diesen können sich Taubheitsgefühl und Parästhesien einstellen. Objektive Sensibilitätsstörungen können sich in sehr unterschiedlicher Ausbreitung innerhalb des Dermatoms ausbilden (s. Abb. 26). Im Zeigefinger kann die Oberflächensensibilität beinahe ganz aufgehoben sein (SEMMES und MURPHEY 1943). Bezüglich der Variationen des C 7-Dermatoms siehe Abb. 27.

Das C 8-Syndrom ist gekennzeichnet durch myalgische Schmerzen im Nacken, Schulterregion, der medialen Fläche des Oberarmes, dem ulnaren Bereich des Unterarmes und manchmal auch in der Hand. Druckempfindlichkeit findet man gewöhnlich in zeitigen Stadien der Erkrankung im M. triceps, in der ulnaren Muskelgruppe des Unterarmes wie auch im Hypothenar und gelegentlich im M. adductor pollicis. Die kleinen Handmuskeln, mit Ausnahmen des M. opponens und M. abductor pollicis brevis, können in bedeutendem Ausmaß atrophieren. Die Atrophie kann auch Unterarmmuskeln, vorzugsweise die ulnare Gruppe und M. triceps betreffen.

Das Frühsymptom einer beginnenden Parese besteht gewöhnlich in einer erschwerten Adduktion des kleinen Fingers. In weiter fortgeschrittenen Stadien kommt es zu Paresen und Atrophien vorzugsweise in der Handmuskulatur, wobei doch festgestellt sei, daß die Krankheitsbilder weitgehende Verschiedenheiten aufweisen können. Bei einigen Patienten kommt es zu hochgradiger Atrophie der kleinen Handmuskeln ohne wesentliche Fehlstellung in den Fingern. In anderen Fällen kommt es zur Ausbildung von klauenhandähnlichen Kontrakturen, ähnlich wie bei der gewöhnlichen peripheren Ulnarisparese. Bei einer weiteren Gruppe von Fällen entsteht ein Extensionsdefekt in den Grundgelenken der 3 ulnaren Finger. Er ist im kleinen Finger am deutlichsten ausgeprägt und erreicht hier einen Winkel von ungefähr 45°. Der Defekt ist geringer im Ringfinger und am geringsten im Mittelfinger.

Bestehen neuralgische Schmerzen, so strahlen diese längs der ulnaren Fläche des Armes zum Ring- und Zeigefinger aus. In diesen Fingern können auch Parästhesien und Taubheit empfunden werden, und eine Hypalgesie oder Hypästhesie kann nachweisbar sein. Die objektiven Gefühlsstörungen können proximal eine sehr variable Ausbreitung innerhalb des Dermatoms haben und gelegentlich bis zur dorsalen Mittellinie des Körpers hinaufreichen (Abb. 26).

In einigen Fällen findet man eine Abschwächung oder ein Fehlen des Tricepsreflexes, was aber seltener vorkommt als bei C 7-Affektionen.

5. Röntgenologische Höhen- und Artdiagnostik. *

Im cervicalen Bereich ist es nur selten möglich, durch die Röntgenuntersuchung den ursächlichen Krankheitsprozeß mit ähnlicher Genauigkeit nachzuweisen wie bei lumbalen Wurzelkompressionen. Das Röntgenbild gibt jedoch wertvolle Aufschlüsse über die Art und den Grad von Bandscheibenveränderungen in den verschiedenen Niveaus. Wenn aber röntgenologischer Befund mit Anamnese und neurologischem Status in Korrelation gebracht werden, ist es im allgemeinen möglich, eine korrekte Höhen- und oft auch Artdiagnose zu stellen. Bezüglich den Grundlagen zur klinischen Artdiagnostik siehe S. 112.

Folgende Projektionen sind bei der Röntgenuntersuchung der Halswirbelsäule zu fordern:

1. *Frontale Aufnahmen,*
2. *Seitliche Aufnahmen* als sog. *Funktionsbilder,*
   a) „Normalhaltung",
   b) maximale Ventroflexion bzw. Dorsalextension der Halswirbelsäule,
3. *Gedrehte Aufnahmen* (zur Darstellung der Foramina intervertebralia).

Die Röntgenfilme werden zunächst mit Hinsicht auf Frakturen, Knochendestruktionen, Halsrippen, abnorme Länge der Querfortsätze des siebten Halswirbels oder andere Abnormitäten der oberen Thoraxapertur durchgesehen. Danach ist das Augenmerk auf eventuelle Deformierungen der Wirbelsäule zu richten (Kyphose, Skoliose, abnorme Lordose usw.). Schließlich ist zu studieren die Höhe der Intervertebralabstände, vorkommende reaktive Knochenauflagerungen an den Kanten der Wirbelkörper, die Größe der For. intervertebralia und die Beweglichkeit der Bandscheiben durch vergleichende Beurteilung der Funktionsbilder.

Für die Wertung der bei Discopathie gewöhnlich zu beobachtenden Röntgenveränderungen seien folgende Richtlinien gegeben:

Eine erhebliche Verminderung des Zwischenwirbelabstandes in Verbindung mit einer Osteophytose an den Rändern der Wirbelkörper, vor allem im Bereich des Foramen intervertebrale, spricht *für* das Vorliegen einer osteophytären Protrusion und *gegen* das Vorhandensein eines Discusprolapses.

Uncovertebrale Osteophyten sind also Ausdruck einer intraforaminalen osteophytären Protrusion. Eine Protrusion dieser Art ist in Wirklichkeit immer größer als die am Röntgenbild sichtbaren Auflagerungen. Der Radikularnerv ist daher gewöhnlich ziemlich verlagert und deformiert, was jedoch nicht bedeuten muß, daß gerade dieser Wurzelnerv die aktuellen Symptome gibt (vgl. S. 91).

Bei Vorliegen eines Discusprolapses ist die Bandscheibe gewöhnlich unbedeutend oder nur mäßig verschmälert und manchmal kann sie sogar von ganz normaler Höhe sein (S. 86). In diesem Fall deuten doch gewöhnlich andere röntgenologische Zeichen darauf hin, daß die Bandscheibe nicht gesund ist. Man sieht dann nämlich oft eine lokale Kyphose und eine erhöhte oder verminderte Beweglichkeit der angrenzenden Wirbelkörper bei Ventroflexion bzw. Dorsalextension. Die Störung der Beweglichkeit kann auch ohne lokale Kyphose vorkommen (vgl. Knutsson 1944; Junghans 1952; Buetti-Bäuml 1954). Bei erhöhter Beweglichkeit besteht manchmal in Ventroflexion eine leichte Subluxation.

Bandscheiben, die weitgehende Degeneration oder osteochondrotische Veränderungen aufweisen, geben nur ausnahmsweise Prolapse ab, welche dann aber immer klein sind (S. 86). Bei fortgeschrittener Osteochondrose tritt nach und nach eine Verschmelzung von zwei oder mehreren Wirbeln zu einem Block ohne innere Beweglichkeit ein. Die an einen solchen Blockwirbel angrenzenden Bandscheiben von mehr normaler Struktur sind

---

* Hinsichtlich der Discographie sei auf S. 144 und den Beitrag Lindgren (Bd. II, S. 247 ff.) verwiesen.

hingegen besondere Prädilektionsstellen für Rupturen und Prolapse, da sie einer bedeutend erhöhten Belastung bei Bewegungen ausgesetzt sind (vgl. SCOVILLE 1958).

Die Myelographie (mit Sauerstoff oder Pantopaque) gibt im allgemeinen keine sicheren Aufschlüsse über die Lokalisation des für die Symptome verantwortlichen Prozesses. Intraforaminale Prolapse und Protrusionen sind durch ein Myelogramm nicht sichtbar (S. 78). Dorsolaterale Bandscheibenveränderungen können dagegen zu sehen sein. Da aber bei Patienten mit Spondylose oft Protrusionen in mehreren Höhen vorhanden sind, ist es meist unmöglich, über deren pathogenetische Bedeutung durch die Röntgenuntersuchung allein Klarheit zu gewinnen. Der große Wert der Myelographie liegt vor allem darin, daß sich mit ihrer Hilfe gegebenenfalls Rückenmarkstumoren diagnostizieren bzw. ausschließen lassen. Weiterhin kann die Pantopaquemyelographie Bescheid über die Lage der Wurzeltaschen im Verhältnis zu den Zwischenwirbellöchern geben. Sind die ersteren nach caudal verschoben, so kann daraus geschlossen werden, daß die entsprechenden Radikularnerven einen nach kranial gerichteten Verlauf haben. Aus dieser Variation ergibt sich eine besondere Disposition zur Entwicklung einer Wurzelscheidenfibrose (S. 82).

6. Höhendiagnostik mittels EMG.

Bei Fehlen klinischer Zeichen einer Parese kann manchmal eine Innervationsstörung mit Hilfe des EMG nachgewiesen werden. Bei Benützung dieser Methode zur Höhendiagnose ist erforderlich, daß mehrere Muskeln untersucht werden. Wenn auch jeder Muskel mindestens von 2 Segmenten innerviert wird, so versorgt doch jede Vorderwurzel eine bestimmte Kombination von Muskeln nach einem für sie ziemlich charakteristischen Muster. Eine Bestimmung der von Innervationsstörungen betroffenen Muskeln kann demnach zur Höhendiagnose beitragen. Untersuchungen dieser Art wurden von HOEFER und GUTTMANN (1944), BRAZIER, WATKINS, MICHELSEN (1946), WOODS und SHEA (1951) und MARGUTH (1954) beschrieben.

X. Differentialdiagnose der Wurzelsyndrome.
1. Differentialdiagnose zwischen Wurzelsyndromen verschiedener Genese.

Die radikulären Symptome wie sie bei einem Discusprolaps, einer osteophytären Protrusion, einer periradikulären Fibrose oder einer Wurzelscheidenfibrose in Erscheinung treten, sind im großen und ganzen gleicher Art. Es gibt jedoch eine Reihe charakteristischer Verschiedenheiten im Krankheitsverlauf usw., die es oft ermöglichen, präoperativ die richtige ätiologische Diagnose zu stellen.

a) Discusprolapse entstehen gewöhnlich bei Menschen des frühen Mittelalters. Typisch für die Symptomatologie ist ein plötzliches Auftreten von Schmerzen, gewöhnlich in unmittelbarem Anschluß an eine nicht berechnete oder schlecht kontrollierte Bewegung in der Halswirbelsäule oder in Verbindung mit einem Trauma. Es kommt oft zu einer Zwangshaltung des Kopfes infolge einer schmerzhaften Kontraktur der Nackenmuskulatur. Die Beweglichkeit der Halswirbelsäule ist eingeschränkt und bei bestimmten Bewegungen verspürt der Patient blitzartige, in den Arm ausstrahlende Schmerzen. Gleichartige Schmerzen können auch bei der Untersuchung durch besondere Manipulationen provoziert werden. Eine effektive Methode besteht darin, daß man den Kopf des Patienten leicht zur Seite beugt und dann durch einen leichten Schlag auf die Scheitelgegend eine axiale Kompression der Halswirbelsäule erzeugt („The neck compression test" nach SPURLING und SCOVILLE 1944). Manchmal kann der typische Schmerz auch durch Perkussion der Dornfortsätze der unteren Halswirbel hervorgerufen werden. Auch beim Husten oder Niesen nimmt der Schmerz zu.

b) Osteophytäre Protrusionen. Wenn sie Wurzelsymptome geben, so ist für sie ein schleichender Beginn charakteristisch. Der Patient berichtet gewöhnlich, er habe seit längerer Zeit ein Knirschen oder Knacken im Nacken bemerkt, er sei wiederholt von

Schmerzen und Steifheit im Nacken geplagt gewesen und habe eine Neigung zu „Rheumatismus" in Schulter und Arm. Deutliche Wurzelsymptome treten manchmal erst im Gefolge eines Traumas oder einer ungewöhnlichen Arbeitsleistung auf, setzen aber meistens erst nach einer *Latenzzeit* von einigen Stunden bis Tagen ein (vgl. S. 97). Bei einigen Fällen beginnen die Symptome nach Tiefschlaf in ungünstiger Stellung (meistens bei Ventroflexion in der Halswirbelsäule) oder nach längerer Arbeit in vorgebeugter Haltung. Die Entwicklung der Symptome zum typischen Wurzelsyndrom erfolgt bedeutend langsamer als beim Discusprolaps. Schmerzen beim Husten und Niesen fehlen gewöhnlich, und der Nackenkompressionstest ist negativ. Röntgenologisch lassen sich spondylotische Veränderungen in dem den neurologischen Symptomen entsprechenden Niveau nachweisen.

c) Genuine Wurzelscheidenfibrose. Bei Menschen jüngeren oder mittleren Alters, besonders Frauen von asthenischer Konstitution ohne nachweisbare Spondylose der Halswirbelsäule ist ein chronisch verlaufendes radikuläres Syndrom auf das Vorliegen einer genuinen Wurzelscheidenfibrose verdächtig. Mittels Pantopaquemyelographie kann die Diagnose gestützt werden (S. 112).

d) Periradikuläre Fibrose. Sie entsteht gewöhnlich als Folge eines Traktionstraumas (S. 97). Der für dieses Krankheitsbild charakteristische Verlauf besteht darin, daß der Patient im Augenblick des Traumas einen heftigen Schmerz innerhalb des entsprechenden Segments verspürt, worauf eine beinahe beschwerdefreie Periode von einigen Stunden bis Tagen folgt. Danach entwickeln sich radikuläre Symptome meist in gleicher Weise wie sie oben unter b) in bezug auf die osteophytären Protrusionen beschrieben wurden. Spondylotische Röntgenveränderungen, die mit dem betreffenden Wurzelsyndrom in Übereinstimmung gebracht werden können, sind meistens vorhanden.

Periradikuläre Fibrose hat offenbar nicht immer eine traumatische Genese. Andere ätiologische Faktoren (infektiöser oder vasculärer Art ?) dürften auch in Betracht kommen.

2. Differentialdiagnose
zwischen Rhizopathie und anderen neurologischen Zuständen.

Die Differentialdiagnose zwischen Rhizopathie und anderen pathologischen Prozessen, die Schmerzen und neurologische Störungen in den oberen Extremitäten verursachen, ist oft mit großen Schwierigkeiten verbunden. Dies gilt besonders für die chronischen Wurzelsyndrome. Vom differentialdiagnostischen Standpunkt aus kommen vor allem folgende Krankheitsbilder in Frage:

a) Plexuskompressionssyndrome (Halsrippe, costo-claviculäre Kompression, Scalenussyndrom u. a.). Kennzeichnend für eine Plexuskompression ist, daß die Schmerzen in größerem Ausmaß von Bewegungen in Arm und Schultergürtel beeinflußt werden, als von Bewegungen in der Halswirbelsäule. Die Beschwerden des Patienten nehmen zu, wenn der Arm längs des Körpers herunterhängt, besonders bei Belastung. Jede mechanische Senkung des Schultergürtels führt zu erhöhten Beschwerden. Bei chronischer Rhizopathie hingegen kommt es zu einer Betonung der Symptome vor allem bei Ventroflexion der Halswirbelsäule, beispielsweise durch Unterlegen eines hohen Kissens.

Bei Plexuskompression läßt sich gewöhnlich eine gewisse Vorbuchtung in der Fossa supraclavicularis palpieren. Durch Druck oder Perkussion an dieser Stelle (oder auch am Schlüsselbein) kann das Schmerzsyndrom oft hervorgerufen oder verstärkt werden. In solchen Fällen liegt der Bogen der A. subclavia nicht selten ungewöhnlich hoch in der Fossa supraclavicularis. Röntgen-Aufnahmen und Oscillometrie können die Diagnose stützen.

Die durch eine Halsrippe bedingte Plexuskompression muß nicht notwendigerweise Symptome ausschließlich der unteren Plexusstämme geben. Auch die mittleren oder oberen können selektiv betroffen sein (vgl. Swank und Simeone 1944). Schmerzen mit

Ausstrahlung in den Nacken und die gleichzeitige Kopfhälfte nach Art der cervicalen Migräne können vorkommen, ebenso vegetative Störungen im Arm, von Art des Schulter-Hand-Syndroms. Die Differentialdiagnose gegenüber der Rhizopathie ist in diesen Fällen unsicher und manchmal klinisch nicht zu klären.

Wenn die Röntgenuntersuchung Anomalien in der oberen Thoraxapertur, wie z.B. eine Halsrippe bzw. einen großen und breiten Querfortsatz des siebenten Halswirbels aufdeckt, ist es zweckmäßig zuerst eine Exploration und Dekompression des Plexus vorzunehmen. Diese Operation kann gegebenenfalls durch eine substelläre Sympathicotomie ergänzt werden. Der ganze Eingriff ist relativ einfach im Vergleich mit einer cervicalen Wurzeldekompression. Werden die Symptome durch den Eingriff nur wenig oder nicht beeinflußt, so wird bei späterer Gelegenheit eine Exploration der entsprechenden Nervenwurzeln vorzunehmen sein.

b) Neuropathie der peripheren Nerven. Chronische Kompression des Nervus ulnaris im Bereich des medialen Epicondylus, Druckwirkung auf den Nervus medianus im sog. Karpaltunnel (MOERSCH 1938; ZACHARY 1945; CANNON und LOVE 1946; BRAIN, WRIGHT und WILKINSON 1947) und ähnliche Zustände führen zu neurologischen Ausfällen in distal zur Läsionsstelle gelegenen Gebieten. Manchmal bestehen gleichzeitig Schmerzen, die doch gewöhnlich nicht besonders stark sind. Im Gegensatz zur Rhizopathie sind jedoch keine Schmerzen oder Muskelempfindlichkeit in Nacken oder Schulter vorhanden. Die Stelle der Läsion ist oft druckschmerzhaft und durch schwache Perkussion derselben lassen sich Parästhesien im Ausbreitungsgebiet des Nerven auslösen. Auch durch Kompression des Armes mittels einer Blutdruckmanschette proximal zur Nervenschädigung können Parästhesien in entsprechenden Versorgungsgebiet hervorgerufen werden (GILLIAT und WILSON 1953).

c) Tumoren und Granulationsgeschwülste. Sanduhrgeschwülste und kleine juxtamedulläre Tumoren können Wurzelsymptome verursachen, die denen bei Discopathie täuschend ähnlich sein können. Nur durch sorgfältige neurologische und röntgenologische Untersuchungen können diese Geschwülste entdeckt werden. Sog. *Pancoast-Tumoren,* also maligne Tumoren, die von der Lungenspitze auf den Plexus brachialis und dessen Wurzeln übergreifen, führen zu intensiven radikulären Schmerzen und im Laufe der Zeit auch zu Ausfallssymptomen. Diese Tumoren können bei einer gewöhnlichen Routineuntersuchung der Lungen leicht übersehen werden. Zu ihrer Darstellung sind besondere Aufnahmen der Lungenspitze und des cervico-thorakalen Abschnittes der Wirbelsäule erforderlich.

Was Granulome anbetrifft, so muß vor allem an luische und tuberkulöse Wucherungen gedacht werden.

d) Affektionen des Humeroscapulargelenkes (Arthritis, Periarthritis, Peritendinitis calcificans, Bursitis). Die führenden Symptome bestehen in einem lokalen Druckschmerz, und manchmal auch in einer Schwellung und erhöhten Hauttemperatur über dem betroffenen Gelenk. Im akuten Stadium beschränken sich die Schmerzen auf die Umgebung des Gelenkes und breiten sich dann nach distal aus, aber nicht weiter als ungefähr bis zur Mitte des Oberarmes. In kurzer Zeit stellt sich eine hochgradige Bewegungseinschränkung ein, wonach jeder Versuch zu aktiven Bewegungen des Oberarmes eine Zunahme der Schmerzen verursacht. Die Affektion kann durch ein vegetatives Syndrom (Schulter-Hand-Syndrom) kompliziert sein. In diesem Fall breiten sich die Schmerzen fast im ganzen Arm aus. Bei Menschen mit cervicaler Spondylose und Neigung zu Wurzelschmerzen kann außerdem noch ein chronisches Wurzelsyndrom hinzutreten, wodurch das Krankheitsbild noch verwickelter erscheint. Andererseits kann eine chronische Rhizopathie allein eine spastische Kontraktur des Schultergelenkes (vgl. S. 102) bedingen oder zur Entwicklung einer Peritendinitis führen.

e) Akute Schulterneuritis (PARSONAGE und TURNER 1948; HÖÖK 1950). Sie ist gekennzeichnet durch plötzlich einsetzende schwere Schulterschmerzen, die von Paresen und Atrophien der von C 5 und C 6 innervierten Muskeln gefolgt sind. Manchmal kommen auch entsprechende radikuläre Sensibilitätsstörungen vor. Das Auftreten der Symptome erfolgt gewöhnlich kurz nach einer Seruminjektion, einer Infektionskrankheit oder einer körperlichen Überanstrengung. In anderen Fällen ist die Ätiologie unklar.

f) Fokale Schmerzzustände in der Extremität. Brachialgien von offenbar segmentaler Ausbreitung können sich sekundär zu den verschiedensten lokalen Krankheitsprozessen des Armes entwickeln. Als Beispiele seien angeführt Schmerzzustände nach Epikondylitis, traumatischer Schädigung von Schulter, Ellenbogen und Hand, nach lokalen Kontusionen von Muskeln oder Nerven mit reaktiver Fibrose, nach penetrierenden Wunden oder traumatischen Amputationen und nach Absceßnarben. Auch Hyperfunktionsneuralgien, Glomustumoren und Neurinome können Schmerzen segmentaler Verteilung verursachen.

Starke Schmerzen haben immer eine Tendenz, sich innerhalb des Segmentes (Sklerotom + Dermatom) auszubreiten, in dem sich der schmerzauslösende pathologische Prozeß befindet. Dies geschieht durch den als „referred pain" beschriebenen Mechanismus (Kellgren 1937; Lewis 1938; Lewis und Kellgren 1939; Inman und Saunders 1944; Sinclair, Weddell und Feindel 1948 u. a.). Die segmentale Ausbreitung der Schmerzen ist jedoch nur sehr selten so deutlich ausgeprägt wie bei einer Wurzelschädigung. Manipulationen an der Halswirbelsäule haben keinen Einfluß auf die Schmerzen. Dagegen kommt es bei Druck auf die Stelle der ursächlichen pathologischen Veränderung zu einer erheblichen Schmerzzunahme. Durch örtliche Betäubung dieser Triggerzone können die Schmerzen vorübergehend ausgeschaltet werden.

Wenn zu derartigen Schmerzzuständen als Komplikation ein vasovegetatives Reflexsyndrom (Schulter-Hand-Syndrom) mit Ödem, Atrophie, diffuser Hyperalgesie und Gelenkkontrakturen hinzutritt, kann es außerordentlich schwer sein, die Ätiologie der Schmerzen klarzulegen. Viele traumatische Schädigungen des Armes verursachen übrigens gleichzeitig eine Wurzelschädigung (vgl. Traktionsschädigung, S. 96), was eine weitere Erschwerung der Diagnose bedeutet. Bei ausgeprägten vegetativen Symptomen kann eine Sympathektomie zur Klärung der klinischen Diagnose beitragen (vgl. S. 131).

g) Herzkrankheiten. Patienten mit Coronarsklerose haben bekanntlich oft Schmerzen im Arm und zusammen mit diesen kann sich ein typisches Schulter-Hand-Syndrom entwickeln, dessen Symptome dem im Gefolge eines Wurzelschadens auftretenden vollkommen gleichen (Howard 1930; Ask-Upmark 1944; Steinbrocker et al. 1948 u. a.). Eine echte Angina pectoris und eine durch eine C 7-Kompression (S. 99) verursachte Pseudoangina können gleichfalls schwer voneinander zu unterscheiden sein. Echte stenokardische Beschwerden sind, abgesehen von eventuellen EKG-Veränderungen, dadurch gekennzeichnet, daß die Schmerzen durch allgemeine körperliche Anstrengungen ausgelöst werden, während die Pseudoangina durch Bewegungen hervorgerufen wird, die auf die Halswirbelsäule einwirken. Eine sorgfältige Penetration der Anamnese ist deshalb von ausschlaggebender Bedeutung für die Diagnose. Das Vorliegen einer Pseudoangina erscheint nur dann einigermaßen gesichert, wenn der Patient zumindest in einem Stadium seiner Krankheit Taubheitsgefühl oder Parästhesien im C 7 zugehörigen Dermatom oder andere sichere Zeichen einer Affektion der siebenten Cervicalwurzel gehabt hat. Außerdem ist ein im wesentlichen normales Belastungs-EKG zu fordern. Geringgradige Abweichungen im EKG, die suspekt auf eine veränderte vegetative Tonuslage sind, können jedoch als direkte Folge der Rhizopathie vorhanden sein (Killing und Mohing 1956).

h) Akute Blockierung von Halswirbelgelenken. Nach Zuckschwerdt (1956) sind in den Intervertebralgelenken der Halswirbel kleine Menisci vorhanden, deren Incarceration einen schmerzhaften Torticollis verursachen kann. Dieser Zustand kann durch geeignete Manipulationen behoben werden. Dadurch unterscheidet er sich von der Schmerzfixation der Halswirbelsäule bei akuten Discusprolapsen, welche ja außerdem gewöhnlich noch ausgeprägte radikuläre Symptome geben.

XI. Akute discogene Myelopathie.

1. Discusprolapse mit Rückenmarkskompression.

Intraspinale Discusprolapse können manchmal so groß werden, daß sie eine akute Rückenmarkskompression verursachen. Diese Prolapse bestehen nicht nur aus Nucleuspulposusgewebe, sondern enthalten auch große sequestrierte Annulusfragmente (s. auch S. 86). Sie können in einzelnen Fällen offenbar spontan oder als Folge eines so banalen Vorganges wie einer etwas plötzlich ausgeführten Bewegung in der Halswirbelsäule entstehen. In diesen Fällen muß zur Zeit der Ruptur eine weitgehende Degeneration des Discus bestanden haben. Bei sorgfältiger Aufnahme der Anamnese erhält man meistens auch die Auskunft, daß die Patienten seit längerer Zeit Nackenbeschwerden gehabt hatten, meist in Form von knackenden Geräuschen, leichten Schmerzen und Bewegungseinschränkung.

In anderen Fällen tritt ein großer Prolaps in Verbindung mit einem schweren Trauma auf, bei Menschen, die niemals vorher Symptome von seiten der Halswirbelsäule gehabt haben. Zur Entscheidung der unter anderem versicherungstechnisch wichtigen Frage, inwieweit die Bandscheibe zum Zeitpunkt der Ruptur normal oder degeneriert war, ist im allgemeinen eine gründliche histologische Untersuchung des Prolapsmaterials erforderlich.

Ein Prolaps von dorsomedialer Lage (Abb. 2) verursacht eine komplette oder inkomplette Querschnittsläsion mit doppelseitigen neurologischen Ausfällen unterhalb der Läsion. Bei unvollständiger Rückenmarksschädigung sind gewöhnlich die motorischen Symptome (spastische Parese, gesteigerte Reflexe) ausgeprägter als die sensiblen Ausfälle. Häufig ist das *Lhermittesche Syndrom*: Bei Ventroflexion der Halswirbelsäule empfindet der Patient Parästhesien oder elektrischen Stößen vergleichbare Sensationen, welche in den Rumpf und gelegentlich in alle 4 Extremitäten ausstrahlen.

Ein paramedian oder dorsolateral — also seitlich der Mittellinie gelegener — Prolaps bedingt unilaterale Symptome oder auch gelegentlich ein *Brown-Sequardsches Syndrom*, welches zusammen mit radikulären Symptomen im entsprechenden Arm vorkommen kann.

Große Discusprolapse können eine komplette Liquorblockade verursachen. Ergibt der Queckenstedt ein normales Ansteigen bzw. Absinken des Liquordruckes, so muß die Probe durch Messung in Flexion oder Extension der Halswirbelsäule wiederholt werden. Eine Liquorblockade in einer dieser Stellungen ist sehr suspekt auf einen intraspinalen raumeinschränkenden Prozeß (KAPLAN und KENNEDY 1950). In solchen Fällen ist sobald als möglich eine Myelographie vorzunehmen, um den Prolaps lokalisieren und anschließend operativ entfernen zu können.

2. Discusprolapse mit Radikulärarterienkompression.

Es gibt eine seltene Ausnahme, in der ein intraforaminaler Discusprolaps eine akute Querschnittsläsion verursachen kann. Voraussetzung dafür ist, daß eine für *die Blutversorgung des Halsmarkes besonders wichtige Radikulärarterie durch den Discusprolaps* komprimiert wird (vgl. Abb. 28). Dies kommt jedoch außerordentlich selten vor, da bei den meisten Menschen die Blutversorgung des Halsmarkes aus 3—5 Radikulärarterien erfolgt, die reichlich miteinander anastomisieren (KADYI 1889). Okklusion einer Arterie führt daher gewöhnlich zu keinen Zirkulationsstörungen im Rückenmark.

Wenn aber bei einem Patienten schwere Rückenmarkssymptome in unmittelbarem Anschluß an radikuläre Armschmerzen auftreten, muß an den oben beschriebenen Mechanismus gedacht werden. Abwesenheit von Lhermitteschem Syndrom und Liquorblockade und ein normaler Myelographiebefund können für die Differentialdiagnose gegenüber intraspinalen Discusprolapsen von Wert sein.

Übergangsformen mit geringeren intramedullären Durchblutungsstörungen und weniger fulminanten Symptomen können naturgemäß vorkommen. In einer Reihe von Fällen mit Brachialgie klingen die Schmerzen beispielsweise rasch wieder ab. Sensibilitätsstörungen fehlen, wogegen in sehr kurzer Zeit Paresen und Muskelatrophien in Arm und Hand auftreten, die auf eine Destruktion von Vorderhornzellen im Bereiche mehrerer Segmente hindeuten. Dieses Krankheitsbild entsteht wahrscheinlich als Folge der Okklusion einer Radikulärarterie, deren Endäste unzureichende Anastomosen mit den benachbarten Gefäßbereichen haben. Durch operative Behandlung kann in diesen Fällen kaum etwas erreicht werden. Im Gegensatz dazu stehen die Fälle, die Paresen von eindeutig uniradikulärem Typ entwickeln. Hier ist in erster Linie an die Möglichkeit einer selektiven Vorderwurzelkompression (S. 90) zu denken; dieser Zustand läßt sich sehr wohl chirurgisch behandeln.

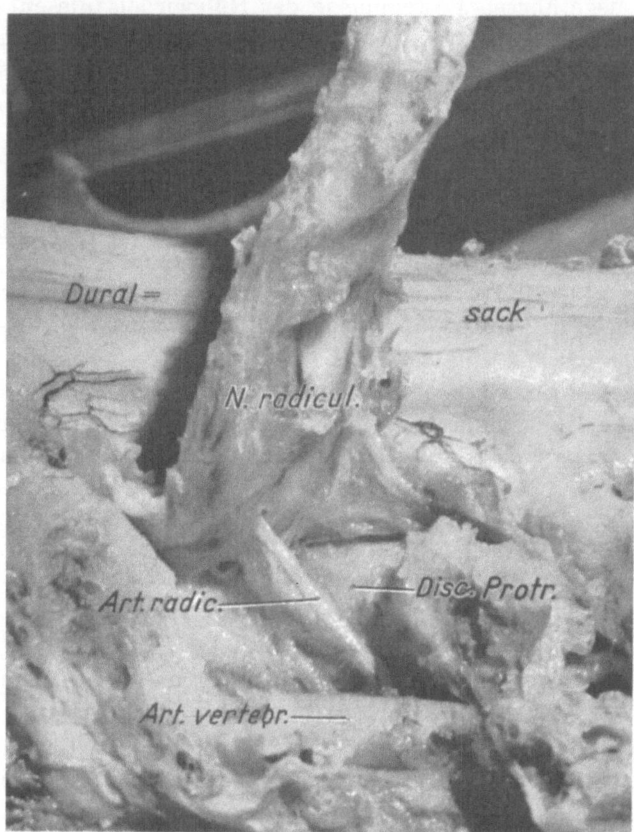

Abb. 28. Die topographischen Beziehungen zwischen Radikulararterie und einem intraforaminalen Discusprolaps. Präparat vom unteren Teil der Halswirbelsäule, horizontal aufgelegt, Wirbelbögen und Gelenkfortsätze entfernt, Aufnahme von links. Der Radikularnerv ist freipräpariert und nach dorsal verlagert. Die Radikulararterie, ein Seitenast der Arteria vertebralis, verläuft genau über die intraforaminale Protrusion.

3. Spondylose mit traumatischer Rückenmarksläsion.

Bei Menschen mit großen intraspinalen osteophytären Protrusionen können Traumen der Halswirbelsäule zu schweren Schädigungen des Rückenmarkes führen (Barnes 1949; Brain, Northfield und Wilkinson 1952 u. a.). Besonders riskabel sind Gewalteinwirkungen, die eine forcierte Flexions- und Extensionsbewegung der Halswirbelsäule bewirken („Whiplash-injuries"). Dabei wird das Rückenmark durch Anprallen an die Protrusionen kontundiert bzw. zwischen Protrusionen und Ligamenta flava gequetscht, wodurch eine akute Querschnittsläsion entstehen kann (s. S. 93).

Manchmal verursacht ein Trauma dieser Art neurologische Ausfälle mit relativ rascher Rückbildungstendenz, weshalb dieser Zustand als Commotio medullae spinalis bezeichnet werden kann. In anderen Fällen liegt eine mehr tiefgreifende Rückenmarksverletzung vor, eine Contusio medullae spinalis, die gelegentlich in Kombination mit intramedullären Blutungen vorkommt. Diese Verletzungen sind unter anderem von Schneider u. Mitarb. (1954—1958) einem eingehenden Studium unterzogen worden.

Bei unvollständigen Rückenmarksläsionen dieser Art sind die Paresen in den Armen bedeutend höheren Grades als in den unteren Extremitäten. Schmerz- und Temperaturempfindung sind anfangs oft erheblich herabgesetzt und in schweren Fällen liegt außerdem eine Störung der taktilen und Tiefensensibilität vor. Die Blaseninnervation ist gewöhnlich nur mäßig beeinträchtigt. In leichteren Fällen können die Symptome zum Teil spontan zurückgehen, in schweren Fällen ist die Rückbildungstendenz doch leider sehr gering. Besonders ungünstig ist die Prognose, wenn Zeichen einer ascendierenden Hämatomyelie vorhanden sind. Patienten mit solchen Symptomen sterben gewöhnlich sehr rasch an Atemlähmung.

Für ein operatives Vorgehen liegt in derartigen Fällen in der Regel keine Indikation vor, da ja die Symptomatologie im wesentlichen durch eine Kontusion des Rückenmarkes verursacht ist. Bei inkompletten Rückenmarksläsionen ohneRückbildungstendenz während der ersten paar Tage nach dem Unfall ist es jedoch sicherheitshalber angezeigt mit Hilfe eines Queckenstedtschen Versuches und eventuell durch eine Myelographie eine Rückenmarkskompression auszuschließen. In erster Linie ist dabei an einen intraspinalen Discusprolaps zu denken.

XII. Chronische discogene Myelopathie.

1. Pathogenese.

Die klinischen Merkmale der chronischen discogenen Myelopathie bestehen in einer langsam fortschreitenden spastischen Paraparese und einer Herabsetzung der Tiefensensibilität in den Beinen in Verbindung mit einer schlaffen oder spastischen Parese in den oberen Extremitäten. In späteren Stadien treten Störungen der Oberflächensensibilität von sehr unterschiedlicher Ausbreitung hinzu. Im Endstadium schließlich liegt das Bild einer mehr oder weniger vollständigen Querschnittsläsion vor.

Die Pathogenese ist uneinheitlich und mit dem Zusammenwirken einer Mehrzahl von Faktoren ist zu rechnen. Als Hauptursache für die Entstehung dieser Myelopathien sind jedoch fast immer große intraspinale Discusprotrusionen anzusehen (Abb. 9 und 17), wenn auch manchmal ein nur mäßig großer Discusprolaps das Krankheitsbild erzeugen kann. Die Protrusionen sind nie so groß, um eine Rückenmarkskompression verursachen zu können, wenigstens nicht in physiologischer Haltung der Halswirbelsäule. Brain et al. (1952) wie auch Bedford et al. (1953) haben zwar an Sektionspräparaten deutliche Eindellungen an der Vorderseite der Medulla spinalis entsprechend den Protrusionen festgestellt, Payne und Spillane haben jedoch später (1957) nachgewiesen, daß es sich hierbei um postmortale Artefakte handelt.

Die Befunde bei Laminektomieoperationen sind bei discogener Myelopathie wenig eindrucksvoll. Der dorsale Subarachnoidalraum ist von normaler Weite. Das Rückenmark erscheint entsprechend den Protrusionen etwas verbreitert, und gelegentlich ist eine geringfügige lokale Abblassung zu beobachten. Letztere wird deutlicher bei Ventroflexion der Halswirbelsäule (Allen 1952). Es muß jedoch darauf hingewiesen werden, daß bei derartigen Beobachtungen der Liquor größtenteils entleert ist und das Rückenmark aus diesem Grunde der ventralen Wand des Spinalkanales anliegt. Den eben beschriebenen Veränderungen kann deshalb keine sichere pathognomonische Bedeutung zugesprochen werden.

Die Gasmyelographie zeigt gewöhnlich deutliche Einbuchtungen der Protrusionen in die Gassäule vor dem Rückenmark. Die Füllungsdefekte reichen doch in der Regel höchstens bis an die ventrale Kontur des Rückenmarkes heran, und die freie Passage des Gases ist nicht behindert. Die Gasfüllung des dorsalen Subarachnoidalraumes zeigt ein im wesentlichen normales Aussehen.

Mittels Myelographie mit Pantopaque konnte aber klar gezeigt werden, daß das Rückenmark in Dorsalextension zwischen solchen Protrusionen und den von dorsal her einbuchtenden Lig. flava komprimiert wird (Taylor 1953; Schneider et al. 1954; Guidetti 1958). Breig (1960) meint hingegen, daß die dorsalen Eindellungen durch eine transversale Fältelung der Dura zustande kommen. Daß Dorsalextension in solchen Fällen eine Liquorblockade verursachen kann, wurde bereits erwähnt (s. S. 93).

Nach Payne und Spillane (1957) ist der sagittale Durchmesser des Spinalkanales zwischen C 4 und C 7 bei Patienten mit Myelopathie im Durchschnitt kleiner als in Normalfällen und auch etwas kleiner als bei Patienten mit Spondylose ohne Rückenmarkssymptomen. In Normalfällen war der Durchmesser des Kanals im Durchschnitt 17 mm, bei Patienten mit Myelopathie aber nur 14 mm.

Für die Entstehung der chronischen discogenen Myelopathie hat man eine Reihe verschiedenartiger Faktoren verantwortlich gemacht:

Kahn (1947) war der Auffassung, daß die Dorsalverschiebung des Rückenmarkes durch die Protrusionen eine Anspannung der Lig. denticulata zur Folge habe. Die dabei entstehenden Spannungsfelder im Rückenmark würden sich vor allem auf die Pyramidenbahnen und Bahnen der Tiefensensibilität auswirken, was gut mit den klinischen Symptomen der Krankheit übereinstimme. Der adäquate chirurgische Eingriff bestehe deshalb in der Durchschneidung der Zacken des Lig. denticulat. Mittlerweile hat sich tatsächlich herausgestellt, daß diese Operation in vielen Fällen zu einer beträchtlichen Rückbildung der neurologischen Symptome geführt hat, vorausgesetzt, daß diese nicht schon zu weit fortgeschritten waren.

In diesem Zusammenhang kann auch erwähnt werden, daß Tarlov (1954) durch experimentelle Rückenmarkskompression bei Hunden gefunden hat, daß die Vulnerabilität der motorischen Bahnen größer ist als die der sensiblen.

Bonduelle u. Mitarb. glauben, daß Mikrotraumen gegen die Vorderseite des Rückenmarkes infolge der Protrusionen entscheidende pathogenetische Bedeutung zukommt.

Torkildsen (1956) ist der Meinung, daß die Fixation der Nervenwurzeln in den For. intervertebralia bei Spondylose die normale Anpassung des Rückenmarkes an die Bewegungen der Halswirbelsäule behindere. Intermittierender Zug der Nervenwurzeln am Rückenmark wäre nach dieser Auffassung eine wesentliche Noxe für das Zustandekommen der Myelopathie. Ricard und Masson (1951) wie auch Guillaume und Caron (1954) sehen den wesentlichen pathogenetischen Faktor in einer begrenzten Arachnoiditis im Gebiet einer Discusprotrusion. Bei Übergreifen des fibrotischen Prozesses auf Pia und Rückenmark kommt es nach diesen Verfassern zu einer Verschlechterung der Blutversorgung.

Eine große Zahl von Autoren sind der Überzeugung, daß Zirkulationsstörungen im Ausbreitungsgebiet der A. spinalis ant. die Hauptursache der chronischen Myelopathien sind (Brain 1948; Rouqués und David 1951; Greenfield 1953; Mair und Druckman 1953; Henneaux 1956). Mair und Druckman weisen darauf hin, daß die intraspinalen Äste der A. spinalis ant. hauptsächlich Vorderhörner und Pyramidenbahnen versorgen. Dadurch wäre die typische Symptomatologie der Krankheit zufriedenstellend geklärt. Die von diesen Verfassern beobachteten histologischen Veränderungen in der grauen Substanz bestanden unter anderem in Chromatolyse und Neuronophagie und im fortgeschrittenen Stadium im Untergang von Ganglienzellen, in Gliose und Spaltbildung. In der weißen Substanz sahen sie Zeichen von Schwellung in Myelinscheiden und Achsencylindern oder auch vollkommene Zerstörung dieser Elemente, Proliferation von Mikrogliazellen und gelegentlich gliöse Vernarbung.

Die herdförmigen gliösen Narben im Rückenmark, wie sie bei Myelopathie entstehen, führen zu einer weitgehenden Abnahme der plastischen Verformbarkeit des Rückenmarkes, wodurch dessen Anpassungsfähigkeit an die Formveränderungen des Spinalkanales bei Bewegungen der Halswirbelsäule eingeschränkt wird (Breig 1959, 1960). Die Verhältnisse bedingen sowohl eine mechanische Überbeanspruchung der intakten Strukturen in der Umgebung der Herde als auch Verschlechterung der Blutversorgung (vgl. S. 94). Auf diese Weise ist es erklärlich, weshalb ein kleiner Gliaherd einen bedeutend größeren Funktionsausfall verursachen kann, als man eigentlich erwarten würde.

2. Initialsymptome.

Die chronische discogene Myelopathie tritt selten vor dem Alter von 35 Jahren auf, kann aber danach alle Altersgruppen befallen. Am häufigsten zu beobachten ist die Krankheit bei Menschen im Alter zwischen 40 und 60 Jahren (CLARK und ROBINSON, GUIDETTI). Die Krankheitsfrequenz ist bei Männern mindestens doppelt so hoch wie bei Frauen.

CLARKE und ROBINSON fanden in 120 Fällen folgende Verteilung der Initialsymptome (Tabelle 2).

Tabelle 2.

1. Motorische Symptome in einem Bein	27,5 %
2. Motorische Symptome in beiden Beinen	22,5 %
3. Objektive und subjektive Sensibilitätsstörungen in Armen und Händen	19,2 %
4. Schmerzen in Nacken, Schultern und Armen	18,3 %
5. Lhermittesches Symptom	5,0 %
6. Objektive und subjektive Sensibilitätsstörungen in den Beinen	4,2 %
7. Motorische Symptome in den Armen	3,3 %

Der Zeitabstand, der bis zur Stellung der Diagnose verging, belief sich im Durchschnitt auf $1^{1}/_{2}$—5 Jahre mit extremen Schwankungen zwischen 1 Monat und 11 Jahren. Zum Zeitpunkt der Diagnosestellung hatten 53 Fälle Tetra- oder Triparesen, 45 Paraparesen und 17 Hemiparesen. Nur bei 5 Fällen fehlten motorische Störungen der unteren Extremitäten. Reflexveränderungen bzw. pathologische Reflexe waren jedoch in allen diesen Fällen nachzuweisen. Subjektive und objektive Sensibilitätsstörungen bestanden bei der Mehrzahl der Patienten, und nur 15 hatten keinerlei Empfindungsstörungen.

In GUIDETTIS Material von 48 Fällen handelte es sich um 27 Fälle mit Tetraparese, 7 mit Triparese und 3 mit Paraparese.

3. Motorische Störungen.

Die motorischen Störungen in den unteren Extremitäten entwickeln sich gewöhnlich schleichend. Zu Beginn pflegt der Patient nur ein mäßiges Steifheitsgefühl in den Beinen und ein rasches Ermüden beim Gehen zu bemerken. Es fällt ihm schwerer, verkehrsreiche Straßen rasch zu überqueren, Treppen zu gehen oder in die Straßenbahn einzusteigen. Es treten Muskelschmerzen und gelegentlich nächtliche Wadenkrämpfe auf. Im Laufe der Zeit wird die Gehstörung immer deutlicher. Sie ist durch Spastizität in Verbindung mit Parese und Ataxie gekennzeichnet. Meistens ist die Spastizität ausgeprägter als die Parese. Auch die ataktische Störung, die durch Affektion der spino-cerebellären Bahnen verursacht ist, kann anfangs gegenüber der Parese überwiegen (EPPSTEIN und DAVIDOFF 1935); in späteren Stadien wird die Lähmung jedoch so hochgradig, daß sie zur Bettlägrigkeit führt. Eine allgemeine Inaktivitätsatrophie der Muskulatur der Beine ist meistens die Folge.

In den oberen Extremitäten sind die Paresen in der Regel geringeren Grades als in den unteren. Sie sind aber oft als Folge von Degeneration der Vorderhornzellen des Rückenmarkes von erheblichen Muskelatrophien begleitet. In einzelnen Fällen können die Atrophien, zumindest teilweise, auf eine Wurzelkompression zurückgeführt werden. Die Paresen und Atrophien finden sich häufiger in Unterarm und Hand als in Schulterregion und Oberarm. Ein nicht seltenes Frühsymptom der Parese besteht darin, daß es dem Patienten unmöglich wird, Präzisionsbewegungen, die früher keine Schwierigkeiten bereitet hatten, auszuführen. Fascikulationen in der Muskulatur sind oft vor der Parese vorhanden. Sie können auch nach dem Auftreten deutlicher Muskelatrophien zu beobachten sein.

Symptome einer Pseudomyotonie (TINEL 1913) wurden von GUIDETTI (1958) in 15 von 48 Fällen beobachtet (vgl. S. 102).

4. Objektive Sensibilitätsstörungen.

Bei der chronischen cervicalen Myelopathie haben die Sensibilitätsstörungen eine oft geradezu bizarre Ausbreitung. Im Anfangsstadium der Krankheit treten sie im allgemeinen weniger deutlich in Erscheinung als die motorischen Ausfälle; das gegenteilige Verhältnis kann jedoch auch vorkommen. In weiter fortgeschrittenem Stadium liegen gewöhnlich hochgradige Störungen sowohl der Oberflächen- wie auch der Tiefensensibilität vor.

Es ist charakteristisch für die Krankheit, daß die verschiedenen Qualitäten der Sensibilität weder gleichzeitig noch in einer bestimmten Ordnung beeinträchtigt werden. Um eine beginnende Dysfunktion zu entdecken, bedarf es infolgedessen einer genaueren Untersuchung aller Qualitäten. In gewissen Fällen verschwindet zuerst das Vibrationsgefühl in einer der Extremitäten, gewöhnlich in einer der unteren. In anderen Fällen ist zuerst die Gelenkkinästhesie, nicht selten in den ulnaren Fingern, betroffen, oder es kommt zuerst zu einer Störung der Oberflächensensibilität.

Im Material von Kahn 1947; Masson und Devic 1949; Epstein und Davidoff 1953 u. a. waren Vibrationsgefühl und Gelenkkinästhesie in höherem Grad affiziert als die Oberflächensensibilität. Clarke und Robinson fanden Störungen der Tiefensensibilität in 50 % und solche der Oberflächensensibilität in 38 % ihrer Fälle. Die entsprechenden Zahlen aus Guidettis Material waren hingegen 48 % bzw. 68 %.

Im Rahmen der Tiefensensibilität ist das Vibrationsgefühl am häufigsten affiziert.

Die Ausbreitungsgebiete der oberflächlichen Sensibilitätsstörungen sind so unterschiedlich, daß es nicht möglich ist, allgemein gültige Regeln aufzustellen. In den Armen können bestimmte Dermatome betroffen sein, am häufigsten die proximalen Dermatome. In diesen Fällen ist die Myelopathie wahrscheinlich mit einer Wurzelkompression vergesellschaftet. In anderen Fällen kommen handschuhförmige Hypalgesien vor, die ihre obere Grenze irgendwo am Unter- oder Oberarm haben (Brain et al. 1952).

Clarke und Robinson beschrieben einen Fall mit bilateraler Hypästhesie innerhalb der Dermatome C 2—C 5.

In den unteren Extremitäten können die Sensibilitätsstörungen, ähnlich wie in den Armen, eine dermatomähnliche Ausbreitung haben. Aber auch strumpfförmige Ausfälle kommen vor. Das Gebiet der Gefühlsstörung kann sich in verschiedenem Ausmaß am Rumpf hinauf erstrecken, wobei beträchtliche Unterschiede in der oberen Begrenzung zwischen den beiden Körperseiten bestehen können. Die sacralen Dermatome sind oft ungraviert (Epstein und Davidoff).

In einigen Fällen finden sich ausschließlich halbseitige Sensibilitätsstörungen, manchmal ein typisches Brown-Sequardsches Syndrom. Eine Sensibilitätsstörung *en cuirasse* von C 3—Th 8 beobachtete Brain et al. (1952) und ähnliche Verteilungstypen wurden auch von anderen Verfassern beschrieben.

Stern und Rand (1954) unterstreichen besonders die hochgradige, nicht seltene Dissoziation zwischen den verschiedenen Sensibilitätsqualitäten. Am häufigsten ist die taktile Sensibilität von der Schmerz- und Temperaturempfindung dissoziiert. Die Hypästhesie tritt später auf als die Hypalgesie. Die Herabsetzung der Schmerzempfindung kann außerdem ein anderes Ausbreitungsgebiet haben als die Thermohypästhesie. Auch eine Dissoziation zwischen Wärme- und Kältegefühl bzw. zwischen Vibrationsempfindung und Gelenkskinästhesie kann vorkommen. Die Autoren beschrieben auch eine *Perversion* von Sensibilitätsqualitäten, in dem Wärme z. B. als Kälte perzipiert wurde.

In weit fortgeschrittenen Stadien der Myelopathie besteht das Bild einer vollständigen Querschnittsläsion mit Ausfall sämtlicher Sensibilitätsqualitäten unterhalb der Läsion.

5. Schmerzen und subjektive Sensibilitätsstörungen.

Schmerzen treten ungefähr in der Hälfte der Myelopathiefälle auf. Sie sind gewöhnlich mäßig stark, wenn man von den Fällen absieht, in denen die Myelopathie in Verbindung mit einer akuten Wurzelkompression auftritt. Die Schmerzen sind im allgemeinen in Nacken, Schultern und in wechselnder Ausbreitung in den Armen lokalisiert. In seltenen Fällen sind ausschließlich die Hände betroffen.

Die Armschmerzen dürften zumindest teilweise auf einer Reizung der spino-thalamischen Bahn beruhen und sind wahrscheinlich aus diesem Grund nicht immer radikulär ausgebreitet. Die Nackenschmerzen dürften mit degenerativen Veränderungen innerhalb der Halswirbelsäule zusammenhängen, deren Beweglichkeit meistens bedeutend eingeschränkt ist. Bei forcierten Bewegungen der Halswirbelsäule tritt meist eine Steigerung der Schmerzen ein.

Die Schulter- und Armschmerzen werden oft als dumpf und mahlend beschrieben. Auch Pseudoangina pectoris (s. S. 110) kann vorkommen als Ausdruck einer C 7-Affektion. Einzelne Patienten klagen über ein Einschnürungsgefühl um Brust oder Bauch. Es handelt sich dabei wahrscheinlich um ein funikuläres Symptom.

Eine große Zahl von Patienten klagt über einen dumpfen Tiefenschmerz in Oberschenkel- und Wadenmuskulatur. welcher wenigstens teilweise mit einer Überanstrengung der partiell paretischen Muskeln zusammenhängen dürfte. Gelenkschmerzen in Armen oder Beinen können vorkommen. Nächtliche Wadenkrämpfe sind nicht selten.

In Ausnahmefällen entwickeln sich ischiasähnliche Schmerzen. Sie können durch einen lumbalen Discusprolaps verursacht sein, wahrscheinlich aber auch durch pathologische Veränderungen innerhalb der Halswirbelsäule. Fälle mit Kombination von Brachialgie und Ischias sind seit längerer Zeit bekannt. TORKILDSEN (1956) hat in zwei solchen Fällen durch Dekompression von Rückenmark und Nervenwurzeln im Cervicalbereich sowohl die Brachialgie als auch das Ischiassyndrom zum Verschwinden bringen können.

Das *Lhermittesche Syndrom* ist bei ungefähr jedem fünften Patienten mit Myelopathie vorhanden. Es wird durch Ventroflexion oder Dorsalextension der Halswirbelsäule ausgelöst. Bei diesen Bewegungen empfindet der Patient Gefühlssensationen ähnlich einer Serie elektrischer Stöße, die sich entlang der Wirbelsäule und gelegentlich in die Extremitäten hinaus fortpflanzen. Bei zwei in Lokalanaesthesie operierten Fällen gelang es GUIDETTI, das Syndrom durch leichten Druck auf die Hinterstränge zu reproduzieren.

Parästhesien und Taubheitsgefühl, besonders in Händen und Füßen, ohne objektiv nachweisbare Gefühlsstörung stellen sich — zumindest während einer Periode des Krankheitsverlaufes — bei der Mehrzahl der Patienten ein, wie auch unangenehme *Wärme- oder Kälteempfindungen*. Letztere Phänomene erscheinen häufiger in den Armen als am Rumpf und in den unteren Extremitäten (GUIDETTI). Bei schmerzhaften Parästhesien in den Händen sind die Fingerspitzen oft auch besonders druckempfindlich, was abgesehen von eventuellen motorischen Funktionsstörungen, eine Verminderung der Brauchbarkeit der Hände im praktischen Leben mit sich führt.

Die subjektiven und objektiven Sensibilitätsstörungen, die bei discogener Myelopathie auftreten können, sind also in Art und Ausbreitung außerordentlich wechselnd. Dies hängt damit zusammen, daß gewöhnlich große Discusprotrusionen in mehreren Höhen vorliegen, welche in wechselndem Ausmaß Rückenmark, Nervenwurzeln, sympathische Fasern und Blutgefäße in ihren Funktionen beeinträchtigen. Außerdem ist die Blutversorgung des Rückenmarks von Fall zu Fall verschieden. Aus diesen Gründen ist es nicht selten unmöglich zu entscheiden, ob eine Dysfunktion hauptsächlich radikulärer, funikulärer oder vasculärer Genese ist, oder ob sie teilweise auch auf einer Affektion der vegetativen Bahnen beruht.

6. Reflex- und Sphincterstörungen.

Die Reflexstörungen sind von Ausbreitung und Lokalisation der Discopathie in der Halswirbelsäule abhängig und wechseln infolgedessen von Fall zu Fall. Eingehende Analysen über diese Verhältnisse finden sich bei SPILLANE und LLOYD (1952), CLARKE und ROBINSON (1956).

Obere Extremitäten. Bei Veränderungen im oberen Teil des Spinalkanales sind die Armreflexe im allgemeinen wenigstens einseitig gesteigert. Bei Lokalisation der Veränderungen im mittleren Teil der Halswirbelsäule ist oft eine Inversion von Biceps- und Radiusperiostreflex sowie ein Fehlen des Tricepsreflexes zu beobachten. Bei Veränderungen in Höhe von C 6—C 7 bzw. C 7—Th 1 sind die Armreflexe oft ungraviert, sofern nicht gleichzeitig eine Wurzelkompression vorliegt (s. S. 102).

Die Bauchreflexe sind in der Regel abgeschwächt oder aufgehoben; in Fällen mit Hemisymptomen ist die Reflexstörung nur einseitig. Im Material von Clarke und Robinson waren aber in 28 % der Fälle normale Bauchdeckenreflexe vorhanden. Die Verfasser betonen, daß die Beeinträchtigung dieser Reflexe nicht immer in Proportion zur Schädigung der Pyramidenbahn steht.

Untere Extremitäten. Patellar- und Achillesreflexe sind meistens einseitig bzw. bilateral gesteigert, und oft ist ein Klonus auslösbar. Das Fehlen eines dieser Reflexe kann unter anderem auf das Vorliegen eines lumbalen Discusprolapses zurückzuführen sein. Nur in Ausnahmefällen fehlt der Babinski.

Sphincterinnervationsstörungen. Miktionsbeschwerden wurden von Clarke und Robinson in 40 % der Fälle registriert, was im großen und ganzen mit den Angaben anderer Autoren übereinstimmt. Imperativen Urindrang oder erschwerter Beginn der Miktion bildeten die häufigsten Symptome; sie waren jedoch in der Regel nicht besonders ausgeprägt. Nennenswerte Defäkationsschwierigkeiten traten nur in drei von 120 Fällen auf.

7. Verschiedene andere Symptome.

Nystagmus ist bei Myelopathie sehr selten zu beobachten und möglicherweise als Zeichen einer Affektion der spinocerebellären Bahnen aufzufassen (Booth 1952).

Cornealanaesthesie wurde von Elvidge und Choh-Luh Li (1950) bei einem Fall mit Discusprotrusion C 4—5 gefunden. Die Sensibilität der Cornea verbesserte sich wesentlich nach der Operation.

Eine *Facialisparese* in Zusammenhang mit cervicaler Spondylose wurde von Exner beschrieben (1954).

Dysphagie, verursacht durch ventrale Osteophyten, wurde von Bauer (1953) in Erwägung gezogen. *Pharyngeale Paraesthesien* als ein für Spondylose typisches Symptom wurden bereits von Terracol (1927) erwähnt.

Über ein progressives Konfusionssyndrom mit Gedächtnisstörungen, Desorientierung und Halluzinationen bei traumatischen Halsmarkschädigungen berichteten Putnam (1939) und Yuhl et al. (1955). Ich habe selbst dieses Syndrom als postoperative Komplikationen bei fortgeschrittenen Myelopathiefällen beobachtet.

8. Liquordiagnostik.

Manometrie. Vollständige Liquorblockade bei normaler Haltung der Halswirbelsäule kommt bei spondylotischer Myelopathie außerordentlich selten vor. Sie wurde jedoch in Clarke und Robinsons Material in 2 Fällen nachgewiesen. Eine relative Blockade wurde in 15 Fällen gefunden und bei weiteren 10 Fällen konnte eine totale Blockade durch Ventroflexion oder Dorsalextension der Halswirbelsäule erzeugt werden (vgl. Kaplan und Kennedy 1950; Bang 1955 u. a.).

Die Liquoreiweißwerte waren im oben erwähnten Material in knapp der Hälfte der Fälle etwas erhöht, lagen aber bei nur 3 Patienten zwischen 100 und 120 mg-%. Zwischen den Liquorwerten und dem Grad der manometrischen Blockade bestand keine Relation.

Pleocytose geringeren Grades war nur ausnahmsweise vorhanden.

9. Röntgendiagnostik.

An seitlichen Bildern können das Ausmaß der Discusdegeneration, die Größe dorsaler Osteophyten und der sagittale Durchmesser des Spinalkanales beurteilt werden. Letzterer ist nach Payne und Spillane bei discogener Myelopathie oft etwas verkürzt (vgl. S. 119).

Zu einer genaueren Beurteilung der wirklichen Größe der Protrusionen und deren Beziehungen zum Rückenmark ist eine Myelographie erforderlich. An den meisten Kliniken wird sie mit Pantopaque vorgenommen. Bezüglich der Technik wird auf die röntgenologische Fachliteratur und auf GUIDETTIs Arbeit hingewiesen. Um eine arachnoidale Reizung, wie sie durch positive Kontrastmittel hervorgerufen werden kann, zu vermeiden, ziehen wir die Myelographie mit Sauerstoff vor, gewöhnlich in Verbindung mit tomographischen Aufnahmen. Diese Methode gibt unseres Erachtens in vieler Hinsicht bessere Aufschlüsse als eine Pantopaque-Myelographie. Bezüglich der Technik siehe Spezialliteratur.

10. Verlauf und Prognose.

Unter Berücksichtigung des Krankheitsverlaufes unterteilen CLARKE und ROBINSON ihr Material in folgende 3 Gruppen:

1. In 75% der Fälle verlief die Krankheit in zahlreichen Schüben, während denen neue Symptome hinzutraten. Zwischen diesen Episoden kam es zu einer langsamen Verschlechterung des Zustandes in $^2/_3$ der Fälle, während $^1/_3$ in den Intervallen sich im großen und ganzen stationär hielten.

2. In 20% der Fälle war der Verlauf langsam progrediierend.

3. In 5% der Fälle entwickelten sich innerhalb einer kurzen Zeitspanne neurologische Defekte, welche dann lange Zeit (bis zu 14 Jahren) unverändert blieben.

Spontane Verbesserung wurde in nur 2 Fällen beobachtet. Eine ganze Reihe von Patienten konnte sich aber ihren neurologischen Ausfällen gut anpassen.

Das Maximum der Überlebenszeit unter den unbehandelten Fällen lag bei 18 Jahren, im Durchschnitt jedoch nur bei 6 Jahren und 4 Monaten.

Die Prognose der chronischen Myelopathie ist also im großen gesehen sehr schlecht, wenn auch zu Beginn der Krankheit eine direkte Lebensbedrohung nicht besteht.

11. Differentialdiagnose.

Die discogene Myelopathie ist eine der häufigsten Rückenmarksaffektionen bei Menschen jenseits des 50. Lebensjahres (GUIDETTI u. a.). Wegen des von Fall zu Fall sehr verschiedenartigen Krankheitsbildes ist eine Verwechslung mit anderen Krankheitszuständen leicht möglich. Andererseits ist cervicale Spondylose eine so außerordentlich häufige Veränderung, daß ihr fälschlicherweise pathogenetische Bedeutung zugeschrieben werden kann. Im folgenden seien die wichtigsten Anhaltspunkte für die Differentialdiagnose angegeben:

1. Die amyotrophische Lateralsklerose zeigt im allgemeinen einen rascheren und mehr gleichmäßig progrediierenden Verlauf als die discogene Myelopathie. Radikuläre Schmerzen und Sensibilitätsstörungen kommen nicht vor. Nach Ansicht der meisten Verfasser sprechen bulbäre Symptome eindeutig gegen das Vorliegen einer discogenen Myelopathie, wenn es auch — wenigstens theoretisch — denkbar ist, daß es durch Ausbreitung der Zirkulationsstörungen bis in die Medulla oblongata zur Entstehung von bulbären Symptomen kommen könnte (vgl. WEBB, CRAIG, KENONAN 1953; ROUQUET und DAVID 1951).

2. Die Sclerosis disseminata beginnt gewöhnlich im Alter zwischen 20 und 40 Jahren und hat einen intermittierenden Verlauf mit spontanen Remissionen. Letztere kommen bei discogener Myelopathie nicht vor. Skandierende Sprache, Intentionstremor, Hirnnervensymptome und Abblassen der Papillen sind, wie bekannt, recht typisch für multiple Sklerose. Weitere Kennzeichen sind positiver Mandibularreflex, hochgradige Sphincterstörungen und eine raschere Entwicklung der Sensibilitätsstörung als bei discogener Myelopathie. Das Lhermittesche Syndrom und die Inversion der Radiusperiostreflexe kann bei beiden Krankheiten vorkommen (CLARKE und ROBINSON).

BRAIN und WILKINSON (1957), welche 17 Patienten mit cervicaler Spondylose und Sclerosis disseminata untersuchten, fanden in zwei obduzierten Fällen eine Anhäufung von Plaques im Halsmark.

3. Die subakute kombinierte Rückenmarksdegeneration (funikuläre Myelose, anämische Spinalerkrankung), welche unter anderem Symptome wie hypochrome Anämie, Arbeitsdyspnoe, gastrointestinale Störungen (Achylie), Glossitis aufzuweisen pflegt, kann ein der discogenen Myelopathie sehr ähnliches neurologisches Bild zeigen. Die Parästhesien, die anfangs häufig symmetrisch in den unteren Extremitäten auftreten, sind jedoch bei der funikulären Myelose bedeutend stärker ausgeprägt als bei der discogenen Myelopathie. Das gleiche gilt für die Störungen der Tiefensensibilität.

4. Die Syringomyelie ist durch eine massive dissoziierte Sensibilitätsstörung und trophische Störungen gekennzeichnet. Außerdem ist eine Kombination mit bulbären Symptomen häufig. Die Krankheit beginnt in jüngeren Jahren als die discogene Myelopathie. Durch Myelographie mit Sauerstoff läßt sich gewöhnlich eine spulenförmige Auftreibung des Rückenmarks nachweisen.

5. Rückenmarkstumoren. Juxtamedulläre Tumoren an der Ventralseite des Rückenmarkes oder intramedulläre Tumoren im Cervicalbereich können ähnliche neurologische Symptome geben wie die discogene Myelopathie. Wenn die obere Grenze der Sensibilitätsstörung bei Myelopathiefällen in der Thorakal- oder Lumbalregion liegt, kann andererseits ein thorakaler Rückenmarkstumor vorgetäuscht werden. Gleichzeitig vorhandene Symptome von seiten der oberen Extremitäten können in diesen Fällen Anhaltspunkte für die richtige Diagnose liefern. Mit Hilfe der Gasmyelographie kann gewöhnlich völlige Klarheit gewonnen werden.

6. Weitere Zustände von differentialdiagnostischer Bedeutung sind unter anderem basiläre Impression, Arnold-Chiarische Mißbildung, Fraktur des Dens epistrophei, cerebelläre Ataxie, Affektionen der Großhirnhemisphären, Pachymeningitis chronica, Pancoasttumoren. Eine sorgfältige Analyse der Krankengeschichte und der neurologischen Symptome in Verbindung mit den erforderlichen Röntgenuntersuchungen pflegt hier zur richtigen Diagnose zu führen.

XIII. Konservative Behandlung der cervicalen Discopathie.

Die konservative Behandlung der cervicalen Discopathie gehört gewöhnlich zum Aufgabenkreis anderer Fachgebiete als der Neurochirurgie. Hier sollen deshalb nur allgemeine Behandlungsregeln kurz gestreift werden.

a) Körperliche Ruhe. Sowohl bei akuten wie auch bei chronischen Wurzelkompressionen muß soweit als möglich jede weitere Traumatisierung der Nervenwurzeln vermieden werden. Der Patient hat sich deshalb aller körperlichen Anstrengungen zu enthalten, weshalb in vielen Fällen ein längerer Krankenstand notwendig ist. Die Körperlage während des Schlafes soll so bequem als möglich sein. Eine Ventroflexion der Halswirbelsäule ist zu vermeiden; es soll im Gegenteil eine leichte Lordisierung angestrebt werden, um eine Entspannung der Nervenwurzeln zu erzielen. Eine ziemlich hartes Rollkissen unter dem Nacken wird oft als wohltuend empfunden, vor allem in Fällen mit spondylotischer Rhizopathie mit Kyphose. Durch eine derartige Lagerung ist es oft auch möglich, eine cervicale Migräne zu coupieren. Besondere Kissen aus Schaumgummi, eines für die Rückenlage und eines für die Seitenlage, sind von CLAUSSEN (1955) ausgearbeitet worden.

Auch bei discogener Myelopathie ist in deren aktiver Phase strenge Enthaltsamkeit von körperlichen Anstrengungen angezeigt.

b) Eine Ruhigstellung der Halswirbelsäule ist vor allem in Fällen mit schmerzhaften Kontrakturen in der Halsmuskulatur angezeigt; weiterhin bei Patienten, bei welchen die Schmerzen bei Kopfbewegungen zunehmen, und solchen mit einem Lhermitteschen Syndrom. Die Fixation soll in einer Haltung erfolgen, bei der sich größtmögliche Linderung der Schmerzen erzielen läßt. Man kann sich zu diesem Zwecke einer Schantzschen Krawatte bedienen (NACHLASS 1944) oder einer ihrer Modifikationen (z. B. PREISSNITZ 1955) oder eines mit Schaumgummi gefütterten Gips- oder Kunststoffverbandes (ELLIOT und KREMER 1944; SLEMMER 1946; SHULMAN 1949).

Die Ruhigstellung des Schultergelenkes mittels Abduktionsschiene kann in gewissen Fällen indiziert sein, wenn nämlich eine Tendenz zu Kontrakturen besteht oder wenn Bewegungen im Schultergelenk mit Schmerzen verbunden sind. Zur Ruhigstellung benützt man am besten eine Aeroplanschiene aus Aluminium. Es ist sehr wichtig, daß die Schiene so angelegt wird, daß sie den Arm stützt, ohne den Schultergürtel herabzuziehen. Andernfalls bringt sie mehr Schaden als Nutzen.

c) Traktion. Diese Behandlungsart der cervicalen Rhizopathie wurde bereits 1922 von WILLIAMS und später von ELLIOTT (1926), NIELSEN (1927), GOETTE (1932) befürwortet und scheint während der vergangenen 10 Jahre fleißig zur Anwendung gekommen zu sein. Der Zug wird entweder manuell, mittels einer Glissonschen Schlinge oder einer ihrer Modifikationen (SCOTT 1956) oder mit Hilfe einer Crutschfieldschen Zange (CLAYTON 1952) ausgeübt. Die von den verschiedenen Verfassern benützte Technik ist sehr unterschiedlich; ein Teil begnügt sich mit mäßiger Traktion bis zu 15 kg Belastung. MARTIN und CORBIN (1954) rekommandieren dagegen eine Zugkraft von bis zu 50 kg, während 1 bis 2 min 2mal täglich. JUDOVICH (1952) und KUHLMANN (1954) haben spezielle Geräte zur intermittierenden Traktionsbehandlung konstruiert, wie sie auch BÄRTSCHI-ROCHAIX (1956) empfiehlt.

Die Traktionsbehandlung vermittelt eine temporäre Entlastung des Druckes auf die degenerierten Bandscheiben und auch eine kurzfristige Erweiterung der Intervertebrallöcher. Der Subluxation in den Intervertebralgelenken, die nach KOVÁCS (1955) zu einer Einengung der A. vertebralis führen kann, wird ebenfalls entgegengewirkt. Diese an und für sich günstige Wirkung wird aber von dem Umstand wesentlich beeinträchtigt, daß alle Weichteile des Spinalkanales (Dura, Rückenmark und Nervenwurzeln) gestreckt werden, und dies in besonderem Maße, wenn die Streckbehandlung als Ventroflexion der Halswirbelsäule vorgenommen wird (vgl. Abb. 23). Dies dürfte der Grund sein, weshalb ein Teil der Patienten während der Traktion verstärkte Beschwerden bekommt. Es ist deshalb außerordentlich wichtig, daß die Traktion immer mit äußerster Vorsicht und unter sorgfältiger Beobachtung des Patienten erfolgt, da anderenfalls irreparable Wurzel- und Rückenmarksschädigungen verursacht werden können.

Eine chiropraktische Technik für die Behandlung dieser Krankheitszustände ist unter anderem von ZIEGLER (1954) beschrieben worden. Vor forcierten chiropraktischen Manipulationen soll jedoch gewarnt werden wegen des immer aktuellen Risikos von Wurzel- und Rückenmarksschädigungen.

d) Wärme. Ultraschall. Lokale Wärmebehandlung, Diathermie- oder Kurzwellentherapie können, wenn deren Applikation auf Muskeln begrenzt wird, in einzelnen Fällen, in denen Schmerzen oder lokale Druckempfindlichkeit vorhanden sind, von Nutzen sein. Nicht selten tritt jedoch nach Wärmeapplikation eine Verschlechterung des Zustandes ein (vgl. JUNGERSEN 1941), und es ist deshalb notwendig, in jedem einzelnen Fall vorsichtig zuwege zu gehen. Über gute therapeutische Resultate mit Ultraschall haben VALOBRA (1954) und BARTSCH, BOROFFKA und KETZ (1955) berichtet.

e) Krankengymnastik und Massage. Vorsichtige Gymnastik ist angezeigt bei drohender Ankylosierung des Schultergelenkes und anderer Gelenke der Extremitäten, bei Paresen und Atrophien und zur Förderung der Ödemresorption beim Schulter-Hand-Syndrom. Vor jedem energischen Versuch der Mobilisierung einer versteiften Halswirbelsäule oder des Schultergelenkes soll aber gewarnt werden.

Das Massieren schmerzhafter und atrophischer Muskeln ist für eine große Anzahl von Patienten wohltuend, wird aber in einzelnen Fällen schlecht oder gar nicht vertragen, weshalb auch hier anfangs vorsichtige Versuche angestellt werden müssen.

f) Die Röntgentherapie der Halswirbelsäule befürworteten BARRÉ und GUNSETT (1921), v. PANNEWITZ (1933), KAHLMETER (1933), PENDERGRASS und HODES (1941), OPPENHEIMER (1944) und viele andere. Diese Behandlung sollte meiner Meinung nach solchen Patienten vorbehalten bleiben, die chronische Schmerzen haben, welche durch Einengung der Intervertebrallöcher und ein periradikuläres Ödem verursacht sind. Die Strahlenbehandlung fördert die Resorption des Ödems und ermöglicht dadurch bessere Raumverhältnisse für die Nervenwurzeln.

Salavert (1951) berichtet über gute Resultate in 60—70 % der Fälle mit hinteren Exostosen, und Lundar (1951) erzielte eine Linderung der Schmerzen in 90 %, bemerkt aber gleichzeitig, daß mehr als die Hälfte der Fälle im späteren Verlauf Rezidive bekam. Bezüglich der Technik der Strahlenbehandlung wird auf die Spezialliteratur hingewiesen.

g) Injektionsbehandlung durch Lokalanaesthesie. In einzelnen Fällen von cervicaler Rhizopathie kann ein stark druckschmerzhafter Punkt als Triggerzone die Auslösung des ganzen Schmerzsyndroms bewirken (s. S. 100). Durch lokale Betäubung einer solchen Triggerzone kann eine temporäre Linderung der Schmerzen erzielt werden. Zu den Anhängern der Injektionsbehandlung gehören Travell, Rinzler und Herman (1942), Moynahan und Nicholson (1942) und viele andere. Lacapère (1950) rät zur Injektion gegen die Querfortsätze, und Reischauer (1956) beschreibt eingehend eine Technik der Procaininfiltration der Segmentalnerven und des Grenzstranges, die nach Angaben des Autors sehr gute Resultate gezeitigt haben.

h) Medikamentöse Behandlung. Bei akuter massiver Wurzelkompression ist wegen der schweren und oft unerträglichen Schmerzen die Verordnung von Morphium oder gleichwertiger Präparate meistens unvermeidlich. Im Laufe einer Woche pflegen die Schmerzen in der Regel abzunehmen, entweder weil sich der Druck auf die Nerven vermindert hat, oder weil die Hinterwurzel so weit geschädigt ist, daß Schmerzimpulse in geringerem Ausmaß übermittelt werden. In diesem Stadium kommt man gewöhnlich mit schwächeren Analgetica aus. Bei langwierigen chronischen Schmerzen muß eine weitgehende Zurückhaltung in der Verordnung von schmerzstillenden Mitteln geübt werden, abgesehen von akuten Exacerbationen. Anstatt der Analgetica seien im chronischen Stadium Myanesin, Meprobamat oder andere Sedativa empfohlen.

Starke Schlafmittel sind im allgemeinen kontraindiziert, da die Patienten im Tiefschlaf oft eine ungünstige Stellung einnehmen, die zu einer weiteren Verschlechterung der Wurzelschädigung beitragen kann.

Bei Vorliegen von Symptomen, die auf vaso-vegetative Dysregulation hindeuten, ist eine *Hyderginbehandlung* laut Literaturangaben (Säker 1952; Bartsch, Boroffka und Ketz 1955) von großem Wert. Auch einzelne Fälle mit cervicaler Migräne sprechen gut auf eine Behandlung mit Mutterkornpräparaten an.

Tönnis und Krenkel (1955) unterstreichen in geeigneten Fällen die Wichtigkeit einer hormonellen Substitutionstherapie.

Eine Behandlung mit *Nicotinsäuretabletten* wurde von uns mit einigem Erfolg in Fällen von chronischer Myelopathie durchgeführt. Die Dosierung soll so gewählt werden, daß eine deutliche Hyperämie des Gesichtes und Halses auftritt. Der Effekt des Präparates dürfte einer erhöhten Durchblutung des Rückenmarkes zuzuschreiben sein.

XIV. Operative Behandlung der cervicalen Discopathie.

1. Übersicht der Operationsmethoden.

Als um 1940 das Wissen um die pathogenetische Bedeutung der cervicalen Discusveränderungen immer mehr medizinisches Allgemeingut wurde, wurden anfangs die Prolapse nach *Laminektomie oder Hemilaminektomie* exstirpiert. Im Laufe der Zeit stellte sich jedoch heraus, daß die Prolapse und Protrusionen meistens eine intraforaminale Lage hatten und deshalb nach Laminektomie schwer zugänglich waren und sogar übersehen werden konnten. Um 1946 wurden deshalb — unabhängig voneinander — von Scoville und Frykholm Methoden für die intraforaminale Freilegung mit Hilfe einer Kugelfräse hoher Drehzahl ausgearbeitet.

Scoville (1946) entfernte intraforaminale osteophytäre Protrusionen mit einem feinen Meißel. Ich benützte hierzu anfangs eine kleine Fräse, ging aber bald dazu über, die Protrusionen zu belassen und nur eine *hintere Dekompression* in Verbindung mit einer *intraduralen Radikolyse* auszuführen. Die Dekompression wurde durch Wegfräsen der medialen Hälften der Gelenkfortsätze und die Radikolyse durch Aufschlitzen der Wurzelscheiden erreicht (Abb. 2, 44—48). Das damit angestrebte Ziel bestand in einer Befreiung der Wurzeln von Strangulation und starker Knickung, wie sie im allgemeinen als Folge der sekundären Wurzelscheidenfibrose bestand, und außerdem in der Erzeugung einer kleinen Liquorcyste, in der die Nervenwurzeln frei flottieren konnten. Die unmittelbaren Resultate waren gut; sie waren jedoch wegen postoperativer Narbenbildung um die Wurzeln nicht immer anhaltend.

1948 ist von Duus eine Methode für die Behandlung der spondylotischen Rhizopathie beschrieben worden, die in einer Ablösung der Muskulatur von den Dornfortsätzen und Bögen der Halswirbelsäule besteht. Mit dieser Operation wird die Bildung einer Kyphose und Erweiterung der eingeengten Foramina intervertebralia bezweckt. Duus u. Mitarb. haben später über eine Reihe von Fällen berichtet, die nach dieser Methode erfolgreich behandelt worden waren. Ich habe mich dieser Methode in einigen Fällen bedient, ohne aber günstige Resultate gesehen zu haben. Die theoretische Unterlage für diese Operation ist ja auch sehr diskutabel. Sicher läßt sich durch Kyphosierung eine Erweiterung der verengten Zwischenwirbellöcher erzielen und damit auch eine Druckentlastung des *intraforaminalen* Abschnittes der Nervenwurzeln; die Kyphose verursacht aber auch eine vermehrte Spannung in den *intraspinalen* Wurzelfasern, da diese in dieser Haltung nach kranial gestreckt werden (Abb. 22). Liegt eine Wurzelscheidenfibrose vor, wie es bei Spondylose meistens der Fall ist, dann werden die Wurzeln außerdem stark geknickt, wodurch es zu einer weiteren Schädigung kommt. Man weiß ja aus Erfahrung, daß Patienten mit Spondylose die Kyphosierung der Halswirbelsäule schlecht vertragen.

Bereits um das Jahr 1945 wurden in der Literatur zahlreiche Fälle referiert, in welchen *intraspinale* Discusprolapse durch Laminektomie erfolgreich entfernt worden waren. Die chronisch verlaufenden Spondylosemyelopathien waren hingegen weiterhin ein schwer zu lösendes therapeutisches Problem. Verschiedene Operateure versuchten, die osteophytären Auflagerungen abzumeißeln, offenbar aber ohne Erfolg.

1947 zeigte Kahn, daß die doppelseitige Teilung der Zacken des Ligamentum denticulatum in diesen sonst so schwer zu behandelnden Fällen gute therapeutische Erfolge zeitigen konnte. Die Kahnsche Operation hat eine große Verbreitung gefunden, und in nicht zu weit fortgeschrittenen Myelopathiefällen sind die Resultate ziemlich gut.

Im Jahre 1952 beschrieb Allen eine besondere Methode der Abmeißelung von Osteophyten nach Laminektomie. Trotz der von Allen erzielten guten Resultate scheint die Methode keinen Anklang gefunden zu haben. Tatsächlich ist auch bei einem solchen Vorgehen das Risiko einer operativen Rückenmarksschädigung sehr groß. Wenn nur der Wirbelbogen entfernt wird, ist es nämlich unmöglich, einen Meißel gegen einen medial gelegenen Osteophyten anzusetzen, ohne auf Rückenmark und Dura eine starke Hebelwirkung auszuüben.

Um diese Schwierigkeit zu umgehen, ging Herlin (1958) dazu über, nach einer Hemilaminektomie die angrenzenden Gelenkfortsätze und deren Pedikel vollständig zu resezieren. Dadurch ist der intraforaminale Teil der osteophytären Protrusionen gut zugänglich gemacht, da der Radikularnerv ohne Behinderung durch die Pedikel nach kranial oder caudal verschoben werden kann. Mediale Protrusionen sind ebenfalls leicht angreifbar, da der Meißel ohne Schädigung des Rückenmarks von der Seite her angesetzt werden kann. Herlin führt im Anschluß an die Entfernung der Osteophyten eine radikale Ausräumung des Discus aus und beabsichtigt damit die Bildung eines Blockwirbels. Die unmittelbaren Resultate dieser Operation, die sowohl an Rhizopathie- wie auch bei Myelopathiepatienten vorgenommen wurden, sind nach Angaben des Verfassers gut. Herlin ist der Auffassung, daß die Resektion von Gelenkfortsätzen und Pedikeln die Stabilität der Halswirbelsäule nicht zu beeinträchtigen braucht, sofern der Discus vollständig entfernt wird. Eine Nachuntersuchung des Materials, die diese Ansicht bekräftigen würde, ist bisher jedoch nicht veröffentlicht worden.

Junghans (1952) meint, es sei unzweckmäßig, die Osteophyten an den Wirbelkörperkanten abzumeißeln, da es am Ort der operativen Knochenschädigung zu einer Callusbildung käme. Er schlägt vor, die Osteophyten mit Hilfe eines Vorschlageisens von 2 bis 3 mm Durchmesser in die Spongiosa der betreffenden Wirbelkörper hineinzuhämmern, also anstatt einer Exstirpation eine „Impression" der Osteophyten durchzuführen.

Den letzten Beitrag zur operativen Behandlung der cervicalen Discopathie bildet eine von Cloward (1958) ausgearbeitete Methode. Sie besteht in einer Ausräumung des Discus von ventral her und einer interkorporalen Spondylodese mittels eines zylindrischen Knochentransplantats. Cloward empfiehlt die Operation für sowohl Myelopathie- wie auch Rhizopathiefälle. Der Eingriff scheint bereits an vielen Stellen durchgeführt zu werden. Es dürfte aber noch zu früh sein, sich eine sichere Auffassung über die Haltbarkeit der Resultate zu bilden.

2. Operationsindikationen und Wahl der Methode unter Berücksichtigung der Resultate.

a) Wurzelsyndrome des oberen Halsabschnittes.

Wenn eine ausgeprägte, radikulär bedingte Occipitalneuralgie in angemessener Zeit (innerhalb von 2—3 Monaten) auf konservative Behandlung nicht anspricht, so kann damit die Indikation für eine Hemilaminektomie und hintere Rhizotomie von C 2 und C 3 gegeben sein. Es hat sich gezeigt, daß dieser Eingriff manchmal auch die vegetativen Begleitsymptome von der Art der cervicalen Migräne inklusive Tinnitus und Vertigo in günstigem Sinne beeinflußt. Der Nachteil der Operation besteht darin, daß sie eine deutliche Verminderung der Sensibilität am Hinterkopf mit sich führt, weshalb sie nur nach strenger Indikationsstellung durchgeführt werden sollte. Die Operation dürfte kontraindiziert sein bei Patienten, die dem leicht neurotisierbaren Konstitutionstyp zuzurechnen sind. Literatur: Wanke und Bues (1953).

b) Wurzelsyndrome des mittleren Halsabschnittes.

Für Discusprolapse in diesem Bereich gelten grundsätzlich die gleichen Operationsindikationen wie für Prolapse im unteren Halsabschnitt (s. unten). Auch bei Spondylose-Rhizopathie, welche Zwerchfellähmung oder Deltoideus-Supraspinatusatrophie verursacht, kann die Operation angezeigt sein, wenn die Arbeitsfähigkeit des Patienten durch die Lähmungen beträchtlich herabgesetzt ist. In diesem Falle ist es zweckmäßig, eine intraforaminale Wurzeldekompression auszuführen (Beschreibung auf S. 135). Falls kein Zweifel über das Niveau der pathologischen Veränderung besteht, könnte auch eine Cloward-Operation in Betracht gezogen werden (S. 143).

c) Wurzelsyndrome des unteren Halsabschnittes.

Bei der Indikationsstellung zur Operation muß nicht nur die Schwere des Krankheitsbildes berücksichtigt werden, sondern auch die klinische Artdiagnose. Die Entscheidung ist nämlich in hohem Grade davon abhängig, ob die Symptome von einem Discusprolaps, einer osteophytären Protrusion, einer Wurzelscheidenfibrose oder einer periradikulären Fibrose hervorgerufen werden. Hinsichtlich der Differentialdiagnose dieser Zustände siehe S. 112.

Die Operationsresultate bei Discusprolapsen sind gut, und der Eingriff kann die Krankheitsdauer beträchtlich verkürzen bzw. die Entstehung invalidisierender Defekte verhindern. Bei den übrigen Zustandsbildern dagegen ist der Gewinn durch eine Operation mehr problematisch, und deshalb sind strengere Operationsanzeigen erforderlich.

Oft ist es jedoch sehr schwer oder geradezu unmöglich, eine sichere ätiologische Diagnose zu stellen. Ein explorativer Eingriff kann dann in Betracht kommen.

Die Behandlungsresultate variieren begreiflicherweise innerhalb weiterer Grenzen. Sie sind vor allem von der Auswahl der Fälle abhängig. Hier sollen nur zwei repräsentative Materiale in Kürze referiert werden:

Scoville (1958) hat unter 388 operierten Rhizopathiefällen 340 Discusprolapse und nur 48 osteophytäre Protrusionen gefunden. In diesem Material befanden sich 165 Industriearbeiter. Bei einer Nachuntersuchung zeigte sich, daß 97 % von diesen Besserung zeigten, davon 86 % eine bedeutende. Alle außer drei konnten ihre frühere Arbeit wieder aufnehmen, 16 % innerhalb von 2 Wochen und 60 % innerhalb eines Monats nach der Operation. Die Mortalität war 0.

Pia und Tönnis (1953) berichteten über folgende Operationsresultate in 12 Fällen von Discusprolaps: 7 beschwerdefrei, 3 wesentlich verbessert, 1 unverbessert, 1 Todesfall (als Folge einer vasomotorisch ausgelösten Schädigung des Halsmarkes).

Bei 33 Fällen mit osteophytären Protrusionen waren die Resultate wie folgt: 13 beschwerdefrei, 9 deutlich verbessert, 11 ungebessert. Die Verfasser stellten fest, daß ihre Resultate im großen und ganzen mit anderen Literaturangaben übereinstimmten.

Auf Grund dieser Resultate und eigener Erfahrungen können folgende Richtlinien für die operative Behandlung der verschiedenen Arten von Wurzelkompression gegeben werden:

1. Discusprolapse. Bei den meisten Patienten besteht die Aussicht, daß die Symptome auch ohne Behandlung mit der Zeit ganz verschwinden, falls die Patienten genügend Geduld und Zeit aufzubringen vermögen. Bis zum Verschwinden der Symptome können aber viele Monate oder Jahre vergehen. Da die Operationsresultate gut sind, kann ein Eingriff bereits nach relativ kurzer Beobachtungszeit empfohlen werden.

Scoville (1952) operiert alle Patienten mit Discusprolaps, wenn sie nach einigen Wochen trotz konservativer Behandlung noch Schmerzen haben, die sie bei der Arbeit oder im Schlaf behindern.

Die Operationsindikation wird dringlicher, wenn Paresen oder Sensibilitätsstörungen hinzutreten, und besonders wenn durch deren Art die Berufsausübung des Patienten gefährdet wird. Cyriax (1952) wie auch Schlesinger und Taveras (1953) warnen im besonderen vor Paresen und Atrophien in den Handmuskeln wegen der beträchtlichen Invalidität, die damit verbunden ist. Für einzelne Berufe kann aber auch eine Deltoideus-, Biceps- oder Tricepsparese eine starke Herabsetzung der Arbeitsfähigkeit bedeuten. In ähnlicher Weise kann eine Hyperalgesie oder Anaesthesie in der Hand, besonders im Zeigefinger bei C 7-Kompression, eine schwere Behinderung für bestimmte Berufe bedeuten (z.B. bei feinmechanischen Arbeiten).

Discusprolapse, die ausschließlich die Wurzel komprimieren, sind am besten nach einer Hemifacettektomie, also von dorsal her, zu entfernen. In diesen Fällen ist die Cloward-Operation mit Opferung des ganzen Discus eine unnötig verstümmelnde Maßnahme (vgl. S. 144).

2. Spondylose-Rhizopathie. Grundsätzlich ist hier operative Zurückhaltung zu empfehlen, da die Resultate, wie erwähnt, weniger zufriedenstellend sind als bei den Prolapsen. Es handelt sich ja meistens um chronische Kompressionszustände in mehreren Höhen mit starker Deformierung der Nervenwurzeln und um eine peri- und intraradikuläre Fibrose. Kuhlendahl (1935) rät von einer Operation ganz ab, indem er darauf hinweist, daß die meisten dieser Patienten ja doch durch konservative Behandlung mehr oder weniger wiederhergestellt werden.

Es gibt aber Fälle in dieser Kategorie, bei denen sich schwere neurologische Defekte einstellen, gelegentlich in Verbindung mit vegetativen Störungen. Eine andere Gruppe dieser Patienten erreicht zwar nach und nach ein Stadium relativer Schmerzfreiheit, die Patienten ertragen aber körperliche Anstrengungen so wenig, daß sie bei jedem Versuch, ihre Arbeit wieder aufzunehmen, ein Rezidiv bekommen. Daraus ergibt sich das dringende Anliegen, die Lage des Patienten durch einen operativen Eingriff zu verbessern. Ein solcher kann unter folgenden Voraussetzungen in Betracht gezogen werden:

1. Der Patient muß in arbeitsfähigem Alter sein, soll nicht an weiteren invalidisierenden Krankheiten leiden und kein neurotischer Typ sein.

2. Die neurologischen Symptome müssen klar auf ein oder höchstens zwei Segmente beschränkt sein.

3. Paresen, Atrophien und Sensibilitätsstörungen dürfen nicht so lange bestanden haben, daß eine Regeneration der Nerven nicht mehr zu erwarten ist.

Die Wurzeldekompression wird am besten von hinten nach einer Hemifacettektomie ausgeführt (S. 135). In diesen Fällen dürfte aber auch eine Cloward-Operation gute Aussichten auf zufriedenstellende Resultate bieten.

Bei sehr starken Schmerzen multiradikulären Ursprungs, die auf keinerlei konservative Behandlung ansprechen, kann gegebenenfalls eine hintere Rhizotomie oder eine obere cervicale Cordotomie ausgeführt werden.

3. Genuine Wurzelscheidenfibrose (S. 113). Diese Veränderung verursacht chronische Schmerzen von periodisch wechselnder Intensität, jedoch selten neurologische Defekte höheren Grades. Während Ruheperioden können die Schmerzen fast ganz verschwinden, sie haben aber eine Neigung zu rezidivieren, sobald der Kranke versucht, die Arbeit wieder aufzunehmen. Sind die Beschwerden so ausgeprägt, daß die Berufstauglichkeit des Patienten ernstlich gefährdet ist, ist eine Hemifacettektomie und intradurale Radikolyse zu empfehlen (S. 140). Meiner persönlichen Erfahrung nach ist eine Verbesserung in mindestens der Hälfte der Fälle zu erwarten.

4. Periradikuläre Fibrose. Diese Veränderung entsteht gewöhnlich als Folge eines Traktionstraumas (S. 96). In einer begrenzten Anzahl solcher Fälle habe ich die Radikolyse ausgeführt, jedoch ohne jeglichen positiven Effekt, da das Narbengewebe scheinbar eine Tendenz besitzt, sich rasch um die gelösten Nervenwurzeln wieder zu bilden. Aus diesem Grunde ist in solchen Fällen von einer Operation abzuraten. Bei nicht traumatischer Ätiologie habe ich jedoch in einzelnen Fällen mit extraduraler Radikolyse günstige Resultate erzielt.

5. Sekundäre Sympathicussyndrome. Bei Personen mit Disposition für starke vegetative Reaktionen können sowohl akute Discusprolapse als auch chronische Spondyloserhizopathien von einem sekundären Sympathicussyndrom begleitet sein (S. 103). In einem Teil der Fälle wird das Krankheitsbild in solchem Maße von den Sympathicusreaktionen beherrscht, daß die neurologischen Kennzeichen der Grundkrankheit völlig ausgelöscht werden. Es ist dann unmöglich, eine Niveaudiagnose zu stellen. Besteht also Grund dazu, einen Discusprolaps als Ursache des Symptombildes zu vermuten, ist es günstig, vorerst eine *Sympathicotomie* auszuführen (unterhalb des Ganglion stellatum durch einen Schnitt in der Fossa supraclavicularis). Der vegetative Einschlag des Symptombildes tritt dann in den Hintergrund, während die charakteristischen radikulären Symptome im Laufe einiger Wochen eventuell klarer hervortreten. Der Fall kann dann leichter beurteilt und einer radikalen Therapie des Discusprolapses zugeführt werden.

6. Discusprolapse mit Rückenmarkskompression (S. 116). Bei Fällen mit Zeichen von Rückenmarkskompression als Folge eines intraspinalen Discusprolapses soll so rasch als möglich Myelographie und Operation durchgeführt werden, gleichgültig, ob sie unilaterale oder bilaterale Symptome zeigen. Bei akuter massiver Kompression des Rückenmarkes ist besondere Eile geboten, damit irreparable neurologische Defekte vermieden werden.

In der Literatur sind zahlreiche mit Erfolg operierte Fälle dieser Art beschrieben. Pia und Tönnis (1953), welche 7 operierte Fälle nachuntersucht haben, berichten über ein gutes Resultat in 3 Fällen, ein schlechtes in ebenfalls 3 Fällen, während 1 Fall nur als gebessert angegeben wird.

Intraspinale Discusprolapse können von dorsal nach Laminektomie exstirpiert werden (S. 142), aber auch Clowards Technik dürfte unter gewissen Umständen benützt werden können.

7. Chronische discogene Myelopathie. Die Operationsindikation muß in diesen Fällen unter Berücksichtigung von Schwere und Verlauf der Krankheit gestellt werden (vgl.

S. 124). In vereinzelten leichten Fällen können die Symptome während mehrerer Jahre ziemlich stationär bleiben. Diese Patienten passen sich oft an ihre Defekte an und sind dabei voll arbeitsfähig. Man kann hier mit der Operation warten, soll aber den Kranken sorgfältig beobachten, damit eine Progression der Krankheit nicht übersehen wird.

Allen Fällen mit Progredienz der Symptome soll zur Operation geraten werden, falls nicht rein chirurgische Kontraindikationen vorliegen.

Eine Operation nach KAHN (Teilung der Zacken des Ligamentum denticulatum, S. 142) kann eine weitere Progression verhüten und sogar eine beträchtliche Verbesserung in nicht allzu vorgeschrittenen Fällen bringen.

Bei großen Protrusionen in mehr als einem Niveau dürfte diese Operation ihren gegebenen Indikationsbereich besitzen. Sind jedoch die Protrusionen nur auf ein oder zwei Segmente begrenzt, so dürfte dagegen eine Cloward-Operation zu empfehlen sein.

Bei Myelopathien, die hauptsächlich auf Radikulararterienokklusion beruhen (S. 116), kann natürlich von keinem Eingriff irgendein positives Resultat erwartet werden.

GUIDETTI (1958) hat über Operationsresultate von 44 Fällen mit chronischer Myelopathie berichtet, welche mit Ligamentteilung nach KAHN behandelt worden sind. Zusammenfassend kann erwähnt werden, daß 13 Fälle eine auffallende Besserung aufwiesen, 9 Fälle eine deutliche und 13 Fälle eine nur unbedeutende Verbesserung der Symptome; 7 Fälle zeigten postoperativ einen stationären Zustand und in 2 Fällen war die Progredienz der Symptome nicht aufzuhalten.

3. Anaesthesie und Lagerung des Patienten auf dem Operationstisch bei dorsalem Zugangsweg.

Operationen in *Lokalanaesthesie* haben gewisse Vorteile: Der Operateur ist in seinen Manipulationen mit Nervenwurzeln und Rückenmark dazu gezwungen, vorsichtig zuwege zu gehen (SEMMES und MURPHEY 1954), und hat außerdem die Möglichkeit, die Schmerzempfindlichkeit der verschiedenen Nervenwurzeln noch vor der Entfernung von Knochen zu prüfen. Durch die Mitarbeit des Patienten kann oft die Lokalisation des pathologischen Prozesses festgestellt werden, was im Hinblick auf das Vorkommen von Segmentvariationen von großem Wert sein kann.

Ist der Patient aber so ängstlich und nervös, daß mit einer Mitwirkung nicht zu rechnen ist, ist wohl die Intubationsnarkose vorzuziehen. Bei der Intubation ist jedoch große Vorsicht geboten, um zu vermeiden, daß durch extreme Bewegungen der Halswirbelsäule dem Patienten zusätzliche Schädigungen von Wurzeln oder Rückenmark zugefügt werden (GARRITY und CERZOSIMO 1954).

Laminektomie und intraforaminale Operationen können entweder am sitzenden Patienten durchgeführt werden oder in Bauchlage des Patienten. In beiden Fällen ist der Kopf in leichter Ventroflexionsstellung der Halswirbelsäule zu fixieren. Extreme Flexion ist riskabel und deshalb zu vermeiden. Ein Überführen des Kopfes zur Dorsalextension während der Operation soll durchführbar sein, da in dieser Lage die Exstirpation von Prolapsen oder Protrusionen wesentlich leichter ist, infolge der dadurch bedingten Entspannung von Dura, Rückenmark und Nervenwurzeln. BREIG (1960) hat zu diesem Zweck eine besondere Kopfstütze konstruiert.

Der größte Vorteil der sitzenden Position besteht darin, daß die Schulterblätter gut auseinandergleiten; die Operationstiefe wird dadurch geringer als in liegender Position. Außerdem sind Blutungen aus den epiduralen Venen geringfügiger als bei der Bauchlage Die sitzende Stellung hat aber auch ihre Nachteile: Es kann manchmal sehr schwierig werden, orthostatisch bedingte Blutdrucksenkungen zu beherrschen, und außerdem besteht ein gewisses Risiko für Luftembolie (vgl. SEMMES und MURPHEY 1954; SCOVILLE 1954; TAYLOR et al. 1956). Weiter dürfte mit einer etwas höheren Frequenz an postoperativen Hämatomen zu rechnen sein. Ich selbst ziehe es deshalb vor, den Patienten in Bauchlage zu operieren.

4. Operationstechnik bei Wurzelsyndromen (dorsaler Zugangsweg).

a) Explorative Hemilaminektomie bei unsicherer Höhendiagnose.

Bei Unsicherheit in der klinischen und röntgenologischen Höhendignose ist es unzweckmäßig, explorative Hemifacettektomien in mehreren Intervertebralgelenken vorzunehmen, da hierdurch die Stabilität der Halswirbelsäule gefährdet werden kann. Eine gute Exploration kann aber mittels Hemilaminektomie durchgeführt werden. Dabei ist im wesentlichen folgendermaßen vorzugehen:

Mit dem Skalpell wird ein Hautschnitt in der Mittellinie über der unteren Hälfte der Halswirbelsäule angelegt (Abb. 29). Da die Gewebe dieser Region außerordentlich gefäßreich sind, ist es zweckmäßig, die weitere Präparation mit Diathermie auszuführen. Auch die Muskulatur wird mit dem Diathermiestift von Dornfortsätzen und Bögen der entsprechenden Seite abpräpariert.

Die Niveauorientierung erfolgt durch Aufsuchen des 7. Dornfortsatzes, der gewöhnlich bedeutend länger ist als der sechste. Manchmal sind jedoch beide nahezu gleich lang, weshalb eine seitliche Röntgenaufnahme der Halswirbelsäule zum Vergleich zugänglich sein muß. Sollten trotzdem Zweifel bestehen, so kann der Schnitt durch Haut und Subcutis so weit nach kranial verlängert werden, bis der Dornfortsatz des Epistropheus mit Sicherheit zu palpieren ist. Dieser kann dann als Richtpunkt dienen.

Das Operationsfeld wird durch Adson-Sperrhaken offen gehalten. Eine sorgfältige Blutstillung wird vorgenommen.

Im Niveau, das am meisten verdächtig ist, wird nun das Ligamentum flavum soweit lateral wie möglich durchschnitten. Sollte der Abstand zwischen den Bögen allzu klein

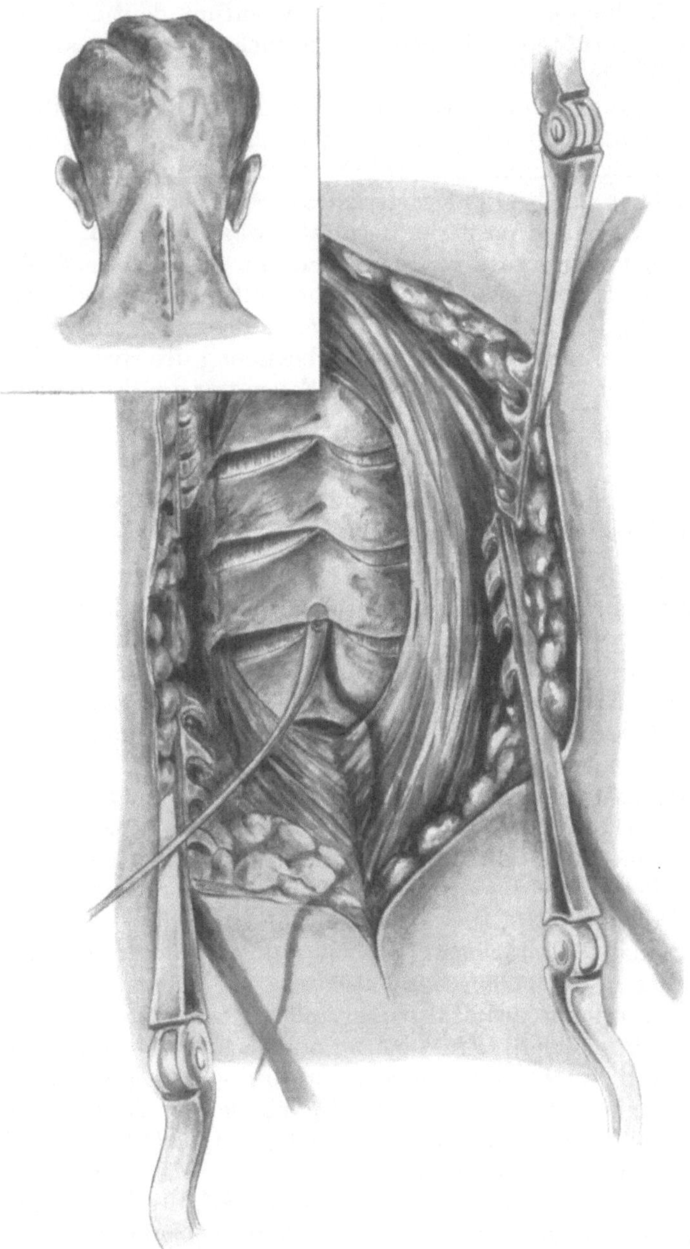

Abb. 29. Schnittführung und einseitige Freilegung von Wirbelbögen und Gelenkfortsätzen zur Hemifacettektomie. Über dem lateralen Teil der Gelenkfortsätze ist die Muskulatur zu belassen, um eine Läsion der Rami dorsales zu vermeiden. Bei einer dorsolateralen Protrusion ist es manchmal möglich, eine mechanische Reizung der Nervenwurzeln bereits in diesem Stadium vorzunehmen, in dem man einen Dissektor auf die hier gezeigte Art zwischen die Wirbelbögen einführt.

sein, wird vorher der untere Rand des kranialen Bogens mit einer Knochenzange entfernt (Abb. 30).

Durch den Einschnitt im Ligamentum flavum führt man nun einen schmalen, gebogenen Dissektor in lateraler Richtung gegen das Foramen intervertebrale ein. Durch kleine vorsichtige Drehung am Dissektor wird nun der Wurzelnerv mechanisch gereizt. Bei Operation in Lokalanaesthesie läßt man den Patienten den Bereich der Ausstrahlung des provozierten Schmerzes beschreiben. Entspricht dieser nicht den präoperativen Symptomen, so wird die gleiche Prüfung in einem der benachbarten Niveaus durchgeführt.

Aber auch beim narkotisierten Patienten kann eine solche Prüfung wertvolle Aufschlüsse geben, unter der Voraussetzung, daß eine zu starke Curarisierung des Patienten vermieden wird. Eine komprimierte Nervenwurzel reagiert nämlich auf mechanische Reizung gewöhnlich bedeutend stärker als eine nicht komprimierte. Die Reizung resultiert in Muskelkontraktionen. Das Niveau, von welchem aus die Kontraktionen am leichtesten hervorzurufen sind, ist weitgehend suspekt auf eine Wurzelkompression. Bei eindeutigem Resultat kann nun die Wurzel durch Hemifacettektomie genauer exploriert werden (s. später!).

Ergeben sich aber aus den beschriebenen Maßnahmen keine sicheren Aufschlüsse, ist eine Hemilaminektomie auszuführen. Zur Exploration der Wurzeln C 5, C 6 und C 7 sind der 5., 6. und die obere Kante des 7. Wirbelbogens der entsprechenden Seite zu entfernen und zur Exploration von C 6, C 7 und C 8 der 6., 7. und die obere Hälfte des 1. thorakalen Bogens. Der Knochen muß nach lateral soweit als möglich entfernt werden, d.h. bis zu den Gelenkfortsätzen.

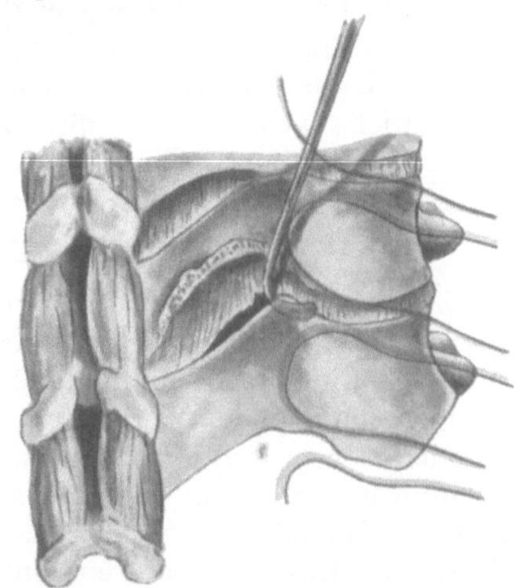

Abb. 30. Mechanische Reizung des Wurzelnerven mit einem schmalen gebogenen Dissektor nach Incision des Lig. flavum. Ein Teil des kranialen Bogens war entfernt worden, um besser Platz zu schaffen.

Nun teilt man das epidurale Gewebe ziemlich weit medial, — also dort, wo es am gefäßärmsten ist — und löst es mit einem scharfen Dissektor vorsichtig von Dura und Wurzeltaschen. Eine gelegentlich anzutreffende pathologische Induration des Gewebes (periradikuläre Fibrose) ist dabei zu beachten.

Der laterale Zipfel des Epiduralgewebes wird nun am besten vom Assistenten mit zwei anatomischen Pinzetten gefaßt und in der folgenden Phase nach oben und lateral gegen die Gelenkfortsätze gespannt gehalten. Dadurch werden der Überblick verbessert und Blutungen von den weiten, lateralen Venen unter Kontrolle gehalten. Der Operateur, der auf der der Hemilaminektomie gegenüberliegenden Seite steht, kann nun ohne Schwierigkeit die Wurzeltaschen und medialen Abschnitte der Wurzelnerven besichtigen.

Im besonderen wird dabei beachtet:

1. die Form der Wurzeltasche,
2. die Lage des Radikularnerven im Foramen intervertebrale,
3. die Größe des Abgangswinkels des Radikularnerven vom Duralsack und
4. das Ausmaß der Verschiebbarkeit des Wurzelnerven.

Außerdem werden die nun besser sichtbaren Wurzelscheiden und -taschen abermals im Hinblick auf fibrotische Veränderungen (Verdickung des Gewebes, verminderte Transparenz) besichtigt.

Daraufhin untersucht man mit einem gebogenen Dissektor, den man um die Wurzel herumführt, ob ein dorsolateraler Discusprolaps oder -protrusion vorliegt. Dann schiebt man das Instrument auch an der Seite des Wurzelnerven nach lateral vor, um zu untersuchen, inwieweit eine Verengung im Foramen intervertebrale vorhanden ist. Schließlich ist es nun auch möglich, unter Sicht eine mechanische Reizung der Nervenwurzel vorzunehmen (s. früher), um weitere Aufschlüsse über die ursächliche Bedeutung der befundenen Veränderungen zu erhalten.

Bei der Beurteilung des Operationsbefundes muß immer berücksichtigt werden, daß spondylotische bzw. andere Veränderungen in einem bestimmten Niveau nicht unbedingt für die Symptome des Patienten verantwortlich sind. Der für die Beschwerden verantwortliche Prozeß kann sehr wohl in einem der benachbarten Segmente gelegen sein. *Die Beurteilung der Operationsbefunde hat deshalb gegen den Hintergrund der klinischen Symptome und des Resultates der Reizversuche zu erfolgen.*

Wenn die Exploration einen Befund ergibt, der auf eine intraforaminale Lage des ursächlichen Prozesses verdächtig ist, so ist eine Hemifacettektomie auszuführen (s. später unter b). Dorsolateral gelegene Prolapse sind dagegen durch alleinige Hemilaminektomie gut zu erreichen. Sie lassen sich gewöhnlich im unteren Winkel zwischen Wurzelnerv und Duralsack exstirpieren. Eine osteophytäre Protrusion dieser Lokalisation braucht in der Regel nicht entfernt zu werden, da die Laminektomie an und für sich für eine zufriedenstellende Dekompression ausreicht (vgl. S. 76, Abb. 2).

b) Intraforaminale Operationsmethoden.

Zur intraforaminalen Freilegung eines Wurzelnerven müssen die medialen Hälften der Gelenkfortsätze des entsprechenden Niveaus entfernt werden (*Hemifacettektomie,* Abb. 2). Eine solche Maßnahme kann für die Motilität und Stabilität der Halswirbelsäule nicht ganz ohne Bedeutung sein, wenn auch schwerere Folgezustände wie z.B. Subluxationen nicht beobachtet worden sind. Die Hemifacettektomie soll aus diesem Grunde nur in einem oder höchstens zwei Segmenthöhen ausgeführt werden und nach strenger Indikationsstellung: Es muß ein ziemlich klares uniradikuläres Syndrom vorliegen, als dessen Ursache eine intraforaminale Discusaffektion (Prolaps oder Protrusion) angenommen werden kann.

Instrumente. Für die Durchführung der Hemifacettektomie hat sich ein Bohrapparat vom Standardtyp der Zahnärzte als zweckmäßig erwiesen. Er besteht aus Motor, Kabelüberführung, geradem Griffstück und einigen Kugelfräsen. Der Motor muß mindestens 2000 Umdrehungen je Minute leisten. Eine geringere Drehzahl erschwert das Arbeiten, und die Gefahr eines Abgleitens des Bohrers ist größer. Die Kugelfräsen (sog. Kautschukfräsen) müssen aus Hartmetall (Coromantstahl) sein. Größen: 6 mm, 4 mm und 2 mm im Durchmesser.

Die Sterilisation von Fräsen und Griffstück erfolgt in flüssigem Paraffin im Trockensterilisator bei 110° C. Nach sorgfältigem Abtrocknen wird das Griffstück an das Kabel angeschlossen. Letzteres wird mit einer sterilen Tuchhülle überzogen, die mit sterilem Heftpflaster am Griffstück befestigt wird, so daß das Wechseln der Bohrer unter sterilen Kautelen vor sich gehen kann.

Einige einschlägige Firmen liefern ähnliche Instrumentarien von stärkerer Konstruktion und sterilisierbarem Überführungskabel. Sie dürften ebenfalls zweckentsprechend sein unter der Voraussetzung, daß die Drehzahl des Motors entsprechend hoch ist. Auch durch komprimierte Luft getriebene Bohraggregate, die eine Umdrehungsgeschwindigkeit von über 20 000/min leisten, stehen zur Verfügung. Diese Konstruktionen waren aber bisher infolge ihrer zu schwachen oder unhandlichen Bauweise für operative Zwecke ungeeignet.

Operationstechnik. Die einseitige Freilegung von Dornfortsätzen und Bögen sowie die Niveauorientierung wird, wie früher, beschrieben vorgenommen (S. 133). Danach wird die Muskulatur auch von den dorsalen Flächen der Gelenkfortsätze abgelöst (Abb. 29). Über dem lateralen Drittel der Gelenkfortsätze muß die Muskulatur aber belassen werden, da andernfalls die *Rami dorsales,* welche die Nackenmuskulatur versorgen, geschädigt werden können. Danach Reizversuche, wie auf S. 134 beschrieben.

Nun wird mit der großen oder mittleren Kugelfräse zuerst die mediale Hälfte des äußeren der beiden Gelenkfortsätze — die ja die dorsale Wand des Foramen intervertebrale bilden — entfernt (Abb. 31). Damit ist auch die Gelenkfläche des inneren Gelenkfortsatzes freigelegt. Da die Gelenkfortsätze einander dachziegelförmig überdecken und im wesentlichen eine Keilform haben, reicht der oberste Teil der freigelegten Gelenkfläche an das Foramen intervertebrale heran. Die Tiefe von der Oberfläche bis zum Foramen ist dadurch leicht abzuschätzen (vgl. Abb. 36).

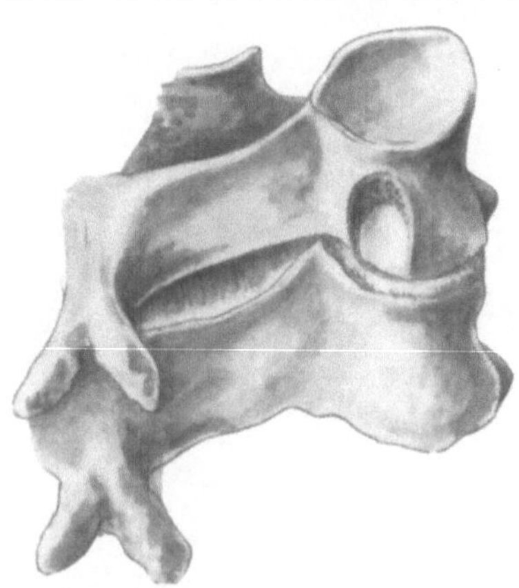

Abb. 31. Hemifacettektomie I: Mit der Kugelfräse wird der kraniale Gelenkfortsatz ausgehöhlt, bis der Gelenkspalt erreicht ist. Am weitesten kranial reicht dieser bis zum Foramen intervertebrale (vgl. Abb. 36), weshalb es jetzt leicht ist, den Abstand bis zum Foramen abzuschätzen.

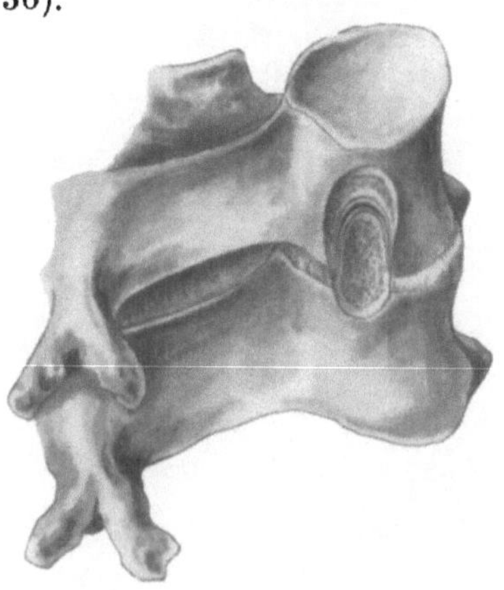

Abb. 32. Hemifacettektomie II: Nach begonnener Exkavation des caudalen Gelenkfortsatzes. Der Grund der Kavität besteht immer noch aus spongiösem Knochen.

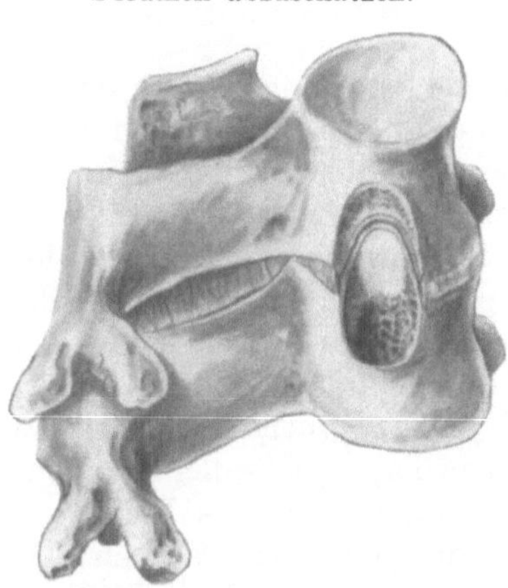

Abb. 33. Hemifacettektomie III: Die Exkavation des caudalen Gelenkfortsatzes ist abgeschlossen. Der Grund der Kavität besteht jetzt nur noch aus einer dünnen Schicht kompakten Knochens.

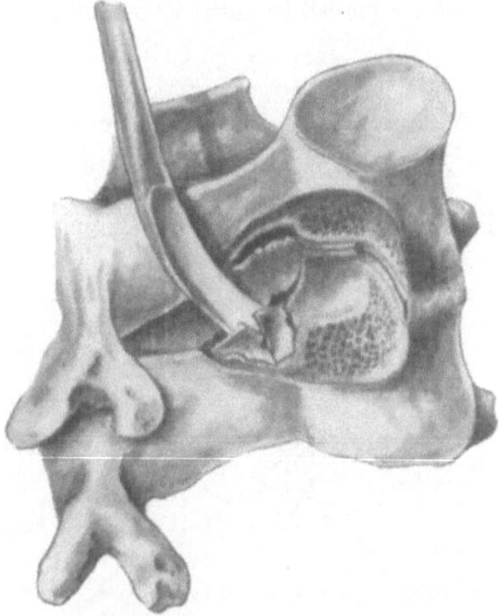

Abb. 34. Hemifacettektomie IV: Die Exkavation ist nach medial ausgeweitet, so daß sie nun auch die lateralen Anteile der Wirbelbögen einbezieht. Die übrig gelassene ventrale Compactalamelle am caudalen Wirbelbogen wird mit einem kleinen Raspatorium herausgebrochen.

Darauf wird auch vom inneren (unteren) Gelenkfortsatz so viel Knochen ausgefräst, bis nur noch eine dünne Corticalisschicht zum Foramen übrigbleibt (Abb. 32—33). Mit Fräse und Knochenzange entfernt man dann die angrenzenden Teile der beiden Wirbelbögen (Abb. 34). Die dünne Corticalislamelle, also der Rest der Hinterwand des Foramen intervertebrale, kann jetzt mit Hilfe eines dünnen Raspatoriums herausgebrochen werden (Abb. 35). Diese Technik gestattet ein Öffnen des Foramen ohne die geringste Schädigung des Wurzelnerven, auch wenn dieser stark gegen die hintere Wand des Foramen gepreßt sein sollte.

Das Ausmaß des durch eine Hemifacettektomie entstandenen Knochendefektes ist in Abb. 36 dargestellt. Die nächste Etappe besteht in der Excision des Ligamentum flavum. Sie soll ohne Läsion der darunterliegenden weiten epiduralen Venen durchge-

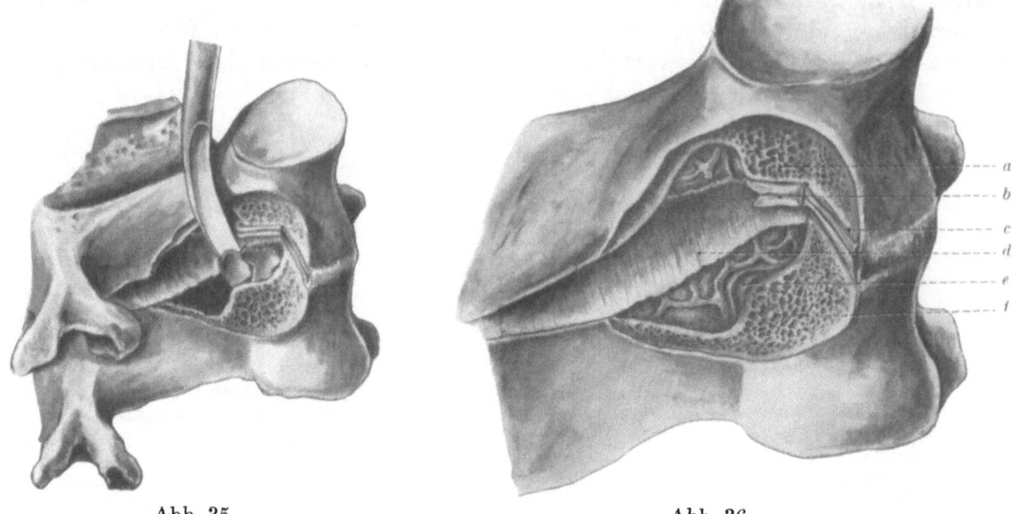

Abb. 35.   Abb. 36.

Abb. 35. Hemifacettektomie V: Die dünne Schicht aus kompaktem Knochen, welche als letzter Rest der dorsalen Wand des Foramen intervertebrale noch vorhanden ist, wird mit einem kleinen Raspatorium herausgebrochen. Auch eine kleine Knochenzange kann dazu verwendet werden.

Abb. 36. Hemifacettektomie abgeschlossen. Die äußeren (dorsalen) Teile der beiden Pedikel (*a* und *f*) sind im erforderlichen Ausmaß freigelegt. *b* Teil der Gelenkkapsel + Synovialmembran. *c* Gelenkspalt. *d* Ligamentum flavum. *e* Epiduralgewebe.

führt werden (Abb. 36). Hierauf wird die epidurale Gewebsschicht über dem Wurzelnerven zwischen Silberklipsen geteilt. Letztere werden dann einer nach dem anderen mit einer Pinzette erfaßt, angehoben, einem Koagulationsimpuls ausgesetzt und entfernt

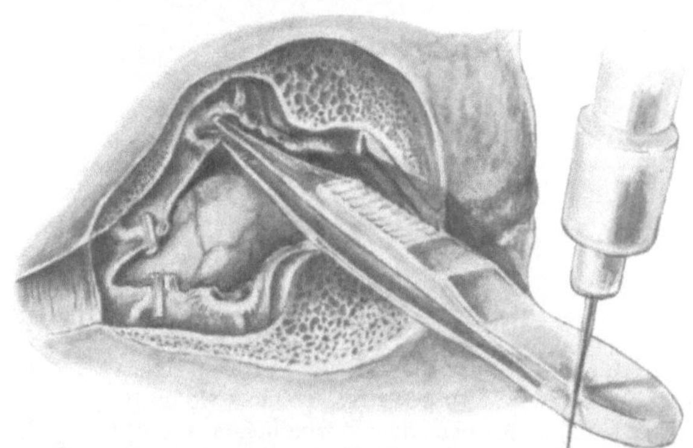

(Abb. 37). Die anatomischen Verhältnisse im Foramen intervertebrale können nun eingehend exploriert werden. Das weitere Vorgehen ist vom erhobenen Befund abhängig (Abb. 38—43).

1. Discusprolapse. Intraforaminale Discusprolapse befinden sich gewöhnlich im caudalen Teil des Foramen in der Nähe des unteren Pedikels. In ihrer Größe entsprechen diese Prolapse ungefähr einer halben Erbse. Die Konsistenz ist festelastisch. Der Wurzelnerv kann entweder als ganzer gespannt über den Prolaps verlaufen (Abb. 40), in welchem Falle die Vorderwurzel genau vor der Hinterwurzel liegt, oder die Vorderwurzel kann nach dorsal gepreßt sein und dadurch seitlich und caudal zur Hinterwurzel liegen (Abb. 41). In letzte-

Abb. 37. Nach Excision des Lig. flavum und des freiliegenden Teiles der Gelenkkapsel wird die Epiduralmembran so weit medial als möglich geöffnet. Danach wird sie längs der Dorsalseite des Radikularnerven (am Bild durch die Pinzette verdeckt) zwischen Silberclips geteilt. Die Clips werden einzeln mit einer Pinzette gefaßt, angehoben, „koaguliert" und dann wieder abgenommen.

rem Fall deuten die klinischen Symptome oft auf eine *selektive Vorderwurzelkompression* hin (s. S. 90). In solchen Fällen kann leicht der Fehler begangen werden, daß die nach dorsal verlagerte Vorderwurzel incidiert wird im Glauben, es handele sich um einen Teil des Discusprolapses. Dieser Irrtum muß natürlich unter allen Umständen vermieden werden. Deshalb ist es wichtig, daß die Vorderwurzel sicher erkannt wird. Sie kann dann vorsichtig vom Prolaps gelöst und mit einem kleinen einzinkigen Haken nach kranial gehalten werden. Nun wird der Prolaps incidiert und ausgeräumt. Das gewonnene Material besteht meistens aus mehreren Sequestern Faserknorpel.

2. Osteophytäre Protrusionen. Sie bilden gewöhnlich eine mehr diffuse Vorbuchtung im Vergleich mit Discusprolapsen und sind von nahezu knochenharter Konsistenz. Der Wurzelnerv ist nicht selten platt gedrückt. Oft ist die Vorderwurzel auf die oben beschriebene Weise verlagert und seitlich und caudal zur Hinterwurzel gelegen. Die Wurzeln sind infolge reaktiver fibrotischer Prozesse meistens stark adhärent an die Protrusionen. Die Verwachsungen können nur mit dem scharfen Dissektor gelöst werden, weshalb die Gefahr einer gleichzeitigen Nervenschädigung ziemlich groß ist. Die fibrotischen Veränderungen haben gewöhnlich auch zu einer Schrumpfung der Wurzeltasche geführt, wodurch deren normale Trichterform verlorengegangen ist und die Wurzelfasern scharf abgewinkelt sind (Abb. 42). Weiters ist oft auch eine wesentliche Verkürzung des vertikalen Durchmessers des Foramen intervertebrale festzustellen, da sich durch das Zusammensintern des kranken Discus der Abstand zwischen den Pedikeln verkleinert hat. Die Pedikel können statt einer gleichmäßig runden, eine kantige Kontur haben. Manchmal ragen scharfe Knochenzacken gegen die Winkel zwischen Dura und Wurzelnerv vor (Abb. 42—43). Als Ausdruck der Osteosklerose finden sich außerdem nicht selten große Osteophyten an den Kanten der Intervertebralgelenke, wodurch die Orientierung bereits bei Ausführung der Hemifacettektomie erschwert ist. Diese Osteophyten sollen am besten mit Hilfe der kleinsten Fräse entfernt werden.

Liegt eine spondylotische Einengung des Foramen vor, so ist als erste Maßnahme für eine ausreichende *hintere Dekompression* zu sorgen, falls diese nicht bereits durch die vorgenommene Hemifacettektomie erreicht worden ist. Zu diesem Zweck kontrolliert man mit einem Dissektor, ob der Wurzelnerv auch wirklich bis zu der Stelle freigelegt ist, wo sich das Foramen wieder zu erweitern beginnt. Ist dies nicht der Fall, geht man folgendermaßen vor:

Mit der kleinsten Fräse wird der Knochen dorsal vom Wurzelnerven bis zu einer Tiefe von etwa 2—3 mm ausgehöhlt. Die dazwischen liegende Knochenlamelle wird dann mit einer kleinen Knochenzange entfernt. Diese Prozedur kann nötigenfalls wiederholt werden, bis eine zufriedenstellende Dekompression des Nerven erzielt ist. Auf diese Art ist es möglich, das Foramen zu erweitern, ohne zusätzlich wesentliche Teile der Gelenkfacette zu opfern.

Falls das Foramen intervertebrale auch in seinem vertikalen Durchmesser wesentlich verkleinert erscheint, und besonders wenn die Pedikel stark sklerotisch verändert und deformiert sind (Abb. 43), ist auch eine vertikale Erweiterung des Foramen anzustreben. Dies geschieht durch *partielle Pedikelresektion*, die wie folgt durchgeführt wird:

Zuerst überzeugt man sich davon, daß der äußere Teil des Pedikels in erforderlichem Ausmaß freigelegt ist, wie dies aus Abb. 36 hervorgeht. Ist dies nicht der Fall, so muß noch zusätzlich ein Teil des Gelenkfortsatzes abgefräst werden (große Fräse). Danach bohrt man mit der kleinsten Fräse einen Kanal durch die zentrale Spongiosa des Pedikels bis zum Wirbelkörper. Die Schale aus kompaktem Knochen, welche die ausgebohrte Kavität noch von Nervenwurzel und lateraler Durakante trennt, kann nun mit einer schmalen Knochenzange, deren eine Branche in die Kavität eingesetzt wird, leicht entfernt werden.

Bezüglich der weiteren Maßnahmen ist zwischen 3 Möglichkeiten zu wählen:

a) intradurale Radikolyse = Aufschlitzung der Wurzelscheiden,

b) extradurale Radikolyse = Lösung des Wurzelnerven von Protrusionen oder fibrotischem Epiduralgewebe,

c) Exstirpation der Protrusionen.

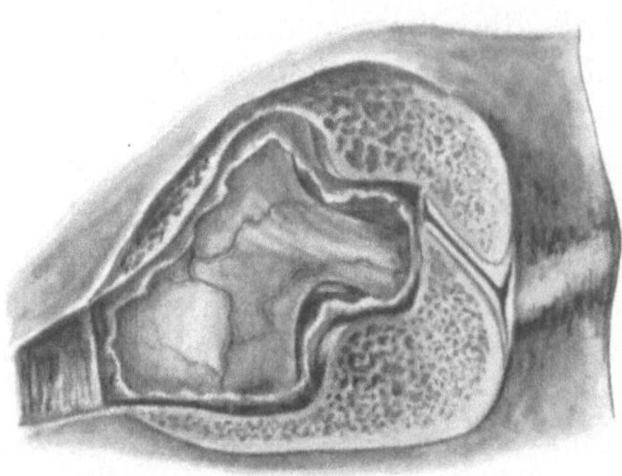

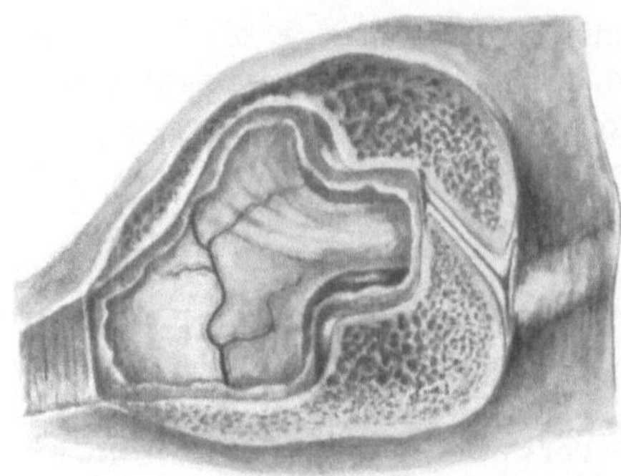

Abb. 38. Normale Verhältnisse. Der Radikularnerv hat eine angedeutet caudale Richtung, liegt in der Mitte des Foramen, also nicht in Kontakt mit den Pedikeln. Die Wurzeltasche hat Trichterform, die Hinterwurzel hat einen bogenförmigen Verlauf.

Abb. 39. Normale Verhältnisse. Der Radikularnerv hat eine transversale Richtung. Im übrigen gleicher Befund wie auf Abb. 38.

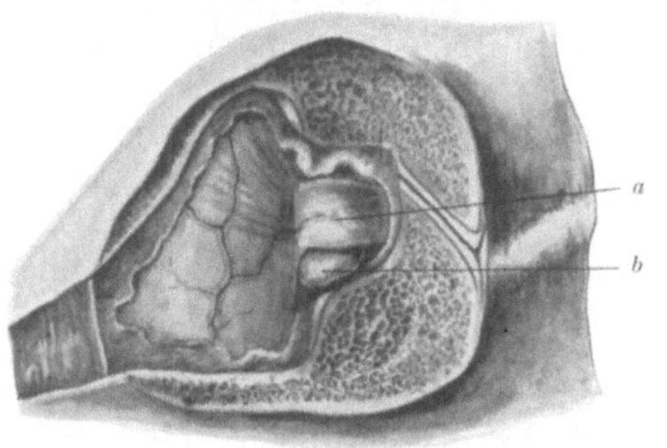

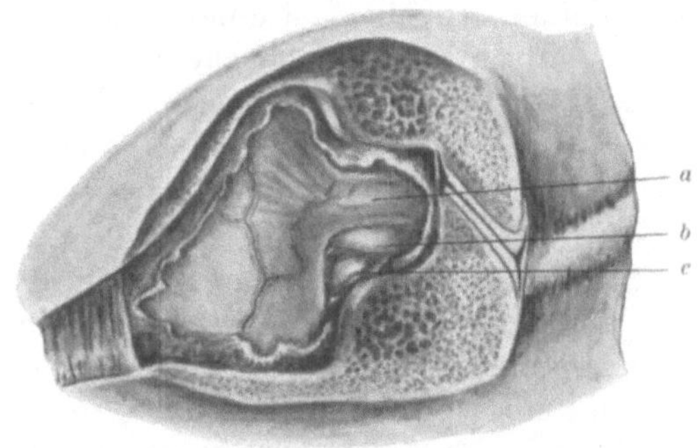

Abb. 40. Intraforaminaler Discusprolaps. Der Radikularnerv *a* ist bogenförmig nach dorsal disloziert. Der Discusprolaps *b* ist caudal vom Nerven in unmittelbarer Nähe des unteren Pedikels teilweise sichtbar.

Abb. 41. Selektive Vorderwurzelkompression durch intraforaminalen Discusprolaps. Der Prolaps *c* ist beim unteren Pedikel zu sehen. Die Vorderwurzel *b* ist durch den Prolaps nach dorsal verdrängt und liegt in der gleichen Ebene wie die Hinterwurzel *a*. Letztere ist ein wenig nach kranial verlagert, aber durch den Prolaps nicht beeinträchtigt.

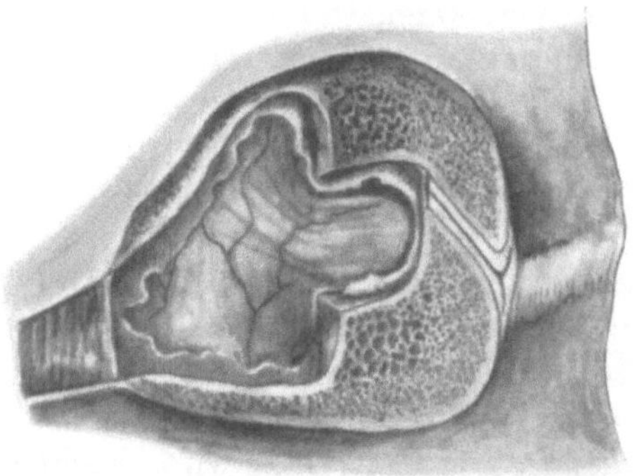

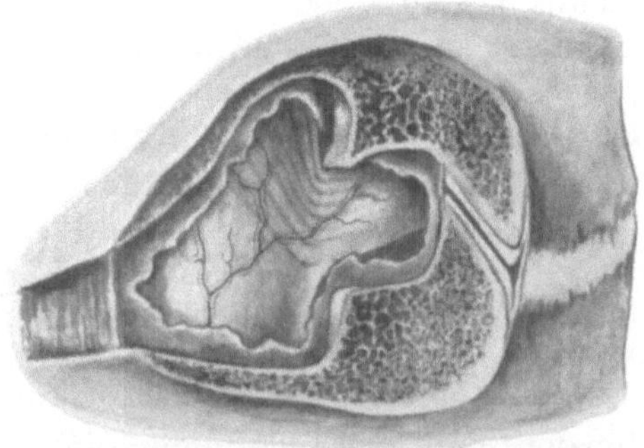

Abb. 42. Suspekt pathologischer Befund in einem Fall mit Spondylose. Die Pedikel haben nicht die normale, abgerundete Form. Eine Kante des unteren Pedikels ragt gegen den unteren Wurzel-Durawinkel vor. Die Wurzeltasche ist fast geschwunden. Die Hinterwurzel zeigt eine ziemlich markante Knickbildung.

Abb. 43. Suspekt pathologischer Befund in einem Fall mit Spondylose. Die Pedikel sind teilweise sklerotisch verändert und kantig, besonders der obere, von welchem sich ein scharfer Vorsprung in den oberen Wurzel-Durawinkel hineinschiebt. Der Wurzelnerv hat eine deutliche kraniale Verlaufsrichtung. Wurzeltasche geschwunden. Hinterwurzel scharf geknickt.

Von diesen Alternativen ist zweifellos die Entfernung der Protrusionen nach Isolierung des Wurzelnerven am meisten befriedigend. Eine Voraussetzung dafür ist aber, daß das Operationsfeld blutfrei gehalten werden kann, was manchmal wegen stark dilatierter Venen erhebliche technische Schwierigkeiten bereiten kann. In diesem Fall ist eine der anderen Maßnahmen zu wählen. Wenn die Wurzeltasche infolge von fibrotischen Prozessen ihre Form ganz verloren hat und deshalb eine starke Knickbildung der Wurzeln anzunehmen ist, ist intradurale Radikolyse angezeigt. Anderenfalls kann man sich mit einer extraduralen Radikolyse begnügen.

Die *intradurale Radikolyse* geht folgendermaßen vor sich (Abb. 44—48): Die Dura wird zwischen Haltefäden durch einen kleinen Einschnitt über der Mitte der Abgangsstelle des Wurzelnerven geöffnet. Ein schlanker stumpfer Haken wird in das Ostium der hinteren Wurzelscheide eingeführt und letztere mit einem kleinen Skalpell aufgeschlitzt (Abb. 44). Die Hinterwurzel wird dann mit dem Haken eingefangen, aus ihrer Wurzelscheide gelöst und kranialwärts gehalten (Abb. 45). Die Auslösung der Vorderwurzel wird darauf auf gleiche Weise ausgeführt (Abb. 46—47).

Mit diesem Eingriff wird die Absicht verfolgt, die Fixation und Knickbildung der Nervenwurzel zu beseitigen und in der Knochenkavität eine kleine Liquorcyste zu erzeugen, in welcher die Wurzeln frei flottieren können (Abb. 48). Voraussetzung dazu ist aber eine vollständige Blutstillung, wozu höchstens einige sehr kleine Stückchen Oxycel oder Spongostan verwendet werden dürfen. Für sorgfältige Blutstillung in der Muskulatur ist gleichfalls zu sorgen.

Die *extradurale Radikolyse* wird am zweckmäßigsten mit einem scharfen, etwas gebogenen Dissektor durchgeführt. Mit diesem Instrument wird der Wurzelnerv vorsichtig von der darunterliegenden harten Protrusion, gegen welche er gewöhnlich sehr stark fixiert ist, abpräpariert. Sofern das Epiduralgewebe des Nerven stark fibrotisch ist, muß der Wurzelnerv auch von diesem gelöst werden. Auch dabei ist minutiöse Blutstillung Grundbedingung, da anderenfalls postoperative Narbenbildung um die Nervenwurzel den Operationserfolg stark beeinträchtigen oder zunichte machen kann.

Die *Entfernung von intraforaminalen osteophytären Protrusionen* kann grundsätzlich auf 3 Arten erfolgen:

(a) Nachdem der Wurzelnerv von der Protrusion abpräpariert worden ist, wird ein schmaler scharfer Meißel kranial bzw. caudal zur Protrusion in Richtung gegen deren Basis angesetzt und mit kleinen kurzen Hammerschlägen eingeschlagen, wobei die Protrusion zusammen mit einem keilförmigen Stück Knochen ausgemeißelt wird. Am Platze der früheren Protrusion ist nun eine Rinne entstanden, durch welche der Weg zum Innern des Discus offen steht. Es ist dann meistens möglich, einzelne sequestrierte Fragmente mit einem kleinen Haken aus zentralen Partien des Discus zu entfernen.

(b) Mit der kleinsten Fräse bohrt man 2 Aushöhlungen in die Wirbelkörper kranial bzw. caudal zur Protrusion und entfernt diese mit Meißel oder Knochenzange.

(c) Nach der von JUNGHANS (S. 129) angegebenen Methode zertrümmert man die Osteophyten mit Hilfe eines kleinen Vorschlageisens (2—3 mm im Durchmesser) und schlägt sie in die Spongiosa der Wirbelkörper ein.

3. Wurzelscheidenfibrose. Wenn eine solche vorhanden ist, ohne daß gleichzeitig ein Prolaps oder eine Protrusion nachzuweisen ist, handelt es sich entweder um eine *genuine* oder eine *sekundäre discogene Wurzelscheidenfibrose* (S. 88). Findet man bei der Exploration, daß der Wurzelnerv durch seine Lage offenbar einer Traumatisierung durch Reibung gegen einen der benachbarten Pedikel ausgesetzt ist (vgl. Abb. 42—43), so wird eine *partielle Pedikelresektion* vorgenommen (s. oben). Bei sehr ausgeprägter Fibrose und starker Knickung der Nervenwurzel kann gegebenenfalls eine *intradurale* Radikolyse angeschlossen werden.

4. Periradikuläre Fibrose. Wenn es sich erweist, daß das periradikuläre Gewebe stark fibrotisch verändert und mit den Wurzeltaschen und -scheiden fest verwachsen ist, so muß es vorsichtig unter größtmöglicher Schonung des Nerven von diesem gelöst werden

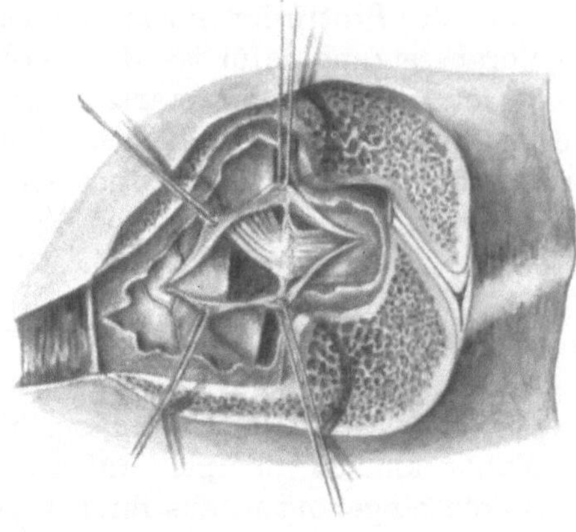

Abb. 44. Intradurale Radikolyse I: Die Dura wird zwischen Haltefäden geöffnet und über der Hinterwurzel unter Leitung eines einzinkigen Hakens aufgeschlitzt. Im Wurzelostium finden sich im Normalfall ziemlich dichte arachnoidale Verwachsungen. Bei Wurzelscheidenfibrose sind sie viel deutlicher ausgeprägt und dicker. Auch die Durascheide der Wurzel ist verdickt und weniger durchsichtig.

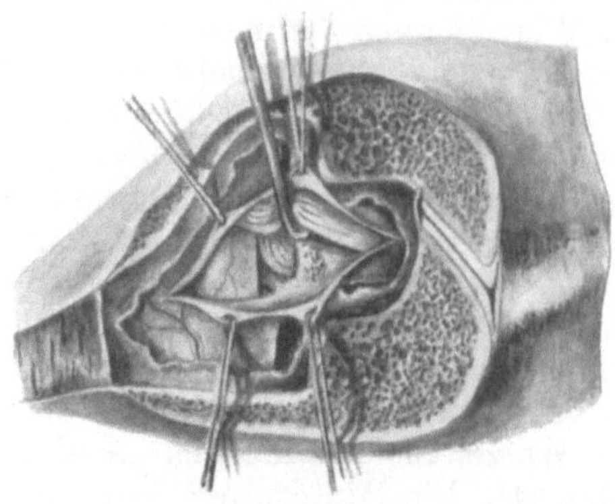

Abb. 45. Intradurale Radikolyse II: Die hintere Wurzel ist freipräpariert und wird mit einem kleinen Haken nach kranial gehalten. Darunter ist die vordere Wurzel sichtbar, und zwar gerade an ihrer Eintrittsstelle in ihre Wurzelscheide. Das Septum interradiculare ist hier deutlich verdickt.

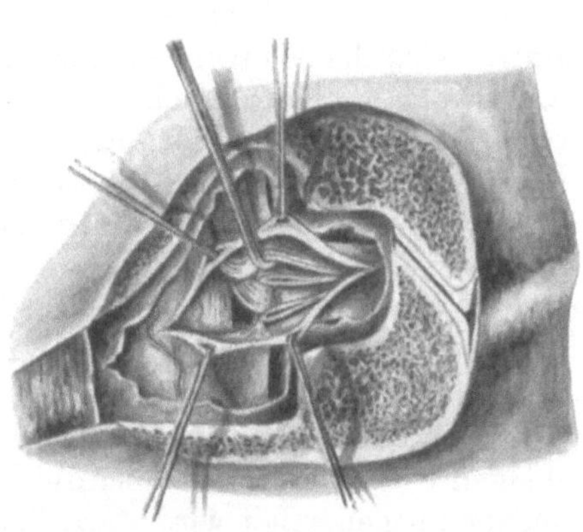

Abb. 46. Intradurale Radikolyse III: Auch die Scheide der Vorderwurzel ist nun aufgeschlitzt. Ihr Ostium erscheint eingeengt wie bei Wurzelscheidenfibrose.

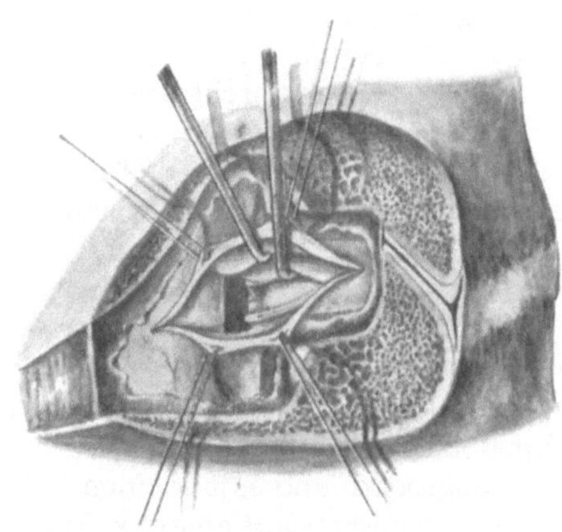

Abb. 47. Intradurale Radikolyse IV: Vorderwurzel aus ihrer Scheide gelöst und zur Inspektion der Wurzelscheide nach kranial gehalten.

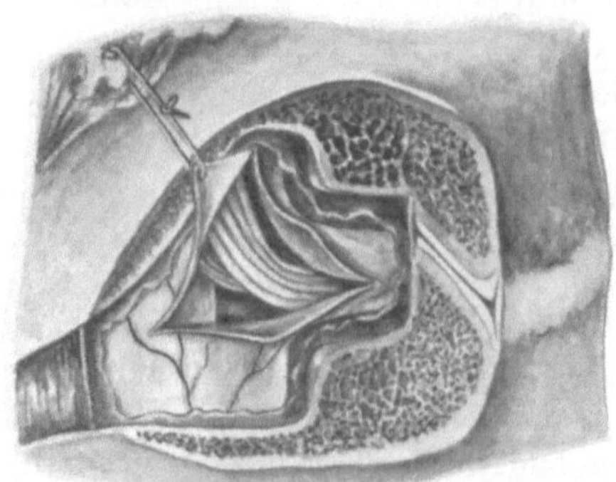

Abb. 48. Intradurale Radikolyse abgeschlossen. Ein Zipfel der Dura ist gegen die Kante des Knochendefektes genäht in der Absicht, die Entstehung einer kleinen Liquorcyste in der Kavität zu erleichtern und dadurch postoperative Verwachsungen zu verhindern.

(extradurale Radikolyse). Man verwendet dazu am besten einen kleinen Dissektor. Gegebenenfalls kann im Anschluß daran eine intradurale Radikolyse ausgeführt werden. Bei traumatischer Genese der Fibrose ist ein bleibendes Resultat durch diese Maßnahmen sehr selten zu erzielen (vgl. S. 97). In einigen meiner Fälle mit anderer Ätiologie der Fibrose waren die Resultate überraschend gut.

5. Operationstechnik bei Myelopathie (dorsaler Zugangsweg).

a) Exstirpation von intraspinalen Discusprolapsen.

Dorsolaterale Prolapse, die Symptome einer einseitigen Rückenmarkskompression geben, sind im allgemeinen durch Hemilaminektomie an 2 Wirbelbögen für die Exstirpation gut erreichbar. Wenn die Symptome auf eine allgemeine Kompression des Rückenmarkes hindeuten, ist eine Laminektomie zu empfehlen. Bei dorsomedialen oder paramedianen Prolapsen ist Laminektomie an 3—4 Wirbelbögen erforderlich.

Es ist außerordentlich wichtig, daß bei halbseitiger oder vollständiger Entfernung von Wirbelbögen der Knochen soweit als möglich nach lateral, also bis zu den Gelenkfortsätzen weggenommen wird. Sonst kann der Prolaps ohne erhebliche Dehnung des Rückenmarkes nicht zugänglich gemacht werden. Bei dorso-lateralen Prolapsen soll zuerst immer der Versuch gemacht werden, die Exstirpation extradural durchzuführen. Wenn das Epiduralgewebe nicht allzu gefäßreich ist, begegnet man dabei keinen größeren Schwierigkeiten. Das Epiduralgewebe wird zunächst vom lateralen Umfang der Dura und der entsprechenden Wurzeltasche abgelöst. In den so entstandenen Zwischenraum stopft man kleine Wattestreifen, um eine temporäre Tamponade der Epiduralvenen in der Umgebung des Prolapses zu erzielen. Einige dieser Streifen kann man außerdem in das Foramen intervertebrale hineinstopfen, um die Venen dort zu komprimieren.

Bei sehr straffem Epiduralgewebe kann man sich Platz verschaffen, indem man es zwischen Silberklipse teilt, entweder im oberen oder unteren Winkel zwischen Dura und Wurzelnerv oder über dem Nerven (Beschreibung s. S. 137 und Abb. 37). Danach wird die Umgebung des Prolapses, wie oben beschrieben, mit Wattestreifchen abgestopft. Falls der Prolaps die Trolardsche Fascie durchbrochen hat, können die Discussequester jetzt leicht entfernt werden. Meistens muß aber die Fascie incidiert werden (Kreuzschnitt), damit man den Prolaps exstirpieren kann. Einzelne Sequester können unter der Fascie ziemlich weit nach beiden Seiten verlagert sein und müssen mit Hilfe eines Dissektors gegen die Incisionsöffnung massiert werden.

Manchmal sind dorsolaterale Prolapse so stark adhärent an die Dura, daß ihre Freilegung größte Schwierigkeiten bereitet. Auch reichliche Vascularisierung des Epiduralgewebes kann den extraduralen Zugang sehr erschweren. In solchen Fällen ist es am zweckmäßigsten, die Dura zu öffnen, eine Zacke des Ligamentum denticulatum zu durchschneiden, das Rückenmark vorsichtig zur Seite zu halten und den Prolaps durch transdurale Incision zu exstirpieren.

Auf grundsätzlich gleiche Weise ist bei dorsomedialen oder paramedianen Prolapsen vorzugehen, da diese erfahrungsgemäß auf dem extraduralen Weg außerordentlich schwer erreichbar sind. Dabei sollen beiderseits 2—3 Zacken des Ligamentum denticulatum durchtrennt werden, um eine ausreichende Verschiebbarkeit des Rückenmarkes zu erreichen. Bei Operationen dieser Art soll die Halswirbelsäule des Patienten sich nicht in Ventroflexionsstellung befinden. Nach der Freilegung soll die HWS in eine mäßige Dorsalextension übergeführt werden, welche durch Entspannung des Rückenmarks eine leichtere Verschiebbarkeit desselben ermöglicht (BREIG 1960).

b) Teilung der Zacken des Ligamentum denticulatum nach KAHN.

Wenn man bei einer unter a) beschriebenen Exploration statt eines Discusprolapses eine (harte) osteophytäre Protrusion vorfindet und nicht das Risiko eingehen will, diese zu entfernen, kann man statt dessen die Durchtrennung von Zacken des Ligamentum denticulatum vornehmen. Auch bei großen osteophytären Protrusionen in mehreren Höhen, die zu einer chronischen Myelopathie geführt haben, ist dieser Eingriff zu befürworten. Das Vorgehen ist wie folgt:

Das Ausmaß der Laminektomie muß groß genug sein, damit man bei Protrusion eines Discus die doppelseitige Durchtrennung von 2 Zacken des Ligaments, bei 2 Protrusionen die von 3 Zacken usw. durchführen kann. Die Dura wird in der Mittellinie zwischen Haltefäden geöffnet, wobei die darunterliegende Arachnoidea nicht verletzt werden soll.

Darauf führt man einen kleinen stumpfen Haken in das Spatium zwischen Dura und Arachnoidea ein, hebt mit diesem eine der Zacken des Ligamentum denticulatum an und durchschneidet sie mit einem kleinen Skalpell. Durch das dabei entstandene Loch in der Arachnoidea entleert sich reichlich Liquor, wodurch mehr Raum entsteht. Die übrigen Ligamentzacken sind dann leicht zu durchtrennen, wonach das Rückenmark innerhalb des pathologisch veränderten Gebietes gut beweglich wird.

Die makroskopischen Veränderungen am Rückenmark sind in solchen Fällen sehr geringfügig. Sie wurden auf S. 118 näher beschrieben. Dagegen sind beträchtliche Veränderungen der Bandscheiben gewöhnlich leicht festzustellen. Man bedient sich zu diesem Zweck eines gebogenen Dissektors, den man im Subduralraum gegen die Ventralseite des Rückenmarkes führt. Durch Abtasten kann man sich eine gute Auffassung über Ausdehnung, Größe und Konsistenz der Protrusion bilden. Gleichzeitig werden gewöhnlich zwischen Rückenmark und Protrusionen vorhandene Verwachsungen vorsichtig gelöst. Dadurch wird das Rückenmark noch besser mobilisiert. Die Adhärenzlösung dürfte auch zu einer Verbesserung der Zirkulationsverhältnisse beitragen (vgl. S. 119).

Da die Vulnerabilität des Rückenmarkes in diesen Fällen außerordentlich groß ist, soll eine Inspektion der medialen Abschnitte der Protrusionen im allgemeinen nicht angestrebt werden. Eine Dehnung, die das normale Rückenmark noch verträgt, kann in Fällen von chronischer discogener Myelopathie ohne weiteres in einer totalen Quadriplegie resultieren.

Nach den eben beschriebenen Maßnahmen kann die Dura mit fortlaufender Naht geschlossen werden (Guidetti). Einzelne Operateure ziehen es vor, die Dura offen zu lassen. Sie soll dann aber nicht an die Muskulatur aufgenäht werden, da dies eine ungünstige Wirkung auf die Verschiebbarkeit der Weichteile bei Bewegungen der Halswirbelsäule haben kann. In die ovale Duraspalte wird besser ein entsprechend großes Stück Polyäthylenfilm eingenäht, wodurch der Duralsack in diesem Abschnitt weiter wird.

Falls die Arachnoidea an der Dorsalseite beibehalten werden konnte, ist eine spätere Obliteration des Subarachnoidalraumes nicht zu befürchten.

Vor Verschluß der Wunde ist für sorgfältigste Blutstillung in der Muskulatur zu sorgen. Darauf wird diese in 3 Schichten durch Einzelnähte aus Zwirn verschlossen. Subcutis und Haut werden mit Seide vernäht.

6. Radikale Discusausräumung und interkorporale Spondylodese nach Cloward (ventraler Zugangsweg).

a) Indikationsbereich.

Die von Cloward angegebene Operation stellt zweifellos die bisher einfachste und am wenigsten riskante Methode für die Exstirpation von intraspinalen osteophytären Protrusionen dar. Soll dieser Eingriff in Fällen chronischer Myelopathie zur Anwendung kommen, muß aber gefordert werden, daß die Protrusionen sich auf höchstens 2 Bandscheiben beschränken. Bei größerer Ausbreitung der Spondylose dürfte die Ligamentteilung nach Kahn die Methode der Wahl sein.

Auch intraspinale Discusprolapse mit Rückenmarkskompression dürften sich gut von ventral her ad modum Cloward entfernen lassen. Weiterhin ist die Methode von großem Wert für die Stabilisierung von Luxationsfrakturen, welche nach Reposition und Streckbehandlung eine Neigung zu Reluxation haben.

Es ist aber fraglich, ob CLOWARDs Methode auch für die Behandlung von chronischen Spondylose-Rhizopathien zur allgemeinen Anwendung kommen kann. CLOWARD selbst berichtet über gute Resultate auch in solchen Fällen.

Zur Höhendiagnose bedient sich CLOWARD der *Discographie*. Dabei werden die suspekten Bandscheiben von der Vorderseite des Halses aus punktiert und 0,2—0,3 ml Kontrastflüssigkeit injiziert. Injektionen in den Discus, der für das Schmerzsyndrom verantwortlich ist, führt zu einer Reproduktion oder Verstärkung desselben. Die Röntgenbilder zeigen oft, daß sich das Kontrastmittel in einer typischen Weise in Richtung gegen das Foramen intervertebrale verteilt. Bezüglich der technischen Einzelheiten der Discographie wird auf die Originalarbeit von SMITH und NICHOLS (1957) hingewiesen.

In einfachen Fällen von intraforaminalen Discusprolapsen die Clowardsche Operation durchzuführen, ist meiner Meinung nach nicht berechtigt, da sie einen unnötig verstümmelnden Eingriff darstellt. Eine Bandscheibe, von welcher ein solcher Prolaps ausgeht, ist in der Regel kaum verschmälert und in ihrer Funktion nicht wesentlich beeinträchtigt. Discusausräumung und Spondylodese führen immer — wie SCOVILLE mit Nachdruck betont hat — zu einer erhöhten mechanischen Belastung der benachbarten Bandscheiben, was im Laufe der Zeit dazu führen kann, daß auch diese ruptieren (vgl. S. 112). Solche Prolapse sollen deshalb von dorsal nach Hemifacettektomie entfernt werden, wobei die Funktion des Discus nicht geopfert zu werden braucht.

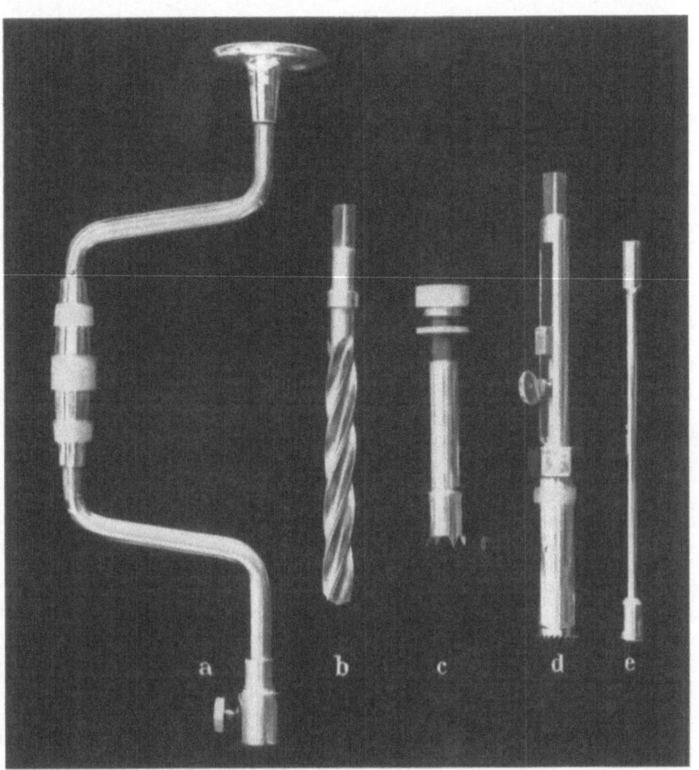

Abb. 49. Instrumentarium zur interkorporalen Spondylodese nach CLOWARD. *a* Schwenkstück zum Bohrer. *b* Bohrer (Durchmesser 11 mm). *c* Hülse des Bohrers, am einen Ende Zacken zur Fixation an den Wirbelkörpern (vgl. Abb. 50), am anderen Ende Verschraubung zur Einstellung des Bohrers auf gewünschte Tiefe. *d* Trepan zur Entnahme eines zylindrischen Knochencylinders von der Crista iliaca. *e* Vorschlageisen zum Einschlagen des Transplantates in den Bohrkanal (Hersteller AB Stille-Werner, Stockholm).

b) Operationstechnik.

Die Operation kann entweder in Lokalanaesthesie oder Intubationsnarkose ausgeführt werden. Der Patient liegt auf dem Rücken auf dem Operationstisch mit einem Rollkissen unter dem Nacken. Der Kopf ist nach links gedreht. Der Operateur steht an der rechten Seite des Patienten. Der Hautschnitt wird längs der vorderen Kante des M. sternocleidomastoideus angelegt, oder — falls man dies vorzieht — mehr transversal, der Spaltungsrichtung der Haut entsprechend. Man präpariert sich nun medial von der A. carotis gegen die ventrale Fläche der Halswirbelsäule vor. Trachea und Oesophagus werden mit einem geeigneten Haken nach links gehalten. Die Mm. longi colli werden, wenn erforderlich, von den Wirbelkörpern abgelöst.

Die degenerierten Bandscheiben imponieren jetzt als breite, quer verlaufende Wälle (Abb. 18). Eine kurze und dünne Injektionsnadel wird als Indicator in den am deutlichsten vorspringenden Discus eingestochen, worauf eine seitliche Röntgenaufnahme gemacht wird.

Während der Entwicklung des Filmes wird ein etwa 10 cm langer Hautschnitt über dem Darmbeinkamm gelegt, und zwar von der Spina iliaca anterior superior in lateraler Richtung. Nach Freilegung des Knochens wird mit einem speziellen Trepan (Abb. 49 d) ein Knochenzylinder von ungefähr $1^1/_2$—2 cm Länge ausgesägt und an seiner Basis mit dem Meißel durchtrennt.

Manchmal ist der Darmbeinkamm so beschaffen, daß das gewonnene Knochenstück keine ideale Zylinderform hat. Wegen dieser Unannehmlichkeit entnimmt Cloward nunmehr seine Transplantate einer besonderen Knochenbank. Grundsätzlich ist aber frischer Knochen vorzuziehen, und meiner Erfahrung nach kann auch ein Transplantat, das teilweise oval ist, sehr gut seinen Zweck erfüllen, wenn es nämlich in die Kavität zwischen den Wirbelkörpern (s. später) mit seinem größten Durchmesser entsprechend der Längsachse der Wirbelsäule eingeschlagen wird.

Mit Hilfe der Röntgenaufnahme wird die für den Eingriff bestimmte Bandscheibe lokalisiert. Ein Bohrloch von 11 mm Durchmesser wird nun durch die Wirbelsäule angelegt mit dem Discus als Mittelpunkt, wobei genau symmetrische Teile der angrenzenden Wirbelkörper einbegriffen sein sollen (Abb. 50, 51).

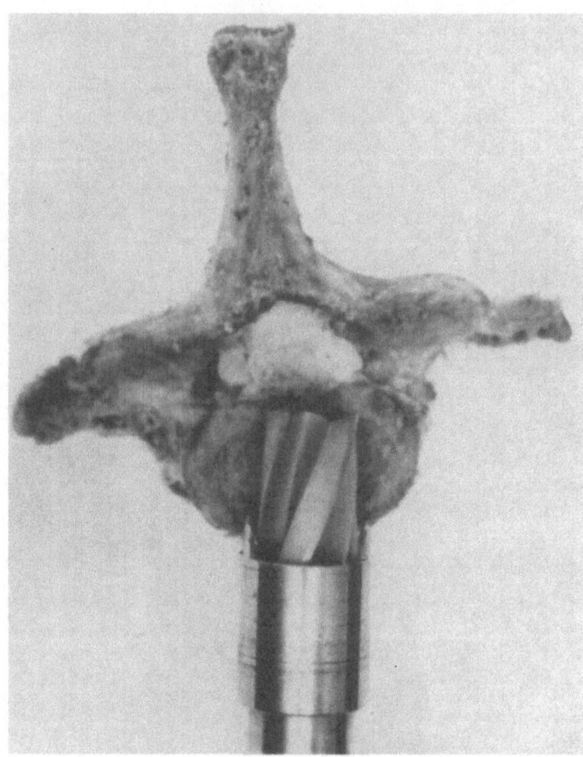

Abb. 50. Interkorporale Spondylodese nach Cloward. Das Bild zeigt die Größe des Bohrloches im Verhältnis zu Wirbelkörper, Spinalkanal und Rückenmark. (Aus J. Neurosurg. 1958, durch freundliches Entgegenkommen von Dr. R. B. Cloward überlassen.)

Für diesen Zweck steht ein Spezialbohrer mit stark quergeschliffener Krone und spiralenförmig angeordneten Rinnen zur Aufnahme der Knochenspäne zur Verfügung (Abb. 49 b).

Zum Schutz gegen unbeabsichtigte Perforation in den Spinalkanal dient eine Hülse (Abb. 49 c), die nur einen Teil des Bohrers freigibt. Am unteren Ende ist sie mit scharfen Zacken versehen (Abb. 50), die eine bessere Stütze und Fixation an den Wirbelkörpern gewährleisten. Der Sperrmechanismus der Hülse ermöglicht die Einstellung des Bohrers auf gewünschte Tiefe.

Bei Protrusionen oder Prolapsen von überwiegend dorsomedialer Lokalisation wird der Bohrer genau in sagittaler Richtung gehalten. Bei dorsolateralen oder intraforaminellen Veränderungen wird er etwas schief (etwa 5—10° zur Sagittalebene) gerichtet (Abb. 51).

Die Knochenspäne werden gesammelt. Durch deren Einkneten können Blutungen aus der Spongiosa der Wirbelkörper leicht beherrscht werden.

Nachdem man mit der Bohrung eine Tiefe von etwa 1 cm erreicht hat, ist es zweckmäßig, eine Ausräumung des Discus vorzunehmen, sofern dieser nicht vollständig zusammengesintert und ausgetrocknet ist.

In der folgenden Phase der Bohrung muß mit großer Vorsicht vorgegangen werden, in dem man sich Millimeter für Millimeter in die Tiefe arbeitet und immer wieder das Aussehen der Knochenstruktur in der Tiefe der Kavität inspiziert. Das Erscheinen einer mehr kompakten Struktur deutet darauf hin, daß der Spinalkanal bald erreicht ist. Dies geschieht dann gewöhnlich seitlich zu einer osteophytären Protrusion. Die Protrusion kann dann mit einem kleinen scharfen Elevatorium, Meißel oder einer Knochenzange weggebrochen und entfernt werden. Nachdem der Boden des Bohrloches ganz von sklerotischen Knochen gesäubert worden ist, können auch Randosteophyten etwas seitlich des Bohrloches weggebrochen werden. Falls es sich um sehr harte Osteophyten handelt, erleichtert man sich deren Entfernung, indem man sie vorher mit einer Kugelfräse unterminiert.

Die Größe des Bohrloches gewährleistet auch einen ausreichenden Überblick für die eventuelle Exstirpation eines intraspinalen Discusprolapses.

Epidurale Blutungen aus der Tiefe werden durch Applikation von ein wenig Oxycel-watte oder eines gehämmerten Muskelstückes unter Kontrolle gebracht. Das Knochen-transplantat wird in seiner Länge der Tiefe des Bohrloches angepaßt und darauf so tief eingeschlagen, daß sein äußeres Ende im Niveau der ventralen Fläche der Wirbel liegt. Falls das Knochenstück nicht ganz zylindrisch ist, wird es — wie bereits erwähnt — mit dem größten Durchmesser entsprechend der Sagittalebene eingeschlagen.

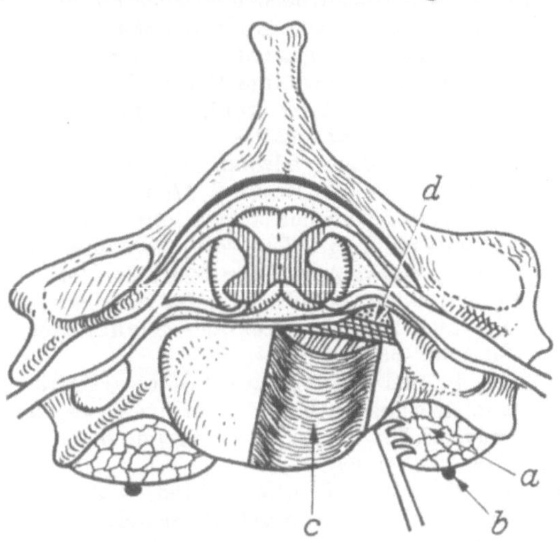

Abb. 51. Interkorporale Spondylodese nach CLO-WARD. *a* Der M. longus colli ist medial abgelöst und zur Seite gehalten. *b* Grenzstrang. *c* Bohrkanal, in diesem Fall zur Entfernung einer dorsolateralen Protrusion *d* etwas schief angelegt. (Aus J. Neuro-surg. 1958, durch freundliches Entgegenkommen von Dr. R. B. CLOWARD überlassen.)

Eine postoperative Ruhigstellung der Halswirbelsäule ist nicht erforderlich. In der Regel kann der Patient am zweiten bis dritten Tag nach der Operation das Bett verlassen.

Addendum.

Seit dem Abschluß dieses Beitrages wurden noch eine Reihe von Arbeiten auf diesem Forschungsgebiet veröffentlicht. Das Hauptaugenmerk scheint dabei auf die Biomechanik der Cervicalstrukturen, die Pathogenese der Myelopathien und ihre operative Behandlung gerichtet gewesen zu sein.

Prinzipiell wurden dabei zwei Operationsziele angestrebt: entweder eine Spondylodese nach Ausräumung der affizierten Bandscheiben von ventral (SMITH und ROBINSON bzw. CLOWARD) oder eine Erweiterung des gesamten verengten Abschnittes des Spinalkanals (ABOULKER u.a.). Beide Arten der Eingriffe sind an vielen Stellen nachgeprüft worden. Bezüglich der Operationstechnik und der Resultate verweise ich auf die Originalarbeiten im nachfolgenden Verzeichnis.

Literatur *.

ALAJOUANINE, T., et D. PETIT-DUTAILLIS: Syndrome unilateral de la queue de cheval, laminectomie exploratrice et ablation d'un fibrome du disque intervertébral. Bull. Soc. nat. Chir. 54, 1452 (1928).
— — Compression de la queue de cheval par une tumeur d'un disque intervertébral. Ablation suivie de guérison. Bull. Soc. nat. Chir. 55, 937—945 (1929).
— — Le nodule fibrocartilagineux de la face postérieure des disques intervertébraux. Presse méd. 38, 1657—1662 (1930).

* Siehe auch Ergänzung S. 162.

Alajouanine, Th., et R. Thurel: Algies occipitales et radicotomie postérieure. Semaine Hôp. Paris 24, 668—670 (1945).

Alexander, W.: Kritisches zur Neuralgiefrage. Z. ges. Neurol. Psychiat. 79, 46—97 (1922).

Allen, K.L.: Neuropathies caused by bony spurs in the cervical spine with special reference to surgical treatment. J. Neurol., Neurosurg. Psychiat. 15, 20—36 (1952).

Allen, W.L.: Symposium on whiplash injuries. Int. Rec. Med. 169, 1—30 (1956).

Alpers, B.J., F.C. Grant and J.C. Yaskin: Chondroma of the intervertebral discs. Ann. Surg. 97, 10—18 (1933).

Andrae, R.: Über Knorpelknötchen am hinteren Ende der Wirbelbandscheibe im Bereich des Spinalkanals. Beitr. path. Anat. 82, 464—474 (1929).

André-Thomas, Villandre: Tumeure extra-dure-mérienne de la région cervicale (Chordome). Radiographie après injection de lipoidol. Ablation partielle. Rev. neurol 1, 98—103 (1928).

Antoni, N.: Ett fall av kronisk rotkompression med ovanlig orsak, hernia nuclei pulposi disci intervertebralis. Svenska Läk.-Tidn. 28, 436—442 (1931).

Askey, J.M.: The syndrome of painful disability of the shoulder and hand complicating coronary occlusion. Amer. Heart J. 22, 1—8 (1941).

Ask-Upmark, E.: Some correlations between the heart and the arm. Nord. med. 21, 434—436 (1944).

Aynesworth, K.H.: The cervicobrachial syndrome. A discussion of the etiology with report of twenty cases. Ann. Surg. 111, 724—742 (1940).

Bärtschi-Rochaix, W.: Migraine cervicale. Bern: Hans Huber 1949. 188 S.

— Die Behandlung vertebraler Krankheiten mit intermittender Traktion. Schweiz. med. Wschr. 86, 656—658 (1956).

Baily, P., and L. Casamajor: Osteo arthritis of the spine as a cause of compression of the spinal cord and its roots, with reports of five cases. J. nerv. ment. Dis. 38, 588—609 (1911).

Baltavari, L.: Akute Kompression des Halsmarkes durch Bandscheibenprolaps. Nervenarzt 27, 276—277 (1956).

Bang, E.: Revised Queckenstedt test; with special reference to the diagnosis of cervical disc protrusions. Acta psychiat. Scand. 30, 1—10 (1955).

Barnes, R.: Paraplegia in cervical spine injuries. J. Bone Jt Surg. B 30, 234—244 (1948).

— Traction injuries of the brachial plexus in adults. J. Bone Jt Surg. B 31, 10—16 (1949).

Barré, J.A.: Le syndrome sympathique cervical postérieur. Rev. neurol. 33, 248—249 (1926).

— Myélopathies progressives spéciales d'origine vértébrale sans arachnoidite ni compression (Atrophie Spinale segmentaire) et discussions. Rev. neurol. 88, 1, 55, 68 (1953).

—, et A. Gunsett: Résultat de la radiothérapie dans 20 cas de radiculite par arthrite vertébrale (et en particulier dans la sciatique lombo-sacrée). J. Radiol. Electrol. 5, 492—501 (1921).

Bartsch, W., A. Boroffka u. E. Ketz: Von der Symptomatologie zur Genese des Halswirbelsäulen-Syndroms. Acta neuroveg. (Wien) 10, 214—230 (1954).

— Indikation für die Hydergin- und Ultraschalltherapie beim klinischen Halswirbelsäulensyndrom. Ärztl. Wschr. 10, 661—666 (1955).

Batts, M.: Rupture of the nucleus pulposus. An anatomical study. J. Bone Jt Surg. 21, 121—126 (1939).

Bauer, F.: Dysphagia due to cervical spondylosis. J. Laryng. 67, 615—630 (1953).

Beadle, O.A.: The intervertebral discs: observations on their normal and morbid anatomy in relation to certain spinal deformities. London, Medical Research Council, Special Report Series, No 161, His Majesty's Stationery Office, 1931, 79 pp.

Bedford, P.D., F.D. Bosanquet and W.R. Russel: Degeneration of the spinal cord associated with cervical spondylosis. Lancet 1952 II, 55—59.

Behrens, C.F.: Some roentgenologic considerations pertaining to upper extremity pain. J. Amer. med. Ass. 127, 888—890 (1945).

Benecke, R.: Zur Lehre von der Spondylitis deformans. Beitr. wiss. Med. Braunschweig 1897, S. 109—131.

Bick, E.M.: Vertebral osteophytosis; a clinical syndrome. J. Amer. med. Ass. 160, 828—829 (1956).

Bing, R., and W. Haymaker: Compendium of regional diagnosis in lesions of the brain and spinal cord. London: H. Kimpton 1940. 292 pp.

Bisgard, J.D.: Arthritis of the cervical spine. Some neurological manifestations. J. Amer. med. Ass. 98, 1961—1965 (1932).

Bize, M.P.-R.: Les algies du trou de conjugaison. Gaz. Hôp. (Paris) 101, 945—948, 981—984 (1928).

Böhmig, R.: Die Degeneration der Wirbelbandscheiben und ihre Bedeutung für die Klinik. Münch. med. Wschr. 76, 1318—1319 (1929).

— Die Blutgefäßversorgung der Wirbelbandscheiben, das Verhalten des intervertebralen Chordasegments und die Bedeutung beider für die Bandscheibendegeneration. Langenbecks Arch. klin. Chir. 158, 374—424 (1930).

— Über Formanomalien des Nucleus pulposus der Wirbelbandscheiben. Virchows Arch. path. Anat. 280, 873—881 (1931).

—, u. R. Prévot: Vergleichende Untersuchungen zur Pathologie und Roentgenologie der Wirbelsäule. Fortschr. Roentgenstr. 43, 541—575 (1931).

Bofinger, H.: Nacken-, Hals-, Schulter-Armschmerz, zugleich ein Beitrag zur zervikalen osteochondrotischen Zwerchfellrelaxation. Z. ärztl. Fortbild. 49, 872—877 (1955).

Boijsen, E.: The cervical spinal canal in intraspinal expansive processes. Acta radiol. (Stockh.) 42, 101—115 (1954).

Bonduelle, M.: Les myélopathies chroniques sous-jacentes aux cervicarthroses. Rev. Rheumat. 21, 1—13 (1954).

— Les myélopathies chroniques par cervicarthroses. Rev. neurol. 93, 83—91 (1955).

— P. Bouygues et R. Testard: Syndrome médullaire à type de paraplégie spasmodique secondaire á une arthrose cervicale. Rev. neurol. 88, 120—121 (1953).

—, et J.M. Harl: Myélopathies chroniques sousjacentes aux cervicarthroses. Bull. méd. (Paris) 67, 329—331 (1953).

Booth, C.B.: Does nystagmus occur in lesions of the cervical cord ? Arch. Neurol. Psychiat. (Chicago) 67, 69—71 (1952).

Boreadis, A.G., and J. Gerskon-Cohen: Luschka joints of the cervical spine. Radiology 66, 181 to 187 (1956).

Bradford, F.K., and R.G. Spurling: The intervertebral disc with special reference to rupture of the annulus fibrosus with herniation of the nucleus pulposus, 2nd edit. Springfield, Ill.: Ch. C. Thomas 1945.

Braham, J., and E.E. Herzberger: Cervical spondylosis and compression of the spinal cord. J. Amer. med. Ass. 161, 1560—1563 (1956).

Brain, R.: Brachial Neuralgia. Lancet 1948, 393—395.

— Rupture of the intervertebral disc in the cervical region. Clin. J. 78, 97—100 (1949).

— Heberden oration 1953. Spondylosis: the known and the unknown. Ann. rheum. Dis. 13, 2—14 (1953).

— Cervical spondylosis. Ann. intern. Med. 41, 439—446 (1954).

— Spondylosis. The known and the unknown. Lancet 1954, 687—690.

— G.C. Knight and J.W.D. Bull: Discussion on rupture of the intervertebral disc in the cervical region. Proc. roy. Soc. Med. 41, 509—516 (1948).

— D. Northfield and M. Wilkinson: The neurological manifestations of cervical spondylosis. Brain 75, 187—225 (1952).

—, and M. Wilkinson: The association of cervical spondylosis and disseminated sclerosis. Brain 80, 456—478 (1957).

— A.D. Wright and M. Wilkinson: Spontaneous compression of both median nerves in carpal Tunnel: six cases treated surgically. Lancet 1947, 277—282.

Braun, J.: Klinische und anatomische Beiträge zur Kenntnis der Spondylitis deformans als einer der häufigsten Ursachen mannigfacher Neurosen, namentlich der Spinalirritation. Hannover: Carl Rümpler 1875.

Brazier, M.A.B., A.L. Watkins and J.J. Michelsen: Electromyography in differential diagnosis of ruptured cervical disk. Arch. Neurol. Psychiat. (Chicago) 56, 651—658 (1946).

Breig, A.: Zur Biomechanik des Zentralnervensystems. Fortschr. Neurol. Psychiat. 27, 3—7 (1959).

— Biomechanics of the central nervous system. Stockholm: Almqvist o. Wiksell 1960.

Broager, B.: Cervical disc prolapse, Acta psychiat. scand. 19, 45—56 (1944).

Browder, J., and R. Watson: Lesions of the cervical intervertebral disc: clinico-pathologic study of twenty-two cases. N. Y. St. J. Med. 45, 730—737 (1945).

Brussatis, D.: Operative Behandlung radiculärer Beschwerden infolge zervikaler Spondylose oder Discushernie. Schweiz. Arch. Neurol. Psychiat. 69, 384—386 (1952).

Buckley, C.W.: Brachial neuritis. Lancet 1904 I, 1042—1044.

Bucy, P.C.: Chondroma of intervertebral disc. J. Amer. med. Ass. 94, 1552—1554 (1930).

— Simulation of multiple sclerosis and other degenerative diseases of spinal cord by herniation of cervical intervertebral discs. Cincinn. J. med. 30, 16 (1949).

—, and H. Chenault: Compression of seventh cervical nerve root by herniation of an intervertebral disc. J. Amer. Med. Ass. 126, 26—27 (1944).

— R.F. Heimburger and H.R. Oberhill: Compression of the cervical spinal cord by herniated intervertebral discs. J. Neurosurg. 5, 471—492 (1948).

Buetti-Bäuml, C.: Funktionelle Röntgendiagnostik der Halswirbelsäule. Stuttgart: Georg Thieme 1954.

Buffat, J.D.: Les compressions radiculaires cervicales. Helv. chir. Acta 21, 470—479 (1954).

Bull: Vide Brain, Knight, Bull.

Bush, H.D., W.G. Horton, D.L. Smare and A. Nylor: Fluid content of the nucleus pulposus as a factor in the disk syndrome: further observations. Brit. med. J. 1956, 81—83.

Buzzard, E.F.: Uniradicular palsies of the brachial plexus. Brain 25, 299—317 (1902).

Calvé, J., and M. Galland: The intervertebral nucleus pulposus; its anatomy, its physiology, its pathology. J. Bone Surg. 12, 555—578 (1930).

Campbell, D.G., and C.M. Parsons: Referred head pain and its concomitants. J. nerv. ment. Dis. 99, 544—551 (1944).

Campbell, J.B.: Congenital anomalies of the neural axis; surgical management based upon embryologic considerations. Amer. J. Surg. 75, 231—256 (1948).

Camus, P.: Étude de neuropathologie sur les radiculites. Thèse de Paris, J.-B. Baillière et fils, 1908. 130 pp.
Cannon, B.W., and J.G. Love: Tardy median palsy; median neuritis; median thenar neuritis amenable to surgery. Surgery 20, 210—216 (1946).
Caron, J.P.: Manifestations médullaires et discopathies cervicales. Rev. Pract. 4, 805—811 (1954).
Cave, A.J.E., J.D. Griffiths and M.M. Whiteley: Lancet 1955 I, 176. Zit. von Payne u. Spillane.
Chavany, J.A.: A propos des névralgies cervico-brachiales. Bull. méd. (Paris) 48, 335—339 (1934).
Chiasserini, A.: Compressione della 6e radice cervicale destra da ernia di un nucleo polposo. Policlinico, Sez. chir. 1937, Nr 22, 1072—1080. — Rev. neurol. 69, 231 (1938).
Chipault, A.: Neuralgie radiculaire de la VIIIe cervicale. Presse méd. 1896. Zit. bei Camus.
— Un type clinique nouveau: la radiculalgie méningopathique. Bull. méd. (Paris) 16, 298—301 (1902).
—, et A. Demoulin: Névralgie de la VIIIe racine postérieure cervical droite, résection intra-rachidienne de cette racine et des racines sus et sous-jacentes; guérison opératoire et fonctionelle. Nouv. iconogr. Salpêt. 8, 136—148 (1895).
Clarke, E., and P. Robinson: Cervical myelopathy: a complication of cervical spondylosis. Brain 79, 483—510 (1956).
Claussen, F.: Orthopädisches Keilkissen zur Dehnung der Halswirbelsäule bei Osteochondrose. Dtsch. med. J. 6, 228—229 (1955).
Clayton, C.F.: Bed attachment for improved head traction. J. Neurosurg. 9, 417—419 (1952).
Cloward, R.B.: The anterior approach for removal of ruptured cervical disks. J. Neurosurg. 15, 602—617 (1958).
Clymer, G., W.J. Mixter and H. Mella: Experience with spinal cord tumors during the past ten years. Arch. Neurol. Psychiat. (Chicago) 5, 213—215 (1921).
Colclough, J.A.: Simulation of herniated cervical disc by the Arnold-Chiari deformity. Surgery 48, 874—880 (1950).
Cordier, Coulouma et van Varseveld: L'anatomie et l'importance clinique du nerf ganglio-radiculaire. Encéphale 31, 139—158 (1936).
Coventry, M.B., R.K. Ghormley and J.W. Kernohan: The intervertebral disc: its microscopic anatomy and pathology. Part I. Anatomy, development and physiology. Part II. Changes in the intervertebral disc concomitant with age. Part III. Pathological changes in the intervertebral disc. J. Bone Jt Surg. 27, 105—112, 233—247, 460—474 (1945).
Craig, W.M., and C.H. Shelden: Tumors of the cervical portion of the spinal cord. Arch. Neurol. Psychiat. (Chicago) 44, 1—16 (1940).
Craig, W.M., and J.A. Witt: Cervical disk, shoulder-arm-hand syndrome. Postgrad Med. 17, 267 to 279 (1955).
Cramer, F., and F.J. McGowan: The rôle of nucleus pulposus in the pathogenesis of so called "recoil" injuries of the spinal cord. Surg. Gynec. Obstet. 79, 516—521 (1944).
Crawford, A.S., and H.S. Sanford: Protrusion of cervical intervertebral disc. Arch. Neurol. Psychiat. (Chicago) 58, 107—108 (1947).
Crouzon, O., et M. Gaucher: Les manifestations extra-vertebrales du rhumatisme cervical. (Manifestations extra-ostéoarticulaires). Rev. Rhum. 4, 245—260 (1937).
Crutchfield, W.G.: Upper extremity pains. J. Kentucky med. Ass. 50, 468 (1952).
Cyriax, J.: Zervikale Bandscheibenschäden. Medizinische 1952 I, 458—490.
Dandy, W.E.: Loose cartilage from intervertebral disc simulating tumor of the spinal cord. Arch. Surg. (Chicago) 19, 660—672 (1929).
Daniels, L.E.: Compression of cervical portion of the spinal cord. Loss of kinesthetic sense in the hands. Neurology 6, 344—349 (1954).
Davies, H.: Lateral prolapse of the cervical intervertebral disc. Brit. J. Radiol. 18, 1—4 (1945).
Davis, D.: Radicular syndromes with emphasis on chest pain simulating coronary disease. Chicago: Year Book Publ. 1957. 266 p.
Déjerine, J., E. Lennhardt et M. Norero: Un cas de névrite radiculaire cervico-dorsale, ayant présenté comme symptôme prémonitoire des douleurs trés vives pendant l'éternuement. Valeur sémiologique de ce symptôme. Rev. neurol. 13, 640—644 (1905).
—, et A. Thomas: Contribution à l'étude du trajet intra-médullaire des racines postérieures dans la région cervicale et dorsale supérieure de la moelle épinière. Sur l'état de la moelle épinière dans un cas de paralysie radiculaire inférieure du plexusbrachial d'origin syphilitique. C. R. Soc. Biol. (Paris) 48, 675—679 (1896).
Delmas, J., et G. Laux: Système nerveux sympatique. Paris: Masson et Cie. 1952. 367 p.
— — et Y. Guerrier: Comment atteindre les fibres vaso-motrices préganglionnaires du membre supérieur? Gaz. méd. Fr. 54, 703 (1947).
Destunis, G., u. E. Schmidt: Die neurologischen Symptome und Komplikationen der Osteochondritis cervicalis. Med. Klin. 49, 102—105 (1954).
Deucher, W.G., u. J.G. Love: Zur pathologischen Anatomie der operativ entfernten hintern Prolapse der Zwischenwirbelscheiben. Schweiz. Arch. Neurol. Psychiat. 43, 8—25 (1939).

Donohue, W.L.: Pathology of the intervertebral disc. Amer. med. Sci. **198**, 419—436 (1939).

Duplay, S.: De la péri-arthrite scapulo-humeral et des raideurs de l'épaule qui en sont la conséquence. Arch. gén. Méd. **2**, 513—542 (1872).

Duus, P.: Die Einengung der Foramina intervertebralia infolge degenerativer Wirbelsäulenprocesse als Ursache von neuralgischen Schmerzzuständen im Bereich des Schulter- und Beckengürtels sowie der Extremitäten. Nervenarzt **19**, 489—503 (1948).

— Zur neurologischen Differentialdiagnose der Wirbelsäulenerkrankungen. Allg. Z. Psychiat. **124**, 188—217 (1949).

— Die Einengung der Foramina intervertebralia und ihre klinische Bedeutung. Med. Welt **19**, 1403 bis 1405 (1950).

— G. Kahlau u. W. Krücke: Allgemeinpathologische Betrachtungen über die Einengung der Foramina intervertebralia. Langenbecks Arch. klin. Chir. **268**, 341—363 (1951).

Duval, P., et G. Guillain: Pathogénie des accidents nerveux consécutifs aux luxations et traumatismes de l'épaule. Arch. gén. Méd. **2**, 141—191 (1898).

Duval, P.: Sur la méchanisme de production des paralysies radiculaires traumatiques du plexus brachial. Gaz. hebd. Sci. méd. Bordeaux **5**, 325 (1900).

— Les paralysies radiculaires du plexus brachial. Paris: G. Steinheil 1901.

Eaton, L.M.: Pain caused by disease involving the sensory nerve roots (root pain); its characteristics and mechanics of its production. J. Amer. med. Ass. **117**, 1435—1439 (1941).

— Neurologic causes of pain in the upper extremities. With particular reference to syndromes of protuded intervertebral disc in the cervical region and mechanical compression of the brachial plexus. Surg. Clin. N. Amer. **26**, 810—833 (1946).

Echlin, F.A., J.McK. Ivie and A.Fine: Pantopaque myelography as an aid in the preoperative diagnosis of protruded intervertebral discs, preliminary report. Surg. Gynec. Obstet. **80**, 257—260 (1945).

Ehrlich, K.: Die sogenannte Bechterewsche Krankheit. Berlin u. Homburg 1930. Zit. E. Thomas.

Elliott, F.A., and M. Kremer: Brachial pain from herniation of cervical intervertebral disc. Lancet **1945 II**, 4—8.

Elliott, G.R.: A contribution to spinal osteoarthritis involving the cervical region. J. Bone Jt Surg. **8**, 42—52 (1926).

Ellmer, G.: Rückenmarksschädigungen durch Erkrankungen von Zwischenwirbelscheiben. Chirurg **4**, 805—808 (1932).

Elsberg, C.A.: Extradural spinal tumors — primary, secondary, metastatic. Surg. Gynec. Obstet. **46**, 1—20 (1928).

— The extradural ventral chondromas (ecchondroses): their favorite sites, the spinal cord and root symptoms they produce and their surgical treatment. Bull. neurol. Inst. N. Y. **1**, 350—388 (1931).

Elvidge, A.R., and Li Choh-Luh: Central protrusion of cervical intervertebral disc involving descending trigeminal tract. Arch. Neurol. Psychiat. **63**, 455 (1950).

Epstein, J.A., and L.M. Davidoff: Chronic hypertrophic spondylosis of the cervical spine with compression of the spinal cord and nerve roots. Surg. Gynec. Obstet. **93**, 27 (1951).

— Recognition and management of spinal cord and nerve root compression caused by osteophytes. Bull. rheum. Dis. **3**, 29 (1953).

Erb, W.: Über eine eigenthümliche Localisation von Lähmungen im Plexus brachialis. Verh. natur.-hist.-med.-Verein Heidelberg **1**, 130—136 (1874).

Exner, G.: Die Halswirbelsäule. Stuttgart: Georg Thieme 1954.

Falconer, M.A., and G. Weddell: Costoclavicular compression of the subclavian artery and vein. Lancet **1943**, 539—543.

Fender, F.A.: Foerster's scheme of dermatomes. Arch. Neurol. Psychiat. **41**, 688—693 (1939).

— A new hazard in cervical laminectomy. J. Amer. med. Ass. **149**, 227—228 (1952).

Foerster, O.: Zur Kenntnis der spinalen Segmentinnervation der Muskeln. Neurol. Zbl. **32**, 1202 bis 1214 (1913).

— The dermatomes in man. Brain **56**, 1—39 (1933).

— Handbuch der Neurologie, Bd. V, S. 1—403. Berlin: Springer 1936.

Ford, L.T., and J.A. Key: The differential diagnosis of shoulder, upper back and neck pain and the conservative treatment of cervical disc lesions. Sth. med. J. (Bgham, Ala.) **47**, 961—968 (1954).

Forestier, J.: Le trou de conjugaison vertébral et l'épidural. Étude anatomique et clinique. Thèse de Paris 1922, 279 pp.

Francis, C.C.: Dimensions of the cervical vertebrae. Anat. Rec. **122**, 603—609 (1955).

— Variations in the articular facets of the cervical vertebrae. Anat. Rec. **122**, 589—602 (1955).

Forsberg, R.: Die cervicalen Spondylosen, ihr klinisches Bild und ihre Behandlung. Acta psychiat. (Kbh.) **14**, 325—336 (1939).

Francois-Franck, Ch.A.: Anatomie du Nerf vertébral chez l'homme et les mammifères. J. Physiol. Pharm. gén. **1**, 1176—1185 (1899).

Frykholm, R.: Deformities of dural pouches and strictures of dural sheaths in the cervical region producing nerve-root compression. A contribution to the etiology and operative treatment of brachial neuralgia. J. Neurosurg. **4**, 403—413 (1947).

Frykholm, R.: Lower cervical vertebrae and intervertebral discs. Surgical anatomy and pathology. Acta chir. scand. **101**, 345—359 (1951a).
— Lower cervical nerve roots and their investments. Acta chir. Scandinav. **101**, 457—471 (1951b).
— Cervical epidural structures, periradicular and epineurial sheaths. Acta chir. Scandinav. **102**, 12—20 (1951c).
— The mechanism of cervical radicular lesions resulting from friction or forceful traction. Acta chir. scand. **102**, 93—98 (1951d).
— Cervical nerve root compression resulting from disc degeneration and root-sleeve fibrosis. Acta chir. scand. Suppl. **160**, 149 (1951e).
— J. Hyde, G. Norlén and C.R. Skoglund: On pain sensations produced by stimulation of ventral roots in man. Acta physiol. scand. **29**, Suppl. 106, 455—469 (1953).
Garrity, R.W., and F.A. Cerzosimo: Preoperative intubation under local anesthesia in cervical disc operations. J. Amer. med. Ass. **155**, 1057 (1954).
Gasser, H.S., and J. Erlanger: The rôle of fibre size in the establishment of a nerve block by pressure or cocaine. Amer. J. Physiol. **88**, 581—591 (1929).
Gaugele: Die deformierende Spondylose. Med. Klin. **30**, 116—119 (1934).
Gay, J.R., and K.H. Abbott: Common whiplash injuries of the neck. J. Amer. med. Ass. **152**, 1698 (1953).
Gayral, L., and E. Neuwirth: Oto-neuro-ophthalmologic manifestations of cervical origin. Poterior cervical sympathetic syndrome of Barré-Lieou. N. Y. St. J. Med. **54**, 1920—1926 (1954).
Geiger, W.: Zur zervikalen Migräne. Dtsch. med. Wschr. **77**, 198—201 (1952).
Geissendörfer, R.: Über die Kompression der Halsnerven in Wirbellöchern und ihre Behandlung. Langenbecks Arch. klin. Chir. **276**, 123—140 (1953).
Gilliatt, R.W., and T.G. Wilson: A pneumatic-tourniquet test in the carpal-tunnel syndrome. Lancet **1953 II**, 595—597.
Girard, P.F.: Manifestations céphaliques des discopathies cervicales. Bull. méd. (Paris) **68**, 467—470 (1954).
Giraudi: L'artrosi deformante unco-vertebrale. Radiol. med. (Torino) **18**, 1457—1474 (1931).
Glorieux, P.: La hernie postérieure du menisque intervertébral. Paris: Masson & Cie. 1937. 102 pp.
Goette, K.: Über eine Form der Spondylarthropatie der Halswirbelsäule mit radiculären Störungen. I. Klinisch-röntgenologische Untersuch. Fortschr. Roentgenstr. **46**, 691—701 (1932).
Graff, U.: Über Beziehungen zwischen Periartritis humeroscapularis und Osteochondrose der Halswirbelsäule. Langenbecks Arch. klin. Chir. **270**, 119—123 (1951).
Grage: Katamnese und Sektionsbefund einer partiellen Lähmung des Plexus brachialis dexter mit Sympathicuslähmung. Dtsch. Z. Nervenheilk. **115**, 111—115 (1930).
Granit, R., L. Leksell and C.R. Skoglund: Fibre interaction in injured or compressed region of nerve. Brain **67**, 125—140 (1944).
Greenfield, J.G.: Malformations et dégénérescences des disques intervertébraux de la région cervical. Rev. méd. Suisse rom. **73**, 227—250 (1953).
Gronemeyer, W.: Zur Kenntnis der sogenannten isolierten Abductor-Opponens-Atrophie des Daumenballens (zugleich ein Beitrag zur Frage der segmentären Muskelinnervation). Dtsch. Z. Nervenheilk. **165**, 457—481 (1951).
Gros, C., et J.P. Temple: Les manifestations médullaires des Arthroses cervicales. Sem. Hôp. Paris **29**, 1097—1103 (1953).
Grzan, C.J.: Die zervikale Zwerchfellparese. (Ein Beitrag zur Pathogenese der sog. Relaxatio diafragmatis). Fortschr. Röntgenstr. **79**, 369—382 (1953).
— Das Wurzelsyndrom der mittleren Zervikalsegmente; ein Beitrag zur Symptomatik der Halswirbelsäulen-Osteochondrose, insbesondere zur Kenntnis der zervikalen Zwerchfellparese. Dtsch. med. Wschr. **79**, 954—956 (1954).
Güntz, E.: Die Erkrankungen der Zwischenwirbelgelenke. Arch. Orthop. Unfall.-Chir. **34**, 333—355 (1933).
— Schmerzen und Leistungsstörungen bei Erkrankungen der Wirbelsäule. Z. Orthop. 1937, 67, Beilageheft. Stuttgart: Ferdinand Enke.
Guidetti, B.: Mielopatie da spondylosi cervicale. Edizione Bologna Medica, 1958, 245 S.
Guillaume, J., et J.P. Caron: Discarthroses cervicales et syndromes médullaires. Rev. neurol. **88**, 54—55 (1953).
— — Remarques sur les paraplégies chroniques par discarthroses cervicales. Presse méd. **62**, 1089 à 1090 (1954).
Gunther, L., and W.J. Kerr: The radicular syndrome in hypertrophic osteo-arthritis of the spine: an analysis of 30 cases. Arch. intern. Med. **43**, 212—248 (1929).
—, and J.J. Sampson: The radicular syndrome in hypertrophic osteo-arthritis of the spine: root pain and its differentiation from heart pain. J. Amer. med. Ass. **93**, 514—517 (1929).
Gutzeit: Osteochondritis dissecans der Zwischenwirbelscheibe zwischen 5. und 6. Halswirbel. Fortschr. Röntgenstr. **37**, 399—400 (1928).

Gutzeit, K.: „Rheumatische" und trophoneurotische Krankheitsbilder im Rahmen der vertebralen Symptomatik. Medizinische 1954, 1343—1347.
— Diagnose, Symptomatologie und konservative Therapie vertebraler Krankheitsbilder. Med. klin. Berl. 49, 1865—1870 (1954).
Hadley, L.A.: Subluxation of the apophyseal articulations with bony impingement as a cause of back pain. Amer. J. Roentgenol. 33, 209—213 (1935).
— Pathologic conditions of the spine. Painful disturbances of the intervertebral foramina. J. Amer. med. Ass. 110, 275—278 (1938).
— Anatomicoradiographic studies of the spine. New York State J. Med. 39, 969—974 (1930).
— Roentgenographic studies of the cervical spine. Amer. J. Roentgenol. 52, 173—195 (1944).
— Constriction of the intervertebral foramen. J. Amer. med. Ass. 140, 473—475 (1949).
— Intervertebral foramin studies (I: Foramin encroachment associated with disc herniation. J. Neurosurg. 7, 347—352 (1950).
Haglund, F.: Die Bedeutung der cervikalen Diskusdegeneration für die Entstehung von Verengerungen der Foramina intervertebralia (eine anatomische Untersuchung). Acta radiol. (Stockh.) 23, 568—580 (1942).
Haley, J.C., and J.J. Perry: Protrusions of intervertebral discs. Amer. J. Surg. 80, 394 (1950).
Hanflig, S.S.: Pain in the shoulder girdle, arm and precordium due to cervical arthritis. J. Amer. med. Ass. 106, 523—526 (1936).
— Pain in the shoulder girdle, arm and precordium due to foraminal compression of nerve roots. Arch. Surg. (Chicago) 46, 652—663 (1943).
Hawk, W.A.: Spinal compression caused by ecchondrosis of the intervertebral fibrocartilage: with a review of the recent literature. Brain 59, 202—224 (1936).
Haynes, W.G.: Evaluation of results from cervical disc surgery. Amer. J. Surg. 79, 730—732 (1950).
Henneaux, J.: Nécrose médullaire par thrombose de l'artère spinal antérieure. Acta neurol. belg. 56, 365—385 (1956).
Herlin, L.: A radical technique for operating cervical disk protrusions. Opusc. med. (Stockh.) 1958, Nr 6.
Herringham, W.P.: The minute anatomy of the brachial plexus. Proc. roy. Soc. 41, 423—441 (1886).
Hildebrandt, A.: Über Osteochondrosis im Bereich der Wirbelsäule. Fortschr. Röntgenstr. 47, 551—579 (1933).
Hilker, A.W.: The shoulder-hand syndrome: a complication of coronary artery disease. Ann. intern. Med. 31, 303—311 (1949).
Hoefer, P.F.A., and S.A. Guttman: Electromyography as a method for determination of level of lesions in the spinal cord. Arch. Neurol. Psychiat. (Chicago) 51, 415—422 (1944).
Höök, O.: Acute shoulder neuritis. Acta psychiat. scand. 25, 209—223 (1950).
Hoff, H., u. F. Seitelberger: Über Schulter- und Armschmerzen. Wien. klin. Wschr. 62, 801—806 (1950).
Hohmann, H.: Isolierte Daumenballenatrophie und Migräne cervicale bei Blockwirbelbildung der Halswirbelsäule. Eine kasuistische Mitteilung. Nervenarzt 26, 115—116 (1955).
Holbrook, C.S.: Headache due to arthritis of the cervical spine. Sth. med. J. (Bgham., Ala.) 20, 225—228 (1927).
Horwitz, Th.: Degenerative lesions in the cervical portion of the spine. Arch. intern. Med. 65, 1178 to 1191 (1940).
Hovelaque, A.: Anatomie des Nerfs craniens et rachidiens et du système grand sympathique chez l'homme. Paris: Gaston Doin et Cie. 1927. 873 pp.
Howard, T.: Cardiac pain and periarthritis of the shoulder. Med. J. Rec. 131, 364—365 (1930).
Hutchinson, E.C., and P.O. Yates: The cervical portion of the vertebral artery. A clinico-pathological study. Brain 79, 319—331 (1956).
Inman, V.T., and J.B. de C.M. Saunders: Referred pain from skeletal structures. J. nerv. ment. Dis. 99, 660—667 (1944).
Isbister, J.: Prolapse of the nucleus pulposus in the cervical region, accompanied by compression of the spinal cord, with report of a case. Med. J. Austr. 36, 910—914 (1949).
Jackson, R.: The cervical syndrome. Springfield, Ill.: Ch. C. Thomas 1956, 130 S.
Jaeger, F.: Cervicale Bandscheibenschäden und ihre Behandlung. Langenbecks Arch. klin. Chir. 276, 737—741 (1953).
James, E.S.: Protruded cervical intervertebral disc — a cause of Brachial neuritis. Canad. med. Ass. J. 55, 139—142 (1946).
Jansen, R.: Die Halswirbelsäulensyndrome; Pathogenese und neurologische Diagnostik. Dtsch. med. J. 7, 314—318 (1956).
Jefferson, M.: Laterally placed cervical discs. Review of 12 cases. Lancet 1951 I, 129—132.
Jonsson, E.: Veränderungen in den Unco-vertebralgelenken und Barré-Lieousches Syndrom. Acta chir. scand. 87, 154—168 (1942).
Josey, A.I., and F. Murphey: Ruptured intervertebral disk simulating angina pectoris. J. Amer. med. Ass. 131, 581—587 (1946)

Josey, A. I.: Headache associated with pathologic changes in cervical part of spine. J. Amer. med. Ass. **140**, 944—949 (1949).

Jud, H.: Zur Ätiologie und Pathogenese der Chondrosis intervertebralis. Beitr. klin. Chir. **190**, 70—78 (1955).

Judovich, B. D.: Herniated cervical disc. A new form of traction therapy. Amer. J. Surg. **84**, 646 to 656 (1952).

Jung, A., et A. Brunschwig: Recherches histologique sur l'innervation des articulations des corps vertebraux. Presse méd. **40**, 316—317 (1932).

Junge, H.: Operative Behandlung der cervikalen Wurzelkompression. Zbl. Chir. **77** (II), 1539—1547 (1952).

Jungersen, K.: Röntgenbestraalning af halssympaticus som brachialgi-therapi. Ugeskr. Laeg. **103**, 1036—1038 (1941).

Junghans, H.: Operative Behandlung der Ausstrahlungsschmerzen erzeugenden Randzacken an den rückwärtigen Wirbelkörperkanten. Zbl. Chir. **77** (II), 1363—1364 (1952).

Kadyi, H.: Über die Blutgefäße des menschlichen Rückenmarkes. Lemberg: Gubronowiecz u. Smith 1889.

Kaeser, H., u. C. Bröchin: Zur Klinik der Rückenmarkskompression der cervikalen Discushernien. Schweiz. med. Wschr. **85**, 1186—1190 (1955).

Kaeser, H. E.: Zur Klinik der cervicalen Discushernien. Nervenarzt **27**, 257—262 (1956).

Kahlmeter, G.: The physical treatment of the various rheumatic affections of the shoulder. Brit. J. phys. Med. **7**, 242—245 (1933).

Kaplan, L., and F. Kennedy: The effects of head posture on the manometrics of the cerebrospinal fluid in cervical lesions: a new diagnostic test. Brain **73**, 337—345 (1950).

Keegan, J. J.: Dermatome hypalgesia with posterolateral herniation of lower cervical intervertebral disc. J. Neurosurg. **4**, 115—139 (1947).

Kellgren, J. H.: Observations on referred pain arising from muscle. Clin. Sci. **3**, 175—190 (1937/38).
— A preliminary account of referred pains arising from muscle. Brit. med. J. **1938**, I oder II 325—327.

Kelly, M. C. le: Chronic hypertrophic osteoarthritis in the cervical spine with radiculitis. Part I—III. N. Y. St. J. Med. **42**, 144—148, 246—251, 336—340 (1942).

Key, C. A.: On paraplegia depending on disease of the ligaments of the spine. Guy's Hosp. Rep. **3**, 17—34 (1838).

Keyes, D. C., and E. L. Compere: Normal and pathological physiology of nucleus pulposus of intervertebral disk: Anatomic, clinical and experimental study. J. Bone Jt Surg. **14**, 897—938 (1932).

Kienböck, R.: Über die deformierende Arthrose der Halswirbelsäule. Bruns' Beitr. klin. Chir. **157**, 449—463 (1933).

Killing, F., u. W. Mohing: Wie reagieren beim Cervicalsyndrom Herz und Kreislauf auf die Extension der Halswirbelsäule? Med. Klin. **51**, 171—173 (1956).

Kirgis, H. D.: Anatomic relations of the roots of the brachial plexus to the adjacent vertebrae and intervertebral disc. Anat. Rec. **100**, 683 (1948).

Klausberger, E. M.: Schmerzsyndrome bei Veränderungen der Halswirbelsäule und ihre Beurteilung Wien. med. Wschr. **104**, 919—921 (1954).

Klinge, F.: Über die pathologische Anatomie der Wirbelsäule mit besonderer Berücksichtigung der Bandscheiben. Münch. med. Wschr. **77**, 1694 (1930).

Kluge, A.: Die Foramina intervertebralia der unteren Halswirbelsäule und ihre Umgebung, eine topographisch-anatomische Studie. Beitr. klin. Chir. **191**, 494—502 (1955).

Klumpke, A.: Contribution à l'étude des paralysies radiculaires du plexus brachial. Rev. Méd. **5**, 591—616, 739—790 (1885).

Knight, G.: Facetectomy in the treatment of cervical rhizalgia. Proc. roy. Soc. Med. **48**, 595—597 (1955).

Knutsson, F.: The instability associated with disc degeneration in the lumbar spine. Acta radiol. (Stockh.) **25**, 593—609 (1944).

Kocher, T.: Die Verletzungen der Wirbelsäule zugleich als Beitrag zur Physiologie des menschlichen Rückenmarks. Mitt. Med. Chir. **1**, 415—660 (1896).

Kovacs, A. v.: Röntgendarstellung und Diagnostik der zervikalen Zwischenwirbellöcher. Röntgenpraxis **10**, 479—484 (1938).
— Subluxation and deformation of the cervical apophyseal joints; a contribution to the aetiology of headache. Acta radiol. (Stockh.) **43**, 1—16 (1955).

Kratochvil, K.: Zur Behandlung der zervikalen Osteochondrose. Zbl. Chir. **81**, 305—316 (1956).

Kristoff, F. V., and G. L. Odom: Ruptured intervertebral disk in the cervical region. A report of twenty cases. Arch. Surg. (Chicago) **54**, 287—304 (1947).

Krogdahl, T., u. O. Torgersen: Die „Unco-vertebralgelenke" und die „Arthrosis-deformans unco-vertebralis". Acta radiol. **21**, 231—262 (1940).

Kuffler, S. W., and C. C. Hunt: Small-nerve fibres in mammalian ventral roots. Proc. Soc. exp. Biol. **71**, 256—257 (1949).

KUGELBERG, E.: Accomodation in human nerves and its significance for the symptoms in circulatory disturbances and tetany. Acta physiol. scand. 8, Suppl. 24, 105 S. (1944).

—, and I. PETERSÉN: Muscle weakness and wasting in sciatica due to fourth lumbar or lumbosacral disc herniations. J. Neurosurg. 7, 270—277 (1950).

KUHLENDAHL, H.: Monoradiculäre Kompression und osteogene Konstriktion cervikaler Nervenwurzeln. Langenbecks Arch. klin. Chir. 276, 146—151 (1953).

—, u. H. FELTEN: Die chronische Rückenmarksschädigung spinalen Ursprungs. Langenbecks Arch. klin. Chir. 283, 96—128 (1956).

KUHLMANN, F.: Polyarthrose und Halswirbelsäule. Med. Mschr. 8, 509—512 (1954).

— Die vertebrale Bedingtheit einiger Fingergelenksaffektionen. Med. Klin. 49, 393—396 (1954).

— Die Extensionsbehandlung der Osteochondrosis cervicalis. Med. Klin. 49, 105—107 (1954).

—, u. G.M. MÜLLER: Zervicopleurales Syndrom unter dem Bild der Angina pectoris. Dtsch. med. J. 6, 581—584 (1955).

LACAPÈRE, J.: Névralgie cervico-brachiale. Sem. Hôp. Paris 26, 2685—2690 (1950).

LANGE, M.: Affectionen der Wirbelsäule. In BUMKE-FOERSTERs Handbuch der Neurologie, Bd. X, S. 1—50. Berlin: Springer 1936.

LAST, R.J.: Innervation of the limbs. J. Bone Jt Surg. 31, 452—464 (1949).

LAUBER, H.J., u. CH. RAMM: Über röntgenologische Veränderungen an der Wirbelsäule ohne klinischen Befund. Dtsch. Z. Chir. 214, 329—334 (1929).

LEDRU, J., et COUDERC: A propos de quelques observations de vertiges d'origine cervical. Lyon méd. 87, 77—82 (1955).

LEKSELL, L.: The action potential and excitatory effects of small ventral root fibres to skeletal muscle. Acta physiol. scand. 10, Suppl. 31 (1945).

LERI, A.: La radiculite cervicale simple ou „Rhumatismale". Bull. Soc. méd. hôp. Paris 40, 686—690 (1916).

— Étude sur les affections de la colonne vertébrale. Paris: Masson & Cie. 1926.

LE VAY, A.D.: Costoclavicular compression of brachial plexus and subclavian vessels. Lancet 1945, 164—166.

LEWIS, T.: Suggestions relating to the study of somatic pain. Brit. med. J. 1938, 321—325.

—, and J.H. KELLGREN: Observations relating to referred pain, visceromotor reflexes and other associated phenomena. Clin. Sci. 4, 47—71 (1939).

— G.W. PICKERING and P. ROTHSCHILD: Centripetal paralysis arising out of arrested bloodflow to the limb, including notes on a form of tingling. Heart 16, 1—32 (1931).

LIEOU, Y.-C.: Syndrome sympathique cervical postérieur et arthrite chronique de la colonne vertébrale cervicale. Étude clinique et radiologique. Strasbourg: Schuler & Mink 1928.

LIÈVRE, J.-A.: Les hernies discales de la région cervicale. Presse méd. 57, 303—306 (1949).

LINDEMANN, K., u. H. KUHLENDAHL: Die Erkrankungen der Wirbelsäule. Stuttgart: Ferdinand Enke 1953.

LINDGREN, E.: Myelographie. In H.R. SCHINZ, W. BAENSCH u. E. FRIEDL: Lehrbuch der Röntgendiagnostik, 5. Aufl. Leipzig: Georg Thieme 1951.

LIVERSEDGE, L.A., E.E. HUTCHINSON and J.B. LYONS: Cervical spondylosis simulating motorneurone disease. Lancet 1953, 652—655.

LOB, A.: Die Zusammenhänge zwischen den Verletzungen der Bandscheiben und der Spondylosis deformans im Tierversuch. Dtsch. Z. Chir. 240, 421—440 (1933).

LOVE, J.G.: Protrusion of the intervertebral disk (fibrocartilage) into the spinal canal. Proc. Mayo Clin. 11, 529—535 (1936).

—, and J.D. CAMP: Root pain resulting from intraspinal protrusion of intervertebral disks: Diagnosis and surgical treatment. J. Bone Jt Surg. 19, 776—804 (1937).

—, and M. WALSH: Protruded intervertebral disks. Surg. Gynec. Obstet. 77, 497—509 (1943).

—, and M.N. WALSH: Protruded intervertebral disks: Report of one hundred cases in which operation was performed. J. Amer. med. Ass. 111, 396—400 (1938).

— — Intraspinal protrusion of intervertebral disks. Arch. Surg. (Chicago) 40, 454—484 (1940).

LUND, M.: Eight cases of brachial neuritis due to cervical hypertrophic spondylitis or discogenetic disease. Autopsy by operation in three cases. Acta psychiat. (Kph.) 20, 1—29 (1945).

LUNDAR, J.: Roentgen treatment of cervical spondylosis. A follow-up examination of 625 patients. Amer. J. Roentgenol. 66, 947—955 (1951).

LUSCHKA, H.: Die Altersveränderungen des Zwischenwirbelknorpels. Virchows Arch. path. Anat. 9, 311—327 (1856).

— Die Halbgelenke des menschlichen Körpers. Berlin: Reimer 1858.

LYON, E.: Spondylosis deformans, Arthrosis deformans der kleinen Wirbelgelenke und Nervensystem. Fortschr. Röntgenstr. 48, 46—53 (1933).

— Uncovertebral osteophytes and osteochondrosis of the cervical spine. J. Bone Jt Surg. 27, 248 to 253 (1945).

MACDONALD, H.N., H.W. DODGE jr. and E.C. CLARK: Anterior cervical-cord compression simulating degenerative disease. Proc. Mayo Clin. 30, 154—160 (1955).

Mair, W.G.P., and R. Druckman: The pathology of spinal cord lesions and their relation to the clinical features in protrusions of cervical intervertebral discs. Brain 76, 70—91 (1953).

Marguth, F.: Das Electromyogramm bei Bandscheibenvorfällen und Osteochondrosen und seine Bedeutung für die Differentialdiagnose. Münch. med. Wschr. 96, 979—980 (1954).

Martin, G.M., and K.B. Corbin: Management of cervical disc syndrome. Arch. phys. Med. 35, 87 (1954).

Masson, R., et M. Devic: Etudes cliniques des compressions médullaires par discopathies cervicales. J. Méd. Lyon 30, 619—630, 705—717 (1949).

Mauric, G.J.J.: Le disque intervertébral, pathologie, diagnostic et indications thérapeutiques. Thèse de Paris. Paris: Masson & Cie. 1933. 195 pp.

Mayer, E.E.: Radiculitis: its diagnosis and interpretation. J. Amer. med. Ass. 71, 353—358 (1918).

Mayoux, R., P. Girard et P. Chappaz: Les signes vestibulaires objectifs dans le syndrome de Barré-Lieou. Ann. Oto-laryng. (Paris) 68, 705—708 (1951).

McKenzie, K.G., and E.H. Botterell: The common neurological syndromes produced by pressure from extrusion of an intervertebral disc. Canad. med. Ass. J. 46, 424—435 (1942).

Mettier, S.R., and C.S. Capp: Neurological symptoms and clinical findings in patients with cervical degenerative arthritis. Ann. intern. Med. 14, 1315—1322 (1941).

Michelsen, J.J., and W.J. Mixter: Pain and disability of shoulder and arm due to herniation of the nucleus pulposus of cervical intervertebral disks. New Engl. J. Med. 231, 279—287 (1944).

— Diagnostic aspects of unilateral ruptured cervical disk. Arch. Neurol. Psychiat. (Chicago) 56, 721—724 (1946).

Middleton and Teacher: Injury of the spinal cord due to rupture of an intervertebral disk during muscular effort. Glasgow med. J. 76, 1—6 (1911).

Minne, J.: Les rami communicantes du système sympathique: Étude anatomique — Technique des ramisections. Lille: Douriez-Bataille 1929.

Mixter, W.J., and J.B. Ayer: Herniation or rupture of the intervertebral disc into the spinal canal: Report of thirty-four cases. New Engl. J. Med. 213, 385—393 (1935).

—, and J.S. Barr: Rupture of intervertebral disc with involvement of the spinal canal. New Engl. J. Med. 211, 210—215 (1934).

Moersch, F.P.: Median thenar neuritis. Proc. Mayo Clin. 13, 220—222 (1938).

Moritz, W.: Das cervikale Sympathicussyndrom unter besonderer Berücksichtigung der Hör- und Gleichgewichtsstörungen. Langenbecks Arch. klin. Chir. 276, 141—146 (1953).

— Das cervikale Sympathicussyndrom und seine praktische Bedeutung. Z. Laryng. Rhinol. 32, 270—284 (1953).

Morton, D.E.: An anatomical study of the human spinal column with emphasis on degenerative changes in the cervical region. Yale J. Biol. Med. 23, 126—146 (1950).

— A comparative anatomico-roentgenological study of the cervical spine of twenty cadavers. Amer. J. Roentgenol. 65, 528—529 (1950).

Morton, S.A.: Localized hypertrophic changes in the cervical spine with compression of the spinal cord or of its roots. J. Bone Jt Surg. 18, 893—898 (1936).

Moynahan, E.J., and E.S. Nicholson: Value of procaine infiltration in the diagnosis and treatment of fibrositis. Brit. med. J. 1942, 65—68.

Müller, H.: Zur Genese und Diagnostik des zervikalen Syndroms. Med. Mschr. 7, 364—367 (1953).

Müller, R.: Protrusion of cervical intervertebral disks with compression of spinal cord. Acta med. scand. 139, 99 (1951).

Murphey, F., W. Hartung and J.W. Kirklin: Myelographic demonstration of avulsing injury of the brachial plexus. Amer. J. Roentgenol. 58, 102—105 (1947).

— L.M. Pascucci, W.H. Meade and B.R. v. Zwaluwenburg: Myelography in patients with ruptured cervical intervertebral disks. Amer. J. Roentgenol. 56, 27—42 (1946).

Myers, A.: Degeneration of cervical intervertebral discs following whip-lash injury. Bull. Hosp. Jt Dis. (N.Y.) 14, 74—84 (1953).

Nachlass, I.W.: Pseudoangina pectoris; origination in the cervical spine. J. Amer. med. Ass. 103, 323—325 (1934).

— Brachialgia. A manifestation of various lesions. J. Bone Jt Surg. 26, 177—184 (1944).

Nachtweg, W., u. H. Schliack: Zur Kenntnis neurologischer Syndrome bei Skeletmißbildungen der Occipito-Cervicalgegend. Nervenarzt 27, 165—173 (1956).

Nagel, A.: Nervenschädigungen bei Spondylosis deformans. Dtsch. med. Wschr. 62, 1789—1792 (1936).

Nageotte, J.: La lésion primitive du tabes. Soc. de Biol. 46, 713—715 (1894).

— Pathogénie du tabes dorsal. Presse méd. 2, 1179—1182 (1902).

— Pathogénie du tabes dorsal. Presse méd. 11, 5—10 (1903).

Nathan, P.W.: The neurological condition associated with polyarthritis and spondylitis. Amer. J. med. Sci. 152, 667—688 (1916).

Neuwirth, E.: Headaches and facial pains in cervical discopathy. Ann. intern. Med. 37, 75—83 (1952).

— Neurologic complications of osteoarthritis of the cervical spine. N.Y. St. J. Med. 54, 2583—2590 (1954).

NIEDNER, F.: Zur Kenntnis der normalen und pathologischen Anatomie der Wirbelkörperrandleiste. Fortschr. Röntgenstr. **46**, 628—662 (1932).

NIELSEN, J.M.: The radicular syndrome. J. Amer. med. Ass. **88**, 1623—1625 (1927).

O'CONNELL, J.E.A.: Involvement of the spinal cord by intervertebral disk protrusions. Brit. J. Surg. **43**, 225—247 (1955).

— The place of surgery in the treatment of cervical spondylosis. Proc. roy. Soc. Med. **49**, 202—208 (1956).

ÖSTLIND, S.: On brachialgias; and a report on the cases of brachialgia material of the outpatient department for nervous diseases at Serafimerlasarettet, Stockholm. Acta psychiat. (Kbh.) **14**, 137—152 (1939).

O'LEARY, J., P. HEINBECKER and G.H. BISHOP: Analysis of function of a nerve to muscle. Amer. J. Physiol. **110**, 636—658 (1934).

OPPENHEIM: (1904): Zit. bei HAWK.

OPPENHEIMER, A.: Narrowing of the intervertebral foramina as cause of pseudorheumatic pain. Ann. Surg. **106**, 428—440 (1937).

— The swollen atrophic hands. Surg. Gynec. Obstet. **67**, 446—454 (1938).

— Pathology, clinical manifestations and treatment of lesions of the intervertebral disks. New Engl. J. Med. **230**, 95—105 (1944).

—, and E.L. TURNER: Discogenitic disease of the cervical spine with segmental neuritis. Amer. J. Roentgenol. **37**, 484—493 (1937).

OVERTON, L.M.: Chronic rheumatic diseases of the cervical spine as a cause of shoulder girdle and arm pain. Rheumatism **7**, 68—74 (1951).

—, and J.W. GROSSMAN: Anatomical variations in the articulation between the second and third cervical vertebrae. J. Bone Jt Surg. **34**, 155—161 (1952).

PALLIS, C., A.M. JONES and J.D. SPILLANE: Cervical spondylosis, incidence and complications. Brain **77**, 274—289 (1954).

PANNEWITZ, G.v.: Die Röntgentherapie der Arthritis deformans. Klinische und experimentelle Untersuchung. Ergebn. med. Strahlenforsch. **6**, 61—126 (1933).

PARKER, H.L., and A.W. ADSON: Compression of the spinal cord and its roots by hypertrophic osteoarthritis: diagnosis and treatment. Surg. Gynec. Obstet. **41**, 1—14 (1925).

PARSONAGE, M.J., and J.W.A. TURNER: Neuralgic amyotrophy. The shoulder girdle syndrome. Lancet **1948 I**, 973.

PASTINE, C.: Ostéo-arthrite chronique du rachis, compression radico-medullaire, inversion bilatéral du réflexe du radius. Nouv. Iconogr. Salpêt. **25**, 405—412 (1912).

PATRICK, H.T.: Indurative or rheumatic headache. J. Amer. med. Ass. **71**, 82—86 (1918).

PAYNE, E.E., and J.D. SPILLANE: The cervical spine. An anatomico-pathological study of 70 specimens (using a special technique) with particular reference to the problem of cervical spondylosis. Brain **80**, 571—596 (1957).

PEET, M.M., and D.H. ECHOLS: Herniation of the nucleus pulposus: cause of compression of the spinal cord. Arch. Neurol. Psychiat. (Chicago) **32**, 925—932 (1934).

PENDERGRASS, E.P., and P.J. HODES: Roentgen irradiation in the treatment of inflammations. Amer. J. Roentgenol. **45**, 74—106 (1941).

PERITZ: Neuralgie, Myalgie und Neuritis. In: Neue Deutsche Klinik Bd. VIII, S. 1—59. Berlin: Urban & Schwarzenberg 1931.

PERON, N., J. LEREBOULLET, J. GUILLAUME et C. RIBADEAU-DUMAS: Hernie discale cervicale déterminant dans deux cas un tableau de compression médullaire avec syndrome de BROWN-SÉQUARD. Opération. Guérision. Rev. neurol. **74**, 306—307 (1942).

PETIT-DUTAILLIS, D., et J.A. CHAVANY: Remarques sur un cas des compression radiculo-medullaire par discopathie cervicale. Presse méd. **58**, 725—726 (1950).

— A. THÉVENARD et J. METZGER: Acropathie amyotrophiante des membres supérieurs prenant l'aspect de CHARCOT-MARIE et discarthrose cervical. Rev. neurol. **89**, 61—64 (1953).

PIA, H.W.: Behandlungsergebnisse und Anzeigestellung zur konservativen und operativen Behandlung der cervicalen Bandscheibenschäden. Langenbecks Arch. klin. Chir. **276**, 757—759 (1953).

—, u. W. TÖNNIS: Diagnose und Therapie zervikaler Bandscheibenschäden. Dtsch. med. Wschr. **78**, 1089 (1953).

— — Zur Frage der operativen Behandlung der zervikalen Bandscheibenschäden. Münch. med. Wschr. **95**, 925—927 (1953).

POLGÁR, F.: Über interarkuelle Wirbelverkalkung. Fortschr. Röntgenstr. **40**, 292—298 (1929).

POOL, J.L.: The cervical disc syndrome: differential diagnosis and management based on twenty-six operated cases. Bull. N. Y. Acad. Med. **29**, 47—59 (1953).

PREISSNITZ, O.: Eine modifizierte Halskrawatte nach SCHANZ zur Behandlung der Osteochondrose der Halswirbelsäule und der cervicalen Syndrome. Med. Klin. **50**, 1067—1068 (1955).

PRINCE, M.: Section of the posterior spinal roots for the relief of pain in a case of neuritis of the brachial plexus. Brain **24**, 116—126 (1901).

Püschel, J.: Der Wassergehalt normaler und degenerierter Zwischenwirbelscheiben. Beitr. path. Anat. 84, 123—130 (1930).

Putnam, T.J.: Progressive confusional syndrome accompanying injuries of the cervical portion of the spinal cord. Arch. Neurol. Psychiat. (Chicago) 41, 298—306 (1939).

Raney, A.A., and R.B. Raney: Headache: a common symptom of cervical disc lesion. Arch. Neurol. Psychiat. (Chicago) 59, 603—621 (1948).

— — and C.R. Hunter: Chronic-posttraumatic headache and the syndrome of cervical disc lesion following head trauma. J. Neurosurg. 6, 458—465 (1949).

Rathcke: Zur normalen und pathologischen Anatomie der Halswirbelsäule. Dtsch. Z. Chir. 242, 122 (1934).

Rathelot, J.: La cervico-brachialite rheumatismale. Thèse de Montpellier 1925, 115 pp.

Raymond, F., et F. Rose: Méningo-radiculite purement antérieure et asymétrique du plexus brachial. Rev. neurol. 16, 86—90 (1908).

Reid, J.D.: Ascending nerve roots and tightness of dura mater. N.Z. med. J. 57, 17—26 (1958).

Reid, W.D.: Pressure on the brachial plexus causing simulation of coronary disease. J. Amer. med. Ass. 110, 1724—1726 (1938).

Reischauer, F.: Untersuchungen über den lumbalen und cervikalen Wirbelbandscheibenvorfall. Stuttgart: Georg Thieme 1949. 87 S.

— Über die ambulante Novocain-Blockade des Ganglion stellatum und der Spinalwurzeln beim Zervikalsyndrom. Dtsch. med. J. 7, 318—322 (1956).

Ribbert, H.: Über die experimentelle Erzeugung einer Ecchondrosis Physalifora. Verh. dtsch. Kongr. inn. Med. 13, 455—564 (1895).

Ricard, A.: Les arthrites vertébrales chroniques. Rev. Orthop. 20, 449—495 (1933).

— Y-a-t-il place pour la chirurgie dans le traitment des cervico-brachialgies d'origine disco-vertebrale? Lyon méd. 89, 349—353 (1954).

—, et P.-F. Girard: Pathologie général des discopathies. Lyon chir. 43, 419—427 (1948).

— — Les néuralgies cervico-brachiales (et spécialement celles par discopathies cervicales). Paris méd. 140 15—17 (1950).

— — Contribution á l'étude étiologique et clinique des névralgies cervico-brachiales. J. Méd. Lyon 31, 905—921 (1950).

— — et P. Dupasquier: Les discopathies cervicales, leurs formes radiculaires (et spécialement les névralgies cervico-brachiales). Lyon: E. Dugas 1948. 110 pp.

— —, A. Garde et R. Brette: Névralgie cervico-brachiale et rupture des disques cervicaux. Lyon chir. 42, 513—542 (1947).

—, et R. Masson: Complications médullaires des discopathies cervicales (A propos de 24 cas opérés). Rev. neurol. 85, 420—430 (1951).

Rocher, C.: Neuralgies brachiales, torticollis, arthroses cervicales. Leur traitement par la vértebrothérapie. Presse méd. 62, 178 (1954).

Roger, H.: La cervico-brachialite rhumatismale. Névralgie cervico-brachiale rhumatismale. Sciatique du bras. Lancette Franc. Gaz. Hôp. (Paris) 101, 1077—1083 (1928).

— Les algies du membre supérieur. Rev. neurol. 2, 583—584 (1928).

Rokitansky, C.: Lehrbuch der pathologischen Anatomie. Wien: W. Braumüller 1855.

Romberg, M.H.: Zur Kritik der Valleixschen Schmerzenpunkte in Neuralgien. Arch. Psychiat. Nervenkr. 1, 1—7 (1868/69).

Roofe, P.G.: Innervation of annulus fibrosus and posterior longitudinal ligament. Arch. Neurol. Psychiat. (Chicago) 44, 100—103 (1940).

Rosenheck, Ch.: Radicular pain and its relation to spondylitis deformans from a neurological view point. Med. J. Rec. 120, 215—216 (1924).

Rouquès, L., et M. David: Hernie discale cervicale rappellant la sclérose latérale amyotrophique avec signes aberrants. Rev. neurol. 85, 380—382 (1951).

Roux, M., Robin et le Bihan: Arthrose cervical et hernie diaphragmatique. J. franc. Méd. Chir. thor. 9, 181—187 (1955).

Rydén, A.: Spondylitis deformans of the cervical spine as a cause of so-called brachial neuralgia and other neuralgiform pains. A contribution specially to the question of treatment. Acta orthop. scand. 5, 49—80 (1934).

Säker, G.: Zur Genese des Halswirbelsäulensyndroms und der Behandlung des Vegetativen Anteils mit Hydergin. Nervenarzt 23, 333—339 (1952).

Salavert, M.: La valeur de la roentgenotherapie dans le traitement des cervicarthroses (D'apres les résultats obtenus dans 64 cas). J. Radiol. Électrol. 32, 831—833 (1951).

Saunders, J.B. de C.M., and V.T. Inman: The intervertebral disc: A critical and collective review. Int. Abstr. Surg. 69, 14—29 (1939).

— Pathology of intervertebral disc. Arch. Surg. (Chicago) 40, 389—416 (1940).

Schlegel, K.F.: Das cervicale Syndrom. Med. Klin. 49, 1266—1269 (1954).

Schlesinger, E.B., and J.M. Taveras: Syndromes of cervical root compression. Neurological and roentgenological aspects. M. Clin. N. Amer. 37, 451 (1953).

Schmidt, E.: Erfahrungen bei der Behandlung von neurologischen Symptomen und Komplikationen der Osteochondrosis cervicalis. Dtsch. Gesundh.-Wes. 9, 586—589 (1954).

Schmite, P., et S. de Sèze: Complications nerveuses du rhumatisme vertébral. Paris méd. 93/94, 189—202 (1934).

Schmorl, G.: Über die an Wirbelbandscheiben vorkommenden Ausdehnungs- und Zerreißungsvorgänge und die dadurch an ihnen und der Wirbelspongiosa hervorgerufenen Veränderungen. Verh. dtsch. path. Ges. 22, 250—262 (1927).

— Über bisher nur wenig beachtete Eigentümlichkeiten ausgewachsener und kindlicher Wirbel. Langenbecks Arch. klin. Chir. 150, 420—442 (1928).

— Über Knorpelknötchen an den Wirbelbandscheiben. Fortschr. Röntgenstr. 38, 265—279 (1928).

— Zur Kenntnis der Wirbelkörperepiphyse und der an ihr vorkommenden Verletzungen. Langenbecks Arch. klin. Chir. 153, 35—45 (1928).

— Über Knorpelknoten an der Hinterfläche der Wirbelbandscheiben. Fortschr. Röntgenstr. 40, 629—632 (1929).

— Über die pathologische Anatomie der Wirbelbandscheiben. Bruns' Beitr. klin. Chir. 151, 360—375 (1931).

—, u. Junghans: Archiv und Atlas der normalen und pathologischen Anatomie in typischen Röntgenbildern. Fortschr. Röntgenstr., Erg.-Bd. 43 (1932).

Schneider, R.C.: The syndrome of acute anterior spinal cord injury. J. Neurosurg. 12, 95—122 (1955).

—, G. Cherry and H. Pantek: The syndrome of acute central cervical spinal cord injury. J. Neurosurg. 11, 546—577 (1954).

— J.M. Thompson and J. Babin: The syndrome of acute central cervical spinal cord injury. J. Neurol., Neurosurg. Psychiat. 21, 216—227 (1958).

Scott, B.O.: Adjustable head halter for cervical traction. Ann. phys. Med. 3, 67 (1956).

—, W. G., and L. T. Furlow: Myelography with pantopaque and a new technic for its removal. Radiology 43, 241—249 (1944).

Scoville, W.B.: Contribution to discussion about ruptured cervical disks. Arch. Neurol. Psychiat. (Chicago) 56, 722—723 (1946).

— Cervical ruptured discs. Conn. med. J. 18, 894—895 (1954).

— Diskussion, Operationsresultate. J. Neurosurg. 15, 615 (1958).

— B.B. Whitcomb and R. McLaurin: The cervical ruptured disc. Report of 115 operative cases. Trans. Amer. neurol. Ass. 76, 222—224 (1951).

Segerberg, L.H.: Spinal cord involvement due to cervical spondylosis. Amer. Surg. 22, 227—235 (1956).

Semmes, R.E.: Lateral rupture of cervical intervertebral discs. Amer. J. Surg. 75, 137—139 (1948).

—, and F. Murphy: The syndrome of unilateral rupture of sixth cervical intervertebral disk, with compression of seventh cervical nerve root: report of four cases with symptoms simulating coronary disease. J. Amer. med. Ass. 121, 1209—1214 (1943).

— — Ruptured intervertebral disks: cervical, thoracic and lumbar, lateral and central. Surg. Clin. N. Amer. 34, 1095—1111 (1954).

Sèze, S. de, A. Djiàn et R. Claisse: La discopathie calcifiante. Rev. Rheumat. 23, 265—281 (1956).

Sherrington, C.: On the spinal animal. Trans. med.-chir. Soc. Lond. 82, 449—477 (1899).

—, C.S.: On the anatomical constitution of nerves of skeletal muscles; with remarks on recurrent fibres in the ventral spinal nerve-root. J. Physiol. (Lond.) 17, 211—258 (1894).

Shulman, J.: Brachial neuralgia. Arch. phys. Med. 30, 150—153 (1949).

Sicard, J.A.: Névrodocites et funiculites vertébrales. Presse méd. 26, 9—11 (1918).

Sicard, Cestan: Étude de la traversée méningo-radiculaire au niveau du trou de conjugaison. — Le nerf de conjugaison. (Nerf radiculaire spinal.) Quelques déductions cliniques. Bull. Soc. méd. Hôp. Paris 21, 715—725 (1904).

Simon, R.M.: Brachial neuralgia. Brit. med. J. 1903 II, 71—72.

Sinclair, D.C., W.H. Feindel, G. Weddell and M.A. Falconer: The intervertebral ligaments as a source of segmental pain. J. Bone Jt Surg. 30, 515—521 (1948).

— G. Weddell and W.H. Feindel: Referred pain and associated phenomena. Brain 71, 184—209 (1948).

Skilandat, H.: Erkrankungen der Halswirbelsäule und Menièrescher Symptomenkomplex. Z. Laryng. Rhinol. 34, 123—128 (1955).

Skiöld, N.: Arthroser i „uncovertebral"-lederna som orsak till smärtor inom plexus cervicobrachialis, utbredningsområde (Schwedisch). Nord. med. 21, 68 (1944).

Skoog, T.: Ganglia in the communicating rami of the cervical sympathetic trunk. Lancet 1947, 457—460.

Slemmer, R.: A sponge rubber plaster collar. J. Neurosurg. 3, 550 (1946).

Smith, G.W., and P. Nichols: The technic of cervical discography. Radiology 68, 718 (1957).

Smith, N.R.: The intervertebral discs. Brit. J. Surg. 18, 358—375 (1930/31).

Snellman, A.: Beitrag zur Klinik des zervikalen Discusprolapses. Duodecim (Helsinki) 34, 25—32 (1945).

Soule, A.B., S.W. Gross and J.G. Irwing: Myelography by the use of pantopaque in the diagnosis of herniations of the intervertebral discs. Amer. J. Roentgenol. 53, 319—340 (1945).

Spillane, J.D., and G.H.T. Lloyd: The diagnosis of lesions of the spinal cord in association with "osteoarthritic" disease of the cervical spine. Brain 75, 177—186 (1952).

Spurling, R.G.: Rupture of the cervical intervertebral disks. J. int. Coll. Surg. 10, 502, 509. 512 (1947).

— Lesions of the cervical intervertebral disc. Springfield: Ch. C. Thomas 1956. 134 p.

—, and W.B. Scoville: Lateral rupture of the cervical intervertebral discs. A common cause of shoulder and arm pain. Surg., Gynec. Obstet. 78, 350—358 (1944).

—, and L.H. Segerberg: Lateral intervertebral disc lesions in the lower cervical region. J. Amer. med. Ass. 151, 354 (1953).

Starr, A.: Local anaesthesia as a guide in the diagnosis of lesions of the upper portion of the spinal cord. Brain 17, 481—512 (1894).

Steinbrocker, O., N. Spitzer and H.H. Friedman: The shoulder-hand syndrome in reflex dystrophy of the upper extremity. Ann. intern. Med. 29, 22—52 (1948).

Steinke, C.R.: Spinal tumors: Statistics on a series of 330 collected cases. J. nerv. ment. Dis. 47, 418—426 (1918).

Stern, W.E., and R.W. Rand: Spinal cord dysfunction from cervical intervertebral disc disease. Neurology 4, 883—893 (1954).

Stone, T.T., A.J. Arieff, L. Kaplan and C. Brown: Protrusion of two intervertebral disks in the cervical region. Report of case. J. nerv. ment. Dis. 93, 719—722 (1941).

Stookey, B.: Compression of spinal cord due to ventral extradural cervical chondromas: Diagnosis and surgical treatment. Arch. Neurol. Psychiat. (Chicago) 20, 275—291 (1928).

— In discussion of a paper by Davis-Pollock concerning nerve pathway for pain. Arch. Neurol. Psychiat. (Chicago) 24, 896—897 (1930).

— Compression of spinal cord and nerve roots by herniation of the nucleus pulposus in the cervical region. Arch. Surg. (Chicago) 40, 417—432 (1940).

Strully, K.J., S.W. Gross, J. Schwartzman and T.J.C. v. Storch: Progressive spinal cord disease. Syndromes associated with herniation of cervical intervertebral disks. J. Amer. med. Ass. 146, 10—12 (1951).

Swank, R.L., and F.A. Simeone: The scalenus anticus syndrome. Types; their characterization, diagnosis and treatment. Arch. Neurol. Psychiat. (Chicago) 51, 432—445 (1944).

Sylvén, B., S. Paulson, C. Hirsch and O. Snellman: Biophysical and physiological investigations on cartilage and other mesenchymal tissues. II. The ultrastructure of bovine and human nuclei pulposi. J. Bone Jt Surg. A 33, 333—340 (1951).

Tamman, H.: Über die Wundheilung im Bereich der Zwischenwirbelscheibe. Arch. orthop. Unfall-Chir. 34, 356—358 (1934).

Taptas, J.N.: Céphalée et rachis cervical. Sem Hôp. Paris 28, 1492—1502 (1952).

Tarlov, I.M.: Spinal cord compression studies III. Arch. Neurol. Psychiat. (Chicago) 71, 588—597 (1954).

Taylor, A.R.: Mechanism and treatment of spinal cord disorders associated with cervical spondylosis. Lancet 1953 I, 717—720.

—, C.A. Gleadhill, W.L. Bilsland and P.F. Murray: Posture and anaesthesia for spinal operation with special reference to intervertebral disc surgery. Brit. J. Anaesth. 28, 213—219 (1956).

Telford, E.D., and S. Mottershead: The "costoclavicular syndrome". Brit. med. J. 1947, 325—328.

Terracol, J.: Les troubles segmentaires sensitifs et trophique du pharynx et l'osteo-arthrite déformante de la colonne cervical. Arch. int. Laryng. 6, 1025—1047 (1927).

Thorburn, W.: The sensory distribution of spinal nerves. Brain 16, 355—374 (1893).

Thurel, R.: Les hernies discales cervicales et leur retentissement nerveux (d'après 40 cas opérés). Rev. neurol. 85, 536—537 (1951).

Tinel, J.: Pachyméningite tuberculeuse avec tubercule sur le trajet de la VIIe racine cervicale et inversion du réflexe olécranien. Rev. neurol. 25, 350—351 (1913).

Tittley, J.R.: L'arthrose cervical, son action neurovasculaire. Un. méd. Can. 84, 187—193 (1955).

Töndury, G.: Zur Anatomie der Wirbelsäule. Entwicklung, Bau und Altersveränderungen der Zwischenwirbelscheiben. Jkurse ärztl. Fortbild. 35, 1—42 (1944).

Tönnis, W., u. W. Krenkel: Möglichkeiten der konservativen und chirurgischen Behandlung der cervicalen Vertebral-Syndroms. Int. Arch. Allergy 7, 373—380 (1955).

Torkildsen, A.: Lesions of the cervical spinal roots as a possible source of pain simulating sciatica. Acta psychiat. scand. 31, 333—344 (1956).

Travell, J., S. Rinzler and M. Herman: Pain and disability of the shoulder and arm. Treatment by intramuscular infiltration with procaine hydrochloride. J. Amer. med. Ass. 120, 417—422 (1942).

Trolard: Quelques articulations de la colonne vertébral. Internat. Mschr. Anat. Physiol. 10, 3—11 (1893).

TROSTDORF, E., u. K.-A. BUSSE: Bandscheibenvorfall mit Halsmarkquetschung. Zbl. Neurochir. 13, 326—338 (1953).

TROWBRIDGE, W., and L. G. LLOYD: Compression of spinal cord by cervical disc. Report of case. Bull. Los Angeles neurol. Soc. 17, 131—133 (1952).

TURNER, E. L., and A. OPPENHEIMER: A common lesion of the cervical spine responsible for segmental neuritis. Ann. intern. Med. 10, 427—440 (1936).

—, J. W. A.: Brachial neuritis or herniated disc. Lancet 1945, 287.

ÜBERMUTH, H.: Die Bedeutung der Altersveränderungen der menschlichen Bandscheiben für die Pathologie der Wirbelsäule. Langenbecks Arch. klin. Chir. 156, 567—577 (1929).

UNTERHARNSCHEIDT, F.: Das synkopale cervicale Vertebralis-Syndrom. Nervenarzt 27, 481—486 (1956).

VALOBRA, G.: Ultrasonic therapy for prolapsed intervertebral discs. Brit. J. phys. Med. 17, 109—110 (1954).

VERAGUTH, O.: Neurologische Skizzen. XVII. Extradurales Myxochondrom am unteren Ende des Dural-Sackes. Schweiz. med. Wschr. 10, 154—158 (1929).

VIRCHOW, R.: Untersuchungen über die Entwicklung des Schädelgrundes. Berlin: Georg Reimer 1857. 128 S.

WALSH, M. N., and J. G. LOVE: Protruded intervertebral disk as a cause of intractable pain. Proc. Mayo Clin. 13, 203—205 (1938).

WAGENEN, W. P. VAN: Contribution to discussion on unilateral ruptured cervical disks. Arch. Neurol. Psychiat. (Chicago) 56, 723 (1946).

WANKE, K.: Das Scalenussyndrome, ein Beitrag zur statischen Pathologie der Wirbelsäule. Ergebn. Chir. Orthop. 33, 158—267 (1940).

—, R.: Scalenus-Syndrom, Osteochondrosis cervicalis und Periarthritis humeroscapularis. Verh. dtsch. orthop. Ges. 38, 89—98 (1950).

—, u. E. BUES: Operative Behandlung der schweren Occipital-Neuralgien. Chirurg 24, 306—311 (1953).

WARTENBERG, R.: Brachialgia statica paraestetica — eine Form von Akroparaestesien. Z. ges. Neurol. Psychiat. 154, 695—723 (1936).

WEBB, J. H., W. Mc K. CRAIG and J. W. KERNOHAN: Intraspinal neoplasms in the cervical region. J. Neurosurg. 10, 360—366 (1953).

WEBSTER, J. E., F. R. LATIMER and E. S. GURDJIAN: Brachial radicular syndrome due to cervical herniated or ruptured nucleus pulposus based on forty-three operated cases. Trans. Amer. neurol. Ass. 276—277 (1953).

WEENS, H. S.: Calcification of the intervertebral discs in childhood. J. Pediat. 26, 178—188 (1945).

WENZEL, C.: Über die Krankheiten am Rückgratte. Bamberg: W. L. Wesche 1824. 460 S.

WEXBERG, E.: Traumatische Erkrankungen der peripheren Nerven und des Plexus. In BUMKE-FOERSTERS Handbuch der Neurologie, Bd. 9, S. 23—68. Berlin: Springer 1935.

WHITEOMB, B. B., and G. M. WYATT: Technic of pantopaque myelography. J. Neurosurg. 3, 95—99 (1946).

WILDHAGEN, F. K.: Die Osteochondrose der oberen Halswirbelsäule in der Pathogenese von Occipital-neuralgien. Med. Welt 20, 127—128 (1951).

WILLIAMS, T. A.: Differential diagnosis of radiculitis and neuritis. Arch. Diagnosis 14, 140—149 (1921/22).

WOLF, B. S., M. KHILNANI, L. MALIS: The sagittal diameter of the bony cervical spinal canal and its significance in cervical spondylosis. J. Mt Sinai Hosp. 23, 283—292 (1956).

WOODS, W. W., and P. A. SHEA: The value of electromyography in neurology and neurosurgery. J. Neurosurg. 8, 595—607 (1951).

WRETE, M.: Die Entwicklung der intermediären Ganglien beim Menschen. Morph. Jb. 75, 229—268 (1935).

YASKIN, J. C., C. RUPP, B. A. HIRSCHFIELD and R. A. GROFF: Experience with cervical intervertebral disk protrusions: a report of 66 surgically verified cases. Trans. Amer. neurol. Ass. 1954, 89—94.

YOSS, R. E., K. B. CORBIN, C. S. MacCARTY and J. T. LOVE: Significance of symptoms and signs in localization of involved root in cervical disc protrusions. Neurology 7, 673 (1957).

YOUNG, J. H.: The revision of dermatomes. Aust. N. Z. J. Surg. 18, 171—186 (1949).

YUHL, E. T., D. HANNA, T. RASMUSSEN and R. B. RICHTER: Diagnosis and surgical therapy of chronic midline cervical disk protrusions. Neurology (Minneap.) 5, 494—509 (1955).

ZACHARIADÈS, P. A.: Sur l'existance de cellules ganglionnaires dans les racines antérieures sacrées de l'homme. Paris: G. Steinheil 1896.

ZACHARY, R. B.: Thenar palsy due to compression of the median nerve in the carpal tunnel. Surg. Gynec. Obstet. 81, 213—217 (1945).

ZIEGLER, E.: Zusamemnhänge zwischen Veränderungen der Halswirbelsäule und Krankheitsbildern im Kopfbereich; Behandlung durch Chiropraxis. Münch. med. Wschr. 96, 977—999 (1954).

ZUKSCHWERDT, L.: Die akute Blockierung von Halswirbelgelenken. Med. Klin. 51, 508—510 (1956).

— Die Wirbelsäule als Krankheitsherd. Hippokrates (Stuttgart) 27, 237—240 (1956).

Addendum (1967)

zum Literaturverzeichnis.

Aboulker, J., J. Metzger, M. David, P. Engel et J. Ballivet: Les Myélopathies cervicales d'origine rachidienne. Neurochirurgie 11, 87—198 (1965).

Ashkenazy, M.: Migraine — a diagnostic dilemma? or a waste-basket syndrome? Sth. med. J. (Bgham, Ala.) 56, 247—251 (1963).

Baily, R. W.: Observations of cervical intervertebral disc lesions in fractures and dislocations. J. Bone Jt Surg. 45, 461—470 (1963).

Beahrs, O. H., and H. W. Schmidt: Dysphagia caused by hypertrophic changes in the cervical spine. Ann. Surg. 150, 297 (1959).

Becks, J. W. F., and L. Penning: Results of neurosurgical therapy in selected cases of spondylotic myelopathy. Neurochirurgia (Stuttg.) 7, 77 (1964).

Breig, A., I. Turnbull and O. Hassler: Effect of mechanical stresses on the spinal cord in cervical spondylosis. J. Neurosurg. 25, 45—56 (1966).

Brügger, A., u. C. Rhonheimer: Pseudoradiculäre Syndrome des Stammes. Pathogenetische Beziehungen neuro-rheumatologischer Schmerzzustände des Bewegungsapparates und des Kopfes zum Rumpf (125 S.). Bern: Huber 1965.

Burrows, E. H.: The sagittal diameter of the spinal canal in cervical spondylosis. Clin. Radiol. 14, 77—86 (1963).

Cloward, R. B.: Surgical treatment of traumatic cervical spine syndromes. Wiederherstellungschir. u. Traum. 7, 148—185 (1963).

Crandall, P. H., and U. Batzdorf: Cervical spondylotic myelopathy. J. Neurosurg. 25, 57—66 (1966).

Deyerle, W.: Anterior cervical approach to cervical disc disease. J. Bone Jt Surg. A 46, 463—463 (1964).

Epstein, J. A., B. S. Epstein and L. L. Lavine: Cervical spondylotic myelopathy. The syndrome of narrow canal treated by laminectomy, foramenectomy and the removal of osteophytes. Arch. Neurol. (Chic.) 8, 307—317 (1963).

Friedenberg, B., H. A. Broder, J. E. Edeiken and H. N. Spencer: Degenerative disc disease of the cervical spone. Clinical and roentgenographic study. J. Amer. med. Ass. 174, 375—380 (1960).

Haft, H., and H. A. Shenkin: Surgical end results of cervical ridge and disc problems. J. Amer. med. Ass. 186, 312—315 (1963).

Hardin, C. A., W. P. Williamson and A. T. Steegmann: Vertebral artery insufficiency produced by cervical osteoarthritic spurs. Neurology (Minneap.) 10, 855—858 (1960).

Höök, O., H. Lidvall and K. E. Åström: Cervical disc protrusions with compression of the spinal cord. A case report. Neurology (Minneap.) 10, 834—841 (1960).

Jaeger, F.: Die operative Behandlung des Cervicalsyndromes. Wiederherstellungschir. u. Traum. 7, 124—147 (1963).

La Sorte, F., and N. Brown: Ruptured anterior nucleus pulposus between T:1 and T:2 causing a discrete esophageal defect and minimal dysphagia. Amer. J. Surg. 98, 631—634 (1959).

Laux, W.: Über Quadrantensyndrome; ein Beitrag zur Klinik und Pathogenese der vegetativen Körperviertelstörungen als Grundlagen chronischer Schmerzzustände (120 S.). Basel: Karger 1958.

Lazorthes, G., J. Geraud, J. Espagno, F. Amaral-Gomes et P. Maron: Syndrome de Brown-Séquard et hernie discale cervicale. Neuro-chirurgie 7, 228—231 (1961).

Lees, F., and J. W. A. Turner: Natural history and prognosis of cervical spondylosis. Brit. med. J. 1963 II, 1607—1610.

Liliequist, B.: Gas myelography in the cervical region. Acta radiol. (Stockh.) 4, 79—92 (1966).

McGinnis, K. D., and A. B. Eisenbrey: Diagnostic criteria for distinguishing cervical disc herniation from spondylosis in the neural compression syndrome. Radiology 83, 67—73 (1964).

Newton, T. H.: Cervical intervertebral disc calcification in children. J. Bone Jt Surg. A 40, 107 (1958).

Nordqvist, L.: The sagittal diameter of the spinal cord and subarachnoid space in different age groups. Acta radiol. (Stockh.) Suppl. 227, 1—96 (1964).

Reid, J. D.: Effect of flexion-extension movements of the head and spine upon the spinal cord and the nerve-roots. J. Neurol. Neurosurg. Psychiat. 23, 214—221 (1960).

Roberts, A. H.: Myelopathy due to cervical spondylosis treated by collar immobilization. Neurology (Minneap.) 16, 1951—1954 (1966).

Robinson, R. A., A. E. Walker, D. C. Ferlic and K. Weicking: The results of anterior interbody fusion of the cervical spine. J. Bone Jt Surg. A 44, 1569—1587 (1962).

Rogers, L.: The surgical treatment of cervical spondylotic myelopathy. Mobilization of the complete cervical cord into an enlarged canal. J. Bone Jt Surg. B 43, 3—6 (1961).

— The treatment of cervical spondylotic myelopathy by mobilization of the cervical cord in an enlarged spinal canal. J. Neurosurg. 18, 490—492 (1961).

Scoville, W. B.: Cervical spondylosis treated by bilateral facetectomy and laminectomy. J. Neurosurg. 18, 423—428 (1961).

Sheehan, S., R. B. Bauer and J. S. Meyer: Vertebral artery compression in cervical spondylosis. Neurology (Minneap.) 10, 968—986 (1960).

Smith, G. W., and R. A. Robinson: The treatment of certain cervical-spine disorders by anterior removal of the intervertebral disc and interbody fusion. J. Bone Jt Surg. A 40, 607—624 (1958).

Stoltmann, H. F., and W. Blackwood: The role of the ligamenta flava in the pathogenesis of myelopathy in cervical spondylosis. Brain 87, 45—50 (1964).

Stoops, W. L., and R. B. King: Neural complications of cervical spondylosis: their response to laminectomy and foramenectomy. J. Neurosurg. 19, 986—999 (1962).

Stuck, R. M.: Results of anterior excision of ruptured cervical discs. Amer. Surg. 27, 469—470 (1961).

Talbert, O. R., and H. S. Pettit: Neurologic manifestations in cervical spondylosis. Sth. med. J. (Bgham, Ala.) 54, 1093—1100 (1961).

Taylor, A. R.: Vascular factors in the myelopathy associated with cervical spondylosis. Neurology (Minneap.) 14, 62—68 (1964).

Teng, P.: Spondylosis of cervical spine with compression of spinal cord and nerve roots. J. Bone Jt Surg. A 42, 392—407 (1960).

Turnbull, I. M., A. Breig and O. Hassler: Blood supply of cervical spinal cord in man; a microangiographic cadaver study. J. Neurosurg. 24, 951—955 (1966).

Übermuth, H.: Die Bandscheiben bei Wirbelsäulenverletzungen. Zbl. Chir. 83, 51—58 (1958).

Verbiest, H., and H. D. Paz y Geuse: Anterolateral surgery for cervical spondylosis in cases of myelopathy or nerveroot compression. J. Neurosurg. 25, 611—622 (1966).

Wilkinson, M.: The morbid anatomy of cervical spondylosis and myelopathy. Brain 83, 589—617 (1960).

Klinik und Behandlung
der lumbalen Bandscheibenschäden*.

Von

F. Loew, K. A. Jochheim und R. Kivelitz.

Mit 13 Abbildungen.

I. Einleitung.

Zweifellos hat die neurochirurgische Behandlung der Bandscheibenvorfälle die Kenntnisse von Pathogenese und Symptomatologie der Lumbago und des Ischiassyndroms entscheidend gefördert. Dennoch gehören diese Krankheitsbilder keineswegs ausschließlich in die Hand des Neurochirurgen. Es ist vielmehr ein nur kleiner Anteil des Gesamtkrankengutes, der neurochirurgischer Therapie bedarf. Die Mehrzahl der Patienten wird mit konservativen Methoden befriedigend gebessert werden können, wobei je nach Schwere und Ausprägung des Krankheitsbildes sich Hausarzt, Orthopäde, Neurologe und Internist in die Behandlung teilen. Sieht man von schwerwiegenden motorischen Wurzelausfällen und Caudasyndromen ab, so ist es eine der wesentlichen Indikationen zur operativen Wurzelentlastung, daß zuvor die konservativen Möglichkeiten ausgeschöpft wurden.

Aus diesem Grunde ist es auch für den Neurochirurgen von Bedeutung, die Möglichkeiten und Grenzen neurologischer und orthopädischer Therapieformen zu überblicken. Wir haben diese deshalb hier verhältnismäßig breit dargestellt.

Der angestrebte Gesamtüberblick über das Gebiet der lumbalen Bandscheibenschäden ließ sich dadurch am besten verwirklichen, daß Neurochirurg und Neurologe das Kapitel zusammen bearbeitet haben. Die in einer früheren Gemeinschaftsarbeit[1] gewonnenen Erfahrungen der Orthopädischen, Neurochirurgischen und Nervenklinik der Universität zu Köln sind dabei von großem Wert gewesen.

II. Geschichtliches.

Es ist in den letzten Jahren oft gesagt und kritiklos nachgesprochen worden, es handele sich bei dem Bandscheibenvorfall lediglich um eine Modekrankheit. Daß dem nicht so ist, beweist die eindrucksvolle Schilderung dieses Krankheitsbildes bereits im 5. Jahrhundert v. Chr. aus der Feder von C. Aurelianus. Dieser beschreibt als auslösende Faktoren, neben den auch heute noch oft angeschuldigten Kälteeinwirkungen, das Heben schwerer Lasten und die Ausführung von Erdarbeiten durch ungeübte Personen. Schon damals wußte man, daß zwar in jedem Lebensalter derartige Erkrankungen vorkommen können, daß aber die mittleren Lebensjahrzehnte am häufigsten befallen werden. Treffend ist die Beschreibung der Schmerzausstrahlung, die völlig dem entspricht, was wir heute als Wurzelschmerz definieren würden. Auch die häufigsten Fehlhaltungen der Wirbelsäule — Hyperlordose, Kyphose und Skoliose — sind anschaulich beschrieben worden. Ätiologische Deutungen im heutigen Sinne fehlten verständlicherweise damals noch völlig.

---

* Das Manuskript wurde 1961 abgeschlossen. 1967 wurde die seitdem erschienene Literatur eingearbeitet.

[1] K. A. Jochheim, F. Loew u. A. Rütt: Lumbaler Bandscheibenvorfall. Konservative und operative Behandlung. Berlin- Göttingen-Heidelberg: Springer 1961.

Der erste Versuch einer Abgrenzung des „Ischiasleidens" von ähnlichen Beschwerden bei Krankheiten der Muskeln und Gelenke wurde von D. COTUGNO 1770 unternommen. Die klinische Beschreibung ist in der Folgezeit von F. L. J. VALLEIX (1841), C. LASÈGUE (1864), J. DÉJÉRINE (1912) u. a. ergänzt worden. In dem Lehrbuch der Neurologie von M. H. ROMBERG, erschienen im Jahre 1851, wurde das Leiden als einheitliches Krankheitsbild gewürdigt und fand damit seinen Platz unter den großen neurologischen Erkrankungen.

Die ätiologische Zuordnung war manchem Wandel unterworfen. Wie W. ALEXANDER, der im Jahre 1922 die sich widersprechenden Meinungen der damaligen Autoren zusammengestellt hat, durch wörtliche Zitate belegte, war man zunächst geneigt, die Erkrankung als funktionelle Störung, als Neuralgie, aufzufassen. Hierfür waren vor allem die negativen anatomischen Befunde am peripheren Nerven ausschlaggebend. Klinische Verlaufsbeobachtungen ließen aber bald erkennen, daß dem neuralgischen Stadium motorische und sensible Ausfälle folgen können, die mit der Annahme einer Neuralgie nicht erklärbar sind. Daraus folgerte man, daß es sich um eine „Neuritis" handeln müsse. Gerne wurden die Theorien von H. QUINCKE (1917) für eine pathogenetische Deutung herangezogen, der in Analogie zu Hautveränderungen eine seröse Entzündung des Nerven unterstellte. Als weiterer Baustein der Entzündungstheorie wurde von W. ALEXANDER (1922) auf das Vorkommen eines positiven Lasègueschen Phänomens auch bei anderen entzündlichen Erkrankungen des Nervensystems, vor allem bei Meningitiden und bei der Poliomyelitis, hingewiesen.

Der Ort der vermuteten entzündlichen Schädigung wurde bereits im älteren Schrifttum vielfach nicht im Ischiasnerven selbst, sondern im Bereich der zugehörigen Wurzeln und des Plexus lumbosacralis gesucht (D. COTUGNO 1770; L. LORTAT-JAKOB u. Mitarb. 1904; J. K. A. WERTHEIM-SALOMONSON 1911; J. DÉJÉRINE 1912, J. A. SICARD 1918; N. GIERLICH 1928 u. a.). Diese Auffassung hat auch H. PETTE bis zum Jahre 1942 vertreten, als er das Ischiasleiden im Rahmen der entzündlichen Erkrankungen des Nervensystems eingehend darstellte.

Obwohl die Theorie von der entzündlichen Ätiologie weit im Vordergrund stand, sind doch schon frühzeitig Einwände in dem Sinne erhoben worden, daß mechanische Faktoren zumindest als Teilursache wirksam sein müßten. So hat BARDENHEUER 1903 über sieben Fälle berichtet, bei denen er wegen eines Ischiassyndroms vom Foramen ischiadicum aus die Wurzeln bis ins Kreuzbein hinein freilegte. Die Ergebnisse dieses Entlastungseingriffes (Neurosacroklesis) waren gut. H. WESKOTT (1922) beobachtete bei 260 klinischen Ischiasfällen sechsmal Hemmungsmißbildungen im Sinne einer Spina bifida und schloß daraus auf einen mechanischen Faktor. Etwas anders lag der Ansatzpunkt bei V. PUTTI (1927). Er sah bei seinem Krankengut von 345 Fällen von „Lumboarthritis", daß davon 241 später an einer Ischias erkrankten, und schloß daraus auf eine einheitliche Ätiologie beider Krankheitsbilder, auf eine rheumatische Affektion der kleinen Wirbelgelenke. Entsprechend behandelte er ruhigstellend durch Bettruhe und anschließende Gipsfixation.

Es ist eigentlich verwunderlich, daß die Bandscheibenerkrankungen in den Diskussionen um die Pathogenese der Ischiaserkrankung erst in den letzten Jahrzehnten berücksichtigt worden sind, obwohl bereits im vergangenen Jahrhundert anatomische Befunde von Bandscheibenvorfällen beschrieben wurden. Wir verweisen diesbezüglich auf die Darstellung im Kapitel von R. FRYKHOLM über die cervicalen Bandscheibenschäden in diesem Handbuch (S. 73 ff.). Selbst die ersten Berichte über erfolgreich operierte Bandscheibenvorfälle (F. KRAUSE, s. H. OPPENHEIM und F. KRAUSE 1909; C. H. FRAZIER, beschrieben von C. R. STEINKE 1918, A. W. ADSON 1922; B. STOOKEY 1928; W. E. DANDY 1929; T. ALAJOUANINE u. D. PETIT-DULAILLIS 1930; W. KIRSCHNER 1932, veröffentlicht von G. ELLMER) vermochten zunächst die alten Lehren nicht zu erschüttern. Allerdings handelte es sich bei den ersten Operationen zumeist um Fälle mit Caudasyndromen oder spinalen Ausfällen, die unter dem Verdacht eines Tumors operiert worden waren. Als erster hat J. E. Goldthwaite (1911), obwohl eine damals von H. Cushing durchgeführte Operation seine These nicht zu bestätigen schien, die Ansicht vertreten, daß Ischias und Rückenschmerzen durch Bandscheibenvorfälle verursacht sein können. Diese damals nicht weiter beachtete Theorie wurde erst von W. J. Mixter und J. S. Barr (1934) durch erfolgreiche Operationen bestätigt. Die in der Folgezeit sich rasch vermehrenden Veröffentlichungen belegten, daß dem mechanischen Faktor und insbesondere dem Bandscheibenvorfall in der Genese des Ischiasleidens eine beträchtliche Bedeutung zukommt. Demgegenüber verlor die Theorie von der neuritischen Genese mehr und mehr an Boden.

In letzter Zeit hat R. Wartenberg (1959) noch einmal die Argumente zusammengefaßt, die trotz erwiesener Bedeutung mechanischer Faktoren nach seiner Auffassung eine zusätzliche entzündliche Komponente wahrscheinlich machen. Dabei wies er darauf hin, daß bei Autopsien nicht selten Bandscheibenveränderungen gefunden würden, ohne daß entsprechende klinische Syndrome bekannt gewesen seien (K. Lindblom und B. Rexed 1948). Andererseits gelingt auch bei ausgeprägten klinischen Zeichen nicht immer die operative Bestätigung eines Bandscheibenvorfalles. Ferner wird die klinische Erfahrung in Erinnerung gerufen, daß Kälteeinwirkungen das Beschwerdebild auslösen oder verstärken, und daß ähnliche zeitliche Bindungen an Infekte und Intoxikationen beobachtet werden. Zudem sollen spontan auftretende Remissionen und Rezidive für den Entzündungscharakter sprechen. Schließlich wird die Hypothese einer allergischen Entzündung angeführt. Dabei muß allerdings verwundern, daß sich typische allergische Neuritiden wie beispielsweise die serogenetische Neuritis und Polyneuritis nicht im Lumbal- und Lumbosacralbereich manifestieren. Die wenigen im Schrifttum publizierten Einzelfälle (A. Bannwarth 1950, F. Broser 1952) halten einer strengen Kritik nicht stand. Das Vorkommen spontaner Remissionen und Rezidive erklärt sich zwanglos mit wechselnden Raumbeengungen durch Bandscheibenprotrusionen, die — wie dies W. E. Dandy schon 1929 beschrieben hat — unter verschiedener Körperhaltung vor- und zurücktreten können.

Gelegentliche zeitliche Bindungen des Auftretens oder der Ausprägung der Symptomatologie an Kälteeinwirkungen und Infekte sind keinesfalls geeignet, eine primär entzündliche Natur des Leidens zu beweisen. Ähnliche Abhängigkeiten finden sich beispielsweise auch nach Gliedmaßenverletzungen als sog. Narbenbeschwerden. Bei der Wurzelkompression sind sie Ausdruck einer über das vegetative System bewirkten Reizschwellenveränderung, vielleicht in Verbindung mit unterschiedlicher Ödembereitschaft des mechanisch irritierten Nerven.

Wenig Beweiskraft kommt der angeblichen Diskrepanz zwischen anatomischen und klinischen Befunden bei pathologisch anatomischen Serienuntersuchungen zu. In der Regel ist dem Pathologen lediglich die zum Tode führende Krankheit, nicht aber die sonstige Anamnese bekannt, und auch der Kliniker weiß hiervon oft nichts, da über abgeklungene Beschwerden meist nur auf gezielte Fragen berichtet wird. Bei sorgfältig erhobenen Anamnesen ergibt sich eine befriedigende Übereinstimmung (K. Vossschulte u. G. Börger 1950).

Gewichtigste Argumente gegen die Annahme einer ausschließlich mechanischen Verursachung waren die negativen oder unbefriedigenden Operationsbefunde. Diese sind aber mit Verbesserung von Indikation und Operationstechnik selten geworden. Fehlerquellen sind Operationen in falscher Höhe, das Übersehen kleiner, weit lateral im Zwischenwirbelloch gelegener Vorfälle oder von Prolapsen, die sich von ihrem Zwischenwirbelspalt weg vor einen Wirbelkörper verlagert haben oder in den Duralsack perforiert sind, sowie schließlich von solchen, die unter der Lagerung zur Operation spontan zurückgetreten sind (concealed discs). Unberücksichtigt sollen hier Wurzelreizerscheinungen und Ausfälle bleiben, die durch andersartige Wirbelsäulenprozesse oder charakterisierte Erregerkrankheiten (Lues, Zoster) bedingt sind. Von diesen Ausnahmen abgesehen, lassen sich somit für die Annahme einer entzündlichen Verursachung des sog. Ischiasleidens keine stichhaltigen Beweise mehr erbringen. Diese Feststellung berührt nicht die Ausbildung sekundärer entzündlicher Reaktionen in den mechanisch irritierten Wurzeln und ihren Hüllen, die gelegentlich die Beseitigung der Kompression überdauern und länger anhaltende Beschwerden verursachen können.

III. Pathologisch-anatomische und pathophysiologische Grundlagen.

Die zahlreichen großen Übersichten der letzten Jahre, die als Monographien (G. NORLÉN 1944; F. REISCHAUER 1949; F. K. BRADFORD und R. C. SPURLING 1950; R. DUBS 1950; K. LINDEMANN und H. KUHLENDAHL 1953; L. ZUKSCHWERDT u. Mitarb. 1955; H. JUNGHANNS 1958; F. JAEGER 1951 und 1959; P. R. M. J. HANRAETS 1959; O. STARÝ; K. A. JOCHHEIM, F. LOEW u. A. RÜTT 1961), Übersichtsreferate (H. H. MATTHIASH 1956) und Handbuchabschnitte (E. GÜNTZ 1958, K. F. SCHLEGEL 1958) erschienen sind, bauen alle auf den grundlegenden anatomischen Studien von G. SCHMORL und seinen Schülern (zusammenfassende Darstellung von G. SCHMORL und H. JUNGHANNS 1953) auf. Diese haben inzwischen durch biophysikalische und histochemische Untersuchungsmethoden wichtige Ergänzungen erfahren. Es würde den Rahmen eines auf neurochirurgische Belange ausgerichteten Handbuchkapitels sprengen, wollte man die vielfältigen, aus unterschiedlichen Arbeitskreisen stammenden Einzelergebnisse auch nur annähernd vollständig wiedergeben. Wir beschränken uns deshalb auf einen Überblick. Einzelheiten müßten in den angegebenen Originalarbeiten nachgelesen werden. Vor allem haben wir darauf verzichtet, die normale Anatomie, die in den entsprechenden Lehrbüchern gut zugänglich ist, zu beschreiben. Als Ausnahme wird lediglich der Begriff des Bewegungssegmentes näher erläutert. Dieser ist zum Verständnis pathophysiologischer Vorgänge so wichtig, daß es uns zweckmäßig erschien, ihn in die Erinnerung zurückzurufen.

H. JUNGHANNS hat dieses Wort geprägt, um der funktionellen Zusammengehörigkeit bestimmter Elemente des Achsenorgans Ausdruck zu verleihen. Zu einem Bewegungssegment gehören je zwei benachbarte Wirbelkörper, die dazwischen gelegene Bandscheibe, die Wirbelbogengelenke mit Kapsel und Menisci (A. SCHMINCKE und E. SANTO 1932; E. EMMINGER 1955), der zugehörige Muskel- und Bandapparat, die Raumanteile des Wirbelkanals und die Zwischenwirbellöcher. Erkrankt auch nur eine der Hauptkomponenten, etwa die Zwischenwirbelscheibe oder eines der Wirbelbogengelenke, so folgen notwendigerweise Funktionsstörungen auch der anderen Komponenten unmittelbar nach. Die klinische Symptomatik wird nur dann durchsichtig, wenn man sich dieser Zusammenhänge bewußt bleibt; mancher therapeutische Versager findet seine Erklärung darin, daß die Behandlung einseitig nur auf einen der am Krankheitsgeschehen beteiligten Faktoren ausgerichtet war.

Die Zwischenwirbelscheibe, die sich aus dem als Nucleus pulposus bezeichneten Gallertkern und dem diesen umgebenden Faserring (Anulus fibrosus) zusammensetzt, unterliegt im Laufe des Lebens gesetzmäßigen Veränderungen. In der Jugend besteht der Nucleus pulposus aus hochpolymerisierten Glykoproteiden, die sehr hydrophil sind (B. SYLVEN u. Mitarb. 1952). Daraus folgt ein hoher Quellungsdruck der kindlichen Bandscheiben und auch die Tatsache, daß der Gallertkern zunächst praktisch nicht komprimierbar ist. Mit zunehmendem Lebensalter steigt der Kollagengehalt. Entsprechend verringert sich das Wasserbindungsvermögen (J. PÜSCHEL 1930; C. HIRSCH u. Mitarb. 1952). Damit nehmen auch Quellungsdruck und Elastizität ab. Die Diffusion wird behindert. Und da nach Abschluß der Wirbelsäulenentwicklung die Bandscheiben nicht mehr vascularisiert sind (F. LARCHER 1947, A. PRADER 1947), so daß ihre Ernährung nur auf dem Diffusionswege erfolgen kann, bedingt dieses eine Verlangsamung der Stoffwechselvorgänge und damit eine Gefährdung der Struktur (C. HIRSCH u. F. SCHAJOWICZ 1952). Im Zusammenhang damit treten etwa vom 15. Lebensjahr an herdförmige regressive Veränderungen im Anulus fibrosus auf. Diese Entwicklung entspricht zunächst nicht einem krankhaften Prozeß, sondern einem normalen altersabhängigen Gewebsumbau und sollte deshalb auch nicht als Degeneration bezeichnet werden. Sie verändert aber die Bandscheibe sowohl mechanisch wie auch stoffwechselphysiologisch auf ungünstige Weise und schafft damit die Voraussetzung für pathologische Vorgänge, die zu den hier interessierenden klinischen Bildern führen. Die altersabhängigen histologischen Veränderungen sind zuletzt von A. van den Hoff (1964) beschrieben worden. ·

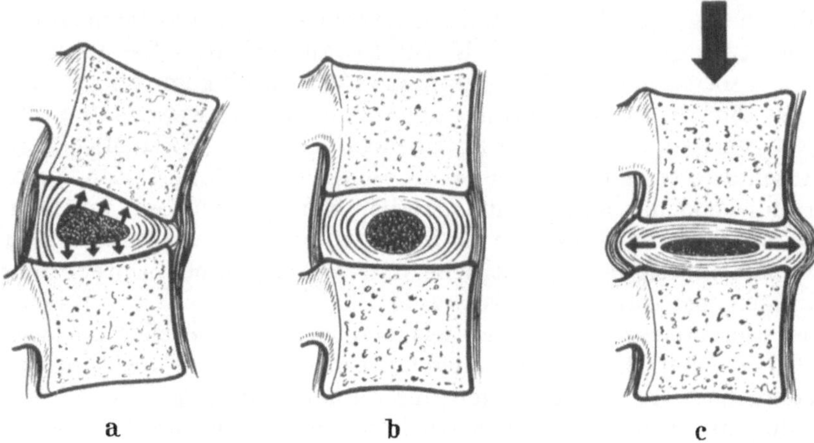

Abb. 1a—c. Schematische Darstellung der Funktion des Nucleus pulposus. Infolge seines hohen Wassergehaltes ist er zwar verformbar, nicht aber komprimierbar. Dadurch hält er den Bandapparat sowohl bei Beuge- wie auch bei Druckbeanspruchung gespannt und überträgt die Druckbelastungen auf hydrodynamische Weise gleichmäßig auf den ganzen Wirbelkörperquerschnitt. a Verhalten bei Beugebeanspruchung. b In Ruhestellung. c Verhalten bei Druckbeanspruchung.

Die Bewegungssegmente ermöglichen Bewegungsvorgänge in der Frontalebene, der Sagittalebene und um die Längsachse der Wirbelsäule, wobei diese drei Grundrichtungen beliebig kombiniert werden können. Dem Nucleus pulposus fällt überwiegend die Aufgabe zu, den Druck gleichmäßig auf den ganzen Wirbelkörperquerschnitt zu übertragen. Dank seiner hydrodynamischen Eigenschaften vermag er dies auch dann, wenn sich der

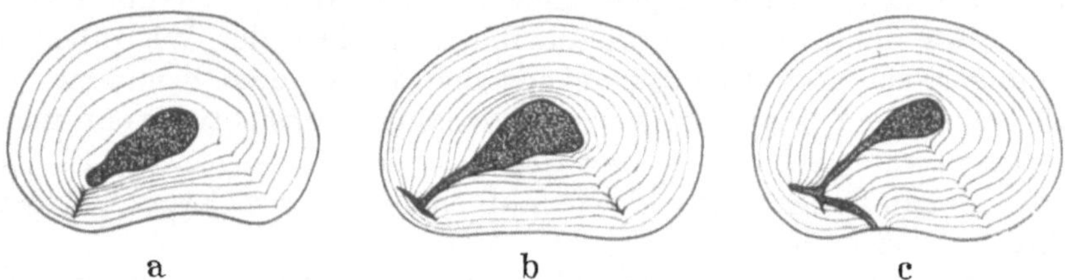

Abb. 2a—c. Das Auftreten von Rissen im Anulus fibrosus. (Nach P. R. Erlacher.) a Ausgehend von herdförmigen regressiven Veränderungen entstehen zunächst radiäre Risse. b und c Unter Druckbelastung können Teile des Gallertkernes in die Risse eindringen, sie vergrößern und auch in zirkulärer Richtung ausweiten

Abstand zwischen den Wirbelkörpern bei Bewegungen ungleichmäßig verändert. Auch der Bandapparat bleibt unabhängig von druckbedingten Abstandsänderungen gleichmäßig gespannt (Abb. 1[1]).

Die physikalische Belastung der lumbalen Bewegungssegmente liegt außerordentlich hoch. Wie H. H. Matthiash (1956) mitteilt, beträgt beispielsweise die Belastung der 5. Lendenbandscheibe bei senkrechter Wirbelsäule und Heben eines Gewichtes mit nach vorn ausgestreckten Armen als Folge von Hebelwirkungen das 22fache des gehobenen Gewichtes. Rumpfneigungen bewirken eine zusätzliche Verlängerung des Hebelarmes und damit Vermehrung der Druckwerte. Unter besonderen Bedingungen können Drucke

---

[1] Die Vorlagen für die in dieser Arbeit wiedergegebenen Zeichnungen sind mit Ausnahme von Abb. 13 alle von Frl. v. Marchtaler, Hamburg, angefertigt worden. Die Vorlage für Abb. 13 zeichnete Herr Dr. Höfle, Homburg-Saar.

bis zu 1500 kg wirksam werden. Neuere Arbeiten mit Messung der auftretenden Drucke sind von A. MACHEMSON u. Mitarb. 1962 und 1963 veröffentlicht worden. H. HINRICSSON und K. HJALMARS (1964) weisen darauf hin, daß Rotationsbewegungen zu einer Höhenminderung und damit zu einer zusätzlichen Innendrucksteigerung der Bandscheibe führen.

Die *Bandscheibenerkrankung* beginnt mit dem Auftreten von Rissen im Anulus fibrosus, die ihren Ausgang von den schon erwähnten herdförmigen regressiven Veränderungen nehmen. Die Risse sind teils radiär, teils zirkulär angeordnet (Abb. 2). Unter Druckbelastung können Teile des Gallertkerns in sie eindringen und sie dadurch vergrößern. Damit werden temporäre Verlagerungen von Teilen des Nucleus pulposus innerhalb des in seiner äußeren Begrenzung noch intakten Faserringes möglich. Man bezeichnet dieses Stadium als „*dérangement interne*" und will damit zum Ausdruck bringen, daß die Störungen noch auf das Innere der Zwischenwirbelscheibe beschränkt sind. Als klinisches Bild kann diesen Veränderungen ein Lumbago-Syndrom entsprechen, wahrscheinlich ausgelöst durch eine Reizung der Receptoren im Anulus fibrosus und möglicherweise auch im benachbarten Bandapparat.

Als nächstes Stadium schließt sich bei weiterem Elastizitätsverlust des Gallertkerns, der die Bänder nicht mehr zu straffen vermag, die sog. *Bandscheibenlockerung* an. Hier ist das Gefüge im gesamten Bewegungssegment beeinträchtigt. Es werden abnorme Verschiebungen der Wirbelkörper gegeneinander möglich. Diese sind röntgenologisch als Dorsaldislokation bei Bewegungsaufnahmen erfaßbar (F. KNUTSON 1942, L. HAGELSTAMM 1949, W. LEGER 1956, H. H. WEBER 1957, J. WELLAUER 1959) und bewirken eine abnorme Beanspruchung der Wirbelbogengelenke, die im Laufe der Zeit zu bleibenden anatomischen Veränderungen führt. Wie im Zusammenhang mit den klinischen Syndromen näher erläutert wird, können diese Veränderungen chronische oder häufig rezidivierende akute Rückenbeschwerden verursachen, die dann mit einer schmerzhaften Fixierung im betroffenen Bewegungssegment einhergehen. Wieweit diese im einzelnen von Receptoren des Anulus fibrosus, des Bandapparates, der Kapseln oder Menisci der Wirbelbogengelenke ausgelöst wird, ist zwar umstritten, doch steht außer Zweifel, daß alle diese Strukturen sensibel durch den N. sinuvertebralis (Luschkae) versorgt werden, der auch Bezüge zum Grenzstrang unterhält (C. HIRSCH u. Mitarb. 1963). Dieser Nerv stellt also die Afferenz eines viscero-motorischen Reflexes dar, dessen Erfolgsorgan die Rückenmuskulatur ist. Diese wird besonders in der Höhe des betroffenen Segmentes schmerzhaft verspannt und kann damit ihrerseits zur Quelle sekundärer Reflexmechanismen werden.

Der von H. LUSCHKA 1850 beschriebene N. sinuvertebralis wird in den Lehrbüchern auch häufig als Ramus meningicus s. recurrens bezeichnet. Er stellt eine Abzweigung des Spinalnerven dar, der in der Höhe des Foramen intervertebrale sympathische Fasern vom Grenzstrang aufnimmt und, durch das Zwischenwirbelloch in den Wirbelkanal zurückkehrend, den Wirbelknochen, das Periost, die Wirbelbögen und Bogengelenke, die Längsbänder und das Gefäßgeflecht versorgt. Ein kleiner Ast schiebt sich bis zur Dura- und Pia-Mater vor, ein anderer reicht in das Rückenmark selbst hinein.

Das dritte Stadium, das der *Bandscheibenprotrusion*, wird erreicht, wenn Pulposusgewebe bis unmittelbar unter die äußere Begrenzung des Anulus fibrosus oder durch diese hindurch bis unter das Längsband gelangt. Es entsteht eine Vorwölbung, die besonders dann klinische Erscheinungen hervorruft, wenn dadurch der Duralsack mit seinem Inhalt oder die Wurzeln im Zwischenwirbelbereich bedrängt werden. Oft, aber nicht immer, ist ein Zurückgleiten des herausgetretenen Materials möglich. Dieses hat W. E. DANDY bereits 1929 bei Operationen nachgewiesen. Damit erklären sich sowohl viele Spontanremissionen radikulärer Störungen wie auch manche zunächst unbefriedigend erscheinende Operationsbefunde, wenn sich an Stelle der erwarteten Vorwölbung lediglich eine erweichte Zwischenwirbelscheibe findet. Die mechanische Irritation der Wurzeln kann zu histologisch nachweisbaren entzündlichen oder ödematösen Reaktionen in den Wurzeln und Spinalganglien führen (G. DÖRING 1939; D. MACKENZIE 1947; F. LAUBENTHAL 1948; K. LINDBLOM u. B. REXED 1948; F. J. IRSIGLER 1951; O. LINDAHL u. B. REXED 1951), deren Ausmaß je nach Konstitution und augenblicklicher Disposition unterschiedlich sein kann. Diese entzündlichen Sekundärveränderungen sind allerdings verhältnismäßig selten (G. Norlén 1944; K. Lindblom u. B. Rexed; P. R. M. J. Hanraets 1959) und für die Ausprägung des klinischen Bildes gegenüber dem mechanischen Faktor meist von untergeordneter Bedeutung, sofern es nicht zu irreversiblen narbigen Veränderungen kommt (L. A. Hadley 1944, R. Frykholm 1951).

Das vierte, als *Prolaps* bezeichnete Stadium unterscheidet sich von der Protrusion dadurch, daß nekrotisches Bandscheibengewebe auch das Längsband durchbrochen hat.

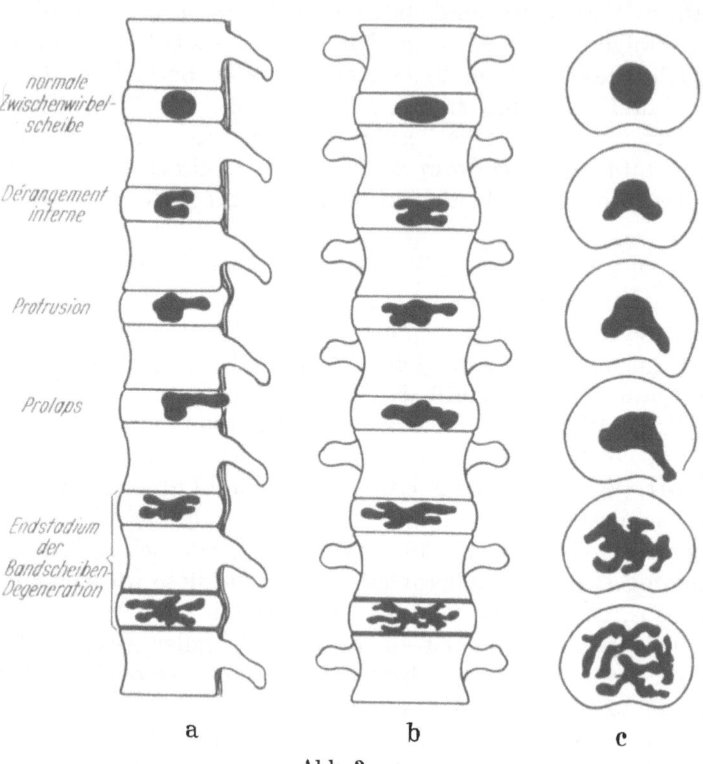

Abb. 3.
Verschiedene Stadien der Bandscheibendegeneration. Schematische Darstellung an Hand nucleographischer Befunde. (Nach Erlacher.)

Verliert der Prolaps den Gewebezusammenhang mit der Zwischenwirbelscheibe, ist er also sequestriert, so kann es zu Verlagerungen innerhalb des Wirbelkanals kommen, wodurch das Auffinden bei der Operation erschwert wird. Ein Prolaps ist nicht mehr reversibel.

Die operativen Erfahrungen haben gezeigt, daß derartige Prolapse niemals nur aus dem Nucleus pulposus bestehen. Meist handelt es sich um faseriges und weitgehend zermürbtes Knorpelgewebe ohne jeglichen gallertigen Charakter, das zweifellos dem Anulus fibrosus entstammt und in einem Stück herausgezogen werden kann. Die im Schrifttum überwiegend vertretene Ansicht, es handele sich beim Bandscheibenprolaps um einen Vorfall des Gallertkerns, ist mit den üblichen Operationsbefunden nur schwer in Einklang zu bringen und bedarf der Überprüfung.

Die Stadien 3 und 4 verursachen überwiegend mono- oder oligoradikuläre Reiz- und Ausfallserscheinungen, in Einzelfällen bei Totalausstoßung einer Bandscheibe (Massenprolaps) auch ausgeprägte Caudasyndrome. Die Gefügelockerung des zweiten Stadiums kann trotz der Ausbildung von Protrusion oder Prolaps bestehenbleiben, so daß auch nach Beseitigung einer Wurzelkompression die Rückenbeschwerden zuweilen fortdauern.

Im *Endstadium der Bandscheibendegeneration* ist das ursprünglich elastische Pulposusgewebe durch faseriges Bindegewebe ersetzt. Oft finden sich Höhenverminderung des Zwischenwirbelspaltes, Spangenbildungen an den Wirbelkörperkanten und Arthrosen der Wirbelgelenke. Das Neuauftreten von Protrusionen und Prolapsen kommt in diesem Stadium seltener vor (F. Reischauer 1949 u. a.). Auch verliert sich oft, wenngleich nicht immer, die abnorme Beweglichkeit des Segmentes, wie wir sie im Stadium 2 gekennzeichnet haben. Unter Einschränkung der physiologischen Bewegungsmöglichkeiten kann damit zwar ein relativ beschwerdefreier Zustand erreicht werden, doch sind am eigenen Krankengut noch 21% aller Patienten jenseits des 50. Lebensjahres und 3% jenseits des 60. Lebensjahres in klinische Behandlung gekommen. Örtliche Rückenbeschwerden wie auch radikuläre Symptome können, wie sich daraus ergibt, durchaus auch in mittlerem und höherem Lebensalter, also bei fortgeschrittener Bandscheibendegeneration, erstmalig oder erneut auftreten. Einen schematischen Überblick über die verschiedenen Stadien der Bandscheibenerkrankung vermittelt Abb. 3.

IV. Die Bedeutung von Konstitution, Vorkrankheiten, Lebensalter und beruflicher Belastung.

Der sehr umfassende Begriff der Konstitution bedarf im Rahmen dieses Handbuchkapitels einer Einengung. Hier sollen lediglich allgemeine körperbauliche Typen und angeborene Besonderheiten der Wirbelsäule Berücksichtigung finden.

Es sei vorweg gesagt, daß bei athletisch, leptosom, pyknisch und dysplastisch gebauten Menschen Bandscheibendegenerationen in etwa gleicher Häufigkeit vorkommen. Dies hat die Aufgliederung eines größeren Krankengutes der Kölner Kliniken erkennen lassen (K. A. Jochheim, F. Loew u. A. Rütt 1961). Allerdings muß man bei solchen Beobachtungen darauf achten, daß Fälle mit chronischem Kreuzschmerz als Folge muskulärer wie auch charakterlicher Haltungsschwäche nicht einbezogen werden. Die Bedeutung von *Formvarianten und Entwicklungsstörungen* der Wirbelsäule ist wesentlich schwieriger einzuschätzen. Während T. A. Willis (1931) sowie J. D. Southworth und S. R. Bersack (1950) statistisch überzeugende Zusammenhänge verneinen, haben T. Alajouanine u. R. Thurel (1947), H. Kuhlendahl (1954), J. E. W. Brocher (1957) und P. R. M. J. Hanraets (1959) auf Grund eigenen Krankengutes und von Literaturstudien überzeugend darlegen können, daß dann, wenn die erwähnten Fehlbildungen der Wirbelsäule vorhanden sind, auch im erhöhten Maße mit dem Auftreten von lumbosacralen Bandscheibenschäden gerechnet werden muß. Die unterschiedlichen Beurteilungen finden zum Teil ihre Erklärung darin, daß sich auch bei angeborenen Fehlbildungen die Bandscheibenerkrankungen erst im mittleren Lebensalter manifestieren und deshalb bei Serienuntersuchungen jüngerer Menschen nicht erfaßt werden.

Unter dem Eindruck der älteren Theorie einer entzündlichen Genese des Ischiasleidens ist in Analogie zu den Beobachtungen bei rheumatischen Erkrankungen früher besonderes Augenmerk auf *vorangegangene Infektionskrankheiten und Fokalinfekte* gerichtet worden. Bei der Häufigkeit derartiger Entzündungsherde ist es nicht verwunderlich, daß zeitliche Koinzidenzen nicht selten festgestellt worden sind. Entsprechend wurde fast allgemein empfohlen, die Behandlung mit einer Fokalsanierung zu beginnen (F. Gudzent 1921, W. Berger 1939, W. H. Veil 1939, A. Slauck 1939, A. Geronne 1939, K. Kissling 1939, J. Krischek 1955, K. Hansen 1957 und viele andere mehr). Überraschenderweise haben später allerdings unvoreingenommene statistische Erhebungen die oben skizzierte weitverbreitete Annahme nicht stützen können. Beispielsweise fanden K. A. Jochheim, F. Loew und A. Rütt (1961) nur bei 6% ihres Krankengutes Vorkrankheiten aus dem „rheumatischen" Formenkreis. Dies besagt aber nicht, daß nicht in Einzelfällen Zusammenhänge über enge zeitliche Bindungen hinaus auch in kausaler Beziehung vorhanden sein können, wobei Reizschwelle und Reaktionsweise des Nerven auf die mechanische Irritation durch einen Infekt moduliert werden können (K. J. Zülch 1954) (vgl. S. 166). Das gleiche gilt, wie A. Saurer (1947) darlegen konnte, für hormonelle Störungen im Klimakterium.

Die Mitteilungen über die Häufigkeit osteochondrotischer Wirbelsäulenveränderungen in den verschiedenen Lebensaltern weisen keine wesentlichen Unterschiede auf. Auf die auf S. 184 aufgeführten zusammenfassenden Darstellungen sei hingewiesen. Zusätzliche Veröffentlichungen zu dieser Frage finden sich unter anderem bei Liechty (1944) und bei Süsse. Gewisse Zahlenunterschiede, beispielsweise die von F. Reischauer (1949) angegebenen niedrigeren Häufigkeitszahlen, sind — wie schon G. Säker (1952) mit Recht bemerkte — technisch bedingt.

Im Kindesalter treten Bandscheibenvorfälle nur vereinzelt auf. Neuere Beschreibungen von Einzelfällen finden sich unter anderem bei C. Bacin u. Mitarb. (1963) und J. A. Epstein und L. S. Lavine (1964). Ein typisches Lumbagosyndrom bei Kindern kann übrigens auch einmal durch Bandscheibenverkalkungen verursacht werden (E. J. Eyring u. Mitarb. 1964). Etwa zwei Drittel aller Fälle kommen zwischen dem 30. und 50. Lebensjahr erstmalig in klinische Behandlung. Von dem verbleibenden Drittel entfällt wiederum ein Drittel auf den Zeitraum vor dem 30. Lebensjahr, während die übrigen erst nach dem

50. Lebensjahr behandlungsbedürftig werden. Während also die Kurve der manifesten Krankheit einen Häufigkeitsgipfel zwischen dem 30. und 50. Lebensjahr aufweist, nimmt die Häufigkeit röntgenologisch nachweisbarer spondylarthrotischer Veränderungen mit dem Lebensalter fast gradlinig zu (R. Boehmig 1929; H. Uebermuth 1929; G. Schmorl u. H. Junghanns 1932; H. Kuhlendahl und W. Kunert 1954).

Dabei sind allerdings Berufsgruppen mit schwerer körperlicher Beanspruchung frühzeitiger und stärker betroffen, als es dem sonstigen Bevölkerungsdurchschnitt entspricht. Zur Erklärung ist auf die zahlreichen Untersuchungen über die mechanischen Belastungsmomente bei bestimmten körperlichen Verrichtungen hinzuweisen, die von F. K. Bradford u. R. G. Spurling (1950), von H. H. Matthiash (1956) und in letzter Zeit von J. D. G. Troup (1965) veröffentlicht worden sind. Danach besteht kein Zweifel, daß bestimmte Arbeitshaltungen und Arbeitsanforderungen häufiger klinische Behandlungsmaßnahmen veranlassen. Allerdings ist zu berücksichtigen, daß beim Auftreten einer Bandscheibenerkrankung Berufsgruppen mit stärkeren körperlichen Anforderungen erheblicher beeinträchtigt sind als solche, bei denen die beruflichen Aufgaben auch mit einer etwas schmerzhaften und weniger beweglichen Wirbelsäule mühelos abgewickelt werden können (J. E. W. Brocher 1957). Schon E. Severin fand im Jahre 1943 bei seinen 210 Fällen eine auffällige Häufung körperlich schwer arbeitender Menschen. L. Unander-Scharin (1950) berichtete aus der Stockholmer Krankenversicherungsstatistik 1948 über 5229 Fälle von Lumbago und Ischias, die etwa 4,5 % der in diesem Jahre angefallenen Gesamtkrankheitsziffer ausmachten. Bei den an Bandscheibensyndromen erkrankten Straßenbahnangestellten Stockholms waren die körperlich schwer arbeitenden Werkstattangehörigen gegenüber dem viel geringer belasteten Fahrpersonal auffallend häufig vertreten. H. Kuhlendahl und W. Kuhnert (1952) konnten bei Vergleichszählungen im Bergbau etwa doppelt so häufig eine Erkrankung an Lumbago, Muskelrheumatismus und „Neuritis" feststellen, als es der Verteilung der Durchschnittsbevölkerung entsprach. Der Anteil von Angehörigen schwer arbeitender Berufe wurde ziemlich übereinstimmend von R. Malmros (1942), S. Friberg (1947), J. E. Poppen (1945), W. Waris (1949) sowie C. Hirsch (1959) mit etwa zwei Drittel bis drei Viertel des jeweiligen Krankengutes angegeben. Während die übrigen Autoren aus diesen Zahlen auf eine besondere Häufung bei Schwerarbeitern schlossen, vertrat C. Hirsch (1959) die Ansicht, dieses Zahlenverhältnis entspreche der allgemeinen Häufigkeit der Berufe mit schwerer Arbeit innerhalb der berufstätigen Bevölkerung. G. Maintz (1953) fand bei einer größeren Untersuchung, die der Frage nach der Einwirkung von Preßluftarbeiten auf die Entstehung lumbaler Bandscheibenschäden gewidmet war, daß bei dieser Tätigkeit Unterschiede gegenüber anderen schwer arbeitenden Berufsgruppen nicht vorliegen. Im Vergleich mit Frauen und mit Geistesarbeitern war jedoch unverkennbar, daß Schwerarbeiter spondylarthrotische Veränderungen mittleren und hohen Grades früher aufweisen als die erwähnten Kontrollgruppen. Für das höhere Lebensalter waren allerdings sichere Unterschiede nicht mehr faßbar. Die frühzeitigere Entwicklung röntgenologisch sichtbarer Veränderungen allein weist jedoch noch keineswegs auf eine häufigere Manifestation entsprechender klinischer Erscheinungen hin. Zu ähnlichen Ergebnissen gelangte Ch. Axt (1960) bei Vergleichsuntersuchungen an Bürokräften und Schwerarbeitern.

V. Die klinischen Syndrome.

Im folgenden sollen zunächst die häufigsten klinischen Syndrome skizziert werden. Anschließend werden die wesentlichen an den Krankheitsbildern beteiligten Symptomgruppen einzeln besprochen, um durch eine solche Analyse nicht nur die Bausteine für die Differentialdiagnose, sondern auch für einen gezielten Einsatz der therapeutischen Maßnahmen zu gewinnen.

Erstsymptom und in vielen Fällen auch einziges Symptom der Bandscheibenerkrankung ist in der Regel das Auftreten von Rückenbeschwerden im Lumbosacralbereich, so wie es auf S. 176 als Lumbagosyndrom näher beschrieben ist. Die Lumbago dauert

meist zunächst nur kurz an, ohne Anlaß zu ärztlicher Behandlung in diesem Anfangsstadium zu geben. Rezidive sind allerdings nicht selten. Entsprechend vermißt man in
der Anamnese von Patienten, die in späteren Stadien der Krankheit zur Behandlung
kommen, kaum je Angaben über vorangegangene „Hexenschüsse“. Das Hinzutreten
von „Ischiasbeschwerden“ ist sowohl bezüglich des Zeitpunktes wie auch der Ausprägung
unterschiedlich. Es kommt zu neuralgischen Schmerzen, die in ein Bein — selten gleich
in beide Beine — ausstrahlen, wobei die Schmerzausbreitung dem Versorgungsgebiet der
betroffenen Wurzel zu entsprechen pflegt. Häufig findet man Sensibilitätsstörungen im
gleichen Gebiet. Besser als Worte es vermögen, beschreibt Abb. 4a—e die Sensibilitätsstörungen, die für die verschiedenen im Lumbosacralbereich vorkommenden Bandscheibenvorfälle typisch sind. Ähnlich wie die örtlichen Rückenbeschwerden ist auch der
neuralgische Schmerz von der Stellung und Beanspruchung der Wirbelsäule abhängig.
Wir finden entsprechende Schonhaltungen und auch die charakteristische Schmerzverstärkung durch Husten, Niesen und Pressen. Das beschriebene Syndrom — Lumbago,
neuralgische Schmerzen und eventuell auch Sensibilitätsstörungen im Versorgungsgebiet
der Wurzeln S 1, L 5 oder/und L 4 — kann, wie auch die alleinige Lumbago, flüchtiger
Natur und nur gering ausgeprägt sein und ohne eingreifendere Behandlungsmaßnahmen
wieder abklingen. Es ist, wenn es ausgeprägter auftritt, für den Kranken äußerst quälend
und erfordert dann rasche und gezielte Behandlung. Rezidive sind häufig.

Gröbere motorische Ausfälle treten nur bei einem kleinen Teil der Patienten hinzu.
Sie geben verständlicherweise dem Krankheitsbild eine besondere Dringlichkeit. Leichtere
motorische Störungen entgehen dagegen verhältnismäßig oft der Aufmerksamkeit des
Kranken und mitunter auch des Arztes. Tritt im Verlauf eines ischialgischen Krankheitsbildes und bei gleichzeitiger Lumbago eine Schwäche der Mm. flexores hallucis oder
digitorum und des Triceps surae (teilweise vom Segment S 1 versorgt) oder von der
Fibularisgruppe, den Zehenextensoren und der Glutäalmuskulatur (teilweise von L 5
versorgt) oder des Tibialis anterior (teilweise von L 4 versorgt) (vgl. auch Abb. 6) auf und
entsprechen Schmerzausstrahlung und Sensibilitätsstörung der gleichen Segmentzone,
bietet die Anamnese außerdem Hinweise auf frühere Schübe von Lumbago oder Ischialgien
als Zeichen der sich entwickelnden Bandscheibenerkrankung, und läßt schließlich das
Röntgenbild einen andersartigen Knochenprozeß im zugehörigen Bereich der Wirbelsäule
ausschließen, so ist an der Verursachung des Krankheitsbildes durch einen Bandscheibenvorfall kaum ein Zweifel möglich. Fehlen aber einzelne Komponenten dieses Syndroms,
beispielsweise die entsprechenden anamnestischen Hinweise oder die begleitenden Lumbagobeschwerden oder die neuralgischen Schmerzen, so ist besondere diagnostische Sorgfalt geboten.

Das dringlichste Krankheitsbild, das durch einen lumbalen Bandscheibenvorfall verursacht werden kann, ist das der Cauda-Querschnittslähmung mit Blasen- und Mastdarmstörungen, mehr oder weniger vollständigem Ausfall der aktiven Beweglichkeit der Füße
und entsprechenden Sensibilitätsstörungen, vor allem auch im Reithosengebiet. In den
Kapiteln über die Behandlung wird näher ausgeführt, daß in diesen Fällen einzig die
sofortige operative Entfernung des Bandscheibenvorfalles Aussichten auf eine Rückbildung der Ausfälle bietet. Die Einweisung in eine neurochirurgische Spezialabteilung
ist deshalb als Notfall mit gleicher Dringlichkeit erforderlich, mit der beispielsweise ein
Patient mit Verdacht auf Magenperforation in einer chirurgischen Abteilung aufzunehmen
ist. Die zur differentialdiagnostischen Abklärung erforderlichen Untersuchungen (vgl.
S. 190—193) müssen dann auf wenige Stunden zusammengedrängt und die Operation
sofort angeschlossen werden. Nur solch rasches und aktives Vorgehen vermag den
Kranken vor schwerwiegendsten bleibenden Schäden zu bewahren.

Am Aufbau des klinischen Bildes sind also, wie wir gesehen haben, im wesentlichen
fünf Symptomgruppen beteiligt, die allein oder in wechselnden Kombinationen vorkommen. Es sind dies lokale Wirbelsäulenbeschwerden und entsprechende Befunde,
radikuläre Reizerscheinungen, sensible Wurzelausfälle, motorische Wurzelausfälle und
vegetative Störungen im betroffenen Körperviertel.

Vom Standpunkt der ätiologischen Betrachtung wäre eine Trennung der aufgezählten Symptomgruppen nicht erforderlich. Dagegen ist sie für die Differentialdiagnose wie auch für das therapeutische Vorgehen außerordentlich nützlich.

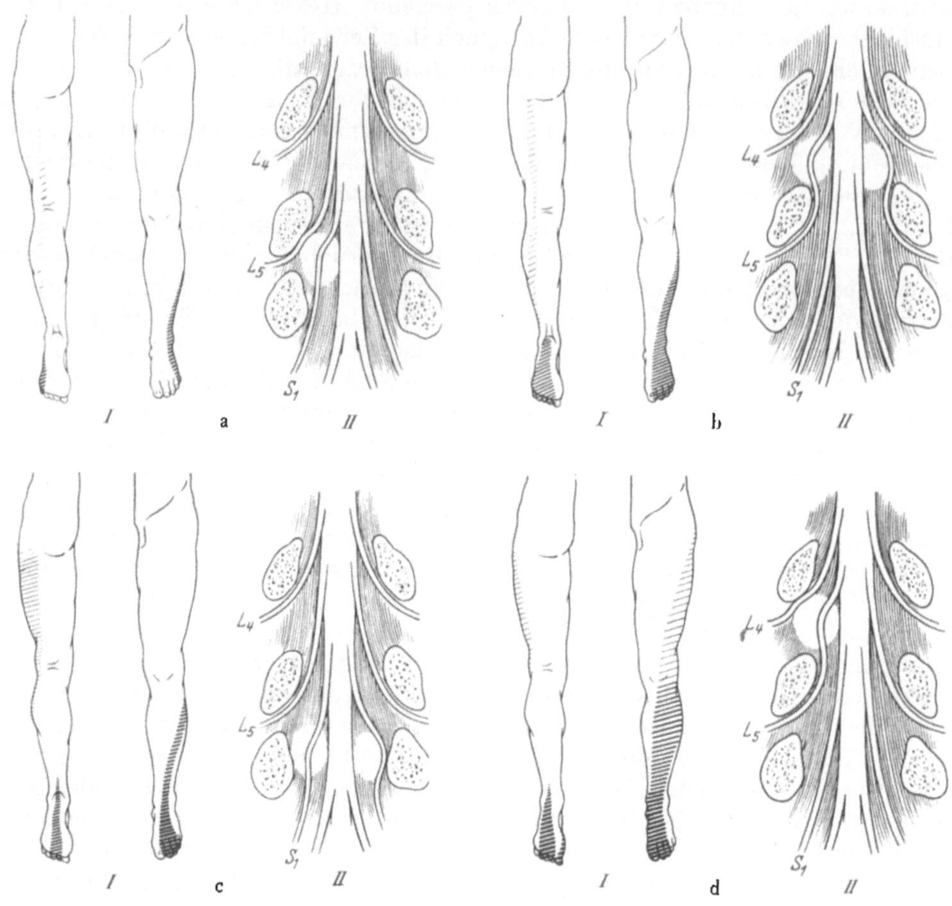

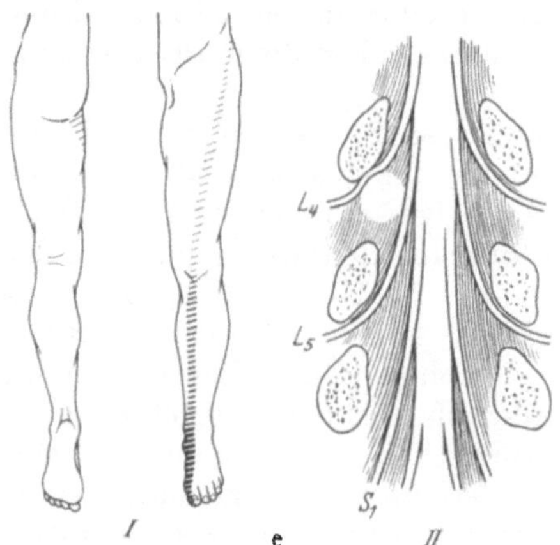

Abb. 4a—e. Die Beziehungen zwischen Bandscheibenvorfall und Wurzel. (Nach Ectors.) Je nach seiner Lage vermag ein Vorfall die in gleicher Höhe oder eine Etage tiefer austretende oder beide Wurzeln zu bedrängen, wobei die Wurzeln nach lateral oder nach dorsal verlagert sein können. Dem Vorfall einer bestimmten Bandscheibe können also sehr unterschiedliche neurologische Ausfälle entsprechen. — Die Ausstrahlung des neuralgischen Schmerzes entspricht dem sensiblen Versorgungsgebiet der betroffenen Wurzel. a Vorfall der 5. Lendenbandscheibe mit Beeinträchtigung der Wurzel S_1. b Vorfall der 5. Lendenbandscheibe mit Beeinträchtigung sowohl der Wurzel S_1 wie auch der Wurzel L_5. c Vorfall der 4. Lendenbandscheibe mit Beeinträchtigung der Wurzel L_5. d Vorfall der 4. Lendenbandscheibe mit Beeinträchtigung der Wurzeln L_4 und L_5. e Vorfall der 4. Lendenbandscheibe mit Beeinträchtigung der Wurzel L_4.

Zunächst läßt sich aus der Vielzahl der klinischen Zeichen der *umschriebene Rückenschmerz* (Lumbago) herauslösen, der zumeist von einer Fehlhaltung der Wirbelsäule und mehr oder weniger ausgedehnten Muskelverspannungen begleitet wird.

Der Begriff der Myogelose (H. Schade 1921) ist so eng mit den oft recht verschwommenen Vorstellungen über das Muskelrheuma verbunden, daß wir ihn in den nachfolgenden Abschnitten meiden werden.

In den Lehrbüchern der Orthopädie werden als Ursachen derartiger Muskelhärten Überanstrengungen, Fokalinfektionen, Abkühlungen, hyperergische Reaktionen und innersekretorische Störungen genannt. Die Verhärtungen sind zwar zu tasten, mit histologischen Methoden jedoch nicht zu erkennen (H. Schade 1949). Es handelt sich nämlich, wie F. A. Elliot (1944), G. Weddell u. Mitarb. (1944) sowie H. Bayer u. G. Ihlenfeldt (1949) mit Hilfe der Elektromyographie nachgewiesen haben, um reflektorisch ausgelöste umschriebene Muskeltonuserhöhungen. Die Entstehungsbedingungen können unschwer auf die gemeinsame Formel umschriebener örtlicher Reizerhöhungen oder allgemeiner Senkung der Reizschwelle gebracht werden, wobei die zuvor genannten pathogenetischen Faktoren sowohl örtlich als auch durch allgemeine Schwellenbeeinflussung wirksam werden können.

Die Schmerzen beim Lumbagosyndrom sind primär Ausdruck einer physiologischen Leistung des peripheren Nervensystems, nämlich Folge einer von den Receptoren aus dem Bereich des erkrankten Bewegungssegmentes aufgenommenen Reizung. Reizausbreitung und Schmerzintensität können allerdings durch konstitutionelle und dispositionelle Einflüsse moduliert werden.

Demgegenüber muß als zweites Syndrom das der *radikulären Reizerscheinungen* abgegrenzt werden. Kennzeichnend sind hier neuralgische Beschwerden mit Schmerzausstrahlung in das von der betroffenen Wurzel versorgte Hautareal. Der radikuläre Schmerz unterscheidet sich nach Art und Verteilung durchaus vom normalen Receptorenschmerz und hat für unsere Betrachtung eine recht erhebliche Bedeutung erlangt. Er ist allerdings an die noch leitungsfähige Wurzel gebunden und darf als Alarmsignal gelten, das mit Unterbrechung der Leitungsfähigkeit oft erlischt (J. A. Chavany, P. Janny u. D. Hagemüller 1949; H. Kuhlendahl, F. Reischauer u. a.).

Damit kommen wir zu der Gruppe der *radikulären Ausfälle*, die sowohl auf motorischem als auch auf sensiblem Gebiet liegen können. Der getrennte Verlauf vorderer und hinterer Wurzeln vor ihrer Vereinigung nahe dem Spinalganglion erklärt, daß beide Leistungen des peripheren Nervenabschnitts unabhängig voneinander betroffen sein können. Eine Beeinträchtigung der Leitfähigkeit motorischer Wurzeln führt zu Paresen und bald auch zu Atrophien. Störungen der Sensibilität äußern sich nicht nur in quantitativen Veränderungen der Schmerz- und Berührungsempfindung, sondern oft auch als Paraesthesien und Allaesthesien.

Die Leitungsstörung peripherer Nerven wird von manchen Autoren unabhängig von ihrer Ätiologie als „Neuritis" bezeichnet. Die letzte ausführliche Zusammenfassung stammt von R. Wartenberg (1959). Diese Terminologie scheint uns mißverständlich, weil im allgemeinen medizinischen Sprachgebrauch mit der Endung „itis" ein entzündlicher Prozeß gekennzeichnet zu werden pflegt. Wir halten es deshalb für zweckmäßiger, lediglich beschreibend von sensiblen und motorischen Funktionsstörungen zu sprechen.

Als fünfte Komponente ist das *Vorkommen vegetativer Phänomene* zu erwähnen, das im Zusammenhang mit der „Ischias" durchaus bekannt ist (H. Pette 1942, G. Säker 1947, F. Reischauer 1949, E. A. Schrader 1949, H. W. Pässler 1955, O. Stary 1956 und 1959, F. Ditmar 1959 u. a.). Die veränderte vegetative Steuerung beeinflußt nicht nur die Durchblutungsverhältnisse, sondern bewirkt auch über eine Senkung der Reizschwelle Muskelverspannungen, die nicht mehr segmental begrenzt sind. Es finden sich ferner vegetativ bedingte Sensibilitätsstörungen, die von solchen radikulärer Genese unterschieden werden müssen. Eine Reizung des vegetativen Anteils der Spinalwurzeln vermag schließlich auch — wie dies R. Frykholm (1952) im Cervicalbereich durch Druck auf motorische Wurzeln während operativer Eingriffe beobachten konnte — dumpfe muskulär anmutende Schmerzen in dem zugehörigen Körperviertel auszulösen.

Diese fünf Komponenten seien im folgenden näher beschrieben, wobei gleichzeitig der Versuch unternommen wird, sie bestimmten pathophysiologischen Vorgängen und morphologischen Veränderungen zuzuordnen. Es muß von vornherein betont werden, daß die einzelnen Komponenten nur ausnahmsweise auf die Dauer isoliert vorkommen. Im Verlauf des Krankheitsgeschehens sind sie vielmehr oft in wechselndem Ausmaß gleichzeitig oder nacheinander erkennbar. Allgemeingültige Zahlen über die Häufigkeit ihres Vorkommens sind schwer zu gewinnen, da erfahrungsgemäß frei praktizierenden Ärzten und Klinikern verschiedener Fachrichtungen ein unterschiedlich zusammengesetztes Krankengut begegnet.

1. Das Lumbagosyndrom.

Führende Symptome sind

a) Schmerzen im Lenden-Kreuzbereich,

b) Haltungs- und Bewegungsstörungen im lumbosacralen Abschnitt, manchmal mit kompensatorischer Beteiligung auch der übrigen Wirbelsäule.

a) Die Schmerzen treten oft schlagartig auf, können sich aber auch schleichend entwickeln. Manchmal werden sie durch bestimmte Bewegungen ausgelöst. Im Volksmund nennt man sie gern „Hexenschuß". Zum Teil werden Kälteeinflüsse, Zugluft, Infekte u. ä. als auslösende oder schmerzverstärkende Faktoren angeschuldigt. Husten, Niesen und Pressen pflegen die Beschwerden zu verstärken. Das Maximum des Schmerzes wird meist recht genau in Höhe eines Wirbelsäulenabschnitts und in die zugehörige Muskulatur lokalisiert. Dabei kann das Schmerzareal symmetrisch oder asymmetrisch verteilt sein. Es sei vorweg gesagt, daß die stärksten Schmerzen meist in Höhe des gestörten Bewegungssegmentes der Wirbelsäule angegeben werden. Schmerzausbreitungen nach ventral und kranialwärts bis in die Höhe des Rippenbogens kommen vor. Sie gehören zu den vegetativen Phänomenen, die weiter unten im Zusammenhang besprochen werden sollen (s. S. 181). Die Schmerzphänomene lassen sich durch Prüfung der Klopf- und Druckempfindlichkeit der Dornfortsätze und der kurzen und langen Rückenmuskulatur weiter analysieren. Auch hier entspricht das Maximum meist der Höhe des betroffenen Bewegungssegmentes (H. H. Matthiash 1956). Schmerzhafte Muskelverspannungen lassen sich in Form derber Spindeln zumeist in oberflächlichen Muskellagen tasten. Spontanschmerzen und Verspannungen stimmen in ihrer Ausdehnung weitgehend überein. Auch hier sind vegetative Phänomene beteiligt. Eine klinische Analyse der Bewegungsstörungen kann die schmerzhafte Fixierung der Fehlhaltung und die mechanischen Bedingungen der Schmerzbeeinflussung deutlicher machen. Ob man sich nun des Lasègueschen Handgriffs bedient oder den Beckenkippungsschmerz durch andere Bewegungen prüft, ist ohne grundsätzliche Bedeutung. Manchmal gelingt die Entlarvung eines Simulanten leichter, wenn man vom allzu bekannten Untersuchungsschema abweicht (R. Römheld 1918).

b) Haltungs- und Bewegungsstörungen der Wirbelsäule finden sich als Streckstellung, als Hyperlordose oder Skoliose, zuweilen mit Haltungsausgleich in oberen Wirbelsäulenabschnitten. Die Fehlhaltungen sind im Lumbosacralbereich meist ganz oder teilweise fixiert, wenngleich sich die Steifhaltung bei Entlastung der Wirbelsäule nach entsprechender Lagerung mitunter lösen läßt (O. Babinski 1888, H. Schüdel 1889, E. Remak 1892, Ehret 1897, L. Minor 1898, Ph. Lewin 1943, J. B. Mennell (1945), H. Debrunner 1948, F. Schwarzweller 1956, E. Güntz 1958). Damit erklärt sich die gelegentliche Diskrepanz zwischen dem klinischen Befund und den im Liegen angefertigten Röntgenaufnahmen. Röntgenuntersuchungen im Stehen sowie Bewegungsaufnahmen geben hier zweifellos zuverlässigere Befunde (W. Leger 1956 u. a.).

2. Die radikulären Reizerscheinungen.

Führendes Symptom ist der in das Versorgungsgebiet der betroffenen Wurzel ausstrahlende Schmerz, der meist als hell, bohrend, ziehend und außerordentlich heftig beschrieben wird und besonders beim Husten, Niesen und Pressen zunimmt. Er beginnt oft in proximalen Anteilen des Segmentes und kann bei Fortschreiten der Krankheit oder bei bestimmten Bewegungen bis ins Endausbreitungsgebiet einschießen. Nur ausnahmsweise werden ausschließlich Schmerzen im Bereich der distalen Endverzweigung angegeben.

Die neuralgischen Reizsymptome sind in ihrer Intensität häufig selbst von nur geringen Bewegungen in lumbosacralen Wirbelsäulenabschnitten abhängig. Hierzu gehören schon durch die Anspannung der Bauchmuskulatur bedingte kurze Bewegungsstöße beim Husten und Niesen. Die These, daß eine solche Schmerzauslösung auf dem

Wege über eine Liquordrucksteigerung zustande komme, konnte von F. Reischauer (1949) für die meisten Fälle widerlegt werden; Liquordrucksteigerungen, die nach dem Mechanismus des Queckenstedtschen Versuches ausgelöst wurden, waren nur selten von Einfluß auf die Wurzelschmerzen. Die Bedeutung bewegungsmechanischer Faktoren wird auch dadurch unterstrichen, daß die Kranken selbst bei drohendem Husten- oder Niesreiz mit den Händen das Becken zu fixieren suchen, um die Stöße abzufangen. Zu den bewegungsabhängigen Schmerzverstärkungen gehört auch der Laseguesche Versuch. Zweifellos kommt es beim Anheben des gestreckten Beines zu einer Beckenkippung, die dann, wenn ohnehin das Zwischenwirbelloch durch vorgetretenes Bandscheibengewebe eingeengt ist, die Wurzel in noch engeren Kontakt mit dieser Vorwölbung bringt. Daneben kann auch der Zug an der Wurzel an der Schmerzauslösung beteiligt sein (D. Müller 1952; S. de Sèze und J. Welfing 1957 u. a.). Entscheidend ist dieser Faktor aber sicher nicht, da sich zuweilen der gleiche Wurzelschmerz auch bei entspannten Nerven in Bauchlage durch Beckenkippung nach hinten auslösen läßt (F. Reischauer 1949, C. A. Höchst 1951). Man fixiert hierzu mit der einen Hand die Lendenwirbelsäule und hebt mit der anderen den Oberschenkel dorsalwärts an.

Bei der Auswertung des Laseguesschen Versuches muß man unterscheiden zwischen den hierdurch ausgelösten örtlich begrenzten Rückenschmerzen (s. S. 176), dem eben beschriebenen klassischen Wurzelschmerz und schließlich dumpfen, spannenden Mißempfindungen, die in die Dorsalseite der Beinmuskulatur lokalisiert werden und lediglich Ausdruck einer Muskeldehnung sind. Die lapidare Feststellung, „der *Lasègue*" sei positiv, sagt also nichts über eine Wurzelbeteiligung aus. Auf einen Wurzelkontakt ist nur zu schließen, wenn die Schmerzausstrahlung der radikulären Verteilung ent-

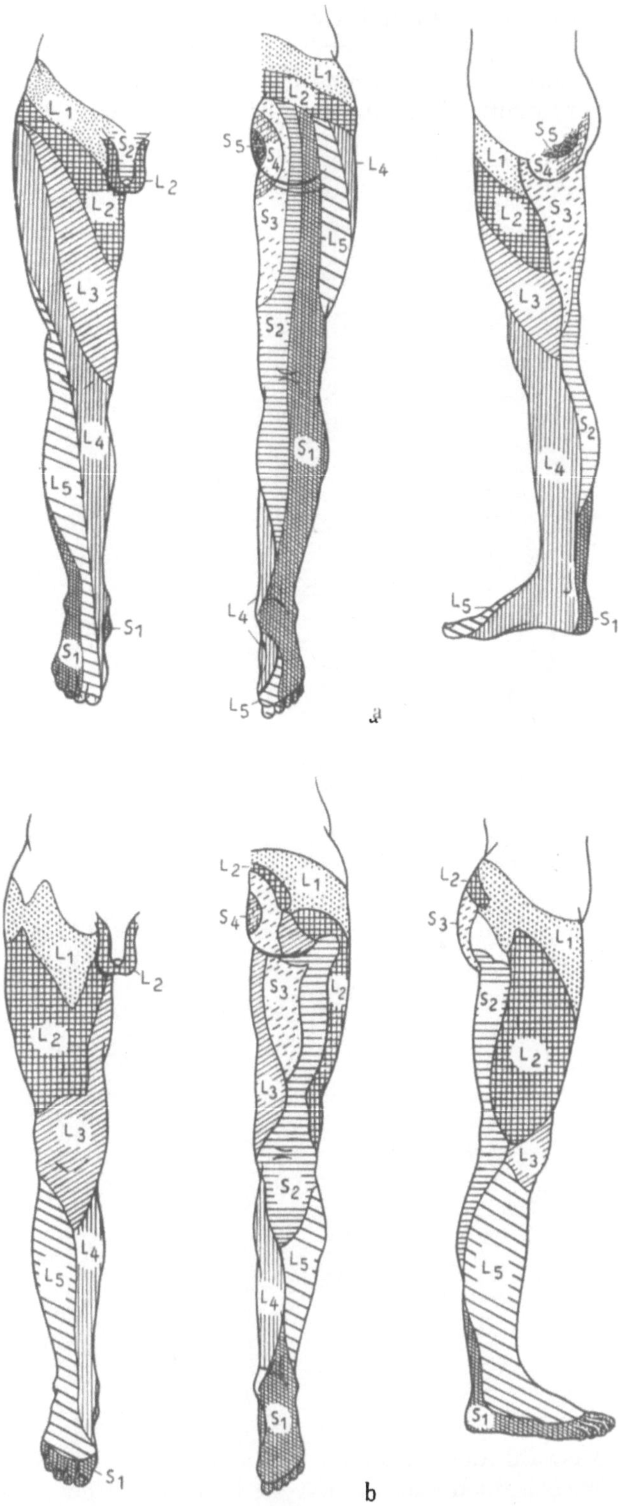

Abb. 5a—e. Gegenüberstellung der verschiedenen Schemata über die segmentale sensible Versorgung im lumbalen und sacralen Bereich. a Sensibilitätsschema nach Schliack. b Sensibilitätsschema nach Head. c Sensibilitätsschema nach Müller und Spatz. d Sensibilitätsschema nach Déjérine. e Sensibilitätsschema nach Foerster.

spricht und neuralgischen Charakter hat. Als Faustregel gilt, daß eine Reizung der Wurzel S 1 eine Schmerzausstrahlung vom lumbosacralen Übergangsgebiet über das Gesäß, an der Rückseite des Ober- und Unterschenkels bis in die Ferse und oft auch die laterale Fußkante hervorruft. Für eine Irritation der Wurzel L 5 spricht ein Schmerzverlauf etwas mehr lateral, an der Außenseite des Ober- und Unterschenkels, oft auch weiter über den Fußrücken bis zur Großzehe. Die Wurzel L 4 ist betroffen, wenn der Schmerz am Oberschenkel vorn-lateral entlang zieht. Am Unterschenkel folgt er der Schienbeinkante. Der Fuß bleibt in der Regel frei.

Die übrigen Wurzeln sind selten isoliert betroffen, so daß sie an dieser Stelle nicht gesondert besprochen werden sollen. Der Schmerzverlauf entspricht den Hautsensibilitätsfeldern, wie sie in Abb. 4 und 5a dargestellt sind.

Um ihre Beschwerden zu mindern, bevorzugen die Patienten von Fall zu Fall unterschiedliche Schonhaltungen. Bei einigen wird die Wurzel nach Hyperlordosierung entlastet, während andere nur in der Kyphose, also in Hockstellung, in weichen Sesseln oder auf weichen Matratzen, Beschwerdelinderung finden. Auch ausgeprägte Skoliosen sind häufig als Entlastungshaltung anzutreffen. Es ist wichtig, auf Eigenbeobachtungen der Patienten zu achten und sie therapeutisch auszunutzen. Man sollte hier jeden Schematismus vermeiden. Generelle Lagerungsvorschriften kann es nicht geben, weil die funktionsmechanischen Bedingungen sehr unterschiedlich sind. Bei der Auswahl der Schonhaltung sind natürlich auch die unter 1. beschriebenen lokalen Wirbelsäulenbeschwerden zu berücksichtigen.

3. Die sensiblen Ausfallserscheinungen.

Das Auftreten sensibler Ausfälle im Rahmen des Ischiassyndroms ist in allen klinischen Beschreibungen erwähnt, unter anderem bereits bei D. Cotugno (1770). Sogar deren radikuläre Verteilung wurde von einigen Autoren schon verhältnismäßig frühzeitig erkannt (L. LORTAT-JACOB 1904; J. CAMUS 1908; H. STURSBERG 1910; I. K. A. WERTHEIM-SALOMONSON 1911; J. DÉJÉRINE u. M. RÉGNARD 1912; J. A. SICARD 1918). Diese Zuordnung hat sich aber zunächst nicht allgemein durchsetzen können, da die Ansicht vorherrschte, der periphere Nerv oder der Plexus lumbosacralis sei erkrankt. Die Unklarheiten der Lokalisation des Prozesses waren zum Teil Ausdruck einer zunächst unzureichenden Kenntnis von der segmentalen Versorgung der Extremitäten. Ein mit den heutigen Vorstellungen verhältnismäßig gut übereinstimmendes Schema der segmentalen sensiblen Verteilung hat seinerzeit schon J. DÉJÉRINE entworfen (s. Abb. 5d). Es wurde allerdings später von den Ergebnissen der Foersterschen Untersuchungen verdrängt, die im Hinblick auf bioptische Kontrollen besonders zuverlässig zu sein schienen. O. FOERSTER (1929) hatte seine Sensibilitätsschemata nach Durchtrennung benachbarter hinterer Wurzeln gewonnen; sie entsprechen also der von segmentalen Überlappungen befreiten Funktion der verbliebenen Wurzel (Abb. 5e). Der Sensibilitätsausfall bei Zerstörung einzelner Wurzeln ist aber etwas grundsätzlich anderes als deren von benachbarten Wurzeln isolierte Funktion. Entsprechend haben die Untersuchungen bei monoradikulären Schädigungen ein anderes Verteilungsbild der sensiblen segmentalen Ausfälle ergeben.

Nach L. EDINGER (1889) hat J. J. KEEGAN (1944 und 1947), ohne dessen Arbeiten zu kennen, Beobachtungen bei Bandscheibenschädigungen zu einem neuen Verteilungsbild zusammengestellt, das durch den Meinungsaustausch zwischen C. ELZE (1957), K. HANSEN u. H. SCHLIACK (1957) eine weitere Ergänzung erfahren hat. Hierbei sind auch Abbildungen von segmental angeordneten Zostereruptionen und Naevi verwertet worden. Es mußte ferner berücksichtigt werden, daß bei monoradikulären Ausfällen einigermaßen zuverlässige Grenzziehungen nur durch Prüfung der Schmerzempfindlichkeit zu gewinnen sind, während die Berührungsempfindung wegen stärkerer Überlappung der Segmente bei Zerstörung einer einzelnen Wurzel keine konstanten Ausfälle erkennen läßt. Dem entspricht, daß segmentale Hyperpathien im Krankheitsverlauf häufig früher nachweisbar sind als Hypästhesien und Hypalgesien.

Die verschiedenen sensiblen Segmentschemata sind in der Abb. 5 einander gegenübergestellt.

Auch die besten derartigen Schemata sind notwendig Abstraktionen aus einer Vielzahl von Beobachtungen, entsprechen also einem statistischen Mittel, von dem im Einzelfall Abweichungen möglich sind. Hierfür können anatomische Varianten maßgeblich sein (W. PALLIE 1959, J. A. PICAZA 1962). Die Zuordnung gegebener klinischer Befunde ist manchmal auch dadurch erschwert, daß die betroffene Wurzel nur partiell geschädigt ist oder mehrere Wurzeln vom Grundleiden ergriffen sind. Damit lassen sich die zum Teil beträchtlichen Diskrepanzen erklären, die L. DAVIS u. Mitarb. (1952) an einem sehr sorgfältig untersuchten Krankengut von 500 operativ bestätigten Bandscheibenvorfällen gewonnen haben.

Monoradikuläre Ausfälle finden sich bei etwas mehr als der Hälfte aller mit Wurzelbeteiligung einhergehenden Bandscheibenvorfälle. Dabei ist nach den Beobachtungen von J. J. KEEGAN (1944), von B. KNUTSON u. G. WIBERG (1958) sowie von K. A. JOCHHEIM, F. LOEW u. A. RÜTT (1961) die Wurzel S 1 der Zahl nach führend. Die Wurzel L 5 folgt mit etwas weniger als der Hälfte in der Häufigkeitsverteilung. Die Wurzel L 4 ist nur selten allein betroffen. Bei kombinierten Wurzelschäden steht die gleichzeitige Beteiligung von L 5 und S 1 an erster Stelle. Es folgt die Kombination von L 4, L 5 und S 1 und mit geringem Abstand die von L 4 und L 5. Bilaterale Ausfälle mehrerer Wurzeln nach Art des Caudasyndroms stehen mit 2—3 % an letzter Stelle. Der Seltenheit von Vorfällen der oberen lumbalen Bandscheiben entsprechend finden sich nur wenige Berichte über die dabei gefundenen klinischen Syndrome (T. CARACENI u. A. CECHINI 1962; C. ROMAGNOLI u. L. TRABUCCHI 1963).

12*

4. Die motorischen Ausfallserscheinungen.

Im älteren Schrifttum wird überraschenderweise auf motorische Ausfälle nur beiläufig hingewiesen (E. Wexberg 1920 u. a.), obwohl bei etwa einem Fünftel aller Patienten mit Bandscheibenschäden zumindest diskrete Paresen nachweisbar sind (K. A. Jochheim, F. Loew und A. Rütt 1961). In einem Krankengut besonders schwerer Fälle sahen Z. Taneri und W. Umbach 1958 sogar zu 31% Lähmungen. Offenbar sind

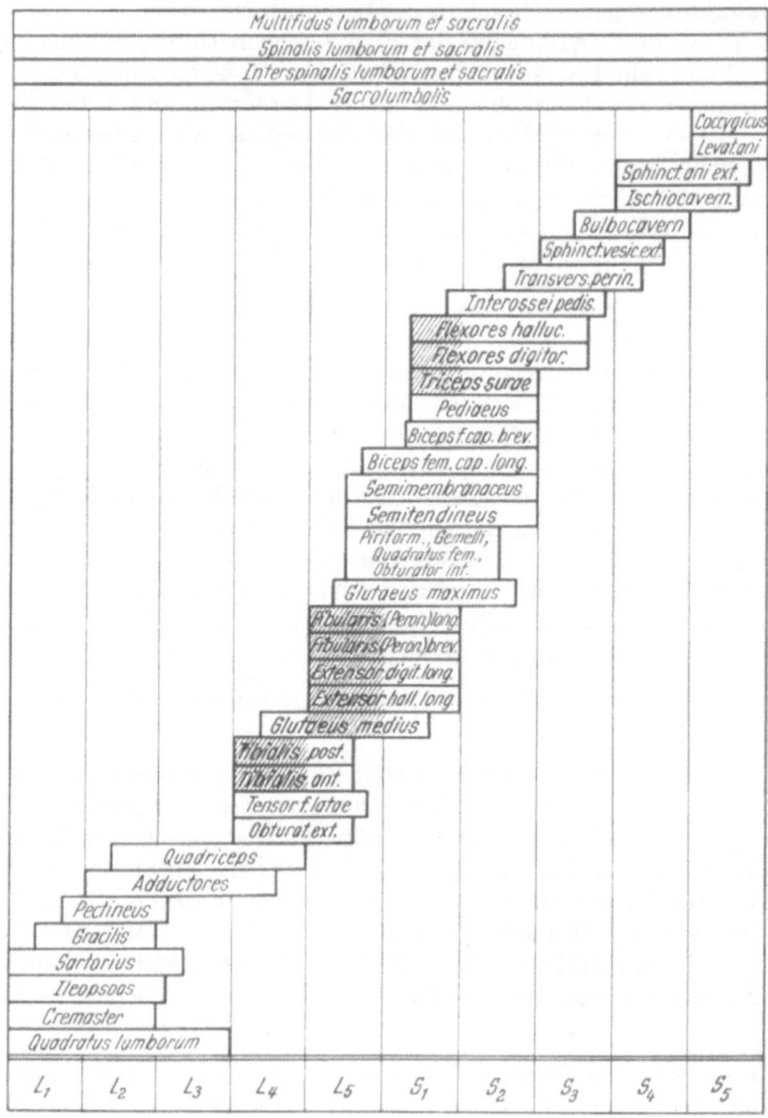

Abb. 6. Schematische Darstellung der segmentalen Muskelinnervation. (Nach F. Hiller.)
Die „Kennmuskeln" für Ausfälle der Segmente L₄, L₅ und S₁ sind durch Schraffierung hervorgehoben.

den älteren Autoren im Rahmen des Ischiasleidens leichte Schwächen der Fußmuskulatur ohne besondere funktionelle Bedeutung häufiger entgangen. Bei manifesten Paresen tauchte die Deutung einer zusätzlichen „Neuritis" auf, da das Auftreten motorischer Ausfälle mit der Annahme einer Neuralgie nicht mehr vereinbar schien (E. Wassermann 1919). Motorischen Ausfällen kommt im Rahmen der Syndromanalyse recht erhebliche Bedeutung zu. Sie tragen wesentlich zur exakten Lokalisation der Schädigung bei. Allerdings ist die Zuordnung zur segmentalen Innervation bei motorischen Ausfällen sehr viel schwieriger, weil ein Großteil der Muskeln von verschiedenen Wurzeln gemeinsam beschickt wird, so daß der Aufbau aus Myotomen kaum mehr erkennbar ist. Nur einzelne Muskeln am Unterschenkel und Fuß werden vorwiegend monoradikulär versorgt. Sie sind deshalb von H. Schliack (1955 und 1959) als „Kennmuskeln" bezeichnet worden. Für die Wurzel L 4 ist dies der M. tibialis anterior, für die Wurzel L 5 der M. extensor hallucis longus und vielfach auch der M. fibularis brevis. Der besondere Wert der Kennmuskeln liegt darin, daß sich ihr Funktionsausfall auch durch elektrische Untersuchungsmethoden, vor allem durch die Chronaximetrie (J. Mauer 1957; H. Schliack u. a.) und durch die Elektromyographie (F. Marguth 1954; E. Kugelberg u. J. Petersen 1955; F. Marguth, H. Orbach u. K. Vetter 1955; R. A. Mendelsohn u. A. Sola 1958; B. Knutson 1962; H. E. Kaeser 1964 und 1965; H. J. Flax u. Mitarb. 1964; A. A. Marinacci 1958 und 1965) genau erfassen läßt. Von praktisch klinischer Bedeutung sind aber auch Paresen biradikulär versorgter Muskeln, bei denen schon der Ausfall einer Wurzel eine faßbare Kraftminderung hervorruft. In diesem Zusammenhang sind für die Wurzel S 1 der M. triceps surae und die Zehenflexoren zu nennen, die bei Caudaläsionen einschließlich S 1 auch vollständig ausfallen. Bei kombiniertem Ausfall der Wurzel L 4 und L 5 können Lähmungssyndrome entstehen, die einer peripheren Peronaeusparese sehr ähnlich sind, sich aber von dieser durch eine gleichzeitige Beteiligung der von L 5 versorgten kleinen Beckenmuskeln mit positivem Trendelenburgschem Phänomen unterscheiden. Die segmentale Muskelinnervation ist schematisch in Abb. 6 dargestellt.

Obwohl der Reflexbogen sowohl vom sensiblen als auch vom motorischen Schenkel her störbar ist, sollen die Reflexabschwächungen und Ausfälle im Zusammenhang mit den motorischen Syndromen beschrieben werden, da sie häufiger bei Beeinträchtigung von motorischen Wurzeln als bei Schädigung rein sensibler Leitungsbahnen aufzutreten pflegen.

Bei einer Läsion der Wurzel S 1 wird eine Abschwächung oder ein vollständiger Ausfall des ASR selten vermißt. Dieses Symptom ist oft noch lange nach Abklingen des akuten Krankheitsbildes als belangloses Residuum nachweisbar.

Ist die Wurzel L 5 isoliert betroffen, so sind Reflexabweichungen bei der üblichen neurologischen Untersuchung nicht zu erwarten. Lediglich der Tibialis posterior-Reflex, auf den F. Bronisch (1953) besonders hingewiesen hat, ist bei Schädigungen der Wurzel L 5 häufig abgeschwächt oder erloschen. Störungen von L 4 können bereits eine Abschwächung des Patellarsehnenreflexes bewirken, der nur dann vollständig ausfällt, wenn zusätzlich auch L 3 unterbrochen ist.

Eine Neigung zu muskulären Verspannungen, Wadenkrämpfen und Reizerscheinungen einzelner Muskelfasern, von fibrillären Zuckungen bis zu grobem fasciculärem Muskelwogen, wird häufig beobachtet und war bereits den alten Neurologen bekannt (H. Oppenheim). Derartige Phänomene sind meist nicht streng auf ein Segment beschränkt. Selbst die Verteilung von Punkten maximaler Druckschmerzhaftigkeit am Bein (Valleixsche Druckpunkte), die fälschlicherweise als Druckempfindlichkeit des Ischiasstammes gedeutet werden, obwohl es sich hier um umschriebene Verspannungen innerhalb der Muskelkette handelt, folgt nicht immer den Myotomen. Man darf deshalb annehmen, daß auch vegetative Störungen an ihrer Entstehung beteiligt sind.

5. Vegetative Störungen.

Vegetative Störungen von ausgeprägtem Krankheitswert sehen wir nur bei Caudasyndromen, bei denen die Blasenentleerung, zunächst im Sinne der Retention, beeinträchtigt ist. Defäkation und Potenz sind meist gleichfalls betroffen. Aussicht auf Rückbildung dieser Störungen besteht nur dann, wenn die Wurzelkompression innerhalb von Stunden operativ beseitigt wird.

Vegetative Reizerscheinungen kommen im Zusammenhang mit lumbalen Bandscheibenschäden seltener vor und sind klinisch weniger belangvoll, als dies bei den vertebralen Cervicalsyndromen der Fall ist. Entsprechend haben sie im älteren Schrifttum nur gelegentlich Berücksichtigung gefunden (Erben). Immerhin konnte O. Stary (1956) unter 190 Patienten mit lumbalem Bandscheibenvorfall 150mal Störungen der Hauttemperatur nachweisen. Auch Änderungen des elektrischen Hautwiderstandes sind beschrieben worden (Š. Figar u. O. Stary 1959). Die Verteilung dieser Symptome folgt in der Regel weder der Ausbreitung peripherer Nerven noch dem radikulären Schema. Die Grenzen sind oft schwer zu fassen, scharfe Übergänge fehlen. Man sieht vollständige oder unvollständige Körperviertelsyndrome oder ein Betroffensein distaler Gliedmaßenabschnitte mit zirkulärer Begrenzung. Gleichen Verteilungsmustern entsprechen die vegetativen Sensibilitätsstörungen. Sie sind im akuten Stadium durch Überempfindlichkeit der entsprechenden Hautbezirke gekennzeichnet, wandeln sich später aber in eine Herabsetzung der Schmerzempfindlichkeit um.

Wenn die feinen Unterschiede zwischen vegetativen und radikulären Sensibilitätsstörungen bei der Untersuchung nicht beachtet werden, können hierdurch diagnostische Irrtümer hinsichtlich der Lokalisation des Prozesses entstehen. So hat beispielsweise H. Stursberg im Jahr 1910 bei offenbar vegetativen Sensibilitätsstörungen bis zur Nabelhöhe eine Beteiligung unterer Thorakalwurzeln unterstellt.

Ausgesprochen selten kommt es im Rahmen der vegetativen Störungen an den unteren Extremitäten zu folgenschweren Entgleisungen mit Thrombophlebitiden (B. J. Sussman u. Mitarb. 1961), trophischen Ödemen, schmerzhaften artikulären Bewegungseinschränkungen und schließlich zu Umbauvorgängen am Knochen nach Art der Sudeckschen Atrophie (K. F. Schlegel 1958). Daß vegetative Innervationsstörungen auch auf die im Zusammenhang mit den motorischen Symptomen besprochenen muskulären Verkrampfungen modulierend einwirken, läßt sich durch Sympathicusblockaden leicht beweisen (Cathelin 1903; Heile 1922; G. Säker 1947 u. a.).

Alle vegetativen Symptome können während des akuten Stadiums der Erkrankung neben radikulären Erscheinungen auftreten, überdauern das Wurzelsyndrom häufig um Wochen bis Monate und erklären manche uncharakteristischen Restbeschwerden wie beispielsweise abnorme Ermüdbarkeit und Schwergefühl der Beine, Wetterfühligkeit und Kälteempfindlichkeit, dumpfe, meist in die Tiefe der Muskulatur projizierte Spontanschmerzen, Crampi- und Durchblutungsstörungen. Auf das Vorkommen von Durchblutungsstörungen haben vor allem F. Reischauer (1949 und 1961) sowie E. A. Schrader (1949) und H. W. Pässler (1958), zum Teil gestützt auf entsprechende angiographische Befunde, hingewiesen. In Einzelfällen vermag eine solche funktionelle Zirkulationsstörung zur Manifestation eines bis dahin noch latenten primären Gefäßleidens beizutragen. Die Gefäßwandschädigung selbst kann aber nicht durch die Bandscheibenerkrankung verursacht werden. Sowohl hier wie bei der Endangitis obliterans und der Arteriosklerose handelt es sich um keineswegs seltene Krankheiten des mittleren und höheren Lebensalters, so daß gewisse Überschneidungen schon nach den Regeln der Wahrscheinlichkeitsrechnung zu erwarten sind. In diesem Zusammenhang sei erwähnt, daß bei manchen arteriographisch gesicherten arteriellen Gefäßverschlüssen Beschwerdebilder entstehen können, die bei flüchtiger Betrachtung zunächst den Verdacht auf eine Wurzelirritation lenken (P. Lundsgaard-Hansen, J. Markwalder u. A. Senn 1958).

VI. Diagnose und Differentialdiagnose.

Keines der beschriebenen Syndrome läßt einen unmittelbaren Schluß auf eine Bandscheibenschädigung zu. Es handelt sich bei den Schmerzsymptomen, Fehlhaltungen und Ausfällen vielmehr grundsätzlich um unspezifische Befunde, die ebenso bei Tumoren und entzündlichen Prozessen der Wirbelsäule vorkommen können. Ähnliche klinische Bilder werden auch bei selbstständigen neurologischen Erkrankungen und als Begleitsymptome internistischer und gynäkologischer Leiden beobachtet (K. Hansen u. A. v. Staa 1938). Der Diagnose einer Bandscheibenerkrankung müssen deshalb in jedem

Fall Untersuchungen und differentialdiagnostische Überlegungen vorangehen, die von dem jeweiligen klinischen Syndrom abhängig sind. Im folgenden werden wir die in Betracht kommenden Untersuchungsmethoden jede für sich besprechen. Es folgt eine Darstellung der Differentialdiagnose, die sich an den vorkommenden klinischen Syndromen orientiert.

1. Besprechung der Untersuchungsmethoden.

a) Vorgeschichte und klinische Befunde.

Wie fast überall in der Medizin kann die Vorgeschichte von größtem diagnostischem Wert sein, wenn sie nicht schematisch vom Anfänger, sondern bereits mit der Blickrichtung auf die Differentialdiagnose von einem erfahrenen Arzt erhoben wird. Der Patient, dem innere Zusammenhänge und typische Verläufe nur ausnahmsweise bekannt sind, wird, wenn nicht gezielt danach gefragt wird, manche flüchtigen und oft schon länger zurückliegenden Symptome vernachlässigen, die gerade bei den Erkrankungen der Bandscheiben wertvolle diagnostische Bausteine sein können. Vor allem sind Angaben über frühere Rückenbeschwerden, neuralgische Schmerzen in den Beinen und Beeinträchtigungen der Miktion wichtig. Eine exakte Schmerzschilderung ermöglicht es nicht selten, die Befunde bei solchen zurückliegenden Schüben zu rekonstruieren und damit einer topischen Zuordnung näher zu kommen.

Außerhalb des engeren Rahmens von Wirbelsäulen- und „Ischias"beschwerden können Hinweise auf vorausgegangene Organerkrankungen, insbesondere der Urogenitalsphäre und der Brustdrüsen, Operationen, Beeinträchtigung des Allgemeinzustandes und Gewichtsabnahme zu Fingerzeigen auf ein andersartiges Grundleiden werden. Schließlich können auch Angaben über lebenssituative Schwierigkeiten Einfluß auf die Bewertung der Beschwerdeschilderung gewinnen.

Die Untersuchung sollte sich nicht nur auf Wirbelsäule und untere Extremitäten erstrecken. Unerläßlich sind in jedem Fall eine orientierende Untersuchungen der inneren Organe einschließlich Blutbild, Senkung und Luesreaktionen, eine vollständige neurologische Untersuchung und eine eingehende Funktionsanalyse der Wirbelsäule. Verdachtsmomenten auf eine Allgemeinkrankheit muß unbedingt nachgegangen werden.

b) Röntgenuntersuchungen.

Übersichtsaufnahmen der Wirbelsäule.

Sie sind in jedem Fall erforderlich. Sie dienen in erster Linie dazu, entzündliche, neoplastische sowie anlagebedingte und degenerative anderweitige Wirbelveränderungen auszuschließen. Es ist keineswegs selten, daß eine beginnende Wirbeltuberkulose oder die Wirbelmetastase eines Prostatacarcinoms über Monate als Bandscheibenschaden verkannt wird, nur weil die immer notwendigen Röntgenaufnahmen nicht angefertigt wurden. Allerdings schützt auch ausreichende Sorgfalt hier nicht immer vor Fehldiagnosen, weil in der Regel Veränderungen des Skeletsystems erst bei einer bestimmten Ausdehnung, also nach einer gewissen Latenz, röntgenologisch erfaßbar sind. In Verdachtsfällen können Schichtaufnahmen von Nutzen sein.

Der Wert der Röntgenübersichtsaufnahmen für den positiven Nachweis einer Bandscheibenerkrankung ist in den letzten Jahren Gegenstand sorgfältiger Untersuchungen gewesen. Zunächst ist festzustellen, daß bei etwa der Hälfte aller Fälle keine krankhaften Befunde zu erheben sind. Die mitgeteilten Zahlen streuen zwischen 60 und 30 % normaler Befunde (H. KRAYENBÜHL 1942, F. REISCHAUER 1949, J. KRISCHECK 1955, TH. JOISTEN 1960 u. v. a.), wobei sich gewisse Unterschiede aus verschiedenartiger Zusammensetzung des Krankengutes erklären lassen. Hier spielen Faktoren wie Lebensalter des Patienten, unterschiedliche Beteiligung einzelner Berufsgruppen und auch die Verteilung der verschiedenen Krankheitsstadien auf die medizinischen Spezialgebiete zweifellos eine Rolle.

Unter den pathologischen Veränderungen nimmt die Bandscheibenverschmälerung die führende Rolle ein. Sie wird bei etwa einem Drittel der Fälle mit ausschließlichem Lumbagosyndrom und bei etwa der Hälfte der Fälle mit Wurzelreiz- und Ausfallserscheinungen angetroffen. Die Häufigkeit lokaler Spondylosen ist mit etwa einem Viertel und die allgemeiner Spondylosen mit etwa einem Drittel bei den genannten klinischen Bildern zu erwarten. Bei etwas mehr als 10% finden sich auch Schmorlsche Knötchen (Th. Joisten 1960). Diese Häufigkeitszahlen können nicht einfach addiert werden, da sich bei ein und demselben Patienten mitunter mehrere dieser Veränderungen gleichzeitig finden.

Schmorlsche Knötchen stellen, abgesehen von der Scheuermannschen Erkrankung, in der Regel einen belanglosen Nebenbefund dar. Selbst Bandscheibenverschmälerungen und lokale Spondylosen werden gar nicht selten rein zufällig und ohne klinische Erscheinungen gesehen und stellen dann nach einer Formulierung F. Reischauers (1957/ 1958) nur das „Denkmal" eines abgeklungenen Prozesses dar. Andererseits schließt ein normales Übersichtsbild ein akutes Lumbago- oder Wurzelkompressionssyndrom nicht aus.

Ergänzt man die Röntgenuntersuchung nach den Anregungen von F. Knutsson (1942) durch Bewegungsaufnahmen, so ergibt sich eine bessere Übereinstimmung zwischen Klinik und Röntgenbefund. L. Hagelstamm (1949) konnte auf diese Weise bei drei Viertel seines Krankengutes pathologische Veränderungen, vorwiegend nach Art der Dorsaldislokation nachweisen. Ähnlich liegen die von W. Leger (1956), H. H. Weber (1957), J. Wellauer (1959) sowie von E. Zeitler u. H. Dietz (1965) mitgeteilten Ergebnisse. Da derartige Befunde Ausdruck von Funktionsstörungen sind, werden dabei nur selten klinische Erscheinungen vermißt. Sie können nicht nur der Ausbildung von Bandscheibenverschmälerungen und Spondylosen vorangehen, sondern zeigen bei schon ausgeprägten derartigen Veränderungen an, daß trotzdem noch keine ausreichende Stabilisierung eingetreten ist.

Die funktionelle Röntgendiagnostik ist durch die in letzter Zeit entwickelte *Elastodiscographie* erweitert worden (A. Masturzo u. Mitarb. 1962). Die Methode besteht darin, daß Aufnahmen unter Kompression und Distraktion der Wirbelsäule angefertigt werden. Erkrankte Bandscheiben zeigen dabei eine planimetrisch faßbare Flächenänderung.

Myelographie.

Obwohl heute in den meisten Kliniken nur noch unter strenger Indikation angewandt, ist die Kontrastdarstellung des lumbalen Liquorraumes im ersten Jahrzehnt nach dem zweiten Weltkrieg manchenorts außerordentlich häufig ausgeführt worden. Anhand der Schrifttumsberichte über insgesamt weit mehr als 1000 Myelogramme (R. K. Arbuckle, Ch. Sheddon und R. H. Pudenz 1945; Alajouanine u. Thurel 1947; F. K. Fischer 1949; J. Raaf u. G. Berglund 1949; K. S. Alfred 1951; S. Friberg u. L. Hult 1951; L. T. Ford, R. H. Ramsey, E. P. Holt u. J. A. Key 1952; P. Gloor, E. Woringer, I. Schneider u. G. Brogly 1952; L. Herlin 1953; S. A. Leaders u. M. J. Russel 1953; K. Panter 1953; J. Krischeck 1955; K. Reinhardt u. K. Panter 1955; H. G. Decker u. S. W. Shapiro 1957; M. S. del Buono 1957; H. H. Weber 1957; B. Knutsson u. G. Wiberg 1958; H. Krayenbühl u. Mitarb., P. R. M. J. Hanraets 1959; C. Hirsch u. A. Nachemson 1963 u.a.) kann die Leistungsfähigkeit etwa wie folgt umrissen werden:

Die besten Ergebnisse sind mit wäßrigen Kontrastmitteln zu erwarten. 60—90% der Befunde konnten operativ bestätigt werden. Zu etwa 5% ergab sich, daß die myelographisch festgestellte Lokalisation nicht mit dem operativ gefundenen Sitz des Prolapses übereinstimmt. Die Angaben über nicht bestätigte positive myelographische Befunde schwanken zwischen 2 und 13%. Am wenigsten beweisend waren negative myelographische Befunde, vor allem wenn das klinische Bild für einen Prolaps sprach. Dann sind bei etwa drei Viertel dieser Fälle operativ doch Bandscheibenvorfälle gefunden worden, wobei es bei lumbosacralem und lateralem Sitz besonders häufig vorkam, daß Vorfälle sich dem myelographischen Nachweis entzogen. Die Trefferhäufigkeit sowohl bei

Verwendung der Luftmyelographie wie auch von Pantopaque oder Lipiodol lag etwas unter derjenigen der wasserlöslichen Kontrastmittel, die man deshalb zur Darstellung des Lumbalsackes bevorzugen sollte.

Zur *Durchführung der Myelographie* stehen zwar neben wasserlöslichen Kontrastmitteln wie Abrodil und Kontrast U. Lundbeck auch ölige Präparate wie beispielsweise Pantopaque oder Jodipin zur Verfügung; außerdem kann man als negatives Kontrastmittel Luft verwenden; doch erhält man die zuverlässigsten Bilder zweifellos mit den oben genannten wasserlöslichen Jodverbindungen, die auch in den meisten Fällen gut vertragen werden, wenn man sie nur zur Darstellung des Caudabereiches anwendet und mit einer Lumbalanaesthesie kombiniert. Zusammenfassende Darstellungen von Technik, Gefahren (Kreislaufkollaps, epileptische Anfälle, meningiale Reizerscheinungen) und Ergebnissen finden sich bei K. LINDBLOM (1947), G. WEBER (1950), S. ARNELL (1951), E. LINDGREN (1954), K. REINHARDT u. K. PANTER (1955), M. S. DEL BUONO (1957) u. a.

Peridurographie.

Die von F. SCHEIFFARTH u. A. BULITTA (1951), T. TIWISINA (1951), F. JAEGER (1951), H. JUNGE (1952) u. a. empfohlene Kontrastmitteldarstellung des Periduralraumes (Peridurographie) weist gegenüber der Myelographie eine Reihe von Nachteilen auf. Die diagnostischen Fehlermöglichkeiten liegen zweifellos höher, da es sich bei dem Periduralraum nicht um einen Hohlraum handelt, in dem sich das Kontrastmittel frei bewegen kann. Er ist mit lockerem Gewebe und Gefäßen gefüllt. Kontrastmittelaussparungen müssen deshalb nicht unbedingt einem pathologischem Prozeß entsprechen (F. LOEW 1949). Zu der geringeren diagnostischen Leistungsfähigkeit dieser Methode tritt ein höheres Risiko. So sind Knochenbrüche infolge medullärer Reizerscheinungen mit ausgedehnten Muskelkrämpfen beschrieben worden (F. JAEGER 1951, H. JUNGE 1952). Eine solche Komplikation tritt auf, wenn versehentlich das meist verwendete Perabrodil in den Liquorraum injiziert wird.

Nucleographie.

Die Versuche, unabhängig von der Differentialdiagnose den positiven Nachweis einer Bandscheibendegeneration durch Kontrastmittelinjektionen in die Zwischenwirbelscheibe (Nucleographie) zu führen, haben unsere Kenntnisse über den Ablauf derartiger Veränderungen bereichert (K. LINDBLOM 1950 und 1951; A. N. WITT 1950; P. R. ERLACHER 1951; M. J. COSTAL u. J. A. SEGGIARO 1955; A. GRASSBERGER u. R. SEYSS 1955; J. S. COLLIS u. W. J. GARDNER 1962; W. P. BUTT 1963; S. B. FEINBERG 1964; H. W. SUNG u. Mitarb. 1964). Leider eignet sich die Methode nicht für die allgemeine klinische Arbeit, zumal Zwischenfälle beschrieben wurden und die möglichen schädigenden Auswirkungen auf die dargestellte Bandscheibe noch nicht hinreichend zu übersehen sind (S. DE SÈZE u. J. LEVERNIEUX 1948, 1950, 1951, 1952; E. LINDGREN 1954).

Sonstige Röntgenkontrastmitteluntersuchungen.

Sowohl die lumbale *Radiculographie* (monographische Darstellung von J. ECOIFFIER 1960) als auch die spinale Phlebographie (L. A. FINNEY u. Mitarb. 1964; K. GIERKE 1964; V. KVIČALA 1964) vermögen zwar in Einzelfällen Hinweise auf das Vorliegen von Bandscheibenvorfällen zu geben, scheinen aber von den Ergebnissen wie von den damit verbundenen methodischen Schwierigkeiten her für die Routineanwendung bisher nicht geeignet.

c) Liquoruntersuchung.

Die Indikation zur Liquoruntersuchung wird im Zusammenhang mit der Besprechung der Differentialdiagnose abgehandelt werden. Wir verweisen auf S. 188—192.

Regelmäßig sollte die Liquorentnahme auch den Queckenstedtschen Versuch einschließen, damit selbst bei normalen Zell- und Eiweißwerten Passagebehinderungen erfaßt werden können. Die Liquoruntersuchungen erstrecken sich auf die Zellzählung, die quantitative Bestimmung der Liquoreiweißkörper sowie auf die Bestimmung zumindest einer der Kolloidkurven und auf die Wassermannsche Komplementbindungsreaktion. Sie dienen vorwiegend dem Ausschluß von Tumoren des Spinalkanals und von entzündlichen Erkrankungen, die in ihrer Symptomatologie den Bandscheibenprozessen ähneln können. Über die Ergebnisse der Liquoruntersuchung beim typischen Ischiassyndrom finden sich schon im älteren Schrifttum zahlreiche Mitteilungen. Damals wurden zwar aus diesen Befunden vielfach Schlüsse auf die Genese der „Neuritis" lumbosacralis im Sinne einer allergischen Entzündung gezogen, doch kann wohl kein Zweifel daran bestehen, daß es sich in der Mehrzahl der Fälle um die gleichen Krankheitsbilder gehandelt hatte, die heute mit Recht als Folgen lumbaler Bandscheibenschädigungen aufgefaßt werden.

F. K. Walter (1910) und Queckenstedt (1917) hatten schon bei einem großen Prozentsatz ihrer Fälle geringe Eiweißvermehrungen gefunden. Später wurden diese Befunde von H. Pette u. P. E. Becker (1938), H. Cordel (1939), J. Lindschau (1941) und vielen anderen mehrfach bestätigt. Zellvermehrungen sind nur gelegentlich, zuerst von H. Demme (1935) beobachtet worden. Auch E. Busch u. Mitarb. (1949) haben bei operativ bestätigten Bandscheibenvorfällen zu 4% (12 Fälle) leichte Zellvermehrungen bis maximal 31/3 Zellen gefunden. Davon hatten zwei Fälle bioptisch gesicherte entzündliche Reaktionen innerhalb des Spinalkanals geboten. Bei den restlichen Fällen, bei denen eine spezielle Ursache der Pleocytose nicht aufgedeckt werden konnte, bleibt natürlich die Möglichkeit einer unerkannt gebliebenen anderweitigen Krankheit als Ursache der Zellvermehrung offen. Jedenfalls schließt der Befund einer Pleocytose eine mechanische Kompression nicht aus.

Im jüngeren Schrifttum, das sich mit den Liquorbefunden bei bestätigten Bandscheibenvorfällen befaßt, werden Veränderungen der Eiweißwerte ebenfalls hinreichend beachtet. Im einzelnen ergeben sich zwar gewisse Differenzen der mitgeteilten Befunde, doch erklären sich diese zwanglos durch Unterschiede in der Zusammensetzung des jeweiligen Krankengutes, wobei es für das Vorkommen von Liquorveränderungen weniger von Belang zu sein scheint, welches klinische Syndrom — Lumbago, Wurzelreiz- oder Ausfallserscheinungen — vorliegt als vielmehr, ob es sich um einen medialen oder lateral gelegenen Vorfall handelt. K. S. Alfred (1951) fand bei einem Drittel seiner Fälle normale Verhältnisse und bei zwei Drittel leichte bis mäßige Eiweißvermehrungen mit einem Maximalwert von 162 mg-%. H. Krayenbühl und M. Klingler (1949) sahen bei 175 von 207 Fällen (84%) normale Liquorverhältnisse. 22 Fälle wiesen Gesamteiweißwerte zwischen 35 und 50 mg-% und 9 zwischen 50 und 100 mg-% auf. Nur ein Fall mit Massenprolaps hatte einen Sperrliquor von mehr als 100 mg-%. In einer späteren Arbeit aus der Klinik Krayenbühls (E. Zander u. F. Brussatis 1952) werden die Liquorbefunde bei Vorfällen der dritten Lendenbandscheibe näher analysiert. Es ergab sich, daß alle medialen Vorfälle mit einer Eiweißerhöhung einhergingen — die meisten Prolapse dieser Höhe liegen medial — ,während die lateralen normale Liquorbefunde boten. M. A. Falconer (1947) beschrieb, im wesentlichen übereinstimmend mit H. Krayenbühl u. Mitarb., bei 74% der Patienten mit lumbalem Bandscheibenvorfall normale Liquorverhältnisse, bei 23% leichte und bei 3% erhebliche Eiweißvermehrungen. Ähnliches gibt auch F. Jaeger (1959) an. A. Bidniak (1961) konnte darlegen, daß sich das Maximum der Veränderungen in unmittelbarer Nähe des Prolapses findet.

In der Regel wird man bei einer Erhöhung der Eiweißwerte auch einen mehr oder weniger deutlichen Ausfall in der Mastixkurve erwarten dürfen (J. Lindschau 1941). Für die Abgrenzung gegenüber ähnlichen Veränderungen der Kolloidkurve bei den Entmarkungskrankheiten ist wichtig, daß der cisternal entnommene Liquor bei Bandscheibenschäden keine oder allenfalls sehr geringfügige Veränderungen aufweist.

Die Liquoruntersuchung vermag also, ähnlich wie die Röntgenuntersuchung der Lendenwirbelsäule, nur wenig zum positiven Nachweis des Bandscheibenvorfalles beizutragen. Sie dient im wesentlichen dem Ausschluß anderer Ursachen des klinischen

Syndroms, etwa der entzündlichen Prozesse (Zoster, Lues) oder der Tumoren. Dabei sollte man sich immer bewußt bleiben, daß die Reaktionen des Liquorraumes unspezifisch sind, so daß die Deutung des Liquorbefundes nur im Rahmen des klinischen Gesamtbildes möglich ist. Er läßt auch keine Aussagen über die Aktualität, Behandlungsbedürftigkeit oder Prognose des Krankheitsprozesses zu.

d) Elektrische Reizstromuntersuchungen und Ableitungen der Muskelpotentiale (Elektromyographie).

Diese Methoden können gelegentlich von diagnostischem Wert sein, dann beispielsweise, wenn es gilt, psychogene Lähmungen von motorischen Wurzelausfällen abzugrenzen. Auch für die Beurteilung der Prognose bereits entstandener Lähmungen empfiehlt es sich, in regelmäßigen Abständen zumindest die einfache faradische und galvanische Untersuchung, besser noch die Chronaximetrie, durchzuführen (E. WEXBERG 1920; A. STAMMLER 1952; F. MARGUTH 1954; E. KUGELBERG u. J. PETERSEN 1955; F. MARGUTH, H. ORBACH u. K. VETTER 1955; J. MAUER 1957; H. SCHLIACK 1957; A. A. MARINACCI 1958; R. A. MENDELSOHN u. A. SOLA 1958; H. E. KAESER 1964 und 1965; H. J. FLAX u. Mitarb. 1964; A. A. MARINACCI 1958 und 1965). Die elektromyographischen Untersuchungen haben vor allem dazu beigetragen, die Kenntnisse über die segmentale Versorgung der Muskulatur zu vertiefen. Für die Routineuntersuchung haben sie sich, schon wegen des technischen Aufwandes, bisher noch nicht allgemein durchsetzen können.

2. Differentialdiagnose.

a) Beim Wirbelsäulenlokalsyndrom (Lumbago).

Schon die *Anamnese* läßt meist das charakteristische rezidivierende, hexenschußartige Auftreten der Beschwerden mit zwischenzeitlich voller Wiederherstellung erkennen. Auch über eine Abhängigkeit von der Haltung und jeweiligen Belastung, etwa beim Heben aus gebückter Stellung, Aufrichten aus dem Liegen und dergleichen, wird fast regelmäßig berichtet. Derartige Abhängigkeiten pflegen zu fehlen oder sind sehr viel weniger ausgeprägt, wenn Rückenbeschwerden nicht Folge einer Bandscheibenerkrankung, sondern Ausdruck statischer Überlastung oder reflektorischer Muskelverspannungen bei gynäkologischen und internen Organerkrankungen oder bei neurologischen Systemerkrankungen sind. Oft bietet die Vorgeschichte auch direkte Hinweise auf eine dieser anderen Ursachen.

Die im Rahmen der Osteochondrose zu erhebenden typischen *Wirbelsäulenbefunde* mit lokalisierten muskulären Verspannungen, Fehlhaltungen im Sinne der Streckstellung, Kyphose, Hyperlordosierung oder Skoliose sind bei der Syndromanalyse der Lumbago schon dargestellt worden. Handelt es sich um Rückenbeschwerden, deren Ursache extravertebral gelegen ist, so sind die eben erwähnten Befunde sehr viel schwächer ausgeprägt oder fehlen ganz. Gewinnt man bei der Beobachtung des Patienten während des An- und Ausziehens und der eigentlichen Untersuchung den Eindruck, daß Beschwerdeschilderung und Befund nicht übereinstimmen, so wird man auch die Möglichkeit der psychogenen Ausgestaltung oder gar der Simulation in den Kreis der Überlegungen einbeziehen müssen. Diesen Gesichtspunkt hat schon L. MINOR (1898) genannt. Hinweise auf eine mögliche andersartige Grundkrankheit können ferner aus der *allgemeinen körperlichen Untersuchung* gewonnen werden, insbesondere wenn der Allgemeinzustand schlecht ist und Veränderungen von Blutbild, Blutkörperchensenkungsgeschwindigkeit oder Körpertemperatur bestehen. In diesem Zusammenhang sei besonders darauf hingewiesen, daß maligne Tumoren des Retroperitonealraumes und Beckens lumbagoähnliche sowie radikuläre Reiz- und Ausfallssyndrome hervorrufen können (N. WETZEL u. Mitarb. 1963). Abweichungen im *neurologischen Befund* lenken den Verdacht auf allgemeine Erkrankungen des Nervensystems oder zumindest auf eine Beteiligung der Nervenwurzeln und sind Anlaß zu weiteren gezielten diagnostischen Maßnahmen.

Die Differentialdiagnose der Wirbelsäulenkrankheiten im engeren Sinne erfordert *Röntgenaufnahmen von Lendenwirbelsäule und Kreuzbein in zwei Ebenen.* Darüber hinausgehende spezielle Röntgenuntersuchungen sind erst notwendig, wenn entweder die Übersichtsaufnahmen einen Befund ergeben haben, der weiterer Klärung bedarf, oder wenn Vorgeschichte und nachfolgende Krankheitsentwicklung einen für eine Bandscheibenerkrankung ungewöhnlichen Verlauf erkennen lassen.

Im einzelnen können folgende Wirbelsäulenkrankheiten in der klinischen Symptomatik den Bandscheibenprozessen ähneln:

1. Entzündliche Wirbelkrankheiten. Hier führt der Häufigkeit nach die Spondylitis tuberculosa. Es folgen unspezifische Oesteomyelitiden durch verschiedene Eitererreger, gelegentlich auch nach Typhus, Paratyphus, Morbus Bang (DE VALLAFANE LASTRA u. J. F. GRIGGS 1957; L. LAPEYRE u. Mitarb. 1964) und bei Aktinomykose. Auch an sich weniger lokalisierte Erkrankungen wie der Morbus Bechterew und die Lymphogranulomatose können gelegentlich mit umschriebenen, lumbago-ähnlichen Symptomen einhergehen.

2. Wirbeltumoren. Weitaus am häufigsten begegnen wir in der Lumbosacralregion Wirbelmetastasen, zumeist Absiedlungen von Prostata-, Bronchial- und Mammacarcinomen. Primäre benigne und maligne Tumoren der Wirbelkörper und Bögen sind dagegen Raritäten.

3. Anlagebedingte und degenerative anderweitige Veränderungen der Wirbelsäule. Hierzu gehören unter anderem unvollständiger Bogenschluß, Übergangswirbelbildungen, Fehlstellung der Wirbelbogengelenke, Spondylolisthesis, Formvarianten des Spinalkanals, wie beispielsweise die von H. VERBIEST 1951 beschriebene Verengung des knöchernen Lumbalkanals (s. auch J. C. GATHIER 1959 sowie B. S. EPSTEIN u. Mitarb. 1964), umschriebene Verkalkungen der kleinen Gelenke (P. A. RIEMENSCHNEIDER u. A.ECKER 1952), allgemeine Spondylosis deformans, die heute selten gewordenen tabischen Wirbelveränderungen, die vor allem im Rückbildungsalter zu beobachtenden Osteoporosen sowie perineurale Cysten im Lumbosacralbereich (K. H. ABBOTT u. Mitarb. 1957).

4. Geschwülste und andere Erkrankungen des Wirbelkanals. Die vom Rückenmark, seinen Hüllen und Wurzeln ausgehenden Tumoren kommen nur ausnahmsweise als Ursache eines isolierten Wirbelsäulenlokalsyndroms in Betracht, da sie in der Regel mit neurologischen Ausfällen einhergehen. Nur sehr selten sind bei Ependymomen und Spongioblastomen der Cauda und bei Neurinomen über längere Zeit ausschließlich lokale Rückenbeschwerden, allerdings nach Art eines Dauerschmerzes, beobachtet worden. Manche dieser Fälle sind schon aus dem Übersichtsbild zu diagnostizieren, wenn eine Verbreiterung des Bogenwurzelabstandes auf den raumbeengenden Prozeß im Spinalkanal oder eine Erweiterung eines Zwischenwirbelloches auf das hier liegende Neurinom hinweisen.

Die seltenen epiduralen Abscesse sind meist schon durch die Schwere des klinischen Krankenbildes mit Temperatursteigerung, ausgedehnter Steifhaltung der ganzen Wirbelsäule und ungewöhnlich intensiven und ausgebreiteten Schmerzen zu erkennen. Beim tuberkulösen epiduralen Absceß können die Wirbelsäulensymptome zunächst weniger ausgeprägt sein (H. G. DECKER u. S. W. SHAPIRO 1959).

Ein weiteres wichtiges differentialdiagnostisches Kennzeichen ist der *Verlauf.* Typische Lumbagobeschwerden klingen meist innerhalb weniger Tage spontan oder auf Bettruhebehandlung und Analgeticagaben ab. Dauert das Syndrom länger als 2 Wochen an, so empfiehlt es sich, den positiven Nachweis der vermuteten Bandscheibenlockerung mit Hilfe von *Bewegungsaufnahmen* zu führen. Gelingt dieser Nachweis nicht oder bleibt das Beschwerdebild trotz fachgerechter orthopädischer Therapie unbeeinflußt, so sollte zunächst die *Liquoruntersuchung* weitere diagnostische Maßnahmen einleiten. Pathologische Liquorbefunde mit höheren Eiweißwerten, eine Passagebehinderung im Queckenstedtschen Versuch, übrigens auch Veränderungen im Röntgenübersichtsbild, die an die Möglichkeit eines intraspinalen raumbeengenden Prozesses denken lassen müssen, rechtfertigen dann die Durchführung einer *Myelographie.* Ausnahmsweise kann die Indikation dazu auch dann bejaht werden, wenn bei hartnäckigen Lokalsyndromen nach Ausschöpfen der konservativen Behandlungsmaßnahmen eine operative Revision oder eine Spanversteifung ernsthaft erwogen werden. Auf diese Weise lassen sich raumfordernde Prozesse, die caudal vom lumbosacralen Übergang gelegen sind, unter anderem auch die meist wohl kongenitalen Cysten des Lumbal- und Sacralbereiches, sichtbar machen und einer entsprechenden gezielten Therapie zuführen (H. VERBIEST 1953; K. H. ABBOTT, R. H. RETTER, W. H. LEIMBACH 1957; H. W. PIA 1959; E. WROŃSKA 1962; weitere Literatur über diese Cysten siehe bei K. H. ABBOTT u. Mitarb.).

b) Bei mono- und oligoradikulären Reiz- und Ausfallssyndromen.

Zum akuten Krankheitsbild gehört — zumindest in seiner typischen Ausprägung — das im vorigen Kapitel eingehend dargestellte Wirbelsäulenlokalsyndrom. Dabei können anamnestisch erfaßbare „Hexenschüsse" ein wertvoller Baustein für die Diagnose des Bandscheibenvorfalles sein, wenngleich derartige Angaben keineswegs in jedem Fall zu erhalten sind. Unter den radikulären Symptomen spielt der Schmerz die führende Rolle. Das Auftreten radikulärer Ausfälle ohne vorangegangene oder gleichzeitige Wurzelschmerzen muß von vornherein den Verdacht auf andere Ursachen lenken. In der Regel ist der Schmerz abhängig von Haltungsveränderungen der Wirbelsäule. Das Verteilungsbild der Schmerzausstrahlung (s. S. 178) ist ein wichtiges Indiz für die Höhenlokalisation des Prozesses. Schon die erste Beschwerdeschilderung der Patienten kann darüber hinaus auf umschriebene Paresen der Bein- und Fußmuskulatur hindeuten und segmental begrenzte Sensibilitätsstörungen erkennen lassen. Die Frage nach der Blasen- und Mastdarmfunktion sollte bei derartigen Krankheitsbildern niemals versäumt werden.

Am Beginn der diagnostischen Maßnahmen stehen die gleichen allgemein orientierenden Methoden, wie sie im Abschnitt über die Differentialdiagnose beim Lumbagosyndrom eingehend dargestellt wurden. Es sind dies die *ausführliche Anamnese* und die *Untersuchung der inneren Organe* einschließlich Blutbild, Senkung und Urinbefund. Auch die *Wirbelsäule* muß mit der gleichen Sorgfalt berücksichtigt werden, wie dies bei dem ausschließlichen Lokalsyndrom gefordert wurde. Es folgt die *neurologische Untersuchung*, die sich nicht nur auf die unteren Extremitäten beschränken sollte. Finden sich motorische Ausfälle und ist deren Zuordnung zu einer Schädigung des peripheren Neurons durch das Fehlen entsprechender Atrophien oder charakteristischer Reflexausfälle zweifelhaft, so ist auch eine *elektrische Untersuchung unerläßlich*. Werden die radikulären Schmerzen, die sensiblen und die motorischen Ausfälle sowie das Wirbelsäulenlokalsyndrom gemeinsam gewürdigt, so ergibt sich zumindest eine ungefähre topische Zuordnung, an die sich die *Röntgenuntersuchung* des entsprechenden Wirbelsäulenabschnittes anschließt.

Meist wird es sich um die untere Lendenwirbelsäule und den 1. Kreuzwirbel handeln, da über 90% aller auch operativ bestätigter Bandscheibenvorfälle von der 4. und 5. Lendenbandscheibe ausgehen (W. E. DANDY 1943; F. K. BRADFORD u. R. G. SPURLING 1950; L. UNANDER-SCHARIN 1950; A. P. AITKEN 1952 und viele andere). Hier sei bemerkt, daß man im allgemeinen die Zwischenwirbelscheiben nach dem darüberliegenden Wirbelkörper benennt. Über die Häufigkeitsverteilung auf die beiden benachbarten Zwischenräume gehen die mitgeteilten Erfahrungen auseinander. Da, wie F. K. BRADFORD u. R. G. SPURLING es zeigten, sich die Zahlenverhältnisse mit der Zunahme des Beobachtungsmaterials zugunsten der Annahme einer größeren Häufigkeit von Vorfällen der 5. Lendenbandscheibe verschoben haben, scheinen anfangs methodische bzw. operativ-technische Schwierigkeiten für die angegebenen Relationen mit verantwortlich gewesen zu sein. Nach neueren Statistiken überwiegt die lumbosacrale Bandscheibe im Verhältnis 3:2 (P. KNUTSSON u. G. WIBERG 1958). Ob der bei der Operation gefundene Bandscheibenvorfall die in gleicher Höhe abgehende Wurzel, die nächsttiefere oder beide Wurzeln beeinträchtigt, hängt von der Lokalisation des Vorfalles innerhalb des Spinalkanals ab. Entsprechend kann die neurologische Symptomatik bei gleicher Höhe des Vorfalles unterschiedlich sein. Weit lateral gelegene Protrusionen und Prolapse pflegen im allgemeinen die in diesem Zwischenwirbelloch austretende Wurzel zu treffen, also beispielsweise in Höhe der 4. Lendenbandscheibe die Wurzel L 4. Liegt der Vorfall weiter medial, so kann die nächsttiefere Wurzel zusätzlich oder sogar allein geschädigt sein (s. Abb. 4). Daraus erklärt sich eine gewisse Unsicherheit der neurologischen Höhendiagnose, die noch dadurch vergrößert wird, daß mitunter Bandscheibenvorfälle in mehreren Höhen gleichzeitig vorhanden sind. Es stimmt gut damit überein, daß J. GUILLAUME u. P. JANNY (1953) unter mehr als 1000 operativ bestätigten Fällen nur bei 63% eine Konkordanz zwischen der Höhe des radikulären Ausfalls und der Lokalisation des Prozesses gefunden hatten, während bei 31% der nächsthöher oder -tiefer gelegene Intervertebralraum revidiert und bei 6% sogar zusätzlich zwei weitere Zwischenwirbelräume freigelegt werden mußten, um die Ursache der Wurzelkompression zu finden.

Abweichend von den Verhältnissen im Bereich der Halswirbelsäule werden im Lumbalbereich Wurzelsymptome nur ausnahmsweise ausschließlich durch spondylotische Veränderungen hervorgerufen (P. TENG u. Mitarb. 1963).

Die *Indikation zur Liquoruntersuchung* ist bei radikulären Reiz- und Ausfallserscheinungen wesentlich häufiger gegeben als bei dem im vorigen Kapitel besprochenen Lokalsyndrom, bei dem vorwiegend die Therapieresistenz die Kontrolle des Liquorbefundes veranlaßte. Dieser Gesichtspunkt spielt bei den radikulären Prozessen nur eine untergeordnete Rolle. Hier ergeben sich die Indikationen entweder aus der Anamnese oder aus dem Befund. Sind die Ausfälle ohne vorangegangene Schmerzen entstanden und fehlen dabei frühere Schübe von Lumbago und Ischias, werden ferner eindeutige Wirbelsäulensymptome vermißt oder sind mehr als zwei Wurzeln am Syndrom beteiligt, so ist die Liquoruntersuchung notwendig, weil unter anderem ein spinaler Tumor ein dem Bandscheibenvorfall ähnliches klinisches Bild hervorrufen kann (J. G. Love u. M. H. Rivers 1962). Eine weitere Anzeige kann sich aus den Röntgenbefunden ergeben, dann nämlich, wenn Verdachtsmomente für einen raumfordernden spinalen Prozeß auftauchen.

Die *Indikation zur Myelographie* wird nicht einheitlich gestellt. Während manche Autoren zumindest vor operativen Eingriffen eine myelographische Bestätigung ihrer klinischen Diagnose für erforderlich halten, stützen sich andere wie beispielsweise W. E. Dandy (1941) lieber auf eindeutige klinisch-neurologische Befunde und beschränken die Anwendung dieser diagnostischen Hilfsmethode auf ätiologisch unklare Fälle. Es ist übrigens bezeichnend, daß selbst diejenigen Autoren, die grundsätzlich jeden Patienten mit Verdacht auf Bandscheibenvorfall, bevor sie ihn operieren, myelographisch untersuchen, dem klinischen Bild den Vorrang gegeben und auch dann operiert haben, wenn das Myelogramm keine Normabweichungen bot. Die zuverlässige Bestätigung eines Bandscheibenvorfalles und seiner Höhenlokalisation ist auch mit Hilfe der Myelographie nicht immer möglich. Weit lateral gelegene Protrusionen und Prolapse entziehen sich nicht selten der Darstellung. Dies gilt übrigens auch für lateral gelegene Neurinome, wie P. Kissel u. Mitarb. (1949) zeigen konnten. Umgekehrt kann nicht jeder nachgewiesene Vorfall für die Ausprägung des klinischen Bildes verantwortlich gemacht werden. Schließlich muß die Möglichkeit in Betracht gezogen werden, daß andersartige Prozesse einen dem Bandscheibenprolaps ähnlichen myelographischen Befund liefern (S. A. Leaders u. M. J. Rassel 1953; H. Berris 1954; H. Kuhlendahl 1956 u. a.). Wie an Hand der Schrifttumsübersicht auf S. 184 unschwer erkennbar ist, erscheint der diagnostische Wert der Myelographie bei ätiologisch klaren Fällen und, wenn nur die Wurzeln L 4, L 5 oder S 1 betroffen sind, nicht so beträchtlich, daß die Anwendung dieser nicht ganz harmlosen Untersuchungsmethode gerechtfertigt wäre. Man sollte sie auf Fälle beschränken, die in ätiologischer oder lokalisatorischer Hinsicht unklar sind.

c) Bei polyradikulären Syndromen.

Die in den klassischen Darstellungen der Neurologie gern angeführte Faustregel „eine doppelseitige Ischias ist keine Ischias" läßt erkennen, daß bei derartigen Krankheitsbildern schon damals eine entzündliche Genese für unwahrscheinlich gehalten wurde und umfassende differentialdiagnostische Erwägungen geboten schienen. Schon in der Anfangszeit der modernen Neurochirurgie sind bei solchen Syndromen Bandscheibenvorfälle gefunden und erfolgreich entfernt worden. Allerdings hat man sie zunächst irrtümlich als Chondrome gedeutet (Fedor Krause — s. unter H. Oppenheim u. F. Krause 1909; Frazier — beschrieben von C. R. Steinke 1918 u. a.). Als Ursache von Caudasyndromen kommen außer den Bandscheibenvorfällen auch Tumoren und entzündliche Prozesse in Betracht. Die Häufigkeitsverteilung der möglichen Ursachen in einem neurologisch-neurochirurgischen Krankengut ergibt sich aus der Tabelle 1. Es geht daraus hervor, daß die Mehrzahl der Caudasyndrome durch mechanische Kompression bedingt ist, und zwar in etwa gleicher Häufigkeit durch Bandscheibenvorfälle und durch Tumoren. Nicht mechanisch verursachte Caudaschädigungen sind seltener und weder mit den Mitteln der klinischen Untersuchung noch mit den Hilfsmethoden so sicher positiv nachzuweisen, daß man auf eine operative Revision verzichten könnte. In Ermangelung

Tabelle 1. *Ätiologie der Caudasyndrome.*
(Fälle der Neurochirurgischen und der Universitäts-Nervenklinik Köln von 1950—1960.)

Operativ bestätigte Bandscheibenvorfälle			57
Tumoren			62
Gutartige extradurale Tumoren		3	
Gutartige und bedingt gutartige intradurale Tumoren		20	
Neurinome	8		
Meningiome	1		
Caudaependymome	8		
Gliome	3		
Bösartige Tumoren		31	
Sarkome	10		
Plasmocytome	2		
Metastasen	19		
Bei ungeklärtem Primärtumor	7		
Bei Prostata-Carcinom	4		
Bei Bronchial-Carcinom	4		
Bei Mamma-Carcinom	3		
Bei Hypernephrom	1		
Mißbildungstumoren		8	
Epidermoide und Dermoide	4		
Lipome	2		
Angiome	2		
Nicht erkennbar mechanisch bedingte Caudaprozesse, vermutlich entzündlicher Ätiologie			11

Gesamtzahl 130

überzeugender ätiologischer Deutungen unterstellt man bei diesen Bildern dann meist eine entzündliche Ursache.

Auch die Differentialdiagnose der Caudakompressionen kann schwierig sein. Wie bereits bei den mono- und oligoradikulären Syndromen näher ausgeführt wurde, lenkt eine längere Vorgeschichte mit rezidivierenden örtlichen sowie radikulären Beschwerden in erster Linie den Verdacht auf einen Bandscheibenvorfall (M. P. A. M. DE GROOD 1950; E. TOLOSA u. ECTORS 1953; G. BODECHTEL u. Mitarb. 1958; H. KUHLENDAHL u. V. HENSELL 1958 u. a.). Allerdings können in Einzelfällen auch ähnliche Schilderungen bei Tumoren des Spinalkanals gegeben werden, obwohl — wie dies W. TÖNNIS, W. KLUG und H. LINZ (1951) auf Grund eines Vergleiches von Vorgeschichte und Befunden bei 26 Caudageschwülsten und 31 medialen Bandscheibenvorfällen betonen — die Caudatumoren in der Regel einen langsam und gleichmäßig progredienten Verlauf der Beschwerden und Störungen erkennen lassen. Differentialdiagnostisch bedeutsam ist außerdem der Hinweis, daß beim Bandscheibenvorfall die Beschwerden meist durch Bewegungen und Belastungen der Wirbelsäule verstärkt werden und im Liegen und unter Wärmeeinwirkung abnehmen, während bei den Caudatumoren eine solche Abhängigkeit von Beanspruchungen der Wirbelsäule fehlen kann. Von den Patienten wird außerdem gar nicht selten angegeben, daß Bettruhe und Wärme eine Schmerzverstärkung verursachen. Diese kann so ausgeprägt sein, daß die Kranken nachts durch Umhergehen im Zimmer eine Linderung der Schmerzen zu erreichen versuchen, ein Verhalten, das bei Patienten mit Bandscheibenvorfall nur ausnahmsweise bei bereits ausgestoßenen Bandscheiben zu beobachten ist.

Treten Caudasyndrome akut auf, wobei in der Regel intensivere örtliche und radikuläre Schmerzen der Lähmung unmittelbar vorausgehen, so handelt es sich fast ausnahmslos um einen akuten Massenprolaps einer Bandscheibe. In differentialdiagnostischer Hinsicht kommen bei einem derartigen Krankheitsablauf eigentlich nur die extrem seltenen Blutungen in einen Caudatumor oder bei spinaler Varicose in Betracht (H. KRAYENBÜHL). Sobald das Lähmungsstadium erreicht ist, kann die sonst bei Bandscheibenvorfällen kaum je vermißte lokale Wirbelsäulensymptomatik zurückgehen, ja sogar ganz verschwinden. Bei $^2/_3$ der von R. Lenz (1956) beschriebenen Fälle mit Band-scheibensequester (Krankengut von Tönnis) war dies der Fall. Die diagnostisch weg-leitende initiale Schmerzverstärkung kann allerdings vermißt werden, wenn entweder der Patient wegen schon vorbestehender einseitiger Ischalgien bereits unter dem Einfluß stark wirksamer Analgetica stand, oder wenn der Massenprolaps im Zusammenhang mit redressierenden Maßnahmen in Narkose auftrat. Eine derartige Auslösung eines Massen-prolapses mit akuter Caudalähmung ist wiederholt im Schrifttum angegeben worden (H. H. Kessler 1955; W. B. Jennet 1956; H. Kuhlendahl u. V. Hensell 1958; K. Lindemann u. K. Rossak 1959). Weniger dramatisch ablaufende Caudakompressionen bleiben häufig zunächst unerkannt (B. S. Epstein 1949), vor allem dann, wenn die Ausfälle nicht vollständig sind, oder wenn bei ganz tief liegenden Prolapsen die Segmente für die Motorik der Beine frei bleiben. Wichtiges Indiz sind in diesen Fällen Beein-trächtigungen der Blasen- und Mastdarmfunktion. Harnverhaltungen werden bei Pa-tienten in mittlerem und höherem Lebensalter oft vorschnell einer Prostata-Hypertrophie zugeordnet. Die richtige Diagnose wird dadurch hinausgezögert und die für eine Rück-bildung der Störung absolut unerläßliche sofortige Operation verabsäumt. Nachunter-suchungen, die von H. Kuhlendahl u. V. Hensell (1958) sowie von R. Lenz durch-geführt wurden, zeigen übereinstimmend, daß Caudakompressionen, die länger als 2 Tage bestanden, nur noch geringe Restitutionsaussichten bieten und gute Ergebnisse nur dann zu erwarten sind, wenn innerhalb der ersten Stunden nach Auftreten der Symptome operiert wird (neuere Literatur bei Z. Fišer u. P. Drábek 1965; K. Hübner 1965; M. Hyks 1965). Aus diesem Grunde kann eine abwartende Haltung, wie sie etwa F. Heppner u. Q. Moshammer (1956) empfohlen haben, nicht mehr als kunstgerecht be-zeichnet werden. Die Forderung raschester diagnostischer Klärung und Operation gilt natürlich auch bei Caudasyndromen infolge intraspinaler Tumoren. Diese unterscheiden sich in der Anamnese meist durch eine langsame Progredienz der Ausfälle und manch-mal auch durch ein Zurücktreten der Schmerzkomponente im klinischen Gesamtbild.

Der neurologische Befund erlaubt auch beim Caudasyndrom lediglich eine Höhen-lokalisation. Die Krankheitsentwicklung, wie sie sich aus der Vorgeschichte rekon-struieren läßt, ermöglicht darüber hinaus gewisse ätiologische Wahrscheinlichkeits-zuordnungen. Für die weitere diagnostische Klärung sind Liquoruntersuchung und Myelographie erforderlich.

d) Zusammenfassende Darstellung des Ablaufes der klinischen Untersuchung.

Schmerzen im Bereich der unteren Wirbelsäulenabschnitte mit und ohne Ausstrahlung in die Beine berechtigen nicht ohne weiteres zur Diagnose eines Bandscheibenvorfalles. Dem sorgfältigen Erheben der Vorgeschichte und des klinischen Allgemeinbefundes muß zunächst eine Syndromanalyse folgen. Erst dann läßt sich entscheiden, welche Zusatz-untersuchungen erforderlich sind, und welche Bereiche die differentialdiagnostischen Er-wägungen umfassen müssen.

Die *Syndromanalyse* muß berücksichtigen, ob und in welchem Ausmaß lokale Wirbel-säulenbeschwerden und Funktionsstörungen das Krankheitsbild prägen, ob radikuläre Reizerscheinungen vorliegen, ob diese gegebenenfalls dauerhaft oder nur unter besonderen Belastungen, insbesondere auch beim Husten, Niesen und Pressen auftreten, ob sensible und motorische Wurzelausfälle feststellbar sind, und ob zusätzlich Störungen der Blasen- und Mastdarmentleerung angegeben werden. Aus den entsprechenden Befunden ergibt sich die *neurologische Höhenlokalisation* des Prozesses.

Der Umfang erforderlicher *Hilfsuntersuchungen* wird in erster Linie vom klinischen Syndrom bestimmt. In jedem Fall sind *Röntgenübersichtsaufnahmen* der Lendenwirbel-säule und des oberen Kreuzbeines in zwei Ebenen erforderlich, um andersartige Knochen-prozesse, vor allem Entzündungen und Tumoren, auszuschließen. Gelegentlich ermög-lichen bereits die Übersichtsaufnahmen den Nachweis eines intraspinalen raumfordernden

Prozesses. Bei diagnostisch zunächst unklaren Wirbelsäulenlokalsyndromen können auch *Bewegungsaufnahmen* angezeigt sein.

Liquoruntersuchungen, die dann immer im Zusammenhang mit dem kombinierten Queckenstedtschen Versuch, also mit Passageprüfung nach cisternaler und lumbaler Liquorentnahme vorgenommen werden sollen, sind bei polyradikulären Bildern in jedem Fall notwendig. Beim mono- und oligoradikulären Syndrom sind sie dann angezeigt, wenn die Vorgeschichte atypisch ist, so etwa, wenn dem Wurzelausfall kein ausgeprägtes Schmerzstadium vorausgegangen ist, oder wenn die Entwicklung der Ausfälle schleichend fortgeschritten war. Weitere Indikationen ergeben sich, wenn die Wurzelsymptomatik nicht von Wirbelsäulenbeschwerden begleitet war oder ist, oder wenn sie für Bandscheibenschäden ungewöhnliche Segmente betrifft. Auch Veränderungen im Röntgenübersichtsbild, die an einen intraspinalen Prozeß denken lassen müssen, können Anlaß zur Liquoruntersuchung werden. Beim Wirbelsäulenlokalsyndrom ergibt sich schließlich eine weitere Anzeige zur Liquorentnahme, wenn die Beschwerden nicht innerhalb eines Zeitraumes von etwa 14 Tagen auf die Therapie ansprechen.

Die *Myelographie* mit wäßrigem Kontrastmittel dient sowohl der Höhenlokalisation als auch der artdiagnostischen Klärung des Prozesses. Sie ist in erster Linie bei polyradikulären Ausfällen erforderlich, weil in solchen Fällen immer auch an die Möglichkeit eines Caudatumors gedacht werden muß. Weitere Indikationen können sich aus den Röntgenaufnahmen und den Liquorbefunden ergeben. Ist das Bild auf einen Tumor des Spinalkanals verdächtig, findet sich vielleicht auch eine erhebliche Eiweißvermehrung des lumbalen Liquors oder eine Passagebehinderung beim Queckenstedtschen Versuch, dann ist wegen Tumorverdacht die Kontrastmitteldiagnostik angezeigt. Schließlich sollte man eine myelographische Untersuchung immer durchführen, wenn wegen hartnäckiger Therapieresistenz eines Wirbelsäulenlokalsyndroms eine operative Behandlung ernsthaft in Betracht gezogen wird. In Einzelfällen kann auch nach unbefriedigendem Operationsbefund oder bei unerwartetem Verlauf die nachträgliche Kontrastmitteldarstellung einen wertvollen Beitrag zur Frage der erneuten Operation liefern.

Der Hinweis, in besonderen Fällen seien Liquoruntersuchung und Myelographie erforderlich, darf nicht zu der Annahme verleiten, diese Zusatzuntersuchungen gehörten zu den üblichen diagnostischen Verfahren bei Verdacht auf Bandscheibenvorfall. In den meisten Fällen sind sie überflüssig. Hier öffnen Vorgeschichte, sorgfältige klinische Untersuchung und Röntgenübersichtsaufnahmen das Tor zu Behandlung. Wenn nicht schwerwiegende frische Wurzelausfälle das klinische Bild beherrschen, steht für die Diagnostik genügend Zeit zur Verfügung. Sind dagegen funktionell belangvolle Paresen oder sogar Blasen- und Mastdarmlähmungen akut aufgetreten, so muß der ganze Untersuchungsgang auf wenige Stunden zusammengedrängt werden, damit noch am gleichen Tag die operative Wurzelentlastung angeschlossen werden kann. Die Prognose hängt dann ganz entscheidend vom Zeitfaktor ab.

VII. Grundlagen der Therapie.

Die Empfehlungen für die Behandlung von Lumbago und Ischias sind nach Zahl und Art kaum mehr überschaubar. Eine einfache chronologische Aufzählung befriedigt wenig. Wir wollen deshalb versuchen, die therapeutischen Verfahren nach Wirkungsprinzipien zu ordnen. Dabei ist zu berücksichtigen, daß manche empirisch bestätigte Therapieform zu verschiedenen Zeiten unterschiedlich begründet wurde.

1. Unspezifische Allgemeinbehandlung.

Im älteren Schrifttum werden die therapeutischen Ratschläge für Lumbago und Neuritis lumbosacralis häufig gemeinsam mit denjenigen bei polyneuritischen Prozessen abgehandelt. Sie umfassen Maßnahmen unterschiedlicher Art, deren Nutzen teilweise durch die Erfahrung bewiesen ist, teilweise auch nur theoretisch postuliert wurde. H. Pette hat in seinem schon wiederholt zitierten Werk eine übersichtliche Zusammenstellung gegeben und sich auch kritisch zum therapeutischen Erfolg geäußert.

Unter dem Eindruck der Lehre einer Antigen-Antikörperreaktion der neuritischen Prozesse ist zunächst die *Fokalsanierung* stark in den Vordergrund der Behandlungsmaßnahmen gerückt worden. In Übereinstimmung mit Beobachtungen bei den typischen rheumatischen Erkrankungen haben insbesondere F. Gudzent (1921), W. H. Veil (1934), W. Berger (1939), A. Geronne (1939), K. Kissling (1939), A. Slauck (1939), K. Hansen (1957) u. a. auf die Notwendigkeit hingewiesen, Fokalinfektionen im Sinne von Paessler (1930) und E. Rosenow (1930) zu Beginn der Therapie aufzudecken und soweit wie möglich zu beseitigen. Dabei sind insbesondere die Tonsillen, Nebenhöhlen, die Zähne, aber auch Gallenblase, Prostata und die Ovarien als Träger latenter Infektionsquellen und damit als indirekte Ursache neuritischer Prozesse angesprochen worden. Bei der Häufigkeit derartiger Entzündungsvorgänge in den genannten Organgebieten haben die verschiedenen operativen Fächer, vorwiegend in den dreißiger Jahren, eine rege Aktivität entfaltet, so daß die ursprünglichen Initiatoren schließlich gezwungen waren, einige Warnungen auszusprechen und einer schrankenlosen Polypragmasie auf dem Gebiet der Herdsanierung Grenzen zu setzen. Obwohl manchenorts auch heute noch zumindest bei unbefriedigenden Behandlungsergebnissen zur Fokalsanierung Zuflucht genommen wird, haben die meisten Fachkliniken in den letzten Jahren diesen Behandlungsweg verlassen und sehen sich anläßlich der stationären Behandlung wegen eines Ischiassyndroms nur ausnahmsweise und ohne inneren Zusammenhang mit dieser Erkrankung zur Herdbeseitigung veranlaßt, wenn hierzu von internistischer Seite, von seiten des Otologen oder vom Gynäkologen eine innerhalb seines Fachgebietes gegebene strenge Indikation vorliegt.

Ausgehend von der zunächst gut fundiert erscheinenden Lehre, daß polyneuritische Syndrome im Rahmen der Beriberi ausschließlich Folge eines Vitamin B_1-Mangels seien, ist eine Vitamin-Substitutionstherapie auch bei anderen polyneuritischen Bildern empfohlen worden. Mit solchen Gedanken wurde auch die *Behandlung des Ischiassyndroms mit Vitaminen* begründet. Allerdings scheinen die praktischen Ergebnisse nicht sehr überzeugend gewesen zu sein. Schon H. Pette hatte bei einer Umfrage unter verschiedenen namhaften Neurologen und Internisten erfahren, daß eindeutige, insbesondere einer statistischen Analyse standhaltende Erfolge selbst nach hohen Vitamin B_1-Dosen beim Ischiasleiden nicht beobachtet werden konnten. Auch der Versuch, das Bindungsvermögen für die Vitamine der B-Gruppe im Gewebe durch gleichzeitige Nicotinamidnucleotid-Gaben zu erhöhen oder von vornherein den Organismus mit dem gesamten B-Komplex zu überschwemmen, änderte nichts an den therapeutischen Mißerfolgen. Nach dem heutigen Stand unserer Kenntnisse überraschen diese unbefriedigenden Behandlungsergebnisse in keiner Weise, handelt es sich doch beim Ischiassyndrom in der Regel um die Folge einer mechanischen Wurzelschädigung. Darüber hinaus hat H. Luckner 1958 die Bedeutung des Vitamin B_1 für die Entstehung sogar der Beriberi mit gewichtigen Argumenten in Zweifel gezogen. Damit ist der für die Vitamin B-Behandlung peripherer Nervenschäden wegleitenden Arbeitshypothese völlig der Boden entzogen worden. So wird man nicht umhin können festzustellen, daß in der Vitamin B-Behandlung für die Lumbago und Ischias weder ein kausal noch ein symptomatisch wirksamer Ansatzpunkt erblickt werden kann.

Die unspezifische Reizkörpertherapie, deren Wirksamkeit bei rheumatischen Leiden mit recht unterschiedlichen Vorstellungen begründet wird, wurde ebenfalls in den Therapieplan der „Ischias" übernommen. Aus dem Gedanken heraus, es handele sich hier um eine Erkrankung aus dem „rheumatischen Formenkreis" die durch unspezifische Reizkörper zu beeinflussen sei, wurde mit Bienengift, Schlangengift, Eiweiß- und Goldpräparaten behandelt. Obgleich die Möglichkeit nicht von der Hand zu weisen ist, daß eine solche Reizkörpertherapie über eine Beeinflussung des vegetativen Systems die

Schmerzintensität zu verändern vermag, können doch von solchen Maßnahmen keine den Verlauf bestimmenden Wirkungen erwartet werden.

Ebenfalls aus der allgemeinen Rheumatherapie leiten sich die meisten *physikalischen Behandlungsmaßnahmen und manche Formen der Massage* her. Sie sind zweifellos wirksamer als die obengenannte unspezifische Reizkörpertherapie und spielen auch heute noch eine große Rolle (J. Kowarschik 1957). Wirksames Prinzip scheint die muskuläre Lockerung zu sein, die teils durch Wärmeapplikation — Rotlicht, heiße Kompressen, Schlamm- und Moorpackungen, Überwärmungsbäder (W. Schlenzka 1955), Kurzwellen- und Diathermieanwendung — ,teils direkt durch Massage angestrebt wird. Verbunden mit einer gleichzeitig bewirkten Durchblutungsbesserung scheinen auch lokale vegetative Reizzustände günstig beeinflußt zu werden. Alle diese Maßnahmen müssen allerdings, wie H. Pette (1942) schon betont hat, vorsichtig dosiert werden, besonders dann, wenn noch neuralgische Beschwerden bestehen. Sie wurden selbst zu der Zeit, als noch die Vorstellung von einer Neuritis lumbosacralis unerschüttert war, ausdrücklich als Form der Nachbehandlung angesehen. Im akuten Stadium finden sie nur recht begrenzte Ansatzpunkte (Harff 1956 u. a.).

In ähnlicher Richtung zielt die *Anwendung lokaler Hautreizmittel.* Auch hier versucht man, über eine Durchblutungsverbesserung auf die verspannte Muskulatur einzuwirken. Die gelegentlich angewendete *Röntgentherapie* erscheint weder theoretisch hinreichend begründet, noch konnten über den psychologischen Effekt hinausgehende Resultate erzielt werden. Dies wird eindrucksvoll durch den Bericht von P. R. M. J. Hanraets (1959) belegt, der bei Patienten, die tatsächlich bestrahlt wurden, und bei solchen, die nur einer „Scheinbestrahlung" ausgesetzt waren, keine Verlaufsunterschiede feststellen konnte.

Die recht erhebliche Bedeutung *analgetisch-antiphlogistischer* Behandlungsmaßnahmen ist trotz der inzwischen veränderten pathogenetischen Erkenntnisse unbestritten. In dieser Gruppe ist die Verwendung von Salicylsäure, Pyramidon, Butazolidin und ähnlichen Verbindungen, sei es in Reinsubstanz oder in gegenseitiger Kombination und in Verbindung mit Schlafmitteln sowie Codein und Coffein, zu nennen. Ob hier dem gefäßabdichtend-entquellenden oder aber dem analgetischen Effekt der genannten Substanzen die entscheidende Bedeutung zukommt, ist schwer zu beurteilen. Für eine *Wirksamkeit der antiphlogistischen Komponente* könnte sprechen, daß auch durch Injektion von Corticosteroiden in die erkrankte Zwischenwirbelscheibe (G. Chapchal 1958) oder in den Spinalkanal (P. Louyot u. Mitarb. 1959) lokale Wirbelsäulenbeschwerden und radikuläre Reizerscheinungen vorübergehend zu bessern sind. Flüchtige Beschwerdenminderungen sind sogar nach radikalen Entwässerungsmaßnahmen beschrieben worden (S. C. Copemann u. L. G. C. Pugh 1945). Aber auch eine durch ausschließlich analgetisch wirksame Substanzen erreichte Schmerzbeseitigung kann zu therapeutischen Dauererfolgen führen. Das ergibt sich auch aus den noch zu besprechenden Ergebnissen der Novocaintherapie. Insgesamt neigen wir in Übereinstimmung mit G. Säker (1952) u. a. dazu, gestützt auf Erfahrungen mit den Meprobamaten und Chloropromazinen, in der Unterbrechung des Circulus vitiosus von Schmerz, Muskelverspannung, Fehlhaltung und lokalen vegetativen Dysregulationen den entscheidenen Angriffspunkt zu sehen, wobei die direkt oder indirekt erreichte Beseitigung von Schmerz und Muskelverspannung günstigere Voraussetzung für eine Spontanreposition eines Bandscheibenvorfalles schafft.

In dieser Auffassung sehen wir uns durch die teilweise günstige Wirkung der *Novocaintherapie* bestärkt. Dies gilt allerdings nur sehr bedingt für die von J. Lange (1940) empfohlenen perineuralen Injektionen, die nach unseren heutigen Kenntnissen meist viel zu weit peripher ansetzen. Eine zumindest vorübergehende Schmerzausschaltung gelingt sowohl bei epiduralen Injektionen (Cathelin 1903, Heile 1922) als auch durch präsacrale Anaesthesien nach der Technik von R. Wigand (1932) und F. Pendl (1934). Beide Verfahren führen zu einer Leitungsunterbrechung sowohl peripherer sensibler als auch vegetativer Bahnen. Beachtenswert erscheint, daß eine ähnliche Wirkung auch zu erzielen ist, wenn das Lokalanaestheticum durch paravertebrale Injektionen direkt an den Grenzstrang gelangt (F. Reischauer 1961) oder durch eine peridurale Plombe in der Höhe von D 10 bis L 3 (G. Säker 1947) lediglich die Möglichkeiten vegetativer Schmerzleitung unterbrochen werden. Zwar schaltet eine solche Periduralanaesthesie auch motorische und sensible Wurzeln aus, doch bleiben bei Ausführung in der genannten Höhe die vom Krankheitsprozeß irritierten lumbosacralen Wurzeln frei. Uns selber hat es sich besser bewährt, die Periduralanaesthesien im unteren Lumbalbereich auszuführen und zusätzlich zu dem Novocain jeweils 50 mg wasserlösliches Hydrocortison und 50 mg Hydrocortison-Kristallsuspension zu injizieren. Bei vielen Fällen mit leichteren Wurzelreizerscheinungen konnte man mit einer Serie solcher Periduralinjektionen rasch Beschwerdefreiheit erzielen. War allerdings nach 3—5 Injektionen keine Besserung eingetreten, so brachte die Fortführung dieser Therapieform keinen weiteren Erfolg.

In Übereinstimmung mit dem Bericht von D. Y. Kitov (1958) haben auch wir dabei feststellen können, daß dann, wenn die Periduralinjektion in der Höhe eines ausgeprägten Bandscheibenvorfalles ausgeführt wird, sofort während der Injektion eine Verstärkung der radikulären Schmerzen angegeben wird. Dieses Phänomen ist nicht nur für die Lokalisation des Vorfalles aufschlußreich, sondern spricht nach unseren Erfahrungen außerdem dafür, daß von weiterer konservativer Behandlung kein Erfolg mehr zu erwarten und eine operative Behandlung angezeigt ist.

Die Injektion von Novocain unmittelbar in die Zwischenwirbelscheibe soll in manchen Fällen, nach Angaben von C. Hirsch (1959), zur Schmerzunterbrechung und Abschwächung des Lasègueschen Zeichens führen.

Die Wirksamkeit der Novocainbehandlung wurde bis in die jüngste Zeit insbesondere von chirurgischer Seite vielfach bestätigt (R. H. Englich u. J. B. Spriggs 1948; F. Reischauer 1949 und 1961; S. Teneff 1949; A. Stender 1951; Schulte 1954 u. a.). Statistisch auswertbare größere Zahlenreihen über die Ergebnisse einer isolierten Novocainbehandlung sind wohl vor allem deshalb nicht mitgeteilt worden, weil diese Therapie meist mit sonstigen konservativen Maßnahmen kombiniert wird. A. Stender (1951) wertet das Ausbleiben einer Besserung als Indikation für eine operative Wurzelrevision. Bei Nachuntersuchung der nichtoperierten Fälle fand er trotz guter Anfangserfolge nur $1/_3$ Heilungen und $1/_3$ Besserungen, während bei dem restlichen Drittel die Besserung nicht angehalten hatte und der Zustand als unbefriedigend bezeichnet werden mußte. B. H. Burns und R. H. Young (1947), die zunächst das Novocain reichlich verwendeten, haben wegen der Flüchtigkeit der Besserung diesen Behandlungsweg zugunsten der Ruhigstellung und Entlastung wieder ganz verlassen. Auch bei P. R. M. J. Hanraets (1959) überwogen die unbefriedigenden Resultate. Vor allem ausgeprägte radikuläre Syndrome sprachen auf diese Behandlungsweise nicht an.

Leider sind zahlreiche Zwischenfälle bekannt geworden. Neben den auch bei intravenöser Novocaintherapie vorkommenden Kollapsen, Schocktodesfällen und allergischen Reaktionen (F. W. Bronisch 1948; H. Gros 1949; H. R. Bourmer 1950; W. Goetze 1952; J. Becker 1954; H. Ott u. H. J. Netolitzky 1954; K. Hansen 1957; F. Hoff 1957; G. Bodechtel 1958; H. Wild 1958) sind vor allem auch irreversible Schädigungen des Ischiasnerven (H. Rothenspieler 1939) und des Rückenmarks im Sinne von Myelomalacien beschrieben worden (F. Erbslöh u. A. Puzik 1959). Diese können selbst bei richtiger Injektionstechnik über eine Beeinträchtigung nutritiver Gefäße der Medulla entstehen. Hier ist darauf hinzuweisen, daß in seltenen Fällen die spezielle Lagerung vor der Injektion auch einmal einen Bandscheibenmassenprolaps auslösen kann. Unter der Annahme eines Novocainschadens wird dann leicht die notwendige Diagnostik und die sofortige operative Therapie versäumt. Bei nicht immer vermeidbarer versehentlicher intraspinaler Injektion werden, besonders dann, wenn im Präparat zur Verlängerung der Wirkung nur für Muskulatur und Bindegewebe verträgliche Zusätze enthalten waren, auch schwere chemotoxische Schäden an Rückenmark und Cauda beobachtet. Aus diesem Grunde ist auch das Vorgehen von Stracker (1954) absolut kontraindiziert, da die von ihm empfohlene Injektion von absolutem Alkohol in den Duralsack erfahrungsgemäß schwere Caudasyndrome zur Folge haben kann. Eine weitere Gefahr ergibt sich aus der Möglichkeit bakterieller Infektionen des Periduralraumes und Lumbalkanals. Ein so entstandener Epiduralabsceß wurde uns zugewiesen und konnte operativ geheilt werden. Diese Erfahrungen bedeuten eine derart erhebliche Belastung der Novocaintherapie, daß man sie nicht allgemein empfehlen kann.

Zweifellos haben viele der vorgenannten Behandlungsmaßnahmen ihr Ansehen lediglich dadurch erhalten, daß die Spontanremission durch *strenge Bettruhe* beschleunigt wird. Diese Maßnahme ist auch heute noch bei Lokalsyndromen und radikulären Reizerscheinungen eine einfache und oft rasch wirksame Hilfe. Tatsächlich hat sie auch bei einer strengen Prüfung des traditionellen Heilschatzes ihren Platz behalten (B. H. BURNS u. R. H. YOUNG 1947; K. GIULIANI 1954; P. R. M. J. HANRAETS 1959 u. a.).

Nach unseren heutigen Anschauungen dürften Ruhigstellung und Entlastung die wesentlichen Wirkfaktoren der Bettruhe sein. Vermutungsweise haben dies übrigens schon V. PUTTI (1927) und A. SCHANZ (1928) geäußert.

Den bisher beschriebenen Behandlungsformen ist gemeinsam, daß sie zum herkömmlichen Therapiebestand gehören und teils mehr, teils weniger wirksam sind, ohne den mechanischen Faktor in der Genese des Ischiasleidens besonders zu berücksichtigen. Wir haben sie deshalb unter dem Begriff der *unspezifischen Allgemeinbehandlung* zusammengefaßt.

Die Ergebnisse der unspezifischen Allgemeinbehandlung lassen sich an Hand des Schrifttums nur schwer zusammenstellen, da nur wenige Autoren über hinreichend große Nachuntersuchungsserien berichtet haben. Bei zu kleinen Zahlen und vor allem auch dann, wenn die verschiedenen klinischen Syndrome nicht berücksichtigt werden, ergeben sich oft scheinbare Überlegenheiten bestimmter Therapieformen, die einer Nachprüfung nicht standhalten. So berichtete beispielsweise H.-O. HARDT 1953 über wesentlich bessere Resultate nach Überwärmungsbädern als nach Operationen oder Redressements. Eine Analyse des inzwischen erheblich angewachsenen Krankengutes der gleichen Klinik (K. A. JOCHHEIM, F. LOEW u. A. RÜTT 1961) ergab völlig andere Einblicke in die Leistungsfähigkeit der einzelnen Behandlungsverfahren. Darüber hinaus ist eine Auswertung nur bedingt möglich, da die einzelnen Serien Fälle unterschiedlicher Schweregrade und verschiedener Symptomatik enthalten und außerdem verschiedenartige Behandlungswege beschritten wurden, ohne daß solche Differenzen immer ausreichend gekennzeichnet wären. Trotzdem erschien es wünschenswert, einen tabellarischen Überblick über die Streubreite der bei konservativer Therapie erreichten Behandlungsergebnisse zu vermitteln (Tabelle 2). In die Tabelle wurden kasuistische Beiträge und Berichte über kleinere Serien nicht aufgenommen (L. KIRSTEIN 1945; H. BÄKER 1952; E. H. LARSEN u. K. KRISTOFFERSEN 1956 u. a.).

Tabelle 2. *Ergebnisse konservativer Behandlungsmaßnahmen beim Lumbago-Ischias-Syndrom.*
(Berichte des Schrifttums.)

Autor	Zahl der Fälle	Ergebnisse	
		befriedigend %	unbefriedigend %
BOMAN	186[1]	64	36
BRAHME	580	86	14
DURBIN 1948	147[1]	66	34
EKVALL 1939	74	64	36
HARDT 1954	110[1]	65	35
JOCHHEIM, LOEW	63[2]	40	60
und RÜTT 1961	249[3]	64	36
KRISCHEK 1955	150	74	26
KUHLENDAHL und			
KUNERT 1952	70[1]	70	30
KUHNS 1941	843	91	9
SHINNERS und			
HAMBY 1949	200	86	14
SMITH DE FOREST 1938	keine Angaben[2]	90	10

[1] Schwere Fälle, überwiegend mit Wurzelbeteiligung.
[2] Ausschließlich Fälle mit Lumbago-Syndrom ohne Wurzelerscheinungen.
[3] Fälle mit Wurzelreizerscheinungen und leichteren Wurzelausfällen.

In einigen Berichten über größere Serien wird lediglich zwischen symptomfreier Heilung und verbliebenen Restbeschwerden, motorischen Störungen oder Rezidiven unterschieden. Dabei ist leider nicht zu ersehen, bei wieviel Patienten der Gruppe mit Restbeschwerden die verbliebenen Symptome noch Krankheitswert hatten (B. H. Burns u. R. H. Young). Solche Serien sind deshalb ebenfalls nicht in die Tabelle aufgenommen worden. Uns erschien es wichtig, bei der Erfolgsbeurteilung auch die sozialen Auswirkungen zu erfassen. Wir haben deshalb Fälle mit symptomfreier Heilung und erträglichen Restbeschwerden unter dem Begriff „befriedigend" zusammengefaßt und folgen damit den Gesichtspunkten, die bei den meisten Statistiken operativer Behandlungsergebnisse führend gewesen sind.

2. Ruhigstellung der Wirbelsäule und Entlastung der betroffenen Wurzel.

Der unspezifischen Allgemeinbehandlung sollen nun die *neueren therapeutischen Verfahren* gegenübergestellt werden, die alle, aus vorwiegend mechanischen Erwägungen entwickelt, teils auf eine Ruhigstellung der Wirbelsäule, teils auf eine Entlastung der betroffenen Wurzel gerichtet sind. Beide Wege sind einzeln oder gemeinsam beschritten worden. Unabhängig von der im speziellen Fall gewählten Therapieform bedürfen die Patienten anschließend einer Nachbehandlung, die eine Kräftigung der Rückenmuskulatur anstrebt und eventuell entstandene Wurzelausfälle zu beseitigen trachtet. Im einzelnen handelt es sich um folgende Verfahren:

a) Fixation der Wirbelsäule durch Gipsverbände und Stützapparate.

b) Operative Versteifung des lumbosacralen Übergangsgebietes.

c) Versuch der Wurzelentlastung durch spezielle Lagerungsformen, intermittierende oder Dauerextension sowie durch Repositionsmaßnahmen.

d) Operative Wurzelentlastung durch Entfernen des Bandscheibenvorfalles.

e) Physikalische Nachbehandlung.

a) Fixation der Wirbelsäule durch Gipsverbände und Stützapparate.

In Anlehnung an das allgemeinchirurgische Prinzip, erkrankte Gelenke und Wirbelsäulenabschnitte ruhigzustellen, sind auch bei den Bandscheibenschäden, besonders von orthopädischer Seite, fixierende Maßnahmen empfohlen worden. Allerdings waren zunächst die Indikationen nicht ausreichend auf die verschiedenen klinischen Syndrome abgestimmt. Auch über Zeitpunkt und Dauer der Anwendung sowie über das Ausmaß des ruhigzustellenden Wirbelsäulenabschnittes bestanden unterschiedliche Auffassungen. Während ein Teil der Autoren die im akuten Stadium zunächst durch Bettruhe erreichte Ruhigstellung und Entlastung mit Hilfe eines ausgedehnten Gipsmieders über mehrere Wochen beizubehalten versuchten, beschränkten andere die Verordnung von Stützmiedern auf diejenigen Fälle, bei denen nach Abklingen des akuten Stadiums chronische Restbeschwerden oder unter besonderen Belastungen rezidivierende Schmerzen verblieben (A. Thomas 1952; K. Lindemann u. H. Kuhlendahl 1953; K. Giuliani 1954 u. a.).

Unabhängig von den noch zu besprechenden Folgen fixierender Maßnahmen für die Rückenmuskulatur muß zunächst betont werden, daß eine Ruhigstellung durch Gipsverbände oder Mieder bei den akuten Formen der Wurzelbeteiligung unzweckmäßig, ja sogar schädlich sein kann (E. Güntz 1958; P. R. M. J. Hanraets 1959). Es bleiben also von den bei Bandscheibenschäden vorkommenden klinischen Bildern lediglich die Wirbelsäulen-Lokalsyndrome als Indikationsgebiet für fixierende Maßnahmen übrig, allenfalls noch geringe und bereits abklingende Wurzelreizerscheinungen. Ganz entschieden muß davor gewarnt werden, die sog. Ischiasskoliose mit Stützmiedern zu versorgen, ohne vorher durch Lagerung, Extension, reponierende Maßnahmen oder Operation die Wurzel entlastet zu haben. Leider ist die Miederbehandlung solcher Skoliosen auch noch in der letzten Auflage (1958) des Buches von G. Hohmann zu finden. Eine weitere Einschränkung der Indikation, sowohl bezüglich der Dauer wie auch des Ausmaßes der Fixierungen, leitet sich einmal aus der Gefahr der Muskelatrophie, zum anderen aus ungünstigen psychologischen Rückwirkungen auf den Patienten her (A. N. WITT 1954 u. a.). Mit E. GÜNTZ (1958) ist zu betonen, daß die Korsettbehandlung keine Dauerversorgung sein darf, sondern als echtes und nur vorübergehend anwendbares Heilmittel anzusehen ist, wobei der Patient zu regelmäßigen isometrischen Spannungsübungen angehalten werden muß, damit der drohenden Muskelatrophie entgegengearbeitet wird. Aus der gleichen Überlegung leitet sich die Forderung her, völlige Ruhigstellung nur während des akuten Stadiums anzuwenden, während für die Nachbehandlung, sofern überhaupt Stützapparate indiziert sind, leichtere und kürzere Mieder bevorzugt werden sollten, die nicht bis zum Brustkorb heraufreichen (K. LINDEMANN und H. KUHLENDAHL 1953). Damit bleibt eine gewisse Beweglichkeit erhalten, die als trophischer Reiz für die Muskulatur unerläßlich ist. Selbst von diesen bescheideneren Stützmaßnahmen muß der Patient allmählich entwöhnt werden. Bei welchen besonderen Belastungen das Mieder noch benötigt wird, und wann bereits mit einer Funktionsübernahme durch die gekräftigte Muskulatur gerechnet werden darf, richtet sich nach den Besonderheiten des Einzelfalles. Der Zeitpunkt der Entwöhnung sollte keinesfalls dem Patienten überlassen bleiben. Er ist, wie dies von jeder Therapie gilt, vom Arzt festzulegen.

b) Operative Versteifung des lumbosacralen Übergangsgebietes.

In konsequenter Fortsetzung des Prinzips, die erkrankten Wirbelsäulenabschnitte zu fixieren, sind in Anlehnung an die Maßnahmen bei Skoliosen, ferner bei Tuberkulose und anderen entzündlichen Wirbelkrankheiten auch zahlreiche Methoden zur operativen Versteifung des unteren Lendenabschnittes und der

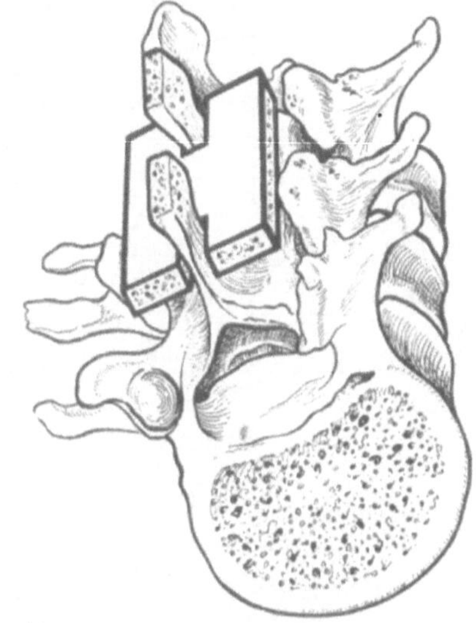

Abb. 7. Darstellung des sog. H-Spans oder Wäscheklammerspans.

lumbosacralen Übergangsregion angegeben worden. Besonders gebräuchlich waren zunächst sowohl die Verfahren von R. A. HIBBS (1911) (Spanverpflanzung und Verödung der kleinen Wirbelgelenke), von F. H. ALBEE (1911) und von A. HENLE (1927) (Spanung der Dornfortsätze). Eine unverhältnismäßig hohe Zahl von Pseudarthrosen und Osteomyelitiden ließ nach Modifikationen suchen. Weniger Komplikationen sah man bei Verkürzung der Späne und einer Überbrückung von nur zwei Bewegungssegmenten. Später wurde der einfache Albeesche Knochenspan durch H-förmige Knochenplatten (F. E. STINCHFIELD u. W. A. SINTON 1952, Abb. 7) oder durch die sog. Wäscheklammerspäne (D. M. BOSWORTH 1945) ersetzt. Dieses Verfahren bietet außerdem, wie G. CHAPCHAL (1957) gezeigt hat, den Vorteil einer Erweiterung der Intervertebrallöcher (s. Abb. 8). Von manchen Autoren wurden außerdem die Zwischenräume zu den Wirbelbögen durch feine Knochenspäne ausgefüllt. H. KUHLENDAHL (1951) hat den „Wäscheklammerspan" dahingehend modifiziert und vereinfacht, daß er lediglich einen Knochenkeil zwischen die Dornfortsätze brachte.

Berichte über das spätere Schicksal der Patienten, die mittels einer der bisher genannten Versteifungsoperationen behandelt wurden, sind nicht sehr zahlreich. Zum Teil handelte es sich um Versteifungsoperationen nach vorausgegangener Entfernung eines Bandscheibenvorfalles. Die Serien umfassen meist aber auch Fälle mit Mißbildungen, Fehlstellungen und Gefügelockerungen im Bereiche des lumbosacralen Übergangs. L. UNANDER-SCHARIN (1948) hat über $^2/_3$ guter Ergebnisse mit der Versteifung nach A. HENLE berichtet (46 Fälle). F. E. STINCHFIELD u. W. A. SINTON (1952) hatten unter 100 nachuntersuchten Fällen, die mit dem H.-Span versorgt waren, 85 % gute Ergebnisse bei nur 6 % Pseudarthrosen N. Eie berichtete 1964 über 97 % gute Resultate. S. Spadea u. H. Hamlin (1952) erzielten ähnlich gute Ergebnisse mit einem dem Kuhlendahlschen Vorgehen entsprechenden Verfahren. Sie entnahmen den dritten lumbalen Dornfortsatz und versteiften das erkrankte Bewegungssegment, indem sie ihn als Keil zwischen die betreffenden Dornfortsätze einfügten.

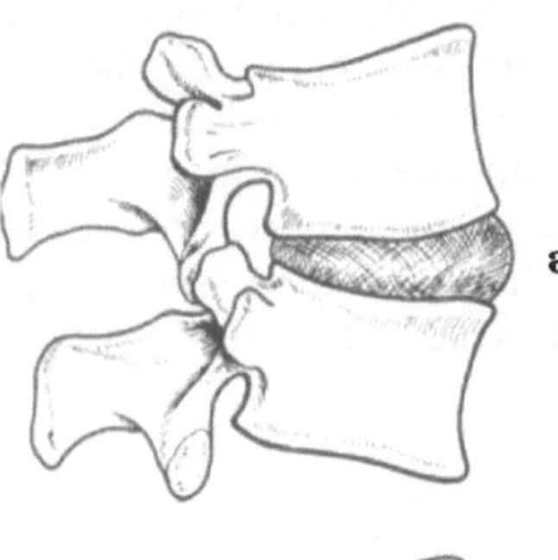
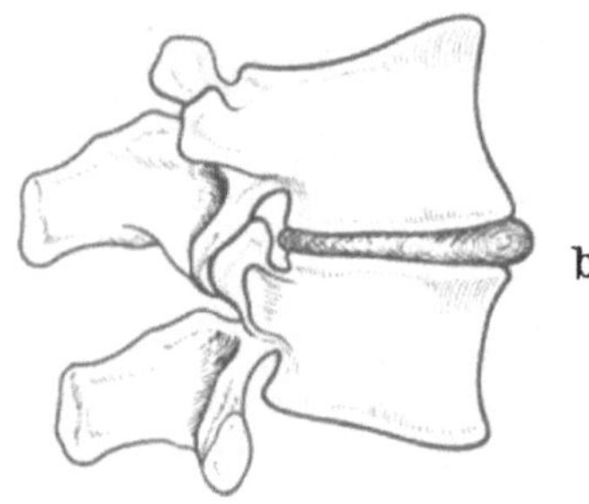
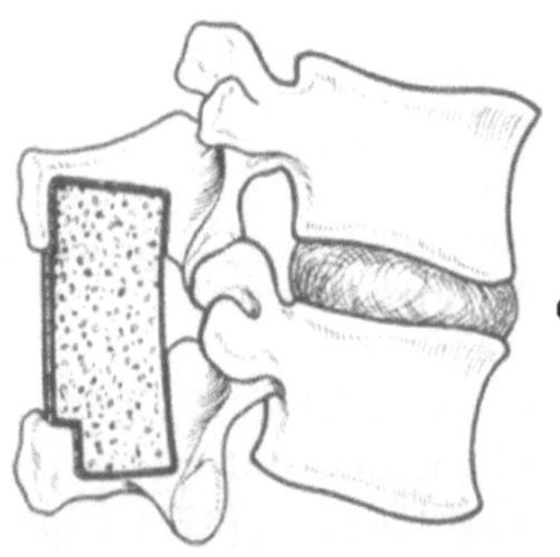

Abb. 8a—c. Die Versteifung des Bewegungssegmentes durch Einkeilen eines H-Spans zwischen die Dornfortsätze bewirkt auch eine gewisse Erweiterung des zugehörigen Zwischenwirbelloches. Halbschematische Darstellung nach Chapchal. a Normale Verhältnisse. b Die Verschmälerung der Zwischenwirbelscheibe bedingt eine Verengung des Zwischenwirbelloches. c Durch den H-Span wird das verengte Zwischenwirbelloch erweitert.

Die an Wirbelbögen und Dornfortsätzen angreifenden Versteifungsverfahren erfordern alle eine relativ lange postoperative Bettruhe und Ruhigstellung. Mit einer Wiederaufnahme körperlicher Arbeit kann nur selten vor Ablauf von 6 Monaten gerechnet werden. Die Endergebnisse sind — wenn man von der wesentlich längeren Behandlungsdauer absieht — nur dann denen der alleinigen Bandscheibenoperation vergleichbar, wenn man gleichzeitig die Wurzelkompression durch Beseitigung des Bandscheibenvorfalles und Ausräumen der erkrankten Bandscheibe beseitigt. Unter dieser Voraussetzung liegen die Heilungszahlen bei H. H. Young (1962) sogar höher.

Einen anderen Weg beschritten J. D. Lane u. E. S. Moore (1948) sowie R. B. Cloward (1953) mit dem Verkeilen des Intervertebralspaltes durch Knochenstücke aus der Beckenschaufel (s. Abb. 9) von ventral her oder von einem dorsalen Zugang aus. Von den 300 Patienten, die Cloward nach seinem Verfahren operierte, wurden 85 % geheilt. Vorteil dieser Methode ist eine sehr viel kürzere postoperative Ruhigstellung. Seine Patienten konnten schon im Mittel nach $1^1/_2$ Wochen aus dem Krankenhaus entlassen werden. Stützmieder, Gipsverbände u. dgl. waren nicht erforderlich. Selbst körperlich schwer arbeitende Patienten sollen nach längstens 3 Monaten voll einsatzfähig gewesen sein. Die Methode Clowards hat anscheinend bisher keine größere Verbreitung gefunden, möglicherweise deshalb nicht, weil so gute Ergebnisse nur bei besonders ausgefeilter neurochirurgischer Operationstechnik erzielt werden können, und der Eingriff längere Zeit in Anspruch nimmt als die einfache Entfernung eines Bandscheibenvorfalles. Alle Versuche, die Wirbelkörper durch Nageln oder Verschrauben zu fixieren (H. Junge 1951; J. B. Pennybacker 1951; E. A. Nicoll 1953; B. R. Wiltberger 1957), brachten keine auf die Dauer befriedigenden Ergebnisse.

Die *Indikation zur operativen Versteifung* ist seit den ersten enthusiastischen Berichten in den Jahren 1940—1944, die manchenorts eine nahezu kritiklose Aktivität ausgelöst hatten, wesentlich eingeschränkt worden. H. H. Kessler (1955) beschreibt eindrucksvoll den Weg von der ausschließlichen Versteifung über die Kombination von Prolapsentfernung und Fusion in einer Operation bis zu dem heute fast allgemein als zweckmäßig anerkannten Vorgehen, zunächst nur den Bandscheibenvorfall zu entfernen, um damit die Wurzelkompression zu beseitigen und lediglich bei besonderer Indikation in einer zweiten Sitzung die operative Versteifung anzuschließen.

Die Richtigkeit dieser Einstellung belegten kürzlich D. J. Barr u. Mitarb. (1966) an Hand einer Serie von 688 Fällen.

Aus einer großen Zusammenstellung (20 000 Fälle) von FRIBERG (zitiert nach H. H. KESSLER 1955) ist zu ersehen, daß nur bei 4,8 % aller Patienten eine operative Wurzelrevision mit Entfernung des Bandscheibenvorfalles ausgeführt wurde, und daß 0,6 % operativ versteift worden sind. Es handelt sich bei dieser Zusammenstellung allerdings lediglich um einen Spiegel des tatsächlich geübten therapeutischen Vorgehens, der keine Aussage darüber erlaubt, ob die damals gewählten Indikationen mit den heutigen Maßstäben übereinstimmen. Begrenzt man die operative Versteifung auf diejenigen Fälle, die nach

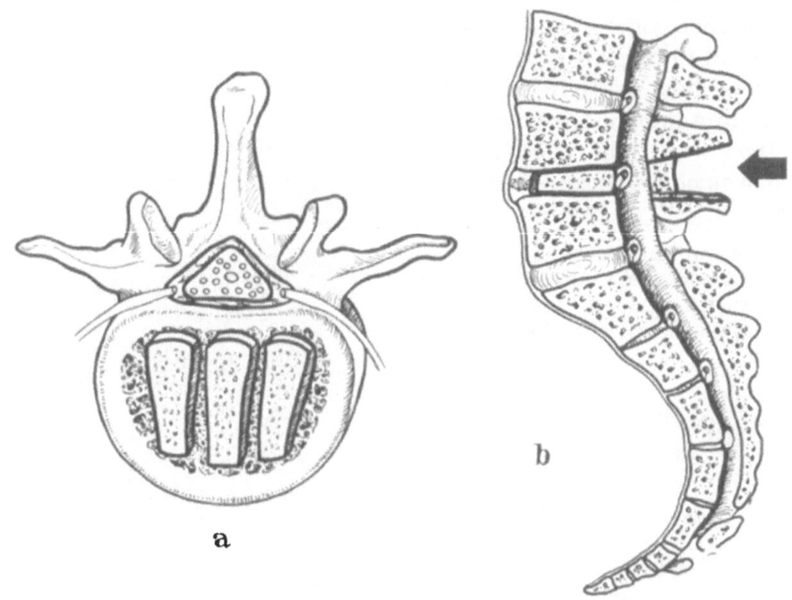

Abb. 9a u. b. Versteifung des Bewegungssegmentes durch Einkeilen von Knochenspänen in die ausgeräumte Zwischenwirbelscheibe: Verfahren nach CLOWARD. a Horizontalschnitt. b Sagittalschnitt.

Beseitigung der Wurzelkompression und ausreichender physikalischer Nachbehandlung immer noch erheblichere Wirbelsäulenlokalbeschwerden behalten, so bringt die dauerhafte Ruhigstellung der erkrankten Bewegungssegmente bei einer Anzahl dieser Patienten eine weitere Besserung des Behandlungsergebnisses (W. S. MIXTER u. I. S. BARR 1934; S. FRIBERG, E. SEVERIN 1943; G. ROVIG 1949, S. SPADEA u. H. HAMLIN 1952 u. a.). Man muß sich allerdings davor hüten, die in dieser Gruppe gar nicht so seltenen Patienten mit psychogener Fehleinstellung erneut zu operieren. Wie H. H. KESSLER (1955) in seiner Studie nachweisen konnte, sind zumindest in den USA Entschädigungstendenzen an dem unbefriedigenden Behandlungsergebnis maßgeblich beteiligt.

Die oben vertretene zurückhaltende Einstellung gegenüber den Versteifungsoperationen berührt selbstverständlich nicht die Indikation bei denjenigen Fällen, bei denen das Krankheitsbild nicht durch einen Bandscheibenvorfall sondern lediglich durch eine Bandscheibenzermürbung mit Gefügelockerung und Arthrose verursacht ist und eine kunstgerechte konservative Therapie nicht zum Erfolg führte. Über Ergebnisse der Versteifungsoperationen bei solcher Indikation berichtete zuletzt P. H. HARMON (1964).

c) Versuch der Wurzelentlastung durch spezielle Lagerungsform, intermittierende oder Dauerextension sowie durch Repositionsmaßnahmen.

Nachdem die Wertigkeit des mechanischen Faktors für die Entstehung des Ischiassyndroms erkannt war, haben die verschiedenen Methoden der Entlastung der betroffenen Wurzel rasch den Heilplan bereichert. Während zunächst eine *Flachlagerung* auf harter Unterlage empfohlen wurde, welche die Wirbelsäule zu lordosieren sucht (H. LUCKNER

1948 u. a.), haben andere Autoren bessere Erfahrungen mit der Kyphosierung gemacht und eine *Stufenlagerung* (Abb. 10) mit einem Beugungswinkel im Hüftgelenk von 45⁰ bevorzugt (B. A. Zuelzer 1949; E. Güntz 1958 u. a.). Tatsächlich gelingt es nach unseren Erfahrungen vielfach, mit einer solchen Kyphosierungslagerung, bei der durch Unterschieben von Matratzenteilen unter die Unterschenkel ein Winkel zwischen Rumpf und Oberschenkel bis zu 90⁰ erreicht wird, radikuläre Reizerscheinungen rasch zum Ver-

schwinden zu bringen. Nur in Ausnahmefällen sind wir mit einer Lagerung in Lordose besser zum Ziel gekommen. Maßstab für die im Einzelfall günstigste Entlastungshaltung ist stets das Verschwinden der neuralgischen Symptome (K. Giuliani 1954, A. N. Witt 1954 u. a.), die auch uns als Indicator für den noch bestehenden Wurzelkontakt gelten.

H. Schachtschneider hatte schon im Jahre 1936 bei Leichenversuchen das Zurückgleiten von Bandscheibenprotrusionen durch Kyphosierung der Lendenwirbelsäule nachweisen können. Diese

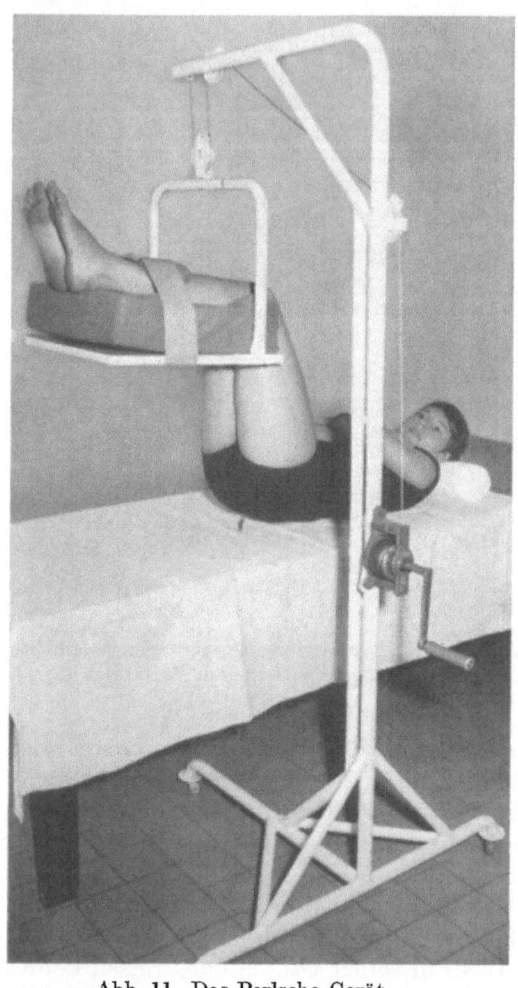

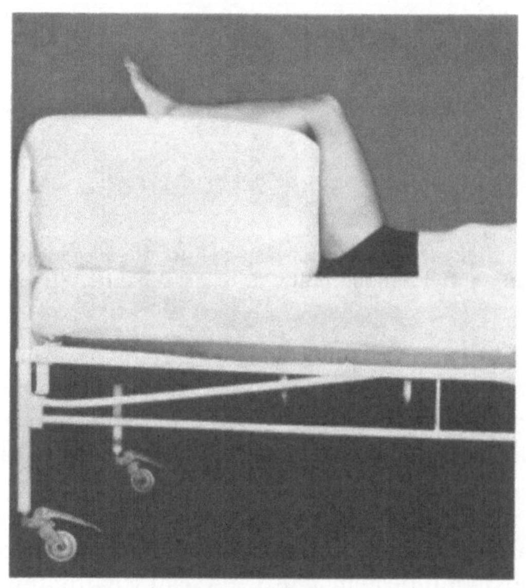

Abb. 10. Stufenlagerung.

Abb. 11. Das Perlsche Gerät.

Beobachtungen wurden später beim Lebenden myelographisch bestätigt (S. de Sèze u. J. Levernieux 1948). Andererseits sahen M. A. Falconer u. Mitarb. (1948) bei Kontrollmyelographien nach erfolgreicher konservativer Behandlung unveränderte Kontrastmittelaussparungen. Man wird sich in solchen Fällen fragen müssen, ob der myelographisch nachgewiesene Bandscheibenvorfall überhaupt für das klinische Bild verantwortlich war, und ob nicht ein weiterer, lateral gelegener Prolaps, der sich dem myelographischen Nachweis entzog, die Krankheitserscheinungen verursacht hatte.

P. R. M. J. Hanraets (1959) konnte an Vergleichsserien zeigen, daß dann, wenn unter Lagerungsbehandlung die Schmerzen nicht innerhalb von längstens 2 Wochen abklingen, von einer Fortsetzung dieser Therapieform keine weitere Verbesserung des Ergebnisses erwartet werden kann.

Gelingt es nicht, den Schmerz durch einfache Lagerung innerhalb weniger Tage zu beseitigen, dann bietet sich als nächste Behandlungsstufe die verstärkte Wurzelentlastung durch *Anlegen einer Dauerextension* (Ch. Dültgen 1952, A. Papernitzki 1953, F. Endler

1956 u. a.). Bei der Vielzahl der für die Extensionsbehandlung angegebenen Geräte soll lediglich auf einige Grundsätze eingegangen werden, die hier beachtenswert erscheinen. Zunächst ist eine feine Dosierbarkeit des angewandten Zuges dringend erforderlich, um den Nutzen dieser Maßnahme nicht in eine Tortur zu verkehren. Eine optimale Dosierung setzt voraus, daß ein nicht zu großer Teil der aufgewendeten Kräfte durch Reibung verlorengeht oder zumindest unkontrollierbar bleibt. Außer dem vielenorts eingebürgerten *Perlschen Gerät* (E. WEBER 1953) (Abb. 11) und dessen Modifikationen (W. KLÖPFER 1953 u. a.) hat sich uns in erster Linie das von K. DAUBENSPECK (1953) angegebene *Schlittenextensionsbett* bewährt (Abb. 12), das ohne Belastung mit Zusatzgewichten — allein durch den Ansteigewinkel des Fußendes — das Ausmaß des Zuges bestimmt. Der Zug selbst wird am besten vom Beckenkamm her ausgeführt. Hierzu bedienen wir uns

eines Mieders, das mit Gurten am Unterteil des Bettes befestigt werden kann. Auf diese Weise läßt sich eine Extension an den Beinen vermeiden, die ohnehin durch die schmerzhafte Muskelkette für derartige Maßnahmen weniger geeignet sind. Die Anwendung des Extensionsbettes bietet den weiteren Vorteil, die Extremitäten auch unter dem Zuge lagern zu können, so daß die für die Wurzelentlastung optimale Wirbelsäulenhaltung in Lordose oder mehr oder weniger ausgeprägter Kyphose eingenommen wer-

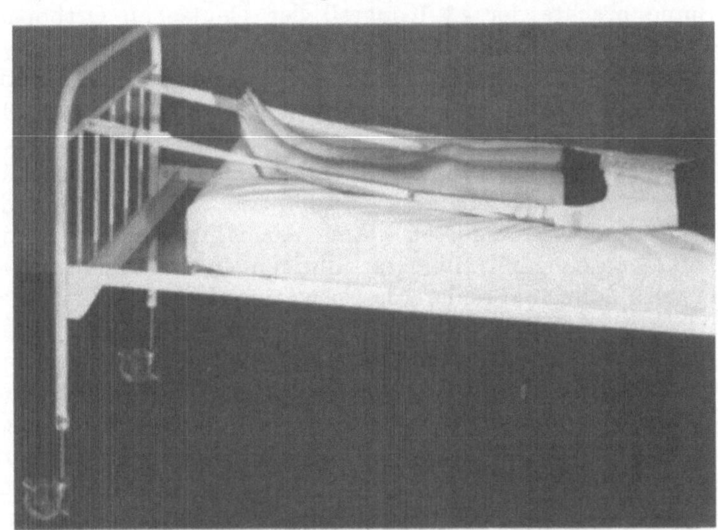

Abb. 12. Das Schlittenextensionsbett nach DAUBENSPECK.

den kann. Wie A. KOHLRAUSCH (1959) berichtet hat, läßt sich durch Miederzug der Zwischenwirbelspalt um etwa 5 mm auseinanderziehen.

E. WEBER (1953) und HARFF (1956) haben sich für *intermittierende Extensionsmaßnahmen* ausgesprochen. Während der sonst strengen Bettruhe läßt E. WEBER (1953) mit Hilfe des Perlschen Gerätes zweimal täglich für 10 min extendieren. Auch W. KLÖPFER (1953) bedient sich einer ähnlichen Technik, indem er einen Schemel unter die Kniekehle des bettlägerigen Kranken schiebt und mit einem breiten Gurt das Gesäß über einen Flaschenzug vorsichtig anhebt. KLÖPFER räumt ein, daß in Einzelfällen eine Lordoselagerung erforderlich sei, und hat z. T. mit einem Wechsel zwischen Lordose und Kyphose gute Erfahrungen gemacht. Einem derartigen abrupten Wechsel der Grundlagerung widerspricht E. WEBER (1953) jedoch lebhaft und weist auf die Gefahr hin, dadurch die Protrusion zu verstärken und gegebenenfalls einen echten Prolaps mit Paresen hervorzurufen. Über Ergebnisse der intermittierenden Extensionsbehandlung haben E. RICHTER (1953) sowie W. B. PARSONS u. I. D. CUMMINGS (1957) berichtet. Bei 80—90 % ihres Krankengutes erreichten sie befriedigende Resultate. Manuelle Extensionsmaßnahmen im Rahmen der krankengymnastischen Behandlung werden u. a. von E. GRABKA (1950) angegeben. Hier wird der Zug an Armen und Beinen der betroffenen Seite ausgeübt, später durch Hang an Ringen oder am Trapez erhöht und sogar, wenn nötig, durch weiteren manuellen Zug verstärkt. CH. DÜLTGEN (1952) rät bei erheblichen Schmerzzuständen zu einer Dauerextension von 2—3 Wochen und empfiehlt in der Nachbehandlung intermittierende Extensionsmaßnahmen an der schrägen Schwebebank oder an der Sprossenwand.

Übungen und spezielle Handgriffe mit dem Ziel der Reposition sind in mannigfachen Variationen beschrieben worden. Zum Teil werden sie nur noch unter Aufsicht von

Krankengymnastinnen und Masseuren ausgeführt, zum Teil gehören sie zum therapeutischen Rüstzeug von Laienbehandlern und Chiropraktikern. In diesem Zusammenhang sind u. a. die Abt-Keeganschen Übungen zu erwähnen, die in Deutschland durch die Veröffentlichungen von H. Köbcke (1946) u. von H. Luckner (1948) bekannt geworden sind. Das einfache Übungsmuster besteht darin, durch Anziehen des von der Ischialgie betroffenen Beines an die Brust eine extreme Kyphosierung hervorzurufen, die unter kräftig stoßender Streckung des Beines in eine Lordosehaltung zurückgeführt wird. H. Luckner konnte bei $^2/_3$ seines Krankengutes, insbesondere bei frischen Fällen, über gute Resultate berichten. Er empfahl für die Nachbehandlung einige Tage Bettruhe und für 3 Wochen einen elastischen Dachziegel-Klebeverband der Lendengegend.

Eine kritische Auseinandersetzung mit den *chiropraktischen Methoden* im engeren Sinne brachte der 43. Kongreß der Deutschen Orthopädischen Gesellschaft im Jahre 1955. Obwohl Sell (1956) u. a. versuchten, die pathophysiologischen Grundlagen vertebraler Krankheitsbilder und gezielter manueller Eingriffe darzulegen, sind gewichtige kritische Äußerungen unwiderlegt geblieben (M. Lange 1956, K. Lindemann 1956 u. a.). Die Diskussion wurde vor allem dadurch erschwert, daß die pathophysiologischen Gedankengänge vielfach der notwendigen naturwissenschaftlichen Präzision entbehrten. Auch waren die Behandlungsergebnisse nicht hinreichend nach Syndromen und Dauerresultaten aufgeschlüsselt. Eine Ausnahme bildeten lediglich die katamnestischen Erhebungen einiger Universitätskliniken, in denen chiropraktische Maßnahmen allein oder in Verbindung mit anderer konservativer Behandlung ausgeführt worden waren (K. Lindemann 1956; F. W. Rathke u. W. Heipertz 1956; Serg 1956). Schlüsselt man mit Lindemann, Rathke und Heipertz die Resultate nach dem klinischen Befund zu Beginn der Behandlung auf, so ergeben sich deutliche Unterschiede je nachdem, ob es sich um leichte Wirbelsäulenbeschwerden ohne objektiven Befund, um klassische Lumbagofälle oder um radikuläre Syndrome handelte. Während in der ersten Gruppe $^5/_6$ geheilt wurden, sank die Zahl der Heilungen in der zweiten Gruppe auf $^2/_3$ und bei radikulärer Symptomatik sogar auf die Hälfte. Bei der Bewertung ist natürlich zu berücksichtigen, daß die Fälle der ersten und zweiten Gruppe erfahrungsgemäß auch bei anderer Behandlungsweise durchweg eine gute Prognose bieten. Übereinstimmend damit betont Serg (1956), daß die sonstigen konservativen Therapieformen durch chiropraktische Maßnahmen keineswegs verdrängt werden können.

Zweifellos kommt L. Zukschwerdt das Verdienst zu, die zunächst manchmal mehr weltanschaulich als wissenschaftlich gefärbten Auseinandersetzungen zwischen einzelnen chiropraktischen Lehrmeinungen und Schulmedizin in einen sachlichen Bereich gebracht zu haben. Zukschwerdt hat, auf den Arbeiten von E. Emminger fußend, die klinische Bedeutung der Blockierung der kleinen Wirbelgelenke analysiert. Allerdings möchten wir unter dem Begriff „Blockierung" nicht nur eine mechanische, sondern auch die weit häufigere reflektorisch-muskuläre Bewegungssperre verstehen. Ein Teil der Erfolge chiropraktischer Maßnahmen beruht darauf, daß selbst dann, wenn die Blockierung nur einen Teilfaktor bei der Entstehung des klinischen Syndroms ausmacht, ohne selbst primäre Ursache zu sein, dieser Teilfaktor beseitigt werden kann. Bezüglich der chiropraktischen Technik verweisen wir auch auf die Darstellung von W. Peper (1953).

Vielfach wird betont, daß der normale Muskeltonus des nicht narkotisierten Patienten einen gewissen Schutz gegen allzu unphysiologische Redressionsbewegungen bedeute und deshalb die Komplikationen zu verhindern helfe (L. Zukschwerdt 1953, A. Bäker 1954 u. a.). Trotzdem sind Caudasyndrome und isolierte Wurzelausfälle nach derartigen Eingriffen immer wieder beobachtet worden (B. H. Burns u. R. H. Young 1947; J. B. Pennybaker 1951, A. Bäker 1954; H. H. Kessler 1955 u. a.).

Wenn L. Zukschwerdt (1953), A. Bäker (1954), Sell (1956), G. Gutmann (1960) am eigenen Krankengut derartige Komplikationen nicht gesehen haben, so erklärt sich dieses günstige Ergebnis wahrscheinlich nicht nur durch eine besonders schonende und ausgefeilte Technik, sondern vor allem auch durch eine sorgfältige diagnostische Klärung und entsprechende Auslese der Patienten. Ein eindeutiger Bandscheibenvorfall wird heute, wie kürzlich G. GUTMANN (1960) betont hat, eher als eine Kontraindikation für chiropraktische Handgriffe angesehen. Hauptanwendungsgebiet ist die fixierte Fehlhaltung der Wirbelsäule ohne radikuläre Symptomatik. Gelegentliche günstige Einflüsse selbst bei leichten Wurzelreizerscheinungen werden, ähnlich wie dies auch für die analgetischen Maßnahmen gilt, damit erklärt, daß durch Lösen der „muskulär-dynamischen Zwinge" eine unvollständige Bandscheibenvorwölbung zurückgleiten kann. Eine Zusammenstellung der Kontraindikationen veröffentlichte 1956 K. SCHLENZKA.

Repositionsmaßnahmen in Narkose gehören heute zum Rüstzeug der meisten orthopädischen Kliniken. Im Gegensatz zu der eigentlichen Chiropraxis sind hierüber in letzter Zeit zahlreiche Veröffentlichungen erschienen, die sowohl hinsichtlich Indikation und Technik wie auch der Ergebnisse einen Überblick über die Leistungsfähigkeit ermöglichen. Auch entsprechen die zugrunde liegenden pathophysiologischen Vorstellungen dem heutigen Stand der Kenntnisse von den Störungsmöglichkeiten, wie sie im Bereich der Wirbelsäulenbewegungssegmente gegeben sind.

Die ersten Anfänge der redressierenden Maßnahmen sind allerdings noch unter anderen Begründungen praktiziert worden. Hierher gehört zweifellos die sog. Ischiasdehnung, die bereits im vergangenen Jahrhundert angewendet wurde. Eine Hyperlordosierung in Narkose (ventraler Durchhang) wurde erstmalig im Jahre 1931 von KEMAL MUHEDDIN angegeben und unabhängig von ihm im Jahre 1939 erneut von Q. DITTMAR empfohlen. Auf diesen Anfängen fußt die im Jahre 1937 von H. H. MUTSCHLER beschriebene Technik des *Redressement in Narkose*, die im folgenden mit kleinen Modifikationen von vielen Orthopäden übernommen wurde (L. DYCK 1950; K. GIULIANI 1950; K. IDELBERGER 1951; G. SCHÖLER 1951, A. BÄKER 1954, N. R. FRANCILLON 1954; H. O. HARDT 1954; J. WEISS u. F. BRUSSATIS 1955; K. LINDEMANN 1956; F. W. RATHKE u. W. HEIPERTZ 1956; E. BUSACK 1958). Insgesamt ist die Tendenz zu erkennen, weniger gewaltsame Bewegungen anzuwenden als vielmehr durch Zug und Lockerung in völliger Muskelentspannung die Reposition des Vorfalles zu erleichtern. Die von allen Autoren als erforderlich erachtete anschließende Ruhigstellung wird entweder durch ein Gipsmieder erreicht oder durch anschließende Dauerextension gewährleistet. Bei geglückter Reposition kann nach 2—6 Wochen die Wirbelsäule unter dem Schutz eines Drellmieders vorsichtig zunehmend belastet werden. Ob bei unbeeinflußten Schmerzzuständen eine Wiederholung

Tabelle 3. *Ergebnisse des Redressement in Narkose.*
(Berichte des Schrifttums.)

Autor	Zahl der Fälle	Ergebnisse		Komplikationen
		befriedigend %	unbefriedigend %	
BUSACK 1958	93[1]	62	22	Gelegentlich vorübergehende Stuhl- und Harnverhaltung.
GIULIANI 1954	100	93	7	1 Fall mit Ileus.
IDELBERGER 1951	78	87	13	
JOCHHEIM, LOEW und RÜTT 1961	6[2] / 46[3]	2 Fälle / 78	4 Fälle / 22	2 Rezidive, 7% Rezidive.
LINDEMANN und ROSSAK 1959	120	90	10	1 Fall mit Caudasyndrom.
RATHKE und HEIPERTZ 1956	71	83	17	
WEISS und BRUSSATIS 1955	102	75	25	3 Fälle mit Ileus, 3 Fälle mit Beinvenenthrombosen und Embolie, 2 Fälle mit Caudasyndrom, 10 % mußten anschließend operiert werden.

[1] 16% Spontanheilungen nach anfänglichem Rezidiv.
[2] Fälle nur mit Wirbelsäulenlokalsyndrom.
[3] Fälle mit leichteren Wurzelsymptomen.

des Redressements zu empfehlen ist, wird nicht einheitlich beurteilt. F. W. Rathke u. W. Heipertz (1956) sahen in solchen Fällen keine überzeugenden Erfolge, während sowohl H. R. Francillon (1954) als auch E. Busack (1958) über eine gewisse Verbesserung der Ergebnisse berichten konnten.

Viele Autoren, wie beispielsweise K. Lindemann, sehen die günstigsten Aussichten für das Redressement beim frischen Bandscheibenvorfall und halten ein kontinuierliches Beschwerdebild von mehr als 6—9 Monaten für eine relative Kontraindikation. Bei rezidivierenden Beschwerden schien dagegen die Dauer der Anamnese für den Behandlungserfolg nicht belangvoll zu sein (J. Weiss u. F. Brussatis 1955). Die meisten Autoren wollen außerdem die Maßnahme ausdrücklich auf Wirbelsäulenlokalsyndrome mit allenfalls leichten radikulären Reizerscheinungen, aber ohne Wurzelausfälle, beschränkt wissen. Wie E. Busack gezeigt hat, sind tatsächlich die Behandlungsergebnisse in der zuletzt genannten Gruppe eindeutig schlechter. E. Güntz (1958) betont: ,,Bei Wurzelsymptomen sind solche Maßnahmen im allgemeinen kontraindiziert.`` J. Weiss u. F. Brussatis (1955) hatten vor dem Redressement in vielen Fällen Liquoruntersuchungen durchgeführt und bei Nachuntersuchungen feststellen können, daß Fälle mit lumbalen Eiweißvermehrungen auf mehr als 45 mg-% durch das Redressement nicht gebessert wurden. Sie haben später diese Gruppe gleich der operativen Behandlung zugeführt.

Leider stehen den positiven Ergebnissen zwar relativ seltene, aber in ihren Auswirkungen für den Patienten sehr gewichtige Gefahren gegenüber. H. Kuhlendahl u. V. Hensell (1958) berichteten über fünf schwere Caudaschädigungen innerhalb der letzten 2 Jahre, die als Folge von außerhalb ihrer Klinik ausgeführten Repositionsversuchen aufgetreten waren und neurochirurgisches Eingreifen erforderlich machten. Gleichartige Beobachtungen haben K. Idelberger (1951); M. R. Francillon (1954); J. Weiss u. F. Brussatis (1955); K. Lindimann u. K. Rossak (1959) u. a. mitgeteilt. Um eine solche Komplikation mit einiger Aussicht auf Erfolg beherrschen zu können, muß die operative Wurzelentlastung innerhalb von Stunden angeschlossen werden.

Das Redressement ist deshalb nur dann vertretbar, wenn es im Rahmen der stationären Behandlung ausgeführt wird, wenn ferner der neurologische Befund, insbesondere das Caudagebiet, unmittelbar nach dem Aufwachen aus der Narkose überprüft wird und ein mit neurochirurgischer Technik vertrauter Operateur im Komplikationsfall sofort eingreifen kann.

Kritisch ausgewertete *Nachuntersuchungsergebnisse des Redressement in Narkose*, bei denen überwiegend die erwähnten Indikationen und Kontraindikationen der Behandlung schon berücksichtigt wurden, sind in Tabelle 3 zusammengefaßt. Die positiven Ergebnisse streuten zwischen 62 und 93%. Die recht große Zahl günstiger Heilverläufe hat dem Redressement einen selbständigen Platz unter den ,,konservativen`` Heilverfahren erobert. Dabei muß allerdings erneut hervorgehoben werden, daß der Versuch einer derartigen Behandlung nur bei relativ frischen Fällen ohne erheblichere radikuläre Symptome gerechtfertigt ist.

d) Operative Wurzelentlastung durch Entfernen des Bandscheibenvorfalles.

Obwohl schon Fedor Krause im Jahre 1909 (s. H. Oppenheim u. F. Krause) die erfolgreiche Operation eines Bandscheibenvorfalles durchführte und weitere Einzelberichte aus der Mayo-Klinik (A. W. Adson u. W. O. Ott 1922) sowie von B. Stookey (1928), W. E. Dandy (1929) und von T. Alajouanine u. D. Petit-Dutaillis (1930) erschienen, wurde die operative Behandlung des Ischiasleidens in Europa — wenn man von wenig indizierten und verstümmelnden Eingriffen wie blutige Nervendehnung, Ischiadicusdurchschneidung mit nachfolgender Naht, Längsspaltung des Nerven im Bereich des Foramen ischiadicum u. dgl. (Heile 1922) absieht — nur sehr zögernd aufgegriffen. F. Jaeger, der selbst schon 1939 über erfolgreich operierte Fälle berichten konnte, hat die Marksteine der Entwicklung in seiner ersten Monographie (1951) klar aufgezeigt.

In der Anfangszeit, als ohnehin vorwiegend Patienten mit Caudasyndromen der operativen Behandlung zugeführt wurden, war die doppelseitige Laminektomie das Verfahren der Wahl. Erst gegen Ende der zwanziger Jahre hat B. Stookey die schon im Jahre 1902 von L. Bonomo entwickelte Technik der Hemilaminektomie zur Operation von Bandscheibenvorfällen übernommen. In dem Bestreben, die Statik der Wirbelsäule möglichst wenig zu beeinträchtigen und die Wirbelbögen zu schonen, hat schließlich J. G. Love im Jahre 1939 den interlaminären Zugang empfohlen, der seitdem von vielen Operateuren benutzt wird.

Leider ist zunächst nicht immer mit klarer Indikation operiert worden, wie dies oft bei neueröffneten Behandlungswegen geschieht. Manche Sammelstatistiken, die an die Zeit der ersten großen Operationsfreude und unscharfer Indikationen erinnern (H. C. Marble u. W. A. Bishop 1945; A. P. Aitken u. C. H. Bradford 1947) (s. Tabelle 4), haben zu berechtigter Kritik an der damaligen Anzeigestellung herausgefordert. Tatsächlich sind solche Ergebnisse nicht imstande, über die Leistungsfähigkeit der operativen Wurzelrevision mit den heute allgemein üblichen Auswahlprinzipien und der inzwischen ausgefeilten Operationstechnik zu entscheiden. Die älteren Statistiken geben auch deshalb ein ungünstigeres Bild, weil das Krankengut einseitig nach dem Kostenträger (Workmen's Compensation) zusammengesetzt ist und nicht unter annähernd gleichen Bedingungen in den großen Spezialkliniken operiert wurde. Die Ergebnisse wurden sicher auch durch Entschädigungsansprüche maßgeblich beeinflußt (H. H. Kessler 1955). Das geht unter anderem auch aus den Arbeiten von E. S. Gurdjian u. Mitarb. (1961) und von H. A. Brown u. M. E. Pont (1963) hervor. In beiden Serien waren die sehr guten und guten Ergebnisse bei den nicht versicherten Patienten mit 76 bzw. 78 % wesentlich häufiger als bei den Versicherten, bei denen nur in 61 bzw. 53 % günstige Ergebnisse erreicht werden konnten.

Weit zuverlässigere Einblicke übermitteln die in Tabelle 5 zusammengestellten Statistiken einzelner Kliniken oder Operateure. Wir haben nur solche Übersichten

Tabelle 4. *Nachuntersuchungsergebnisse operierter Bandscheibenschäden im Rahmen der Arbeitsunfallversicherung (Workmen's Compensation).*

| Autor | Jahr | Zahl der Fälle | Davon bestätigte Vorfälle % | Ergebnisse | | | Bemerkungen |
				sehr gut und befriedigend %	mäßig gebessert %	unbefriedigend %	
Aitken und Bradford (veröffentlicht von Aitken u. Bradford 1947 u. von Aitken 1952)	1940 bis 1947	211	63	35	38	25	21 % (33 %)[1] wurden nachoperiert. 25 % (49 %) nach 2—8 Jahren noch nicht im Arbeitsprozeß.
Aitken	1952	200	82	45 (26)	21 (26)	33 (47)	25 % Nachoperationen. Durchschnittliche Arbeitsunfähigkeit $= 17^1/_2$ (22)Monate. 16 % (20 %) wurden nicht arbeitsfähig.
Marble u. Bishop	1945	92	75	37	10	53	53 % waren länger als 1 Jahr arbeitsunfähig.
Marble u. Bishop	1949	113	85	66	—	34	Die Patienten mit ungünstigen Ergebnissen brauchten 1—3 Jahre bis zur Wiederaufnahme einer Arbeit[2].

[1] Die in Klammern gesetzten Zahlen beziehen sich auf die operativ nicht bestätigten Fälle.

[2] Aufschlüsselung nach Fachgebieten der Operateure ergab die besten Ergebnisse bei den Neurochirurgen (76 %), die auch die größte Zahl der Patienten operiert hatten. Es folgten die Orthopäden mit 59 %, Allgemeinchirurgen mit 58 % und andere mit 56 %.

Tabelle 5. *Spätergebnisse von Operationen wegen Bandscheibenvorfall. (Berichte des Schrifttums.)*

Autor	Jahr	Zahl der Fälle[1]	Ergebnisse in %			Bemerkungen
			sehr gut und befriedigend	mäßig gebessert	unbefriedigend	
Alfred	1951	130 (11 %)[1]	87	—	13	Operierte nur Fälle mit radikulärer Symptomatik. 9 % Nachoperationen[2], 5 % bestätigte Rezidive in gleicher Höhe.
Barr	1947	114	73	—	27	Ohne gleichzeitige Wirbelversteifung.
		80	80	—	20	Mit gleichzeitiger Wirbelversteifung. 1 Fall mit tödlicher Lungenembolie. Eine Aufschlüsselung der Ergebnisse nach Rücken- und Beinbeschwerden zeigt, daß beide Operationsverfahren jedes dieser Syndrome günstig zu beeinflussen vermögen. Die Resultate lagen nach kombinierter Operation etwas günstiger.
Brown u. Pont	1963	570	67	23	10	Bei 3 % der Fälle fanden sich andere Ursachen für das klinische Bild.
Burns und Young	1947	310	80	11	9	Das Material umfaßte 12 % Fälle mit reinem Wirbelsäulenlokalsyndrom, die auf konservative Behandlung nicht ansprachen. In dieser Gruppe fanden sich zu 92 % ebenfalls eindeutige Bandscheibenvorfälle.
Busch u. Mitarb.	1950	758	90	—	10	Der Bericht behandelt ausschließlich operativ bestätigte Bandscheibenvorfälle. 1 % Nachoperationen.
Decker und Shapiro	1957	265 (15 %)	92 (89 %)	—	8 (11 %)	Nur Fälle mit radikulärer Symptomatik.
Diemath und Heppner	1958	85	73	19	8	
Ectors	1949	100	92	—	8	
Eyre-Brook	1952	116 (10 %)	84	—	16	Nur Fälle mit radikulärer Symptomatik. Die Wurzelsymptome konnten bis auf 3 % beseitigt werden. 2 % bestätigte Rezidive in gleicher Höhe.
Falconer u. Mitarb.	1948	100 (0 %)	72	23	5	23 % Fälle mit reinem Wirbelsäulenlokalsyndrom, die auf konservative Behandlung nicht ansprachen. 14 % Nachoperationen, 8 % bestätigte Rezidive in gleicher Höhe.
Friberg	1947/48	800	84	—	16	
Grant	1946	229 (12 %)	90	—	10	
Guillaume und Janny	1953	1000 (6 %)	85	8	7	Nur Fälle mit radikulärer Symptomatik. 5 % Nachoperationen, 1 % Rezidive in gleicher Höhe, 4 % sekundäre Spanversteifungen.
Gurdjian u. Mitarb.	1961	772	74	20	6	Fälle ohne gleichzeitige Versteifung.
		143	68	23	9	Fälle mit gleichzeitiger Versteifung. In beiden Serien insgesamt 71 Nachoperationen, davon 14 Rezidive in gleicher und 9 sog. Rezidive in anderer Höhe.
Hanraets	1959	2000	70—82	—	18—30	Gesamtkrankengut.
	1959	200	50	25	15	Herniotomien.
	1959	200	77	14	9	Herniotomien und Revision sonstiger krankhafter Veränderungen (Overhaul).

Tabelle 5 (Fortsetzung).

Autor	Jahr	Zahl der Fälle[1]	sehr gut und befriedigend	mäßig gebessert	unbefriedigend	Bemerkungen
			Ergebnisse in %			
JAEGER	1951	92	80	20	—	
JOCHHEIM, LOEW u. RÜTT	1961	107	78	—	22	In der Gruppe „unbefriedigend" sind 13 % klinische Rezidive enthalten, die vorwiegend Fälle betrafen, bei denen orthopädischerseits nur der Vorfall abgetragen, nicht aber der Zwischenwirbelspalt ausgeräumt wurde.
JUNGE	1951	150	88	—	12	
KNUTSON und WIBERG	1958	251 (13 %)	95	—	5	Nur Fälle mit radikulärer Symptomatik. 7 % Nachoperationen[2], 4 % bestätigte Rezidive in gleicher Höhe.
KRAYENBÜHL bzw. WEBER	1950	459	79	11	10	11 % Nachoperationen.
KRISCHEK	1955	114 (32 %)	50	—	50	
KUHLENDAHL (s. LINDEMAN, K. u. KUHLENDAHL, 1953)	1953	200	90	—	10	3 Fälle mit nicht letalen Thrombo-Embolien. Keine Mortalität. 7 % bestätigte Rezidive.
LENHARD (DANDYs Krankengut)	1947	483	83	—	17	Die Ergebnisse waren unabhängig davon, wie radikal die Zwischenwirbelscheibe ausgeräumt worden war. 2 % Nachoperationen.
LOVE	1947	987	90	—	10	0,25 % Mortalität. 5 % Rezidive. 12 % Kombination mit gleichzeitiger Wirbelversteifung.
O'CONNELL	1950	500	92	—	8	0,4 % Mortalität. 2 % Wundinfektionen, 2 % bestätigte Rezidive in gleicher Höhe.
ODELL, RAMSEY und KEY	1950	310	90	10	—	
PENNYBACKER	1951	800	85	—	15	
POPPEN	1945	400	85	10	5	Keine Mortalität.
RAAF und BERGLUND	1949	160 (8 %)	90	—	10	1/3 der Fälle mit Spanversteifung, ohne signifikante Unterschiede im Ergebnis. 5 % Nachoperationen, 1 % bestätigte Rezidive in gleicher Höhe.
RÖTTGEN	1951	150	78	18	4	10 % Nachoperationen, 5 % bestätigte Rezidive in gleicher Höhe.
ROSS und JELSMA	1952	366 (0,5 %)	82	15	3	0,26 % Mortalität. 2 % Nachoperationen, 0,5 % bestätigte Rezidive in gleicher Höhe.
SENNING und SJÖQVIST	1947	400	79	12	9	6 % Wurzeldurchschneidungen. 5 % Nachoperationen, 4 % bestätigte Rezidive in gleicher Höhe.
SHINNERS und HAMBY	1949	355	88	—	12	
SPURLING und GRANTHAM	1949	327 (9 %)	79	13	8	Nur Fälle mit radikulärer Symptomatik. 6 % Nachoperationen, 3 % bestätigte Rezidive in gleicher Höhe.
WARIS	1948	374	91	—	9	Nur Fälle mit radikulärer Symptomatik. 2 % Nachoperationen.
WITT	1954	167	87	—	13	46 % vorher vergeblich mit Redressement in Narkose behandelt.

[1] Die in Klammern angegebenen Zahlen beziehen sich auf die operativ nicht bestätigten Fälle.
[2] Spanversteifungen werden jeweils gesondert erwähnt und fallen deshalb hier nicht unter den Begriff „Nachoperationen".

aufgenommen, die sich auf mehr als 80 Fälle beziehen. Ein Teil der Katamnesen ist meist durch persönliche Nachuntersuchungen der Autoren, ein weiterer Teil durch Fragebögen gewonnen worden. Beide Wege scheinen gleich zuverlässige Ergebnisse zu bringen. Daß die Gruppe der katamnestisch erfaßten Patienten einen repräsentativen Querschnitt der Gesamtergebnisse vermittelt, hatten J. Guillaume u. P. Janny (1953) an ihrem großen Krankengut überzeugend nachweisen können.

Für die Auswertung der Tabelle schien es uns wichtig, auch den Zeitpunkt der jeweiligen Veröffentlichung anzugeben. Hinter der Zahl der Fälle findet sich in Klammern, soweit dies aus den Arbeiten zu ersehen war, die Häufigkeit negativer Freilegungen, bei denen also eine überzeugende mechanische Ursache der Beschwerden nicht ermittelt werden konnte. Diese Zahl läßt zugleich gewisse Rückschlüsse auf die Diagnostik, Höhenlokalisation und Indikationsstellung innerhalb des jeweiligen Krankengutes zu. Sie liegt im Mittel um 10%, mit maximalen Streuwerten von 0% (M. A. Falconer u. Mitarb. 1948) und 32% (J. Krischeck 1955).

Die Spätergebnisse sind in den Veröffentlichungen unterschiedlich aufgeschlüsselt worden. Während einige Autoren sehr gute und befriedigende Resultate unbefriedigenden gegenüberstellten, haben andere noch eine Mittelgruppe mit mäßigen Besserungen eingefügt. Eine solche Zuordnung enthält notwendig zahlreiche subjektive Faktoren, die wir dadurch zu vermindern versuchten, daß wir bei der Eingruppierung eventuell vorhandene Angaben über Arbeitsfähigkeit u. dgl. berücksichtigt haben. Der Anteil sehr guter und befriedigender Ergebnisse ist im Mittel mit 80—90% angegeben. Die Streuung reicht von 50% (J. Krischek 1955) bis 95% (B. Knutson u. G. Wiberg 1958). Wenn man von der aus dem Rahmen fallenden Serie von Krischek absieht, liegen die unbefriedigenden Ergebnisse zumeist um 10%. Hier handelt es sich überwiegend um verbliebene Rückenbeschwerden, die auf eine Gefügelockerung im Bewegungssegment bezogen werden müssen. Wie zuvor schon ausgeführt (S. 170), wird dieser Schaden durch die Entfernung des Bandscheibenvorfalles nicht immer behoben. Zum wesentlich kleineren Teil sind auch fortbestehende oder neu aufgetretene Wurzelreizerscheinungen an dem unbefriedigenden Resultat beteiligt. Das geht auch aus der Zahl der Nachoperationen hervor, die bei 1% (E. Busch u. Mitarb. 1949) bis 14% (M. A. Falconer u. Mitarb.) der Fälle erforderlich wurden. Dabei fanden sich bis zu 8% (M. A. Falconer u. Mitarb. 1948) echte Rezidive in gleicher Höhe, während sicher manches angebliche Rezidiv auf einen zweiten Bandscheibenvorfall in anderer Höhe oder auf eine Fehldiagnose mit Übersehen eines andersartigen Krankheitsprozesses zu beziehen ist (J. G. Graf-Love u. M. H. Rivers 1962; M. Borroni u. G. Ciaramella 1963 u.a.).

Es ist bedeutsam und deckt sich mit den eigenen Beobachtungen, daß sowohl E. S. Gurdjian u. Mitarb. (1961) als auch H. A. Brown u. M. E. Pont (1963) wesentlich bessere Ergebnisse sahen, wenn es sich um bereits perforierte Bandscheibenvorfälle handelte (sehr gute und gute Ergebnisse 78 bzw. 77%) als wenn bei der Operation lediglich eine Bandscheibenprotrusion gefunden und ausgeräumt wurde (sehr gute und gute Ergebnisse nur 66 bzw. 57%). Wahrscheinlich ist das klinische Bild der letztgenannten Gruppe nicht nur von der Wurzelkompression, die durch die Operation beseitigt werden kann, sondern auch in stärkerem Maße von der Bandscheibendegeneration mit Gefügelockerung, Arthrose usw. geprägt, auf die der operative Eingriff verständlicherweise nur geringeren positiven Einfluß hat.

Über die Auswahl der Fälle und das hierbei maßgebliche klinische Bild waren nicht immer Angaben erhältlich. Von den meisten Autoren wurde ausschließlich oder nahezu ausschließlich nur bei radikulären Syndromen operiert. Ausnahmsweise ist auch bei reinen Wirbelsäulensyndromen die Operationsindikation bejaht worden (B. H. Burns u. R. H. Young 1947; M. A. Falconer u. Mitarb. 1948). Hier handelte es sich um konservativ auch auf die Dauer nicht zu beeinflussende Beschwerden. In solchen Fällen wurden dann fast durchweg Bandscheibenvorfälle gefunden.

Nahezu alle Autoren geben an, sie hätten erst dann die Anzeige zur operativen Wurzelentlastung für gegeben erachtet, wenn die Möglichkeiten konservativer Therapie ausgeschöpft waren. Einzelheiten über Art und Dauer dieser konservativen Maßnahmen sind allerdings nur ausnahmsweise mitgeteilt. Das mag häufig darin begründet sein, daß die Vorbehandlung nicht von den Autoren selbst geleitet wurde. Die radikulären Syndrome sind offenbar nicht immer nach Reizerscheinungen und Ausfällen unterteilt worden. Auch haben derartige klinische Befunde nicht regelmäßig die Indikation zu rascherem operativem Eingreifen beeinflußt. Nur hinsichtlich der Caudasyndrome herrscht Übereinstimmung, daß allein eine sofortige Freilegung einige Aussichten auf Restitution bietet. Eine abwartende Haltung, wie sie F. HEPPNER und O. MOSHAMMER (1956) einnahmen, wird mit Recht allgemein abgelehnt.

Die *Operationstechnik* ist in weitem Umfang abgewandelt worden. In der Anfangszeit wurde zumeist laminektomiert und hemilaminektomiert. Dies ist bei den weiter zurückliegenden Erfolgsberichten zu berücksichtigen. In dem Bestreben, den Eingriff möglichst klein zu gestalten, um die Statik nicht zu gefährden, haben sich später die meisten Autoren zu dem von J. G. LOVE (1938) angegebenen interlaminären Zugang bekannt. Dieser

bietet allerdings nur dann ausreichende Übersicht, wenn man den Eingriff in der von H. KUHLENDAHL u. a. empfohlenen Hock-Lagerung ausführt. Dabei werden die Beine unter den Leib gezogen. Das Becken ruht auf den in Knien und Hüften gebeugten unteren Extremitäten (Abb. 13). Die Wirbelsäule ist kyphosiert, und die Zwischen-

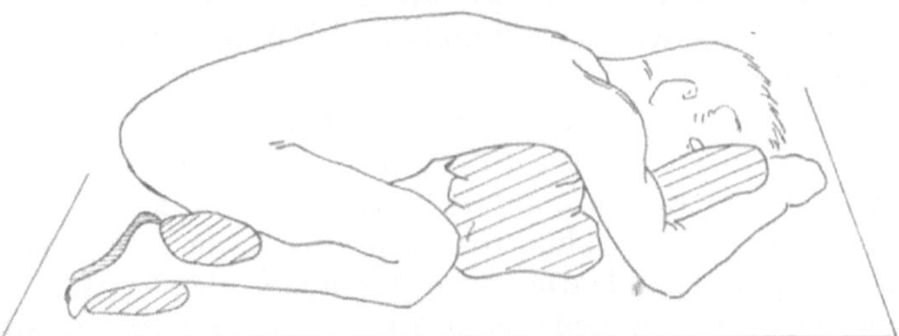

Abb. 13. Hocklagerung nach KUHLENDAHL.

wirbellöcher klaffen weit. Trotz der ventralen Lagerung wird das Abdomen nicht gedrückt, so daß die Atmung unbehindert bleibt und es zu keiner venösen Stauung kommt. R. C. L. ROBERTSON u. W. G. PEACHER (1945), H. KUHLENDAHL (1956) u. a. empfehlen außerdem, das Lig. flavum zu erhalten und nach Entfernen des Bandscheibenvorfalles zu nähen, um sekundären Verwachsungen der Wurzel vorzubeugen.

Beim Studium der genaueren Angaben über das operative Vorgehen fällt allerdings auf, daß besonders bei unbefriedigenden Befunden von den meisten Operateuren der Zugang durch Wegnahme von Wirbelbogenanteilen vergrößert wurde, so daß auch die angrenzenden Zwischenwirbelspalten und der Raum vor den Wirbelkörpern revidiert werden konnten. Bei zunächst negativer Exploration muß man immer an die Möglichkeit denken, daß ein Prolaps vom Zwischenwirbelspalt weg vor einen Wirbelkörper verlagert oder auch in den Duralsack hinein perforiert sein kann (F. MIKULA u. Mitarb. 1960; A. E. LYONS u. B. L. WISE 1961; P. TENG u. PAPATHEODORO 1964; R. A. SLATER u. Mitarb. 1965). Bei letzteren handelt es sich überwiegend um Fälle mit langer Anamnese und doppelseitiger Symptomatik. L. ECTORS (1949), E. BUSCH u. Mitarb. (1949), A. STIMPEL (1949), F. JAEGER (1951), J. GUILLAUME u. P. JANNY (1953), H. KUHLENDAHL (1956), P. R. M. J. HANRAETS (1959) u. v. a. fordern bei negativem Befund darüber hinaus auch die Wegnahme des Knochens über dem Canalis intervertebralis bis zum Spinalganglion hin, weil nur dadurch ein Vorfall, der sich weit lateral in diesen Kanal hinein entwickelt hat, entdeckt und beseitigt werden kann. Die Entfernung von Bogenanteilen, eines ganzen Wirbelbogens und selbst das Opfern eines Wirbelgelenkes sind für den Operationserfolg weit weniger entscheidend als das Übersehen eines atypisch gelegenen Bandscheibenvorfalles. Dies ergibt sich auch aus dem Vergleich der Katamnesen nach verschiedenartigen Operationen (W. WARIS 1949; K. A. JOCHHEIM, F. LOEW u. A. RÜTT 1961). Selbst nach ausgedehnten Laminektomien und nach Zerstörung eines Wirbelgelenkes ist die Häufigkeit lokaler Rückenbeschwerden nur wenig erhöht. Manche Autoren haben auch bei positivem Befund häufig sowohl die Spalten L 4/L 5 als auch

L 5/S 1 kontrolliert, weil das Vorhandensein eines zweiten Prolapses weder klinisch noch röntgenologisch sicher ausgeschlossen werden kann (W. E. Dandy 1943; A. L. Eyre-Brook 1952; P. Ross u. F. Jelsma 1952).

Der von J. D. Lane u. E. S. Moore (1948) vorgeschlagene transperitoneale Zugang zur Bandscheibe von der Ventralseite der Wirbelsäule her hat mit Recht keine Anhänger gefunden. Gegen dieses Vorgehen sprechen die Größe des Eingriffes und das Fehlen eines Einblickes in die Beziehungen zwischen Bandscheibenvorfall und Wurzeln.

Unabhängig von der Art des Zuganges ergeben sich auch Unterschiede hinsichtlich des Ausmaßes, in dem die erkrankte Zwischenwirbelscheibe ausgeräumt wurde. Während W. E. Dandy (1943) zunehmend die Tendenz vertrat, nicht nur nekrotisches Bandscheiben-gewebe auszulöffeln, sondern nach Möglichkeit die ganze Zwischenwirbelscheibe zu ent-fernen, haben andere Autoren wie S. Friberg (1947) lediglich den Vorfall abgetra-gen, ohne das Innere der Bandscheibe anzutasten. Die Mehrzahl der Autoren tritt für eine mittlere Linie ein und kürretiert „ohne Fanatismus", wie E. Busch u. Mitarb. (1950) dies treffend formuliert haben. In gleicher Weise wird auch bei ein-fachen Protrusionen und bei Erweichungen (concealed discs) der Bandscheibe vor-gegangen. Nur wenige Operateure wie beispielsweise F. Jaeger (1951) befürworten bei solchen Befunden einen Wundverschluß ohne Entfernen des degenerierten Bandscheiben-materials.

In der Anfangszeit wurde bei negativen Befunden häufig die maßgebliche Wurzel durchschnitten (T. Alajouanine u. R. Thurel 1947; A. Senning u. O. Sjöqvist 1947; Decoulx u. E. Soulary 1948; D. H. Echols u. F. C. Rehfeldt 1949; J. A. Sicard u. A. Leca 1954), ohne daß allerdings, wie A. Senning u. O. Sjöqvist gezeigt haben, das Ergebnis eindeutig günstiger ausgefallen wäre. Mit Verbesserung von Indikation und Operationstechnik sind Freilegungen ohne entsprechenden Befund so selten ge-worden, daß auch aus diesem Grund die Wurzeldurchschneidung nicht mehr zu erörtern ist. Hypertrophie des Lig. flavum, Erweiterung bzw. Stauung von Venen, Wurzel-verdickungen u. dgl. sind in den meisten Fällen Verlegenheitsbefunde, die dann als Erklärung für die Symptomatik herangezogen werden, wenn ein Bandscheibenvorfall oder eine andere überzeugende Ursache bei der Operation nicht gefunden wurde. Besonders der sog. Hypertrophie des gelben Bandes ist viel Aufmerksamkeit geschenkt worden (A. K. Adson 1940, R. Malmros 1942, F. Albert 1953 u. a.). Wenn man berücksich-tigt, daß die physiologische Dicke des Lig. flavum im Lumbosacralbereich zwischen 2 mm und mehr als 7 mm schwankt (R. G. Spurling, Mayfeld und Rogers 1937; Horwitz 1939; O. Veraguth und C. Braendli 1948), so erscheinen die angeblich patho-logischen Operationsbefunde wenig überzeugend. Eine Besserung des klinischen Bildes nach Resektion des gelben Bandes beweist nicht dessen ursächliche Bedeutung, da durch einen solchen Eingriff eine gewisse Wurzelentlastung herbeigeführt wird.

Wenn trotz der operativen Wurzelentlastung unbeeinflußbare Schmerzen zurück-blieben, ist in Einzelfällen versucht worden, durch Chordotomie, ja sogar durch Leuko-tomie Schmerzfreiheit zu erreichen (L. A. Titrud 1957). Eine solche Indikation sollte zweifellos nur mit äußerster Zurückhaltung gestellt werden, zumal unerwünschte Neben-erscheinungen bei diesen Eingriffen gar nicht selten zu verzeichnen sind.

Ernsthafte *Komplikationen der typischen Bandscheibenoperation* sind nur selten be-schrieben worden. Die Mortalität liegt, sofern überhaupt Todesfälle vorkamen, nicht über 0,3 % [J. C. Love (1947) 0,25 %; J. E. A. O'Connell (1950) 0,24 %; G. Weber (1950) 0,3 %; P. Ross u. F. Jelsma (1952) 0,26 %]. Die meisten Serien enthalten keine Todesfälle. Unter den nicht tödlichen Komplikationen stehen Thrombosen und Embolien an erster Stelle [G. Weber (1950) 1,0 %; H. Kuhlendahl (1953) 1,5 %; F. Knutsson u. G. Wiberg (1958) 1,1 %]. Vereinzelt ist über postoperative Spondylitis (C. R. Sulli-van, W. H. Bickel u. M. I. Svien 1958; G. Weber 1959) sowie über aseptische Wirbel-körpernekrosen (K. H. Kley 1957; F. C. Schultz 1958; W. B. Stern u. P. H. Chrandall 1959) berichtet worden, die in eine Blockwirbelbildung ausmünden können (L. E. Geiger

u. McGill 1961). Schließlich muß auf die Möglichkeit hingewiesen werden, bei forcierter Kürettage der Bandscheibe ventral den Anulus fibrosus zu durchstoßen und die großen abdominellen Gefäße zu verletzen (G. Weber 1950; M. E. Leavens u. F. K. Bradford 1953; D. G. Freeman 1961; Ch. A. Hufnagel 1961; K. A. Solonen 1964; O. P. Boyd u. G. F. Farha 1965). Bei diesem extrem seltenen und bei entsprechender Vorsicht vermeidbaren Vorkommnis kann die sofortige Laparotomie und Gefäßnaht lebensrettend sein. Die Häufigkeit leichterer Wundheilungsstörungen entspricht den allgemein bei aspetischen Eingriffen gegebenen Verhältnissen.

e) Nachbehandlung und Rehabilitation.

Die Probleme der Nachbehandlung sind in den meisten Veröffentlichungen verhältnismäßig stiefmütterlich behandelt worden. Die an sich zahlreichen Empfehlungen zur Anwendung physikalischer Methoden betreffen meist das akute Schmerzstadium und sind somit Teil der konservativen Behandlung des akuten Stadiums der Lumbago und der Wurzelkompression. Wir verweisen diesbezüglich auf S. 195. Folgende Autoren haben speziell auf die Bedeutung der Nachbehandlung hingewiesen: E. Grabka 1950, Ch. Dültgen 1952, E. Weber 1952, H. Kessler 1955, H. Helmrich 1959. Aufgabe der Nachbehandlung ist es, durch vorsichtig gesteigerte Übungen die geschwächte Rückenmuskulatur zu kräftigen, normale statische Verhältnisse wiederherzustellen, die meist noch überdauernden vegetativen Reizerscheinungen zu beseitigen und die Rückbildung radikulärer Ausfälle zu fördern. Es ist dabei — wenn man von der besonders zu besprechenden postoperativen Nachbehandlung absieht — nur von untergeordneter Bedeutung, welche Behandlungsstufe zum Abklingen der akuten Erscheinungen geführt hatte. Unterschiedliche Gesichtspunkte ergeben sich lediglich, wenn nach konservativer Therapie unter der Nachbehandlung erneut radikuläre Symptome auftreten. In solchen Fällen gelten die gleichen Richtlinien wie bei frischen Erkrankungen. Wegen dieser Rezidivgefahr ist es besonders wichtig, die Belastungen in der Anfangszeit nur vorsichtig zu steigern.

Die *Kräftigung des Muskelkorsetts* beginnt am besten mit isometrischen Spannungsübungen, unter Anleitung einer geschulten Krankengymnastin. Die wechselnde Anspannung der Rückenmuskulatur soll zunächst ohne sichtbaren Bewegungsausschlag erfolgen. In der nächsten Phase werden in Bauchlage erst das eine, dann das andere Bein und schließlich beide Beine gegen die Unterlage gepreßt, um auch die Bauchmuskulatur und den M. iliopsoas durch die Übungsbehandlung zu erfassen. In der Folge werden die ausgestreckten Arme in die Spannungsübungen einbezogen und zuletzt die Gesäßmuskeln und die kleinen Beckenmuskeln gegen Widerstand gekräftigt. Die gleichen Spannungsübungen gegen die Unterlage werden dann in Rückenlage durchgeführt. Wird zu isotonischen Übungen mit sichtbarem Bewegungsausschlag übergegangen, dann sollte, wenn die äußeren Möglichkeiten gegeben sind, das Bewegungsbad verwendet werden, das die Vorteile der gleichmäßigen Durchwärmung und Lockerung bei einer Wassertemperatur von 32° mit der durch das archimedische Prinzip bedingten Eigengewichtsentlastung verbindet. Schwimmübungen aus der Rückenlage werden von den Kranken im allgemeinen bevorzugt. Aber auch außerhalb des Bewegungsbades können die notwendigen Maßnahmen der stufenweisen Belastung der Wirbelsäule auf einer am Boden liegenden Matte, beim Hängen an Ringen oder an der Sprossenwand mit schräg eingehängten Schwebebalken individuell dosiert werden.

Zur Behandlung lokaler vegetativer Reizerscheinungen und muskulärer Verspannungen, die als Störungsfaktoren in der Phase der krankengymnastischen Therapie eine erhebliche Rolle spielen, erscheint es vielfach zweckmäßig, die schon während der Bettruhe begonnene analgetische Behandlung mit Salicyl, Pyramidon und Butazolidin-Körpern in freier Kombination mit Neuroplegica wie etwa Phenothiazinen, Reserpin, Meprobamat, Librium u. dgl. fortzusetzen. Nach vorausgegangener Durchwärmung sollten spezielle Formen der

Massage in erster Linie die Beine berücksichtigen, um die Nachwirkungen der Wurzelreizerscheinungen, vor allem hartnäckige Myogelosen, rascher abklingen zu lassen. Massagen der Lumbalregion wirken sich häufig ungünstig aus, weil sie die ohnehin vorhandenen Verspannungen reflektorisch verstärken können. *Bei verbliebenen Paresen* ist tunlichst der Muskel zu kräftigen. Der totale Ausfall eines Muskels verlangt die *Elektrotherapie* mit galvanischem oder Exponentialstrom. Ausgesprochene Lähmungen im Bereich der Fußheber benötigen oft viele Monate zur Rückbildung, zuweilen handelt es sich auch um dauerhafte Defekte. Die *Versorgung mit orthopädischem Schuhwerk* unter Verwendung des Heidelberger Winkels vermag in solchen Fällen die Funktionsstörung weitgehend auszugleichen und dadurch die Arbeitsfähigkeit wiederherzustellen.

Bei der postoperativen Nachbehandlung muß berücksichtigt werden, daß die Muskulatur im Operationsbereich abgelöst und damit in ihrer Innervation geschädigt worden ist (J. A. Aguilar 1963). Außerdem ist die Stabilität des betroffenen Bewegungssegmentes durch Incision des Längsbandes und Ausräumen der Bandscheibe beeinträchtigt. Eine wenigstens 14tägige Bettruhe ist nach unseren Erfahrungen erforderlich, um die Voraussetzungen für eine anatomisch richtige, ausreichend stabile Verbindung von Muskulatur, Knochen und Bandapparat zu ermöglichen.

Während dieser anfangs notwendigen Ruhigstellung des operierten Wirbelsäulenabschnittes sollte aber schon vom ersten postoperativen Tag an damit begonnen werden, den übrigen Bewegungsapparat krankengymnastisch zu üben und damit in die Lage zu versetzen, eine eventuell länger anhaltende Instabilität der Lendenwirbelsäule auszugleichen.

Das Übungsprogramm beginnt mit Lockerungsübungen und baut über isometrische Spannungsübungen bis zu den sog. ,,Komplexbewegungen'' auf (monographische Darstellung von M. Knott u. D. E. Voss 1962). Die Endergebnisse der operativen Therapie sind wesentlich besser, wenn eine sinnvoll gestaltete Nachbehandlung durchgeführt wird (J. W. Hansen 1964).

Zweifellos ist ein gut ausgebildetes Muskelkorsett, dessen Kräftigung durch die kurz erläuterten krankengymnastischen Behandlungsmethoden sicherlich begünstigt wird, eine wichtige Voraussetzung, um die Schwäche im Knorpel- und Bandapparat der Wirbelsäule auszugleichen. Da diese Kräftigung Wochen und Monate, manchmal sogar einige Jahre beansprucht, wird man in Einzelfällen gezwungen sein, zunächst stabilisierende Maßnahmen äußerer Art anzuwenden und die Patienten mit einem Drellmieder mit oder ohne Pelotte zu versorgen, damit die notwendige statische Belastbarkeit für berufliche Aufgaben frühzeitig erreicht wird. Ein derartiges Mieder soll grundsätzlich nur als Übergangshilfe verordnet werden. Auch die Entwöhnung stellt eine gezielte ärztliche Maßnahme dar und darf keinesfalls dem Belieben des Patienten überlassen bleiben (s. S. 199). Nur auf diese Weise sind die ungünstigen psychologischen Rückwirkungen der Miederversorgung weitgehend vermeidbar (E. Güntz 1958; P. R. M. J. Hanraets 1959).

Die *Behandlung der Blasenstörungen nach Caudasyndromen* verlangt spezielle Kenntnisse. In der Regel handelt es sich hier um eine atonische Blase, die durch eine völlige Harnverhaltung gekennzeichnet ist. In den ersten 2 Wochen muß die Blase dreimal täglich durch Katheter entleert werden, um eine Überdehnung der Wand zu vermeiden. Gelingt nach diesem Zeitraum auch unter Doryl und manueller Expression die Spontanentleerung noch nicht, so wird man sich häufig, auch aus Gründen der pflegerischen Vereinfachung, zum Anlegen eines Dauerkatheters entschließen. Dieser muß abgestöpselt sein und darf nur in Intervallen von mehreren Stunden zur Urinentleerung freigegeben werden, da sich sonst eine Schrumpfblase ausbildet. Manchmal empfiehlt es sich, für einige Stunden ein Blasenspülgerät nach Art der Tidal-Drainage anzuschließen. Die so gesetzten Dehnungs- und Entleerungsreize fördern die Ausbildung von Detrusorkontraktionen, so daß sich schließlich ein Blasenautomatismus ausbildet, der eine regelmäßige und ausreichende Entleerung ohne Katheter ermöglicht. Bei sorgfältiger Technik und

Pflege sind Harninfektionen sehr viel seltener geworden. Treten sie trotzdem auf, so ist nach bakteriologischer Erreger- und Resistenzbestimmung eine gezielte örtliche und allgemeine antibiotische Therapie notwendig. Einen Überblick über die Therapie der Blasenstörungen haben H. WAHLE und W. BISCHOF (1961) sowie P. J. SCOTT (1965) gegeben.

Die *Darmentleerung* spielt sich in der Regel verhältnismäßig bald spontan wieder ein. Manuelle Ausräumung kann in Einzelfällen während der Anfangszeit erforderlich werden. Meist genügt aber eine medikamentöse Nachhilfe mit leichten Abführmitteln, wobei sich am besten Präparate bewährt haben, die über eine Vermehrung des Darminhaltes oder als Kontaktlaxantien die Peristaltik anregen.

3. Zusammenfassende Besprechung der Behandlungsstufen.

a) Der Behandlungsweg beim Wirbelsäulenlokalsyndrom.

Die einfache Lumbago wird überwiegend mit den Mitteln der *unspezifischen Allgemeinbehandlung* in kurzer Zeit beseitigt. Hierzu gehören örtliche Wärmeanwendungen, die Verordnung analgetisch-antiphlogistisch wirkender Medikamente und manchmal auch kurzfristige Bettruhe. Sprechen die Beschwerden nicht innerhalb weniger Tage auf diese Behandlung an, dann folgt zunächst *strenge Bettruhe*, wobei man es von dem Wohlbefinden des Patienten abhängig machen sollte, ob eine *Flachlagerung* und damit Lordosestellung der Wirbelsäule oder eine Kyphosierung im leicht zu improvisierenden *Stufenbett* (s. Abb. 10) zu bevorzugen ist. Gleichzeitig können die Methoden der unspezifischen Allgemeinbehandlung mit Nutzen fortgesetzt werden. Die Lagerungsbehandlung ist allerdings konsequent durchzuführen. Selbst flüchtige Unterbrechungen, sei es durch den Gang zum Bad oder zur Toilette, können den Heilverlauf empfindlich stören.

Als nächste Stufe ist die *Dauerextension* zu nennen, die dann angezeigt ist, wenn die einfacheren Entlastungsmaßnahmen nicht innerhalb von 2—3 Wochen zum Ziel führten. Als besonders geeignet hat sich uns das Schlittenextensionsbett nach K. DAUBENSPECK (1957) (Abb. 12) bewährt.

Versagt auch die Dauerextension, so ist der Versuch eines *Redressement in Narkose* gerechtfertigt, ganz besonders dann, wenn eine deutliche Skoliose fortbesteht. Bleibt auch nach diesem Eingriff, dessen Belastung für den Patienten dem einer mittelschweren Operation gleichkommt, der Erfolg aus, so wird man sich in Einzelfällen, vor allem wenn myelographisch ein Bandscheibenvorfall nachgewiesen werden kann, auch ohne Wurzelsymptomatik zur *operativen Revision* der in Betracht kommenden Bandscheiben entschließen müssen. Voraussetzung ist selbstverständlich, daß auch im weiteren Verlauf immer wieder das Beschwerdebild und die Funktionsstörung der Wirbelsäule übereinstimmen. Eine psychogene Ausgestaltung des Krankheitsbildes verpflichtet zu besonderer Zurückhaltung gegenüber operativen Eingriffen.

Die *Spanversteifung* des erkrankten Wirbelsäulenabschnittes, die als letzte Therapiestufe übrigbleibt, ist *für die Behandlung von Bandscheibenvorfällen ungeeignet*. Der Eingriff setzt voraus, daß ein Vorfall ausgeschlossen oder schon vorher operativ beseitigt worden ist. Er ist ferner nur dann angezeigt, wenn eine ausgiebige Nachbehandlung mit Kräftigung des Muskelkorsetts nicht imstande war, Gefügelockerung und Rückenbeschwerden auszugleichen. Von den verschiedenen Methoden haben sich die Originalverfahren nach F. H. ALBEE (1911), R. HIBBS (1911) und A. HENLE (1927) weniger gut bewährt. Ausreichende Stabilität läßt sich hingegen mit dem sog. Wäscheklammerspan oder H-Span nach M. BOSWORTH (1945) und dessen Modifikationen erreichen. Auch das Verkeilen des Intervertebralspaltes nach R. B. CLOWARD (1953) vermag zuverlässige Ergebnisse zu bringen, verlangt allerdings besondere operativtechnische Sorgfalt.

b) Der Behandlungsweg bei leichteren radikulären Reiz- und Ausfallserscheinungen.

Die *Möglichkeiten der unspezifischen Allgemeinbehandlung* reichen bei derartigen Krankheitsbildern im allgemeinen nicht aus, um die Wurzelkompression rasch zu beseitigen und einer Verschlimmerung vorzubeugen. Sie sollten deshalb nur als Unter-

stützungsmaßnahme die erforderliche Ruhigstellung und Entlastung der Wirbelsäule ergänzen, die oft schon durch einfache *Bettruhe* erreicht wird. Zuverlässiger und rascher
führt allerdings die *spezielle Lagerung* zur Beseitigung des radikulären Schmerzes, wobei
— wie schon wiederholt betont — es nicht von der „Weltanschauung" des Arztes, sondern
von den Beschwerden des Patienten abhängen sollte, ob eine Flachlagerung oder eine
Stufenlagerung bevorzugt wird. Verschwinden die radikulären Beschwerden bei Kyphosierung, so etwa im Sitzen, dann ist das Stufenbett angezeigt; bringt eine Lordosehaltung
Entlastung, so ist das flache Liegen auf harter Unterlage zweckmäßiger.

Wenn nicht bereits innerhalb weniger Tage eine deutliche Besserung einsetzt, so
sollte man nicht zögern, als nächste Behandlungsstufe die *Dauerextension* anzuschließen,
die im allgemeinen nur unter klinischen Pflegebedingungen durchführbar ist. Trotzt der
radikuläre Schmerz auch dieser Maßnahme, so ist weiteres Zuwarten zwecklos. Die
Therapie der Wahl ist dann die *operative Wurzelentlastung* durch Entfernung des Bandscheibenvorfalles. Allerdings sprechen etwa 80 % der Fälle auf die gezielte konservative
Therapie an, so daß nur bei jedem fünften klinisch behandelten Patienten mit leichteren
radikulären Reiz- und Ausfallserscheinungen eine Operation notwendig wird.

c) Der Behandlungsweg bei erheblicheren motorischen Wurzelausfällen und Caudasyndromen.

Während unter den leichten Wurzelausfällen vorwiegend Sensibilitätsstörungen und
funktionell unbedeutende Paresen der Zehenbeuger und -strecker zu verstehen sind, ist
die Lähmung der Extensoren oder der Flexoren am Unterschenkel bereits als Alarmzeichen
zu werten, das ohne Verzug zur diagnostischen Klärung und zur anschließenden Operation
zwingt. Die sonst vor operativen Eingriffen bei Bandscheibenvorfällen in der Regel
geforderte konservative Vorbehandlung ist dann nicht nur zwecklos, sondern muß auch
im Hinblick auf die schlechten Rückbildungsaussichten als Kunstfehler gewertet werden.
Dies gilt nicht nur für plötzlich einsetzende radikuläre Ausfälle, sondern auch für die
sich allmählich, in wenigen Tagen, entwickelnden Paresen, deren Progredienz und Prognose vom richtig gewählten Operationszeitpunkt abhängig sind. Die volle Ausprägung
eines Caudasyndroms sollte möglichst nicht erst abgewartet werden.

Daß beim Bandscheibenmassenprolaps mit akutem Caudasyndrom unverzüglich operiert werden muß, wurde bereits auf S. 188 begründet. Eile ist aber auch dann geboten,
wenn durch die Perforation eines Prolapses kein vollständiges Caudasyndrom, sondern
ein akuter Funktionsverlust von nur einer oder wenigen Wurzeln verursacht wird, kenntlich an dem Verschwinden des Schmerzes und dem Auftreten der Parese. Auch hier kann
nur bei frühzeitiger Operation mit einer Funktionswiederkehr gerechnet werden (K.
Nittner 1963). Ist der Ausfall der motorischen Funktion der betroffenen Wurzel nicht
vollständig, so stehen für Diagnostik und operative Therapie zwar etwas mehr Zeit zur
Verfügung, doch vermindern sich auch bei diesen Fällen die Aussichten auf Restitution
mit der Dauer der Wurzelschädigung (C. Arseni u. Mitarb. 1959).

d) Die Nachbehandlung.

Unabhängig von der Therapieform, die zur Beseitigung der akuten Erscheinungen
geführt hat, sind anschließend Maßnahmen zur Kräftigung des Muskelkorsetts erforderlich.
Die Versorgung mit Stützmiedern ist nur als Übergangshilfe gerechtfertigt, bis die Gefügelockerung durch die gekräftigte Rückenmuskulatur kompensiert ist. Auf die Notwendigkeit fachgerechter Behandlung eventueller Lähmungen und Blasen-Mastdarmstörungen
sei hingewiesen.

VIII. Sozialmedizinische Probleme.

Der zunehmende Ausbau der sozialen Sicherung mit den Zweigen der gesetzlichen
Unfall- und Rentenversicherung und dem erheblich erweiterten System öffentlicher
Fürsorge hat zur Folge, daß auch bei lumbalen Bandscheibenschäden die Ärzte gut-

achtlich tätig werden müssen. Diese Aufgabe umfaßt die Beurteilung der Arbeitsfähigkeit und der verbliebenen Leistungskraft für den bisherigen Beruf, gegebenenfalls Anregungen für einen erforderlich werdenden Berufswechsel und dazu notwendige berufliche Bildungsmaßnahmen. Außerdem kann dem Gutachter die Frage des Kausalzusammenhanges beispielsweise mit Kriegseinflüssen, Unfallereignissen und besonderen beruflichen Belastungen gestellt werden.

Die hier erwähnten Punkte sollen im folgenden besprochen werden, wobei aus verständlichen Gründen die versicherungsrechtlichen Besonderheiten in der Bundesrepublik Deutschland näher beleuchtet werden.

1. Die Beurteilung der Arbeitsfähigkeit.

Akute Auswirkungen lumbaler Bandscheibenschäden nach Art des Lumbago oder von Wurzelkompressionssyndromen stellen meist einen Krankheitszustand im versicherungsrechtlichen Sinne dar. Nach der in der Bundesrepublik Deutschland heute noch gültigen Formulierung des Reichsversicherungsamtes vom 30. 11. 1928 liegt Krankheit im Sinne der Reichsversicherungsordnung (RVO) vor, wenn ein „regelwidriger körperlicher oder geistiger Zustand, dessen Eintritt entweder lediglich die Notwendigkeit der Heilbehandlung oder zugleich oder ausschließlich die Arbeitsunfähigkeit zur Folge hat", besteht. Bleibende Arbeitsunfähigkeit, die sich ja nicht auf den speziellen Beruf, sondern auf den allgemeinen Arbeitsmarkt bezieht, wird durch lumbale Bandscheibenschäden in der Regel nicht begründet. Gewisse Restbeschwerden, die nach Beendigung des Heilverfahrens zurückbleiben können, vermögen allenfalls die Wiederaufnahme des früheren Berufes zu erschweren. Diese Schwierigkeiten müssen, sofern die Vermittlungsfähigkeit — in diesem Begriff ist auch die Arbeitswilligkeit des Behinderten eingeschlossen — bejaht wird, von den örtlichen Arbeitsämtern überwunden werden. Wenn also jemand nach Abschluß der Behandlung als arbeits- und vermittlungsfähig beurteilt wird, seinen früheren Beruf nicht wieder ausüben kann und einen neuen Arbeitsplatz noch nicht gefunden hat, so stehen ihm in der Regel Leistungen der Bundesanstalt für Arbeitsvermittlung und Arbeitslosenversicherung zu. Ob Arbeitsfähigkeit und Vermittlungsfähigkeit gegeben sind, entscheiden die Haus- und Vertrauensärzte bzw. der ärztliche Dienst der Arbeitsverwaltung. Kriterien für diese Beurteilungen bilden in erster Linie die Fehlhaltungen der Wirbelsäule, typische Schonhaltungen zur Vermeidung erneuten Wurzelkontaktes, auf den glaubhaft geschilderte radikuläre Schmerzen hinweisen. Weder bescheidene neurologische Ausfälle noch uncharakteristische Rückenbeschwerden rechtfertigen für sich allein eine weitere Krankschreibung, da sie belanglose Folgen der abgeklungenen Wurzelkompression und Begleitsymptome einer oft über Jahre fortbestehenden Gefügelockerung sind. Am wenigsten vermag der Röntgenbefund zu der gutachtlichen Entscheidung beizutragen, da er — nach einer Formulierung von F. REISCHAUER — einem Denkmal abgelaufener Bandscheibenschäden entspricht und nichts über Behandlungsbedürftigkeit und berufliche Behinderung aussagt.

2. Die Beurteilung der Berufs- und Erwerbsfähigkeit.

Während in der Bundesrepublik Deutschland bis zum Inkrafttreten der Rentenversicherungsneuregelungsgesetze (1957) lediglich der Invaliditätsgrad auf dem allgemeinen Arbeitsmarkt beurteilt werden mußte, ist seitdem auch für die Arbeiter die Berufs- und Erwerbsfähigkeit Gegenstand ärztlicher Begutachtung. Berufsunfähigkeit liegt dann vor, wenn die Erwerbsfähigkeit des Versicherten „infolge von Krankheit oder anderen Gebrechen oder Schwäche seiner körperlichen oder geistigen Kräfte auf weniger als die Hälfte derjenigen eines körperlich und geistig gesunden Versicherten mit ähnlicher Ausbildung und gleichwertigen Kenntnissen und Fähigkeiten herabgesunken ist. Der Kreis der Tätigkeiten, nach denen die Erwerbsfähigkeit eines Versicherten zu beurteilen ist, umfaßt alle Tätigkeiten, die seinen Kräften und Fähigkeiten entsprechen und ihm unter Berücksichtigung der Dauer und des Umfangs seiner Ausbildung sowie seines bisherigen Berufs und der besonderen Anforderungen seiner bisherigen Berufstätigkeit zugemutet werden können. Zumutbar ist stets eine Tätigkeit, für die der Versicherte durch Maßnahmen zur Erhaltung, Besserung oder Wiederherstellung der Erwerbsfähigkeit mit Erfolg ausgebildet oder umgeschult worden ist" (Auszug aus § 1246 ARVNG, § 23 ANVNG, § 46 KNVNG).

„Erwerbsunfähig ist der Versicherte, der infolge von Krankheit oder anderen Gebrechen oder von Schwäche seiner körperlichen und geistigen Kräfte auf nicht absehbare Zeit eine Erwerbstätigkeit in gewisser Regelmäßigkeit nicht mehr ausüben oder nicht mehr als nur geringfügige Einkünfte durch Erwerbstätigkeit erzielen kann" (Auszug aus § 1247 ARVNG, § 24 ANVNG, § 47 KNVNG).

Erwerbsunfähigkeit sowie Invalidität nach altem Recht sind kaum je durch Bandscheibenerkrankungen allein begründet gewesen (A. Lob 1954; K. A. Jochheim 1958; K. A. Jochheim, F. Loew u. A. Rütt 1961).

Für die Beurteilung der Berufsfähigkeit ist neben eventuell verbliebenen Funktionsstörungen die Art der beruflichen Belastung ausschlaggebend. J. Brocher hat 1957 aus Schrifttum und eigenen Erfahrungen die Rangordnung der Berufe bezüglich der Belastung der Wirbelsäule wie folgt zusammengestellt:

Am ungünstigsten wirken sich Bandscheibenleiden bei Arbeitern in der Schwerindustrie aus. Es folgen Bergbau und Baugewerbe, ferner Waldarbeiter, Klempner, Schlachter, Turnlehrer und Krankenpflegepersonal. Aus diesen Gruppen beobachtet man nicht selten eine Abwanderung in körperlich leichtere Tätigkeiten. So verminderte sich die Zahl der körperlich schwer Arbeitenden im Krankengut von K. A. Jochheim, F. Loew u. A. Rütt (1961) von 16% vor der Erkrankung auf 9% nachher. Entsprechend stieg die Gruppe der leichten körperlichen Arbeiten und diejenige der sitzenden Tätigkeiten von 12 auf 23%. Der Wechsel wurde vorwiegend bei Männern in der Altersgruppe von 41 bis 50 Jahren vollzogen.

Es liegt zweifellos im wohlverstandenen Interesse der Patienten wie auch der Rentenversicherungsträger, dem erhöhten Krankheitsrisiko und der Beeinträchtigung der beruflichen Leistungsfähigkeit innerhalb der vorhin genannten Berufskategorien dadurch auszuweichen, daß frühzeitig die Möglichkeiten eines sinnvollen Arbeitsplatzwechsels, wenn erforderlich nach vorherigen *Anlern- und Umschulungsmaßnahmen*, geöffnet werden. Die zur Zeit noch bevorzugten *Vorsorge- und Heilkuren* gehen am eigentlichen Problem vorbei. Wirksamer wären die in den Neuregelungsgesetzen vorgesehenen *Berufsförderungsmaßnahmen* (§ 1237 ARVNG, § 14 ANVNG), von denen leider noch viel zu wenig Gebrauch gemacht wird. Diese als Regelleistung zu gewährenden Hilfen scheinen den medizinischen Gutachtern noch weitgehend unbekannt zu sein. Auch in dem vom Verband deutscher Rentenversicherungsträger im Jahre 1959 herausgegebenen Leitfaden ist bei der Besprechung der Bandscheibenerkrankung ein entsprechender Hinweis nicht zu finden. Mit Hilfe dieser Maßnahmen lassen sich in den meisten Fällen Berufsunfähigkeitsrenten vermeiden, die, wenn sie zunächst auch nur vorübergehend gewährt werden, nur selten wieder zu entziehen sind. Eine ungünstige psychologische Rückwirkung, wie sie bei Rentengewährung kaum je ausbleibt, ist bei Inanspruchnahme des *Übergangsgeldes* nicht zu erwarten, obwohl auch dieses die sozialen Sorgen während der Durchführung des Heilverfahrens und der Berufsförderungsmaßnahmen zu bannen vermag. Bei der Vielfalt der Berufszweige in einer modernen Volkswirtschaft ist es bei entsprechender Unterstützung durch die Berufsberater, Sonderberater, Vermittler und Schwerbeschädigtenvermittler der Arbeitsämter zumindest in industriellen Bezirken in jedem Fall möglich, dem Arbeitswilligen einen seiner Leistungsfähigkeit angepaßten, ausreichend bezahlten Arbeitsplatz zu beschaffen. Die sog. Versehrtenberufe wie Bote, Pförtner und Telephonist, auf die aus Unkenntnis oder Gedankenlosigkeit oft verwiesen wird, erschöpfen bei weitem nicht die tatsächlich vorhandenen Möglichkeiten.

Als *Kriterien der Beeinträchtigung für den Beruf* bieten sich dem Gutachter sowohl die Auswirkungen des Bandscheibenschadens auf die Wurzeln wie auch die lokalen Wirbelsäulensymptome.

Von den *Wurzelsymptomen* sind motorische Ausfälle nur dann für die abstrakte Erwerbsminderung und den zukünftigen beruflichen Einsatz von Bedeutung, wenn sie die Kraftleistung der unteren Gliedmaßen meßbar beeinträchtigen. In erster Linie sind hier die Defektsyndrome nach zu spät operierter Caudakompression zu nennen. In solchen Fällen sind als erschwerend meist auch noch Blasen- und Mastdarmstörungen zu berücksichtigen. Isolierte Extensorenparesen lassen sich durch entsprechende orthopädische Versorgung verhältnismäßig gut ausgleichen, so daß sie nur bei schwerer körperlicher Arbeit und bei Tätigkeiten, die mit Gehen auf unebenem Boden verbunden sind (beispielsweise in der Landwirtschaft), hinderlich sind. Paresen kleinerer Muskeln, verbliebene Sensibilitäts- und Reflexstörungen sowie vegetative Phänome, zu denen auch die fast ausschließlich in Ruhe auftretenden Krampi gehören, sind, wie F. REISCHAUER (1951) mit Recht betont hat, für die berufliche Einsatzfähigkeit weitgehend belanglos.

Bedeutend schwieriger gestaltet sich die Bewertung angeblicher *Rückenbeschwerden*. Der entscheidende Maßstab für ihre Glaubwürdigkeit ist die intakte oder gestörte Funktion. Bei normaler Haltung im Stehen und freier Beweglichkeit, die nicht nur beim Bücken, sondern auch bei rascher Fortbewegung und bei scheinbar unbeobachteten Verrichtungen geprüft werden sollte, sind wesentliche Beschwerden unwahrscheinlich. Das gilt auch dann, wenn das Röntgenbild deutliche osteochondrotische Veränderungen als Hinweis auf eine abgelaufene Bandscheibenschädigung erkennen läßt, oder wenn Zeichen einer früheren Wurzelschädigung noch feststellbar sind. Die Zubilligung einer Erwerbsminderung nach nur im Röntgenbild erkennbaren pathologischen Befunden hat schon F. REISCHAUER (1951) unter dem Begriff der „Photographenrente" ad absurdum geführt.

Eine durch die Funktionsstörung der Wirbelsäule gekennzeichnete fortbestehende Bandscheibenlockerung sollte jedoch eingehende Überlegungen hinsichtlich der beruflichen Zukunft auslösen. Die Anerkennung der Berufsunfähigkeit ist allenfalls im Zusammenwirken mit anderen schweren Behinderungen oder kurz vor Erreichen der Altersgrenze vertretbar. In allen übrigen Fällen besteht entweder Behandlungsbedürftigkeit oder die Notwendigkeit des Arbeitsplatzwechsels mit oder ohne vorausgehenden Berufsförderungsmaßnahmen.

3. Die Beurteilung der Zusammenhangsfrage mit vorausgegangenen Unfällen oder besonderen körperlichen Belastungen.

Die gesetzliche Unfallversicherung umfaßt in der Bundesrepublik Deutschland nach § 555 der Reichsversicherungsordnung (RVO) den Ersatz des Schadens, der durch Körperverletzung, Tötung oder Beschädigung eines Körperersatzstückes entsteht. Das von der gesetzlichen Unfallversicherung versicherte Unfallereignis muß in einem inneren Zusammenhang mit einer Tätigkeit stehen, die der Versicherungspflicht unterliegt. Da eine Definition des Begriffes Unfallereignis in dem genannten Gesetzwerk nicht enthalten ist, wurden ergänzende höchstrichterliche Entscheidungen erforderlich. So hat das Reichsversicherungsamt 1923 ausgeführt, daß es nicht notwendig ist, daß geradezu ein augenblickliches Geschehen vorliegt. Es genügt, daß die Schädigung innerhalb einer durch wesentliche Pausen nicht unterbrochenen Arbeitsschicht erfolgt. Durch diese Ergänzung wird das Unfallereignis von den ebenfalls in den Versicherungsschutz aufgenommenen Berufskrankheiten abgegrenzt. Eingeschlossen sind ferner Unfälle auf dem Wege von und zur Arbeitsstelle. Das den Schaden verursachende Ereignis muß im allgemeinen das Maß betriebsüblicher Belastung überschritten haben. Es kann alleinige Ursache oder auch nur Teilursache des eingetretenen Körperschadens gewesen sein. Wenn es nur als einer von mehreren ursächlichen Faktoren wirksam war, ist zunächst zu prüfen, ob es sich um eine wesentliche Teilursache handelte, oder ob nur eine sog. Gelegenheitsursache anzunehmen ist. Von einer solchen wird gesprochen, wenn das Ereignis einen Krankheitszustand ausgelöst hat, der auch ohne dessen Mitwirkung nach allgemeiner ärztlicher Erfahrung etwa zum gleichen Zeitpunkt eingetreten wäre. Handelte es sich um eine wesentliche Teilursache, so kann die dadurch bewirkte Verschlimmerung vorübergehender Natur sein. Mit ihrem Abklingen entfällt der Entschädigungsanspruch. Das Ereignis kann auch zu einer einmaligen, abgegrenzten, gleichbleibenden Verschlimmerung führen und damit einen in seiner Höhe gleichbleibenden Entschädigungsanspruch begründen. Oder es kann schließlich eine richtunggebende Verschlimmerung durch ein solches Ereignis verursacht werden. Auf die Notwendigkeit einer begrifflichen Präzision hat, vom Standpunkt des Juristen, Heuer (1961) erneut hingewiesen.

Bevor wir näher auf die *Begutachtung lumbaler Bandscheibenschäden* eingehen, ist ein kurzer Überblick über die möglichen traumatischen Schädigungen der Wirbelsäule erforderlich. Mit Recht wies H. Kuhlendahl (1957) darauf hin, daß es unzulässig ist, die Frage lediglich auf die traumatische Entstehung eines Bandscheibenvorfalles einzuengen und sie dann vereinfacht und dahingehend zu beantworten, daß die gesunde Zwischenwirbelscheibe allgemein widerstandsfähiger sei als der Wirbelknochen. Zweifellos können alle Komponenten eines Wirbelsäulenbewegungssegmentes auch ohne begleitende Fraktur geschädigt werden. Meist steht bei lokalen Wirbelsäulentraumen der örtliche Schmerz im betroffenen Bereich im Vordergrund des klinischen Bildes, ohne daß ein voll ausgeprägtes Lumbagosyndrom die Regel wäre. In den relativ seltenen Fällen, wo dies Syndrom doch unmittelbar nach einer Gewalteinwirkung gefunden wird, ist die Annahme einer Distorsion von Zwischenwirbelscheibe und/oder kleinen Wirbelgelenken naheliegend, wenngleich verständlicherweise der anatomische Nachweis bisher nicht erbracht werden konnte. Vorbestehende krankhafte Veränderungen dürften die Ausprägung entsprechender klinischer Erscheinungen begünstigen. Meist bilden sich die Beschwerden rasch wieder zurück. Das Auftreten eines ausgeprägten Wurzelkompressionssyndroms, das auf einen Bandscheibenvorfall schließen läßt, ist demgegenüber ein Ereignis, das nur sehr selten als eindeutige Unfallfolge beschrieben worden ist (R. Scheidt 1950; W. B. Beck 1955; S. Gräff 1955; W. Driesen 1956; K. Gloning u. E. M. Klausberger 1957).

Während Distorsionen im Bereich des Bewegungssegmentes auch bei gesunden Zwischenwirbelscheiben auftreten, ist ein ausgeprägter Bandscheibenvorfall nur dann zu erwarten, wenn eine schon weit fortgeschrittene Zermürbung besteht. Diese Auffassung wird durch die Operationsbefunde regelmäßig bestätigt.

Zu den schädigenden Gewalteinwirkungen gehören nicht nur die ausschließlich von außen einwirkenden Kräfte, sondern auch unphysiologische Muskelanspannungen, die entweder bei einer unerwarteten Abwandlung eines Bewegungsablaufes oder ausschließlich aus körpereigenen Gründen, so bei Gleichgewichtsstörungen oder im epileptischen Anfall, entstehen können.

Für die Unfallbegutachtung ist es wichtig, das Ausmaß einer vorbestehenden Krankheitsbereitschaft sowie Art und Schwere der Gewalteinwirkung zu rekonstruieren und gegeneinander abzuwägen. Insbesondere muß geprüft werden, in welchem Umfang auch für muskuläre Fehlbeanspruchungen äußere Faktoren maßgeblich gewesen sind. Wenn die Ermittlungen des Sachverhaltes dann ausreichen, einen Unfall im versicherungsrechtlichen Sinne anzuerkennen, wird ein Zusammenhang im Sinne der Entstehung nur für die Distorsionsschäden zu unterstellen sein, die ohnehin rasch ohne bleibende Folgen abheilen und somit für eine Rentengewährung nicht in Betracht kommen. Für den Bandscheibenvorfall kann in der Regel im Hinblick auf die dann stets vorhandene Vorschädigung lediglich eine einmalige vorübergehende Verschlimmerung erörtert werden. In seltenen Ausnahmefällen, beispielsweise wenn sich Paresen in enger zeitlicher und ursächlicher Bindung an ein eindeutiges Wirbelsäulentrauma entwickeln, wird man auch einmal eine einmalige vielleicht sogar richtunggebende Verschlimmerung anerkennen müssen. Im allgemeinen wird jedoch dem Trauma nur die Bedeutung einer Gelegenheitsursache zukommen, besonders dann, wenn die Bandscheibenzermürbung schon vorher zu klinischen

Symptomen geführt hatte. Diese Einstellung wird durch folgende Beobachtungen weiter gestützt: Selbst massive Bandscheibenvorfälle, sogar mit Caudasymptomatik, pflegen gemeinhin ohne erkennbare Gewalteinwirkung aufzutreten, wie kürzlich K. Lindemann und K. Rossak (1959) noch einmal betonten. Andererseits finden sich nach schwereren allgemeinen Wirbelsäulentraumen zumeist Frakturen im Bereich der unteren Brust- und der oberen Lendenwirbelsäule, ohne daß sich in dieser Höhe gleichzeitig Bandscheibenvorfälle manifestieren. Hieraus darf auf eine geringere Zermürbung und damit Krankheitsbereitschaft der Zwischenwirbelscheiben dieses Abschnittes geschlossen werden. Bandscheibenvorfälle werden dagegen fast ausnahmslos im lumbosacralen Übergangsgebiet beobachtet, das bei den geschilderten Traumen, wie sich aus dem sehr seltenen Vorkommen von Frakturen dieser Lokalisation ergibt, weniger in Mitleidenschaft gezogen wird (W. Tönnis 1953). Gegen die Überwertung des traumatischen Faktors bei der Entstehung von lumbalen Bandscheibenvorfällen spricht schließlich die allgemeine statistische Erfahrung bei unausgelesenem Krankengut. Belangvolle Traumen als Auslösungsmoment der Symptomatik sind weder bei M. A. Falconer (1947) und bei P. R. M. J. Hanraets (1959) noch im Krankengut von K. A. Jochheim, F. Loew u. A. Rütt (1961) hervorgetreten. J. E. A. O'Connell (1950) fand bei 8% der Fälle direkte Gewalteinwirkungen auf den Rücken. Die von manchen Autoren angegebenen höheren Zahlen beruhen auf einer anderen Definition des Unfallbegriffes und sprechen deshalb nicht gegen die oben dargelegten Anschauungen.

So werden beispielsweise in den USA im Rahmen der Workmen's Compensation, unabhängig von wissenschaftlich-medizinischen Erkenntnissen über die Ätiologie, auch solche Gesundheitsstörungen entschädigt, die durch gewöhnliche Belastungen während der Arbeit ausgelöst wurden. Unter den Begriff des Traumas fallen dort auch Ereignisse wie Verheben oder Ausgleiten, die bei uns nicht ohne weiteres als kausal wirksamer Faktor anerkannt würden. Die sich hieraus ergebende erhebliche Ausweitung der Entschädigungsmöglichkeit hat in den USA nicht nur eine Flut von Rentenanträgen ausgelöst — von 700000 Unfallmeldungen im Jahre 1952 entfielen allein 23000 auf derart entstandene Rückenbeschwerden —, sondern auch zu einer bedenklichen Beeinträchtigung des Heilungswillens geführt. Über 50% der von H. H. Kessler analysierten Kontrollgruppe von 160 Fällen waren zwischen 3 Jahren und mehr als 10 Jahren arbeitsunfähig. Angesichts dieser Zahlen und der gleichlautenden Erfahrungen von A. P. Aitkens u. C. H. Bradford (1947), M. A. Falconer (1948), M. C. Marble u. W. A. Bishop (1949) u. a. erübrigt sich jeder weitere Hinweis, wie wichtig es auch im Interesse der Erkrankten selbst ist, an dem bei uns üblichen strengen Kausalitätsbegriff festzuhalten. Die gutachtliche Beurteilung im Rahmen der gesetzlichen und privaten Unfallversicherung sowie bei Haftpflichtschäden muß sich also zunächst auf eine sorgfältige Analyse der Vorschädigung stützen. Ferner müssen Art und Ausmaß des Traumas möglichst genau ermittelt werden, und schließlich wird vor allem die neurologische Befunderhebung und Verlaufsbeobachtung die Entscheidung erleichtern, ob eine einmalig vorübergehende, eine einmalig bleibende oder gar eine richtunggebende Verschlimmerung durch das Trauma eingetreten ist. Die Intensität der geklagten Rückenbeschwerden kann und darf dagegen für eine derartige Zuordnung nur eine untergeordnete Rolle spielen.

4. Möglichkeiten der beruflichen Rehabilitation unter der gegenwärtigen Sozialgesetzgebung in der Bundesrepublik Deutschland.

Nach Abschluß der Nachbehandlung, die bei richtig aufgebauter Therapie kaum je länger als 4—6 Wochen dauert und damit noch in die Zeit fällt, für die die Krankenversicherung Leistungsträger ist, sind die Patienten meistens wieder im alten Beruf einsatzfähig. Dies gilt insbesondere für Tätigkeiten, die nicht mit schwerem Heben aus gebückter Haltung verbunden sind. Auch wenn eine operative Wurzelrevision vorausgegangen war, ist nach dieser Zeit in vielen Fällen die Arbeitsfähigkeit zu bejahen. Wenn es sich allerdings um Patienten handelt, die Berufsgruppen mit schweren körperlichen Beanspruchungen angehören, muß man eine längere Nachbehandlungszeit — etwa 3 Monate — einsetzen. Nach operativen Spanversteifungen werden wesentlich längere Schonungszeiten benötigt. Sie liegen je nach der Schwere des Berufes zwischen 3 und 9 Monaten.

Bei Schwerarbeitern empfiehlt sich ein *Berufswechsel* in körperlich weniger belastende Tätigkeitsgebiete dann, wenn häufige Rezidive vorausgegangen waren und eine konservative Therapie zur Beschwerdefreiheit geführt hatte. Sonst ist hier die Gefahr weiterer Rezidive erfahrungsgemäß beträchtlich. Rechtzeitig eingeleitete Anlern- oder Umschulungsmaßnahmen können in solchen Fällen die drohende Berufsunfähigkeit bannen. Die üblichen Badekuren reichen dazu selten aus.

Während das Heilverfahren im akuten Stadium bei Sozialversicherten in der Regel von den Trägern der gesetzlichen Krankenversicherungen gewährt wird, fallen die *Maßnahmen zur Erhaltung, Besserung und Wiederherstellung der Erwerbsfähigkeit* in den Aufgabenbereich der Rentenversicherungsträger. Für die entsprechende Zeit besteht Anspruch auf *Übergangsgeld* als Überbrückungsbeihilfe. Diese vom Gesetzgeber vorgesehene Möglichkeit schützt auf der einen Seite vor sozialem Abstieg und vermeidet andererseits die psychologischen Gefahren, die in einer vorzeitigen Rentengewährung liegen (K. Gutzeit 1956, H. H. Mattiash 1956), selbst wenn diese nur vorübergehend erfolgen soll.

Sofern ein Arbeitsplatzwechsel nicht auf einfache Weise durch innerbetriebliche Umsetzung erfolgen kann, sollte man sich stets der Hilfe der Bundesanstalt für Arbeitsvermittlung und Arbeitslosenversicherung bedienen. Die örtlichen Arbeitsämter verfügen über einen gut geschulten Stab von Berufsberatern, Sonderberatern, Vermittlern und Schwerbeschädigtenvermittlern, die in der Lage sind, die Berufsneigungen und Fähigkeiten mit den vorhandenen örtlichen Arbeitsmöglichkeiten in Einklang zu bringen. Wenn erforderlich, können auch von dieser Seite aus berufliche Bildungsmaßnahmen eingeleitet werden. Nur in ganz seltenen Ausnahmefällen, etwa kurz vor dem Erreichen der Altersgrenze oder bei gleichzeitig bestehenden anderen, die Arbeitsfähigkeit beeinträchtigenden Leiden, kann die Gewährung der *Berufs- oder Erwerbsunfähigkeitsrente* berechtigt sein.

Bei nicht sozialversicherten Hilfsbedürftigen sind umfassende Rehabilitationsmaßnahmen, wenn erforderlich, über den Landes- und Bezirksfürsorgeverband im Rahmen des *Körperbehindertengesetzes* erreichbar.

Die *gesetzliche Unfallversicherung* wird nur in den seltensten Fällen als Kostenträger in Betracht kommen, da ein entschädigungspflichtiges Unfallereignis im allgemeinen nicht als Ursache eines Bandscheibenvorfalles anzuerkennen ist. Auch einmalige vorübergehende Verschlimmerungen können nur ausnahmsweise angenommen werden. Selbst in solchen Fällen würde die Bedeutung einer vorübergehenden Unfallrente gegenüber den Aufgaben und Möglichkeiten der Berufsfürsorge zurücktreten.

Literatur.

Abbott, K. H., R. H. Retter and W. H. Leimbach: The role of perineurial sacral cysts in the sciatic and sacrococcygeal syndromes. A review of the literature and report of 9 cases. J. Neurosurg. 14, 5—21 (1957).

Adson, A. W.: Bandscheibenzerreißung mit Prolaps des Nucleus pulposus in den Wirbelkanal als Ursache rezidivierender Ischias. Chirurg 12, 501—509 (1940).

—, and W. O. Ott: Results of the removal of tumors of the spinal cord. Arch. Neurol. Psychiat. (Chicago) 8, 520—538 (1922).

Aguilar, J. A.: Denervation of the sacrospinalis muscle after laminectomie. Amer. Surg. 29, 740—745 (1963).

Aitken, A. P.: Rupture of intervertebral disc in industry. Further observations on end results. Amer. J. Surg. 84, 261—267 (1952).

—, and C. H. Bradford: End results of ruptured intervertebral discs in industry. Amer. J. Surg. 73, 365—380 (1947).

ALAJOUANINE, T., et R. THUREL: Nouvelle contribution à l'étude de la sciatique chirurgicale. Rev. neurol. 79, 52—53 (1947).

ALAJOUANINE, T., et D. PETIT-DUTAILLIS: Le nodule fibro-cartilagineux de la face postérieure des disques inter-vertébraux. I. Étude anatomique et pathogénique d'une variété nouvelle de compression radiculomédullaire extradurale. Presse méd. 38, 1657—1662 (1930).

— — Le nodule fibro-cartilagineux de la face postérieure des disques intervertébraux. II. Étude clinique et thérapeutique d'une variété nouvelle de compression radiculo-médullaire extra-durale. Presse méd. 38, 1749—1751 (1930).

ALBEE, F. H.: Transplantation of a portion of the tibia into the spine for Pott's disease. J. Amer. med. Ass. 57, 885—886 (1911).

— Meine Verwendung der Knochentransplantation. Verh. Dtsch. Orthop. Ges., 13. Kongreß, S. 112, 1914.

—, and A. KUSHNER: Albee spine fusion operation in treatment of scoliosis. Surg. Gynec. Obstet. 66, 797—803 (1938).

ALBERT, F.: A propos des sciatiques chirurgicales: l'hypertrophie des ligaments jaunes. Lyon chir. 48, 40—54 (1953).

ALEXANDER, W.: Kritisches zur Neuralgiefrage. Z. ges. Neurol. Psychiat. 79, 46—97 (1922).

ALFRED, K. S.: Surgical treatment of herniated lumbar intervertebral disc. Followup study of 130 patients without spinal fusion. Amer. J. Surg. 81, 390—400 (1951).

ARBUCKLE, R. K., CH. SHELDEN and R. H. PUDENZ: Pantopaque myelography: correlation of roentgenologic and neurologic findings. Radiology 45, 356—369 (1945).

ARNELL, S.: Myelography with skiodan. Amer. J. Roentgenol. 66, 241—244 (1951).

ARSENI, C., L. HORVATH u. V. MARINESCU: Tulburârile motorii in hernia de disc lombarâ. Stud. Cercet. Neurol. 4, 267—281 (1959).

— — — La sciatique paralysante, forme clinique de la hernie discale lombaire. Considérations sur 90 cas opérés. Acta neurol. belg. 50, 984—1000 (1959).

AURELIANUS, C.: Zit. nach I. E. DRABKIN, Acute diseases and chronic diseases, p. 907—909. Chicago: University Press 1950.

AXT, CH.: Bewirkt Schwerarbeit vermehrte Verschleißerscheinungen am Haltungs- und Bewegungsapparat? Z. Orthop. 92, 402—409 (1960).

BABINSKI, O.: Über eine eigenartige Deformation des Rumpfes, hervorgerufen durch Ischias. Arch. Neurol. (Paris) 1888, 1—3.

BACIU, C., V. ILIESCU et C. POPESCU: Hernie discale chez un enfant de 13 ans. Acta orthop. belg. 29, 855—858 (1963).

BÄKER, A.: Zur Frage der Operation und konservativen Behandlung des lumbalen Bandscheibenvorfalls. Med. Welt 1952, 46—47.

— Zur Redressionsbehandlung der Wirbelsäule. Medizinische 1954, 318—322.

BANNWARTH, A.: Zur Lehre von der „Ischias"; die krankmachenden Faktoren. Ärztl. Wschr. 5, 874—878 (1950).

BARDENHEUER: Partielle Resektion des Os sacrum. Münch. med. Wschr. 1903, 342.

BARR, J., M. MALLOY u. C. S. KUBIK: Zwischenwirbelscheiben-Resektion macht Ankylosierung unnötig. Medical Tribune 1966, Nr 10.

BARR, J. S.: Ruptured intervertebral disc and sciatic pain. J. Bone Jt Surg. 29, 429—437 (1947).

BAYER, H.: Die rheumatische Muskelhärte — ein Eigenreflextetanus. Klin. Wschr. 27, 122—126 (1949).

— u. G. IHLENFELDT: Neue objektive Befunde beim gewöhnlichen Muskelrheumatismus. Chirurg 20, 625—628 (1949).

BECK, W.: Die röntgenologisch sichtbare Heilung von Wirbelbrüchen und Bandscheibenschäden. Mschr. Unfallheilk., Beih. 48, 154—157 (1955).

BECKER, J.: Zur temporären Sympathikusausschaltung. Dtsch. med. Wschr. 79, 972—976, 979 (1954).

BERGER, W.: Die fokale Infektion als Problem der Allergie. Verh. dtsch. Ges. inn. Med. 1939, 455—486.

BERRIS, H.: Tuberculous spondylitis simulating herniated intervertebral disk. Neurology (Minneap.) 4, 710—712 (1954).

BIDNIAK, A.: Eiweißveränderungen im Liquor bei Nukleuspulposus-Hernien. Med. Welt 1961, 902—908.

BODECHTEL, G.: Differentialdiagnose neurologischer Krankheitsbilder. Stuttgart: Georg Thieme 1958.

BOEHMIG, R.: Die Degeneration der Wirbelbandscheibe und ihre Bedeutung für die Klinik. Münch. med. Wschr. 1929, 1318.

BOMAN: Zit. nach H. KUHLENDAHL u. W. KUNERT 1952.

BONOMO, L.: Laminectomia laterale: nuovo metodo di operatera del canale rachidiano. G. med. Eserc. e Mar. (Roma) 50, 1132—1157 (1902).

BORRONI, M., e G. CIARAMELLA: I reinterventi per ernia del disco lumbare. Arch. Ortop. (Milano) 76, 225—232 (1963).

BOSWORTH, D. M.: Clothespin graft of spine for spondylolisthesis and laminal defects. Amer. J. Surg. 67, 61—67 (1945).

Bourmer, H. R.: Zwischenfälle bei der konservativen Sympathicusausschaltung. Med. Klin. 45, 458—461 (1950).

Boyd, D. P., and G. J. Farha: Arteriovenous fistula and isolated vascular injuries secondary to intervertebral disk surgery. Report of four cases and review of the literature. Ann. Surg. 161, 524—531 (1965).

Bradford, F. K., and R. G. Spurling: Intraspinal causes of low back and sciatic pain; results in sixty consecutive low lumbar laminectomies. Surg. Gynec. Obstet. 69, 446—459 (1939).

— — Die Bandscheibe. Stuttgart: Ferdinand Enke 1950.

Brahme, L. A.: Contribution to the knowledge of the prognosis of ischias. Acta med. scand. 110, 1—13 (1942).

Brocher, I. E. W.: Die Prognose der Wirbelsäulenleiden. Eine berufsprophylaktische Betrachtung. Stuttgart: Georg Thieme 1957.

Bronisch, F. W.: Akute Exazerbation eines Querschnittsprozesses nach paravertebraler Anästhesie. Dtsch. med. Wschr. 73, 239—241 (1948).

— Zur neurologischen Diagnose der Wurzelschädigung L 5. Der Tibialis posterior-Reflex. Nervenarzt 24, 54—57 (1953).

Broser, F.: Der Einfluß mechanischer Faktoren auf die Lokalisation allergischer Serumerkrankungen des Nervensystems. Nervenarzt 23, 369—372 (1952).

Brown, H. A., and M. E. Pont: Disease of lumbar discs, ten years of surgical treatment. J. Neurosurg. 20, 410—417 (1963).

Buono, M. S. del: Die lumbale Myelographie zur Diagnose der Diskushernie. Fortschr. Röntgenstr. 87, 334—342 (1957).

Burns, B. H., and R. H. Young: Backache. Lancet 1947, 623—626.

Busack, E.: Spätergebnisse bei 100 Redressementbehandlungen von Bandscheibenschäden. Verh. dtsch. orthop. Ges. 88, 453—456 (1958).

Busch, E., A. Andersen, B. Broager, E. Christensen, T. Claudius, T. Fog, P. Permin, E. Snorrason u. E. Truelsen: Den lumbale discusprolaps. Ugeskr. Laeg. 111, 165—188 (1949).

—, A. Andersen, B. Broager, E. Christensen, T. Claudius, T. Fog, P. Permin, E. Snorrason u. E. Truelsen: Le prolapsus discal lombaire. Acta psychiat. (Kbh.) 25, 443—500 (1950).

Butt, W. P.: Lumbar discography. J. Canad. Ass. Radiol. 14, 172—181 (1963).

Camus, J.: Étude de nevropathie sur les radiculites. Paris 1908.

Cannon, B. W., S. E. Hunter and J. A. Picaza: Nerve-root anomalies in lumbar-disk surgery. J. Neurosurg. 19, 208—214 (1962).

Caraceni, T., e A. Cecchini: Le ernie dei primi tre dischi lombari: studio clinico-radiologico su 27 casi. Riv. Neurol. 32, 655—688 (1962).

Cathelin: Die epiduralen Injektionen. Stuttgart: Ferdinand Enke 1903.

Chapchal, G.: Quelques remarques sur la dégénérescence du disque intervertébrale et son traitement. Presse méd. 65, 1380 (1957).

Chapchal, G.: Het cervicobrachiale syndroom. Ned. T. Geneesk 102, 61—65 (1958).

Chavany, J. A., P. Janny et D. Hagemüller: Section physiologique de la racine. Processus curateur spontané de certaines sciatiques. Presse méd. 57, 773—774 (1949).

Cloward, R. B.: The treatment of ruptured lumbar intervertebral discs by vertebral body fusion. I. Indications, operative technique, after care. J. Neurosurg. 10, 154—168 (1953).

Collis, J. S., and W. J. Gardner: Lumbar discography, analysis of one thousand cases. J. Neurosurg. 19, 452—461 (1962).

Copeman, W. S. C., and L. G. C. Pugh: Effects of artificial dehydration in rheumatism. Lancet 1945 II, 553—555.

Cordel, H.: Über Liquorveränderungen bei Ischias. Nervenarzt 12, 243—247 (1939).

Costal, M. J., y J. A. Seggiaro: Importancia de la discografía en el diagnóstico de las hernias de núcleo pulposo de la región lumbar. Arch. Crimin. Neuropsiq. 3, 572—582 (1955).

Cotugno, D.: De ischiade nervosa commentarius. Wien 1770.

Dandy, W. E.: Loose cartilage from intervertebral disk simulating tumor of the spinal cord. Arch. Surg. (Chicago) 19, 660—672 (1929).

— Concealed ruptured intervertebral discs; plea for elimination of contrast mediums in diagnosis. J. Amer. med. Ass. 117, 821—823 (1941).

— Recent advances in the treatment of ruptured (lumbar) intervertebral disks. Ann. Surg. 118, 639—646 (1943).

— Newer aspects of ruptured intervertebral disks. Ann Surg. 119, 481—484 (1944).

Daubenspeck, K.: Ein Schlittenextensionsbett. Chirurg 24, 335—336 (1953).

Davis, L., J. Martin and St. L. Goldstein: Sensory changes with herniated nucleus pulposus. J. Neurosurg. 9, 133—138 (1952).

Debrunner, H.: Lumbalgien. Bern: Huber 1948.

Decker, H. G., and S. W. Shapiro: Herniated lumbar intervertebral disks. Arch. Surg. (Chicago) 75, 77—84 (1957).

DECKER, H. G., S. W. SHAPIRO and H. R. PORTER: Epidural tuberculous abscess simulating herniated lumbar intervertebral disk: A case report. Ann. Surg. **149**, 294—296 (1959).

DECOULX, et C. SOULARY: Les sciatiques discales. Résultats éloignés de 115 cas opérés. Lille chir. **3,** 157—178 (1948).

DÉJÉRINE, I., et M. REGNARD: Sciatique radiculaire avec paralysie dissociée des muscles antero externes de la jambe droite. Intégrité du jambier antérieur. Anésthésie dans le territoire de S 1. Rev. neurol. **23**, 288—290 (1912).

DELCOURT, P., et L. RAYNAL: Réflexions sur 100 cas de hernies discales opérées. Acta orthop. belg. **29**, 828—836 (1963).

DEMME, H.: Die Liquordiagnostik in Klinik und Praxis. München: J. F. Lehmann 1935.

DIEMATH, H. E., u. F. HEPPNER: Spätergebnisse und Verlaufskontrollen nach lumbalen Diskusoperationen. Med. Klin. **53**, 1263—1267 (1958).

DITTMAR, F.: Die Segmentdiagnostik als Maßnahme zur Objektivierung von Wirbelsäulenschäden. In H. JUNGHANNS, Wirbelsäule, Schmerz—Trauma—Begutachtung. Stuttgart: Hippokrates-Verlag 1959.

DITTMAR, O.: Knoll Mittlg. f. Ärzte **1939**, 175.

DÖRING, G.: Zur Histopathologie der Neuritis lumbosacralis. Dtsch. Z. Nervenheilk. **148**, 171—177 (1939).

DRIESEN, W.: Die Behandlung der mit einer Querschnittslähmung einhergehenden Wirbelfrakturen. Dtsch. med. Wschr. **81**, 1416—1419 (1956).

DUBS, R.: Beitrag zur Anatomie der Lumbosacralregion unter besonderer Berücksichtigung der Discushernie. Fortschr. Neurol. Psychiat. **18**, 69—85 (1950).

DÜLTGEN, CH.: Wege zur krankengymnastischen Behandlung der akuten und chronischen Bandscheibenschäden. Krankengymnastik (München) **4**, 134—136 (1952).

DURBIN, F. C.: Conservative treatment of sciatic pain by immobilisation in plaster jacket. J. Bone Jt Surg. B **30**, 487—489 (1948).

DYCK, L.: Beitrag zur Therapie des Bandscheibenvorfalles im akuten Anfall. Dtsch. Gesundh.-Wes. **5**, 1294—1295 (1950).

ECHOLS, D. H., and F. C. REHFELDT: Failure to disclose ruptured intervertebral disks in 32 operations for sciatica. J. Neurosurg. **6**, 376—382 (1949).

ECOIFFIER, J.: La radiculographie lombaire dans la sciatique. Paris: Masson & Cie. 1960.

ECTORS, L.: Sciatalgie par hernie discale. Considérations sur 100 cas opérés. Résultats immédiats et tardifs. Acta orthop. belg. **15**, 217—234 (1949).

EDINGER, L.: Vergleichend-entwicklungsgeschichtliche und anatomische Studien im Bereiche des Zentralnervensystems. II. Über die Fortsetzung der hinteren Rückenmarkswurzeln zum Gehirn. Anat. Anz. **4**, 121—128 (1889).

EHRET: Ischias scoliotica. Eine kritische Studie. Wien u. Leipzig 1897.

EIE, N.: Combines exstirpation and spinal fusion in lumbar intervertebral disk herniations. Follow-up examinations of 282 patients. J. Oslo Cy Hosp. **14**, 151—174 (1964).

EKVALL, S.: Enquête clinique, au printemps de 1938, sur les cas de sciatique observés durant les années 1933 et 1934. Acta med. scand. **101**, 1—33 (1939).

ELLIOTT, F. A.: Tender muscles in sciatica; electromyographic studies. Lancet **1944 I**, 47—49.

ELLMER, G.: Rückenmarksschädigungen durch Erkrankungen der Zwischenwirbelscheiben. Chirurg **4**, 805—808 (1932).

ELZE, C.: Haedsche Zonen und Dermatome. Nervenarzt **28**, 465—469 (1957).

EMMINGER, E.: Die Gelenkdisci an der Wirbelsäule. Hefte Unfallheilk. **48**, 142 (1955).

ENDLER, F.: Zur Frage der Extensions- und Lagerungsbehandlung der Lumbalgie und symptomatischen Ischialgie. Wien. med. Wschr. **106**, 84—86 (1956).

ENGLICH, R. H., and J. B. SPRIGGS: Pain pathways in the herniated nucleus pulposus syndrome. A preliminary report. Milit. Surg. **102**, 213—216 (1948).

EPSTEIN, B. S.: Complete block of the lumbar spinal canal due to herniation of the nucleus pulposus. Amer. J. Roentgenol. **61**, 775—783 (1949).

— J. A. EPSTEIN and L. LAVINE: The effect of anatomic variations in the lumbar vertebrae and spinal canal on cauda equina and nerve root syndromes. Amer. J. Roentgenol. **91**, 1055—1063 (1964).

EPSTEIN, J. A., and L. S. LAVINE: Herniated lumbar intervertebral discs in teen-age children. J. Neurosurg. **21**, 1070—1075 (1964).

ERBSLÖH, F., u. A. PUZIK: Nil nocere! Rückenmarks- und Kaudaläsionen als Therapieschäden nach paravertebralen Injektionen. Münch. med. Wschr. **101**, 517—521, 559—563.

ERLACHER, P. R.: Direkte Kontrastdarstellung des Nucleus pulposus, zugleich ein Beitrag zur Pathologie der Bandscheibe. Z. Orthop. **80**, 40—57 (1951).

EYRE-BROOK, A. L.: A study of late results from disc operations: present employment and residual complaints. Brit. J. Surg. **39**, 289—296 (1952).

— Intervertebral disc surgery. Lancet **1947**, 667.

EYRING, E. J., C. A. PETERSON, and D. R. BJORNSON: Intervertebraldisc calcification in childhood. A distinct clinical syndrome. J. Bone Jt Surg. A **46**, 1432—1441 (1964).

Falconer, M. A.: Neurological syndroms produced by posterior protrusions of the lumbar intervertebral discs. N.Z. med. J. 43, 58—72 (1944).
— M. McGeorge and A. Ch. Begg: Observations on cause and mechanism of symptom-production in sciatica and low-back pain. Brain 11, 13—26 (1948).
— — — Surgery of lumbar intervertebral disk protrusion. A study of principles and results based upon one hundred consecutive cases submitted to operation. Brit. J. Surg. 35, 225—249 (1948).
Feinberg, S. B.: The place of diskography in radiology as based on 2.320 cases. Amer. J. Roentgenol. 92, 1275—1281 (1964).
Figar, Š., and O. Starý: Polyrheographic investigation of conditioned pain reflexes in radicular discogenic syndromes. Prag Act. Nerv. Super 1/Suppl. 1, 64—65 (1959).
Finney, L. A., F. P. Gargano and A. Buermann: Intraosseous vertebral venography in the diagnosis of lumbar disk disease. Amer. J. Roentgenol. 92, 1282—1292 (1964).
Fischer, F. K.: Neue Methoden zur Darstellung von Bandscheibenveränderungen bei Lumbago und Ischias. Schweiz. med. Wschr. 79, 213—217 (1949).
Fišer, Z., and P. Drábek: Komprese kaudy spüsobené výhřezem sekvestru meziobratlové plotenky. Rozhl. Chir. 44, 620—625 (1965).
Flax, H. J., R. Berrios and D. Rivera: Electromyography in the diagnosis of herniated lumbar disc. Arch. phys. Med. 45, 520—524 (1964).
Foerster, O.: Die traumatischen Läsionen des Rückenmarks auf Grund der Kriegserfahrungen. In Handbuch der Neurologie, Erg.-Bd., Teil II/1, S. 1721—1927. Berlin: Springer 1929.
— Spezielle Physiologie und funktionelle Pathologie der quergestreiften Muskeln. In Handbuch der Neurologie, Bd. III/1. Herausgeg. von O. Bumke u. O. Foerster. Berlin: Springer 1937.
Ford, L. T., R. H. Ramsey, E. P. Holt and J. A. Key: An analysis of one hundred consecutive lumbar myelograms followed by disc operations for relief of low-back pain and sciatica. Surgery 32, 961—966 (1952).
Francillon, M. R.: Der Durchhang in der konservativen Behandlung der Diskushernie. Verh. dtsch. orthop. Ges. 41, 116—117 (1954).
Freeman, D. G.: Major vascular complications of lumbar disc surgery. West. J. Surg. 69, 175—177 (1961).
Friberg, S.: Low-back and sciatic pain caused by intervertebral disc herniations. Acta chir. scand. 85, Suppl., 64 (1941).
— The lumbar disc-degeneration and sciatica. Bull. schweiz. Akad. med. Wiss. 3, 269—278 (1947).
— Lumbar disc degeneration an problem of lumbago sciatica (Sir Robert Jones Lecture). Bull. Hosp. Jt Dis. (N.Y.) 15, 1—20 (1954).
—, and C. Hirsch: On late results of operative treatment for intervertebral disc prolapses in lumbar region; preliminary report. Acta chir. scand. 93, 161—168 (1946).
— — Anatomical and clinical studies on lumbar disc degeneration. Acta orthop. scand. 19, 222—242 (1949).
—, and L. Hult: Comparative study of abrodil myelogram and operative findings in low back pain and sciatica. Acta orthop. scand. 20, 303—314 (1951).
Frykholm, R.: Lower cervical vertebrae and intervertebral discs. Acta chir. scand. 101, 345—358 (1951).
— Cervical nerve root compression results from disc degeneration and root sleeve fibrosis. Acta chir. scand. Suppl. 160 (1952).
Gathier, J. C.: A case of absolute stenosis of the lumbar vertebral canal in adults. Acta Neurochir. (Wien) 7, 344—349 (1959).
Geiger, L. E.: Fusion of vertebrae following resection of intervertebral disc. J. Neurosurg. 18, 79—85 (1961).
Geronne, A.: Über die Behandlung chronischer Formen der Ischias; ein Beitrag zur Frage fokaler Infektion, „Pseudofocus" und Psychotherapie. Med. Welt 13, 405—407 (1939).
Giercke, K.: Darstellung des lumbalen Bandscheibenprolaps durch die spinale Phlebographie. Fortschr. Röntgenstr. 101, 64—66 (1964).
Gierlich, N.: Über eine häufige und leicht verkannte Form der Wurzelischias. Med. Klin. 1928 II, 1621—1622.
Giuliani, K.: Die konservativen mechanischen Behandlungsmethoden des lumbalen Bandscheibensyndroms. Neue med. Welt 1, 454—457 (1950).
— Die konservative Behandlung des Bandscheibenvorfalls. Verh. dtsch. orthop. Ges. 41, 105—112 (1954).
Gloning, K., u. E. M. Klausberger: Fragen neurologischer Begutachtung: die lumbale Bandscheibenhernie. Wien. med. Wschr. 107, 202—206 (1957).
Gloor, P., E. Woringer, J. Schneider u. G. Brogly: Lombosciatiques par anomalies vasculaires épidurales. Contribution à l'étude de la pathologie du plexus veineux intrarachidien. Schweiz. med. Wschr. 82, 537—542 (1952).
Goetze, W.: Über Symprocainschäden infolge Fehlinjektion bei lumbaler Grenzstrangblockade. Ärzt. Wschr. 7, 40—47 (1952).

Goldthwaite, J. E.: The lumbosacral articulation. An explanation of many cases of „lumbago", „sciatica" and paraplegia. Boston med. surg. J. **164**, 365—372 (1911).

Grabka, E.: Krankengymnastische Behandlung bei Bandscheibenveränderungen der Lendenwirbelsäule. Krankengymnastik (München) **2**, 4—5 (1950).

Gräff, S.: Klinisch bedeutsame Formen des Befalls der Wirbelsäule. In H. Haferkamp, Die Veränderungen der Wirbelsäule als Krankheitsursache. Stuttgart: Hippokrates-Verlag 1955.

Graf-Love, J. G., and M. H. Rivers: Intractable pain due to associated protruded intervertebral disk and intraspinal neoplasm. Report of cases. Neurology (Minneap.) **12**, 60—64 (1962).

Grant, F. C.: Operative results in intervertebral discs. Ann. Surg. **124**, 1066—1071 (1946).

Grassberger, A., u. R. Seyss: Zur diagnostischen Wertigkeit der Nucleographie. Bruns' Beitr. klin. Chir. **191**, 222—227 (1955).

Grood, M. P. A. M. de: Hernia nuclei pulposi lumbalis en tumor caudae equinae. Ned. T. Geneesk **1**, 670—675 (1950).

Gros, H.: Über die Gefahren bei der Novocainblockade des Sympathicusgrenzstranges. Dtsch. med. Rdsch. **3**, 592—593 (1949).

Gudzent, F.: Ischias und Spina bifida occulta. Klin. Wschr. **58**, 249—250 (1921).

Güntz, E.: Nichtentzündliche Wirbelsäulenerkrankungen. In G. Hohmann, M. Hackenbroch u. K. Lindemanns Handbuch der Orthopädie, Bd. 2, S. 537ff. Stuttgart: Georg Thieme 1958.

Guillaume, J., et P. Janny: Étude critique du traitement chirurgical de la lombosciatique d'après l'étude statistique de 1000 cas opérés. Presse méd. **61**, 172—174 (1953).

Gurdjian, E. S., A. Z. Ostrowski, W. G. Hardy, D. W. Lindner, and L. M. Thomas: Results of operative treatment of protruded and ruptured lumbar discs based on 1176 operative cases with 82 % follow-up of 3—13 years. J. Neurosurg. **18**, 783—791 (1961).

Gutmann, G.: Das heiße Eisen Chiropraktik. Rhein. Ärztebl. **14**, 152—161 (1960).

Gutzeit, K.: Der vertebrale Faktor im Krankheitsgeschehen. In K. Gutzeit, Röntgenkunde und Klinik vertebragener Krankheiten. Stuttgart: Hippokrates-Verlag 1956.

Hadley, L. A.: Roentgenographic studies of the cervical spine. Amer. J. Roentgenol. **52**, 173—195 (1944).

Hagelstamm, L.: Retroposition of lumbar vertebra. Acta chir. scand. Suppl. **143** (1949).

Hanraets, P. R. M. J.: The degenerative back and its differential diagnosis. Amsterdam-London-New York-Princeton: Elsevier Publ. Comp. 1959.

Hansen, J. W.: Postoperative management in lumbar disc protrusions. I. Indications, method and results. II. Follow-up on a trained and an untrained group of patients. Acta orthop. scand. **1964**, 71.

Hansen, K.: Allergie. Stuttgart: Georg Thieme 1957.

—, u. H. Schliack: Über Segmentinnervation, Haedsche Zonen und Metamerie. Nervenarzt **28**, 469—474 (1957).

—, u. A. v. Staa: Reflektorische und algetische Krankheitszeichen. Leipzig: Georg Thieme 1938.

Hardt, H.-O.: Ergebnisse der konservativen Ischiasbehandlung. Verh. dtsch. orthop. Ges. **84**, 118—122 (1954).

Harff: Konservative und krankengymnastische Behandlung der Bandscheibenerkrankungen. Verh. dtsch. orthop. Ges. **87**, 257—262 (1956).

Harmon, P. H.: Indications for spinal fusion in lumbar diskopathy instability and arthrosis. I. Anatomic and functional pathology and reviews of literature. Clin. Orthop. **34**, 73—91 (1964).

— Indications for spinal fusion in lumbar diskopathy, instability and arthrosis. II. Surgical results from various types of operations on the lumbar spine in the presence of spinal arthrosis. Clin. Orthop. **34**, 92—107 (1964).

Heile: Zur chirurgischen Behandlung der Ischias. Dtsch. Z. Chir. **174**, 10—23 (1922).

Helmrich, H.: Die Bindegewebsmassage. Ulm: F. Haug 1959.

Henle, A.: Die Chirurgie der Wirbelsäule. In Handbuch der praktischen Chirurgie, 6. Aufl., Bd. 4. 1927.

Heppner, F., u. O. Moshammer: Betrachtungen zur operativen Behandlung lumbaler Diskushernien. Wien. klin. Wschr. **68**, 901—904 (1956).

Herlin, L.: The lateral fifth lumbar root syndrome in sciatica. Opusc. med. (Stockh.) **3**, 85—91 (1953).

Heuer: Das hausärztliche Attest, eine Crux der Sozialgerichtsbarkeit. Ärztl. Mitt. **46**, 431—438 (1961).

Hibbs, R. A.: An operation for progressive spine deformities. N.Y. med. J. **93**, 1013—1016 (1911).

Hiller, F.: Rückenmark. In L. Mohr u. R. Staehelin: Handbuch der inneren Medizin, 4. Aufl. Berlin-Göttingen-Heidelberg: Springer 1953.

Hinricsson, H., and K. Hjalmars: Nya synpunkter pa lumbaldiskernas biomekanik. T. milit. Hälsov. **89**, 144—146 (1964).

Hirsch, C.: Studies on the pathology of low back pain. J. Bone Jt Surg. B **41**, 237—243 (1959).

— B. E. Ingelmark and M. Miller: The anatomical basis for low back pain. Studies on the presence of sensory nerve endings in ligamentous, capsular and intervertebral disc structures in the human lumbar spine. Acta orthop. scand. **33**, 1—17 (1963).

—, and A. Nachemson: The reliability of lumbar disk surgery. Clin. Orthop. **29**, 189—195 (1963).

Hirsch, C., St. Paulson, B. Sylvén and O. Snellman: Biophysical and physiological investigations on cartilage and other mesenchymal tissues; caracteristics of human nuclei pulposi during aging. Acta orthop. scand. 22, 175—183 (1953).

—, and F. Schajowicz: Studies on structural changes in the lumbar anulus fibrosus. Acta orthop. scand. 22, 284 (1952)

Höchst, C. A.: Die Bedeutung des Laségueschen Zeichens beim Bandscheibenschaden. Referat, 4. Tagg der Nordw. dtsch. Orth.-Ver.igg 1951 (nicht veröffentlicht).

Hoff, A. van den: Histological age changes in the anulus fibrosus of the human intervertebral disk. With a discussion of the problem of disk herniation. Gerontologia (Basel) 9, 136—149 (1964).

Hoff, F.: Über Therapieschäden. Medizinische 1957, 587—596.

Hohmann, G.: Orthopädische Technik. Bandagen und Apparate, ihre Anzeige und ihr Bau. Aus: Klinik und Werkstatt, 4. Aufl. Stuttgart: Ferdinand Enke 1958.

Horwitz, T.: Lesions of intervertebral disk and ligamentum flavum of lumbar vertebral; anatomic study of 75 human cadavers. Surgery 6, 410—425 (1939).

Hübner, K.: Die Indikation zur Operation des lumbalen Bandscheibenvorfalls. Dtsch. Gesundh.-Wes. 20, 893—895 (1965).

Hufnagel, Ch. A., B. J. Walsh and P. W. Conrad: Iliac-caval arteriovenous fistula following operation for herniated disc. Angiology 12, 579—582 (1961).

Hyks, M.: Lumbaalisen diskusprolapsin aiheuttama äkillinen cauda equina — oireyhtymä ja sen hoito ja ennuste — livanainen. Duodecim (Helsinki) 81, 960—964 (1965).

Idelberger, K.: Beitrag zur Diagnose und orthopädischen Behandlung des Bandscheibenprolapses. Langenbecks Arch. klin. Chir. 263, 180—200 (1949).

— Lumbaler Bandscheibenprolaps, Scheuermannsche Krankheit und cervikale Osteochondrosen. Langenbecks Arch. klin. Chir. 267, 134—136 (1951).

Irsigler, F. J.: Mikroskopische Befunde in den Rückenmarkswurzeln beim lumbalen und lumbo-sakralen (dorsolateralen) Diskusprolaps. Acta neurochir. (Wien) 1, 478—516 (1951).

Jaeger, F.: Der Bandscheibenvorfall (Nucleus-pulposus- und Discus-Hernie). Berlin: W. de Gruyter & Co. 1951.

— Konservative oder operative Behandlung des Bandscheibenvorfalles. Med. Klin. 46, 1257—1262 (1951).

— Chirurgie der Wirbelsäule und des Rückenmarks. Stuttgart: Georg Thieme 1959.

Jennett, W. B.: A study of 25 cases of compression of the cauda equina by prolapsed intervertebral discs. Brain 19, 109—116 (1956).

Jochheim, K. A.: Grundlagen der Rehabilitation in der Bundesrepublik Deutschland. Stuttgart: Georg Thieme 1958.

— F. Loew u. A. Rütt: Lumbaler Bandscheibenvorfall. Konservative und operative Behandlung. Berlin-Göttingen-Heidelberg: Springer 1961.

Joisten, Th.: Möglichkeiten und Grenzen der Röntgenuntersuchung bei der Diagnose und Verlaufsbeurteilung lnmbaler Bandscheibenschäden. Diss. Köln 1960.

Junge, H.: Hinterer Bandscheibenvorfall und Lumbago-Ischias-Syndrom. Ergebn. Chir. Orthop. 36, 223—360 (1949).

— Ursachen und Behandlung von Fehlergebnissen bei lumbalen Bandscheibenoperationen. Langenbecks Arch. klin. Chir. 267, 473—478 (1951).

— Zwischenfälle und Gefahren bei periduraler Kontrastdarstellung. Nervenarzt 23, 345—347 (1952).

Junghanns, H.: Die funktionelle Pathologie der Zwischenwirbelscheiben als Grundlage für klinische Betrachtungen. Langenbecks Arch. klin. Chir. 267, 393—417 (1951).

— Die Verletzungen der Zwischenwirbelscheiben und ihre Folgen. Mschr. Unfallheilk. 54, 97—108 (1951).

— Röntgenkunde und Klinik vertebragener Krankheiten. Stuttgart: Hippokrates-Verlag 1958.

— Störungen in der Entwicklung und Leistungsfähigkeit der Wirbelsäule. Stuttgart: Hippokrates-Verlag 1958.

— Wirbelsäule, Schmerz—Trauma—Begutachtung. Stuttgart: Hippokrates-Verlag 1959.

Kaeser, H. E.: Elektromyographische Untersuchungen bei Diskushernien und bei Kompressionssyndromen peripherer Nerven. Schweiz. Arch. Neurol. Neurochir. Psychiat. 42, 64—73 (1963).

— Elektromyographische Untersuchungen bei lumbalen Discushernien. Dtsch. Z. Nervenheilk. 187, 285—299 (1965).

Keegan, J. J.: Neurosurgical interpretations of dermatome hypalgesia with herniation of the lumbar intervertebral disc. J. Bone Jt Surg. 26, 238—248 (1944).

— Diagnosis of herniation of lumbar intervertebral disks by neurologic signs. J. Amer. med. Ass. 126, 868—873 (1944).

— Relations of nerve roots to abnormalities of lumbar and cervical portions of spine. Arch. Surg. (Chicago) 55, 246—270 (1947).

Kessler, H. H.: Low back pain in industry. New York: Commerce and industry Ass. Inc. 1955.

Kirstein, L.: An after-examinlion of operated and non-operated cases with „clinical symptoms of herniated disc". Acta med. scand. 120, 93—106 (1945).

KISSEL, P., A. BEAU, J. MIDON et G. ARNAOULD: Sciatique uniradiculaire symptome solitaire d'un schwannome de la cinquième racine lombaire. Rev. méd. Nancy 74, 445—448 (1949).

KISSLING, K.: Fokale Infektion (Klinik und Bakteriologie). Verh. dtsch. Ges. inn. Med. 437—455 (1939).

KITOW, D. Y.: Diagnostitsirane na diskovata kherniia pri lumboishialgiia chrez periduralna proba. Sŭvr. Med. 9, 48—56 (1958).

KLEY, K. H.: Beitrag zur „akuten Spondylose" nach Bandscheibenoperation. Zbl. Chir. 82, 1540 bis 1543 (1957).

KLÖPFER, W.: Zur konservativen Behandlung des lumbalen Bandscheibenvorfalles. Krankengymnastik (München) 5, 119—120 (1953).

KNOTT, M., u. D. E. VOSS: Komplexbewegungen (Darstellung einer krankengymnastischen Methode). Stuttgart: Gustav Fischer 1962.

KNUTSON, F.: Sedimentation of oil in myelography and its diagnostic significance. Acta radiol. (Stockh.) 20, 537—547 (1939).
— Experiences with epidural contrastinvestigation of lumbo-sacral canal in discprolapses (Perabrodil) Acta radiol. (Stockh.) 22, 694—703 (1941).
— Volum- und Formvariationen des Wirbelkanals bei Lordosierung bzw. Kyphosierung und ihre Bedeutung für die myelographische Diagnostik. Acta radiol. (Stockh.) 23, 431—443 (1942).
— The instability associated with disk degeneration in the lumbar spine. Acta radiol. (Stockh.) 25, 593—609 (1944).
—, and G. WIBERG: On surgically treated herniated intervertebral discs. Acta orthop. scand. 28, 108—123 (1958).

KNUTSSON, B.: How often do neurological signs disappear after the operation of herniated disc? Acta orthop. scand. 32, 352—356 (1962).

KÖBCKE, H.: Zwischenwirbelscheibenschädigungen (Nucleus-Pulposus-Hernien). Kurzes Übersichtsreferat aus dem amerikanischen und englischen Schrifttum. Dtsch. med. Wschr. 71, 69—71 (1946).

KOHLRAUSCH, A.: Röntgenologische Untersuchungen verschiedenartiger Extensionsmethoden der Lendenwirbelsäule. In H. JUNGHANNS, Wirbelsäule, Schmerz-Trauma-Begutachtung. Stuttgart: Hippokrates-Verlag 1959.

KOWARSCHIK, J.: Physikalische Therapie, 2. Aufl. Wien: Springer 1957.

KRAYENBÜHL, H.: Zur Diagnose und Differentialdiagnose der intervertebralen Diskushernie. Praxis 3, 1—8 (1942).
— Diagnose und chirurgische Therapie der lumbalen Discushernien. Helv. chir. Acta 17, 234—245 (1950).
— Über lumbale und zervikale Diskushernien. Documenta rheumatologica 1, Basel: Geigy 1953.
— Die Behandlung der lumbalen Discushernien: Neurochirurgischer Standpunkt. Schweiz. med. Wschr. 90, 423 (1960).
—, u. M. KLINGLER: Zur Diagnose und Differentialdiagnose der lumbalen Diskushernien. Verh. Dtsch. Ges. Inn. Med. 1949, 55. Kongreß.

KRISCHEK, J.: Das Problem der Neuritis unter dem besonderen Aspekt des Bandscheibenvorfalles. Bibl. psychiat. neurol. (Basel) Suppl. 95 (1955).

KUGELBERG, E., and I. PETERSEN: Muscle weakness and washing in sciatica due to fourth lumbar or lumbosacral disc herniations. J. Neurosurg. 7, 270—277 (1955).

KUHLENDAHL, H.: Die operative Behandlung der Wurzelkompressionssyndrome. Langenbecks Arch. klin. Chir. 267, 438—462 (1951).
— Die Grundlagen und die Indikationsstellung zur operativen Behandlung in der Wirbelsäulentherapie. In H. JUNGHANNS, Röntgenkunde und Klinik vertebragener Krankheiten. Stuttgart: Hippokrates-Verlag 1956.
— Akute Gewalteinwirkungen auf die Wirbelsäule und ihre Folgen. In K. H. HEINE, Zur funktionellen Pathologie und Therapie der Wirbelsäule. Berlin: Verlag für praktische Medizin 1957.
—, u. H. FELTEN: Die chronische Rückenmarkschädigung spinalen Ursprungs. Langenbecks Arch. klin. Chir. 283, 96—128 (1956).
—, u. V. HENSELL: Nil nocere! Schäden bei „Wirbelsäulen-Reposition" in Narkose. Münch. med. Wschr. 100, 1738—1739 (1958).
—, u. W. KUNERT: Konservative oder operative Ischiasbehandlung? Spätergebnisse der Behandlung. Münch. med. Wschr. 94, 717—724 (1952).
— — Röntgenologisch-klinische Studien zur Pathologie der Halswirbelsäule. I. Pathologisch-anatomische Bemerkungen und statistische Untersuchungen über die allgemeine Häufigkeit und Lokalisation deformierender Veränderungen im Röntgenbild. Medizinische 1954, 449—453.

KUHNS, J. G.: Conservative treatment of sciatic pain and low back disability. J. Bone Jt Surg. 23, 435—443 (1941).

KVIČALA, V.: Spinálni flebografie v diagnostice diskopatii. Čs. Neurol. 27, 303—307 (1964).

LANE, J. D., and E. S. MOORE: Transperitoneal approach to intervertebral disc in lumbar area. Ann. Surg 127, 537—551 (1948).

LANGE, J.: Zur Frage: Ischiastherapie. Schweiz. med. Wschr. 70, 647—648 (1940).

Lange, M.: Diskussion. Verh. dtsch. orthop. Ges. 87, 252 (1956).
Lapeyre, L., F. Commandre, R. Guillemin, J. Berato et G. Creisson: Les spondylo-discites brucelliennes. Revue générale à propos de quatre observations. Marseille-méd. 101, 915—924 (1964).
Larcher, F.: Beiträge zur Entwicklung der Lendenwirbelsäule beim Menschen. Diss. Zürich 1947.
Larsen, E. H., and K. Kristoffersen: Follow-up of patients submitted to operation for herniation of lumbar intervertebral disc. Acta psychiat. scand. 31, Suppl. 108, 217—224 (1956).
Lasègue, C.: Considérations sur la sciatique. Arch. gén. Méd. 4, 558—580 (1864).
Laubenthal, F.: Ischias und Bandscheibenvorfall. Klin. Wschr. 26, 111—115 (1948) und Med. Klinik 43, 299 (1948).
Leaders, S. A., and M. J. Rassel: The value of pantopaque myelography in the diagnosis of herniation of the nucleus pulposus in the lumbo-sacral spine. A report of 500 cases. Amer. J. Roentgenol. 69, 231—241 (1953).
Leavens, M. E., and F. K. Bradford: Ruptured intervertebral disc. Report of a case with a defect in the anterior anulus fibrosus. J. Neurosurg. 10, 544—546 (1953).
Leger, W.: Röntgenologische Bewegungsstudien an der Lendenwirbelsäule. Verh. dtsch. orthop. Ges. 87, 211—215 (1956).
Lenhard, R. E.: End-result study of the intervertebral disc. J. Bone Jt Surg. A 29, 425—428 (1947).
Lenshoek, C. H.: Treatment of lumbar hernia nucleus pulposi from the neurosurgical point of view. [Dutch.] Geneesk. Gids 39, 99—102 (1961).
Lenz, R.: Die total in den Wirbelkanal ausgestoßene Bandscheibe. Diss. Köln 1956.
Lewin, Ph.: Backache and sciatic neuritis. Philadelphia 1943.
Liechti, A.: Röntgendiagnostik der Wirbelsäule. Berlin: Springer 1944.
Lindahl, O., and B. Rexed: Histologic changes in spinal nerve roots of operated cases of sciatica. Acta orthop. scand. 20, 215—225 (1951).
Lindblom, K.: Eine anatomische Studie über lumbale Zwischenwirbelprotrusionen und Zwischenwirbelscheibenbrüche in die Foramina intervertebralia hinein. Acta radiol. (Stockh.) 22, 711—721 (1941).
— Protrusions of disks and nerve compression in lumbar region. Acta radiol. (Stockh.) 25, 195—212 (1944).
— Lumbar myelography by abrodil. Acta radiol. (Stockh.) 27, 1—7 (1946).
— Complications of myelography by abrodil. Acta radiol. (Stockh.) 28, 69—73 (1947).
— The subarachnoid space of the rootsheaths in the lumbar region. Acta radiol. (Stockh.) 30, 419—426 (1948).
— Diagnostic puncture of intervertebral disks in sciatica. Acta orthop. scand. 17, 231—239 (1948).
— Technique and results in myelography and disc puncture. Acta radiol. (Stockh.) 34, 321—330 (1950).
— Technique and results of diagnostic disc puncture and injection (discography) in lumbar region. Acta orthop. scand. 20, 315—326 (1951).
— Backache and its relation to ruptures of intervertebral disks. Radiology 57, 710—718 (1951).
— Discography of dissecting transosseous ruptures of intervertebral disks in lumbar region. Acta radiol. (Stockh.) 36, 12—16 (1951).
— Discusrupturen und Lumbago-Ischias. Eine anatomische und röntgenologische Studies. Ergebn. inn. Med. Kinderheilk., N.F. 2, 281—295 (1951).
— Experimental ruptures of intervertebral discs in rats' tails. Preliminary report. J. Bone Jt Surg. A 34, 123—128 (1952).
—, and G. Hultqvist: Absorption of protruded disc tissue. J. Bone Jt Surg. A 32, 557—560 (1950).
—, and B. Rexed: Spinal nerve injury in dorsolateral protrusions of lumbar disks. J. Neurosurg. 5, 413—432 (1948).
Lindemann, K.: Die Chiropraktik vom Standpunkt der Orthopädie. Verh. dtsch. orthop. Ges. 87, 223—235 (1956).
—, u. H. Kuhlendahl: Die Erkrankungen der Wirbelsäule. Stuttgart: Ferdinand Enke 1953.
—, u. K. Rossak: Anzeige und Gegenanzeige der Reposition bei Lumbago-Ischias-Syndrom und ihre Komplikationen. Z. Orthop. 91, 333—347 (1959).
Lindgren, E.: Röntgenologie. In H. Olivecrona u. W. Tönnis, Handbuch der Neurochirurgie, Bd. II, S. 247—250. Berlin-Göttingen-Heidelberg: Springer 1954.
Lindschau, J.: Liquorbefunde bei Neuritis lumbosacralis. Diss. Hamburg 1941.
Lob, A.: Die Wirbelsäulenverletzungen und ihre Ausheilung. Stuttgart: Georg Thieme 1954.
Loew, F.: Zur Diagnose des lumbalen Bandscheibenvorfalles mittels Kontrastfüllung des Periduralraumes (Peridurographie). Zbl. Neurochir. 9, 307—309 (1949).
Lortat-Jacob, L., et col.: Sciatique radiculaire unilatérale. Presse méd. 2, 633—635 (1904).
Louyot, P., J. Jeanblanc, A. Gaucher et J. Mathieu: La delta-hydrocortisone par voie rachidienne dans le traitement de la sciatique. Sem. méd. (Paris) 35, 177—179 (1959).
Love, J. G.: Protrusion of intervertebral disc (fibrocartilage) into the spine canal. Proc. Mayo Clin. 11, 529—535 (1936).

Love, J. G.: Recurrent protrusion of an intervertebral disc. Proc. Mayo Clin. **13**, 404—408 (1938).
— Removal of the protruded intervertebral discs without laminectomy. Proc. Mayo Clin. **14**, 800 (1939); **15**, 3 (1940).
— The disc factor in low-back pain with or without sciatica. J. Bone Jt Surg. **29**, 438—447 (1947).
—, and J. D. Camp: Root pain resulting from intraspinal protrusion of intervertebral discs: diagnosis and surgical treatment. J. Bone Jt Surg. **19**, 776—804 (1937).
—, and M. H. Rivers: Spinal cord tumors simulating protruded intervertebral disks. J. Amer. med. Ass. **179**, 878—881 (1962).
—, and M. N. Walsh: Protruded intervertebral discs; report of 100 cases in which operation was performed. J. Amer. med. Ass. **111**, 396—400 (1938).
— — Intraspinal protrusion of intervertebral discs. Arch. Surg. (Chicago) **40**, 454—484 (1940).
Luckner, H.: Zur konservativen Behandlung des hinteren Bandscheibenprolapses. Med. Klin. **43**, 698—701 (1948).
— Fehlernährung und Polyneuropathie. Vortrag auf der Tagg der Dtsch. Ges. für Neurologie, Hannover, 1958.
Lundsgaard-Hansen, P., H. Markwalder u. A. Senn: Stenose der Beckenarterie und lumbales Bandscheibensyndrom. Schweiz. med. Wschr. **88**, 6—12 (1958).
Luschka, H.: Die Nerven des menschlichen Wirbelkanals. Tübingen 1850.
Lyons, A. E., and B. L. Wise: Subarachnoid rupture of intervertebral disc fragments. J. Neurosurg. **18**, 242—244 (1961).
MacKenzie, D.: A case of prolapsed intervertebral disk, with ante-mortem and post-mortem findings. Aust. N.Z. J. Surg. **13**, 219—224 (1947).
Maintz, G.: Gibt es Schädigungen der Wirbelsäule durch Preßluftwerkzeugarbeit? Mschr. Unfallheilk. Beih. **44**, 154—162 (1953).
Malmros, R.: Den lumbale discusprolaps og ligamentaere rodkompression. Diss. Kobenhavn 1942.
Marble, H. C., and W. A. Bishop: Intervertebral disc injury: analysis from an industrial standpoint. J. industr. Hyg. **27**, 103—109 (1945).
— — Intervertebral disc injury. An analysis of one hundred and thirteen industrial cases. J. industr. Hyg. **31**, 46—50 (1949).
Marguth, F.: Das Elektromyogramm (EMG) bei Bandscheibenvorfällen und Osteochondrosen und seine Bedeutung für die Differentialdiagnose. Münch. med. Wschr. **96**, 979—980 (1954).
— H. Orbach u. K. Vetter: Das Elektromyogramm (EMG) in der Diagnostik der spinalen Wurzelkompression. Nervenarzt **26**, 137—139 (1955).
Marinacci, A. A.: The use of electromyography in the differential diagnosis of lumbar herniated disks. Bull. Los Angeles neurol. Soc. **23**, 65—71 (1958).
— Electromyogram in the evaluation of lumbar herniated disc. Bull. Los Angeles neurol. Soc. **30**, 47—62 (1965).
Masturzo, A.: L'ernia del disco. Diagnosi elastodiscografica. R. Pironti e Figli (Napoli).
Matthiash, H. H.: Funktionelle und mechanische Probleme beim lumbalen und cervicalen Bandscheibenschaden und seine klinischen Folgen. Fortschr. Neurol. Psychiat. **24**, 397—433 (1956).
— Arbeitshaltung und Bandscheibenbelastung. Arch. orthop. Unfall-Chir. **48**, 147—153 (1956).
Mauer, I.: Elevation of the chronaxie of the extensor hallucis longus muscle. An objective sign of nerve root pressure in the low back. Preliminary report. Bull. Hosp. Jt Dis (N.Y.) **18**, 112—115 (1957).
McKCraig, W.: The present status of the protruded disk syndrome. III. Congr. Neurologique Internat., Copenhagen 1939, S. 752—754. Copenhagen: Einar Munksgaard 1939.
Mendelsohn, R. A., and A. Sola: Electromyography in herniated lumbar disks. A.M.A. Arch. Neurol. Psychiat. **79**, 142—145 (1958).
Mennell, J. B.: Physical treatment by movement, manipulation and massage, 5. Aufl. London 1945.
Middleton, G. S., and J. H. Teacher: Injury of the spinal cord due to rupture of an intervertebral disc during muscular effort. Glasg. med. J. **76**, 1—6 (1911).
Mikula, F., B. Zapletal u. Z. Fiser: Intradurale Prolapse der Lendenbandscheibe. Zbl. Neurochir. **20**, 326—334 (1960).
Minor, L.: Über eine Bewegungsprobe und Bewegungsstörungen bei Lumbalschmerz und bei Ischias. Dtsch. med. Wschr. **1898**, 363—365, 382—384.
Mixter, W. S., and I. S. Barr: Rupture of intervertebral disc with involvement of spinal canal. New Engl. J. Med. **211**, 210—215 (1934).
— — Rupture of the lower lumbar intervertebral disks. III. Congr. Neurologique Internat., Copenhagen 1939, S. 751. Copenhagen: Einar Munksgaard 1939.
Morell, R. M.: Herniated lumbar intervertebral disc. Cutaneous hyperagesia as an early sign. Milit. Med. **124**, 257—269 (1959).
Müller, D.: Über das Lasègue-Symptom vom Gesichtspunkt des Bandscheibenvorfalles. Dtsch. Z. Nervenheilk. **169**, 32—38 (1952).
Muheddin Kemal: Ischias-Skoliose und Ischias. Inaug.-Diss. Heidelberg 1931.
Mutschler, H. H.: Die Ischiasskoliose und ihre Behandlung. Z. Orthop. **67**, 105—116 (1937).

Nachemson, A.: Some mechanical properties of the lumbar intervertebral discs. Bull. Hosp. Jt Dis. (N.Y.) 23, 130—143 (1962).

—, and J. Morris: Lumbar discometry. Lumbar intradiscal pressure measurements in vivo. Lancet 1963 I, 1140—1142.

Nicoll, E. A.: Fractures of the dorsolumbal spine. J. Bone Jt Surg. B 31, 376—394 (1949).

— Injuries to back. Brit. med. J. 1953 I, 879—880, 928—929.

Nittner, K.: The prognostic significance of radicular pain in slipped disc. Second European Congr. of Neurological Surgery, Rome, Italy, April 1963. Excerpta Medica Internat. Congr. Series No 60.

Norlén, G.: On the value of the neurological symptoms in sciatica for the localisation of a lumbar disc herniation. A contribution to the problem of the surgical treatment of sciatica. Acta chir. scand. 91, Suppl. 95, 1—96 (1944).

O'Connell, J. E. A.: The indications for and results of the excision of lumbar intervertebral disc protrusions: a review of 500 cases. Ann. roy. Coll. Surg. Engl. 6, 403—412 (1950).

— Protrusions of the lumbar intervertebral discs. A clinical review based on five hundred cases treated by excision of the protrusion. J. Bone Jt. Surg. B 33, 8—30 (1951).

Odell, R. T., R. H. Ramsey and J. A. Key: Results after operative removal of intervertebral discs. Sth. med. J. (Bgham, Ala.) 43, 759—765 (1950).

Oppenheim, H., u. F. Krause: Über Einklemmung bzw. Strangulation der Cauda equina. Dtsch. med. Wschr. 35, 697—700 (1909).

Ott, H., u. H. J. Netolitzky: Gefahren der Novocainallergie. Dtsch. med. Wschr. 79, 1287—1291 (1954).

— — Novocaingefahren durch Novocainallergie. Verh. dtsch. Ges. inn. Med. 60, 729—733 (1954).

Pässler: Über Herdinfektion, klinische Grundlagen und Probleme. Kongr.-Zbl. ges. inn. Med. 42, 381—408 (1930).

Pässler, H. W.: Die Komplikationen der Chirurgie des Sympathikus bei peripheren Durchblutungsstörungen. Zbl. Chir. 80, 1—16 (1955).

— Diskussion. Verh. dtsch. orthop. Ges. 87, 254—255 (1956).

— Verhütung von Durchblutungsstörungen nach Verletzungen. Sportmedizin 7, 153—160 (1956).

— Die Chirurgie der Durchblutungsstörungen. Zbl. Chir. 83, 356—381 (1958).

—, u. H. Berghaus: Begutachtung peripherer Durchblutungsstörungen. Stuttgart: Georg Thieme 1958.

Pallie, W.: The intersegmental anastomoses of posterior spinal rootlets and their significance. J. Neurosurg. 16, 188—196 (1959).

Panter, K.: Über Komplikationen und Gefahren bei der Abrodil-Myelographie. Dtsch. med. Wschr. 78, 937—941 (1953).

Papernitzki, A.: Die konservative Therapie der Bandscheibenschäden. Inaug.-Diss. Zürich 1953.

Parsons, W. B., and I. D. Cumming: Mechanical traction in lumbar disc syndrome. Canad. med. Ass. J. 77, 7—11 (1957).

Pendl, F.: Die präsakrale Injektion bei der Ischias. Zbl. Chir. 61, 2139—2144 (1934).

Pennybacker, J. B.: Die chirurgische Behandlung der Ischias. Langenbecks Arch. klin. Chir. 267, 463—468 (1951).

Peper, W.: Technik der Chiropraktik, 2. Aufl. Saulgau: Haug 1953.

Pette, H.: Die akut entzündlichen Erkrankungen des Nervensystems (Viruskrankheiten, Entmarkungsenzephalomyelitiden, Neuritiden). Leipzig: Georg Thieme 1942.

—, u. P. E. Becker: Zur Symptomatologie und Pathogenese der Neuritis lumbosacralis. Dtsch. Z. Nervenheilk. 147, 1—25 (1938).

Pia, H. W.: Zur Differentialdiagnose der Ischias und Indikation zur operativen Behandlung. Dtsch. med. Wschr. 84, 101—106 (1959).

Poppen, J. L.: The herniated intervertebral disk. An analysis of 400 verified cases. New Engl. J. Med. 232, 211—218 (1945).

Prader, A.: Die Entwicklung der Zwischenwirbelscheibe beim menschlichen Keimling. Acta anat. (Basel) 3, 115—152 (1947).

Püschel, J.: Der Wassergehalt normaler und degenerierter Zwischenwirbelscheiben. Beitr. path. Anat. 84, 123 (1930).

Putti, V.: Pathogenesis of sciatic pain. Lancet 1927 II, 53—60.

Queckenstedt: Über Veränderungen der Spinalflüssigkeit bei Erkrankungen peripherer Nerven, insbesondere bei Polyneuritis und bei Ischias. Dtsch. Z. Nervenheilk. 55, 325—333 (1916); 57, 316—320 (1917).

Quincke, H.: Über Rheumatismus. Dtsch. med. Wschr. 1917, 993—996, 1030—1033.

Raaf, J., and G. Berglund: Results of operation for lumbar protruded intervertebral disc. J. Neurosurg. 6, 160—168 (1949).

Rathke, F. W., u. W. Heipertz: Ergebnisse konservativer und operativer Behandlung bei lumbalem Bandscheibensyndrom. Z. Orthop. 87, 575—604 (1956).

Reinhardt, K., u. K. Panter: Myelographie und Ischias. Eine neuroröntgenologische Studie. Saarbrücken: West-Ost-Verlag 1955.

REISCHAUER, F.: Untersuchungen über den lumbalen und cervikalen Bandscheibenvorfall. Stuttgart: Georg Thieme 1949.
— Bandscheibenvorfall oder ossale Zwischenwirbellochstenose (DUUS). Biopsie contra Nekropsie. Beitr. klin. Chir. 181, 369—387 (1950).
— Lumbago, Ischialgie und Brachialgie in ihrer Beziehung zur Bandscheibe. Langenbecks Arch. klin. Chir. 267, 418—437 (1951).
— Über die Begutachtung der Wirbelbandscheibenschäden. Mschr. Unfallheilk. Beih. 42, 7—35 (1951).
— Wirbelsäulen- und Bandscheibenschäden. Röntgenbild und Wirklichkeit in der Therapie. Therapiewoche 8, 130—139 (1957/58).
— Über die postischialgische Durchblutungsstörung des Beines. Ein typisches Bandscheibensymptom der Spinalwurzel L 5. Med. Klin. 53, 579—584 (1958).
— Novocaintherapie in der Chirurgie; mit Beitrag zur Verbesserung der Stellatumblockade. Langenbecks Arch. klin. Chir. 298, 391—404 (1961).
REMAK, E.: Über Ischias scoliotica. Dtsch. med. Wschr. 18, 626—627 (1892).
RICHTER, E.: Erfahrungen mit dem Perlschen Gerät bei der konservativen Behandlung von lumbalen Bandscheibenschäden. Krankengymnastik (München) 5, 178—179 (1953).
RIEMENSCHNEIDER, P. A., and A. ECKER: Sciatica caused by tumoral calcinosis. A case report. J. Neurosurg 9, 304—307 (1952).
ROBERTSON, R. C. L., and W. G. PEACHER: Herniation of nucleus pulposus; refinement in operative technique. Surgery 18, 768—772 (1945).
RÖMFELD, L.: Zur objektiven Konstatierung der Ischias und der fortschreitenden Resultate der Ischiasbehandlung. Ther. d. Gegenw. 1918, 221—222.
RÖTTGEN, P.: Erfahrungen bei Bandscheibenoperationen. Langenbecks Arch. klin. Chir. 267, 138—141 (1951).
ROMAGNOLI, C., e L. TRABUCCHI: Turbe della funzione genitale in corso di compressione monoradicolare (II-Lombare). Arch. ital. Urol. 36, 391—402 (1963).
ROMBERG, M. H.: Lehrbuch der Nervenkrankheiten. Berlin: A. Duncker 1851.
ROSENOW, E.: Herdinfektion und elektive Lokalisation. Kongr.-Zbl. ges. inn. Med. 42, 408—438 (1930).
ROSS, P., and F. JELSMA: Postoperative analysis of 366 consecutive cases of herniated lumbar discs. Amer. J. Surg. 84, 657—662 (1952).
ROTHENSPIELER, H.: Anamnestische und klinische Studien an 370 Ischiaskranken unter besonderer Berücksichtigung der mit Nerveninjektion und Nervdehnung behandelten Fälle. Münch. med. Wschr. 86, 1071—1074 (1939).
RØVIG, G.: Rupture of lumbar discs with intraspinal protrusion of the nucleus pulposus. Acta chir. scand. Suppl. 144 (1949).
SÄKER, G.: Die Periduralanästhesie als Therapie beim Ischiassyndrom. Nervenarzt 18, 323—328 (1947).
— Zur Genese des Halswirbelsäulensyndroms und der Behandlung des vegetativen Anteils mit Hydergin. Nervenarzt 23, 333—339 (1952).
SAURER, A.: Zur Diagnostik und Therapie klimakterischer Störungen. Ärztl. Mschr. 3, 761 (1947).
SCHACHTSCHNEIDER, H.: Der hintere Bandscheibenprolaps in seinen klinischen Auswirkungen. Fortschr. Röntgenstr. 54, 107—129 (1936).
SCHADE, H.: Untersuchungen in der Erkältungsfrage. Münch. med. Wschr. 66, 1021—1026 (1919).
— Untersuchungen in der Erkältungsfrage. III. Über den Rheumatismus, insbesondere den Muskelrheumatismus (Myogelose). Münch. med. Wschr. 68, 95—99 (1921).
— Beiträge zur Umgrenzung und Klärung einer Lehre von der Erkältung. Z. ges. exp. Med. 7, 275 bis 374 (1949).
SCHANZ, A.: Praktische Orthopädie. Berlin: Springer 1928.
SCHEIDT, R.: Über das Schicksal aufgerichteter Wirbelfrakturen. Mschr. Unfallheilk. 53, 140—148 (1950).
SCHEIFFARTH, F., u. A. BULITTA: Die Kontrastdarstellung des Periduralraumes mit Perabrodil in der Diagnostik des Bandscheibenvorfalls. Ärztl. Wschr. 14, 318—322 (1951).
SCHLEGEL, K. F.: Neurologische Komplikationen bei Mißbildungen, Erkrankungen und Verletzungen der Wirbelsäule. In G. HOHMANN, M. HACKENBROCH u. K. LINDEMANNS Handbuch der Orthopädie, Bd. 2, S. 802ff. Stuttgart: Georg Thieme 1958.
SCHLENZKA, W.: Überwärmungsbäder als therapeutisches Mittel bei den vertebralen Syndromen. Münch. med. Wschr. 97, 1715—1717 (1955).
— Gegenindikationen der chiropraktischen Behandlung. Dtsch. med. Wschr. 81, 1803—1808 (1956).
SCHLIACK, H.: Zur Segmentdiagnostik der Muskulatur bei lumbalen Bandscheibenvorfällen. Nervenarzt 26, 471 (1955).
— Die für die Höhendiagnostik lumbaler Bandscheibenhernien pathognomonischen Ausfälle der Muskulatur. Dtsch. med. Wschr. 82, 1820—1823 (1957).

Schliack, H.: Die klinischen Syndrome der Spinalnerven. Ein Beitrag zum Metamerieproblem des Menschen. Habil.-Schr. Freie Univ. Berlin 1959.

Schmincke, A., u. E. Santo: Zur normalen und pathologischen Anatomie der Halswirbelsäule. Zbl. allg. Path. path. Anat. 55, 369 (1932).

Schmorl, G., u. H. Junghanns: Die gesunde und kranke Wirbelsäule. Fortschr. Röntgenstr., Erg.-Bd. 43 (1932).

— — Die gesunde und die kranke Wirbelsäule im Röntgenbild. Stuttgart: Georg Thieme 1953.

Schöler, G.: Die Behandlung der Herniation des Nucleus pulposus mittels Gipsmieder in ventralem Durchhang. Wien. klin. Wschr. 63, 421—422 (1951).

Schrader, E. A.: Die Bedeutung des Bandscheibenprolapses für die Manifestation von arteriellen Durchblutungsstörungen. Dtsch. Z. Nervenheilk. 160, 400—412 (1949).

Schüdel, H.: Über Ischias scoliotica. Langenbecks Arch. klin. Chir. 38, 1—55 (1889).

Schulte: Zur konservativen Behandlung des lumbalen Bandscheibenschadens, insbesondere mit der Pendlschen und Heileschen Methode. Verh. dtsch. orthop. Ges. 41, 122—127 (1954).

Schultz, E. C.: Postoperative bone changes following lumbar disc removal. J. Neurosurg. 15, 537—547 (1958).

Schwarzweller, F.: Rolle der Muskulatur bei Entstehung und Verlauf der Lumbago. Ärztl. Praxis 8, 2 (1956).

Scott, P. J.: Bladder paralysis in cauda equina lesions from disc prolapse. J. Bone Jt Surg. 47, 224—235 (1965).

Sell: Brauchbarkeit und Wert der manuellen Wirbelsäulentherapie. Verh. dtsch. orthop. Ges. 87, 235—237 (1956).

Semmes, R. E.: Ruptured lumbar intervertebral discs: Their recognition and surgical relief. Clinical neurosurgery, vol. 8. Proceedings of the Congr. of Neurological Surgeons, Chicago, III, 1960. Baltimore: Williams & Wilkins Co. 1962.

Senning, A., u. O. Sjöqvist: Senresultaten wid dis bråk. En efterundersökning av 400 operade fall. Nord. Med. 34, 1128—1130 (1947).

Serg: Erfahrungen mit der Chiropraktik an der orthopädischen Klinik Würzburg. Verh. dtsch. orthop. Ges. 87, 242—244 (1956).

Severin, E.: Degeneration of the intervertebral disks in the lumbar region. Acta chir. scand. 89, Suppl. 79—82, 353—378 (1943).

Séze, S. de, et J. Levernieux: Les hernies discales réductibles. Une contribution au problème des sciatiques dite „non discales". Bull. Soc. méd. Hôp. Paris 64, 441—444 (1948).

— La disco-radiculographie avec retrait du liquide opaque. Sem. Hôp. Paris 24, 1451—1458 (1948).

— — Réflexions sur la disco-radiculographie. J. Radiol. Électrol. 31, 448—449 (1950).

— — L'injection directe du nucleus pulposus par voie paravertébrale. Sem. Hôp. Paris 27, 1230—1231 (1951).

— — Les accidents de la discographie. Rev. Rhum. 19, 1027—1042 (1952).

—, et P. Merle: L'âge de la sciatique. Age comparé des sciatiques L 5 et des sciatiques S 1 (Données statistiques). Sem. Hôp. Paris 25, 3579—3580 (1949).

— et J. Welfling: Interprétation et intérêt du signe de Lasègue dans les sciatiques par hernie discale avec attitude antalgique latérale. Sem. Hôp. Paris 33, 1013—1022 (1957).

Shinners, B. M., and W. B. Hamby: The result of surgical removal of protrudes lumbar intervertebral discs. J. Neurosurg. 1, 117—122 (1944).

— — Protrudes lumbar intervertebral discs. Results following surgical and nonsurgical therapy. J. Neurosurg 6, 450—457 (1949).

Sicard, J. A.: Névrodocites et funiculites vertébrales. Presse méd. 26, 9—11 (1918).

—, et A. Leca: La place de la radicotomie dans le traitement chirurgicale des sciatiques. Presse méd. 62, 1737—1739 (1954).

Slater, R. A., A. Pineda and R. W. Porter: Intradural herniation of lumbar intervertebral discs. Arch. Surg. 90, 266—269 (1965).

Slauck, A.: Zur Frage der Tonsillektomie. Verh. dtsch. Ges. inn. Med. 487—494 (1939).

Smith de Forest, A.: The surgical treatment of low back pain. Surgery 4, 13—20 (1948).

Solonen, K. A.: Arteriovenous fistula as a complication of operation for prolapsed disc. Acta orthop. scand. 34, 159—166 (1964).

Southworth, J. D., and S. R Bersack: Anomalies of lumbosacral vertebrae in five hundred and fifty individuals without symptoms referable to the low back Roentgenol. and Radium Ther. 64, 624 (1950).

Spadea, S., and H. Hamlin: Interspinous fusion for treatment of herniated intervertebral discs utilizing lumbar spinous process as bone graft. Ann. Surg. 136, 982—986 (1952).

Spurling, R. G., and E. G. Grantham: The end-results of surgery for ruptured lumbar intervertebral discs. A follow-up study of 327 cases. J. Neurosurg. 6, 57—64 (1949).

— — Ruptured intervertebral disc in the lower lumbar regions. Amer. J. Surg. 75, 140—15 (1958).

Spurling, R. G.: F. H. Mayfeld and J. B. Rogers: Hypertrophy of ligamenta flava as cause of low back pain. J. Amer. med. Ass. **109**, 928—933 (1937).

Stammler, A.: Chronaxieveränderungen des peripheren motorischen Neurons. Wien. Z. Nervenheilk. **5**, 41—80 (1952).

Starý, O.: The pathogenesis of discogenic disease. Rev. Czech. Med. **2**, 1—16 (1956).

— Některé otázky patogenesy diskogenní memoci. Praha: Státní Zoravotnické Nakladatelství 1959.

Steinke, C. R.: Spinal tumors: Statistics on a series of 330 collected cases. J. nerv. ment. Dis. **47**, 418—426 (1918).

Stender, A.: Präsakrale und prävertebrale Novocainüberflutung (Pendl) als differentialdiagnostisches Mittel bei Ischias bzw. bei Ischialgie beim kompletten Bandscheibenprolaps. Langenbecks Arch. klin. Chir. **267**, 151—152 (1951).

— Treatment of sciatica (including that caused by from herniated discs) by presacral injection of novocaine. J. Neuropath. exp. Neurol. **1**, 301—308 (1951).

Stern, W. E., and P. H. Crandall: Inflammatory intervertebral disc disease as a complication of the operative treatment of lumbar herniations. J. Neurosurg. **16**, 261—276 (1959).

Stimpfl, A.: Die Operation des lumbalen, lateralen Nucleus-pulposus-Prolapses unter besonderer Berücksichtigung der interlaminären Fensterung nach Love. Chirurg **20**, 397—405 (1949).

Stinchfield, F. E., and W. A. Sinton: Criteria for spine fusion with use of „H"bone graft following disc removal; results in 100 cases. A.M.A. Arch. Surg. **65**, 542—550 (1952).

Stookey, B.: Compression of spinal cord due to ventral extradural chondromas; diagnosis and surgical treatment. Arch. Neurol. Psychiat. (Chicago) **20**, 275—291 (1928).

Stracker: Diskussionsbemerkung. Verh. dtsch. orthop. Ges. **41**, 158—159 (1954).

Stursberg, H.: Über Wurzelischias. Münch. med. Wschr. **1910**, 1776—1780.

Süsse: Zit. nach E. Güntz, Nichtentzündliche Wirbelerkrankungen. In Handbuch der Orthopädie von G. Hohmann, M. Hackenbroch u. K. Lindemann, Bd. II. Stuttgart: Georg Thieme 1958.

Sullivan, C. R., W. H. Bickel and H. J. Svien: Infektions of vertebral interspaces after operations of intervertebral disks. J. Amer. med. Ass. **166**, 1973—1979 (1958).

Sung, H.-W., Y.-M. Chia, H.-T. Kuo, C.-M. Wang, Y.-C. Wang and C.-C. Hsü: Lumbar discography. An experimental and clinical study. Chin. med. J. **83**, 521—530 (1964).

Sussmann, B. J., T. S. P. Fitch and B. J. Carroll: Thrombophlebitis as a complication of the conservative management of herniated lumbar intervertebral discs. Angiology **12**, 95—97 (1961).

Sylvén, B., St. Paulson, C. Hirsch and O. Snellman: Biophysical and physiological investigations on cartilage and other mesenchymal tissues. II. The ultrastructure of bovine and human nuclei pulposi. J. Bone Jt Surg. **33**, 333—340 (1952).

Taneri, Z., u. W. Umbach: Ergebnisse operativ oder konservativ behandelter lumbaler Bandscheibenschäden unter besonderer Berücksichtigung motorischer Ausfälle. Arch. Psychiat. Nervenkr. **198**, 181—197 (1958).

Teneff, S.: Sul trattamento della lombo-sciatalgia con infiltraziona. Anestetiche periarticolari delle articolazioni interapofisarie. Rev. Rhum. **16**, 259—262 (1949).

Teng, P., and C. Papatheodorou: Lumbar spondylosis with compression of cauda equina. Arch. Neurol. (Chic.) **8**, 221—229 (1963).

— — Intrathecal dislocation of lumbar intervertebral disc. Neurochirurgia (Stuttg.) **7**, 57—63 (1964).

Thomas, A.: Appliances for the spine and trunk. In: Orthopaedic appliances atlas, vol. I, p. 179 ff. Ann. Arbor (Mich.): J. W. Edwards 1952.

Titrud, L. A.: Chordotomy for the relief of pain persisting after operations on the intervertebral discs. J. int. Coll. Surg. **28**, 30—36 (1957).

Tiwisina, T.: Kontrastdarstellung des Periduralraumes mit Perabrodil zum Nachweis des hinteren Bandscheibenvorfalles (Peridurographie). Chirurg **22**, 247—250 (1951).

Töndury, G.: Entwicklungsgeschichte und Fehlbildungen der Wirbelsäule. Stuttgart: Hippokrates-Verlag 1958.

Tönnis, W.: Bandscheibenvorfälle, ihre Entstehung, operative Behandlung und Prognose. Vortrag gehalten im Wiesbadener Ärzteverein 1953 (nicht veröffentlicht).

— W. Klug u. H. Linz: Differentialdiagnose zwischen medialem Nucleus pulposus-Prolaps und Caudatumor. Zbl. Neurochir. **11**, 199—211 (1951).

Tolosa, E., et L. Ectors: Hernie discale libre luxée à la face postérieure du cul-de-sac dural. Syndrome de la queue de cheval. Acta neurol. belg. **53**, 431—437 (1953).

Troup, J. D. G.: Relation of lumbar spine disorders to heavy manual work and lifting. Lancet **1965 I**, 857—861.

Uebermuth, H.: Bedeutung der Altersveränderungen der menschlichen Bandscheiben für die Pathologie der Wirbelsäule. Langenbecks Arch. klin. Chir. **156**, 567—578 (1929).

Unander-Scharin, L.: The results of lumbar fusion in disc degeneration. Acta orthop. scand. **18**, 125—131 (1948).

Unander-Scharin, L.: On low-back pain. Acta orthop. scand. Suppl. 5 (1950).

Vallafane Lastra, T. de, and J. F. Griggs: Brucellosis as a cause of herniated disk and spondylitis. Industr. Med. Surg. 26, 122—129 (1957).

Valleix, F. L. I.: Traité des névralgies ou affections douloureuses des nerfs. Paris: J. B. Baillière 1841.

Veil, W. H.: Rheumatismus als Allgemeinerkrankung. Verh. der Dtsch. Ges. für Orthop. 28. Kongr., S. 19, 1934.

— Über die odontogene fokale Infektion in ihrer Bedeutung für die Medizin. Verh. dtsch. Ges. inn. Med. 525—533 (1939).

Veraguth, O., u. C. Braendli: Der Rücken des Menschen. Bern: Huber 1948.

Verband Deutscher Krankenversicherungsträger: Die medizinische Begutachtung in der Rentenversicherung der Arbeiter und in der Rentenversicherung der Angestellten. 2. unveränderte Aufl. 1959.

Verbiest, H.: Primaire stenose van het lumbale wervelkanaal bij volwassenen; een niew ziektebeeld. Ned. T. Geneesk. 94, 2415—2433 (1950).

— Nadere mededelingen over de primaire stenose van het lumbale wervelkanaal bij volwassenen. Ned. T. Geneesk. 95, 1965—1970 (1951).

— Unusual forms of compression of the caude equina. Report of two cases of lumbo-sacral extradural cysts and of one case of „Knotting" of a caudal nerve root. Meeting of the luso-spanish society and the british society of neurological surgeons 26. 4. 51 Madrid. Valencia: 1953.

— A radicular syndrom from developmental narrowing of the lumbar vertebral canal. J. Bone Jt Surg. B 36, 230—237 (1954).

— Further experiences on the pathological influence of a developmental narrowness of the bony lumbal vertebral canal. J. Bone Jt Surg. B 37, 576—583 (1955).

Vossschulte, K., u. G. Börger: Anatomische und funktionelle Untersuchungen über den Bandscheibenprolaps. Langenbecks Arch. klin. Chir. 265, 329—355 (1950).

Walter, F. K.: Studien über den Liquor cerebrospinalis. Mschr. Psychiat. Neurol. 28, 80—146 (1910).

— Zur Frage der Lokalisation der Polyneuritis. Zbl. Nervenheilk. 44, 150—178 (1919).

Waris, W.: Lumbar disc herniation. Clinical studies and late results of 374 cases of sciatica operated on the diagnoses or susciption of lumbar disc herniation. Acta chir. scand. Suppl. 140, 1—134 (1949).

Wartenberg, R.: Neuritis, sensible Neuritis, Neuralgie. Stuttgart: Georg Thieme 1959.

Wassermann, S.: Die Schenkelneuritis und ihre Kombination mit Ischias. Dtsch. Z. Nervenheilk. 64, 162—181 (1919).

Weber, E.: Zur konservativen Behandlung des lumbalen Bandscheibenvorfalles. Krankengymnastik (München) 4, 165—167 (1952); 5, 177 (1953).

Weber, G.: Konservative oder chirurgische Ischiasbehandlung. Praxis 39, 483—490 (1950).

— Über lumbale Diskushernien. Rheumaforsch. 9, 223—255 (1950).

Weber, H. H.: Röntgendiagnostik des lumbalen Bandscheibenrisses und seiner Folgen. Radiol. clin. (Basel) Suppl. 26 (1957).

Weddell, G., B. Feinstein and R. E. Pattle: Electrical activity of voluntary muscle in man under normal and pathological conditions. Brain 67, 178—257 (1944).

Weiss, J., u. F. Brussatis: Die Behandlung lumbaler Diskushernien im ventralen Durchhang. Arch. orthop. Unfall-Chir. 47, 612—630 (1955).

Wellauer, J.: Dorsaldislokation von Wirbelkörpern und Diskushernien in der Lendenregion. Dtsch. med. Wschr. 84, 381—382 (1959).

Wertheim-Salomonson, I. K. A.: Neuralgie und Myalgie. In Lewandowsky: Handbuch der Neurologie, Bd. 2, S. 1—50. Berlin: Springer 1911.

Weskott, H.: Spina bifida occulta. Klin. Wschr. 1922, 625—627.

Wetzel, N., A. Arieff and E. Tuncbay: Retroperitoneal, lumbar and pelvic malignancies simulating the "disc syndrome". Arch. Surg. 86, 1069—1071 (1963).

Wexberg, E.: Beiträge zur Pathologie der peripheren Nerven. Dtsch. Z. Nervenheilk. 66, 270—282 (1920).

Wigand, R.: Perineurale Injektion des Plexus sacralis im Spatium retrorectale bei Ischias (präsakrale Injektion). Dtsch. med. Wschr. 58, 890—891 (1932).

Wild, H.: Iatrogene Schäden des Nervensystems. In G. Bodechtel, Differentialdiagnose neurologischer Krankheitsbilder, S. 710—719. Stuttgart: Georg Thieme 1958.

Willis, T. A.: Anatomical variations and roentgenography. Appearance of low back in relation to sciatic pain. J. Bone Jt Surg. 13, 709 (1931).

Wiltberger, B. R.: The Dowel intervertebral-body-fusion as used in lumbar disc surgery. J. Bone Jt Surg. A 39, 284—292 (1957).

Witt, A. N.: Praktische Erfahrungen mit der Nucleographie (vorläufiger Bericht). Z. Orthop. 30, 57—71 (1950).

— Kritische Stellungnahme zur konservativen Therapie des Bandscheibenvorfalles. Verh. dtsch. orthop. Ges. 41, 112—115 (1954).

Wrońska, E.: Wspólistnienie mnogich torbieli korzonków krzyzówych w dwu przypadkach przepukliny jadra miaźdźýstego. Neurol. Neurochir. Psychiat. pol. **12**, 531—538 (1962).
Young, H. H.: Posterior fusion of vertebrae in treatment for protruded intervertebral disc. J. Neurosurg. **19**, 314—318 (1962).
— Protrusion of intervertebral discs. Proc. roy. Soc. Med. **40**, 233—236 (1947).
Zander, E., u. F. Brussatis: Zur Symptomatologie der Diskushernie der 3. Lendenbandscheibe. Acta neurochir. (Wien) **3**, 64—92 (1952).
Zeitler, E., u. H. Dietz: Röntgenologische Funktionsdiagnostik der Lendenwirbelsäule und ihre Leistungsfähigkeit bei der Diagnose und Lokalisation lumbaler Bandscheibenhernien. Fortschr. Röntgenstr. **102**, 489—501 (1965).
Zülch, K. J.: Zur Entstehung und Behandlung der Symptome bei der osteochondrotischen Erkrankung der Hals- und Lenden-Wirbelsäule. Medizinische **1954**, 536—540.
Zuelzer, W. A.: Zur Diagnose und Behandlung von Kreuzschmerzen mit Betonung der Zwischenwirbelscheibenveränderungen als ätiologischer Faktor. Dtsch. med. Wschr. **74**, 1303—1306 (1949).
Zukschwerdt, L.: Probleme der Chiropraktik. Neuralmedizin **1**, 10—18 (1953).
— Wirbelblockierung und Trauma unter besonderer Berücksichtigung prädispositioneller Momente. In H. Junghanns, Wirbelsäule, Schmerz—Trauma—Begutachtung. Stuttgart: Hippokrates-Verlag 1959.
— E. Emminger, F. Biedermann u. H. Zettel: Wirbelgelenk und Bandscheibe. Stuttgart: Hippokrates-Verlag 1955.

Pathologie des Rückenmarks.

Von
O. Stochdorph.

Mit 16 Abbildungen.

A. Allgemeines.
I. Historische Entwicklung.

Die Pathologie des Rückenmarks ist ein verhältnismäßig gut abgegrenztes Kapitel der Neurologie und Neuropathologie. Die Sonderstellung dieses Kapitels ist anatomisch und physiologisch begründet. Als Mark der Wirbelsäule — wie *Medulla spinalis* wörtlich zu übersetzen wäre — ist das Rückenmark in die achsiale Hauptstruktur des Skeletsystems eingebaut. Durch die Zuordnung zum metamer gegliederten Teil des Körpers wird die Frage nach der *segmentalen Topik* seiner Krankheitszustände nahegelegt. Die motorischen und sensiblen Ausfälle als Symptome solcher Krankheitszustände konfrontierten in früheren Epochen der Medizingeschichte den Betrachter nicht mit allzu großen Deutungsschwierigkeiten, sondern ließen sich — je nach den naturwissenschaftlichen und technischen Grundvorstellungen der Epoche — mit der Sperrung der Zufuhr eines spirituellen Prinzips oder der Unterbrechung eines Klingelstromkreises befriedigend erklären.

Die ersten empirischen Aufschlüsse über die Pathologie des Rückenmarks dürften sich bei Verwundungen durch Handwaffen und Geschosse ergeben haben. Nach den Angaben von Laignel-Lavastine und Vie und von Garrison war den Ägyptern laut dem Smith-Papyrus Lähmung von Extremitäten und Inkontinenz als Folge von Wirbelsäulenverletzung geläufig. Für Homer gehört das Rückenmark noch zu den Wirbeln, in denen es liegt; erst für die Autoren der hippokratischen Ära bilden Gehirn und Rückenmark ein einheitliches Organ („Myelencephalon"). Den damaligen Autoren war bekannt, daß die traumatische Luxation eines Wirbels nach ventral „Stupor" und Kühle der unteren Extremitäten und Retention der Ausscheidungen zur Folge hatte, bei Überleben Paraplegie und Inkontinenz; bei höherem Sitz der Verletzung erstreckte sich der „Stupor" auf den ganzen Körper. Galen (131—201) erwähnt Sensibilitätsstörungen im 4. und 5. Finger bei Läsion des VII. Halswirbels (Fall Pausanias) und wertet die Facialisparese für die differentialdiagnostische Abgrenzung cerebraler und spinaler Hemiplegien aus. Galen sowohl als auch Oribasius (325—403) stellten experimentelle Untersuchungen über die Semiologie von Querschnittsdurchtrennungen des Rückenmarks in verschiedenen Höhen an.

Aus der Anfangsepoche der neuzeitlichen Medizin sind Cotugno (1764) mit der Differentialdiagnose der Ischias nervosa und der Ischias arthritica und Pott (1779) mit der Beschreibung der Querschnittslähmung bei tuberkulöser Wirbelcaries zu erwähnen. J. P. Frank wies 1795 auf die Wichtigkeit und Häufigkeit der Rückenmarkserkrankungen im Zusammenhang mit Wirbelsäulenleiden hin *(„De columnae vertebralis in morbis dignitate")*. P. Ollivier aus Angers gab 1827 eine der ersten monographischen Darstellungen der Rückenmarkspathologie. In der Folgezeit griffen anatomische und physiologische Entdeckungen und klinische Erfahrungen so ineinander ein, daß etwa im Laufe einer Generation — ungefähr von 1840—1870 — die Pathologie des Rückenmarks die Umrisse erhielt, die sie in unserer Zeit besitzt. Jeder der führenden Männer in jener „heroischen"

Epoche der klinischen Neurologie hat zur Kenntnis der Pathologie des Rückenmarks beigetragen, und die Aufzählung von Autorennamen muß fast zwangsläufig unvollständig bleiben. Zu erwähnen sind die Namen von ROMBERG (1795—1873), der schon 1846 bei der Besprechung der spinalen Lähmungen klar unterschied, ob das Rückenmark „als Leitungsapparat für Medulla oblongata und Gehirn oder als erregendes Zentralorgan des Nervensystems beeinträchtigt sei", und DUCHENNE aus Boulogne (1806—1875), der mit „pile et bobine" (LHERMITTE) die Grundlagen der Neurophysiologie des Rückenmarks erarbeitete, auf denen dann CHARCOT aufbaute. Es seien noch weiter angeführt aus dem deutschen Sprachraum v. FRIEDREICH (1825—1882), v. LEYDEN (1832—1910), ERB (1840—1921) und später OPPENHEIM (1858—1919) und NONNE (1861—1959), aus dem französischen neben der monumentalen Gestalt von CHARCOT (1825—1893) sein Schüler P. MARIE (1853—1940), aus dem englischen GOWERS (1845—1915) und HORSLEY (1857 bis 1916).

Die Erforschung der Pathologie des Rückenmarks stützte sich — schon wegen der scheinbaren Unkompliziertheit der physiologischen Zusammenhänge — vor allem auf die Erfassung der anatomischen Daten. Ihre geschichtliche Entwicklung ist deshalb eng verknüpft und verschränkt mit der stufenweisen Entwicklung der methodischen Voraussetzungen. Die Einführung der Fixation und Härtung von Gewebe mit Alkohol (REIL 1809) und Kaliumbichromat (HANNOVER 1840) schaltete die Schwierigkeiten weitgehend aus, die sich aus der hohen Anfälligkeit des Rückenmarks für postmortale Veränderungen ergeben. Der nächste wesentliche Fortschritt war die von CLARKE (1851) angegebene Methode, Rasiermesser- und Doppelmesserschnitte in Canadabalsam oder ähnliche Substanzen einzubetten und auf diese Weise durchsichtiger zu machen. GERLACH (1858) führte die Carminfärbung ein, die einerseits die zelligen Bestandteile des Gewebes genauer zu untersuchen erlaubte und andererseits Fasergliosen durch die rötliche Tinktion sich von den mehr gelblichen Gebieten mit erhaltenen Markscheiden abheben ließ. Abgesehen von Tumoren, Abscessen und den damals nicht seltenen Hydatidencysten waren zu dieser Zeit die wesentlichen makroskopischen Kriterien für die Diagnose eines pathologischen Prozesses im Rückenmark die äußere *Form* (Atrophie-Hypertrophie, Ödem usw.), die *Farbe* des frischen oder fixierten Gewebes („graue Degeneration der Hinterstränge", LEYDEN), womit meistens auch der Blutgehalt erfaßt wurde, und schließlich die *Konsistenz* (Erweichung — Sklerose). Mikroskopisch waren die Erweichung und die sekundäre Atrophie von Faserbahnen durch die von GLUGE entdeckten Körnchenzellen markiert, die Sklerose durch dichte, derbe Textur mit zahlreichen Gliafasern und vielen Corpora amylacea.

Diese Befunde waren die pathologisch-anatomische Grundlage für die Gliederung der Krankheitsbilder im Rahmen der Pathologie des Rückenmarks. Dementsprechend finden wir z.B. in dem 1875 in zwei Bänden herausgegebenen Werk LEYDENs: „Klinik der Rückenmarks-Krankheiten" in dem dem Rückenmark selbst gewidmeten zweiten Band folgende Kapitelüberschriften:

„1. Abt.: Die akuten Krankheiten des Rückenmarks.
    I. Zustände abnormer Blutfülle des Rückenmarks.
    II. Die Blutungen in die Substanz des Rückenmarks.
    III. Die traumatischen Affektionen des Rückenmarks.
    IV. Die akute Myelitis.
    V. Die sekundären Rückenmarksaffektionen, sekundäre Lähmungen.
    VI. Die Intoxikationslähmungen.
2. Abt.: Die chronischen Krankheiten des Rückenmarks.
    I. Die sekundäre Degeneration und Atrophie des Rückenmarks.
    II. Die Sklerose des Rückenmarks (graue Degeneration, chronische Myelitis).
    III. Zentrale Höhlenbildung im Rückenmark.
    IV. Die spinalen Muskelatrophien."

Im ersten Band waren schon die „Bildungsfehler des Rückenmarks" und (als Anhang zu den Erkrankungen der Rückenmarkshäute) die Rückenmarkstumoren besprochen worden.

Manche dieser Krankheitsbegriffe gelten auch heute noch, z.B. die Blutungen und die traumatischen Affektionen. Daß die Gruppe der sekundären Rückenmarksaffektionen (sekundäre Lähmungen) und der Intoxikationslähmungen heterogen ist und rückenmarksfremde Bilder einschließt, war

Leyden wohlbekannt. Die sekundäre Degeneration und Atrophie wird heutzutage wohl meistens im Zusammenhang mit der primären Hirnläsion erwähnt. Die „spinale Kinderlähmung" handelt Leyden bei den spinalen Muskelatrophien ab, gibt aber im Kapitel über die akute Myelitis einen Hinweis darauf. Zu den Zuständen abnormer Blutfülle gehört einerseits Anämie und Ischämie des Rückenmarks, die die moderne Literatur mit den Blutungen zum Kapitel der Kreislaufstörungen vereinigt, andererseits die Hyperämie des Rückenmarks (Congestio spinalis, Plethora spin.) als das von Ollivier postulierte Substrat eines heute verschollenen Krankheitsbegriffes, der Spinalirritation. Dieser Kranbheitsbegriff wurde in Deutschland besonders durch die Monographie von Stilling: „Physiologische, pathologische und medizinisch-praktische Untersuchungen über die Spinalirritation" (1841) populär und umfaßte offenbar eine Anzahl von mehr funktionell als organisch bestimmten Krankheitsbildern, wohl in Abhängigkeit von Störungen des Wirbelsäulengefüges und mit Druckempfindlichkeit einzelner oder mehrerer Wirbel als einzigem pathognomonischem Befund, auf den dann alle möglichen Beschwerden projiziert wurden.

Eine besondere Erwähnung verlangt der schon von Leyden benützte Begriff der „akuten Myelitis". Sein Geltungsbereich ergibt sich aus der Aufzählung der Einzelformen:

„I. Die traumatischen Rückenmarkserweichung.
II. Die Kompressions-Myelitis.
III. Die spontane (akute und subakute) Rückenmarkserweichung.
IV. Die akute Myelitis (in circumscripten oder disseminierten Herden) ohne Erweichung.
V. Die eitrige Myelitis, der Rückenmarks-Absceß.
VI. Die akute Myelomeningitis."

„Myelitis" war mithin ein Sammelbegriff für alle greifbar-substantiellen Rückenmarksaffektionen nach Abzug der Kreislaufstörungen und der traumatischen Läsionen unmittelbarer Art, zu denen Leyden die Kompressionen, Zerreißungen, Verwundungen, Erschütterungen und den „Schock des Rückenmarks" rechnet. Die Einheitlichkeit dieses Sammelbegriffs läßt sich mit der Einheitlichkeit des klinischen Bildes belegen. Als Bezeichnung eines klinischen Befundes ist „Myelitis" wohl auch heute noch brauchbar und am Platze. Auch die „Gastritis" wird ja im klinischen Sprachgebrauch beibehalten, obgleich am Krankenbett nur ausnahmsweise etwas über die ätiologische Rolle bestimmter Erreger oder Toxine ausgesagt werden kann. Es ist nur Sache der sorgfältigen Formulierung, in dem einen Falle die Gastritisbeschwerden des Patienten von den aktuellen Befunden an der Magenschleimhaut zu unterscheiden, in dem anderen das klinische Bild der Querschnittsmyelitis vom pathologisch-anatomischen Befund etwa einer metastatischen Herdmyelitis.

Einen grundlegenden Fortschritt in den Kenntnissen von der Pathologie des Rückenmarks brachte dann die Bereicherung der histologischen Methodik durch Weigert, der 1882 seine Methode zur Darstellung der Markscheiden und 1890 seine Methode zur Darstellung der Gliafasern bekannt gab. Die Methoden zur Markscheidendarstellung rückten die „*Entmarkungskrankheiten*" an die Stelle, die vorher die Sklerosen innegehabt hatten. Weigerts Methode wurde ergänzt durch die positive Darstellung rezenten Markscheidenunterganges mit Marchis Chromosmiummethode (1885/86) und durch den Nachweis der Endstufen des Markscheidenabbaues mit den üblichen Fettfärbungen. Nissls Methode der Nervenzelldarstellung (1885) hat für die Pathologie des Rückenmarks nicht ganz die gleiche fundamentale Bedeutung erlangt wie für die des Gehirns.

Die 1901 von Schmaus und Sacki herausgegebene Monographie über die pathologische Anatomie des Rückenmarks ist den heute geltenden Auffassungen schon recht weit angenähert. Ob die in neuerer und neuester Zeit erschlossenen Gebiete der Elektronenmikroskopie und der Histochemie des Nervengewebes so grundlegend neue Erkenntnisse hergeben werden, daß sich das heutige Bild von der Pathologie des Rückenmarks in entscheidenden Punkten ändert, bleibt abzuwarten. Sicher werden aber manche Fragen mit ihrer Hilfe beantwortet werden, die mit den bisherigen Mitteln zwar gestellt, aber nicht entschieden werden konnten.

Die historische Entwicklung der *Neurochirurgie des Rückenmarks* überspannt rund 80 Jahre (Goldscheider). Als Ausgangspunkt ihrer Entwicklung könnte Schottland gelten. Am 9. Mai 1883 resezierte der schottische Chirurg Macewen bei einem 9 Jahre alten Patienten mit Wirbelcaries, Gibbus in Höhe des 5.—7. Dorsalwirbels und Paraplegie seit 2 Jahren eine epidurale Schwarte mit ausgezeichnetem Erfolg. Im Februar 1885 heilte er mittels einer Laminektomie einen 22 Jahre alten Mann mit einer Fraktur des Bogens des 12. Dorsalwirbels. Übrigens hatte schon 1814 Cline ein operatives Angehen von Wirbelfrakturen unternommen, allerdings ohne Heilungserfolg. — Am 9. Juni 1887 exstirpierte HORSLEY im National Hospital, Queen Square, London, bei einem 45 Jahre alten Patienten ein Neurinom (,,benignes Fibromyxom'') der 4. Thorakalwurzel links. Der klinische Befund hatte initiale Intercostalschmerzen unter dem linken Schulterblatt, später Paraplegie, Urinretention und Schmerzen in D 5/6 umfaßt. Die klinische Diagnose war von GOWERS gestellt worden. Die Leistung von HORSLEY und GOWERS fand weltweiten Widerhall, ermutigte zahlreiche Nachahmer und überschattete die Erfolge von MACEWEN.

II. Zur normalen Anatomie und Entwicklungsgeschichte.

Das Rückenmark liegt als Gebilde von langgestreckter Spindelform im Wirbelsäulenkanal, umgeben von bindegewebigen Hüllen. Bei einer Länge von etwa 40—50 cm in unfixiertem Zustand (proportional der Körpergröße) schließt es — auf die Vorderansicht des Leibes projiziert — beim Erwachsenen ungefähr mit dem Rippenkorb ab. Entsprechend der Muskelbestückung des Schulter- und Beckengürtels und der Extremitäten sind am ausgebildeten Rückenmark die Abschnitte, die diesen Körpersegmenten zugeordnet sind, stärker entwickelt zur *Intumescentia cervicalis* und *lumbalis*. Dort nimmt der Sagittaldurchmesser des Rückenmarks von etwa 8 mm bei D 10 (LEYDEN) auf etwa 10 mm, der Frontaldurchmesser von etwa 10 auf 12 mm im lumbalen und 13—14 mm im cervicalen Abschnitt zu. Der Querschnitt der Lumbalanschwellung ist wie der des Brustmarks der Kreisform angenähert. Die Cervicalanschwellung ist bei vielen Menschen deutlich in ventrodorsaler Richtung abgeplattet, bei anderen zylindrisch — letzteres vor allem bei kräftiger Entwicklung der Rückenmarksubstanz (STERN), vermutlich aber auch als Ausdruck einer Rückenmarksschwellung.

Bis zum 4. Embryonalmonat deckt sich die Länge des Rückenmarks noch ungefähr mit der Länge des Wirbelkanals. Das stärkere Längenwachstum der Wirbelsäule bewirkt, daß bis zur Geburt der 3. Lendenwirbel bis an das Ende des eigentlichen Rückenmarks hinabgerückt und beim Erwachsenen der 2. oder sogar der 1. Lendenwirbel dort angelangt ist. Caudal läuft das Rückenmark über den *Conus medullaris* in das etwa 25 cm lange *Filum terminale* (STREETER) aus, das mit $^2/_3$ seiner Länge noch innerhalb des leptomeningealen, liquorführenden Teil des Hüllraums liegt und dort aus Ependymnestern, spärlichen Nervenfasern (vielleicht den Coccygealnerven entsprechend — OBERSTEINER), einer kleinen Arterie und ein oder zwei Venen und einer dicken leptomeningealen Hülle besteht. Höher oben im Conusabschnitt trifft man noch etwas graue Substanz mit einigen Nervenzellen an und gelegentlich eine Erweiterung des Zentralkanalrestes zu einem Ventriculus terminalis, der sehr nahe an der dorsalen Rückenmarksoberfläche liegt, auf dem Querschnitt rund oder T-förmig ist und in der Längenausdehnung etwa an die Coccygealsegmente gebunden erscheint (KERNOHAN).

Die Vorderwurzeln, die das Rückenmark am Grunde einer seichten Rinne *(Sulcus ventralis lateralis)* in 2—3 Längsreihen verlassen, und die Hinterwurzeln, die in einem ebenso flachen *Sulcus dorsalis lateralis* in das Rückenmark eintreten, werden durch die Foramina intervertebralia metamer gebündelt. Die Binnenstruktur des Rückenmarks kennt selbst keine metamere Segmentierung. Bei der neurologischen Segmentdiagnostik betrachtet man das Rückenmark sozusagen durch einen metameren Lochraster. Der nach caudal immer steiler absteigende Verlauf der Wurzeln ergibt sich durch Auswachsen *pari passu* mit dem Längenwachstum der Wirbelsäule und entspricht nicht etwa einer passiven Zerrung (HOCHSTETTER).

Für die phylogenetische Betrachtungsweise entspricht das Rückenmark einem Strang eines linearen Nervensystems, in dessen Bereich das gesamte Zellmaterial der Körperoberfläche zu den Zellformen des Nervengewebes determiniert wird und der von der Körperoberfläche weg in die Tiefe versenkt worden ist. In der menschlichen Ontogenese vollzieht sich die Versenkung in die Tiefe so, daß gegen das Ende der 3. Embryonalwoche die beiderseits am Rand der Medullarplatte aufgefalteten Medullarwülste in der Mittellinie verschmolzen sind oder vollends verschmelzen.

Durch die Auffaltung der Medullarrinne zum geschlossenen Medullarrohr wird die ursprünglich der Körperoberfläche entsprechende Zellschicht des Ependyms zur Auskleidung der Lichtung des Rohres, des Zentralkanals. Der Zentralkanal verkleinert seine Lichtung im Zuge der Eindellung der ursprünglichen Dorsalwand durch die einsprossenden Neuriten aus den Spinalganglien. Er ist beim menschlichen Neugeborenen oft noch durchgängig und kann in diesem Lebensalter in eitrige Prozesse des Liquorraumes einbezogen werden *(Pyomyelie)*. Später obliteriert er streckenweise oder in ganzer Ausdehnung. Nahe der einstigen Außenfläche differenziert sich das aus der ependymnahen Keimschicht auswandernde Zellmaterial zu grauer Substanz, also zu Nervenzellkörpern und zu Neuropil (His sen. 1890) aus Dendriten und aus Endaufzweigungen von Neuriten. Die starke Entwicklung der grauen Substanz beiderseits im Einflußbereich der Myotome erzeugt in der ventralen Rückenmarkshälfte eine beiderseitige Verdickung der Rohrwand, die sich in eine Auswölbung der Oberfläche rechts und links von der Mittellinie umsetzt.

Von einer neuralrohrartigen Bildung bei den Balanoglossiden, dem sog. Kragenmark, unterscheidet sich das Rückenmark der Vertebraten darin, daß es bilateralen Muskelmassen zugeordnet ist; das Kragenmark der Balanoglossiden innerviert dagegen die mittelständige Perihämalmuskulatur, besteht also gewissermaßen aus einem median gelegenen einzähligen Vorderhornkomplex.

Am Rande des zur Ausschaltung aus der Oberfläche vorgesehenen Bezirkes der Medullarplatte sinkt das multipotente Zellmaterial der Neuralleiste in die Tiefe. In diesem Zellmaterial ist die Matrix des Spinalgangliensystems enthalten. Aus ihm und aus dem Neuralrohr bzw. der vorherigen Neuralplatte diffundieren die Neuroblasten des späteren vegetativen Nervensystems als Zellwolke in die Leibessubstanz hinein. (Ein ähnlicher Dualismus des Modus der Materialverlagerung wie bei der Verlagerung des Zentralnervensystems und des vegetativen Nervensystems in das Körperinnere existiert bei der Muskulatur: bei niederen Wirbeltieren werden geschlossene Muskelknospen in die Extremitätenanlage vorgeschoben, bei den höheren wandern lose Schwärme von Myoblasten aus der ventralen Ursegmentkante ab [Clara].)

Von den Neuriten des Rückenmarksgraues, die aus der grauen Substanz austreten, um zu anderen Abschnitten zu ziehen, verlaufen einige wenige — zum Teil von dickerem Kaliber und von Markscheiden umhüllt und hauptsächlich mit aufsteigender Verlaufsrichtung (Bürgi und Bucher) — im „Höhlengrau" um den Zentralkanal. Viele andere sammeln sich außerhalb der grauen Substanz in der Randzone, die bei der ursprünglichen Lagebeziehung der Medullarplatte der basiepithelialen Schicht entspräche, und ziehen in dieser Zone zu anderen Rückenmarksabschnitten. Eine Anzahl von Neuriten aus dem Vorderhornareal sproßt fast senkrecht durch die Medullarrohroberfläche hinaus in das Myotom, das zunächst noch dicht am Medullarrohr liegt. Mit der Umwandlung des Myotoms in die definitive Muskulatur werden die zugeordneten motorischen Fasern länger und dicker, und Hand in Hand damit werden auch die zugehörigen Nervenzelleiber größer als die anderen Nervenzellen des Vorderhorngraues. Die Nervenzelleiber der motorischen Fasern sind so verteilt, daß sie auf dem Querschnitt Gruppen bilden; bei räumlicher Betrachtung entsprechen diese Gruppen durchlaufenden Kernsäulen mit unregelmäßig variierendem Durchmesser. Innerhalb der grauen Substanz schreitet die Determinierung von der Grundplatte zur Flügelplatte fort. Die der Muskulatur des Stammes zugeordneten Nervenzellgruppen liegen medio-ventral. Die Extremitätenmuskulatur bezieht ihre Innervation aus latero-dorsal angesetzten Gruppen. Je proximaler die Muskelmasse, desto näher bei der vorderen Längsfissur liegt die zuständige Nervenzellgruppe (Bok). Noch weiter dorsal — auf dem Querschnitt im Abgangsgebiet des Hinterhornes — liegen die Kernsäulen des Nucl. intermedio-lateralis („Seitenhorn") und des Nucl. intermedio-medialis, die nach rostral durchlaufend bis zum Nucl. retroambigualis bzw. Nucl. dorsalis n. vagi zu verfolgen sind (Laruelle und Reumont). Die dünnen und dünn bemarkten Neuriten dieser Ganglienzellsäulen ziehen als präganglionäre Fasern zu den Ganglienzellen des vegetativen Nervensystems und verlassen das Rückenmark meistens mit den motorischen Neuriten, zu einem geringen Teil aber auch über die Hinterwurzeln (Gagel). Das Hinterhornareal weicht in seiner Cytoarchitektonik vom Vorderhorn ab. Es zeigt auf dem Schnitt eine Anordnung der Zellen in Schichten (Sano, Rexed), die wohl ursprünglich ungefähr parallel zur Oberfläche angeordnet sind, aber durch die Ausbildung der Fasermassen in der weißen Substanz, vor allem der in den Hintersträngen, gefaltet und verformt werden. Der laminäre Bau erinnert an Formationen wie das Corpus geniculatum externum und die vordere Vierhügelregion und ist am besten auf dicken (bis 100 μ) sagittalen Längsschnitten zu erkennen, da dann die Dichtenuancen der Nervenzellverteilung besser hervortreten (Rexed). Nahe dem medialen Teil der Hinterhornbasis differenziert sich die Stilling-Clarkesche Zellsäule aus, das Ausgangsgrau der Flechsigschen Bahn zum Kleinhirnwurm *(Tractus spino-cerebellaris dorsalis)*. Die Dendriten ihrer Ganglienzellen stehen in ähnlicher Weise mit Parallelfasern in synaptischer Beziehung wie die Dendriten der Purkinjezellen mit Kletterfasern (Szenthágothal und Albert).

Die Neuriten in der Außenschicht der Rückenmarksanlage werden im Zuge des Längenwachstums mehr und mehr parallel gerichtet und dienen heransprossenden Neuriten anderer Provenienz als Leitbahn. Solche Neuriten kommen aus der Retikulärformation anderer Abschnitte des Rückenmarks und von der Hirnrinde, vom Nucl. ruber, vom Vierhügeldach, vom Vestibularapparat. Die von anderernorts kommenden Fasern legen sich meistens außen zwischen und an die ortsansässigen Grundbündel an, so daß am fertigen Organ die geschlossen gebliebenen Grundbündel in eine schmale Zone dicht an der Schmetterlings- oder H-Figur der grauen Substanz zusammengedrängt sind. So liegt beispielsweise beim Menschen dem Grundbündel an der Lateralfläche der Hinterhornsäule das phylogenetisch sehr junge Bündel der gekreuzten Pyramidenbahn außen auf. Seine Fasern enden hauptsächlich in der Formatio reticularis des Vorderhorns an sog. Zwischenzellen und nur zum geringeren Teil an den großen motorischen Zellen (Hiller), deren Anzahl ja nur einen Bruchteil der Nervenzellausstattung des Vorderhornareals ausmacht. Bei der üblichen Gegenüberstellung von erstem und zweitem Motoneuron bleiben diese Zwischenzellen unberücksichtigt. Auch die langen Bahnen vom Rückenmarksgrau zum Kleinhirn, Hirnstamm und Thalamus liegen der Zone der noch geschlossenen Grundbündel außen auf. Sie gehören zum „Integrationsapparat" nach Elze (im Gegensatz zum „Eigenapparat"). Ihre Bündel sind nach Herkunft und Endigung bunt gemischt (Verhaart und Giok). Die Auflagerung der langen Bahnen auf die graue Substanz und auf die Grundbündelschicht um die Vorderhörner verstärkt die symmetrischen Längsvorwölbungen auf der Vorderfläche des Rückenmarks. Aus der anfangs noch seichten Rinne zwischen ihnen wird schließlich die bis auf die dünne vordere Commissurenschicht am Zentralkanal einschneidende vordere Längsfissur des Rückenmarks.

Ein Entwicklungsvorgang besonderer Art, der im übrigen Körper kaum ein Gegenstück hat, ist die Ausbildung der *Hinterstränge*. Nervenzellfortsätze aus den Spinalganglien sprossen durch das dazwischenliegende Gewebe an das Rückenmark heran, dringen in seine gliöse Randschicht ein und werden dann von den Gliaelementen des Rückenmarks mit Markscheiden bekleidet. Die zuerst noch dünne Platte, die sie auf dem Querschnitt bilden, staucht und faltet sich und drängt die Anrainerstrukturen nach ventral und lateral (Bok). Dabei werden unter anderem die Clarkeschen Säulen auseinandergedrängt (His 1886). Als Anzeichen einer Störung dieses Entwicklungsvorganges (Sibelius) findet man z. B. bei der mongoloiden Idiotie in manchen Fällen eine mangelhafte Trennung der Clarkeschen Säulen und breite graue Massen dorsal vom Zentralkanal (Benda).

Über die endgültige Gliederung der Stränge der weißen Substanz in Bahnen s. den Handbuchbeitrag von Hiller und die anatomische Literatur. Zur Frage des Verlaufes der sog. Pyramidenbahn bei anderen Tierspecies s. Linowicki, Verhaart.

III. Die Technik der Rückenmarkssektion.

Die pathologische Anatomie des Rückenmarks tritt hinter der des Gehirns schon deshalb zurück, weil bei Routinesektionen der Wirbelsäulenkanal gewöhnlich uneröffnet bleibt. In Anleitungen zur Leichenöffnung wird manchmal das Rückenmark überhaupt nur dort genannt, wo seine Durchtrennung zur Entnahme des Gehirns aus dem Schädel erwähnt wird. Die Schnittführung dazu liegt je nach der Klingenbreite und -länge des benützten Messers und der Geschicklichkeit des Obduzenten tiefer oder höher im Wirbelkanal mit mehr oder weniger steil von ventral nach dorsal absteigender Schnittebene. Gewöhnlich greift die Schnittfläche noch etwas über den Abgang der Wurzeln von C_2 hinüber. Ein von Pick angegebenes „Myelotom" mit einem fast rechtwinklig an einem dünnen Schaft sitzenden Messerchen macht eine Abtrennung durch exakten Querschnitt möglich.

Für die Sektion des Wirbelsäulenkanals und Rückenmarks gibt es verschiedene Verfahren, aus denen die für den jeweiligen Untersuchungszweck am besten geeignete ausgewählt werden kann. Am ergiebigsten für eine eingehende histologische Untersuchung ist die Entnahme der Wirbelsäule im ganzen. Dazu werden nach der Sektion der Körperhöhlen die Rippen dicht an den Wirbeln mit der Knochenschere durchtrennt und die Wirbelsäule nach Durchschneiden der Zwischenwirbelscheibe zwischen dem 4. und 5. Lendenwirbel mit dem Knorpelmesser unter leichtem Anheben von unten nach oben aus den Weichteilen ausgelöst, gegebenenfalls bis zum Atlas. Die entnommene Wirbelsäule wird durch ein auf passende Länge zugeschnittenes Rundholz ersetzt. Nach mindestens 1—2wöchiger Formolfixierung — etwa in einer Steingutwanne — wird das Präparat soweit als nötig von Muskulatur befreit und mit der Lüerschen Zange weiter präpariert. Das fertige Präparat besteht aus dem Durasack mit den Wurzeltaschen. Es enthält außer dem Rückenmark auch die Spinalwurzeln, die Wurzelnerven, die Spinalganglien und den Übergang in die peripheren Nerven. Bei speziellen Fragestellungen (Pathologie des Wirbelvenenplexus usf.) kann man das Wirbelsäulenpräparat nach dem Abpräparieren der Muskulatur auch im ganzen entkalken und für Celloidineinbettung und quere Schnittrichtung zurichten.

Besonders bei Rückenmarkserkrankungen, die von der Wirbelsäule oder den Rückenmarkshüllen ausgehen, kann die Darstellung der makroskopischen Befunde und die Gewinnung instruktiver Schaupräparate im Vordergrund stehen. In diesen Fällen empfiehlt sich das von Ostertag angegebene Verfahren der Wirbelsäulensektion. Dabei wird durch die im ganzen entnommene und fixierte Wirbelsäule (notfalls auch im frischen Zustand) mit der Bandsäge oder im Schraubstock beiderseits der Sagittalebene je ein Paramedianschnitt so gelegt, daß der Duralsack gerade noch intakt bleibt. Nach Eröffnung des Duralsackes mit einem Längsschnitt und Nachhilfe durch vorsichtige Meißelschläge wird dann durch Auseinanderklappen des Präparates sein Inhalt dargestellt.

Etwas weniger schonend und mit einer höheren Artefaktquote belastet ist die Eröffnung des Wirbelkanals *in situ*. Sie kann von vorne oder vom Rücken her vorgenommen werden. Bei der von Kernohan angegebenen Eröffnung von vorne her wird mit einer elektrischen Knochensäge oder einer vorn abgerundeten Blattsäge durch jeden Wirbelkörper ein Längsschnitt gelegt, der um etwa 30⁰ von der Sagittalebene abweicht. Er durchsetzt den Wirbelkörper in schräger Richtung von einer Linie 1 cm seitlich der Mitte der Vorderfläche bis zum Innenrand des Wirbelbogenansatzes auf der anderen Seite (Abb. 1). Mit Meißelschlägen durchtrennt man auf der Seite des Einsägens die Wirbelbogenansätze in einer Ebene, die im Lenden- und Brustabschnitt frontal und im Halsabschnitt sagittal orientiert ist. Nach der Entfernung der isolierten Wirbelkörperhälften werden auf der Seite der noch intakten Wirbelbogenansätze die Durataschen mit einer spitzen Schere der Reihe nach durchtrennt. Auf der Seite der durchschlagenen Wirbelbogenansätze werden — soweit nötig — die kurzen Kanäle der Intervertebrallöcher mit vorsichtigen Meißelschlägen oder mit der Lüerschen Zange eröffnet, um die Durataschen mit Einschluß der Spinalganglien herauslösen zu können. Auch hier sind Scherenschläge schonender als Messerschnitte. Wie bei anderen Entnahmeverfahren kann man auch hier das Vorgehen auf einzelne Rückenmarksabschnitte beschränken. Wenn irgend möglich, sollte man beim Absetzen des zu entnehmenden Stückes die Dura und die Nerven mit der Schere, das Rückenmark selbst mit dem Skalpell durchtrennen. Das beschriebene Verfahren hat den Vorteil, daß sich das Einsetzen einer Rundholzprothese erübrigt. Daß die Spinalganglien nur auf der einen Seite entnommen werden und das Ende des Durasacks in der Leiche verbleibt, kann gewöhnlich in Kauf genommen werden.

Statt mit Sägeschnitten und Meißelschlägen kann die Entnahme des Rückenmarks von vorne auch nur mit Hammer und Meißel bewerkstelligt werden. Dazu wird wiederum die Zwischenwirbelscheibe zwischen dem 4. und 5. Lendenwirbel durchtrennt, nachdem die Lendenlordose durch einen unterlegten Klotz verstärkt wurde. Meißelschläge durchtrennen dann die beiden Wirbelbogenansätze des 4. Lendenwirbels, und mit einer Knochenhaltezange wird der Wirbelkörper unter der Nachhilfe von Schnitten oder Scherenschlägen luxiert und entnommen. Man fährt dann entweder so fort, daß jeder Wirbelkörper einzeln entnommen wird, oder schlägt mit schmalem Meißel jeweils 4—5 Bögen durch, ehe man die Wirbelkörper nach Einschnitt in die oberste Zwischenwirbelscheibe mit der Zange luxiert. Der unterlegte Klotz wird unter das jeweils bearbeitete Segment weitergeschoben. Im Bereich der Halswirbelsäule muß die Ebene des Meißelblattes wieder in die Parasagittalrichtung gestellt werden. Ein Gehilfe fixiert den Schädel auf der Unterlage. Die von BRUNETTI für die Sektion der Wirbelsäule angegebenen Meißel tragen einen stummelartigen Zahn am einen Ende der Meißelschneide, der zwar Führung im Wirbelkanal gewährleistet, aber die Gefahr von Quetschartefakten mit sich bringt.

Die Entnahme des Rückenmarks vom Rükken her kann unabhängig von der übrigen Körpersektion vorgenommen werden, nach dem Rat von NAUWERCK, FISCHER-WASELS und RÖSSLE möglichst vor ihr. In Bauchlage der Leiche wird durch unterlegte Klötze die Lordose der Hals- und Lendenwirbelsäule ausgeglichen. Nach einem Hautschnitt von der Protuberantia occipit. externa bis zur Mitte des Kreuzbeins wird die Haut mit dem Unterhautfettgewebe beiderseits etwa um Handbreite zurückpräpariert, die Rückenmuskulatur durch lange Schnitte dicht neben den Dornfortsätzen gelöst und mit der Haut oder für sich von der Knochenunterlage abpräpariert. Mit dem Raspatorium werden die Dornfortsätze und Wirbelbögen vollends freigelegt. Dann wird mit der zweiblättrigen Rhachiotomiesäge die Wirbelbogenreihe der Brustwirbelsäule mit langen Zügen

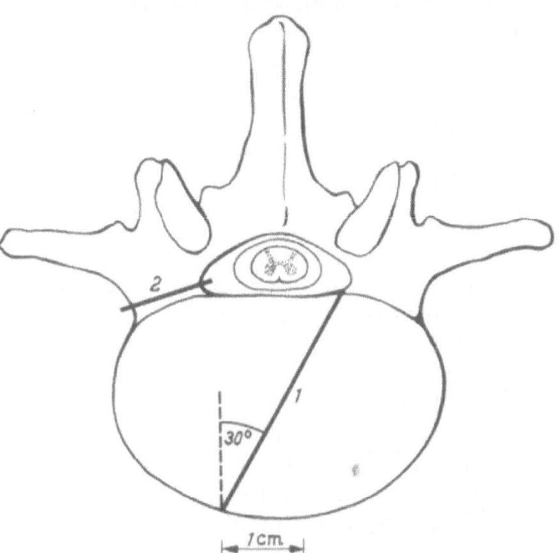

Abb. 1. Eröffnung des Wirbelkanals nach KERNOHAN. *1* Sägeschnitt; *2* Meißelschläge.

durchsägt, wobei die beiden Sägeblätter verhältnismäßig eng stehen. Für die Bearbeitung der Hals- und Lendenwirbelsäule werden sie weiter auseinander gestellt. Auch die Kreuzbeinrückfläche wird eröffnet. Statt mit einem Rhachiotom kann — vor allem bei Wirbelsäulendeformierung — auch mit dem Fuchsschwanz oder mit Hammer und Meißel gearbeitet werden. Die Brunetti-Meißel werden dabei mit dem Zahn in die Zwischenwirbellöcher eingesetzt. Nach Ergänzung der Sägeschnitte durch vorsichtige Meißelschläge wird der Wirbelkanal zwischen zwei unteren Lendenwirbeln eröffnet und die durch die Ligamenta flava und interspinalia verbundene Reihe der Dornfortsätze und Wirbelbogensegmente unter Nachhilfe mit dem Knorpelmesser oder der Knochenschere mit der Knochenfaßzange abgenommen. Schließlich wird der Atlasbogen mit der Knochenschere und das Ligamentum obturatorium posterius mit dem Messer durchtrennt. Unter Leitung des Auges und sachtem Ansatz der Pinzette am Durasack werden jetzt die Wurzeltaschen mit der Schere erst auf der einen Seite und dann auf der anderen möglichst weit lateral gekappt und der Durasack am oberen und unteren Ende der insgesamt freigelegte Strecke zirkulär mit der Schere eröffnet. Das Rückenmark wird mit dem Skalpell durchtrennt, etwa noch stehengebliebene Wurzeln (z.B. bei Verzicht auf die Eröffnung des Kreuzbeins) mit der Schere. Durch schonendes Herauswälzen nach der Seite bei dorsalflektierter Halswirbelsäule überzeugt man sich von der Lösung aller Verbindungen zwischen Durasack und Endorrhachis. Dann lädt man sich den Durasack vorsichtig auf die Hand- und Unterarmfläche, um das Präparat auf der Tischplatte zu deponieren. Nach dem Anbringen eines kleinen Bleigewichtes am unteren Ende der Dura und der Armierung des oberen mit einem Haltefaden wird das Präparat in einen entsprechend langen und weiten Glaszylinder eingesetzt. Der Zweck der vorsichtigen Manipulation ist der, selbst geringen Knickungen des unfixierten Rückenmarks vorzubeugen. Nach mehrtägiger Fixierung mit dem üblichen Wechsel der Fixierungsflüssigkeit nach dem 1. Tag — nur im Bedarfsfalle gleich nach dem Herausheben aus dem Wirbelkanal — wird die Dura auf einer oder auf beiden Seiten in der Mittellinie eröffnet, womit die Rückenmarksoberfläche und die Durainnenfläche mit den Ligg. denticulata der Inspektion zugänglich werden.

Je nach Lage des Falles kann die Entnahme von Gehirn und Rückenmark *im Zusammenhang* erforderlich sein. Dazu wird nach Eröffnung des Wirbelkanals vom Rücken her der Duralsack in situ aufgeschlitzt, wobei die stumpfe Scherenbranche nach Möglichkeit flachgehalten im Subduralspalt läuft und die Arachnoidea intakt läßt. Dann wird die Reihe der Spinalwurzeln beiderseits am Eintritt in die Wurzeltaschen mit spitzer Schere gekappt, wobei die Ansätze der Ligg. denticulata mitgefaßt werden. Mit den Fasern der Cauda equina wird auch das Filum terminale durchtrennt. Durch Herauswälzen bei dorsalflektierter Halswirbelsäule wird nachgeprüft, ob noch arachnoidale Verbindungen usw. auf der Ventralfläche zu durchtrennen sind. Bei der Kopfsektion wird dann nach Durchtrennung der Aae. vertebrales und der obersten Halsmarkwurzeln das Rückenmark durch sachten Zug aus dem Wirbelkanal entwickelt. Bei Eröffnung des Wirbelkanals von vorne geht man sinngemäß vor. Zug am Gehirn vor Durchtrennung der Wurzeln führt bei Kindersektionen manchmal dazu, daß ein Rückenmark ganz ohne weiche Häute und ohne die (sämtlich ausgerissenen) Wurzeln aus dem Wirbelkanal entwickelt wird.

In manchen Fällen handelt es sich darum, die Region der hinteren Schädelgrube im Zusammenhang mit dem Halsmark untersuchen zu können. Dazu eignet sich besonders die von Becker angegebene Sektionstechnik. Nach Eröffnung der Schädelhöhle wird schon *in situ* der Mittelhirnschnitt nach Spatz angelegt. An der rückwärts und seitlich freipräparierten Schädelbasis wird beiderseits entlang der Crista pyramidis und 2 mm rostral von ihr ein Sägeschnitt gelegt, der die Basis durchtrennt. Die beiden Schnitte treffen einander in der Mitte der Sella turcica. Dann wird nach der Entnahme der Halsorgane die Halswirbelsäule (oder auch ein noch längerer Anteil der Wirbelsäule) aus den Weichteilen gelöst und in entsprechender Höhe eine Bandscheibe durchtrennt. Ein Meißelschlag durch die Keilbeinhöhle löst das Präparat vollends frei. Die Rückenlage der Leiche bleibt bei diesem Vorgehen unverändert, und der kosmetische Effekt ist nicht mit einer Entstellung belastet.

Für die *Bestimmung der Segmenthöhe* am herausgenommenen Rückenmark kann man ausnützen, daß die Dorsalwurzeln C_6—C_8 sehr stark, die von D_1 und besonders von D_2 dagegen auffallend dünner sind; auch von S_1 nach S_2 nimmt das Hinterwurzelkaliber sprunghaft auf die Hälfte ab (Obersteiner). Für die Seitenbestimmung am histologischen Präparat kann man den Verlauf der Vorderwurzeln im intramedullären Teil ausnützen (Nageotte und Riche). Da außer den ersten drei Cervicalwurzeln gewöhnlich alle Vorderwurzeln flacher oder steiler nach caudal absteigen und zwar sowohl extramedullär als auch intramedullär, sieht man an der Verlagerung des optischen Querschnitts von Vorderwurzelfasern beim Spiel mit der Mikrometerschraube unter hoher Vergrößerung, ob man von oben oder von unten auf den Rückenmarksquerschnitt blickt.

Bei der *histologischen* Verarbeitung eines Rückenmarks empfiehlt es sich, nach dem Vorbild von Bodechtel, Krücke und anderen Autoren möglichst viel Gebrauch von Längsschnitten zu machen. Längsschnitte durch das Rückenmark liefern bei disseminierten Prozessen eine höhere Trefferquote (Krücke) und bei großherdigen Prozessen einen besseren Überblick und erlauben z.B. die Unterscheidung durchlaufender Strangaffektionen von umschriebenen (Bodechtel). Mitunter ist es vorteilhaft, die Schnittebene nicht streng achsenparallel zu orientieren, sondern so, daß ein in dorsoventraler Richtung extrem in die Länge gezogener Querschnitt resultiert; das Zurechtfinden auf dem Schnitt ist dann etwas leichter. Die Paraffineinbettung ist vorteilhafter als die Celloidinmethode, da man außer der HE- und Kresylviolettfärbung auch die Markscheidenmethode nach Heidenhain-Woelcke, die Achsenzylinderdarstellung nach Bodian oder Palmgren, Trichromfärbungen nach Masson oder Goldner u.a.m. in Stufenserien anwenden kann. Bei langsamem Einbetten unter Verwendung mehrerer Chargen für jeden Schritt der Entwässerung und Entspritung ist ungleichmäßige Schrumpfung kaum zu befürchten.

Anhang: Artefakte.

Einer besonderen Erwähnung bedarf die Frage der Artefakte im Zusammenhang mit postmortalen Einflüssen auf das Rückenmark. Die graue Substanz des Rückenmarks ist an sich verhältnismäßig stabil und widerstandsfähig. Scholz fand bei exhumiertem Gewebsmaterial noch bei einer Grabzeit von 4 Wochen (allerdings im Januar) eine gut erhaltene Tigroidstruktur der Ganglienzellen des Vorderhorns. (Zur Frage der histologischen Bearbeitungsmöglichkeit bei vorgeschrittener Autolyse s. MÜLLER, HURWITZ.) Bei Rückenlage der Leiche liegt aber das Rückenmark dort, wo sich die postmortale Hypostase am stärksten bemerkbar macht. Wegen der hypostatischen Blutfülle der Gefäße läßt sich der Blutgehalt meningealer und extraduraler Gefäße im Spinalbereich höchstens insoweit auswerten, als hoher statischer Venendruck *post mortem* eher bei plötzlich eingetretenem Tod, niedriger eher bei protrahierter Agone gefunden wird (DOTZAUER und NAEVE). Allerdings kann das Syndrom einer protrahierten Agone auch ein langsames Versagen des rechten Herzens umfassen und zu terminaler Einflußstauung führen. DOTZAUER und NAEVE fanden zwar keine Korrelation zwischen dem postmortalen statischen Venen- und Liquordruck und dem Ausmaß der postmortalen Quellung des Hirngewebes. Aber besonders bei verzögerter Auskühlung der Leiche ist der allseitige Kontakt des Rückenmarkgewebes mit der (durch Hypostase eventuell noch vermehrten) Liquorflüssigkeit sicher nicht belanglos für seinen Erhaltungszustand. Man wird also im Bedarfsfalle durch Bauchlagerung der Leiche und Instillation von hochprozentiger Formalinlösung in den Liquorraum — nach dem Vorschlag von P. MARIE (NAGEOTTE und RICHE) und analog dem Vorgehen OSTERTAGs bei der Frischerhaltung des Gehirns — autolytischen Rückenmarksveränderungen vorzubeugen suchen.

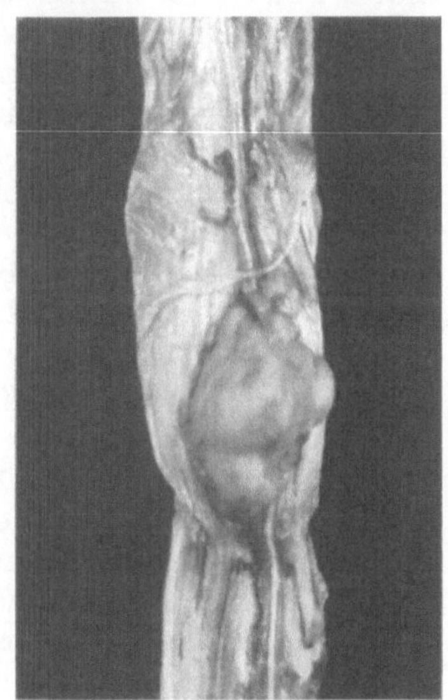

Abb. 2. Austreten von Rückenmarksubstanz durch einen Piaeinriß als postmortales Artefakt (caudal von der Austrittsstelle taillenartige Verschmächtigung entsprechend der Menge des ausgepreßten Gewebes).

Die postmortale Quellung des Rückenmarkgewebes durch Aufnahme von Liquor übersetzt sich in eine vermehrte Tangentialspannung der Piahülle und — wegen Einlagerung eines Scherengitters aus Bindegewebsfasern in der Pia (KEY und RETZIUS) — auch in eine vermehrte Längsspannung des ganzen Rückenmarks. So verkürzt sich schon das in unfixiertem Zustand aus der Leiche entnommene Rückenmark etwas. Diese Verkürzung kann im Zuge der Fixierung bis zu 10 % der Gesamtlänge erreichen (NAGEOTTE und RICHE). Die Spannung der Pia bei Quellung der Rückenmarksubstanz macht sich am unfixierten Organ durch ein pilzförmiges Vorwölben der Oberfläche eines Querschnittes bemerkbar. Zu einem analogen Vorquellen kommt es bei unbeabsichtigter Verletzung der Piahülle, wie sie bei jeder Knickung des Rückenmarks in frischem Zustand erzeugt werden kann. Solche Piarisse können bei einem gequollenen Rückenmark schon *in situ* beim Anheben der Leiche an Kopf und Füßen zustande kommen, da extreme Ventroflexion der Halswirbelsäule die Längsspannung des Rückenmarks vergrößert (BREIG). Nach der Lösung der Totenstarre sind ja an der Leiche ohnehin extreme Bewegungsausschläge leicht herbeizuführen. Ist die Pia einmal eingerissen, so bringt der Quellungsdruck oder eine Längsstauchung des Rückenmarks durch Dorsalflexion der Wirbelsäule (BREIG) — z.B. bei der Körpersektion durch den in der Brustregion unterlegten Klotz — die Rückenmarksubstanz zum hernienartigen Austreten durch den Einriß (Abb. 2).

Gequollene Rückenmarksubstanz hat vor allem dann, wenn die postmortale Quellung durch ein intravitales oder agonales Ödem vorbereitet war, eine pastenartige Konsistenz und läßt sich zu plastischem Fließen bringen. Die durch einen Piaeinriß austretende Rückenmarksubstanz behält ihre Struktur bis zu einem gewissen Grade bei und enthält meistens noch gut erkennbare Teile der grauen und weißen Substanz. Derartige Befunde werden immer wieder als Mißbildung nach Art einer Diplomyelie oder Diastematomyelie (z.B. HAAS, HÖLSCHER-IMMICH, GRIEPENTROG) oder als „multiple wahre Neurome des Rückenmarks" (v. KAHLDEN) gedeutet und auch veröffentlicht. Selbst die von GAGEL publizierte „Heterotopie des einen Hinterhorns" dürfte zu den von Ira van Gieson schon 1892 in klassischer Weise behandelten Artefakten gehören. Collins hat seinerzeit darauf hingewiesen, daß die Fehldeutung solcher Artefakte durch ihr promptes Entstehen gerade bei klinisch faßbaren Rückenmarksaffektionen begünstigt wird.

Von der vermehrten Tangentialspannung der Piahülle bei postmortaler Quellung des Rückenmarks werden die Wurzelfasern beim Durchtritt durch die Pia gleichsam in die Quetschzange genommen. Das Ergebnis ist eine Entblößung der Fasern von Myelin an dieser sog. Redlich-Obersteinerschen Stelle. Dieses Wegdrücken der Myelinhülle hat bei der Erörterung der Pathogenese der Tabes dorsalis eine große Rolle gespielt als scheinbares Indiz für einen Locus minoris resistentiae der Achsenzylinder.

Der ventrale Abschnitt der Hinterstränge und die dorsale Kontur der Hinterhörner sind besonders für ödematöse Durchtränkung prädisponiert, die sich bis zur Myelolyse, der totalen Ödemnekrose, steigern kann. In die entstehenden Räume mit herabgesetztem oder aufgehobenem Gewebszusammenhalt können durch die fast unvermeidlichen mechanischen Einwirkungen beim Umbetten der Leiche zum Transport, zur Sektion usw. Bestandteile benachbarter Rückenmarksegmente hineingepreßt werden. Schon L. R. Müller hat in seiner Doktorarbeit einen solchen „Erweichungsherd" im vorderen Teil des Hinterhorns bei extramedulärer, intraduraler Nierencarcinommetastase abgebildet. Ein instruktives Beispiel hat auch Bodechtel veröffentlicht, bei dessen Beobachtung ein Vorderhornkomplex aus dem unteren Halsmark in das Hinterhornareal des oberen Brustmarkes verlagert worden war. Ähnliche Befunde bei Pyelonephritis, paralytischem Ileus, Meningitis usw. hat Löblich als intramedulläre Diplomyelie interpretiert.

Die Verkürzung des Rückenmarks als postmortales oder Fixierungsphänomen führt zur Stauchung längsverlaufender Fasern, die dann welligen Verlauf annehmen (Breig). Solche Stauchungserscheinungen treten besonders dort auf, wo die Schrumpfung des ganzen Organs im Gegensatz steht zu erhöhter Quellungsbereitschaft ödematöser Gewebsbezirke im ventralen Hinterstrangabschnitt oder um Gefäße, und führen zu auffälliger Kamm- und Wirbelmusterbildung der bemarkten Fasern (Stochdorph). Bei den Tourbillons névrogliques bei Friedreichscher Ataxie (Dejerine und Thomas) und progressiver neuraler Muskelatrophie (Krücke) kombiniert sich atrophische Schrumpfung mit gesteigertem Längenwachstum im Sinne abortiver Faserregeneration zu ähnlichen Wirbelbildungen.

Zu den Artefakten dürfte auch die Verschleppung von Bröckchen regelrecht gebauter Kleinhirnrinde in den spinalen Liquorraum (Kluge, Höer) zu rechnen sein. Es kann zwar in Teratomen zu kleinhirnrindenähnlichen Strukturen kommen, aber der Prozeß der Kleinhirnrindenentwicklung ist zu kompliziert, als daß bei heterotopischen Absprengseln von Nervengewebe völlig normal gebaute Kleinhirnrinde zu erwarten wäre.

IV. Zur Histopathologie des Rückenmarks.

Die *pathologische Histologie* des Rückenmarks stimmt grundsätzlich mit der des Gehirns überein und spiegelt wie bei jedem Organ und Gewebe die Besonderheiten der histologischen Struktur wieder. Das Nervengewebe von Gehirn und Rückenmark ist seinem Bauprinzip nach ein Epithelverband mit stark modifizierten Zellformen. Als geschlossener epithelialer Verband weist das Nervengewebe zentralen Typs keinen extracellulären Raum auf, sondern nur ein System von Intercellularspalten mit mucopolysaccharidhaltiger Kittsubstanz. Der Anteil dieser Intercellularspalten am Volumen der grauen Substanz beträgt im Mittel nur 5—7%, der Maximalwert wird auf 15% veranschlagt (Horstmann). Ein etwaiger Substanztransport in der Füllung dieser Spalten erreicht wegen ihres Gehaltes an Mucopolysacchariden nur eine geringe Diffusionsgeschwindigkeit. Nur im Bereich des Gefäßapparates, dessen mesenchymale Strukturen gegen das Nervengewebe wie bei allen epithelialen Zellverbänden durch Basalmembranen abgesetzt sind, ist ein extracellulärer Raum vorhanden. Die Rolle, die dem extracellulären Raum in anderen Geweben als Diffusionsweg für Stoffwechselausgangs- und -endprodukte usw. zukommt, wird im zentralnervösen Gewebe vom Cytoplasma der Gliazellen, vor allem der Zellformen der astrocytären Modifikation, übernommen. Der extracelluläre Raum anderer Gewebe enthält Zellen der Bindegewebsreihe. Die funktionelle Analogie zu diesem Raum erklärt, daß die Glia — zum Unterschied von anderen Zellen epithelialen Typs — bei entzündlichen und anderen Gewebsprozessen sich mehr wie Stroma statt wie Parenchym verhält. Bei Gewebsprozessen entzündlicher und anderer Art sind im Nervengewebe zentralen Typs gliöse und mesenchymale Reaktionen in vielfältigen Abwandlungen kombiniert. Nur die Nervenzellen selbst verhalten sich durchweg so wie Parenchymelemente.

Einer der Punkte, in denen die pathologische Histologie des Rückenmarks sich etwas von der des Gehirns unterscheidet, ist die Häufigkeit abortiver Faserregeneration. Sie erreicht allerdings nur selten eine Restitution der Funktion wie im peripheren Anteil des Nervensystems. Sie zeigt sich vor allem im Bereich der Hinterwurzeln (RAYMOND, LHERMITTE), aber auch im Aussprossen von Neuriten aus der eigentlichen Rückenmarkssubstanz in Gefäßscheiden und in die Pia hinein. Die aussprossenden Neuriten bilden sich nach dem Durchbrechen der Pia-Glia-Grenzmembran zu Achsenzylindern typischer peripherer Fasern aus, die sich neuromartig aufknäueln und Markscheiden unterschiedlicher Dicke aufweisen. Derartige Regenerationsansätze sieht man oft auch in der Fissura longitud. ant. und an den Gefäßen in der Umgebung des Zentralkanals, wo sie sogar ein erhebliches Volumen erreichen und zu klinischen Erscheinungen führen können („zentrale Neurinome"). Sie wurden unter anderem bei Syringomyelie (SCHLESINGER, SAXER), bei extramedullären raumfordernden Prozessen (FICKLER, BIELSCHOWSKY), nach Traumen (LHERMITTE, DRUCKMAN und MAIR), bei Adipositas dolorosa (DERCUM und SPILLER) und erblicher neuromuskulärer Dystrophie der Extremitäten (KRÜCKE) beobachtet. ISAJI fand sie aber im Untersuchungsgut von STAEMMLER bei immerhin 18—20 % aller Obduktionen von Patienten über 40 Jahre, auch ohne daß irgendwelche klinischen Symptome einer Rückenmarksaffektion bestanden hätten. FICKLER verfolgte solche Fasern auf Längsschnitten durch die Fissura anterior, sah sie weiter caudal wieder in das Rückenmark eintreten und diskutierte ihre mögliche funktionelle Bedeutung bei chronischer Querschnittsläsion.

Die spezielle Funktion des Nervengewebes ist die kontrollierte Verbreitung eines cellulären Erregungszustandes. Sie wird erreicht durch die Ausbildung von Zellfortsätzen zur Fortleitung der Erregung. Diese Zellfortsätze sind — verglichen mit den Abmessungen des kerntragenden Zellanteils (Perikaryon oder Pyrenophor) — außerordentlich lang. Da sie aber nach wie vor Zellbestandteil der Nervenzelle bleiben, können sie von Zustandsänderungen im kerntragenden Teil des Nervenzelleibs mitbetroffen werden, und umgekehrt zieht eine Läsion des Fortsatzes unter Umständen eine Zustandsänderung des Perikaryons nach sich. Ein von seinem Perikaryon abgetrennter Nervenzellfortsatz stirbt ab. Die Aufrechterhaltung der ihn umgebenden Markscheidenstruktur durch die Glia- oder Schwannsche Zelle ist dann nicht mehr möglich; die betreffende Nervenfaser — der Zellverband aus Nervenzellfortsatz und Glia- oder Schwannscher Zelle — verfällt der sog. Wallerschen Degeneration, wobei die Glia- oder Schwannsche Zellkomponente des Verbandes zunächst noch erhalten bleibt. Die Läsion (oder Abtrennung) eines Fortsatzes macht sich am Perikaryon in der sog. primären Reizung oder retrograden Nervenzellveränderung bemerkbar, wobei unter Nerven„zelle" nur der kerntragende Teil des Zelleibs zu verstehen ist. Nervenfasern des Rückenmarks mit gemeinsamem (oder homologem) Ursprungsgrau und Zielgrau laufen meistens in geschlossenen Bündeln („Bahnen") innerhalb der Stränge der weißen Substanz. Bei einer Querschnittsläsion ergibt sich daher ein charakteristisches Muster der Degeneration der aufsteigenden und absteigenden Bahnen. Eine irreversible primäre Läsion der Zelleiber selbst trifft auch die Fortsätze mit und führt gleichfalls zur Wallerschen Degeneration. Ihre Verteilung auf den Rückenmarksquerschnitt ermöglicht einen Rückschluß auf das betroffene Ursprungsgrau.

Der Bestand der Markscheide kann aber auch von der Seite der gliösen oder Schwannschen Hüllzelle eines Nervenfasersegments in Frage gestellt werden. Der Zerfall der Markscheide läuft in diesem Falle nach dem Muster der segmentalen, Gombaultschen Degeneration ab. Da im zentralen Nervengewebe eine Gliazelle nicht nur einem einzigen Nervenzellfortsatz, sondern mehreren zugeordnet ist, hat eine gliogene Entmarkung keine so übersichtliche Verteilung längs der Einzelfaser wie im peripheren Nerven. Ihr Muster richtet sich nach dem der Gliazellveränderung.

Wenn die Aufrechterhaltung der Markscheide von beiden Seiten her gestört wird, nämlich durch Veränderungen am Nervenzellfortsatz *und* an der Hüllzelle, ist zu erwarten, daß die Entmarkung nur den Teil der ganzen Faserlänge betrifft, der der Ausdehnung der Veränderung an den Gliazellen entspricht, innerhalb des Gliagerüstes aber nur solche Bahnen, deren Axone nicht mehr intakt sind. Die Lokalisation der Entmarkung ist dann von zwei Seiten her beeinflußt und läßt sich nicht schon von einer Seite allein erklären.

Bei den meisten Körpergeweben können sich Noxen von verschiedener Art nur dann summieren, wenn sie am gleichen Ort und in gleicher Verteilung angreifen. Die eigenartige Form der Nervenzelle mit der scheinbaren Zerlegung in Perikaryon und Achsenzylinder macht es im Nervengewebe möglich, daß sich auch Noxen von verschiedener Art *und* verschiedenem Muster des Angriffsortes summieren. Schon die klassichsen experimentellen Forschungen von Gudden, Forel und Nissl ergaben, daß z.B. das Ausreißen des N. facialis aus dem Hirnstamm meistens zum Untergang der Nervenzellen des Facialiskernes führte, während die Durchschneidung viel besser überstanden wird. Bei der einfachen Durchschneidung wird nur ein Teil des Cytoplasmaleibes jeder betroffenen Nervenzelle amputiert; bei der Exhairese tritt zur Querdurchtrennung der Fortsätze der Nervenzellen noch die traumatische Kreislaufstörung im Kerngebiet durch die mechanische Beanspruchung. Am Perikaryon der Nervenzelle summieren sie sich trotz Einwirkung an primär verschiedenem Ort. Die sich summierenden Einwirkungen können auch ätiologisch ganz verschieden sein. Welche von ihnen dann den Ort und die Verteilung der resultierenden Gewebsveränderung maßgeblich bestimmt, ergibt sich aus der jeweiligen Konstellation. Ein typisches Beispiel für die Bedeutung der doppelten (oder mehrfachen) Noxe in der Pathologie des Nervensystems ist die sog. Weekend-Lähmung (Oppenheim, Bodechtel). Bei ihr ist der Druckschaden des Radialisnerven in seiner Lokalisation durch das örtliche Aufliegen des Oberarmes, in seiner Schwere durch den generellen toxischen Effekt von Alkohol bedingt.

Das wichtige Prinzip der doppelten oder mehrfachen Noxe bringt mit sich, daß wir in der Pathologie des Nervengewebes und so auch des Rückenmarks nur selten eine einfach gegliederte, übersichtliche, „eingleisige" Pathogenese der beobachteten Veränderungen unterstellen und erwarten können. Besonders die Lokalisation wird oft innerhalb des Rahmens, der einer bestimmten Noxe gesetzt ist, von zusätzlichen und oft unspezifischen pathogenetischen Teilfaktoren bestimmt. Als Beispiel läßt sich außer der bereits erwähnten Weekend-Lähmung auch die Poliomyelitis anführen. Wie Bodian fand, kann bei experimenteller Virämie das theoretisch ubiquitäre Auftreten von Nervenzellschäden etwa durch Injektion gepufferter Kochsalzlösung in eine Extremität beeinflußt und an einer vorausbestimmten Stelle verstärkt werden. Häufige Wiederkehr eines Lokalisationsmusters („Vulnerabilität" der betreffenden Strukturen) läßt auf die Häufigkeit schließen, mit der ein bestimmter pathogenetischer Teilfaktor in die Gesamtformel von Krankheitszuständen verschiedener Art eingeht. Die Lokalisation ist nur ausnahmsweise der *direkte* Ausdruck einer besonderen Affinität zwischen der betroffenen Örtlichkeit und der Noxe („Pathoklise").

B. Die Krankheitsbilder
der speziellen Pathologie des Rückenmarks.

Das Rückenmark kann betrachtet werden

I. als anatomische Teilstruktur im Organverband der Wirbelsäulenregion, und dabei

   1. als Organprovinz des Kreislaufs,

   2. in seinen Beziehungen zu den umhüllenden Strukturen,

   3. als Nachbarstruktur des peripheren Anteils des Nervensystems, nämlich a) als Quelle der Neuriten für die motorischen Anteile der Spinalnerven und b) als Träger der Neuriten der Spinalganglienzellen,

II. als Bestandteil des Zentralnervensystems.

Diese Gliederung läßt sich auch auf die Pathologie des Rückenmarks anwenden. Da die Mißbildungen, die traumatischen Schädigungen und die raumfordernden Prozesse des Rückenmarks, sowie die Mißbildungen und Erkrankungen der Wirbelsäule gesondert dargestellt werden, sind im weiteren hauptsächlich Kreislaufstörungen, entzündliche und degenerative Erkrankungen zu berücksichtigen.

I. Das Rückenmark als Teil der Wirbelsäulenregion.
1. Das Rückenmark als Kreislaufprovinz.

Als Kreislaufprovinz betrachtet, nimmt das Rückenmark unter den Körperorganen eine Sonderstellung ein, die sich in der Pathologie seiner Kreislaufstörungen deutlich ausprägt. Sie ist vor allem in seinen *venösen* Kreislaufbeziehungen begründet.

Die *arterielle* Versorgung des Rückenmarks (ADAMKIEWICZ, KADYI, SUH und ALEXANDER, BOLTON, WOOLLAM und MILLEN; CLEMENS, NOESKE und ROLL; NOESKE; LAZORTHES, POULHES, BASTIDE, ROULLEAU und CHANCHOLLE; LHERMITTE und CORBIN) zeigt, da sie von dem Durchtritt von Gefäßen durch bestimmte Lücken des Wirbelsäulenkanals, die *Foramina intervertebralia*, abhängig ist, eine gewisse segmentale Aufgliederung. Ihr Muster hat viele individuelle Varianten. In der Längsrichtung folgen die Zuständigkeitsgebiete von 6—8 arteriellen Zuflüssen längs der Vorderwurzeln und 5—8 längs der Hinterwurzeln aufeinander. Auf dem Querschnitt kann die unpaare A. spin. anterior den beiden Aa. spin. post.-lat. — meist in der lateralen Kehle des Eintritts der Hinterwurzeln — gegenübergestellt werden. Die Zuflüsse längs der Wurzeln stammen aus den Aa. vertebrales, thyreoideae inf., intercostales, ileolumbales und sacrales. Wie beim Großhirn sind auch beim Rückenmark die größeren und mittleren Gefäße des Meningealraumes durch bevorzugte Entfaltung einzelner Strombahnen und die Rückbildung anderer aus einem Netz entwickelt worden. Die Versorgungsgebiete der Arterien mit etwas größerem Kaliber sind durch meningeale Anastomosen miteinander verbunden. Die Längsanastomosen zwischen den Aa. spin. ant. der einzelnen Zuflußgebiete imponieren mitunter als ein durchlaufendes Gefäßstämmchen, das über die ganze Länge des Rückenmarks an seiner Vorderfläche herabzieht. Außer ihm lassen sich noch weitere drei Paare kleinerer Längsgefäße unterscheiden: Aa. spin. ant.-lat., Aa. spin. lat., Aa. spin. post. (NOESKE). Von der jeweiligen A. spin. ant. treten in die einzige Furche der Rückenmarksoberfläche, den Sulcus ant., nacheinander etwa 200 Aa. sulci ant. ein, oft paarig, im Lumbal- und Sacralabschnitt auch zunächst zu einem gemeinsamen Stämmchen vereinigt.

Von den kleinen Arterien der vorderen Längsffurche strahlen präcapilläre Zweige mit ausgesprochen geringer Tendenz zur Anastomosenbildung (FAZIO) in das Vorderhornareal und die Umgebung des Zentralkanals ein. Von dem pialen Geflecht aus, das die anderen Arterien der Rückenmarksoberfläche miteinander aufbauen, strahlen die arteriellen Anteile der sog. Vasocorona von der Oberfläche durch die weiße Substanz bis in die graue ein. Die Capillargebiete sind nach Ort und Dichte von der Cytoarchitektonik der grauen Substanz abhängig und reichlich miteinander und mit den wesentlich weiteren Maschen des Capillarnetzes in der weißen Substanz verknüpft. Eine Aufteilung der Querschnittsfläche in scharf getrennte arterielle Versorgungsgebiete ist nicht gegeben. Die „einzige Aufteilung, die noch Wert hat" (BOK), unterscheidet drei Schichten: die äußere Schicht der weißen Substanz, die auf jeden Fall von der Vasocorona aus versorgt wird, den inneren Teil der grauen Substanz, dessen Versorgung die Aae. sulci ant. bewerkstelligen, und als dritte Schicht den inneren Teil der weißen und den äußeren der grauen Substanz, die auf beiden Wegen versorgt werden können. Dieses Kondominium umfaßt etwa ein Drittel der Querschnittsfläche (KADYI).

Am übersichtlichsten — aber auch am seltensten — sind Kreislaufstörungen des Rückenmarks, die durch lokale Gefäßveränderungen auf der Grundlage *primärer* Gefäßerkrankungen bedingt sind. Arteriosklerose der Rückenmarksgefäße ist selten (STAEMMLER,

Skinhøi, Arendt und Wünscher). Gelegentlich ist eine Periarteriitis nodosa in der Kreislaufprovinz des Rückenmarks besonders stark ausgeprägt (Grimstvedt und Johansen, Becker). Als Bestrahlungsfolge kommt auch am Rückenmark homogene Verquellung der Gefäßwände vor (Scheidegger). Ab und zu trifft man auf arterielle Thrombosen (Bartier, Staemmler, König, Henneaux, Froboese), manchmal mit Anhalt für eine vorausgehende Allgemeininfektion wie in dem von Froboese mitgeteilten Fall, oft genug ohne weiteren Anhalt für die Ätiologie. Kreislaufstörungen als Folgen *sekundärer* Gefäßprozesse sind bei Infektionen des spinalen Liquorraumes oder des spinalen Extraduralraumes wesentlich häufiger (s. S. 258). Eine Rarität dürften Rückenmarkssymptome bei Isthmusstenose der Aorta mit excessiver Erweiterung der A. spin. ant. als Kollateralweg darstellen (Christian und Noder).

Seit langem bekannt (Niels Stensen [Steno] 1669) ist die Auswirkung einer Aortenligatur für das Rückenmark. Ihrem Effekt können die Folgen einer Aortographie (Antoni und Lindgren), einer intraaortalen Sauerstoffinsufflation (Pollter), anderer Aortenerkrankungen (Wolf), aber auch einer schweren akuten Herzinsuffizienz (Madow und Alpers) gleichkommen. Bei Störung des arteriellen Zuflusses bleiben die Capillaren weit und lassen noch minimale Blutverschiebungen — vielleicht mit einem gewissen Spüleffekt — zu (Krogh, Ebbecke). Dieser generelle peristatische Kreislaufzustand wird im Bereich des Vorderhorns offenbar öfters von der Capillarerweiterung überlagert und akzentuiert, die bei funktioneller Inanspruchnahme grauer Substanz auftritt (Hoff und Seitelberger, Blau und Rushworth). Eine solche Summierung drückt sich in extremen Fällen in einer auf das Vorderhornareal begrenzten porösen Auflockerung des Gewebes durch ein Ödem aus (Krogh, van Bogaert und Jansen).

Im gesunden Organismus wird das Capillarnetz jeder Region nach Maßgabe des Bedarfes mit arteriellem Zufluß versorgt. Es gibt in dieser Beziehung keinen Unterschied zwischen Teilbezirken eines zusammenhängenden Capillarnetzes. Innerhalb des Capillarnetzes wechselt — unabhängig von der Ortsbeziehung zu den in das Netz einstrahlenden Präcapillaren — die Durchströmungsrichtung einzelner Capillarstrecken von Zeit zu Zeit. In der dem Capillarnetz vorgeschalteten Strecke der Blutbahn wird der Blutdruck auf den dem Capillarnetz angepaßten Wert herabgesetzt. Es ist für die Durchblutung des Capillarnetzes unerheblich, ob dieser Druckabfall sich auf ein kurzes oder auf ein langes Arterienstück verteilt. Es besteht daher kein Grund zu der Annahme, die Gebiete an der geometrischen Peripherie des Irrigationsgebietes einer bestimmten Arterie seien ständig am Rand einer Versorgungskrise und bei Drosselung des arteriellen Zustromes als erste gefährdet („letzte Wiese"). Besonders Zülch hat immer wieder diese Vorstellung herangezogen, um die Pathogenese und Lokalisation von Kreislaufstörungen im Gehirn und Rückenmark zu erklären. So sollte die Prädilektion spinaler Kreislaufstörungen für das Brustmark sich daraus ergeben, daß z.B. ungefähr bei D_7 häufig der Übergang zwischen den Versorgungsgebieten einer Wurzelarterie in D_5 und einer ähnlich dicken in D_{10} liegt (Hiller). Schon Kadyi (1886) hat aber auf das Irrige solcher Vorstellungen hingewiesen: „Aus dem Verhalten der zuführenden Stämmchen darf man keineswegs den Schluß ziehen, daß die obere Brustgegend des Rückenmarks oder sonst ein Teil desselben in bezug auf seine Vascularisation im Vergleich mit anderen Teilen zurückgesetzt oder gar in einer unzureichenden Weise vascularisiert ist. Es wird wohl niemanden einfallen, anzunehmen, daß z.B. jene Partien des Nierenparenchyms, welche weiter entfernt sich vom Hilus befinden, schlechter vascularisiert seien als jene, welche an die Eintrittsstelle der A. renalis unmittelbar anstoßen. Es mag wohl die ungleichmäßige Verteilung der zum Rückenmark tretenden Arterien auf die verschiedenen Abschnitte dieses Organs ein interessantes morphologisches Problem abgeben — auf die Ernährung der einzelnen Partien des Rückenmarkes kann sie keinen Einfluß haben." Soweit Gewebsveränderungen offensichtlich an die Grenzzonen arterieller Versorgungsgebiete gebunden sind wie bei Thrombangitis obliterans der Hirngefäße (Lindenberg und Spatz) und ähnlichen Prozessen, liegt dieser auffälligen Verteilung wohl eher die mangelhafte Koordination der Gefäßregulation in einander benachbarten Gebieten zugrunde. In anderen Fällen ist es von vornherein fraglich, ob die Lokalisation der Gewebsveränderungen überhaupt Besonderheiten der *arteriellen* Versorgung entspricht.

In der Pathologie der Blutversorgung liegt uns heutzutage der Vergleich mit einer Quellenentnahme oder einer Wasserleitung sehr nahe. Es handelt sich bei der Blutversorgung der Organe und Gewebe aber um ein *Durch*flußsystem, dessen Leistung ganz wesentlich von der Abflußmöglichkeit abhängt und nicht einseitig vom Angebot her bestimmt ist. Die Sonderstellung des Rückenmarks als Kreislaufprovinz hängt in erster Linie mit den Besonderheiten des *venösen* Abflusses in den Plexus venosus vertebralis internus zusammen (GLOOR, WORINGER, SCHNEIDER und BROGLY). Dieser Venenplexus liegt im extraduralen Raum zwischen Dura und Endorrhachis. Er ist ein fakultativer Kolláteralweg für alle Provinzen des venösen Kreislaufabschnittes (SCHOENMACKERS und VIETEN). Er steht in Verbindung mit dem Plexus pelvicus, mit dem Pfortader- und beiden Cavasystemen, besonders auch mit den parietalen Pleuravenen und den Bronchialvenen (HAYMAKER). Rostral ist er an den Plexus basalis (occipitalis) in der hinteren Schädelgrube angeschlossen und hat Verbindung zum Bulbus cranialis venae jugularis über das Rete venosum canalis nervi hypoglossi, das diesen Nerven in seinen Knochenkanal umspinnt. Jede dieser anastomotischen Beziehungen kann sich über den äußeren und inneren Wirbelvenenplexus auf die Wirbelsäule und das Rückenmark auswirken, sei es als Transportweg für Metastasen (WALTHER) oder Parasiteneier usw. (z.B. Schistosomumeier — NONNE, FISCHER, HUTTON und HOLLAND), sei es, daß die Inanspruchnahme dieses kollateralen Überlaufventils eine Kreislaufstörung in einer anderen Venenprovinz — etwa in den Beckenvenen (SINCLAIR) — für das Rückenmark fühlbar macht. Flüchtige und voll reversible Rückflußstörungen in den verschiedenen anderen Kreislaufprovinzen können sich am Rückenmark zu einem schwelenden, chronischen Prozeß ohne evidente Kausalbeziehungen summieren.

Die intramedullären Abflußwege haben etwa den gleichen Verlauf wie die arteriellen Zuflüsse. Eine etwas stärkere Vene liegt gewöhnlich im Septum der Hinterstränge. Auch bei den Abflüssen läßt sich — mit durchaus unscharfer Abgrenzung (HERREN und ALEXANDER) — das Drainagegebiet der Sulcusvenen und das der Venen der Vasocorona unterscheiden. Die Piavenen bilden Netze mit wechselnder Maschenweite. Auf der Dorsal- und Ventralseite laufen je drei Längsketten, von denen gewöhnlich die mittlere am stärksten ist (v. QUAST). Der Abfluß aus den Piavenen geht über die Vv. radiculares ant. und post. in den vorderen und hinteren Anteil des inneren Wirbelvenenplexus (BATSON).

Wie bei dem arteriellen Abschnitt des Kreislaufes sind auch auf der venösen Seite allgemeine bzw. rückenmarksfern bedingte Kreislaufstörungen (SORGO) von lokalen abzugrenzen und innerhalb der Gruppe der lokalen wieder die auf primären Gefäßveränderungen beruhenden. Kreislaufstörungen des Rückenmarks als Folge eines primären thrombophlebitischen Venenprozesses haben MAIR und FOLKERTS beschrieben.

Für lokale Kreislaufschäden ist am Rückenmark besonders die Umgebung der vorderen Längsfurche anfällig. Bei Kreislaufschäden des Gehirns kommt es nicht selten vor, daß kleine Erweichungs- oder Skleroseherde in der Hirnrinde und dem angrenzenden Marklager auf den Grund von Furchen konzentriert sind, während die Kuppen frei bleiben. Diese Lokalisation spielt z.B. für die Unterscheidung zwischen arteriosklerotischen Herden und Rindenprellungsherden (auf den Windungskuppen mit freigebliebenen Tälern) eine Rolle (SPATZ). Die Bevorzugung des Furchengrundes legt es nahe, der mechanischen Drosselung der Zirkulation bei akuter Quellung der Hirnsubstanz eine wesentliche Rolle zuzuschreiben (LINDENBERG). Schon wegen der Druckwerte in den betroffenen Gefäßen und ihrer Wandstruktur greift die Drosselung dabei wohl mehr auf der venösen Seite an als auf der arteriellen (PIA). Das Analogon zu Kreislaufstörungen des Gehirns mit einem solchen Verteilungsmuster ist beim Rückenmark die Drosselung des sulco-commissuralen Gefäße, deren Folgen gewöhnlich mit dem Namen „Syndrom der vorderen Spinalarterie" belegt werden (STEEGMANN). Dabei geht alles Gewebe unter, das in den jeweiligen Zuständigkeitsbereich der kleinen Arterien und Venen in einem bestimmten — oft ziemlich ausgedehnten — Abschnitt der vorderen Längsfurche des Marks fällt (Abb.3). In der Pathogenese kombinieren sich hier oft Störungen des *Ab*flusses Störungen des *Zu*flusses (DENNY-BROWN, HORENSTEIN und FANG), wobei der eine der beiden Faktoren den Ort und der andere die Qualität und Schwere der entstehenden Gewebsveränderung bestimmen kann.

Rückenmarksveränderungen bei Kreislaufstörungen allgemeiner, generalisierter Art haben ein kennzeichnendes Muster der Lokalisation, das ebenfalls Ähnlichkeitsbeziehungen zu Kreislaufschäden des Gehirns hat. Im Gehirn ist bei allgemeiner Drosselung des venösen Rückflusses die Mitte des Centrum semiovale am meisten gefährdet („venöser Sumpf" —

Orthner). Dementsprechend ist diese Gegend die Prädilektionsstelle z. B. für umschriebene Herdchen von Ödemnekrose (Jacob) im Neugeborenengehirn, die als weißliche Fleckchen von Schwartz bei fast $^2/_3$ aller Sektionen von Neugeborenen und Säuglingen bis zum Alter von 5 Monaten gefunden wurden. Bei Überleben werden sie cystisch umgewandelt oder erzeugen durch strichartige Vernarbung des Marks die Sclérose centrolobaire von P. Marie und Foix. Eine analoge Stellung nimmt im Rückenmark der *ventrale Hinterstrangabschnitt* ein (Abb. 4). Er ist ebenfalls bei einer Drosselung des venösen Rückflusses besonders gefährdet (Woodard und Freeman). Bei lokal verstärkter Abflußdrosselung wird dieser Bereich durch Einbeziehung des dorsalen Hinterhornumfanges

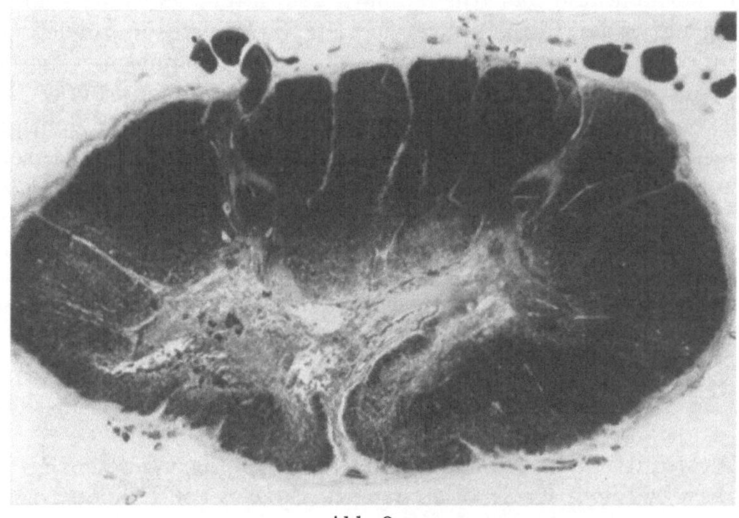
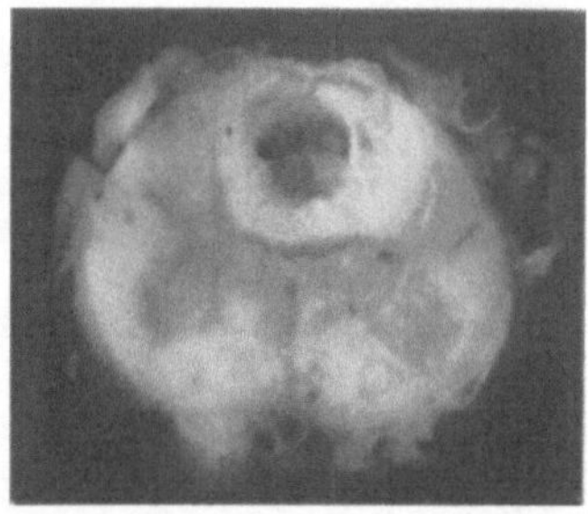

Abb. 3   Abb. 4

Abb. 3. Subakute Nekrose im Einzugsbereich der sulco-commissuralen Gefäße nach Wirbelsäulentrauma („spinale Spätapoplexie"). F. A. 107/29. ♂, 36 Jahre (vgl. G. Bodechtel u. E. Guttmann, l. c., Abb. 4)*.
Abb. 4. Stiftförmige Nekrose im Hinterstrangfeld bei venös bestimmten Kreislaufstörungen (Foix-Alajouanine-sche Krankheit — „angiodysgenetische nekrotisierende Myelopathie"). F. A. 54/58. ♂, 59 Jahre (vgl. W. Scholz u. W. Wechsler, l. c., Abb. 2a).

erweitert, gegebenenfalls nur auf der einen Seite. Wenn in der Konstellation der — eventuell traumatischen — Kreislaufstörung die Abflußbehinderung nicht nur den Ort, sondern auch die Qualität der Gewebsveränderung bestimmt, ergibt sich die sog. *Hämatomyelie*. Anderweitige Entstehung einer Hämatomyelie, z. B. durch Ruptur eines Aneurysmas der A. spin. dors. (Bräutigam), durch direkte Gewebszertrümmerung oder durch Blutung aus einem Angiom (Richardson), ist selten. Beim Neugeborenen kommt sie als geburtstraumatische Läsion vor (Vest).

Beim Erwachsenen kann eine traumatische Kreislaufstörung des Rückenmarks sich in blander Ödemnekrose erschöpfen. Dann trifft man nicht auf einen hämorrhagisch zerstörten Gewebsbezirk, sondern auf eine „Nekrosecyste" (Schmaus, Marburg, Klaue), deren Inhalt durch Quetschartefakte verändert sein kann (S. 248). Bei protrahiertem Verlauf kombinieren sich Ödemnekrose und Vernarbung. Das klassische Beispiel einer extrem chronischen Kreislaufstörung diesen Sitzes und Gewebsbildes ist die Syringomyelie.

Die *Syringomyelie* (Ollivier) ist ein aus regressiven und progressiven Veränderungen zusammengesetzter Vorgang an den am meisten durch venöse Kreislaufstörungen gefährdeten Stellen des Rückenmarks. Wegen der regressiven Komponente läßt sie sich mit den sog. trophischen Störungen anderer Regionen und Gewebe vergleichen, wegen der überschießenden progressiven mit der Keloidbildung der Haut. Die regressiven Ver-

---

* Anm.: „F. A." bezeichnet Photos des Theoretischen Institutes (Direktor: Prof. Dr. G. Peters), des Max-Planck-Institutes für Psychiatrie, Deutsche Forschungsanstalt für Psychiatrie, München, für deren freundliche Überlassung ich Herrn Prof. Peters zu großem Dank verpflichtet bin. *St.*

änderungen können unter den Begriff der chronischen Ödemnekrose subsumiert werden, die progressiven stellen eine Übersteigerung der gewöhnlichen reaktiven und reparativen Fasergliose im Nervengewebe dar. Die regressiven und progressiven Veränderungen sind von Fall zu Fall und im einzelnen Fall von Örtlichkeit zu Örtlichkeit in allen nur denkbaren Variationen gemischt. Die Gliose kann massiver und kompakter sein als den übrigen Gewebsschäden entspricht („Gliastift"), die Ödemnekrose kann auch einen bereits ausgebildeten Gliafaserwall wieder zur Einschmelzung bringen. Die Bedeutung der chronischen Abflußstörung läßt der histologische Befund bei der Syringomyelie auch an der Beteiligung der mesenchymalen Strukturen erkennen. Die Meningen sind häufig auffallend verdickt und getrübt, die weichen Häute untereinander und mit der Dura verbacken (BODECHTEL). Auch im Rückenmark selbst findet man hyaline Verdickung der Gefäßwände und bindegewebige Austapezierung von Hohlräumen (GAGEL). Manche Hohlräume erscheinen auch nur als wandlose Gewebslücken. Die Ähnlichkeit mit Befunden bei Arachnitis cystica kann groß sein (BODECHTEL). Eiweißwerte von 2—3 Kafka im Lumballiquor werden bei etwa 15% der Fälle beobachtet (ERBSLÖH).

Von Syringomyelie als idiopathischer Krankheit oder Leiden *sui generis* kann nur dann gesprochen werden, wenn kein anderes primäres Leiden festzustellen ist und der Krankheitszustand Progredienz erkennen läßt. Sie macht sich am häufigsten im 3. oder 4. Lebensjahrzehnt zuerst bemerkbar. Sie ist kein blastomatöser Prozeß, kann sich aber raumfordernd auswirken. Ihre Deutung als Phakomatose (POSER), d.h. als dysontogenetische Störung mit blastomatösem Einschlag, wird der Problemlage nicht gerecht. Ihr unerbittliches Fortschreiten ist nicht Ausdruck einer autonomen Wachstumstendenz des Gewebes, sondern der eines Circulus vitiosus und läßt sich auf die Formel bringen: „Persistente causa accumulatur effectus".

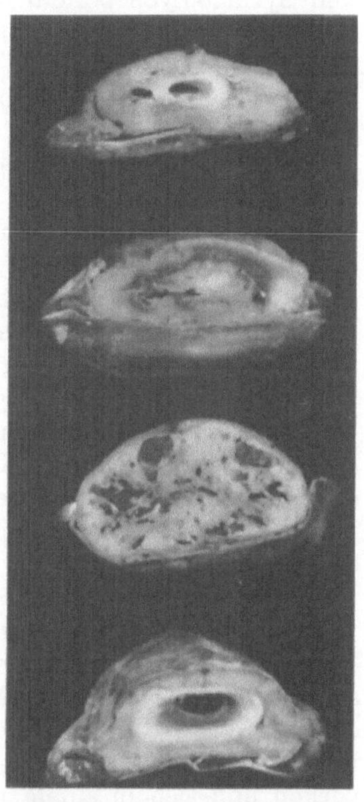

Abb. 5. Syringomyelie im ventralen Hinterstrangfeld caudal und kranial eines spinalen Ependymoms in Th 4/5. F. A. 225/49. ♀, 42 Jahre (vgl. H. WEICHT, l. c., Abb. 1 b).

Die idiopathische (kryptogenetische) Syringomyelie ist in einer Anzahl von Fällen mit manifesten Fehlentwicklungsstigmen dysraphischer oder anderer Art vergesellschaftet (SCHNEIDERLING, JUNG). Auch dann ist sie *nicht* als unmittelbare Fehlbildung, als *Vitium primae formationis*, anzusprechen (NETSKY). Ihre Ätiologie liegt in den Auswirkungen einer Wirbelsäulendeformität (SCHNEIDERLING) oder in den funktionellen Auswirkungen (DÖRING) einer Fehlmesenchymation (OSTERTAG), die eine Störung des Neuralrohrschlusses begleiten. Die Fehlmesenchymation läßt sich gelegentlich an einer vorzeitigen Vascularisation nachweisen (STERNBERG). Auch nach nach regelrecht vollzogenem Neuralrohrschluß kann die Vascularisation gestört werden, z.B. in der 5.—6. Embryonalwoche in der Phase der Vereinigung des Capillarnetzes mit den größeren Zu- und Abflußwegen wie bei sekundärer Anencephalie (VOGEL). Die Syringomyelie tritt auch als Teilmanifestation einer Konstitutionsanomalie (Status dysraphicus — BREMER) auf. In der Lokalisation und wohl auch in der Ätiologie bestehen gewisse Beziehungen zwischen der Syringomyelie und der Hydromyelie (STAEMMLER, BUSCHOR).

In vielen Fällen ergibt sich der Befund der Syringomyelie als Begleit- und Folgeerscheinung eines Tumors (TANNENBERG, SEIFARTH, WEICHT) (Abb. 5). Es kann sich dabei auch um ein Teratom (BIELSCHOWSKY und UNGER) oder um ein anderes Neoplasma der intrauterinen Lebensphase (OSTERTAG) handeln. In den meisten Fällen, in denen ein Tumor vom Syringomyeliebefund begleitet ist, liegt der Tumor intramedullär. Weil im

inneren Wirbelvenenplexus die caudo-craniale Strömung vorherrscht, liegt die stauungs-
bedingte Stiftnekrose im ventralen Hinterstrangfeld mit ihrer Randgliose meistens caudal
vom Tumor. Bei extramedullärem Tumorsitz kommen ebenfalls nekrotisierende Quer-
schnittsmyelosen vor (KLAUE), jedoch ist der Verlauf meistens rascher als bei Tumoren,
die zur Syringomyelie führen, und der histologische Befund dementsprechend im Sinne
der akuten Querschnitts-Ödemnekrose modifiziert. POSER fand in einem Beobachtungsgut von 454 Obduktionen mit der klinischen Diagnose eines Rückenmarkstumors oder
einer Syringomyelie 105 Fälle von Tumorsyringomyelie gegenüber 144 Tumoren ohne
den Syringomyeliebefund und 205 reinen Syringomyelien, die nicht durch einen Tumor
bedingt waren. Die Kombination eines Tumors mit dem Syringomyeliebefund hatte
klinisch in reichlich $^1/_3$ der Fälle (40 von 105) das Gepräge einer idiopathischen Syringomyelie getragen; jeder sechste Syringomyeliepatient (40 von 245) war also in Wirklichkeit ein Tumorträger.

Die Diskussion der Frage des traumatisch entstandenen Syringomyeliebefundes mit
progredientem Verlauf ist durch die Einseitigkeit belastet, mit der Erfahrungen über
Syringomyelie in Zusammenhang mit manifesten Mißbildungen oder Konstitutions-
anomalien verallgemeinert werden. Ödemnekrosen der Mitte des Rückenmarkquerschnittes durch traumatische Einwirkungen sind bekannt (KLAUE; SCHNEIDER, CHERRY
und PANTEK), treten auch schon nach leichten Traumen auf (SPERLING), vor allem wenn
sie auf ein schon verändertes Wirbelsäulengefüge treffen (SCHNEIDER, THOMPSON und
BEBIN). Ihre Umwandlung in cystische Veränderungen mit flüssigem Inhalt hat ihr
Gegenstück in traumatischen Hirncysten (ROSENHAGEN). Syringomyeliebefunde nach
Granatsplitterverletzung (KAUTZKY) oder Sturz auf die Schulter (A. u. W. SORGO) zeigen
die Möglichkeit einer exogenen Entstehung. Ihr Vorkommen bei Kyphoskoliosen und
nach tuberkulöser Meningitis (GROS, LABAUGE und ENJALBERT) gibt einen Hinweis
darauf, daß vertebragene Komplikationen (ASKENASY, BRAHAM und KOSARY) und
Liquorprozesse als Zusatznoxen in ähnlicher Weise eine Progredienz herbeiführen können,
wie es Gefäßwandfibrose und chronische Infektion des Wundgebietes bei Vorgängen im
Bereich alter offener Hirnverletzungen zuwegebringen (LUND). Eine Gewalteinwirkung
auf das Wirbelsäulenorgan mag im Einzelfall recht wohl imstande sein, zu gleicher Zeit
eine Läsion des Wirbelsäulengefüges, eine Blutung im Subarachnoidalraum und ein trau-
matisches Ödem des Rückenmarks zu erzeugen, deren Folgezustände dann zusammenwirken und sich in einem progredienten, eigenständig schwelenden Leiden ausdrücken.

In der Symptomatologie der Syringomyelie macht sich vor allem die Beeinträchtigung
der intramedullären Übermittlung afferenter Erregungen bemerkbar. Für den Bereich
der bewußtseinsfähigen Afferenzen bedeutet das dissoziierte Empfindungsstörungen und
Spontanschmerzen (LAUX). In der Pathogenese dieser Empfindungsstörungen und der
sehr häufigen vegetativ-trophischen Auswirkungen einer Syringomyelie sind Läsionen
der Kommissuren, der grauen Substanz und der langen Bahnen miteinander verquickt.
Bei der Ausbreitung der Empfindungsstörungen kommt mitunter die Rückwirkung
vegetativ-trophischer Störungen auf die peripheren Receptoren zum Vorschein, und zwar
in der Gestalt der eigentümlich handschuh-, manschetten- oder strumpfförmigen Begrenzung der Sensibilitätsausfälle, die an die Begrenzung der schwersten Form trophischer
Störungen, nämlich der Gangrän, erinnern. Auch am Kopf ahmen die Sölderschen Linien
als Begrenzung syringomyelitischer Sensibilitätsstörungen die topische Gliederung der
vegetativen Gefäßregulation nach.

Die Differentialdiagnose gegenüber einem Rückenmarkstumor vermag sich oft auf
die raschere Progredienz der motorischen und sensiblen Symptome eines Tumors zu
stützen; auch hat der neoplastische Prozeß im allgemeinen nicht die Zeit zur Verfügung,
trophische Störungen einzuleiten. Da aber im Rückenmark wie im Gehirn Gliome sich
mitunter in venös bestimmter Ausbreitung entwickeln, kann die Unterscheidung zwischen
einem langsam wachsenden Gliom im Zentrum des Rückenmarkquerschnittes und einer
„Myélite cavitaire" auch histologisch schwer sein (HOFFMANN, LEUPOLD). Die Folgen

einer traumatischen oder nichttraumatischen Myelomalacie sind nur im typischen Fall durch das Fehlen faßbarer Progredienz gekennzeichnet. Schwierigkeiten in der differentialdiagnostischen Zuordnung sind auf jeden Fall zu erwarten, wenn es zu einer posttraumatischen Spätmyelomalacie oder mit fortschreitender Vernarbung zu einer Spätprogression kommt (ERBSLÖH). Auch für Rückenmarksschäden bei Kyphoskoliose usw. kann die Situation der Causa persistens und der langsamen Progression wie bei der idiopathischen Syringomyelie gegeben sein. Die Symptomengruppierung allein ist bei den aufgezählten Krankheitszuständen wegen des weitgehend übereinstimmenden Sitzes kein verläßliches differentialdiagnostisches Kriterium.

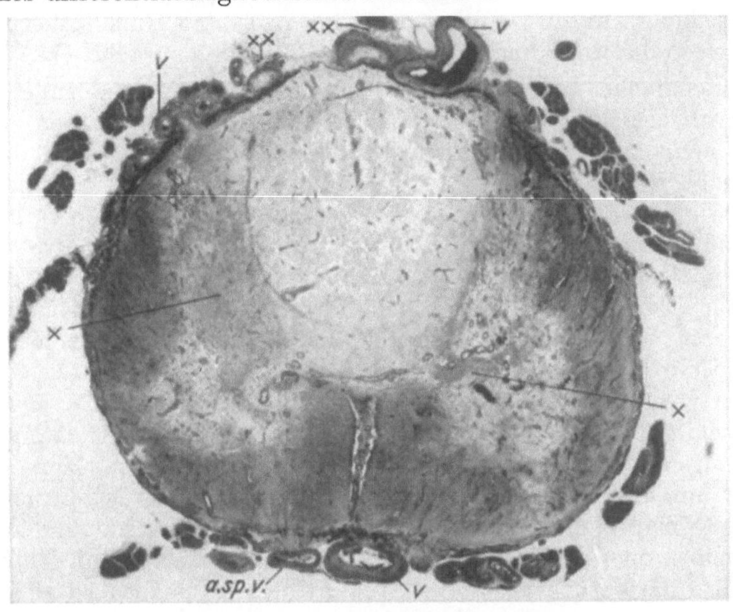

Abb. 6. Ausbreitung eines älteren Herdes von Plasmainfiltrationsnekrose im Hinterstrangbereich (s. auch Abb. 4) auf die Hinterhornareale. Beginnende reaktive Gefäßvermehrung in der Peripherie des ursprünglichen Herdes (×). Typische Ektasie und Wandverdickung der pialen Venen bei Foix-Alajouaninescher Krankheit. F. A. 54/58. ♂, 59 Jahre (vgl. W. SCHOLZ u. W. WECHSLER, l. c., Abb. 3).

Bei der Syringomyelie sind die Gefäßlumina manchmal stark eingeengt; mitunter sind die Gefäße auch geschlängelt, und in der Wand der Cysten können die Gefäße plexusartige Knäuel bilden (GAGEL). Sozusagen auf halbem Wege zwischen solchen Befunden und eindeutigen angiomatösen Fehlbildungen (BRION, NETSKY und ZIMMERMAN; VAN REETH) ist der Prozeß der sog. *angiodysgenetischen Myelomalacie* oder Myélite nécrotique subaigue (FOIX-ALAJOUANINE) einzuordnen. Über ihn liegen Handbuchdarstellungen (BODECHTEL und ERBSLÖH) und eine relativ umfangreiche Kasuistik (GAGEL und MESZAROS; STOLZE; SUTER-LOCHMATTER; SCHOLZ und MANUELIDIS; WEINGARTEN; VAN REETH; NEUBUERGER, FREED und DENST; KUCSKO; KOTHE; SCHLIACK und FÄLSCH; SCHOLZ und WECHSLER; FLAMENT, VICENTE, COERS und GUAZZI; HETZEL; OSTERLAND; weitere Lit. s. BODECHTEL und ERBSLÖH) vor. Es handelt sich *in essentia* um einen Prozeß an den Venen des unteren Dorsal- und Lendenmarks, der in ganz ähnlicher Weise aus Phlebektasien und chronisch-produktiven phlebitischen Veränderungen (AUFDERMAUR und TILLMANN) in bunter Mischung zusammengesetzt ist wie das allgemein bekannte Krampfaderleiden im Saphena-Gebiet. Die Rückenmarksubstanz ist in wechselnder Ausdehnung von Nekrosen durchsetzt, bei denen Bilder der Koagulationsnekrose und der Plasmainsudation ineinanderlaufen (Abb. 6). In älteren Herden unvollständiger Nekrose zeigen die im Zuge der Gewebsreaktion vermehrten Gefäße selbst wieder Wandveränderungen atrophischer oder hyperplastischer Art. Von Gefäßmißbildungen angiomatöser Natur unterscheiden sich die besprochenen Gefäßveränderungen durch ihre diffuse Ausdehnung und in typischen Fällen durch die raschere Progredienz des Verlaufs. Die Einzelepisoden der aufschießenden Nekrosebezirke sind aber bei den beiden Krankheitszuständen die gleichen. Die Nekrosebezirke sind teils keilförmig und an die Gefäße der Vasocorona gebunden, teils in das ventrale Hinterstrangareal und die Hinterhörner lokalisiert. Durch die extramedullären Gefäßveränderungen werden auch die Wurzeln geschädigt und können — unabhängig von den Veränderungen der Rückenmarksubstanz — zu schlaffen Paresen und Amyotrophien und zu aufsteigender Läsion der Hinterstränge Anlaß geben. Eine innere Beziehung dieser seltenen Erkrankung zur Endangitis obliterans wird bezweifelt (Staemmler), wenn auch die Gefäßveränderungen sich ähnlich sehen können und die Beschränkung auf eine Kreislaufprovinz nach Art einer isolierten Organmanifestation nicht gegen die Annahme einer solchen Beziehung spräche.

Bei der Syringomyelie und den mit ihr erwähnten Kreislaufstörungen des Rückenmarks ist auf dem Querschnitt nur die Mitte des Rückenmarks betroffen, beim „Syndrom der vorderen Spinalarterie" ebenfalls nur ein Ausschnitt, der durch den Verlauf der betroffenen Gefäße in der vorderen Längsfurche bestimmt ist. Bei primären Gefäßveränderungen wie etwa bei der Periarteriitis nodosa, bei manchen Fällen der „angiodysgenetischen Myelomalacie" (Biemond) und auch bei der Lues cerebrospinalis, aber auch bei lokalen Kreislaufstörungen im Rahmen einer Stauung bei raumfordernden Prozessen des Wirbelkanals (Klaue), bleibt die Kreislaufstörung gegebenenfalls im Quer- und im Längsschnitt auf die keilförmigen Zuständigkeitsbereiche einzelner oder mehrerer Gefäße der Vasocorona begrenzt (Wechsler). Von allen diesen Fällen einer *partiellen* Einbeziehung der Querschnittsfläche unterscheidet sich der Begriff der *Myelitis transversa* durch seine Ausdehnung, die sich im Bild der totalen Querschnittslähmung ausdrückt. Wie schon eingangs erwähnt (S. 240), ist die „Myelitis transversa" zunächst einmal ein klinischer Begriff mit einheitlicher Symptomatik. Darüber hinaus ist auch der histologische Befund im Prinzip einheitlich der einer anämischen oder hämorrhagischen Myelomalacie, einer weißen oder roten Rückenmarkserweichung. Die Einheitlichkeit erstreckt sich auch noch auf die Pathogenese: die Myelomalacia transversa ist in jedem Falle die Folge einer Kreislaufstörung. Der Befund einer totalen Querschnittserweichung gibt aber keinen weiteren Aufschluß darüber, wie und in welchem pathogenetisch-ätiologischen Rahmen es zur lokalen Kreislaufstörung gekommen war. Es kann sich ebensogut um eine entzündliche Kreislaufstörung gehandelt haben, wie um eine traumatische oder um die Auswirkung eines Gefäßprozesses. Auch an das Wirken einer doppelten öder sogar mehrfachen Noxe muß gedacht werden, etwa an eine lokale und lokal bedingte Akzentuierung einer primär generalisierten Kreislaufstörung. Vom pathologisch-anatomischen Rückenmarksbefund aus läßt sich die Diagnose nur dann weiter präzisieren, wenn in benachbarten, nicht oder noch nicht in die Erweichung einbezogenen Rückenmarksanteilen beispielsweise ein entzündlicher Prozeß infektiöser Ätiologie, ein generalisierter Gefäßprozeß oder ähnliches nachzuweisen ist.

2. Das Rückenmark in seinen Beziehungen zu den umhüllenden Strukturen.

In der Kreislaufpathologie des Rückenmarks spielt es eine ausschlaggebende Rolle, daß das Rückenmark ein Bestandteil des Wirbelsäulen-„Organs" ist. Topographisch-anatomische Beziehungen von entsprechender Art verbinden das Rückenmark auch mit seinen häutigen Hüllen und seinen Hüllräumen. Diese Beziehungen drücken sich ebenfalls in der Pathologie des Rückenmarks aus.

Der Raum zwischen Dura und Endorrhachis ist ausgefüllt mit einem lockeren Gewebe. Es enthält außer den Venenplexus der inneren Wirbelvenen auch Inseln von Fettzellen und von lymphatischem Gewebe. Das Gewebe des spinalen Extraduralraumes ist relativ reaktionsbereites Mesenchym und nimmt prompt an Prozessen teil, die sich im Mark der Wirbelkörper abspielen, kann aber auch selbst Sitz von granulomatösen Prozessen sein (Berthold). Außer tuberkulösem und gummösem Granulationsgewebe und — als

Rarität — mykotischen Prozessen (GARCIN, GRUNER und VALMAS) mit den üblichen histologischen Kennzeichen trifft man im histologischen Befund vielfache Übergänge von einem lockeren, gefäßreichen Maschenwerk nach Art des ortsständigen Periduralgewebes über etwas festere Faserverbände mit reichlich Grundsubstanz bis zu zellarmen Faserschwielen auf der Außenfläche der Dura an. Bei primären Wirbelprozessen kommt auch Verlötung dieses Gewebes mit der Endorrhachis vor. Derartige Befunde entwickeln sich z.B. als Reaktion auf Carcinommetastasierung, als unspezifische Begleiterscheinung spezifisch-entzündlicher Prozesse in der näheren Umgebung, und schließlich im Rahmen generalisierter oder sogar örtlich betonter Prozesse aus dem Bereich der Retikulosen und Granulomatosen unbekannter Ätiologie (ROTTER und BÜNGELER).

Die Folgen solcher peripachymeningitischer Prozesse für das Rückenmark ergeben sich 1. aus der rein mechanischen Beengung der Blut- und Liquorzirkulation von außen her, 2. aus dem Übergreifen der Prozesse auf die Gefäße (mit endangitischen Veränderungen) und auf den Liquorraum (mit dem Aufkommen einer Arachnoidalfibrose von teils entzündlichem, teils nichtentzündlichem Aspekt). In dieser Weise raumbeengend wirken auch Hämatome des Extraduralraumes, die traumatisch, bei Einsatz von Anticoagulantien (ALDERMAN, WEIGERT) und spontan oder bei Hypertonie (LOUGHEED und HOFFMAN) entstehen. Die Prädilektionsstelle für nichttraumatische, unspezifische peripachymeningitische Prozesse liegt zwischen D_6 und D_{10} (BERTHOLD), worin sich wohl wieder der fördernde Einfluß von Kreislaufstörungen allgemeiner Art und die Kollateralbeziehung des inneren Wirbelvenenplexus zum Brustraum ausdrückt. Wenn sich ein peripachymeningitischer Prozeß im Zusammenhang mit einer eitrigen Wirbelosteomyelitis entwickelt, enthält er meistens kleine Abscesse (KLAUSBERGER und KYRLE), die zum Befund des Epiduralabscesses (DUS) überleiten. Epiduralabscesse entstehen außerdem durch Metastasierung von Allgemeininfektionen (BURCKHARDT und FAUST, RUSHWORTH und MARTIN).

Auf den äußeren Hüllraum des Rückenmarks zwischen Dura und Endorrhachis, der am Gehirn höchstens im Bereich der Sella turcica und um die Sinus ein Gegenstück hat, und die Durahülle folgt die innere, leptomeningeale Hülle und der innere, liquorführende Hüllraum. Im Verhältnis des Hüllraumvolumens zum Rückenmarkvolumen entspricht der spinale Liquorraum mehr den Cisternenräumen und nicht so sehr dem Liquorraum der Konvexität des Gehirns.

Über kongenitale bzw. früh erworbene Störungen der Hüllraumentwicklung (Aplasie des Duratrichters, Überweite des Duraraumes — „Megacauda") hat PIA berichtet. Posttraumatische chronische Subduralhämatome sind in der Spinalregion selten (LOWENTHAL und MARTIN, SOMLOI, RADER, STASSI). Empyeme des spinalen Subduralspaltes kommen ebenfalls nicht häufig vor (NEGRIN und CLARK, MUFSON und SOLOMON). Bei der Lues cerebrospinalis, aber auch als nichtluischer Prozeß ungeklärter Ätiologie, entwickelt sich manchmal eine umfassende Sklerosierung der Rückenmarkshüllen nach außen und nach innen von der Subduralgegend, die zuerst von CHARCOT und JOFFROY herausgearbeitete *Pachymeningitis cervicalis hypertrophica(ns)* (GELLERSTEDT [Lit.]). Sie bevorzugt die Cervicalregion (vertebragene Komponente der pathogenetischen Konstellation?). Es kommt zu umfangreicher, zellarmer Verschwielung (MÜLLER) im Bereich aller drei Häute. Im van Gieson-Präparat läßt sich bei solchen Befunden die unterschiedliche Beteiligung der verschiedenen Lagen der Rückenmarkshüllen analysieren. Zu äußerst liegt der spinalen Dura eine epidurale Schwarte auf. Die Dura selbst ist kaum verändert, trägt aber auf der Innenseite eine weitere schwartige, zellarme Auflagerung, die sich durch die geringe Tendenz zu Blutaustritten und Gefäßproliferation von den Veränderungen der Pachymeningeosis haemorrhagica interna des Schädelbereichs unterscheidet und mehr als torpider chronisch-entzündlicher Prozeß imponiert (BUCY und FREEMAN). Die Arachnoidea mit Einschluß der Ligg. denticulata ist verdickt, der Subarachnoidalraum durch die fibrotische Verdickung des Maschenwerks obliteriert und innen von der gleichfalls verdickten Pia begrenzt. Im Bereich der Pia setzen sich die ebenfalls verdickten Adventialhüllen der Gefäße durch die Verlaufsrichtung ihrer Fasern (Betrachtung im polarisierten Licht!) deutlich von der Arachnoidalfibrose ab.

Als eine stark abgeschwächte Variante dieses Krankheitszustandes könnte man die lokalen Verdichtungen und Verkalkungen („Osteome") der spinalen Arachnoidea (Zanda, Slager) deuten, die — vor allem im Dorsolumbalbereich — fast bei der Hälfte aller Personen von mehr als 40 Jahren als Zufallsbefund anzutreffen (Kaufmann) und gelegentlich sogar im Röntgenbild zu erfassen sind (Lemcke und Stochdorph). Beziehungen zur Pachymeningeosis haemorrhagica interna des Schädelbereiches können sich in Dissoziation und Hyalinisierung der Durablätter zu erkennen geben (Carbone, Hasaerts und Cordier). Bei örtlicher Obliteration des Subduralspaltes kommt es in der von Kalkausfällungen (wie bei fibroplastischen Meningeomen) durchsetzten Substanz dieser Herde zur Vascularisation und Knochenbildung (sogar mit Markräumen) (Zanda, Kaufmann; Carbone, Hasaerts und Cordier).

In der Physiologie und Pathologie des *Liquorraumes* muß man Strömung im Sinne einer Teilchenverschiebung und Strömung im Sinne einer Stoffbilanz nach Möglichkeit auseinanderhalten. Die Substanz der Liquorflüssigkeit wird aus dem Gewebe, aus dem Plexus chorioideus und aus den Gefäßen in den Liquorraum abgegeben. Sie verläßt ihn wieder über die Arachnoidalzellnester der Pacchionischen Granulationen längs der Sinus und am Grunde der spinalen Wurzeltaschen. Im langfristigen Tierversuch sammelt sich das im Liquor suspendierte Material außer in den spinalen Wurzeltaschen (wie nach Subarachnoidalblutungen — Dontenwill) auch in den Sehnervenscheiden an (Wustmann), was für die Fälle korrespondierender Erkrankung dieser Strukturen (Boszik) wichtig ist. Im Sinne der Stoffbilanz könnte man also von einer Strömung etwa vom Plexus chorioideus zu den Pacchionischen Granulationen und den Wurzeltaschen sprechen. Diese Strömung ist aber nur ein virtueller Begriff. In Wirklichkeit ist die Liquorflüssigkeit einem ständigen Hin- und Herpendeln unterworfen, das eine gründliche Durchmischung und damit eine wesentliche Intensivierung der Diffusion im Liquorraum zur Folge hat. Die treibende Kraft dieser Durchmischung ist neben der arteriellen Pulswelle der fortlaufende Wechsel des Füllungszustandes im inneren Wirbelvenenplexus bei der Atmung, bei Bewegungen des Rumpfes und beim Spiel der Blutfüllung in den mit dem Wirbelvenenplexus kommunizierenden Kreislaufprovinzen.

Eine Infektion des spinalen Liquorraumes trifft das Rückenmark auf zweierlei Wegen. Einesteils greift der entzündliche Prozeß vom Liquorraum aus längs der einstrahlenden Gefäßzweige auf die Rückenmarksubstanz über (Meningomyelitis); anderenteils erfaßt der Entzündungsprozeß die Meningealgefäße und führt durch endangitische Veränderungen zu Kreislaufstörungen im Rückenmark. Die beiden Komponenten sind in der pathogenetischen Betrachtung und auch im histologischen Bild nicht immer scharf zu trennen. Bei Epiduralabscessen kommt noch das Moment der extraduralen Raumbeengung dazu (Zülch, Eck).

Eitrige Meningitiden im Bereich der basalen Liquorräume des Schädels breiten sich unschwer in den spinalen Liquorraum aus. In der umgekehrten Richtung — etwa bei Infektion von einer lumbalen Meningocele aus — sorgen frühzeitige Verklebungen der weichen Häute manchmal für eine Begrenzung auf den spinalen Abschnitt. Neben der Infektion des spinalen Liquorraumes mit Staphylokokken und Streptokokken von eitrigen Spondylitiden aus oder durch Metastasierung und mit Meningokokken und Pneumokokken in Verbindung mit einer Meningoencephalitis sind noch die *tuberkulöse* und die *luische* Spinalmeningitis von praktischer Bedeutung. Die *tuberkulöse* Spinalmeningitis (Hetzel und Kloss) kommt als Ausläufer einer tuberkulösen Basalmenigitis vor oder entwickelt sich von einer tuberkulösen Spondylitis aus. Man findet in der Umgebung eines tuberkulösen Wirbelprozesses aber gelegentlich auch unspezifisch-entzündliche Meningealreaktionen. Die *luische* Meningitis taucht schon im Sekundärstadium als flüchtiger „Meningealkatarrh" auf und tritt im Tertiärstadium als gummöse Form oder auch als histologisch unspezifische Lues spinalis (Abb. 7) in Erscheinung. Bei der Lues spinalis spielt von Fall zu Fall in wechselnder Stärke die Gefäßkomponente der Heubnerschen Endarteriitis herein, andererseits leitet die Lues spinalis zum blanden Prozeß der Tabes spinalis über (S. 264). Neben der in der letzten Zeit etwas häufiger beobachteten mykotischen Spinalmeningitis (GREENWOOD und VORIS, WYBEL, ALAJOUANINE, HOUDART und DROUHET) sind noch chronische lymphocytäre Meningitiden zu erwähnen, die manchmal im spinalen Liquorraum besonders stark ausgeprägt sind (BAKER, SCHALTENBRAND, FRICK und MEYER). Ihre Ätiologie ist noch unklar (chronisch-rezidivierende Virusinfektion ?). Der histologische Befund läßt dabei den Untersucher manchmal im Zweifel, ob richtiger von einer schleichenden Meningitis mit betonter perivasculärer Infiltration oder aber von einer chronischen Phlebitis (oder Angiitis) mit kräftiger meningealer Begleitreaktion zu sprechen ist.

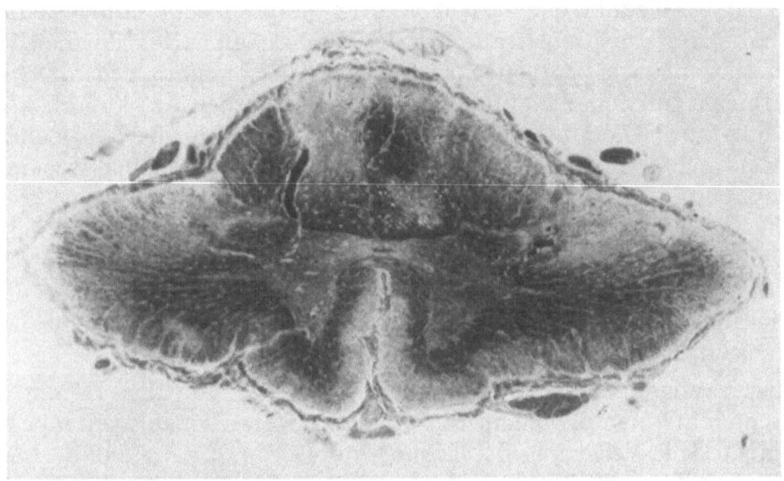

Abb. 7. Keilförmige Nekrosebezirke und beginnende Randsaumentmarkung bei Lues spinalis. F. A. 282/34.

Außer offenkundig infektiösen Prozessen gibt es im spinalen Liquorraum chronisch-progrediente oder chronisch-rezidivierende Vorgänge von oftmals ungeklärter Ätiologie. Selbst die Pathogenese kann nicht immer präzise definiert werden. Der gemeinsame und kennzeichnende Befund ist die Sklerose der Arachnoidalmaschen, die zu Verklebungen (MORLEY) und Schrumpfungen führt und als *„Arachnitis chronica cystica adhaesiva spinalis"*, *„ascendierende Arachnopathie"* usw. bezeichnet wird (FRENCH, KRAUS, HEPPNER und MIGULA, BEHAR und FELDMAN). In einem Teil der Fälle liegt die Ätiologie auf der Hand, z.B. bei Meningealcarcinose oder -gliomatose oder nach der intrathekalen Anwendung von differenten Kontrast- (MARGOLIS u. Mitarb.), Narkose- (THORSEN, RIMPAU, WILLIAMS, PENTSCHEW) oder antibiotischen (KRAMER) Mitteln. Die Pathogenese ist auch in diesen Fällen komplex. Schon die Liquorentnahme führt zu einem lokalen Reizzustand, der bei genügender Intensität („Liquorpumpe") sogar zu Randentmarkungen führt (BUNGE und SETTLAGE). Die Entmarkungen sind im Experiment reversibel (BUNGE, BUNGE und RIS). Freies Blut im Liquorraum nach einer Punktionsverletzung kann wie bei Tumorblutungen (KRAYENBÜHL), Gefäßprozessen (ROSENTHAL), Meningealcarcinosen (NOETZEL) von Fall zu Fall weitere Reizerscheinungen hervorrufen. Bei manchen Individuen löst das Röntgenkontrastmittel in direktem Angriff heftige Gefäßreaktionen aus (MARGOLIS, GRIFFIN, KENAN, TINDALL, RIGGINS und FORT). ERBSLÖH und PUZIK haben auf die Rolle des pH der injizierten Substanzen hingewiesen, GREENFIELD, RICHARDS und MANNING, sowie HURST auf die mögliche Mitwirkung von Antiseptica und Detergentien, die bei der Reinigung und Aufbewahrung von Spritzen Verwendung finden. In anderen Fällen läßt sich für die Deutung einer chronischen Arachnopathie ein Prozeß im übrigen Liquorraum (SCHALTENBRAND und TÖBEL) oder eine überstandene Allgemeininfektion heranziehen. Bei posttraumatischen chronischen Arachnopathien (BECKER, TAPTAS) treten die alarmierenden Erscheinungen mitunter erst Jahre nach dem Trauma auf (PENFIELD, ROUQUES und DAVID, BARRAQUER-BORDAS u. Mitarb.), wie ja auch noch

Monate und Jahre nach dem Unfall manchmal im Liquor eine Eiweißvermehrung, sowie eine leichte Anomalie der Kolloidreaktionen festzustellen sein kann (Schaltenbrand). Kennzeichnend ist bei einer von Bodechtel und Schrader erwähnten Beobachtung, daß erst einige Jahre nach einer Halswirbelsäulenstauchung dem Schneider des Patienten Tiefstand der einen Schulter auffiel; mehr als 10 Jahre später war dann eine als amyotrophische Lateralsklerose gedeutetes Symptomenbild entstanden. Bei einem so langen Intervall und angesichts des Umstandes, daß sich überhaupt nach einem einmaligen Trauma ein chronisch-progredienter Prozeß entwickelt, kommt die pathogenetische Interpretation wohl nicht um die Annahme herum, daß eine Störung des Wirbelsäulengefüges das verbindende Glied in der Ursachenkette gewesen sein muß. Dann liegt aber die Annahme nahe, daß auch *nicht*traumatische Wirbelsäulenaffektionen auf dem Wege über die Akkumulierung winziger mechanischer Einwirkungen sich in einer chronischen Arachnopathie kryptogener und scheinbar idiopathischer Art äußern können (Kuhlendahl und Felten). Die Untersuchungen von Breig über die Biomechanik des Zentralnervensystems geben Fingerzeige für den Mechanismus solcher Zusammenhänge. Die formale Entstehung der Arachnoidalfibrose ist vermutlich an lokale und rezidivierende Vermehrung des Liquoreiweißes durch Transsudation oder Exsudation gebunden. Sie kann durch eine mechanische Traumatisierung des Gewebes, durch intermittierende Abflußbehinderung und durch ein Zusammenwirken beider Faktoren hervorgerufen werden. Für die intermittierende Abflußbehinderung ist wieder die allgemeine Kreislaufsituation wichtig (Becker und Hess, Hultsch).

Die Auswirkungen einer Arachnopathie beruhen auf der Hemmung der Liquorzirkulation und auf der örtlichen Bildung von Retentionsblasen mit raumforderndem Effekt. Die partielle Verlegung des Liquorraumes durch Arachnoidalsklerose erzeugt die Phänomene eines Liquorstops, die raumfordernden Cysten beeinflussen die lokalen Kreislaufverhältnisse. Von beiden Enden her kann so die Pathogenese zum Circulus vitiosus geschlossen werden, da auf beiden Wegen die Fibrose des Arachnoidalgewebes verstärkt wird. Aus der Verquickung von Störungen des Wirbelsäulengefüges und der allgemeinen Kreislaufsituation mit lokalen Veränderungen gewinnt man den Eindruck, daß die kryptogenetische chronische Arachnopathie nur eine Verlaufs- und Lokalisationsvariante einer „chronischen Meningomyelopathie" auf der Basis von Störungen des Wirbelsäulengefüges („vertebragen") primärer (Bedford, Bosanquet und Russell; Mair und Druckman; Bonduelle; Clarke; Kuhlendahl und Felten [Lit.]; Rouques) oder durch traumatische Einwirkung geförderter Art (Bachs, Barraquer-Bordas, Barraquer-Ferre, Canadell und Modollel; Paillas, Legre, Pellegrin und Bonnal; Renynghe und Varenne; Askenasy, Braham und Kosary) ist.

3. Das Rückenmark als Nachbarstruktur des peripheren Nervensystems.

Wie in den Vorbemerkungen zur Anatomie ausgeführt wurde, beherbergt das fertig ausgebildete Rückenmark Nervenzellfortsätze verschiedener Herkunft. Dabei stammen die ortsfremden Nervenzellfortsätze in den Seiten- und Vordersträngen aus der gleichen Matrix wie das Rückenmark, nämlich aus der Neuralplatte mit ihrem prosencephalen und rhombencephalen Abschnitt, oder aus anderen Abschnitten des Rückenmarks. Die Nervenzellfortsätze, die die Hinterstränge aufbauen, gehören dagegen in der Mehrheit nicht zu Neuralplattenabkömmlingen, sondern gehen von den Nervenzellen der Spinalganglien aus, deren Matrix die Neuralleiste und nicht die Neuralplatte ist. Diese entwicklungsgeschichtlichen und Leitungsbeziehungen haben zur Folge, daß das Rückenmark auch bei weiter in der Peripherie angesiedelten Erkrankungen des Nervensystems betroffen sein kann. Dieses Mitbetroffensein vermag sich wieder mit lokalen Krankheitsprozessen am Rückenmark selbst zu verquicken. Der Schauplatz von Erkrankungen dieser Art ist neben den Spinalganglien hauptsächlich der Bereich der Wurzeltaschen des spinalen Durasacks.

Nach dem Vorschlag von Krücke unterscheidet man im proximalen Teil der Nerven einen zentralen, intramedullären Abschnitt und im extramedullären Teil den Spinalwurzel-, den Wurzelnerv- und den ganglioradikulären Abschnitt. An der Oberfläche des Rückenmarks liegt die Grenze des zentralen Abschnitts. Dort ist an der Redlich-Obersteinerschen Stelle oder dem Fromannschen Bogen, der von cranial nach caudal immer weiter nach außen rückt, für die Nervenzellfortsätze der Ort des Übergangs aus der Obhut der Gliazellen in die Hülle aus Schwannschen Zellen (bei markreichen Fasern mit Einzelaxon) oder Remakschen Zellen (bei markarmen und marklosen mit mehreren Axonen). Bei sensiblen Fasern muß man statt dessen vom Übergang aus den peripheren in das zentrale Nervengewebe sprechen. Distal des Fromannschen Bogen haben die Fasern nur erst ein Endoneurium, das noch aus der Leptomeninx abgeleitet ist. Die straffe Perineuralhülle und das etwas weniger straffe Stütz-, Einbau- und Gleitgewebe des Epineuriums (Lang) überzieht die Faserbündel erst von der Wurzeltasche ab. Der Übergang zwischen Spinalwurzelabschnitt und typisch gebautem peripherem Nerv (im ganglioradikulären Abschnitt) ist der Wurzelnerv. Sein Abschnitt reicht etwa von der Ebene, in der der Durasack sich zur Wurzeltasche auszubeulen beginnt, bis zum proximalen Pol des Spinalganglions. Etwa in der Mitte dieser Strecke treten a) der Liquorraum, b) die teilweise mit „Neurendothel" (Feyrter) tapezierten Perineuralräume (Key und Retzius) und c) das System der Lymphspalten und Lymphgefäße in enge Beziehung zueinander (Dontenwill, Woollam und Millen). Physiologischerweise besteht keine freie Kommunikation zwischen ihnen; die Abtrennung hält auch einer nicht zu hohen Druckdifferenz stand (Somberg). Wie im Bereich der Pacchionischen Granulationen, wo der Liquorraum in Beziehung zum venösen Gefäßsystem tritt, sind auch im Bereich der Wurzeltaschen kräftig ausgebildete Arachnoidalzellpolster zu finden, die „Granulationsmassen" Richters. Unter physiologischen Voraussetzungen ist hier die Stelle, an der Substanzen (z. B. Hämosiderin — Dontenwill) aus einem der Räume in einen anderen hinübergeschleust werden oder Prozesse von einem der Räume auf die anderen übergreifen können. Wichtig ist der Übertritt von Krankheitskeimen aus dem Perineuralraum in den Liquorraum. Er schließt sich an die passive, von der arteriellen Pulsation, vom Muskelspiel usw. geförderte Dispersion in den peripheren Perineuralräumen von distal nach proximal an, die für die Hodogenese der Herpesinfektion, der Listeriose (Höer) und auch der Lues von Bedeutung ist.

Bei brüsker Injektion in den Liquorraum oder in den peripheren Nerven in der Nähe der Wirbelsäule können die Verbindungen zwischen den dreierlei Räumen des Wurzelnervabschnittes grob aufgerissen werden. So kommt es bei paravertebraler Injektion mitunter zu funikulären Reizerscheinungen oder sogar zu einer Rückenmarksschädigung (Erbslöh und Puzik), auch wenn die Injektionskanüle selbst noch nicht in das Innere des Wirbelkanals eingedrungen war. Die Höhenlokalisation richtet sich dabei nach dem Wirbelsäulensegment, nicht nach dem Rückenmarksabschnitt, der der Ordnungszahl des betroffenen Spinalnerven entspricht.

Die Vermittlung zwischen Liquorraum und Lymphgefäßsystem macht aus der Wurzeltasche eine Art Schlammfang des spinalen Liquorraumes. Prozesse, die vom Liquorraum aus oder vom peripheren Nerven her den Wurzelnerven erreichen, und Störungen des Wirbelsäulengefüges (Frykholm) lösen oft im Wurzeltaschenbereich unspezifische Entzündungsvorgänge aus (Veith), die große Ähnlichkeit mit der chronischen Arachnopathie der Chiasmagegend (Arachnitis opto-chiasmatica) gewinnen können und damit wieder die Korrespondenzbeziehungen zwischen den Wurzeltaschen und der Chiasmaregion (S. 260) illustrieren. Sie lassen im Wurzelnerven Retentionscysten entstehen, die bis in den ganglioradikulären Abschnitt und an das Spinalganglion reichen (Spinalgangliencysten — Marburg, Watanabe). In besonders gelagerten Fällen kommt es sogar wie beim Zwerchsackneurinom zur Entfaltung solcher Cysten auch außerhalb des Wirbelkanals bis zu einer Größe, die zur chirurgischen Intervention wegen eines Abdominaltumors Anlaß gibt (Ehrich). In dem kurzen Knochenkanal des Foramen intervertebrale

(Duus, Kahlau und Krücke) können sich die Cysten mit radikulären Erscheinungen (Tarlov, Merei) oder durch die Ausweitung des Foramens (Strully) bemerkbar machen, besonders wenn sie mit Störungen des Wirbelsäulengefüges zusammentreffen. Im Bereich des Foramen interventriculare ist die Bindegewebshülle des peripheren Nerven im Periost verankert. Bei Zerrungen und stumpfen Wirbelsäulentraumen (Chodoff) besteht die Gefahr, daß es zu Einrissen der Wurzeltaschenwand kommt, zumal die Arachnoidalzellpolster ohnehin eine lokale Schwächung der Wand mit sich bringen. Zerrungsverletzungen des Spinalnerven lassen zudem Blutungen in den Endo- und Perineuralräumen bis zur Wurzeltasche vordringen; sie können zur Arachnopathie mit entsprechender Entfaltung der Arachnoidalpolster und weiterer Wandschwächung führen. Die Cysten haben dann Gelegenheit, in den Extraduralraum zu prolabieren und sich als raumfordernde Prozesse bemerkbar zu machen (Adams und Wegner, Rexed, Draganesco, Balaceanu, Mares und Tofan). Die traumatische Entstehung ist in manchen Fällen evident (Schreiber und Haddad, Cuneo, Abbott, Retter und Leimbach). Sie hat ihr Gegenstück in intrakraniellen Arachnoidalcysten nach Trauma (Taveras und Ranschoff). In anderen Fällen wird eine kongenitale Entstehung erwogen (Wise und Foster, Wiedenmann, Brunngraber, Heppner und Diemath), vor allem wenn keine Beziehung zu einer bestimmten Wurzeltasche besteht. Eine solche Beziehung kann bei extraduralen Arachnoidalcysten (Davis jr., Hamlin, Garrity und Golden, Decker und Livingston) aber auch durch Obliteration und Schwund des Stieles verloren gehen. Die Wiederauffüllung nach Punktion wurde als diagnostischer Hinweis gewertet (Turner).

Wenn ein Wurzeltaschenprozeß so schwer verläuft, daß die Nervenfasern des Wurzelnerven zerstört werden, sind am Rückenmark im Bereich der Vorderhörner retrograde Nervenzellveränderungen zu erwarten. Im Bereich der Hinterstränge wird sich die sekundäre, Wallersche Degeneration der zerstörten Fasern zeigen. Im Bereich der Hinterhörner, der Clarkeschen Säulen und der Formatio reticularis der Vorderhörner kann — bei entsprechender Konstellation — eine anterograd-transneuronale Beteiligung der Nervenzelleiber ausgelöst werden. Weniger tiefgreifende Schädigungen werden sich am Wurzelnerven in der Affektion der Hüllzellen erschöpfen und das Bild der segmentalen, Gombaultschen Degeneration erzeugen. Ein auf ein Schwannsches Segment beschränkter Verlust der Markscheide (und die dadurch angezeigte Läsion einer der hintereinander auf den Neuriten „aufgefädelten" Schwannschen Zellen) ist erfahrungsgemäß für den Neuriten von geringer unmittelbarer Bedeutung. Die Läsion führt nicht unbedingt zur sekundären Degeneration vom Wallerschen Typ im zellfernen Teil des Achsenzylinders. Wenn aber zu einer Segmentläsion eine weitere Läsion in einem anderen Abschnitt des Achsenzylinders oder im Bereich des Zelleibs hinzutritt, kann die Kombination der Noxen das betroffene Neuron vernichten. In manchen Fällen wird der Neurit einer Spinalganglienzelle von der einen Noxe im Bereich des Wurzelnerven lädiert, von der zweiten im Bereich der Hinterstränge des Rückenmarks. Dieser Fall ist bei der Tabes dorsalis und einigen anderen Krankheitszuständen gegeben.

Die Tabes dorsalis.

Unter „Tabes dorsalis" wird im heutigen Sprachgebrauch die quartäre Syphilis des Rückenmarks verstanden. Pathologisch-anatomisch manifestiert sich der Krankheitszustand in Entmarkung und Faserausfall im Bereich der Wurzelnerven und der Hinterstränge. Der maßgebliche pathogenetische Prozeß ist die chronische luische Infektion des spinalen Liquorraumes (Cl. Vincent 1910). Das klinische Bild ist durch sensible, algetische, ataktische und trophische Störungen im Zuständigkeitsbereich des Rückenmarks gekennzeichnet. Atrophie des Fasc. opticus mit Amaurose und das Argyll-Robertsonsche Phänomen der reflektorischen Pupillenstarre usw. werden herkömmlicherweise als obligate Symptome der „Rückenmarksdarre" zur spinal bedingten Symptomatik hinzugenommen.

Die *Phthisis notias* oder *Tabes dors(u)alis* der hippokratischen Terminologie hat mit der heutigen Begriffsbestimmung wahrscheinlich nicht viel gemeinsam. Noch J. P. FRANCK verstand unter dieser Bezeichnung in erster Linie eine Atrophie der Rückenmuskulatur ("...tabis, quam dorsalem vocamus, symptomata: singularem musculorum dorsalium, lumbalium destructionem..." — zit. nach LEYDEN 1863). Erst in der Folgezeit wurde im Schrifttum eine Beziehung zwischen dem klinischen Befund der Tabes dorsalis und dem Sektionsbefund der Atrophia bzw. Tabes medullae spinalis aufgestellt (LEYDEN 1875). Die Einzelheiten waren zunächst noch wenig erforscht und präzisiert; HASSE stellte noch 1855 fest: „Man hat aus zum Teil ihrer Pathogenie nach sehr differenten Fällen das Bild der Tabes dorsalis künstlich zusammengesetzt, und erst in neuerer Zeit fängt man an, die etwas wirre Kollektivkrankheit in ihre natürlichen einzelnen Bestandteile aufzulösen." Schon 1843 hatte indessen ROMBERG die Definition der Tabes dorsalis auf ein präziser umrissenes klinisches Krankheitsbild eingeengt und den von FRORIEP erhobenen Sektionsbefund als charakteristisch herausgestellt: „Die Marksubstanz (des unteren Teiles der hinteren Stränge) war fast ganz geschwunden, so daß sie wie durchsichtig von graugelber Farbe erschienen. Die hinteren Wurzeln waren des Nervenmarkes verlustig und hatten ein wäßriges Aussehen. Von der Mitte der Dorsalnerven ging die Atrophie allmählich nach oben in die gesunde Beschaffenheit über... Wo Amaurose vorhanden war, findet sich fast immer Atrophie der Sehnerven, des Chiasma und der Tractus optici." 1847 gab TODD an: „Die hinteren Stränge halten den Rumpf im Gleichgewicht und bringen seine Bewegungen in Einklang mit denen der unteren Extremitäten... In einigen Fällen, wo das Hauptsymptom eine stetig wachsende Schwierigkeit des Gehens war, fanden sich die Hinterstränge als Sitz der Krankheit." 1858 gab DUCHENNE (Boulogne) die Ergebnisse neurophysiologischer Untersuchungen bekannt, die ihn dazu veranlaßten, aus der großen Gruppe der Lähmungszustände die „Ataxie locomotrice progressive" auszusondern. Als pathologisch-anatomisches Substrat ergab sich wiederum die graue Degeneration der Hinterstränge. Die weitgehende Übereinstimmung zwischen den von ROMBERG und DUCHENNE beschriebenen Krankheitsbildern wurde allseits anerkannt; nur galt in der nächsten Zeit in der deutschen Literatur DUCHENNE lediglich als Nachbeschreiber von ROMBERGs Erkenntnis, in der französischen umgekehrt die Tabes dorsalis als mangelhaft beschriebene Ataxie locomotrice progressive. — Die nächste Streitfrage in der Geschichte dieser Krankheit war die Auseinandersetzung zwischen FOURNIER in Frankreich, GOWERS in England und ERB in Deutschland auf der einen, CHARCOT, WESTPHAL und LEYDEN auf der anderen Seite über die Frage, ob die Tabes dorsalis von luischer oder nichtluischer Ätiologie sei. Die Kontroverse ist begreiflich, wenn man die Schwierigkeiten der Beweisführung vor Ausarbeitung der serologischen Methodik bedenkt. Der augenfällige Rückgang der Tabeserkrankungen in unserer Zeit bis auf Fälle mit übersehenem Primärstadium ist die eindrucksvolle Bestätigung der Auffassung von FOURNIER, GOWERS und ERB. Allerdings hatte in der damaligen Zeit der Krankheitsbegriff, um den die Auseinandersetzung ging, mehr den Charakter eines Syndroms; daß ein bestimmtes Syndrom immer nur eine ganz bestimmte Ätiologie haben sollte, konnte freilich mit gutem Grund bezweifelt werden. — Nachdem im Laufe der Zeit Einigkeit über die luische Ätiologie der genuinen Tabes erzielt worden war, kam noch einmal eine lebhafte Auseinandersetzung auf über die Frage der Pathogenese. Hier standen sich Meinungsgruppen gegenüber, nach denen das Wesentliche an der Tabes dorsalis entweder ein Wurzelprozeß im Wurzeltaschengebiet (NAGEOTTE, RICHTER) oder an der Rückenmarksoberfläche (OBERSTEINER und REDLICH) oder aber ein primärer, essentieller Hinterstrangprozeß von der Art einer Systemerkrankung (SPIELMEYER, GAGEL) sein sollte. EDINGER bemühte sich, den Systemcharakter der tabischen Hinterwurzel- und Hinterstrangdegeneration dadurch experimentell zu belegen, daß er Ratten längere Zeit am Schwanz aufhing und so extremen Zerrungen der Wirbelsäule aussetzte. Er nahm an, daß es beim Zappeln der Tiere zu einem erhöhten Stoffverbrauch auch im sensiblen System komme, und glaubte, daß die Hinterwurzel- und Hinterstrangläsionen der Versuchstiere der Tabes analog seien. Die Konzeption einer Systemerkrankung findet sich schon bei LEYDEN angedeutet: „...der Gedanke, daß... die graue Degeneration der Hinterstränge ...eine eigentümliche Atrophie oder Degeneration der sensiblen Partien des Rückenmarks sei." Die Annahme einer sekundären Hinterstrangdegeneration bei der Tabes dorsalis von den „durch die Entzündung der Pia zur Atrophie gebrachten Wurzeln" aus hielt LEYDEN für unwahrscheinlich; sie wurde erst von VULPIAN vertreten. — Die Scheinalternative: Wurzelprozeß oder Systemerkrankung der Hinterstränge fällt weg, wenn man die Möglichkeit einer doppelten Noxe in Erwägung zieht.

Bei der Tabes dorsalis ist die Dura mater spinalis auf der Außenfläche unverändert. Die Arachnoidea-Pia erscheint fleck- oder streifenweise etwas verdichtet und getrübt, manchmal in deutlicher Bindung an die grau durch sie durchschimmernden Hinterstranganteile. Die Hinterwurzeln sind dünner und grauer als die Vorderwurzeln; diese Differenz zeigt sich insbesondere auch im Caudagebiet. Das Rückenmark erscheint platter als gewöhnlich, wozu das Einsinken der Hinterstrangoberfläche beiträgt.

Auf dem Querschnitt sind — je nach den Verhältnissen des einzelnen Falles in verschiedener Ausdehnung — die Hinterstränge grauglasig, bei stürmischerem Verlauf auch mehr gelblich. Diese Veränderung ist meist im oberen Lumbalbereich am deutlichsten, in anderen Fällen (Tabes cervicalis) im Halsmark. Auf Schnitten durch das obere Rückenmark sind gewöhnlich die Fun. graciles (Goll) stärker betroffen als die Fun. cuneati (Burdach). Mitunter lassen sich über größere Abschnitte des Rückenmarks außen in den Hintersträngen — durch einen schmalen helleren Streifen vom Hinterhorn getrennt — schmächtige graue Streifen erkennen, die „Bandelettes externes" von Pierret, die anzeigen, daß der tabische Prozeß frisch und ziemlich gleichmäßig über die Länge des Rückenmarks ausgebildet ist.

Das histologische Bild der Tabes ist ebenso bunt wie ihre Klinik (Bodechtel). Im Vordergrund steht eine Entmarkung im makroskopisch grau verfärbten Bezirk der Hinterstränge (Abb. 8), bei weiter vorangeschrittenen Fällen auch in der Lissauerschen Randzone. Die Hinterhornzonen und die Clarkeschen Säulen sind markärmer als gehörig,

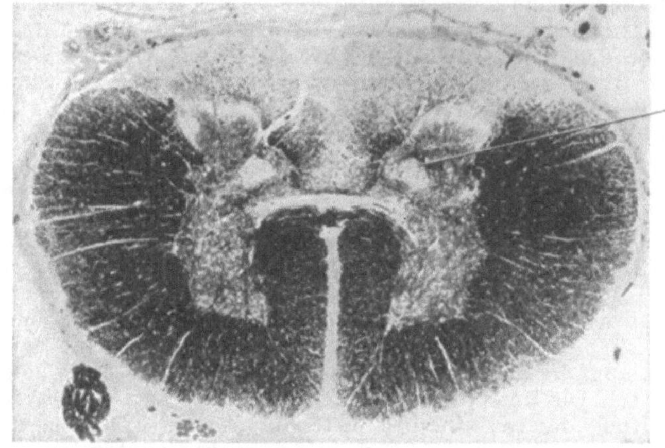

Abb. 8. Entmarkung der Hinterwurzeln, der Hinterstrangareale (mit erheblicher Schrumpfung), der Lissauerschen Randzonen und der Clarkeschen Säulen (×) im unteren Brustmark bei Tabes dorsalis. F. A. 2031 [vgl G. Bodechtel (1939), l. c., Abb. 22].

aber nicht wesentlich geschrumpft. Ihr Ganglienzellbestand ist ungefähr normal. Die Entmarkung läßt sich bei Darstellung einzelner Fasern mit der Marchi-Methode vom Fromannschen Bogen ab, also vom Eintritt der Hinterwurzel in das Rückenmark an, verfolgen (Gagel). Peripher von der Redlich-Obersteinerschen Stelle braucht die Entmarkung nicht die gleiche Ausdehnung und Abbauphase aufzuweisen wie zentral davon (Spielmeyer, Gagel). Nach der Ausdehnung der Wurzelbeteiligung richtet sich aber die Verteilung der entmarkten Anteile aufsteigender und absteigender Bahnen, die Fasern aus den Spinalganglien führen. Mittellange und kurze Fasern mit entsprechend dünneren Durchmessern und Markmänteln sind bevorzugt betroffen. Die endogenen Stranganteile bleiben am längsten erhalten. Die Zusammenhänge zwischen der Verteilung der Ausfälle im Rückenmark und dem Muster der segmentalen Wurzelschäden sind so eng, daß sie für die Klärung der normalen Anatomie der spinalen Faserbahnen ausgewertet wurden (Bok). Trotzdem handelt es sich bei den Faserveränderungen in den Hintersträngen nicht gesetzmäßig um den Typ der Wallerschen Degeneration wie nach der Unterbrechung eines Neuriten. *Wie bei den Wurzeln ist die Entmarkung intensiver und ausgedehnter als der Neuritenuntergang.* Je nach dem zeitlichen Ablauf und der Intensität des Markscheidenunterganges findet man Lipoide bis zur Neutralfettstufe und Bilder fixen oder mobilen Abbaues. Später kommt es zu einer faserigen Deckung der Ausfälle, manchmal aber auch zur Lückenfeldbildung. Das Holzer-Präparat zeigt wie das Achsenzylinderpräparat nicht immer das gleiche Muster wie der Ausfall der Markscheiden. Mitunter wird der ventrale Hinterstranganteil von einer Fasergliose eingenommen, obwohl er in typischen von der Entmarkung fast freibleibt. Fibrose der Pia und feinfaserige Adventitialfibrose an den Gefäßen mit einigen schütteren Rundzellansammlungen werden bei einigermaßen floriden

Fällen selten vermißt. Die Piafibrose kann entsprechend dem makroskopischen Befund im Oberflächenbereich der degenerierten Hinterstränge verstärkt sein. Das Vorkommen der Gefäßwandfibrosen in den Strängen deckt sich nicht gesetzmäßig mit dem Muster der Markscheiden- und Achsenzylinderausfälle und ist ausgeprägter als bei einer gewöhnlichen sekundären Degeneration (NAGEOTTE und RICHE). Die Vorderhornareale sind in den als typisch angesehenen Beobachtungen unauffällig; es kommt aber vor, daß Bilder der primären Reizung und noch schwerere Zellveränderungen gefunden werden. In den Seitenhörnern wird gelegentlich eine gewisse Reduktion der Zellzahl beobachtet (BO-DECHTEL),

Im Bereich der Wurzeltaschen zeigt sich auf Längs- und Querschnitten durch die *Wurzelnerven* eine feinfaserige Fibrose in der Umgebung der Faserbündel, auf ihrer Oberfläche und in ihren Interstitien. Sie ist in floriden Prozeßstadien zellreicher, so z.B. bei Taboparalysen (NAGEOTTE). Bei einem vorübergehend oder dauernd zum Stillstand gekommenen Prozeß ist außer der Sklerose und der Hypertrophie und Hyperplasie der Arachnoidalzellpolster wenig festzustellen (RICHTER). Entmarkungen der Wurzelnerven im Bereich der Fibrosen gehören in der Regel zum segmentalen Gombaultschen Typ. Nur in vorgeschrittenen Stadien ist auch der Neurit nach dem Modus der Wallerschen Degeneration zerstört.

Auch an den *Spinalwurzeln* — besonders an den dorsalen — sind Entmarkungsvorgänge festzustellen. Wieder ist entsprechend dem Gombaultschen Modus der Faserverlust weniger schwer und weniger ausgedehnt als der Markscheidenausfall. Der Verlust an markarmen Hinterwurzelfasern ist ungefähr proportional den vegetativen Krankheitserscheinungen (GAGEL). Es kommt vor, daß innerhalb einer Serie schwer betroffener Wurzeln eine intakte zu finden ist; umgekehrt kann auch innerhalb einer Serie intakter Wurzeln ein Paar oder auch nur die Wurzel einer Seite entmarkt und degeneriert sein.

Die *Spinalganglien* zeigen nur ausnahmsweise einen faßbaren Ausfall von Spinalganglienzellen. Läsionen der *peripheren Nerven* sind ebenfalls inkonstant. Sie werden am ehesten an den Hautnerven der unteren Extremitäten gefunden, zeigen den Gombaultschen Degenerationsmodus statt des Wallerschen und sind vielleicht mehr der Ausdruck trophischer Störungen statt eine unmittelbare Auswirkung des Grundleidens.

In den cranialen Anteilen des *Zentralnervensystems* sind die Hinterstrangkerne und die sensiblen Hirnnerven fakultativ in Mitleidenschaft gezogen. Die Ependymitis granularis der Rautengrube ist obligat. Im typischen Fall findet man auch die tabische Atrophie des Fasc. opticus mit einer Fibrose im Bereich der Scheiden und der Septen. Die Corp. genic. externa in der äußeren Oberfläche des Zwischenhirns reagieren gelegentlich mit einer anterograd-transneuronalen Atrophie. Im Kleinhirn fand SPIELMEYER einen deutlichen Ausfall von horizontal verlaufenden Fasern in der Molekularschicht.

Der pathologisch-anatomische Befund bei Tabes dorsalis hat in Art und Verteilung Ähnlichkeit mit Befunden bei einigen anderen Affektionen des Nervensystems. Dazu gehören vor allem die von SPIELMEYER erhobenen und ausgewerteten Befunde bei der experimentellen Injektion von Stovain in den spinalen Liquorraum und bei der Infektion des spinalen Liquorraumes im Rahmen der experimentellen Trypanosomiasis von Hunden. Ein weiteres, fast verschollenes Beispiel sind die Wurzeltaschen-, Hinterwurzel- und Hinterstrangveränderungen bei Hirntumoren, die mit erhöhten Liquoreiweißwerten einhergehen (HOCHE, BATTEN und COLLIER). Auch solche Neuropathien bei Carcinomen im Einzugsgebiet des inneren Wirbelvenenplexus, die besonders schwere sensible Ausfallserscheinungen mit sich bringen (DENNY-BROWN; HENSON, RUSSELL und WILKINSON; HEATHFIELD und WILLIAMS; SMITH und WHITFIELD), können hier angeführt werden; meistens ist jedoch bei den Carcinomneuropathien die Kleinhirnbeteiligung viel massiver als jemals bei der Tabes.

Ähnlichkeitsbeziehungen etwas anderer Art verbinden die Tabes dorsalis mit Erkrankungen, die zum Formenkreis der tertiären Lues gerechnet werden. Die chronische Meningitis luica im Rahmen der Lues cerebrospinalis kann die Wurzeltaschen besonders stark betreffen und sie zu dicken Strängen oder perlschnurartigen Gebilden werden lassen. Dann entsteht das von Kahler beschriebene Krankheitsbild der multiplen syphilitischen Wurzelneuritis *(Polyradiculitis luica)*. Die schleichend verlaufende Sklerosierung der Wurzelnerven (Nageotte, Richter) läßt sich mit der luischen Pachymeningitis cervicalis hypertrophicans (S. 261) vergleichen. Die Kombination diffuser meningitischer Veränderungen mit disseminierten Gefäßveränderungen (Eicke und Mühler) ergibt den Befund der syphilitischen Myelose (Staemmler) und das Krankheitsbild der „Pseudo-Tabes syphilitica" (Oppenheim, Eisenlohr, Nonne). Dabei können — wie in der Beobachtung Oppenheims — „spezifisch-syphilitische" Prozesse mit Gewebsveränderungen zusammen auftreten, die „an sich keineswegs das Gepräge der syphilitischen Gewebsalterationen haben" und „den entsprechenden der Tabes durchaus kongruent sind" (Oppenheim, Nonne). Luische Veränderungen der pialen Rückenmarksgefäße bei der syphilitischen Myelose (Staemmler) äußern sich gelegentlich nicht nur in keilförmigen Erweichungsherden, sondern auch in Randentmarkung — besonders häufig im Thorakalbereich (Wechsler) — und sogar in stranggebundenen Entmarkungen in variablem Muster, ähnlich wie die funikuläre Spinalerkrankung zwischen fokalen und diffusen Formen (Erbslöh) und zwischen Strangausfällen, Keilherden und Randentmarkung variiert. Auch bei der Carcinommyelopathie kommen neben Strangausfällen umschriebene Nekrosen vor (Puccini).

Aus den verfügbaren Daten über den ätiologischen Rahmen und den pathologisch-anatomischen Befund der Tabes dorsalis läßt sich eine zusammenfassende Vorstellung über ihre *Pathogenese* ableiten. Die Fälle, in denen der Erregernachweis gelungen ist, und die experimentellen und sonstigen Analogien zum Tabesprozeß erweisen als Ausgangssituation die luische Infektion des spinalen Liquorraumes (Vincent). Beim Tabespatienten ist diese Infektion nicht (oder nicht mehr) mit manifesten entzündlichen Erscheinungen verbunden, sondern nur mit einer Hyperproteinose des Liquors. Durch Ein- und Ablagerung von Eiweißkörpern kommt es zu einer schleichenden Sklerosierung an jenen Stellen, an denen Substanzen normalerweise aus dem Liquorraum ausgeschleust werden, und zu einer über- oder unterschwelligen Läsion der Schwannschen und Remakschen Zellen, die vom Liquormilieu nur durch ein arachnoidales Endoneurium getrennt sind. Am Rückenmark und seiner Oberfläche macht sich die anhaltende Störung des Liquormilieus in einer Sklerosierung der Pia und Gefäßscheiden bemerkbar. Die Gefäßsklerose hat meist keine unmittelbaren Folgen, sie stört aber die Diffusionsverhältnisse doch so weit, daß es gelegentlich zu einer Gliose im venösen „Sumpf" der ventralen Hinterstrangabschnitte kommt. An denjenigen Fasern, die erst dem Liquormilieu und dann dem Milieu der medullären Glia ausgesetzt sind, ist die Aufrechterhaltung der Markscheidenstruktur bedroht. Bei ihnen ist spätestens nach dem Eintritt in das Rückenmark die Gefahr einer Degeneration vom Gombaultschen oder sogar Wallerschen Typ, also der segmentalen Entmarkung oder des vollständigen Faseruntergangs, gegeben, Die Degenerationsprozesse können die Sklerosierung der Pia unterstützen. Dünne Markscheiden werden rascher zerstört als dicke, können aber im Spinalwurzel- und Wurzelnervabschnitt eher regeneriert werden. Das Hinzutreten anderer Faktoren auslösender oder unterstützender Art bestimmt das Muster der Verteilung der Ausfälle auf Segmenthöhe und Hinterstrangareal. Der Schwerpunkt des tabischen Prozesses ist wie bei der Listeriose (Höer) in der Regel durch die Hodogenese der Infektion beeinflußt und entspricht etwa dem Dermatom des Bubo (D_{12}—L_2). In anderen Fällen setzt sich anscheinend eine Osteochondrose der Halswirbelsäule lokalisierend durch (Tabes cervicalis). Der therapeutischen Beeinflussung ist nur der Wurzeltaschenprozeß zugänglich, die Strangausfälle sind praktisch irreversibel.

Die Pathogenese der tabischen Opticusatrophie läuft der der Rückenmarkstabes parallel. Da die Gegend des Foramen fasc. optici den Wurzeltaschen gleichgeordnet ist, ist sie als Ort der Ausschleusung von Substanzen aus dem Liquorraum eine weitere Prädilektionsstelle des tabischen Prozesses. Die Entzündungserscheinungen im intrakraniellen Anteil des Fasc. opticus und im Chiasma sind in der akuten Phase ziemlich intensiv und entsprechen in ihrer histopathologischen Formel den Veränderungen der progressiven Paralyse (BRUETSCH). Ihr Schwerpunkt liegt im Bereich der Pialeiste vor dem Chiasma, wo der Opticusstamm von einem leptomeningealen Septum durchzogen wird (SCHINDLER). Erst im orbitalen Abschnitt ähneln die sklerosierenden Veränderungen der Opticusscheiden (mit proliferierenden Arachnoidalzellnestern) in ihrer Zusammensetzung dem Wurzeltaschenprozeß. Die begleitende Arachnitis opto-chiasmatica zeigt allenfalls die Schwere des Krankheitszustandes an, hat aber selbst keine ursächliche Beziehung zur Opticusläsion (BRUETSCH),

In der Buntheit des *klinischen Bildes* bei der Tabes dorsalis, dem „klinischen Riesen" der Neurologie in ihrer klassischen Epoche, drückt sich in erster Linie der vielfältige Wechsel in der Verteilung und Ausbreitung des Prozesses aus. Die Befundqualitäten lassen sich als die Ausdrucksformen von Störungen in der Übermittlung afferenter Erregungen deuten. Von den Symptomen, die bei einfacher, glatter Unterbrechung der afferenten Fasern zu erwarten waren, unterscheiden sich die Tabessymptome durch Befundkomponenten, die wahrscheinlich auf abortive Regenerationsphänomene und Ephapsenbildung zurückzuführen sind. Dadurch kommt es zu Erscheinungen, die im Prinzip den Stumpfbeschwerden und der Kausalgie nahestehen. Auch sie tragen zur Vielfalt der Befunde bei. Mitunter treten zu den sensiblen Erscheinungen noch motorische in Gestalt von Lähmungen und Muskelatrophien. Es kann sich bei ihnen um Auswirkungen einer von der Tabes unabhängigen Lues spinalis-Komponente handeln; es ist aber auch möglich, daß der tabische Wurzeltaschenprozeß efferente Fasern vernichtet hat. Analogien zwischen der Tabes dorsalis und der Syringomyelie lassen sich z.B. an den Arthropathien ablesen. Diese Ähnlichkeitsbeziehungen ergeben sich daraus, daß die Kollateralen der von der Tabes lädierten Fasern zum Teil durch die Commissuren zur Gegenseite ziehen und zum Teil im Hinterhorn enden, mithin zur Faserausstattung jener Bezirke gehören, die bei der Syringomyelie in der Regel zerstört werden.

Die Sensibilitätsstörungen der Tabes umfassen alle Modalitäten von der Hyperaesthesie bis zur völligen Anaesthesie mit allen Schattierungen, die aus der Einbeziehung der vegetativ-nervösen Sphäre resultieren können. Die radikulär bestimmten Reizphänomene fallen zum Teil in den Afferenzbereich, der unserem Bewußtsein in der Regel zugänglich ist, und ähneln als lanzinierende Schmerzen dann den einschießenden Schmerzen bei Wurzelkompression. Zum anderen Teil spielen sie sich im Bereich jener Afferenzen ab, von denen unser Bewußtsein nur im Ausnahmefall Informationen in der Gestalt von Mißempfindungen bezieht, und werden dann als viscerale Krisen erlebt. Die Störungen der Tiefensensibilität führen einerseits zur Ataxie, andererseits in Gemeinschaft mit der Hypotonie der Muskulatur, der Störung der Trophik und der Aufhebung der Schmerzwarnung zur tabischen Arthropathie. Die Hypotonie und die Areflexie finden ihre Erklärung in der Ausschaltung des γ-Systems durch Unterbrechung seiner Afferenz. Auf dem Gebiet der ophthalmologischen Auswirkungen der Tabes dorsalis lassen sich die Pupillenstörungen des Argyll-Robertsonschen Phänomens und die Amaurose durch Opticusatrophie in Analogie zu den Symptomen der gestörten spinalen Afferenz setzen. Bei den Störungen seitens der quergestreiften Augapfelmuskulatur steht man vor den gleichen Deutungsschwierigkeiten wie bei den motorischen Störungen im spinalen Bereich, wo sie vielleicht nicht weniger häufig, sondern nur diskreter und weniger leicht erfaßbar sind.

Die differentialdiagnostische Bedeutung der Tabes dorsalis für das Gebiet der Neurochirurgie liegt im spinalen Bereich darin, daß sie einen radikulären Einschlag hat, der — für sich allein betrachtet — von anderen radikulären Reizerscheinungen nicht ohne weiteres unterschieden werden kann. Die Abgrenzung ist vor allem in der Inkonstanz der Höhenlokalisation und in der Hypotonie der Muskulatur bei der Tabes gegeben (BODECHTEL und SCHRADER). Im cranialen Bereich überschneidet sich die Tabessymptomatik mit der von Tumoren und anderen raumfordernden Prozessen der vorderen Schädelbasis hinsichtlich der Opticusatrophie, mit der von Tumoren der Vierhügelregion hinsichtlich der Pupillenstörungen. Tumorbedingte Kleinhirnataxien und die Tabes als „Ataxie locomotrice progressive" können ebenfalls ein differentialdiagnostisches Problem abgeben, vor allem, wenn bei einem Tumor die Vermehrung des Liquoreiweißes einen Verlust der Reflexe durch Hinterwurzelschädigung nach sich zieht (van Gehuchten, Lange).

II. Das Rückenmark als Bestandteil des Zentralnervensystems.

Bei den bisher besprochenen Krankheitsbildern und Erkrankungsformen ist die pathogenetische Konstellation vom Einbau des Rückenmarks in das Wirbelsäulengefüge, von seiner Eigenschaft als Kreislaufprovinz mit speziellen Kollateralbeziehungen oder von seinen Beziehungen zu Hüllen und Hüllräumen und zum peripheren Nervensystem bestimmt. Im Gegensatz dazu wird bei einer Anzahl von entzündlichen, degenerativen und Stoffwechselkrankheiten das Rückenmark mehr als Teil des Zentralnervensystems als Ausschnitt aus der Gesamtheit der Organstrukturen aus Nervengewebe betrachtet. Die vorher erwähnten pathogenetischen Faktoren sind dabei aber nicht etwa vom Schauplatz abgetreten, sondern wirken in vielen Fällen beim Ausmaß der Rückenmarksbeteiligung, beim Verteilungsmuster, beim histologischen Befund usw. mit.

1. Die Myelitiden.

Vor der Besprechung der entzündlichen Erkrankungen des Rückenmarks (Myelitiden im engeren Sinne, vgl. S. 240) muß der mit Streitfragen reichlich beladene Begriff der Entzündung wenigstens in Umrissen besprochen und muß seine besonders lebhaft umstrittene Bedeutung in der Neuropathologie erwähnt werden.

Virchow stellte der „sekretorischen" oder „exsudativen" Entzündung von Oberflächenstrukturen die „rein parenchymatöse Entzündung" der parenchymatösen Organe gegenüber. In diesem Sinne gehören die entzündlichen Erkrankungen des Rückenmarks wie die des Gehirns immer zu den parenchymatösen Entzündungen. Die Entzündung war für Virchow „eine dem Verlaufe nach eigentümliche Form verschiedener Prozesse" und sollte nicht als „ein seinem Wesen nach von den übrigen verschiedener Prozeß" zu verstehen sein. So wies Virchow darauf hin, daß die rein parenchymatöse Entzündung in erster Linie zu einer Änderung der stofflichen Zusammensetzung des Gewebes führe und insoweit als „entzündliche Degeneration" zu definieren sei. In dem „derivatorischen" oder sogar „depuratorischen" Effekt, den er der Entzündung von Oberflächenstrukturen zuerkannte, klingt eine final orientierte Begriffsbestimmung an. Die entzündliche Kreislaufstörung, der von manchen Autoren der Primat in der Pathogenese der Entzündung zugeschrieben worden war, war für Virchow nur die Folge dessen, was sich im Parenchym bei der Entzündung zutrage. In der nächsten Forschergeneration griff dann aber Ricker die Vorstellung von der führenden Rolle der Kreislaufsituation bei der Entzündung wieder auf und erweiterte diese Konzeption durch die Hypothese von der gesetzmäßigen Aufeinanderfolge bestimmter Kreislaufsituationen und von der Dominanz der nervalen Steuerung der Durchblutung. Inzwischen hat sich eine weniger apodiktische Formulierung eingebürgert, und Letterer bezeichnet ganz allgemein die „Betriebsgemeinschaft" zwischen Capillare, Interstitialraum und Zelle als das primäre und primitive Substrat der Entzündung. Damit kann auch eine Streitfrage als ausgeklammert gelten, die sich an den Doppelsinn des Wortes „Parenchym" geknüpft hat. Diese Bezeichnung galt ursprünglich der Substantia propria eines Gewebes im Gegensatz zur epithelialen Bedeckung und klingt noch im Begriff des „Hornhautparenchyms" nach. Erst später verstand man darunter die funktionstragenden Gewebsbestandteile im Gegensatz zu den interstitiellen. Virchow war sich dieser Begriffsunschärfe bewußt, hielt aber daran fest, daß die Veränderungen an den Parenchymzellen, den „eigentlich tätigen, aktiven Teilen", unter die Entzündungserscheinungen zu subsumieren seien. Auch Aschoff vertrat den Sprachgebrauch, die Phänomene des „parenchymatösen Reizzustandes" — z.B. die „trübe Schwellung" — als parenchymatöse Entzündung zu bezeichnen.

Im derzeitigen Stand der Lehrmeinungen gilt statt der Zelle die Grundeinheit des Gewebes, das „Histion", als der Schauplatz des Entzündungsdramas (Letterer). Zum Histion gehören auch die funktionstragenden Parenchymelemente, die in wechselndem Ausmaß an den Erscheinungen des Entzündungsprozesses beteiligt sind. Die interstitielle Entzündung im Sinne von Virchow wird dafür mehr als Affektion des Gruppenbindegewebes im Gegensatz zum parenchymeigenen aufgefaßt (Letterer). Zu den Komponenten des Entzündungsvorgangs gehört die entzündliche Kreislaufstörung mit Aufhebung der Rhythmik der Endstrombahn, was zusammen mit der geänderten Permeation der Gefäßwand zur Stase (v. Recklinghausen), d.h. zur Konglutination der Erythrocyten und Stillstand der Blutsäule (mit Aufhebung der Nähr- und der Spülfunktion der Strömung), führen kann. Die geänderte Permeation macht sich für das Gewebe in den Erscheinungen der Exsudation, Diapedese und Emigration geltend, und die Emigration von Zellen aus der Blutbahn läßt zusammen mit der Zellneubildung im Gewebe selbst die Infiltration zustande kommen. Die exsudativen Erscheinungen der Entzündung werden zu gegebener Zeit von den proliferativen überholt, die ihrerseits zu Granulationsvorgängen überleiten.

Die Strukturbesonderheiten des Gewebes modifizieren wie überall auch im Nervengewebe das Grundschema des Entzündungsprozesses. Im Nervengewebe ist es — ähnlich wie im Gewebe des Hautorgans — schwierig, Primitiveinheiten von Histioncharakter räumlich abzugrenzen. Der Neuronenbegriff bezieht sich auf die Dimension der Zelle und stammt aus einer Zeit, in der der Zellfortsatzcharakter des Achsenzylinders einer Nervenfaser noch umstritten war. Umschriebene Gewebsstrukturen, die einem supracellulären Funktionsverband entsprechen, treffen wir allenfalls im vegetativen Nervensystem an in der Gestalt der Neuropileme mit den zugehörigen kerntragenden Nervenzellanteilen, den Endigungen präganglionärer Fasern und den austretenden postganglionären Neuritenfortsätzen. Im Zentralnervensystem und somit auch im Rückenmark sind die Dendritengestrüppe und die in ihnen auslaufenden Faserenden zu ausgedehnten Neuropilmassen zusammengeflossen. Diese Neuropilmassen verhalten sich gegenüber Entzündungsprozessen weitgehend homogen. Nur ausnahmsweise machen sich lokale Unterschiede der Capillardichte, anatomische Gegebenheiten des Blutzu- und -abflusses, Leitungsbeziehungen efferenter oder afferenter Art usw. in örtlichen Akzentuierungen der Entzündungserscheinungen bemerkbar. Man erkennt sie noch am ehesten an der Schwere der Alteration der kerntragenden Nervenzellanteile, die zwar nur einen Bruchteil der zum größten Teil in das Dendritengeäst aufgeteilten Nervenzellmasse ausmachen, aber in der vom Nisslbild beeinflußten Lehre vom Feinbau der nervösen Substanz als „die" Nervenzellen gelten.

Das Nervengewebe des Zentralnervensystems ist ein abgewandelter Deckepithelverband von enormer Dicke, der nur in begrenztem Maße durch das gefäßführende Mesenchym aufgeschlossen ist. Statt weiter Intercellularräume wie etwa im Coriumanteil der Haut sind im wesentlichen nur schmale Intercellularspalten wie in der Epidermis vorhanden. Da die Funktionen eines Intercellularraumes — z.B. als Bett und Bahn von Diffusionsvorgängen — von den spezialisierten Zellformen der Glia übernommen werden, ist auch die Beteiligung des Parenchyms (hier im Gegensatz zum Stroma des gefäßführenden Bindegewebes zu verstehen) von der in anderen Geweben verschieden. Dem Einstrom eines Exsudates in den Intercellularraum entspricht im zentralnervösen Gewebe der Zellhydrops von Gliazellen und ihren Fortsätzen, die im Extremfall aufreißen und so einen gewissermaßen artefiziell entstehenden Intercellularraum freigeben. Die Markscheidenstrukturen sind wegen der tragenden Rolle der Glia für ihren Bestand schon bei einem Transsudateinstrom gefährdet. Aus diesen Gründen ist die morphologische Abgrenzung einer Transsudation — z.B. im Gefolge einer nichtentzündlichen Kreislaufstörung — gegen eine Exsudation bei entzündlicher Kreislaufstörung wesentlich schwieriger als in anderen Geweben (Ambivalenz — Jacob). Der funktionellen Angleichung der Glia an die Rolle des Intercellularraumes entspricht die Ausbildung der Mikro- oder Hortegaglia; diese Zellen sind funktionell und im Verhalten gegenüber bestimmten Metallimprägnationsmethoden den Elementen des reticulo-endothelialen Systems angenähert, falls sie nicht — insgesamt oder zum Teil — überhaupt als eingewanderte und im Nervengewebsverband gleichsam heimisch gewordene mesenchymale Histiocyten aufzufassen sind. Vor allem die Hortegazellen und die astrocytären Zellformen der Glia — weniger die oligodendrocytären — beteiligen sich am Entzündungsprozeß mit Proliferationserscheinungen (parenchymale Entzündung — Letterer), die zu den Infiltrationserscheinungen im Entzündungsherd beitragen. Von den zelligen Bestandteilen des Nervengewebes verhalten sich nur die Nervenzellen ganz so wie die Parenchymzellen anderer Organe. Im Rahmen der Entzündungsvorgänge sind sie der Gefahr der Degeneration und Nekrobiose ausgesetzt.

Die besonderen Akzente der Lehre vom Entzündungsbegriff in der Neuropathologie sind historisch begründet und hängen eng mit der Entwicklung des Begriffs der Krankheitseinheiten in der Neuropsychiatrie zusammen. Klinisch definierte Syndrome wie etwa die „fortschreitende Lähmung von Irren" wurden von den pathologisch-anatomischen Befunden her aufgegliedert und beispielsweise in die — später als Quartärlues identifizierte — progressive Paralyse im engeren Sinne, in Verlaufsformen der arteriosklerotischen und hypertonischen Hirnerkrankung und in senil-atrophische Prozesse zerlegt. Dabei gingen Forscher wie etwa Nissl und Alzheimer von der Vermutung krankheits*spezifischer* pathologisch-anatomischer Befunde aus. Bei der Erforschung der pathologischen Anatomie des Großhirns gewann die von Nissl ausgearbeitete Färbemethode des „Zellbildes" eine überragende Bedeutung. Das vermutete spezifische Substrat von Entzündungsvorgängen wurde daher auch innerhalb der Darstellungsmöglichkeiten der Nissl-Methode gesucht. Da bei dieser Färbung die Darstellung des Neuropils absichtlich unterdrückt wird, exsudative Vorgänge und damit wesentliche Aspekte der entzündlichen Kreislaufstörung fast unsichtbar bleiben und eigentlich nur die Zellkerne jeder Art und die „Nissl-Substanz" der kerntragenden Nervenzellanteile aus dem farblosen Untergrund hervortreten, wurde unter allen Komponenten des Entzündungsvorgangs der Infiltration als Summe von Emigrations- und gewebsständigen Proliferationserscheinungen die größte Bedeutung zugemessen. Gleichlaufend mit dieser Einengung des Entzündungskonzepts auf einen bestimmten histologischen Befund war man bestrebt, auch von der Ätiologie her den Begriff schärfer abzugrenzen, um dem angestrebten Ideal eines nach Ätiologie, Pathogenese und klinischer Symptomatik präzise umrissenen und unverwechselbar definierten Krankheitsbegriffes näherzukommen. So setzten Nissl, Spielmeyer und Spatz in der pathologischen Anatomie des Nervensystems die sog. eingeschränkte Fassung des Entzündungsbegriffes durch. Nur der Befund einer ausgeprägten Infiltration des Gewebes und die durch positiven Nachweis belegte oder wenigstens per exclusionem zu unterstellende Mitwirkung von Erregern sollte die Verwendung von „Encephalitis" (oder „Myelitis") rechtfertigen. Für alle damit ausgeschlossenen Fälle sollte höchstens der Ausdruck „Pseudoencephalitis" oder die aus dem klinischen Sprachgebrauch übernommene Bezeichnung als „symptomatischer" (sekundärer) Vorgang zulässig sein. Darunter fielen auch alle Befunde, in denen sich die entzündliche Kreislaufstörung ausdrückt, so daß der Begriff der Entzündung im engeren Sinne nicht einmal mehr alle Auswirkungen der Infektion des Gewebes oder Organes durch Erreger umfaßte.

In der Neuropathologie kommt man in der letzten Zeit bei der Abgrenzung des Entzündungsbegriffes dazu, statt der mit der Vorstellung von der Krankheitseinheit korrelierten, äußersten Schärfe der Begriffsbestimmung eine „Ambivalenz" (Jacob) der histologischen Bilder und der aus ihnen rekonstruierten Gewebsprozesse zuzulassen. Besonders Jacob ist der prinzipiellen Verwandtschaft aller histologischen Ausdrucksformen von Gewebsprozessen nachgegangen. Auch die Vorstellung, nur die Infiltration sei der histologische Ausweis einer Entzündung, mußte aufgegeben werden, als der Begriff der serösen Entzündung (Rössle) durch Krücke auf die Histopathologie des Nervengewebes übertragen wurde. Peters bezieht in den Bereich der primären Encephalitiden auch gewebliche Veränderungen nach Intoxikationen ein — im Gegensatz zur Beschränkung des Encephalitisbegriffs auf die Einwirkung von belebten Erregern oder von Erregertoxinen. Die von ihm vorgeschlagene Begriffsbestimmung der Entzündung legt den Nachdruck auf das anfängliche Eindringen von körperfremden oder körperfremd gewordenen Substanzen in das Gewebe. Wenn man in diesem Sinne das Endergebnis einer Entzündung damit kennzeichnen kann, daß das Eindringen solcher Substanzen und die Folgen des Eindringens wieder ausgeglichen sind und der vorherige Zustand nach Möglichkeit wiederhergestellt ist, so dient die Entzündung wie viele andere Funktionsabläufe der Homöostase des Organismus und ist letzten Endes eben ein Spezialfall der biologischen Regelungsvorgänge (Wagner). Man versteht dann, daß Aschoff von der anscheinenden Zielstrebigkeit des Vorgangs beeindruckt war, daß Rössle sich in mancher Hinsicht an den Funktionskomplex des Verdauungsvorgangs erinnert fühlte und daß Virchow darauf bestand, der Entzündungsvorgang ergebe sich aus dem Zusammenwirken verschiedener Prozesse und sei kein Ablauf sui generis.

Die Gruppe der *Myelitiden* im heute gebräuchlichen Wortsinne umfaßt entzündliche Erkrankungen des Rückenmarks allein oder zusammen mit anderen Abschnitten des zentralen oder peripheren Nervensystems. Die ordnende Unterteilung der „echten" Encephalitiden nach dem Ausbreitungsmodus der histologischen Veränderungen, nach dem sich auch die Myelitiden im engeren Sinne unterteilen lassen, ist das Verdienst von Spatz. Er trennte zunächst alle jene Fälle ab, in denen der Entzündungsprozeß das ZNS vom Liquorraum aus, gegebenenfalls auch über die Gefäßscheiden oder längs der Perineuralräume peripherer Nerven erreicht („Meningo-Encephalitis"). Damit sind im Prinzip alle entzündlichen Erkrankungen erfaßt, die das ZNS auf dem Wege der Fortleitung aus der Nachbarschaft tangieren, und ein großer Teil jener Krankheitsfälle, bei denen eine auf dem Blutwege generalisierte Erkrankung sich früher im Liquorraum als im Nervengewebe selbst ansiedelt. Bei penetrierenden Verletzungen hat die Infektion des Nervengewebes meist mehr den Charakter einer Komplikation und imponiert nicht so sehr als eigenständige Erkrankung; der Hirnabsceß wird gewöhnlich aus dem Begriff der Encephalitis ausgeklammert. Die unmittelbare Absiedlung einer Allgemeininfektion nahm Spatz in die Gruppe der „metastatischen Herdencephalitis" auf. Für das übrige Beobachtungsgut schlug er eine Unterteilung vor in

A. Entzündungsprozesse mit dem Schwerpunkt in der *grauen* Substanz, dabei wieder getrennt nach kontinuierlicher Ausbreitung mit Bevorzugung des Endhirns und der Großhirnrinde („Paralyse-Typus") und fleckförmiger Ausbreitung mit Bevorzugung des Hirnstamms („Encephalitis epidemica-Typus"), und

B. Entzündungsprozesse mit dem Schwerpunkt in der *weißen* Substanz, die im einen Falle fast wahllos zerstreute Herde bilden („Typus der akuten multiplen Sklerose"), im anderen Falle disseminierte Herde in diffuser Aussaat mit deutlicher Bindung an kleine und mittlere Venen („Typus der Encephalitis post vaccinationem").

Übergangsformen und Formen außerhalb dieser Einteilung (z.B. Encephalitis um traumatisch eingedrungene Fremdkörper) stehen dabei für sich.

In Analogie zur Spatzschen Aufgliederung der Encephalitiden lassen sich nach Bodechtel die Myelitiden aufschlüsseln in die Typen a) der *Meningomyelitis* (z.B. bei Spondylitis tuberculosa), b) der *metastatischen Myelitis* (z.B. bei Endocarditis lenta) mit der Nebenform des *Rückenmarkabscesses,* c) der *Myelitis mit Bevorzugung der grauen Substanz* (z.B. bei Poliomyelitis anterior) und schließlich d) der *Myelitis mit Bevorzugung der weißen Substanz* und entweder scheinbar wahllos disseminierten Herden („Myelitis acuta disseminata") oder mit perivenöser Herdbildung (z.B. Myelitis post vaccinationem).

Pette hat vorgeschlagen, die Encephalomyelitiden vom Typus der akuten multiplen Sklerose und vom Typus der Enc. myelitis post vaccinationem als einheitlichen, durch Entmarkung gekennzeichneten Typus der akut-entzündlichen Erkrankungen des Nervensystems aufzufassen, und hat daran Vorstellungen von einer einheitlichen — und zwar allergischen — Pathogenese dieser gesamten Gruppe geknüpft. Die Auffassung Pettes wird von der Mehrzahl der Autoren (Hallervorden, Peters, B. u. K. M. Walthard u.a.m.) abgelehnt, da der Zerfall der Markscheidenstrukturen ein durchaus unspezifisches Phänomen ist, und zwischen den beiden Encephalomyelitistypen in der Regel markante histologische Unterschiede bestehen, so daß die Übertragung der Arbeitshypothese von der allergischen Entstehung auch auf den Typus der akuten multiplen Sklerose nicht genügend gestützt erscheint.

Bei der Besprechung des Entzündungsbegriffes in der Neuropathologie wurde erwähnt, daß nicht alle Auswirkungen der Infektion des Gewebes oder Organs unter den eng gefaßten Begriff fallen. Dies gilt auch für die Frage einer Beteiligung des Rückenmarkorgans an entzündlichen Erkrankungen anderer Organe oder an Allgemeininfektionen. An sich ist zu erwarten, daß das Rückenmark an jeder Allgemeinreaktion des Organismus auf einen lokalen Entzündungsprozeß und an jeder Allgemeininfektion in irgendeiner Form beteiligt ist. In den allermeisten Fällen kommt dieser Beteiligung aber keine klinische Dignität zu. Und selbst wenn das Rückenmarkgewebe so schwer betroffen ist, daß sich eine klinische Symptomatik fassen läßt, wird sich die klinische Diagnose nur ausnahmsweise auf die Angabe festlegen können, daß den Krankheitserscheinungen auch entzündliche Veränderungen des Rückenmarkgewebes zugrunde lägen.

Die klinische Diagnostik ist begrenzt auf die Pathophysiologie der Leitungsbeziehungen und auf die Liquoruntersuchungen. Die Diagnose entzündlicher Rückenmarksveränderungen in vivo ist nur möglich, wenn die autoptische Untersuchung gleichgelagerter Fälle eine genügend hohe Wahrscheinlichkeit dafür ergeben hat. In allen anderen Fällen wird man auf die Verwendung des Myelitisbegriffes im weiteren Sinne angewiesen sein, der auch die toxischen und entzündlichen Kreislaufstörungen im Rahmen einer Allgemeininfektion oder -reaktion umfaßt.

Eine *Meningomyelitis* ist die Auswirkung eines spinalmeningitischen Prozesses, der seinerseits metastatisch, durch Übergreifen einer Basalmeningitis auf den zisternenartigen Liquorraum um das Rückenmark, durch direkte Infektion nach Verletzung oder durch Fortleitung von der Wirbelsäule und ihrer Umgebung zustande kommt. Als Erreger kommen in Frage *Meningokokken*, etwas seltener *Pneumokokken*, Eitererreger der *Streptokokken*- und *Staphylokokken*gruppen, *Influenca*erreger, *Typhus*-, *Paratyphus*erreger und die *Coli*-Gruppe, in seltenen Fällen auch *Milzbrand*bacillen oder die Erreger der *Bangschen* Erkrankung (Kessler u. Müller) und der *Gonorrhoe* (Pette). Oft ist statt eines direkten Übergreifens wie beim Gehirn (Noetzel) noch der Gefäßapparat zwischen den Prozeß im Liquorraum und das Rückenmarkgewebe eingeschaltet, sei es als Leitbahn für die Infektion oder durch die das Angehen der Infektion begünstigende und lokalisierende Auswirkung von Kreislaufstörungen. Chronisch-entzündliche Veränderungen im Bereich des Rückenmarks und seiner Hüllen, gegebenenfalls mit Pachymeningitis cervicalis hypertrophicans und totaler Degeneration der Hinterstränge kommt auch bei spinaler *Cysticercen*meningitis vor (Henneberg). Besiedlung des Rückenmarks selbst durch Cysticercen oder Echinokokken ist äußerst selten (Henneberg).

Am übersichtlichsten sind die Verhältnisse bei der *Herdmyelitis*, wenn sie durch hämatogene Metastasierung entsteht und eitrigen Charakter hat. Sie ist in dieser Form aber nicht häufig (seltener als die metastatische Herdencephalitis) und wird am ehesten bei *Streptokokken*- und *Staphylokokken*allgemeininfektionen von Furunkeln, Phlegmonen und Abscessen aus beobachtet, manchmal auch bei Endokarditis (Bodechtel). Als fakultativer Eitererreger kann in diesem Zusammenhang auch der *Typhus*erreger angeführt werden. Myelitische Symptome bei Typhus abdominalis (Sterz) kommen aber auch auf der Basis toxisch-infektiöser Kreislaufstörungen zustande. Eine weitere Möglichkeit der Einbeziehung des Rückenmarks beim Typhus und bei Bang-Infektion (Volland) ist auf dem Umweg über eine Meningitis oder eine Spondylitis gegeben.

Bei der hämatogenen metastatischen Herdmyelitis bei Endokarditis handelt es sich um eine Überschwemmung des Organismus auf *arteriellem* Wege. Die besondere Kreislaufsituation des Rückenmarks (Batson, Collis) läßt aber auch eine metastatische Herdinfektion auf *venösem* Wege zu. Sie ist besonders eindrucksvoll bei Parasitenansiedlung, z. B. bei *Bilharziose* des Rückenmarks (Nonne, Müller u. Stender), und kommt wohl durch eine retrograde Einkeilung auf der letzten Wegstrecke zustande, wenn die Strömungsrichtung im inneren Wirbelvenenplexus, der die infektiösen Emboli heranbefördert hat, durch einen Hustenstoß, brüske Betätigung der Bauchpresse oder dergleichen für einen Augenblick umgekehrt wird. Auf diese Weise lassen sich auch metastatische Herdmyelitiden bei Pleuraempyemen, Cystitiden und Cystopyelitiden (Bodechtel) erklären.

Die toxisch-infektiöse Auswirkung einer Allgemeininfektion auf die Blutbahn der Rückenmarkprovinz — auch ohne primäre Absiedlung, vielleicht aber mit sekundärer Besiedlung und Mischinfektion eines Infarktes — erklärt sporadische Rückenmarksbefunde bei *Pneumonie, Grippe, Erysipel, akutem Gelenkrheumatismus, Cholera* usw. Dasselbe gilt für die *Diphtherie* und die *Ruhr*, bei denen Letterer auf die capillar-toxische Wirkung der Erregertoxine hingewiesen hat. Bei der *Gonorrhoe* ist eine Beteiligung des Rückenmarks teils durch Meningomyelitis (Pette), teils durch metastatische Ausbreitung einer Mischinfektion denkbar. Bei *Coli*-Infektion kann in Analogie zur metastatischen Coli-Encephalitis (Bock) eine Herdmyelitis (Bodechtel) oder eine Coli-Meningomyelitis (Segiet) vorkommen. Bei der *Tuberkulose* wird Rückenmark häufig durch die Wirbelcaries in Mitleidenschaft gezogen; es kommt aber auch miliare Aussaat in das Rückenmark und seine Häute (M. B. Schmidt) und die Bildung von Konglomerattuberkeln vor

(SCHLESINGER). Die gefäßgebundenen Auswirkungen einer tuberkulösen Meningitis sind ebenfalls eine häufige Modalität der Rückenmarksaffektion bei Tuberkulose (SCHEIDEGGER, ZOLLINGER). Auf die vielfältigen Möglichkeiten, wie die Lues das Rückenmark schädigen kann, wurde schon früher eingegangen (S. 268); PETTE hat eine Entzündung des Rückenmarkgraues vom Paralysetyp beobachtet.

Als neurochirurgisch wichtiger Sonderfall der eitrigen Infektion des Rückenmarks ist der *Rückenmarksabsceß* anzuführen. Er ist ausgesprochen selten (zusammenfassende Übersichten von WOLTMAN u. ADSON 1926, WARTENBERG 1936, ARZT 1944). Die Seltenheit erklärt sich wohl aus der geringen Wahrscheinlichkeit, daß eine durch Erreger metastatisch-embolisch erzeugte oder sekundär besiedelte Gewebsnekrose des relativ dünnen Rückenmarks einen einigermaßen umschriebenen Umriß bewahrt und womöglich noch von der mesenchymalen Reaktion mit einer Kapsel umkleidet wird. Der Rückenmarksabsceß sitzt in der Regel im Gebiet des venösen Sumpfes in der capillarreichen grauen Substanz der Hinterhörner oder in der hinteren Commissur, seltener in den Hintersträngen (WARTENBERG). Röhrenförmige Längsausdehnung kommt vor. Für die Entstehung eines Rückenmarksabscesses ist wieder die Fortleitung von paravertebralen und perinephritischen Eiterungen (WOHLWILL) oder Absiedlung von Beckenorganen aus oder aus dem Thorax über Brustwandkollateralen (COLLIS) wichtig. Solitäre Absceßbildung in Auswirkung einer arteriellen Aussaat scheint recht selten zu sein. Ausbreitung eines lokalen eitrigen Prozesses in unmittelbarer Nähe des Rückenmarks (Epiduralabsceß, eitrige Osteomyelitis) per continuitatem kann ebenfalls einen Rückenmarksabsceß erzeugen (WEBER).

Von den Myelitiden mit metastatisch-embolischem Ausbreitungsmuster leiten die durch *Rickettsien* verursachten Rückenmarksentzündungen über zu den Myelitiden mit bevorzugter Beteiligung der grauen Substanz. In der Mehrzahl der Fälle handelt es sich bei diesen Myelitiden nur um den Teilaspekt einer Encephalomyelitis; somit sind auch die klinischen Erscheinungen von seiten des Rückenmarks z.B. beim Fleckfieber (KROLL) weniger gewichtig als die von seiten des Gehirns. Die histologischen Befunde umfassen einerseits gefäßgebundene Knötchen, in denen proliferierte Gliazellen vorherrschen, andererseits diffus ausgebreitete degenerative und entzündliche Veränderungen (SPIELMEYER).

Der Typus der *Myelitis mit bevorzugter Beteiligung der grauen Substanz* hat außer den erwähnten Beziehungen zum Typus der metastatischen Herdmyelitis beim Fleckfieber auch Beziehungen zur Meningomyelitis. Bei einer Erkrankung der grauen Substanz des Rückenmarks besteht in den meisten Fällen die Möglichkeit, daß das Meningealgewebe parallel zum Rückenmark- und Gehirngewebe in den Entzündungsprozeß einbezogen ist; in anderen Fällen wirkt sich — Spiegelbild der Meningomyelitis — die Affektion des Rückenmarkgewebes auf die primär kaum oder gar nicht betroffenen Meningen aus. In ätiologischer Hinsicht handelt es sich bei den Myelitiden mit bevorzugter Beteiligung der grauen Substanz praktisch immer um Virusinfektionen. Nach der Art des Erregers und der Erkrankungsform umfaßt dieser ätiologisch und histologisch ziemlich einheitliche Typus wieder verschiedene Gruppen (BIELING u. POETSCHKE), von denen die der *Poliomyelitis*arten und des *Louping-ill* durch stärkere Beteiligung der Rückenmarksubstanz, die der *lymphocytären Choriomeningitis* und der Myelitiden mit mäuse- und hamsterpathogenen Erregerstämmen durch besondere Akzentuierung der meningitischen Komponente ausgezeichnet sind; weitere Gruppen sind das *Mumpsvirus*, das *Herpes simplex*-Virus, die Gruppe der *Encephalitis japonica*, der *St. Louis*-Encephalitis und der *Zecken*encephalitiden, die der von *Pferden* auf den Menschen übertragbaren Encephalomyelitiden und die *tollwut*artigen Encephalomyelitiden mit Übertragung über Hunde und Wildcaniden, Rinder und Vampire und (bei der Aujeszkyschen Pseudowut) über das Schwein. Als Laboratoriumsinfektion vom Affen kommt die *Virus B*-Encephalomyelitis beim Menschen vor (THOMAS). Grundsätzlich handelt es sich bei allen diesen Gruppen um Allgemeininfektionen. Beim *Encephalomyocarditis*virus und bei der *Coxsackie*gruppe sind teils bei natürlicher, teils bei experimenteller Infektion die Veränderungen in der Muskulatur und in parenchymatösen Körperorganen schwerer als bei den sog. neurotropen

Virusinfektionen. Die von Pette beobachteten Veränderungen des Rückenmarksgraues bei *progressiver Paralyse* — dem Typ der Myelitis mit bevorzugter Beteiligung der grauen Substanz ebenfalls zugehörig — sind anscheinend außerordentlich selten, offenbar ebenso selten wie paralytische Veränderungen in der Medulla oblongata, die Lhermitte und Trelles als Substrat von Gaumensegelmyoklonus bei und mit Pseudohypertrophie der Oliven beschrieben haben.

Die histologischen Veränderungen bei den virusbedingten (Encephalo-)Myelitiden umfassen vielfältige Varianten mit Kreislaufstörungen, Serum- und Plasmadiapedese, Erythrodiapedese, flüchtiger Gewebsleukocytose, lympho-plasmo-histiocytärer Reaktion und Wucherung von Angioblasten und Fibroblasten einerseits, knötchenförmiger oder diffuser Gliareaktion andererseits und mit degenerativen Gewebsläsionen teils als Primäreffekt der Invasion von Zellen und Zellkernen durch Viren, teils als Auswirkung des komplexen Gewebsschadens. Bei einer Anzahl von Virusarten, z.B. bei Herpes simplex-Viren und beim Varicellenvirus, läßt die virusbedingte Störung der Eiweißsynthese in den Kernen oder im Cytoplasma Einschlußkörperchen entstehen.

Bei der Poliomyelitis anterior, der Encephalitis japonica, der fernöstlichen Zeckenencephalomyelitis und bei den Encephalomyelitiden der Coxsackiegruppe kommt es zu einer Akzentuierung des Prozesses und seiner degenerativen Auswirkungen im Vorderhornbereich, meistens in Halsmarkhöhe. Bei der Poliomyelitis anterior bestimmt diese Prozeßlokalisation auch das klinische Bild. Wenn man nicht auf eine durchaus hypothetische „Pathoklise" zurückgreifen und das Problem damit einfach vertagen will, wird man annehmen können, daß sich hier im Sinne einer doppelten bzw. mehrfachen Noxe die virämische Infektion der grauen Substanz mit mehreren anderen Faktoren kombiniert und überlagert. Einer davon ist die Rückwirkung der Innervation der Körpermuskulatur auf die Kernareale im Inkubationsstadium. Sie führt zu einer Weitstellung der Vorderhorncapillaren, die die beginnende entzündliche Kreislaufstörung verstärkt. Es kommt zu einer oft makroskopisch erkennbaren Hyperämie der Vorderhörner, aus der sich eine blutige Zerstörung dieser Gebiete entwickeln kann. Bei Überleben bleibt gegebenenfalls eine spongiöse Auflockerung der Vorderhörner zurück. Ein weiterer Faktor ist die Beteiligung der Muskulatur und der motorischen Endorgane an der Virus-Allgemeininfektion. Sie kompliziert durch retrograde Auswirkung auf die kerntragenden Nervenzelleiber den örtlichen Entzündungs- und Degenerationsprozeß. Sie führt aber auch zur Aktivierung der Stoffwechselvorgänge mit der Möglichkeit vermehrter Virusproduktion (Poetschke). So ist wohl auch die Akzentuierung der Encephalitiskomponente bei der Polioinfektion in der motorischen Region der Großhirnrinde durch die Mitwirkung retrograder Abläufe zu erklären. Schließlich ist zu beachten, daß bei einer schrotschußartigen Disseminierung der Virusinfektion im Neuropil die Nervenzellen mit den umfangreichsten Dendritenkronen — wiederum die motorischen Nervenzellen der Vorderhornareale und die Betzschen Zellen der Zentralregion — der Gefahr gleichzeitiger Infektion mit großen Virusmengen stärker ausgesetzt sind als mittlere und kleine Nervenzellen, die nur an einer oder zwei Stellen ihres Geästes infiziert werden.

Ungeklärt ist die Ätiologie sporadischer Myelitiserkrankungen, die teils als „Myelitis" ohne weitere Spezifizierung (Környey), teils als „Myelitis necroticans" (von der Foix-Alajouanineschen Erkrankung [vgl. S. 257] zu unterscheiden!) bezeichnet werden. Mit der Möglichkeit einer ätiologischen Verwandtschaft mit den auf S. 261 erwähnten Meningomyelitiden ungeklärter Ätiologie ist zu rechnen.

Eine Gruppe für sich bilden *Masern, Röteln, Varicellen, Grippe, Pocken*. Bei diesen Viruserkrankungen hat die Beteiligung des Zentralnervensystems (und in seinem Rahmen auch des Rückenmarks) eine eigentümliche Doppelgesichtigkeit. Einerseits kommen Bilder vor, die dem Typus der Myelitis mit Bevorzugung der grauen Substanz sehr nahestehen. So hat Peiffer über eine in der grauen Substanz ausgebreitete Encephalitis nach Rubeolen berichtet. Eichhorst sah ähnliche Bilder bei Pocken; sie wurden von Krücke und Siegert experimentell reproduziert. In vielen hat der Prozeß im ZNS aber eher das histologische Gepräge des „syndrome malin" (VAN BOGAERT) mit Hervortreten der toxisch-infektiösen Gefäßläsion und vorwiegend degenerativen Nervenzellveränderungen. Solche Bilder wurden bei Grippe gesehen, aber auch bei Masern als toxischperakut verlaufende Fälle (B. u. K. M. WALTHARD) und bei Varicellen (ZIMMERMAN u. YANNET). Über Befunde bei Puerperalsepsis (JACOB) ergibt sich dann ein Übergang in den Typus der *Myelitis mit perivenösen Herden* (Abb. 9), wie sie bei parainfektiösen und postvaccinalen Myelitiden auftreten. Es erscheint plausibel, daß das perivenöse

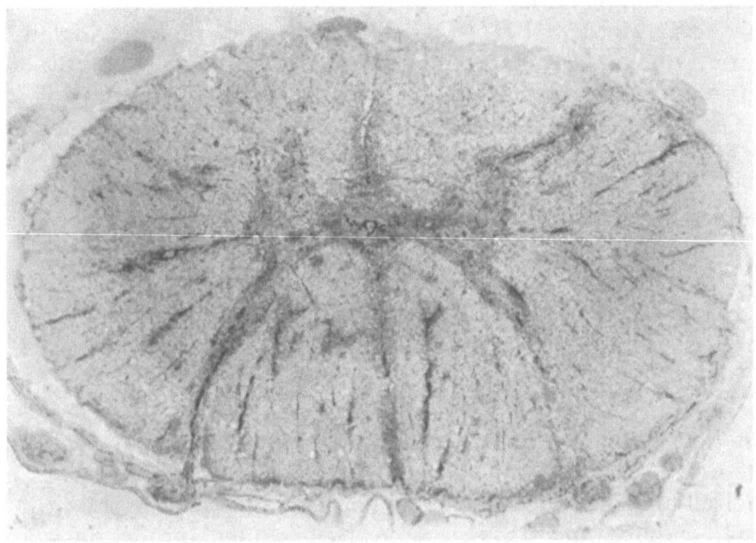

Abb. 9. Myelitis mit perivenösen Herden bei Masern. F. A. 327/29 [vgl. G. BODECHTEL (1939), l. c., Abb. 2].

Verteilungsmuster mit optisch eindrucksvoller Entmarkung in entsprechend gefärbten Präparaten Besonderheiten der Antigen-Antikörper-Reaktionen widerspiegelt und insofern als allergisches Phänomen betrachtet werden kann (PETTE).

Wiederum als Variante der Encephalomyelitiden postvaricellosa (L. VAN BOGAERT), andererseits in Abhängigkeit von Tollwutschutzimpfungen (UCHIMURA und SHIRAKI), Frischzellinjektionen (JELLINGER und SEITELBERGER) oder unfallbedingter Auskühlung (PETERS), aber auch ohne jeden faßbaren Anknüpfungspunkt, treten im Rückenmark wie im Großhirn Prozesse mit entzündlichen Gewebsveränderungen und Entmarkungserscheinungen auf, die als *(Encephalo-)Myelitis disseminata acuta* bezeichnet werden. Ätiologie und Pathogenese sind noch Gegenstand der Forschung und Diskussion. Histologisch findet man ziemlich scharf umrissene Herde mit Zerfall der Markscheidenstrukturen bei relativer Verschonung der Achsenzylinder. Der Prozeß kann bis zu einem gewissen Grade mit dem Gombaultschen Modus der Degeneration peripherer Nerven verglichen werden. Die Umrandung durch eine lebhafte Gliareaktion hebt die Herde auch im Zellbild von ihrer Umgebung ab. Mehrkernige Riesenzellen mit Kernverteilung wie bei den Touton-Zellen kommen vor; sie werden aber auch bei postvaccinalen und parainfektiösen Encephalomyelitiden und in frischen Herden der multiplen Sklerose beobachtet (CREUTZFELDT, PETERS). Die Herdumrisse gleichen oft dem Kartenbild von Seenplatten und scheinen sich nicht um die Grenzen von grauer und weißer Substanz oder von Faserbündeln usw. zu kümmern, als sei das Hirn- und Rückenmarkgewebe ein einheitliches Kolloidsystem (HALLERVORDEN u. SPATZ). Offensichtliche Diffusionserscheinungen wie Randsaumbildung um den Hirnstamm (ULE) oder Symmetrie bezüglich der vorderen Längsfissur des Rückenmarks sind nicht selten. Auch nach Größe und Umriß erinnern die Herde mitunter an postmortale Diffusionsphänomene in ödematöser Hirnsubstanz bei Formolfixierung, blaßrote Ringe, die durch Elution von Hämoglobin aus Erythrocyten und wallartige Konzentration am Herdrand zustande kommen und trotz ihres Artefaktcharakters einen gewissen Anzeigewert im Hinblick auf ein beim Tode bestehendes Hirnödem haben.

Vom klinischen Bild her und beim Fehlen anamnestischer Daten ist im Einzelfall kaum ein Rückschluß darauf möglich, ob eine (Encephalo-)Myelitis des perivenösen oder des akut-disseminierten Typs vorliegt. So fanden sich in einer Beobachtungsreihe von van Bogaert mit 19 akuten Krankheitsbildern mit der klinischen Diagnose einer akut-disseminierten Encephalomyelitis bei einem noch in der akuten Phase verstorbenen Patienten perivenöse Herde. Bei parainfektiösen und postvaccinalen Erkrankungen kommt einerseits tödlicher Ausgang, andererseits Heilung mit Defekt, aber oft auch mit völliger Restitution vor (Schaltenbrand, Herkenrath). Diese ätiologisch einigermaßen übersehbaren Krankheitsbilder sind aber in der Regel einzeitige Ereignisse ohne Fortsetzung (Kaiser und Zappert). Bei der akut-disseminierten Gruppe ergibt sich in einer Anzahl von Fällen aus dem Längsschnitt des Krankheitsablaufes ein grundsätzlich verschiedenes Bild. Es kann sich beispielsweise an eine einmalige, wegen neurologischer Komplikationen unvollständig gebliebene Serie von Wutschutzimpfungen ein chronisch-rezidivierendes Krankheitsbild anschließen (Rosenhagen). Im histologischen Befund entsprechen diese Beobachtungen dann weitgehend einem auch heute noch mit Problematik schwer beladenen Krankheitsphänomen: der multiplen Sklerose.

2. Multiple Sklerose.

Das Krankheitsbild, das man als *Multiple Sklerose* bezeichnet, taucht in der Literatur gegen das Ende der 30er Jahre des vorigen Jahrhunderts auf, und zwar als Darstellung in den pathologisch-anatomischen Atlanten von Carswell und Cruveilhier.

Der kennzeichnende Befund von geschrumpften grauen Herden, die sich beim Betasten derber als ihre Umgebung anfühlen, ergibt sich in vielen Fällen schon am unzerschnittenen Zentralorgan bei der Betrachtung des Rückenmarks und der Unterfläche der Brücke. An der Außenfläche des Groß- und Kleinhirns sind die Herde nur ausnahmsweise zu erkennen, nach Zerlegung werden sie auf den Schnittflächen und in vielen Fällen auch auf der Ventrikelwand sichtbar, am häufigsten im Hinterhorn. Die Schnittflächen der Brücke zeigen die Herde meist ebenso gut wie die Außenfläche; beim Rückenmark kommt es vor, daß der Befund auf der Schnittfläche weniger eindrucksvoll ist als vor der Zerlegung. Die Herde sind meistens grau, manchmal weißlich oder braunrötlich (in Abhängigkeit von der vorhandenen Menge von Markzerfallsprodukten — Jacob); sie haben unregelmäßig buchtige, wiederum an die Umrisse von Seen einer Seenplatte erinnernde Konturen, deren scharfrandige Absetzung gegen die Umgebung auffällt. Die weichen Häute über Herden sind oft verdickt. Der tastende Finger registriert bei grauen Herden, die oft auch etwas glasig erscheinen, eine derbere, bei braunrötlichen oder im Zentrum weißlichen Herde meist eine weichere Konsistenz als das umgebende Gewebe.

Die histologische Untersuchung zeigt, daß im Bereich der Herde keine Markscheidendarstellung mehr möglich ist, und läßt im Bereich der grauen Herde — soweit sie in der weißen Substanz liegen — eine erhebliche Vermehrung des Bestandes an Gliafasern erkennen. Weitere Untersuchung ergibt — in den braunrötlichen oder weißlichen Herden eher als in den offenbar älteren grauen — die Speicherung fettiger Substanzen in Hortegazellen und sonstigen Makrophagen. Die Beladung der Speicherzellen ist feiner emulgiert als in den Fettkörnchenzellen bei Erweichungen. Der Gewebsverband ist auch nicht wie bei Erweichung gesprengt, und Silbermethoden decken einen überraschend guten Erhaltungszustand der Axone auf.

Die Herde können beim Einzelfall regellos erscheinen (Abb. 10). Wenn sich aber eine größere Reihe von Beobachtungen überblicken läßt, kommen gewisse Häufungsmuster zum Vorschein. Zunächst ergibt sich, daß das Rückenmark, der Komplex aus Brücke, Bulbus und Kleinhirn und das Großhirn nur ausnahmsweise in ganz gleicher Schwere betroffen sind. In der Regel ist der Befund in einem dieser Abschnitte akzentuiert ausgeprägt. Am Rückenmark sind die Herde gewöhnlich über alle Segmenthöhen und über den ganzen Querschnitt verteilt; manchmal liegt ein Herd symmetrisch oder fast symmetrisch über der vorderen Fissur. Im Großhirn fallen die Herde am ehesten auf, wenn sie im Centrum semiovale sitzen. Der einzelne Herd hat häufig (aber keineswegs immer!) eine augenfällige Beziehung zu einem Gefäß in der Weise, daß das virtuelle Zentrum des Herdes von einem Gefäßquerschnitt gebildet wird. Bei diesen Gefäßen handelt es sich meistens um kleinere und mittlere Venen, nur selten um Arterien. Eine ausgesprochene Prädilektionsgegend ist im Großhirn und Kleinhirn die Ventrikelumgebung. Dabei kann der Befund breitflächig die Ventrikelwand besetzen; er kann aber auch als Konfluenz von Herden erscheinen, die entlang den zur Ventrikelwand und besonders zu den Ventrikelwinkeln, den „Wetterwinkeln" STEINERs, hinstrebenden Gefäßen aufgeschossen zu sein scheinen.

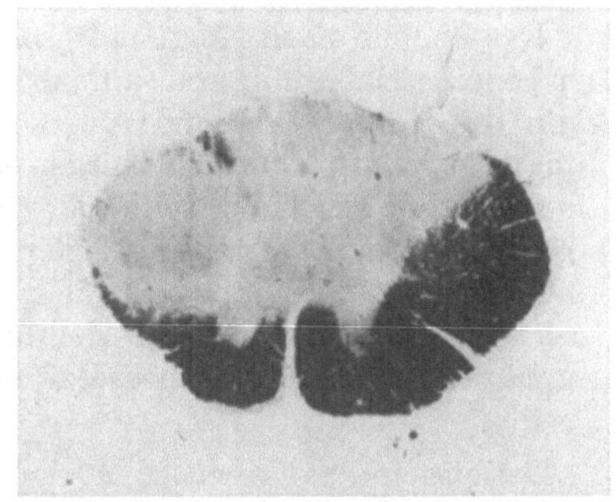

Abb. 10. Rückenmarksherd bei multipler Sklerose mit teilweiser Überflutung der grauen und weißen Substanz ohne erkennbare Abhängigkeit von der Organinnenstruktur. F. A. 26/38. ♀, 56 Jahre [vgl. G. PETERS (1958), l.c., Abb. 12].

Weniger auffällig sind auf der Schnittfläche des Organs und auch im Markscheidenpräparat Herde, die in den Stammganglien liegen und wie manche Herde in der markarmen Ventrikelumgebung vom normalen Grauweißmuster kamoufliert werden. Vom Marklager aus greifen Herde oft auch in die Rinde ein, nicht ganz selten in auffallend symmetrischer Ausdehnung beiderseits der U-Fasern. Ein solcher grauer „Markrindenherd" (A. JAKOB) ist im Markscheidenpräparat recht gut abgezeichnet, tritt aber bei Nisslfärbung im Rindenband nur sehr wenig hervor. Das entspricht der Erfahrung bei Silberimprägnation der Achsenzylinder in Herden der weißen Substanz, die einen guten Erhaltungszustand der Nervenzellfortsätze im Herdbereich ausweist. Überraschenderweise zeichnet sich aber der Rindenanteil eines Markrindenherdes auch im Holzerpräparat nicht ab; der Rindenanteil zeigt keine Fasergliose, auch wenn sich der Herdanteil in der weißen Substanz des Windungsmarkes recht gut darstellt. Dies leitet über zu einer Art von Herden, die ganz in das Rindenband fallen und sich weder bei der Betrachtung der Schnittfläche noch im Markscheidenpräparat ohne weiteres erkennen lassen. Sie liegen entweder rundlich und abgegrenzt wie in der weißen Substanz im Rindenband oder greifen von der Oberfläche her über weite Strecken des Rindenbandes in die oberen Rindenschichten — manchmal auch nur in die Tangentialfaserschicht — ein. Es kommt, wie bei den Rückenmarksherden an der vorderen Fissur vor, daß Rindenherde symmetrisch zu beiden Seiten einer Furche liegen (Meningealachsenherde — STEINER) und einem Meningealgefäß zugeordnet zu sein scheinen. An der Außenfläche der Brücke kommen durchlaufende Randsaumherde ebenfalls zustande, oft auch in den IV. Ventrikel. Am Rückenmark sind sie merklich seltener.

Was die feineren histologischen Details des Herdbefundes betrifft, so entspricht der Ablauf der Entmarkung, wie schon BIELSCHOWSKY betont hat, dem Gombaultschen Modus der segmentalen Degeneration der peripheren Nervenfaser und unterscheidet sich einerseits vom Wallerschen Modus der sekundären Degeneration nach Achsenzylinderläsion und andererseits von den Bildern bei der Erweichung mit Affektion *aller* Strukturbestandteile des Nervengewebes. Der Zerfall der Markscheide vollzieht sich von den äußersten Lamellen aus. Da die einzelne Oligodendrogliazelle mehrere Achsenzylinder mit Markscheiden umwickelt und ihr Zuständigkeitsbezirk mit denen ihrer Nachbarzellen verzahnt ist, scheint der entmarkte Bezirk eines Herdes bei starker Vergrößerung nicht mehr so scharf abgesetzt zu sein wie bei schwacher Vergrößerung und besonders bei Betrachtung mit dem bloßen Auge.

An den Gefäßen innerhalb eines Herdes tauchen Zellinfiltrate auf, in denen Lymphocyten überwiegen, daneben mitunter Plasmazellen, vereinzelt auch Mastzellen auftauchen. Nach der heute vorherrschenden Beurteilung (van Bogaert, Peters) lassen sich diese Infiltrate nur zum Teil als *Begleit*reaktion des Markscheidenzerfalles verstehen (,,symptomatische Entzündung"); zum anderen, vielleicht sogar größeren Anteil muß man sie als *primäre* entzündliche Reaktion ansprechen. Manche Herde nehmen bei Eisenfärbung eine blaßblaue Tönung an; nennenswerte Ablagerung von Hämosiderin in Schollenform kommt aber in den Herden nicht vor (Schaltenbrand).

Das Zellbild nach Nissl läßt Herde am ehesten dann erkennen, wenn die Phänomene der Lipoidspeicherung und -aufarbeitung noch kräftig ausgeprägt sind. In solchen Fällen kann die Hortegazell- und Astrogliaproliferation wie bei der Encephalomyelitis disseminata acuta am Rand des Herdes eine auffällige Verdichtung und Intensivierung zeigen, die den Herd schon bei schwacher Vergrößerung mit deutlichen Umrissen hervortreten läßt. Ob dieser Randwall bei jedem Herd zu einem bestimmten Zeitpunkt der Entwicklung ausgebildet ist, läßt sich nicht entscheiden. Bei ruhenden Herden mit starker Gliafaserentwicklung ist oft die Zelldichte durch den Wegfall oligodendrogliöser Formen gegenüber der Norm herabgesetzt, so daß der Herd sich durch lichtere Tönung von der Umgebung abhebt.

Der einzelne Fall erweckt oft den Eindruck einer gewissen Einheitlichkeit des Kalibers der Herde. Innerhalb einer größeren Beobachtungsreihe variiert die Herdgröße aber von Schrotkorngröße über Durchmesser von einem oder mehreren Zentimetern bis zu konfluierenden Herdgruppen und schließlich zu riesigen Einzelherden. Solche umfangreichen Solitärherde finden sich besonders bei Patienten der jüngeren Altersstufen und geben manchen Autoren Anlaß, sie als *diffuse Sklerose* zu bezeichnen, unter Umständen mit der spezifizierenden Benennung als entzündliche Form der diffusen Sklerose — zum Unterschied von der blastomatösen (diffuse Gliome) und der degenerativen (Leukodystrophien). Man kann jedoch nicht sicher sein, daß die mit dieser Bezeichnung belegten Beobachtungen nun auch in jedem Fall dem Formenkreis der multiplen Sklerose zuzurechnen sind. Beobachtungen mit Zusammentreffen von mittelgroßen und besonders großen Herden werden auch als Übergangsformen von multipler zu diffuser Sklerose den reinen Solitärherdformen gegenübergestellt.

Bei den Solitärherdformen bleibt die U-Faserzone oft verschont, während bei multiplen Skleroseherden an sich das Übergreifen aus dem Windungsmark in die Rinde häufig ist. Konfluierende Herde bleiben manchmal noch über längere Strecken durch ein Septum mit intakten Markscheiden voneinander getrennt, wie sich an Serienschnitten nachweisen läßt (Peters). Auch gegen benachbarte Gefäße können Herde noch durch eine Erhaltungszone abgeschirmt sein (Tariska). Besonders eindrucksvoll ist das Markscheidenbild, wenn um eine locker gefügte zentrale Gruppe von Herden (,,Lämmerwölkchenherde" — Guazzi u. Henneaux) weitere Herde schalenförmig angeordnet sind, bis die äußersten sozusagen mit dem Rücken gegen die intakte U-Faserzone gedrückt werden. Bei sehr regelmäßiger Ausbildung solcher Schalenherde entsteht das klassische, an kolloidchemische Fällungsphänomene erinnernde (Hallervorden u. Spatz) Bild der sog. *konzentrischen Sklerose* (Baló); weniger regelmäßige Formen wurden von Marburg als Landkartenherde bezeichnet.

Statt des relativ blanden Entmarkungsprozesses mit Anklang an den Gombaultschen Modus der Faserdegeneration kann auch eine Schwellung und Zerstörung von Achsenzylindern, eine Schädigung der im gewöhnlichen Herd nur progressiv veränderten Astroglia und eine Auflösung des Gewebsverbandes zu finden sein. Es kommt dann zu erweichungsähnlichem Abbau mit Fettkörnchenzellen, mit Verquellung und Hyalinisierung des gefäßführenden Mesenchyms und mit Ansätzen zu bindegewebiger Vernarbung (Peters). Im Extremfall entwickeln sich Bilder wie bei Ödemnekrose oder typischer, kreislaufbedingter Erweichung. Diese Verlaufsvariante spielt besonders beim Rückenmark eine größere Rolle, wo sie bei gleichzeitiger (oder nachfolgender) Opticusläsion als *Neuromyelitis optica* (DEVIC) bezeichnet wird und wohl schon von CARSWELL abgebildet wurde. Die Gewebsläsion ist dabei bis zur totalen Querschnittsläsion gesteigert und erstreckt sich über eine größere Anzahl von Segmenten. Im distalen Teil von Faserbahnen, die durch einen Herd mit schwerer Gewebsläsion besetzt sind, kann es zum sekundären Faseruntergang nach dem Wallerschen Modus kommen.

Auf der anderen Seite heben sich Herde von multipler Sklerose nicht immer als ausgestanzte Lücken vom Untergrund mit intakter Bemarkung ab. Bei solchen, im Markscheidenpräparat nur wenig helleren „Markschattenherden" (SCHLESINGER) ist manchmal nur die Zahl der Markfasern gelichtet bei anscheinend regelrechter Dicke der noch vorhandenen; in anderen Fällen hat man eher den Eindruck, daß der Markscheidenbestand zwar noch vollzählig, aber jede Einzelfaser auffallend dünn bemarkt ist. Solche Markschattenherde sind wohl kein ganz einheitliches Phänomen. Die eine Gruppe von solchen Herden entspricht einem noch nicht völlig abgelaufenen Entmarkungsprozeß. Diese Deutung ist vor allem dann wahrscheinlich, wenn das Fettpräparat einen reichen Gehalt von Lipoiden ausweist. Die Konstellation von partiell erhaltener Bemarkung und manifestem Abbau trifft man auch als Markschattensäume um total entmarkte, lipoidfreie, also wohl schon ausgebrannte Herde. Im Gegensatz zu einer solchen noch in Gang befindlichen Entmarkung stellen andere Markschattenherde ohne Lipoidspeicherung wohl die partielle Remyelinisierung vorher total entmarkter Herde dar. Die Möglichkeit des Wiederaufbaues zerfallener Markscheidenstrukturen ist experimentell und elektronenmikroskopisch gesichert (BUNGE, BUNGE u. RIS). Die Annahme einer allmählichen Remyelinisierung alter Herde stimmt auch mit der Angabe von GREENFIELD überein, daß Markschattenherde mit Fasergliose am ehesten bei chronischem Verlauf mit geringer Progredienz der klinischen Erscheinungen im letzten Lebensabschnitt zu finden seien. An sonstigen Regenerationserscheinungen bei multipler Sklerose sind Perroncitosche Spiralen nach Achsenzylinderläsion beobachtet worden (DOINIKOW, JABUREK).

Außer den herdförmigen Entmarkungserscheinungen gibt es bei multipler Sklerose auch unscharf begrenzte, diskrete Aufhellungen des Markscheidenbestandes, die sich im Fettpräparat nur im uncharakteristischen Auftreten einzelner Lipoidtropfen im Cytoplasma von Gliazellen und in einzelnen lipoidbeladenen Uferzellen von Capillaren und kleinen Venen — lediglich in größerer Anzahl als gewöhnlich — ausdrücken. Histochemisch entspricht solchen Befunden wohl der Nachweis aktiver Carbonylgruppen, mithin von Proteolipiden, in diffuser Verbreitung außerhalb der Herde, wobei die kleinsten erkennbaren Akzentuierungen auch keine Beziehung zu Postcapillaren und Venen zeigen (ASHBEL, ALEXANDER u. RASKIN).

Von den pathologisch-anatomischen Befunden bei multipler Sklerose ist kein einzelnes histologisches Detail schon pathognomonisch. Die Erhaltung des Achsenzylinders bei Zerfall der Markscheide findet sich auch bei vielen anderen Entmarkungsvorgängen, wenn sie nur blande genug ablaufen. Herde mit scharfer Begrenzung findet man auch bei Methylalkoholvergiftung (ORTHNER), bei Eklampsie, beim traumatischen Hirnödem (SCHEINKER). Fleckige Entmarkung im Rindenband gibt es bei der progressiven Paralyse ebenfalls (SIEMERLING, SPIELMEYER). Randsaumherde an der Rindenoberfläche sieht man gelegentlich nach Wutschutzimpfungen (UCHIMURA u. SHIRAKI), diffuse Sklerosierung auch bei den Leukodystrophien. Querschnittsnekrosen des Rückenmarks sind keinesfalls auf die Konstellation der Neuromyelitis optica begrenzt. Konzentrische Schichtung von Herden gibt es auch als Ultraschallschaden (BARNARD, FRY, FRY u. BRENNAN). Am ehesten kennzeichnend für Herde bei multipler Sklerose ist die Kombination von scharfrandiger Begrenzung und Erhaltung der Achsenzylinder. Insbesondere ist aber das Verteilungsmuster der Herde mit der topischen Beziehung zur inneren und äußeren Oberfläche und zu Gefäßen ein verwertbares Indiz (PETERS).

Nach wie vor ungeklärt sind sowohl die *Pathogenese* der Befunde bei multipler Sklerose in formaler und kausaler Hinsicht als auch ihre *Ätiologie*. Immerhin hat sich im Laufe der Zeit so viel Tatsachenmaterial herausgestellt, daß eine Einengung der Fragestellungen möglich ist.

Im Hinblick auf die formale Pathogenese der Herde bei multipler Sklerose wurde schon von Ribbert, später besonders von Putnam, ein gefäßgebundener Mechanismus erwogen, und zwar sollte eine Thrombose zur umschriebenen Entmarkung führen. Solche Befunde sind aber nicht mit ausreichender Regelmäßigkeit zu erheben, so daß Thrombosen im Herdbereich eher das Gepräge eines sekundären, die Herdentstehung komplizierenden Phänomens haben. Für ihr Zustandekommen sind vielleicht die Auswirkungen wichtig, die nach neueren Untersuchungen von Henn der Einstrom lipoider Substanzen — hier von Abbaustufen des Markscheidenmaterials — auf den Gerinnungsmechanismus und auf die Blutungsbereitschaft ausübt. Bei m. S.-Herden mit Erweichungstendenz und bei der Querschnittsnekrose der Neuromyelitis optica gewinnt dieser komplizierende Faktor offenbar eine führende Rolle.

Bei Vermutungen über die formale Genese der Herde wird man sich vor allem mit dem Muster der prädilektiven Herdverteilung um die Ventrikel und mit der eigentümlich unorganischen, die Strukturen des Nervengewebes wahllos überflutenden Ausdehnung des einzelnen Herdes auseinandersetzen müssen. Die Ventrikelrandzone ist wie die äußere Hirnoberfläche und die engere Umgebung von intracerebralen Gefäßen das Verteilungsgebiet der Capillarfibrose im höheren Lebensalter, und diese zeigt nach Art der acellulären Sklerose (Rössle) Störungen in der Wasserbindung und im Wasserhaushalt des Gewebes an. Man muß jedoch die Möglichkeit in Betracht ziehen, daß solche Störungen nur insofern in die Pathogenese einer multiplen Sklerose hereinspielen als sich ein aus anderen Gründen gestörter Stoffwechsel ihnen gegenüber als anfällig erweist.

Innerhalb eines Herdes bei multipler Sklerose ist die formale Pathogenese der histologischen Befunde am ehesten mit einer *Affektion der oligodendrocytären Gliazellformen* zu erklären; dafür sprechen die Auflösung der Markscheidenstrukturen und die Rarefizierung dieser Zellformen in alten Herden. Falls auch die anderen Zellarten des Gewebsverbandes primär betroffen sein sollten (Astrocyten, Nervenzellen, Zellen des Mesenchyms), müßte ihre Schädigung vollständig reversibel sein.

Die Annahme von Marinesco u.a., bei der multiplen Sklerose kreise in der Blutbahn ein spezieller und definierter myelinolytischer Stoff, der bei seinem Austritt in die Hirnsubstanz eine Entmarkung hervorrufe, stößt auf die Frage, wieso der Austritt nur an wenigen Stellen erfolge bzw. was den Austritt an diesen Stellen bedinge. Diese Frage erfordert wieder komplizierte Hilfsannahmen, etwa die Unterstellung eines aktiven, mit weitgehender Autonomie begabten Sperrmechanismus in der Blutgefäßwand („Bluthirnschranke"), der z.B. gegen Traumen resistent sein müßte, weil stumpfe Schädeltraumen nicht zwangsläufig ein bestehendes m.S.-Leiden verschlimmern. Die scheinbare Homogenität des Nervengewebes, die in der wahllosen Ausbreitung der Herde zum Ausdruck kommt, ist offenbar der Effekt der filzartigen Textur des Neuropils, die erst lange nach ihrer Entdeckung durch His sen. u.a. von der Elektronenmikroskopie gesichert werden konnte. Nun handelt es sich bei den Vorgängen, die mit den Diffusionsgleichungen beschrieben werden können, nicht unbedingt um die Diffusion definierter Substanzen in einem Lösungsmedium. Auch z.B. Energieverteilungen wie die Temperatur in einem Festkörper gehorchen jenen Gleichungen. So ist auch das Prinzip, das sich bei der Entstehung eines Herdes bei multipler Sklerose in die Umgebung ausbreitet, nicht notwendigerweise eine definierte Substanz, etwa ein myelinolytisches Enzym; die Ausbreitung einer lokalen Stoffwechselstörung ist ebensogut geeignet, die Befunde formal zu erklären.

Das Auftreten von perivenösen Entmarkungssäumen bei parainfektiöser und postvaccinaler Encephalomyelitis war der Ansatzpunkt für Überlegungen, wonach die Herde bei multipler Sklerose *allergischen* Vorgängen ihre Entstehung verdanken sollten. Diese besonders von Ferraro und von Pette und ihren Mitarbeitern vertretene Vermutung kann sich auf das beiden Erkrankungen (aber nicht nur diesen!) eigene Prinzip der Entmarkung und auf eigentümliche Befunde berufen, die von Uchimura und Shiraki nach Wutschutzimpfung erhoben wurden und den Herden bei multipler Sklerose und bei Encephalomyelitis disseminata acuta auffallend ähnlich sind. Auch die klinischen Laboratoriumsbefunde der Liquorlymphocytose und der γ-Globulinvermehrung im Liquor bei multipler Sklerose haben ihr Gegenstück in Befunden bei experimentell erzwungener Auseinandersetzung mit Hirngewebe als Antigen. Zweifellos spielen sich die Antigen-Antikörperreaktionen bei zellständigen Antikörpern an der Zelloberfläche ab und könnten die Schädigung gerade der Markscheidenstrukturen mit wenig Zwang erklären (Pette und Pette). Auch die anscheinend primär-entzündlichen Befunde in Herden bei m.S. wären damit noch zu vereinbaren. Vom klinischen Bild her wird indessen die Zuordnung der multiplen Sklerose zu den Allergiekrankheiten im engeren Sinne als zweifelhaft angesehen (SCHRADER). Unter diesen Umständen räumt auch der Nachweis der Mitwirkung von Antigen-Antikörperreaktionen im Gesamtkomplex diese Zweifel noch nicht aus, da solche Reaktionen ja auch das Bild der geweblichen Auseinandersetzung mit Erregern oder mit Zerfallsprodukten mitbestimmen können.

GEORGI hat aus dem Nachweis einer Leberfunktionsstörung bei Patienten mit m. S. (Einschränkung der Glykokolldisponibilität) die Möglichkeit abgeleitet, daß Spurenelemente als Faktoren einer *toxischen* oder *Mangel*situation beteiligt sein könnten. Die Felduntersuchungen von BAMMER mit dem Nachweis von m. S.-Nestern würden der Vermutung von GEORGI entgegenkommen. Weitere Untersuchungen von GEORGI und seinen Mitarbeitern selbst haben aber für die Schweiz eine sehr gleichmäßige Verteilung unter der Wohnbevölkerung mit nur wenigen Bezirken größerer oder geringerer Häufigkeit ergeben. Ein toxischer Milieufaktor müßte also sehr weit und gleichmäßig verbreitet sein, was das Problem nach sich zieht, welches Prinzip dann die Auswahl der manifest erkrankten Patienten bestimmt.

Unterstellt man statt einer toxischen eine *infektiöse* Ätiologie, so ist aus den Untersuchungen von BAMMER und GEORGI zu folgern, daß der Erreger in der gemäßigten Zone von Europa und Nordamerika in irgendeiner Form Dauergast der menschlichen Wohnsphäre ist. Die „Nester" von Erkrankungsfällen, über die BAMMER und auch STEINER berichten, lassen an die Existenz eines Zwischenwirtes unter dem Hausungeziefer denken. Für eine direkte Übertragung von Mensch zu Mensch ohne Zwischenwirt fehlen Anhaltspunkte. Ob dann die von GEORGI gefundene gleichmäßige Streuung über Siedlungsdistrikte nur die Wahllosigkeit des Kontaktes mit dem Zwischenwirt und die niedrige Morbidität die Seltenheit des Kontaktes widerspiegelt oder ob doch wie bei der quartären Lues eine Auswahl durch einen konstitutiongebundenen Faktor stattfindet, ist völlig offen.

Auch die der toxischen oder infektiösen Entstehung der m. S. geradezu entgegengesetzte Vermutung, es handle sich nur um eine besondere, gleichmäßig durch die ganze Bevölkerung (s. die Untersuchungen von GEORGI!) verteilte *Reaktionsweise* auf an sich unspezifische Noxenkonstellationen, kann heutigentages noch keineswegs als ausgeschlossen bezeichnet werden. Es ist nur schwierig, von da aus das Vorkommen von „Nestern" zu erklären, es sei denn, man unterstelle eine Aufspaltung der m. S. in eine größere Gruppe, bei der sie eine besondere Reaktionsweise darstellt, und eine kleinere, die toxisch oder toxisch-infektiös bedingt wäre. Die pathologische Anatomie der multiplen Sklerose gibt keine Handhabe für eine solche Aufspaltung, ist aber auch nicht geeignet, sie als grundsätzlich unmöglich hinzustellen.

Die *Klinik* der multiplen Sklerose zeigt eine hinreichende Korrelation mit dem pathologisch-anatomischen Befund. Je nach dem, welcher der eingangs aufgeführten Abschnitte des Zentralorgans bevorzugt befallen ist, stehen neurologische Symptome spinalen, cerebellobulbopontinen oder cerebralen Charakters im Vordergrund. Das schubförmige Auftreten einer Symptomengruppierung oder eines Einzelsymptoms entspricht sehr wahrscheinlich dem Aufschießen eines Herdes, die Remission dem Abflauen reversibler Teilbefunde, z. B. dem Rückgang eines lokalen Ödems oder dem Anlaufen reparatorischer und regeneratorischer Vorgänge. Für die neurologische Symptomatik wird auf die klinischen Darstellungen (BODECHTEL, SCHRADER) verwiesen.

Die *Differentialdiagnose* zwischen multipler Sklerose und Tumorprozessen, die in allen drei Hauptabschnitten (spinal — cerebellobulbopontin — cerebral) ein schwieriges Problem darstellen kann, wird von SCHRADER ausführlich abgehandelt. Sie ist in der Neurochirurgie des Rückenmarks eine der wichtigsten differentialdiagnostischen Fragestellungen.

3. Die funikuläre Spinalerkrankung.

Im „klassischen Zeitalter" der Rückenmarkspathologie vor fast einem Jahrhundert begann sich aus der Fülle von kasuistischen Mitteilungen über Krankheitsbilder mit grauer Degeneration von Rückenmarksträngen — sehr oft schlichtweg dem Tabesbild zugeordnet und unter dem Eindruck von Friedreichs Entdeckung als hereditärer Verfall von funktionell und zugleich topographisch bestimmbaren Bahnsystemen gedeutet — eine Gruppe abzuzeichnen, bei der im klinischen Bild eine unabwendbar tödliche, „perniciöse" Anämie im Vordergrund stand. Schon v. Leyden hatte sich gegen die Deutung dieses „neuro-anämischen Syndroms" als kombinierte Systemerkrankung ausgesprochen. Aber erst Lichtheim, sein Schüler Minnich und — unabhängig davon — Nonne legten im deutschen Schrifttum die klinische und pathologisch-anatomische Sonderstellung der Befunde bei „anämischer Myelose" fest. Henneberg prägte die Bezeichnung „funikuläre (chronische) Myelitis", die nach dem Aufkommen der restriktiven Verwendung des Myelitisbegriffs (nur für toxisch-infektiöse Genese) in „funikuläre Myelose" und wegen des Gleichklanges mit Bezeichnungen für Knochenmarkserkrankungen schließlich von Spielmeyer zur „funikulären Spinalerkrankung" abgeändert wurde. Das Auftauchen gleicher oder wenigstens sehr ähnlicher Befunde außerhalb des Rahmens der perniciösen Anämie veranlaßte dann Bodechtel, als Rahmenbegriff den „funikulären Symptomenkomplex" zu verwenden, bei dem auf die Festlegung der Grundkrankheit verzichtet wird. In der

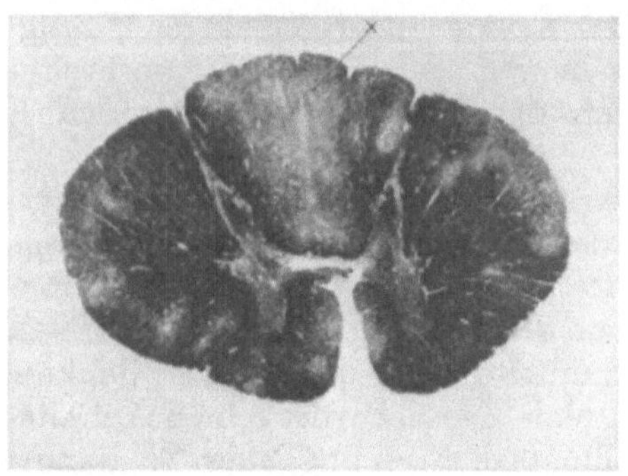

Abb. 11. Disseminierte Herde im Bereich der Corona radiata (s. auch Abb. 7 und 9) in allen Strängen (kombinierter Typ der Lokalisation) mit Einschlag eines sekundären Faserausfalles in den Hintersträngen (×) bei funikulärer Spinalerkrankung. F. A. 8/48. ♂, 55 Jahre (vgl. F. Erbslöh, l. c., Abb. 5b).

Literatur englischer Sprache hat sich seit den Untersuchungen von Russell, Batten und Collier die Bezeichnung „subacute combined degeneration of the cord" durchgesetzt, in der der pragmatische Hinweis auf die Ausbreitung auf mehr als einen *Strang* enthalten, aber nicht die Affektion mehrerer *Systeme* präjudiziert ist.

Ähnlich wie bei metastatischer Herdmyelitis oder auch bei multipler Sklerose kann bei der funikulären Spinalerkrankung von einer herdförmigen Elementarläsion, dem sog. Lückenfeld, gesprochen werden. Diese multiplen Lückenfeldherde haben aber eine sehr ausgeprägte Tendenz zum Konfluieren. Der histologische Befund in einem Lückenfeld ist gekennzeichnet durch aufgedunsene oder schon in Lamellen aufgespaltene Markscheiden, die dann einem oft eigentümlich zögernd verlaufenden Abbau anheimfallen, und durch aufgequollene Achsenzylinder, die in Gefahr kommen, vollends unterzugehen. Bei raschem Ablauf geht im Herdbereich auch die Astroglia zugrunde, und es resultiert ein örtlicher Status spongiosus, umsäumt von besser erhaltenen, amöboid veränderten oder gemästeten Astrocytenformen. Bei brüskem Verlauf geht der Gewebsverband wie bei einer Erweichung zugrunde, bei langsamem kommt es zu einem „permanenten Fettstadium" mit einer gelegentlich als Xanthomatose gedeuteten (Feigin) Anhäufung lipoidbeladener Schaumzellen, und schließlich zu einer gliösen Vernarbung.

Den Herden der funikulären Spinalerkrankung fehlt der wahllos oder zufallbedingt erscheinende Charakter der Herde bei multipler Sklerose. Die Prädilektionsstelle ist in der Längsausdehnung des Rückenmarks der Thorakalabschnitt, auf dem Querschnitt in erster Linie der Hinterstrangbereich *(tabiform)*, dicht gefolgt vom Vorderseitenstrang (*kombinierte* bzw. *Generalisations*form — Erbslöh). Je nach der Ausbreitung auf dem Querschnitt und nach der mehr umschriebenen und betont herdförmigen oder mehr diffusen, dabei mitunter wenig intensiven Ausprägung des Prozesses ergeben sich verschiedene Muster. Der Befund im Markscheidenbild wird erweitert durch Zeichen auf- und absteigender Strangdegeneration (Abb. 11). Am besten erhalten sind meist die Grundbündel entlang dem Rand der grauen Substanz und das Schultzesche Kommafeld, also die kurzen, dünnen und dünn bemarkten endogenen Fasergruppen.

Der Prozeß ist in vielen Fällen auf das Rückenmark beschränkt; in relativ seltenen Beobachtungen wird der Rückenmarksbefund ergänzt durch herdförmige oder auch diffus ausgedehnte Veränderungen der weißen Substanz von Groß- und Kleinhirn. Herde einer solchen „subacute combined degeneration of the brain", im Deutschen nur umständlicher als cerebro-cerebellare Form der funikulären Spinalerkrankung zu bezeichnen, sind von Bodechtel und Weimann beschrieben worden. Sie haben in den histologischen Details wenig spezifisches; ganz gleich aussehende Herdchen hat z.B. Borst bei multipler Sklerose beobachtet und zur Grundlage dafür genommen, den m. S.-Herd auf eine örtliche Lymphstauung zu beziehen. Allerdings gibt es — wenn auch selten (Schrader) — auch ein Zusammentreffen von multipler Sklerose und Biermerscher Anämie.

Bei erfolgreicher Behandlung laufen die entstandenen Veränderungen in der weißen Substanz nicht immer in eine gliöse Narbe aus. Es kann die Gliafaserbildung auch ausbleiben und der Herd in der „präsklerotischen" Phase verharren.

In der *Pathogenese* der funikulären Herde liegt der Schwerpunkt offenbar bei einer Stoffwechselstörung der Astrocyten, die eine Affektion der markscheidenbildenden und -unterhaltenden Oligodendroglia, gegebenenfalls auch eine Alteration der Achsenzylinder nach sich zieht. HENNEBERG hat aber darauf hingewiesen, daß die weniger von Kreislaufstörungen heimgesuchten Rückenmarkgebiete resistenter sind; anders ausgedrückt: die Lokalisation der Herde wird im Wirkungsbereich der Gliastoffwechselstörung (determinierender Faktor) durch Kreislaufstörungen (realisierender Faktor) bestimmt. So erklären sich gewisse Verwandtschaftsbeziehungen zwischen dem Verteilungsmuster der funikulären Herde und etwa dem von Rückenmarksherden bei chronischer Rechtsinsuffizienz; es kommen z.B. funikuläre Herde vor, die wie der Strahlenkranz der Gefäße („Corona radiata") rings am Rand des Querschnittes in die Marksubstanz eingreifen (Abb. 11). Hier wie dort sind es vorzugsweise Störungen des venösen Abflusses durch Stase oder Thrombose, die zur Flüssigkeitsüberladung des Gewebes führen. Nur trifft dieses Ödem bei der funikulären Spinalerkrankung als zweite Noxe im Sinne von OPPENHEIM und BODECHTEL (S. 250) auf einen durch einen Mangelzustand belasteten Gliaapparat.

Der Mangelzustand, der der funikulären Spinalerkrankung zugrunde liegt, betrifft das *Vitamin B_{12}*, das bei der Biermer-Addison-Castleschen perniciösen Anämie die Rolle des extrinsic factor spielt. Die pathogenetischen Zwischenglieder sind noch nicht geklärt; vermutet werden Störungen im Brenztraubensäurecyclus und bei der Ribonucleinsäuresynthese. Die Verzahnung der biochemischen Cyclen untereinander läßt verstehen, daß sich die Biermer-Addison-Castlesche Krankheit in einem hämatologischen, einem gastrointestinalen und einem spinalen Syndrom — eben der funikulären Spinalerkrankung — äußern kann (ERBSLÖH), und daß die therapeutische Beherrschung des einen Syndroms noch nicht die maximale Einwirkung auf die übrigen garantiert. So können bei funikulärer Spinalerkrankung sich im Gehirn die zuerst von LICHTHEIM beschriebenen Purpurablutungen oder entsprechende Ödemherde in der weißen Substanz einstellen, die von der hämatologischen Affektion abhängen. In anderen Fällen taucht als Einschlag andersartiger Mangelzustände eine Polyneuropathie- oder eine Wernickesche Encephalopathiekomponente mit den entsprechenden histologischen Befunden auf.

Auch die Toxine des *Botriocephalus latus* greifen offenbar in den B_{12}-Haushalt ein. Vom intrinsic factor der Magenschleimhautsekretion her ergeben sich Beziehungen der Biermerschen Anämie und damit der funikulären Spinalerkrankung zur *Schwangerschaftsanämie*, zum *chronischen Alkoholismus* und zu Krankheitsbildern nach *Magenresektion*. Auf der anderen Seite ist chronischer Hungerzustand *nicht* imstande, das klinische und histologische Bild der funikulären Spinalerkrankung exakt zu reproduzieren. Auch Mangelerkrankungen wie Sprue und Pellagra sind nur durch eine Gruppenähnlichkeit in ihren histologischen Rückenmarksbefunden mit der funikulären Spinalerkrankung verknüpft; am nächsten kommt ihr noch die besonders von SCHERER bekannt gemachte Leukoencephalomyelose bei Affen unter Zoo- und Laboratoriumsverhältnissen.

Die prinzipielle Analogie zwischen Karenz und toxischer Ausschaltung eines Stoffwechselkatalysators drückt sich bei der Gegenüberstellung der funikulären Spinalerkrankung und z.B. des Lathyrismus aus. Allerdings spielt beim Lathyrismus wie z.B. auch bei der Pellagra (PENTSCHEW) der Eingriff in den Stoffwechsel der Nervenzellen (RNS-Synthese?) neben der Gliaschädigung eine deutlicher erkennbare Rolle als bei der funikulären Spinalerkrankung; er drückt sich einerseits in Auftreibungen der kerntragenden Nervenzelleiber aus, bei der Pellagra von PENTSCHEW, beim experimentellen Neurolathyrismus von ULE beschrieben, andererseits in stärkerer Bindung an Bahnen und Systeme, insbesondere an die langfaserigen cerebrospinalen Pyramidenbahnen.

In *klinischer* Hinsicht ist die funikuläre Spinalerkrankung durch subakutes, schleichendes Auftreten von Parästhesien, Störungen der Tiefensensibilität und ataktische Parese gekennzeichnet. Die Häufigkeit der schlaffen unvollständigen Paresen gegenüber spastisch gefärbten auch bei leichten Fällen im sog. ersten Stadium — nach Erbslöh 55 % gegenüber 40 % ! — weist vielleicht auf eine im histologischen Bild latent bleibende Auswirkung des Mangelzustandes auf den Stoffwechsel der Nervenzellen hin. *Differentialdiagnostisch* bedeutsam ist die Abgrenzung gegen die multiple Sklerose und ebenso gegen Rückenmarkstumoren, da die funikuläre Spinalerkrankung in der Disseminierung von Herden mit der multiplen Sklerose und in der pathogenetischen Rolle der örtlichen Kreislaufstörung hauptsächlich venöser Art mit dem Tumor verbunden ist.

4. Die systembezogenen Degenerationen und Atrophien.

Nach Magenresektionen (Ask-Upmark) und bei Pellagra (Spillane) werden gelegentlich Rückenmarksveränderungen beobachtet, die — verglichen mit Befunden bei funikulärer Spinalerkrankung — stärker die Gliederung der weißen Rückenmarkssubstanz in Bahnen und Fasersysteme hervortreten lassen. Die Vorder- und Seitenstränge zeigen

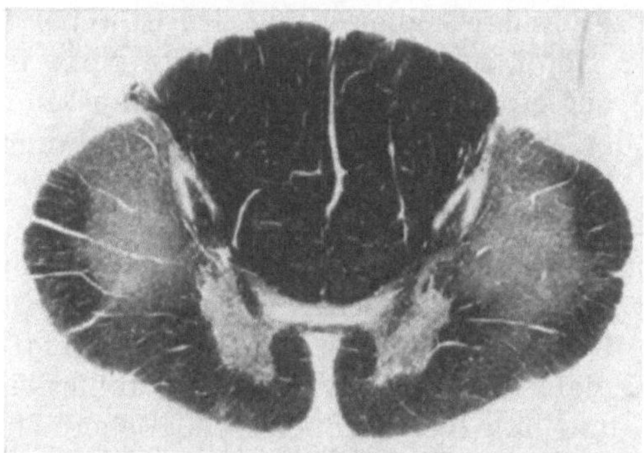

Abb. 12. Gleichmäßige Schrumpfung des Rückenmarksquerschnittes mit Ausnahme der Hinterstränge und mit deutlicher Entmarkung in der Gegend der Pyramidenseitenstrangbahnen, schwächerer in den übrigen Vorderseitenstranganteilen und angedeuteter in den Vorderhornarealen bei amyotrophischer (myatrophischer) Lateralsklerose. Ausdehnung des Bereichs der stärkeren Entmarkung nach dorsal und außen auf die dorsalen Kleinhirnseitenstrangbahnen, nach ventral zwischen die Vorderhornareale und die Rückenmarksoberfläche. F. A. 50/55. ♂, 31 Jahre (vgl. H.-J. Colmant, l. c., Abb. 18b).

eine diffuse Marklichtung, die im Bereich der Pyramidenbahnen, vor allem der gekreuzten, akzentuiert ist, so daß diese Bahnen sich vom übrigen Gebiet der Vorderseitenstränge und besonders markant von den intakten, im Markscheidenpräparat tiefschwarz dargestellten Hinterstrangarealen abheben. Bei Zuständen nach Magenresektion und bei Pellagra wird neben diesen Markveränderungen eine Beteiligung der kerntragenden Nervenzelleiber manifest, bei der Pellagra vorwiegend in der vorderen Zentralregion, bei Zustand nach Magenresektion auch in den Vorderhornarealen. Die gleiche Befundkonstellation findet sich bei einem Krankheitsbild, das Charcot wegen der Kombination von Muskelatrophien und Sklerose (mit grauer Degeneration) der Seitenstränge, besonders der gekreuzten Pyramidenbahnen, als ,,*sclérose latérale amyotrophique*'' benannt hat (Abb. 12). Von vielen Autoren wird bei der Übertragung der Bezeichnung ins Deutsche die Wortform ,,myatrophisch'' vorgezogen; sie ist etymologisch korrekt, löst sich aber etwas von der historischen Entwicklung los.

In der Epoche, in der unter dem Einfluß der Untersuchungen von Flechsig das Zentralnervensystem als eine Aggregation wohlabgegrenzter Fasersysteme aufgefaßt wurde, schienen die Charcotsche Krankheit und die von Friedreich aus dem Tabeskomplex herausgelöste *hereditäre Ataxie* (Abb. 13) der Erkrankung bestimmter Bahnen als biologischer Untereinheiten des Zentralnervensystems zu entsprechen. Da die Anamnese in der Regel nichts enthält, was als Ätiologie interpretiert werden könnte, sollten Systemerkrankungen dieser Art auf einem erbbedingten Verfall (,,Heredodegeneration'') beruhen, weshalb SCHAFFER einen scharfen Unterschied zwischen primären, anscheinend endogenen Formen solcher Erkrankungen und exogenen „Pseudoformen" mit plausibler Ätiologie machen wollte.

Die histologische Untersuchung zeigt, daß weder bei der Charcotschen Krankheit (BERTRAND u. VAN BOGAERT) noch bei der Friedreichschen Krankheit (GUILLAIN u. MOLLARET) das ins Auge gefaßte System — hier die langen Neuritenäste der Spinalganglienzellen, dort die langen Fasern der Pyramidenbahnen — gleichmäßig und isoliert erkrankt ist; vielmehr kann die faßbare Entmarkung fleckweise über die Länge des Bündels verteilt sein und sind neben dem angesprochenen Fasersystem noch andere Anteile betroffen. Die histologischen Untersuchungsbefunde sind in den Details in der Regel merkwürdig gesichtslos und unergiebig. Die Läsion der betroffenen Gebiete verläuft so schleichend, daß ein blander Schwund der Strukturen resultiert (atrophisierender Prozeß — SPATZ). In anderen Fällen mit subakutem Verlauf sind aber doch unterschiedliche Stadien des Myelinabbaues, sogar lymphoplasmocytäre Infiltrate an den Gefäßen

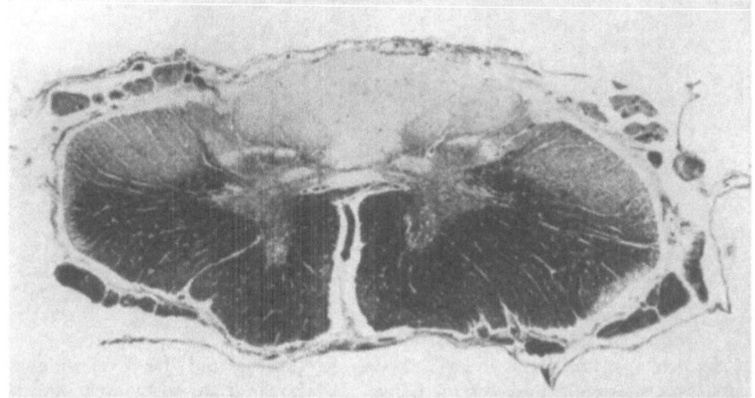

Abb. 13. Markscheidenausfälle in den Hinterwurzeln, den Hinterstrangarealen, den Kleinhirn- und Pyramidenseitenstrangbahnen und den Clarkeschen Säulen im oberen Brustmark bei Friedreichscher Ataxie. Anscheinend unsystematische, im Hinterstrangbereich relativ geringe Schrumpfung der Querschnittsfläche (s. auch Abb. 8). F. A. 142/33. ♂, 46 Jahre [vgl. G. BODECHTEL (1939), l. c., Abb. 81].

zu finden (GREENFIELD), die weit über den Begriff der Atrophie hinausgehen. Während einerseits das am stärksten betroffene System nicht in ganzer Ausdehnung betroffen zu sein braucht, kann die Atrophie bzw. die Degeneration andererseits über dieses System hinausgreifen, sei es auf retrograd oder anterograd angekoppelte Fasersysteme, sei es auf Systeme ohne direkte Verbindung über Synapsen. Durch die Einführung von „Nebenlokalisationen" und die Einschränkung der supponierten Systemelektivität auf eine Systembezogenheit (SPATZ) kann der ursprüngliche logische Ansatz zunächst noch gewahrt werden.

Für den Einblick in die komplexe Pathogene von sog. systembezogenen Krankheitsbildern sind seltene Verlaufsformen der amaurotischen Idiotie aufschlußreich. Bei dieser sicher an einen genbedingten Enzymdefekt gebundenen Erkrankung haben SPIELMEYER, HÖRA und HALLERVORDEN Fälle beobachtet, bei denen neben den Hypoglossuskernen die motorischen Vorderhornzellen des Rückenmarks ausgesprochen hochgradig betroffen waren, während andererseits HALLERVORDEN — vielleicht auch PETER — bei alt gewordenen Patienten mit spätinfantiler a.I. klinische Erscheinungen und Faserausfälle wie bei Friedreichscher Ataxie fand (Abb. 14). Die gendeterminierte Erkrankung wird also nur in einem bestimmten Verteilungsmuster realisiert. Welche pathogenetischen Faktoren das Verteilungsmuster bestimmen, ist nicht zu beweisen, sondern nur zu vermuten. BERTRAND u. VAN BOGAERT haben bei der Charcotschen Krankheit darauf hingewiesen, daß nicht nur die Neurone, deren kerntragender Zelleibanteil im Vorderhorn sitzt und deren Dendriten weit über beide Vorderhornareale verzweigt sind, und die Neurone, deren Neuriten die Pyramidenbahnen aufbauen — in der üblichen Formulierung das I. und II. motorische Neuron — betroffen sind, sondern auch die — sehr oft außer acht gelassenen — Schaltneurone zwischen jenen beiden Gliedern der Neuronenkette. Das Übergreifen des Prozesses transneuronal-retrograd oder transneuronal-anterograd führt zu einem schärferen Heraustreten des systemartigen Charakters der Verteilung. Man kann daraus entnehmen, daß die transneuronale Degeneration bei solchen Krankheitsbildern wie der Charcotschen und der Friedreichschen Krankheit sich leichter als sonst durchsetzt und intensiver ausprägt. Bei der funikulären Spinalerkrankung zeigt das

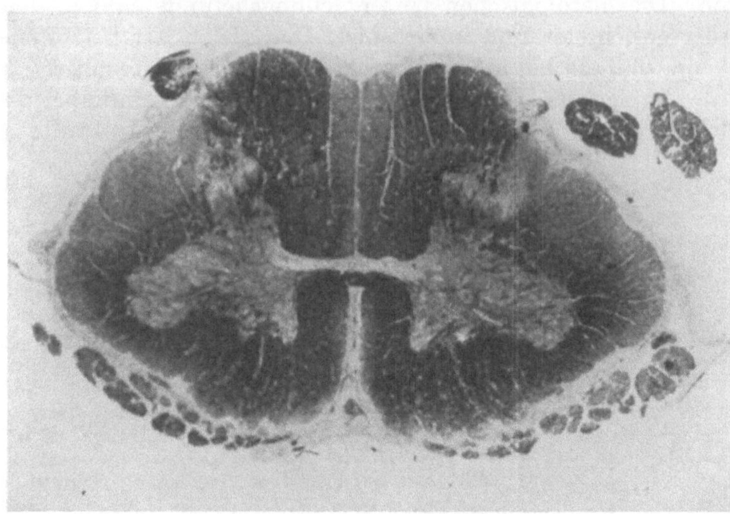

Abb. 14. Markscheidenlichtung im Bereich der dorsalen Kleinhirn- und der Pyramidenseitenstrangbahnen (s. auch Abb. 12), der Vorderwurzeln und der medialen Hinterstrangbahnen bei spätinfantiler amaurotischer Idiotie mit dem klinischen Bild einer Friedreichschen Ataxie. Photo von Prof. Hallervorden. ♀, 56 Jahre (vgl. J. Hallervorden, l. c., Abb. 3 III a).

Herdverteilungsmuster Kreislaufstörungen in einem durch ein Vitamindefizit belasteten Gewebsverband an. Auch bei den systembezogenen Krankheitsbildern haben Scherer, Marburg sowie Marburg und Riese auf eine Beziehung zu gefäßabhängigen Verteilungsmustern (Abb. 15) hingewiesen, allerdings — wohl zu Unrecht — unter einseitiger Berücksichtigung der arteriellen Versorgung. Beobachtungen von Schaltenbrand über ödematöse Aufgedunsenheit der Brücke und Medulla oblongata bei Bulbärparalyse (Abb. 16) lassen dagegen mehr an Störungen des Blutabflusses und der venösen Drainage denken. Die Feststellung, daß bei der Charcotschen Krankheit die Verteilung der stärksten Entmarkung meistens im bulbopontinen Bereich ausläuft und in tieferen Segmenten nicht einen Ausfall der cerebrospinalen Bahn, sondern einer absteigenden Degeneration bei bulbärem Herd entspricht (Nageotte u. Riche, Bertrand u. van Bogaert), weist in dieselbe Richtung.

Die teils durch genbedingte Enzymanomalien, teils durch chronische toxische oder Mangelzustände, in vielen Fällen wohl auch durch ein Zusammentreffen beider bedingte Vulnerabilität würde demnach in einer von chronischen Kreislaufstörungen bestimmten Verteilung aus der Latenz herausgehoben und von der Anfälligkeit gegen transneuronale Läsionen zu systembezogenen Ausbreitungsmustern erweitert. Sicher ist, daß es sich nicht um das gleiche Verhalten gegenüber Kreislaufstörungen handelt, das das Hirngewebe normalerweise, bei vermutlich intakter Enzymausstattung zeigt. Dafür spricht auch, daß etwa die Charcotsche Krankheit in ihrem manifesten Verlauf durch grobe Wirbelsäulen- und Rückenmarkstraumen in der Regel nicht beeinflußt wird (Peters), während in seltenen Fällen (Staemmler) ein merklich leichteres Trauma die rasante Entwicklung einer nucleären Atrophie auslöst. Undurchsichtig und schwierig zu beurteilen

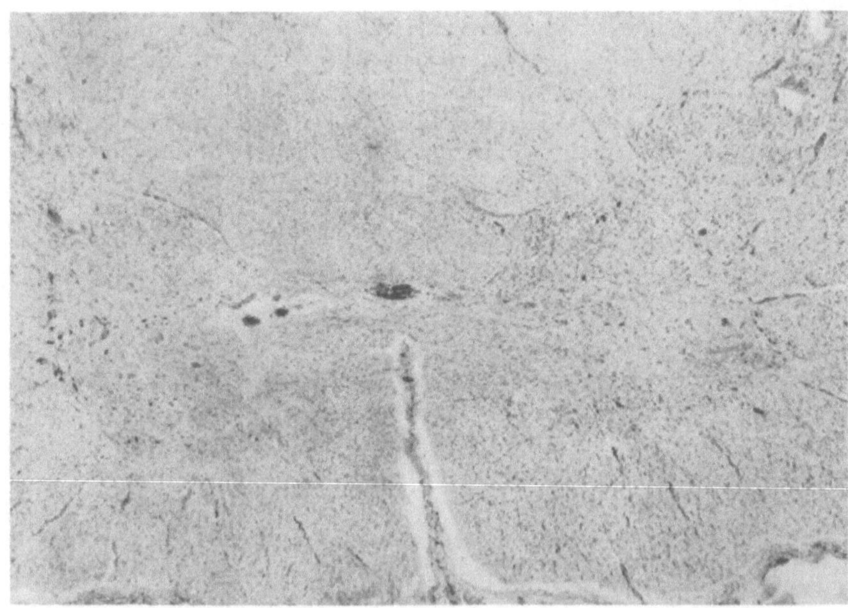

Abb. 15. Verarmung des Vorderhorngraues an Nervenzellen vor allem in den medialen Anteilen (s. auch Abb. 3) und mäßige Gliose bei spinaler progressiver Muskelatrophie. F. A. 34/46. ♀, 51 Jahre (vgl. G. FRIED-RICH, l. c., Abb. 7).

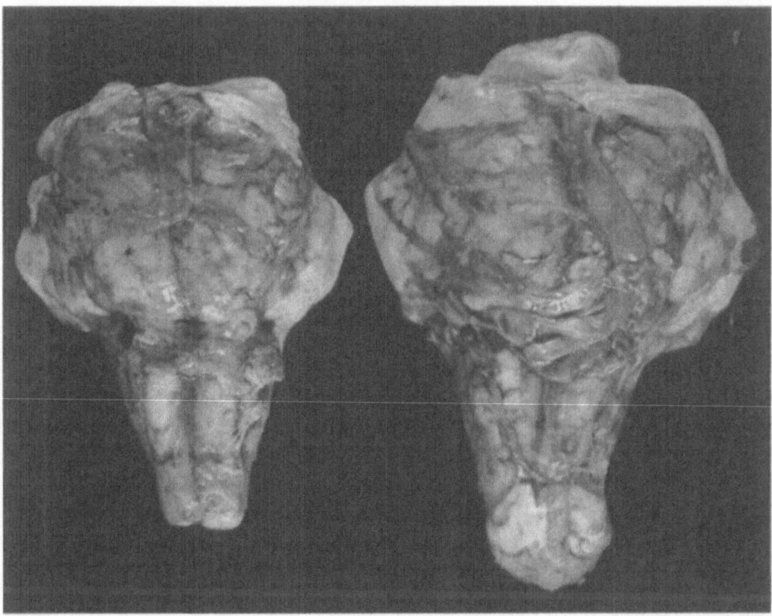

Abb. 16. Ödem der Brücke und der Medulla oblongata *(rechts)* bei akuter Bulbärparalyse. Hirnstamm durchschnittlicher Größe zum Vergleich *(links)*. Photo von Prof. SCHALTENBRAND (vgl. G. SCHALTENBRAND, l. c., Abb. 256).

ist die Frage, ob man annehmen darf, daß leichte Traumen sicher keinen Einfluß auf den Ablauf einer manifesten Charcotschen Krankheit haben; bei Schädeltraumen zeigt das Experiment, daß klinisch unterschwellige Einwirkungen grundsätzlich andere Gewebsläsionen erzeugen als überschwellige und nicht etwa ähnliche in gemilderter Schwere (UNTERHARNSCHEIDT).

Die systembezogenen atrophisierenden Prozesse im Bereich des Rückenmarks lassen sich — wenn auch nicht ohne allen Zwang — in zwei Hauptgruppen gliedern, die von der

Charcotschen Krankheit, der *amyotrophischen Lateralsklerose*, und der Friedreichschen Krankheit, der *hereditären Ataxie* bzw. spinocerebellaren Degeneration angeführt werden. Dabei ist in der zweiten Gruppe der hereditäre Einschlag, mithin die endogene Komponente des Krankheitskomplexes, meistens deutlicher ausgeprägt als bei der ersten, die eher Beziehungen zu ätiologisch definierbaren toxischen und Mangelzuständen erkennen läßt. Innerhalb einer Gruppe sind die einzelnen, herkömmlicherweise unterschiedenen Krankheitsbilder oft durch Misch- oder Übergangsformen untereinander verbunden. Der von RAYMOND angestellte Vergleich mit den Gliedern einer Kette unterstellt eine so scharf umrissene Charakterisierung wie sie nur ausnahmsweise festzustellen ist.

In die von der Charcotschen Krankheit, der *amyotrophischen Lateralsklerose*, angeführte Gruppe fallen 1. die Hauptvertreterin mit teils initial-spastischen, teils initial-myatrophischen Verlaufsformen, diese als *nucleäre Atrophien* wieder untergliedert in einen brachial-atrophischen, einen skapular-atrophischen und einen pseudopolyneuritischen Typ, 2. diejenigen Beobachtungen, die wegen des Zurücktretens spastischer Symptome als anscheinend reine nucleäre Atrophien zur *spinalen progressiven Muskelatrophie* vom brachial-atrophischen, Duchenne-Aranschen oder skapular-atrophischen, Vulpian-Bernhardschen Typ, seltener vom Peronealtyp, etwas häufiger als dieser vom Beckengürteltyp zusammengefaßt werden, ferner in höheren Segmenten 3. die *progressive Bulbärparalyse*, seltener isoliert, meistens im Gefüge der Charcotschen Krankheit auftretend, und 4. die *chronisch-progressive Ophthalmoplegie*. Die *spastische Spinalparalyse*, zu definieren als ein AMLS-Syndrom ohne Muskelatrophien, fällt nach Erbgang und Nebenlokalisationen eher schon in die zweite Gruppe.

Die von FRIEDREICH beschriebene *Heredoataxie* ist ein Glied der großen Gruppe der *spino-cerebellären Degenerationen* und auf das engste verquickt mit Erscheinungsbildern vom Typ der Marieschen *progressiven Ataxie*, bei der oft die spinalen Veränderungen vom cerebellären Anstrich der Symptomatik verschleiert wird. GREENFIELD führt unter den vorwiegend spinal lokalisierten Gliedern der Gruppe noch die *hereditäre dystatische Areflexie* von ROUSSY und LEVY, den *familiären Hohlfuß* mit fehlenden Sehnenreflexen (SYMONDS und SHAW) und die *Hinterstrangataxie* von BIEMOND auf und weist auf Beziehungen zur *progressiven neuralen Muskelatrophie* (CHARCOT-MARIE-TOOTH) hin, während die *hereditäre spastische Ataxie*, vertreten durch Beobachtungen von MARIE, SANGER-BROWN, KLIPPEL u. DURANTE, Beziehungen zur hereditären spastischen Spinalparalyse hat. Bei den spino-cerebellaren Mischformen unterscheidet GREENFIELD nach den Erstbeschreibern den *Menzelschen Typ* mit starker (exogen bedingter?) Variation des klinischen Bildes innerhalb einer betroffenen Familie und von Sippe zu Sippe, sowie relativ häufiger Ausdehnung auf das Rückenmark, und den *Holmesschen* Typ mit einheitlicherem Aspekt und schärferer Eingrenzung auf das Kleinhirn. An die Holmessche Form schließen sich dann *olivo-ponto-cerebellare Atrophien* usw. an, die ihren Schwerpunkt außerhalb des Rückenmarks haben. Zu der spino-cerebellären Gruppe rechnet GREENFIELD auch die seltenen Strangausfälle im Rückenmark bei *Carcinom*patienten.

Für die pathologisch-anatomischen Einzelheiten aller dieser Krankheitsbilder wird auf die Handbuchbeiträge von COLMANT, FRIEDRICH und ULE, für die klinischen, insbesondere differentialdiagnostischen Aspekte, auf die Darstellung der neurologischen Krankheitsbilder durch BODECHTEL und seine Mitarbeiter verwiesen.

Literatur

Zusammenfassende Arbeiten

ECCLES, J. C., and J. P. SCHADÉ: Organization of the spinal cord. In: Progress in brain research, vol. 11. Amsterdam-London-New York: Elsevier Publ. Co. 1964.

GARCIN, R., K. J. ZÜLCH, G. LAZORTHES et J. GRUNER: Pathologie vasculaire de la moëlle. Paris: Masson & Cie. 1962.

Hughes, J. T.: Pathology of the spinal cord. London: Lloyd-Luke Ltd. 1966.

Jellinger, K.: Zur Orthologie und Pathologie der Rückenmarksdurchblutung. Wien u. New York: Springer 1966.

Einzelarbeiten

Abbott, K. H., R. Retter, and W. Leimbach: The role of perineurial sacral cysts in the sciatic and sacrococcygeal syndromes. J. Neurosurg. 14, 5—21 (1957).

Adamkiewicz, A.: Die Blutgefäße des menschlichen Rückenmarkes. S.-B. Akad. Wiss. Wien, math.-nat. Kl., Abt. III 84, 469 (1882); 85, 101 (1882).

Adams, R. A., and W. Wegner: Congenital cyst of the spinal meninges as cause of intermittent compression of the spinal cord. Arch. Neurol. (Chic.) 58, 57—69 (1947).

Alajouanine, Th., R. Houdart et E. Drouhet: Les formes chirurgicales de la torulose: torulome de la queue de cheval. Rev. neurol. 88, 153—163 (1953).

— R. A. Marquézy, T. Hornet et Mlle. Ladet: Les lésions du système nerveux au cours du syndrome malin toxi-infectieux de l'enfance. Bull. Soc. méd. Hôp. Paris 54, 1512—1519 (1938).

Alderman, D. B.: Extradural spinal cord hematoma. New Engl. med. J. 255, 839—842 (1956).

Antoni, N., and E. Lindgren: Steno's experiment in man. Acta chir. scand. 98, 230—247 (1949).

Arendt, A., u. W. Wünscher: Beitrag zur Arterio- und Arteriolosklerose der Rückenmarkgefäße. Psychiat. Neurol. med. Psychol. (Lpz.) 6, 69—77 (1954).

Arzt, P. K.: Abscess within the spinal cord. Arch. Neurol. (Chic.) 51, 533—543 (1944).

Aschoff, L.: Zur Begriffsbestimmung der Entzündung. Beitr. path. Anat. 68, 1—21 (1921).

Ashbel, R., L. Alexander, and N. Raskin: Histochemical studies of active carbonyl groups (proteolipids) in brains with multiple sclerosis. J. Neuropath. exp. Neurol. 12, 293—301 (1953).

Ask-Upmark, E.: Amyotrophic lateral sclerosis observed in 5 persons after gastric resection. Gastroenterology 15, 257—259 (1950).

—, and S. Meurling: On the presence of a deficiency factor in the pathogenesis of amyotrophic lateral sclerosis. Acta med. scand. (Stockh.) 152, 217—222 (1955).

Askenasy, H. M., J. Braham, and I. Z. Kosary: Delayed spinal myelopathy following atlanto-axial fracture. J. Neurosurg. 17, 1100—1104 (1960).

Aufdermaur, M., u. A. Tillmann: Beitrag zur Kasuistik der Varicosis spinalis. Z. Unfallmed. Berufskr. 42, 7—15 (1949).

Bachs, A., L. Barraquer-Bordas, L. Barraquer-Ferré, J. M. Canadell, and A. Modolell: Delayed myelopathy following atlanto-axial dislocation by separated odontoid process. Brain 78, 537—553 (1955).

Baker, A. B.: Chronic lymphocytic choriomeningitis. J. Neuropath. exp. Neurol. 6, 253—264 (1947).

Baló, J.: Encephalitis periaxialis concentrica. Arch. Neurol. (Chic.) 19, 242—264 (1928).

Bammer, H.: Felduntersuchungen über die Verbreitung der Multiplen Sklerose in Unterfranken. Stuttgart: Georg Thieme 1960.

Barnard, J. W., W. J. Fry, F. J. Fry, and J. F. Brennan: Small localized ultrasonic lesions in white and gray matter of cat brain. Arch. Neurol. Psychiat. (Chic.) 75, 15—35 (1956).

Barraquer-Bordas, L.: Myélopathie très tardive consécutive à une fracture odontoidienne avec luxation atlanto-axoidienne. Rev. neurol. 89, 193—207 (1953).

Bartier, O.: Quelques remarques au sujet du diagnostic des myélites subaigues ou chroniques. Acta neurol. belg. 54, 974—990 (1954).

Batson, O. V.: The function of the vertebral veins and their role in the spread of metastases. Ann. Surg. 112, 138—149 (1940).

Batten, F. E., and J. S. Collier: Spinal cord changes in cases of cerebral tumour. Brain 22, 473—533 (1899).

Becker, J.: Akute Porphyrie und Periarteritis nodosa in der Neurologie. (Monograph. Ges. geb. Neurol. u. Psychiatr., H. 92.) Berlin-Göttingen-Heidelberg: Springer 1961.

—, u. F. Hess: Zur Frage der Spätlähmungen bei Wirbelsäulendeformitäten. Dtsch. Z. Nervenheilk. 171, 228—235 (1954).

Becker, P. E.: Das Nackenbeugezeichen, ein Symptom der traumatischen Arachnitis spinalis der Halsgegend. Nervenarzt 18, 172—175 (1947).

Becker, V.: Zur Sektionstechnik der Halswirbelsäule. Virchows Arch. path. Anat. 332, 384—388 (1959).

Bedford, P. D., F. D. Bosanquet, and W. R. Russell: Degeneration of the spinal cord associated with cervical spondylosis. Lancet 1952 II, 55.

Behar, A. J., and S. Feldman: Pathogenesis of adhesive arachnoiditis. J. Neuropath. exp. Neurol. 16, 261—268 (1957).

Benda, C. E.: Mongolism and cretinism, 2. ed. New York: Grune & Stratton 1949.

Berthold, H.: Epidurale Granulationen als Ursache von Querschnittssyndromen. Dtsch. Z. Nervenheilk. 177, 209—221 (1958).

Bertrand, I., et L. van Bogaert: La sclérose latérale amyotrophique. Rev. neurol. 1925 I, 779—806.

BIELING, R., u. G. POETSCHKE: Allgemeine Pathogenese der Viruskrankheiten des Zentralnervensystems. In: Handbuch der speziellen pathologischen Anatomie, hrsg. v. O. LUBARSCH, F. HENKE u. R. RÖSSLE, Bd. XIII/2 A, S. 101—161. Berlin-Göttingen-Heidelberg: Springer 1958.

BIELSCHOWSKY, M.: Zur Histologie der Compressionsveränderungen des Rückenmarks bei Wirbelgeschwülsten. Neurol. Zbl. 20, 217, 242, 300, 344 (1901).

—, u. E. UNGER: Syringomyelie mit Teratom- und extramedullärer Blastombildung. J. Psychol. Neurol. (Lpz.) 25, 173—218 (1919).

BIEMOND, A.: Le diagnostic de la varicose spinale. Acta neurol. belg. 51, 500—502 (1951).

BLAU, J. N., and G. RUSHWORTH: Observations on the blood vessels of the spinal cord and their responses to motor activity. Brain 81, 354—363 (1958).

BOCK, H. E.: Über Encephalitis bei Puerperalerkrankungen. Z. ges. Neurol. Psychiat. 115, 173—197 (1928).

BODECHTEL, G.: Zur Histopathologie der funikulären Spinalerkrankung mit besonderer Berücksichtigung der bei der perniciösen Anämie zu sehenden Großhirnveränderungen. Z. ges. Neurol. Psychiat. 137, 104—167 (1931).

— Die Krankheiten des Rückenmarks. In: Handbuch der inneren Medizin, hrsg. v. G. v. BERGMANN u. R. STAEHELIN, 3. Aufl., Bd. V/2, S. 799—1135. Berlin: Springer 1939.

— Differentialdiagnose neurologischer Krankheitsbilder. Stuttgart: Georg Thieme 1958.

BOGAERT, L. VAN: Histopathologische Studie über die Encephalitis nach Windpocken (Enc. postvaricellosa). Z. ges. Neurol. Psychiat. 140, 201—217 (1932).

— Problèmes de la sclérose en plaques. J. belge Neurol. Psychiat. 48, 429—449 (1948).

— Post-infectious encephalomyelitis and multiple sclerosis. The significance of perivenous encephalomyelitis. J. Neuropath. exp. Neurol. 9, 219—249 (1950).

— Les hérédodégénérescences spinocérébelleuses. Acta neurol. belg. 51, 621—647 (1951).

—, et P. JANSEN: Sur les nécroses symétriques multiples au cours d'une infection indéterminée, chez un infant noir. Dtsch. Z. Nervenheilk. 178, 385—393 (1958).

—, et M. A. RADERMECKER: Scléroses latérales amyotrophiques typiques et paralysies agitantes héréditaires, dans une même famille, avec une forme de passage possible entre les deux affections. Mschr. Psychiat. 127, 185—203 (1954).

BOK, S. T.: Das Rückenmark. In: Handbuch der mikroskopischen Anatomie, hrsg. v. W. v. MÖLLENDORFF, Bd. IV/1, S. 478—578. Berlin: Springer 1928.

BORST, M.: Zur pathologischen Anatomie und Pathogenese der multiplen Sklerose des Gehirns und Rückenmarks. Beitr. path. Anat. 21, 308—372 (1897).

BOSZIK, G.: Erweichungen im Rückenmark und im Sehnerv bzw. Chiasma auf vasculärer Basis. Nervenarzt 24, 229—233 (1953).

BRÄUTIGAM, W.: Über eine spontane Hämatomyelie durch Ruptur eines durch angeborene Gefäßwandschwäche entstandenen Aneurysmas der Art. spin. dorsalis. Dtsch. Z. Nervenheilk. 181, 119—129 (1960).

BREIG, A.: Biomechanics of the central nervous system. Stockholm: Almqvist & Wiksell 1960.

BREMER, F. W.: Klinische Untersuchungen zur Ätiologie der Syringomyelie und des „Status dysraphicus". Dtsch. Z. Nervenheilk. 95, 1—103 (1926).

BRION, S., M. G. NETSKY, and H. M. ZIMMERMAN: Vascular malformations of the spinal cord. Arch. Neurol. (Chic.) 68, 339—361 (1952).

BRUETSCH, W. L.: Syphilitic optic atrophy. Springfield, Ill.: Ch. C. Thomas 1953.

BRUNNGRABER, C.: Zu den angeborenen Durazysten. Zbl. Neurochir. 20, 7—13 (1959).

BUCY, P., and W. FREEMAN: Hypertrophic spinal pachymeningitis. J. Neurosurg. 9, 564—578 (1952).

BÜRGI, S., u. V. M. BUCHER: Markhaltige Fasern des zentralen Höhlengraus bei der Katze. Arch. Psychiat. Nervenkr. 201, 218—238 (1960).

BUNGE, R. P., M. B. BUNGE, and H. RIS: Electron microscopic study of demyelination in an experimentally induced lesion in adult cat spinal cord. J. biophys. biochem. Cytol. 7, 685—696 (1960).

— Electron microscopic observations on normal, demyelinating and remyelinating white matter. Proc. IV. Intern. Congr. Neuropath. Bd. II, S. 136—142. Stuttgart: Georg Thieme 1962.

—, and P. H. SETTLAGE: Neurological lesions in cats following cerebrospinal fluid manipulation. J. Neuropath. exp. Neurol. 16, 471—491 (1957).

BURCKHARDT, TH., u. CL. FAUST: Querschnittssyndrome bei Perimeningitis purulenta. Nervenarzt 23, 426—428 (1952).

BUSCHOR, O.: Über den sog. Syringomyeliekomplex unter besonderer Berücksichtigung der Hydromyelie. Confin. neurol. (Basel) 19, 12—40 (1959).

CARBONE, F., R. HASAERTS et J. CORDIER: Ossification diffuse de l'arachnoïde spinale. Acta neurol. belg. 54, 183—191 (1954).

CARSWELL, R.: Pathological anatomy. Illustrations of the elementary forms of diseases. London 1838.

CHARCOT, J. M., et A. JOFFROY: Deux cas d'atrophie musculaire progressive avec lésions de la substance grise et des faisceaux antéro-latéraux de la moelle épinière. Arch. Physiol. norm. et path. 2, 354, 629, 744 (1869).

CHODOFF, P.: Concussion of the spinal cord. Arch. Neurol. (Chic.) 57, 623—628 (1947).
CHRISTIAN, P., u. W. NODER: Akute Rückenmarkssyndrome bei Isthmusstenose der Aorta als Folge eines pathologischen Kollateralkreislaufes über die Art. spin. ant. Z. Kreisl.-Forsch. 43, 125—131 (1954).
CLARA, M.: Entwicklungsgeschichte des Menschen. Leipzig: Quelle & Meyer 1938.
CLARKE, E.: Cervical myelopathy. Lancet 1955 I, 171—175.
CLEMENS, H. J., K. NOESKE u. D. ROLL: Die arterielle Versorgung der menschlichen Wirbelsäule und des Rückenmarkes. In: Zur funktionellen Pathologie und Therapie der Wirbelsäule, hrsg. v. K. H. HEINE, Bd. I, S. 13—32. Berlin 1957.
COLLINS, J.: Über ein Heterotopie vortäuschendes Kunstprodukt des Rückenmarkes. Neurol. Zbl. 14, XXX (1895).
COLLIS, J. L.: Etiology of cerebral abscess as complication of thoracic disease. J. thorac. Surg. 13, 445—470 (1944).
COLMANT, H. J.: Die myatrophische Lateralsklerose. In: Handbuch der speziellen pathologischen Anatomie, hrsg. v. O. LUBARSCH, F. HENKE u. R. RÖSSLE, Bd. XIII/2 B, S. 2624—2692. Berlin-Göttingen-Heidelberg: Springer 1958.
CREUTZFELDT, G.: Zur Frage der sog. akuten multiplen Sklerose. Zugleich Mitteilung einer besonderen Entstehungsart von Riesenzellen. Arch. Psychiat. Nervenkr. 68, 485—517 (1923).
CRUVEILHIER, J.: Anatomie pathologique du corps humain, T. II, fasc. 32. Paris 1835—1842.
CUNEO, H. M.: Spinal extradural cysts. J. Neurosurg. 12, 176—180 (1955).
DECKER, H. G., and K. E. LIVINGSTON: Spinal extradural cyst. J. Neurosurg. 6, 248—250 (1949).
DEJERINE, J., et A. THOMAS: Les lésions des racines, des ganglions rachidiques et des nerfs dans un cas de maladie de Friedreich. Rev. neurol. 1907, 41—54.
DENNY-BROWN, D.: Primary sensory neuropathy with muscular changes associated with carcinoma. J. Neurol. (Lond.) 11, 73—87 (1948).
— S. HORENSTEIN, and H. C. H. FANG: Cerebral infarction produced by venous distension. J. Neuropath. exp. Neurol. 15, 147—157 (1956).
DERCUM, F. X., et W. G. SPILLER: Fibres nerveuses à myéline dans la pie-mère de la moëlle épinière. Rev. neurol. 9, 222—227 (1901).
DÉVIC, C.: Myélite subaigue compliquée de névrite optique. Bull. méd. (Paris) 8, 1033 (1894).
DÖRING, G.: Entstehung und Ursache der Syringomyelie und spinalen Gliose. Nervenarzt 20, 263—268 (1949).
DOINIKOW, B.: Über De- und Regenerationserscheinungen an Achsenzylindern bei der multiplen Sklerose. Z. ges. Neurol. Psychiat. 27, 151 (1915).
DONTENWILL, W.: Beitrag zur Genese des Hydrocephalus bzw. der beginnenden Hydranencephalie und zur Frage der Liquorabflußwege. Frankfurt. Z. Path. 63, 493—503 (1952).
DOTZAUER, G., u. W. NAEVE: Der postmortale Liquordruck. Dtsch. Z. ges. gerichtl. Med. 52, 273—282 (1961).
DRAGANESCO, ST., C. BALACEANU, A. MARES et N. TOFAN: Sur la participation de l'espace épidural au cours des processus infectieux méningo-névraxitiques. Presse méd. 1957, 1941—1942.
DRUCKMAN, R., and W. G. P. MAIR: Aberrant regenerating nerve fibers in injury to the spinal cord. Brain 76, 448—456 (1953).
DUS, V.: Spinal peripachymeningitis (epidural abscess). J. Neurosurg. 17, 972—983 (1960).
DUUS, P., G. KAHLAU u. W. KRÜCKE: Allgemeinpathologische Betrachtungen über die Einengung der Foramina intervertebralia. Langenbecks Arch. klin. Chir. 268, 341—362 (1951).
EBBECKE, U.: Hyperämie und Spasmus im Bilde der Fingerdurchblutung. Dtsch. med. Wschr. 1960 I, 1371—1375.
ECK, H.: Perakute Totalnekrose des Rückenmarkes und ihre Ursache. Münch. med. Wschr. 1958 I, 192—193.
EHRICH, E.: Über einen Fall multipler Meningocelen bei Hypertrophia cerebri. Frankfurt. Z. Path. 3, 358—381 (1909).
EICHHORST, H.: Über Erkrankungen des Rückenmarkes bei Menschenpocken. Dtsch. Arch. klin. Med. 111, 1 (1913).
EICKE, W.-J., u. E. MÜHLER: Zur Symptomatologie der Folgeerscheinungen der Meningitis luica. Nervenarzt 26, 341—343 (1955).
EISENLOHR, C.: Zit. bei NONNE 1902.
ELZE, C.: Anatomie des Menschen, hrsg. v. H. BRAUS, Bd. III, S. 12. Berlin: Springer 1932.
ERBSLÖH, F.: Funikuläre Spinalerkrankung. In: Handbuch der speziellen pathologischen Anatomie, hrsg. v. O. LUBARSCH, F. HENKE u. R. RÖSSLE, Bd. XIII/2 B, S. 1526—1601. Berlin-Göttingen-Heidelberg: Springer 1958.
— Differentialdiagnose der Mißbildungen und Mißbildungskrankheiten. In: G. BODECHTEL, Differentialdiagnose neurologischer Krankheitsbilder, S. 619—645. Stuttgart: Georg Thieme 1958.
—, u. A. PUZIK: Rückenmarks- und Kaudaläsionen als Therapieschäden nach paravertebralen Injektionen. Münch. med. Wschr. 1959 I, 517—521, 559—563.

Escolá, J.: Über die Prozeßausbreitung der amaurotischen Idiotie im Zentralnervensystem in verschiedenen Lebensaltern und Besonderheiten der Spätform gegenüber der Pigmentatrophie. Arch. Psychiat. Nervenkr. **202**, 95—112 (1961).

Fazio, C.: L'angioarch,tettonica del midollo spinale umano e i suoi rapporti con la cito-mielo-architettonica. Riv. Pat. nerv. ment. **52**, 252—291 (1938).

Feigin, I.: Xanthomatosis of nervous system. J. Neuropath. exp. Neurol. **15**, 400—416 (1956).

Ferraro, A.: Pathology of demyelinating diseases as allergic reaction of the brain. Arch. Neurol. (Chic.) **52**, 443—483 (1944).

Feyrter, F.: Über den Naevus. Virchows Arch. path. Anat. **301**, 417—469 (1938).

Fickler, A.: Studien zur Pathologie und pathologischen Anatomie der Rückenmarkskompression bei Wirbelcaries. Dtsch. Z. Nervenheilk. **16**, 1—113 (1900).

Fischer, B.: Der Sektionskurs. Wiesbaden: J. F. Bergmann 1919.

Flament, J., A. N. Vicente, C. Coers et G. Guazzi: La myélomalacie angiodysgénétique (Foix-Alajouanine) et sa différenciation des nécroses spinales sur angiomatose intra-médulaire. Rev. neurol. **103**, 12—29 (1960).

Foix, Ch., et Th. Alajouanine: La myélite nécrotique subaigue. Rev. neurol. **1926 II**, 1—42.

French, J. D.: Recurrent arachnoiditis in the dorsal spinal region. Arch. Neurol. (Chic.) **58**, 200—206 (1947).

Frick, E., u. J.-E. Meyer: Über eine besondere Gruppe chronischer Meningitiden unbekannter Ätiologie. Dtsch. Z. Nervenheilk. **191**, 46—61 (1960).

Friedrich, G.: Erkrankungen mit besonderer Bevorzugung motorischer Leitungsbahnen und Kerne. In: Handbuch der speziellen pathologischen Anatomie, hrsg. v. O. Lubarsch, F. Henke u. R. Rössle, Bd. X/II/1 A, S. 989—1042. Berlin-Göttingen-Heidelberg: Springer 1957.

Friedreich, N.: Über Ataxie mit besonderer Berücksichtigung der hereditären Formen. Virchows Arch. path. Anat. **68**, 145—245 (1876).

Froboese, C.: Pathogenese der essentiellen Myelomalacia acuta circumscripta. Zbl. allg. Path. path. Anat. **95**, 425—434 (1956).

Frykholm, R.: Deformities of dural pouches and strictures of dural sheaths in the cervical region producing nerve-root compression. A contribution to the etiology and operative treatment of brachial neuralgia. J. Neurosurg. 4, 403, 413 (1947).

— The mechanism of cervical radicular lesions resulting from friction or forceful traction. Acta chir. scand. **102**, 93—98 (1951).

— Cervical nerve root compression resulting from disc degeneration and root-sleeve fibrosis. Acta chir. scand., Suppl. 160 (1951).

Gagel, O.: Zur Pathogenese der Tabes. Z. ges. Neurol. Psychiat. **122**, 423—431 (1929).

— Mißbildungen des Rückenmarks. In: Handbuch der Neurologie, hrsg. v. O. Bumke u. O. Foerster, Bd. XVI, S. 214. Berlin: Springer 1936.

— Syringomyelie. In: Handbuch der Neurologie, hrsg. v. O. Bumke u. O. Foerster, Bd. XVI, S. 319—393. Berlin: Springer 1936.

—, u. A. Mészaros: Zur Frage der Myelopathia necroticans. Arch. Psychiat. Nervenkr. **179**, 423—429 (1948).

Garcin, R., et J. Gruner: Nécrose cavitaire des cornes antérieures de la moelle au cours d'un syndrome réalisant une forme pseudopolynévritique de sclérose latérale amyotrophique. Presse méd. **1953**, 1723—1724.

— J. Gruner et T. Valmas: Sur un cas de mycose vertébrale et épidurale ayant simulé une tuberculose vertébrale postérieure (cryptococcose probable). Sem. Hôp. Paris **1957**, 2281.

Garrison, F. H.: History of medicine, 4. Aufl. Philadelphia and London: W. B. Saunders Company 1929.

Gellerstedt, N.: Erkrankungen der Dura mater. In: Handbuch der speziellen pathologischen Anatomie, hrsg. v. O. Lubarsch, F. Henke u. R. Rössle, Bd. XIII/4, S. 775—825. Berlin-Göttingen-Heidelberg: Springer 1956.

Georgi, F., P. Hall u. H. R. Müller: Zur Problematik der Multiplen Sklerose. (Bibliotheca Psychiatr. et Neurol., fasc. 114.) Berlin u. New York: S. Karger 1961.

Gieson, I. van: A study of the artefacts of the nervous system. N. Y. med. J. **1892**.

Gloor, P., E. Woringer, J. Schneider et G. Brogly: Lombosciatiques par anomalies vasculaires épidurales. Contribution à l'étude de la pathologie du plexus veineux intra-rachidien. Schweiz. med. Wschr. **1952**, 537—542.

Goldscheider: Über Chirurgie der Rückenmarkserkrankungen. Dtsch. med. Wschr. **1894**, 592—596, 616—618.

Greenfield, J. G.: The spino-cerebellar degenerations. Oxford: Blackwell Scient. Publ. 1954.

— Neuropathology. London: E. Arnold Ltd. 1958.

— A. G. Richards, and G. B. Manning: The pathology of paraplegia occuring as a delayed sequela of spinal anesthesia with special reference to the vascular changes. J. Path. (Lond.) **69**, 95—107 (1955).

Greenwood, R., and H. Voris: Systemic blastomycosis with spinal cord involvement. J. Neurosurg. 7, 450—454 (1950).

Griepentrog, F.: Eine seltene Form von Rückenmarksmißbildung. (Partielle unfreie Diplomyelie.) Zbl. allg. Path. path. Anat. 90, 380—384 (1953).

Grimstvedt, M., and A. Johansen: Periarteritis nodosa with predominant symptoms from the spinal cord. Acta path. microbiol. scand. 40, 81—88 (1957).

Gros, C., R. Labauge et J.-M. Enjalbert: Les formes neurochirurgicales de la syringomyélie. Rev. neurol. 85, 544—548 (1951).

Gruner, J., et J. Lapresle: Étude anatomique des médullopathies d'origine vasculaire. In: Pathologie vasculaire de la moëlle, hrsg. v. R. Garcin, K. J. Zülch, G. Lazorthes et J. Gruner. Paris: Masson & Cie. 1962.

Guazzi, G., et J. Henneaux: Sulla struttura istologica del processo della sclerosi a placche umana. Riv. Neurobiol. 5, 885—947 (1959).

Guillain, G., et P. Mollaret: La maladie de Friedreich. Études neurologiques, VIIième sér., S. 87 bis 139. Paris: Masson & Cie. 1936.

Haas, E.: Eine fortsatzähnliche Mißbildung des Rückenmarkes und ihre Abgrenzung von den Diastematomyelien. Zbl. allg. Path. path. Anat. 88, 16—20 (1952).

Hackl, H.: Eine Vorrichtung zur Entnahme des Rückenmarks. Anat. Anz. 110, 258—264 (1961).

Hallervorden, J.: Die hereditäre Ataxie. In: Handbuch der Neurologie, hrsg. v. O. Bumke u. O. Foerster, Bd. XVI, S. 657—697. Berlin: Springer 1936.

— Spätfälle von amaurotischer Idiotie. Verhandl. Dtsch. Ges. Path., 31. Tagg, S. 103—107. Jena: Gustav Fischer 1939.

— Über Entmarkungsencephalomyelitiden. Klin. Wschr. 1948, 613—616.

— Anatomie und Pathogenese der Multiplen Sklerose. Münch. med. Wschr. 1955, 509—518.

—, u. H. Spatz: Über die konzentrische Sklerose und die physikalisch-chemischen Faktoren bei der Ausbreitung von Entmarkungsprozessen. Arch. Psychiat. Nervenkr. 98, 641—701 (1933).

Hamlin, H., R. W. Garrity, and J. B. Golden: Extradural spinal cyst. J. Neurosurg. 6, 260—263 (1949).

Haymaker, W.: Decompression sickness. In: Handbuch der speziellen pathologischen Anatomie, hrsg. v. O. Lubarsch, F. Henke u. R. Rössle, Bd. XIII/1 B, S. 1600—1672. Berlin-Göttingen-Heidelberg: Springer 1957.

Heathfield, K., and J. Williams: Peripheral neuropathy and myopathy associated with bronchogenic carcinoma. Brain 77, 122—137 (1954).

Henn, R.: Persönliche Mitteilung.

Henneaux, J.: Nécrose médullaire par thrombose de l'artère spinale antérieure. Acta neurol. belg. 6, 365—385 (1956).

Henneberg, R.: Über „funikuläre Myelitis". Arch. Psychiat. Nervenkr. 40, 224—251 (1905).

— Pluriradikuläre Hinterstrangdegeneration infolge von spinaler Cysticerkenmeningitis. Z. ges. Neurol. Psychiat. 9, 1—34 (1912).

— Atypische Formen der funikulären Myelitis. Klin. Wschr. 1924 I, 970—975.

— Die tierischen Parasiten des Zentralnervensystems. In: Handbuch der Neurologie, hrsg. v. O. Bumke u. O. Foerster, Bd. XIV, S. 286—352. Berlin: Springer 1936.

Henson, R. A., D. S. Russell, and M. Wilkinson: Carcinomatous neuropathy and myopathy — a clinical and pathological study. Brain 77, 82—121 (1954).

Heppner, F., u. H. E. Diemath: Gibt es Meningocelen bei geschlossenem Wirbelkanal? Zbl. Neurochir. 20, 227—235 (1959).

—, u. R. Migula: Über Verwachsungen der weichen Rückenmarkshäute, ihre Entstehung und klinische Bedeutung. Wien. klin. Wschr. 1952, 736—742.

Herkenrath, B.: Pathologisch gesicherte Ausheilung eines Falles von Encephalitis post vaccinationem. Z. ges. Neurol. Psychiat. 152, 293—300 (1935).

Herren, R. Y., and L. Alexander: Sulcal and intrinsic blood vessels of human spinal cord. Arch. Neurol. (Chic.) 41, 678—687 (1939).

Hetzel, H.: Ein Fall von „myélite nécrotique subaigue" (Foix-Alajouaninesche Krankheit) mit Syringobulbie und Syringomyelie. Schweiz. Arch. Neurol. Psychiat. 86, 70—81 (1960).

—, u. K. Kloss: Spinale Arachnoidaltuberkulose. Nervenarzt 31, 372—375 (1960).

Hiller, F.: Rückenmark. Anatomisch-physiologischer Teil. In: Handbuch der inneren Medizin, hrsg. v. G. v. Bergmann u. R. Staehelin, 3. Aufl., Bd. V/1, S. 188—315. Berlin: Springer 1939.

His, W.: Zur Geschichte des menschlichen Rückenmarks und der Nervenwurzeln. Abh. math.-phys. Kl. Kgl. sächs. Ges. Wiss. 13, 479—514 (1886).

— Histogenese und Zusammenhang der Nervenelemente. Arch. Anat. Entwickl.-Gesch. (Arch. Anat. Physiol., Anat. Abt.) 1890 Suppl., 95—117.

Hoche, A.: Über die bei Hirndruck im Rückenmark auftretenden Veränderungen. Dtsch. Z. Nervenheilk. 11, 420—430 (1897).

Hochstetter, F.: Über die Entwicklung und Differenzierung der Hüllen des Rückenmarks beim Menschen. Morph. Jb. **74**, 1—104 (1934).

Höer, P.-W.: Kasuistischer Beitrag zur Frage der extraneuraxialen Gewebsversprengung. Zbl. allg. Path. path. Anat. **99**, 157—162 (1959).

— R. Wigand u. W. Fr. Gülden: Beitrag zur Hodogenese der isolierten Listerienencephalitis. Frankfurt. Z. Path. **71**, 423—435 (1961).

Hölscher-Immich: Demonstration einer Diplomyelie. Zbl. allg. Path. path. Anat. **94**, 210 (1955).

Höra, J.: Ein Fall von Niemann-Pickscher Erkrankung mit besonderer Beteiligung des Rückenmarks. Beitr. path. Anat. **99**, 16—33 (1937).

Hoff, H., u. F. Seitelberger: Die Hirngefäße, ihre Physiologie und Pathologie. Dtsch. med. Wschr. **1952**, 33—36.

Hoffmann, J.: Zur Lehre von der Syringomyelie. Dtsch. Z. Nervenheilk. **3**, 1—136 (1893).

Horstmann, E., u. H. Mewes: Die Feinstruktur des molekularen Rindengraues und ihre physiologische Bedeutung. Z. Zellforsch. **49**, 569—604 (1958).

Hultsch, E.-G.: Die traumatische Entstehung von Rückenmarksschäden auf dem Boden spinaler Mangeldurchblutung mit Berücksichtigung gutachtlicher Fragestellungen. Nervenarzt **27**, 486 bis 491 (1956).

Hurst, E. W.: Adhesive arachnoiditis and vascular blockage caused by detergents and other chemical irritants: an experimental study. J. Path. (Lond.) **70**, 167—178 (1955).

Hurwitz, H. D.: Mikroskopische Gehirnbefunde nach Exhumierung. Inaug.-Diss. Düsseldorf 1961.

Hutton, P. W., and J. T. Holland: Schistosomiasis of the spinal cord. Brit. med. J. **1960 II**, 1931—1933.

Isaji, M.: Über markhaltige Nervenbündel mit Knäuelbildung (sog. Neurome) in Pia und Rückenmark. Virchows Arch. path. Anat. **306**, 242—254 (1940).

Jaburek, L.: Über Veränderungen der Nervenfasern bei multipler Sklerose. Arb. neurol. Inst. Univ. Wien **33**, 93—134 (1931).

Jacob, H.: Zur Gruppierung der entzündlichen Erkrankungen des Nervensystems. Allg. Z. Psychiat. **121**, 83 (1942).

— Parainfektiöse Encephalomyelitis und parainfektiöse Encephalitis hämorrhagica (Strümpell-Leichtenstern) als zentralnervöse Komplikationen bei akuten Infektionskrankheiten. Nerver.arzt **19**, 32—37 (1948).

— Eigenfarbe und histologisch-chemische Struktur der Herdbildungen bei multipler Sklerose. Zbl. allg. Path. path. Anat. **96**, 532—536 (1957).

— Das Zentralnervensystem bei Infektionen, Intoxikationen und anderen Allgemein- und Organerkrankungen. Allgemeines über seine Anteilnahme mit degenerativen Veränderungen, entzündlichen und zirkulatorischen Reaktionen. In: Handbuch der speziellen pathologischen Anatomie, hrsg. v. O. Lubarsch, F. Henke u. R. Rössle, Bd. XIII/2 A, S. 688—706. Berlin-Göttingen-Heidelberg: Springer 1958.

— Zur klinisch-neuropathologischen Differentialdiagnose zwischen parainfektiösen (und postvaccinalen) Encephalitiden und akuten sporadischen Panleukoencephalitiden. Arch. Psychiat. Nervenkr. **197**, 507—533 (1958).

—, Neuropathologie der Viruserkrankungen des Zentralnervensystems. Dtsch. Z. Nervenheilk. **182**, 472—491 (1961).

Jakob, A.: Normale und pathologische Anatomie und Histologie des Großhirns, Bd. II/1. Leipzig u. Wien: F. Deuticke 1929.

Jakob, H.: Zur pathologischen Anatomie der Pickschen Krankheit. Arch. Psychiat. Nervenkr. **201**, 269—297 (1960); **202**, 540—568 (1961).

Jellinger, K., u. F. Seitelberger: Akute tödliche Entmarkungs-Encephalitis nach wiederholten Hirntrockenzellen-Injektionen. Klin. Wschr. **1958**, 437—441.

Jung, E.: Syringomyelie in Kombination mit Entwicklungsstörung der Nieren und mit schwerer Wirbelsäulenverletzung. Med. Klin. **1960**, 1678—1679.

Kadyi, H.: Über die Blutgefäße des menschlichen Rückenmarkes. Lemberg 1886.

Kahlden, C. v.: Über multiple wahre Neurome des Rückenmarks. Beitr. path. Anat. **17**, 587—601 (1895).

Kaiser, M., u. J. Zappert: Nachuntersuchungen bei Encephalitis postvaccinalis. Münch. med. Wschr. **1937 I**, 801—803.

Karhoff, B.: Beitrag zur Frage der kombinierten Systematrophien des Zentralnervensystems. Dtsch. Z. Nervenheilk. **171**, 443—453 (1954).

Kaufmann, E.: Lehrbuch der speziellen pathologischen Anatomie, 6. Aufl., B. II, S. 1184. Berlin: G. Reimer 1911.

Kautzky, R.: Beitrag zur Kenntnis traumatischer Rückenmarkscysten. Zbl. Neurochir. **10**, 110—117 (1950).

Kernohan, J. W.: The ventriculus terminalis; its growth and development. J. comp. Neurol. **38**, 107 (1924).

— Removal of spinal cord by anterior route. Amer. J. clin. Path. **3**, 455—458 (1933).

KESSELER, M., u. W. MÜLLER: Meningoencephalitis bei Morbus Bang. Arch. Psychiat. Nervenkr. **109**, 347—362 (1938).

KEY, A., u. G. RETZIUS: Studien in der Anatomie des Nervengewebes und des Bindegewebes. Stockholm 1876.

KLAUE, R.: Beitrag zur pathologischen Anatomie der Verletzungen des Rückenmarks mit besonderer Berücksichtigung der Rückenmarkskontusion. Ein Vergleich zwischen Rückenmarks- und Gehirnverletzungen. Arch. Psychiat. Nervenkr. **180**, 206—270 (1948).

— Beitrag zum Krankheitsbild der Myelopathia necroticans. Dtsch. Z. Nervenheilk. **166**, 137—145 (1951).

KLAUSBERGER, E. M., u. P. KYRLE: Über spinale Durchwanderungspachymeningitis. Wien. klin. Wschr. **1959**, 761—763.

KLUGE, J.: Zur Frage der dysplastischen Hyperplasie einer Kleinhirnhemisphäre. Inaug.-Diss. Berlin 1944. S. auch: Handbuch der speziellen pathologischen Anatomie, hrsg. v. O. LUBARSCH, F. HENKE u. R. RÖSSLE, Bd. XIII/4, S. 559. Berlin-Göttingen-Heidelberg: Springer 1956.

KÖNIG, P. A.: Die Gefäßprozesse bei Myelitis necroticans. Virchows Arch. path. Anat. **327**, 737—753 (1955).

KÖRNYEY, ST.: Myelitis. In: Handbuch der Neurologie, hrsg. v. O. BUMKE u. O. FOERSTER, Bd. XIII, S. 501—545. Berlin: Springer 1936.

KOTHE, H.: Über die Angiodysgenesis spinalis. Beitrag zur sog. Myelitis necroticans sowie zur Varicosis spinalis. Dtsch. Z. Nervenheilk. **169**, 409—420 (1953).

KRAMER, W.: Multilocular myelomalacia following adhesive arachnoiditis. Neurology (Minneap.) **6**, 594—600 (1956).

KRAUS, H.: Die Arachnitis chronica cerebralis und spinalis und ihre operative Behandlung. Langenbecks Arch. klin. Chir. **261**, 31—67 (1948).

KRAYENBÜHL, H.: Spontane spinale Subarachnoidalblutung und akute Rückenmarkskompression bei intraduralem, spinalem Neurinom. Schweiz. med. Wschr. **1947**, 692—694.

KROGH, E.: Studies on the blood supply to certain regions in the lumbar part of the spinal cord. Acta physiol. scand. **10**, 271—279 (1945).

KROLL, M.: Flecktyphus des Zentralnervensystems. In: Handbuch der Neurologie, hrsg. v. O. BUMKE u. O. FOERSTER, Bd. XII, S. 33—46. Berlin: Springer 1935.

KRÜCKE, W.: Ödem und seröse Entzündung im peripheren Nerven. Virchows Arch. path. Anat. **308**, 1—13 (1941).

— Zur Histopathologie der neuralen Muskelatrophie, der hypertrophischen Neuritis und Neurofibromatose. Arch. Psychiat. Nervenkr. **115**, 180—236 (1942).

— Erkrankungen der peripheren Nerven. In: Handbuch der speziellen pathologischen Anatomie, hrsg. v. O. LUBARSCH, F. HENKE u. R. RÖSSLE, Bd. XIII/5, S. 1—248. Berlin-Göttingen-Heidelberg: Springer 1955.

—, u. R. SIEGERT: Die pathologische Anatomie der Vaccinevirus-Encephalitis. Zbl. ges. Neurol. Psychiat. **116**, 338—339 (1952).

KUCSKO, L.: Über die Varicositas venarum spinalium. Wien. klin. Wschr. **1953**, 477—478.

KUHLENDAHL, H.: Die Abgrenzung der sekundären (spinalbedingten) chronischen Rückenmarksschädigung gegen die primären Entmarkungskrankheiten. Verhandl. Dtsch. Ges. Inn. Med., 61. Kongr., S. 353—356, 1955.

—, u. H. FELTEN: Arachnitis spinalis. Untersuchungen zur Pathogenese unter besonderer Berücksichtigung der Prozesse im Caudagebiet. Arch. Psychiat. Nervenkr. **189**, 380—406 (1952).

— — Die chronische Rückenmarksschädigung spinalen Ursprungs. Langenbecks Arch. klin. Chir. **283**, 96—128 (1956).

LAIGNEL-LAVASTINE, P., et J. VIÉ: Histoire de la neurologie. In: Histoire Générale de la Médecine, Bd. 3, S. 323—343. Paris: A. Michel 1949.

LANGE, J.: Die Krankheiten des Kleinhirns. In: Handbuch der inneren Medizin, hrsg. v. G. v. BERGMANN u. R. STAEHELIN, 3. Aufl., Bd. V/1, S. 791—798. Berlin: Springer 1939.

LARUELLE, M. L.: La structure de la moëlle épinière en coupes longitudinales. Rev. neurol. **67**, 695 bis 725 (1937).

—, et M. REUMONT: Zit. nach L. VAN BOGAERT, Handbuch der speziellen pathologischen Anatomie, Bd. XIII/2 A, S. 264. Berlin-Göttingen-Heidelberg: Springer 1958.

LAUX, W.: Über Schmerzsyndrome bei Syringomyelie. Medizinische **1956**, 280—283.

LAZORTHES, G., J. POULHES, G. BASTIDE, J. ROULLEAU et A.-R. CHANCHOLLE: La vascularisation artérielle de la moëlle. Recherches anatomiques et appliactions à la pathologie médullaire et à la pathologie aortique. Neuro-chirurgie 4, 3—19 (1958).

LEMCKE, W., u. O. STOCHDORPH: Osteome der spinalen Arachnoidea. Fortschr. Röntgenstr. **84**, 644 (1956).

LETTERER, E.: Experimentelle und morphologische Untersuchungen über die Wirkungsweise reiner Ruhrgiftstoffe. Virchows Arch. path. Anat. **317**, 34—55 (1949).

— Allgemeine Pathologie. Grundlagen und Probleme. Stuttgart: Georg Thieme 1959.

Leupold, E.: Ein Beitrag zur Kenntnis der Syringomyelie. Beitr. path. Anat. 65, 370—386 (1919).
Leyden, E.: Die graue Degeneration der hinteren Rückenmarkstränge. Berlin: A. Hirschwald 1863.
— Klinik der Rückenmarkskrankheiten, Bd. I und II. Berlin: A. Hirschwald 1874.
Lhermitte, J.: Sur la régénération des racines postérieures dans la section complète de la moëlle dorsale. Rev. neurol. 35, 129—135 (1919).
— Duchenne de Boulogne en son temps. Bull. Acad. Méd. (Paris) 130, 745—755 (1946).
—, et J.-L. Corbin: La circulation artérielle de la moëlle et ses troubles en pathologie. Rev. Prat. (Paris) 10, 2921—2934 (1960).
—, et J. O. Trelles: L'hypertrophie des olives bulbaires. Encéphale 28, 588—600 (1933).
Lichtheim, H.: Zur Kenntnis der perniciösen Anämie. Münch. med. Wschr. 1887, 300.
Lindenberg, R.: Compression of brain arteries as pathogenetic factor for tissue necroses and their areas of predilection. J. Neuropath. exp. Neurol. 14, 223—243 (1955).
—, u. H. Spatz: Über die Thromboendarteriitis obliterans der Hirngefäße. Virchows Arch. path. Anat. 305, 531—578 (1939).
Linowicki, A. J.: The comparative anatomy of the pyramidal tract. J. comp. Neurol. 24, 509 (1914).
Löblich, H.-J.: Intramedulläre Diplomyelie. Zbl. allg. Path. path. Anat. 90, 373—380 (1953).
— Häufigkeit und klinische Befunde bei Rückenmarksmißbildungen. Zbl. allg. Path. path. Anat. 91, 346—359 (1954).
Lougheed, W. M., and H. J. Hoffman: Spontaneous spinal extradural hematoma. Neurology (Minneap.) 10, 1059—1063 (1960).
Lowenthal, A., et F. Martin: Hématorachis intradural étendu par traumatisme localisé apparemment bénin-manifesté par une quadriplégie et une paralysie bulbaire très tardives. Mschr. Psychiat. 117, 30—42 (1949).
Lund, O.-E.: Spätvorgänge im Bereich alter, offener Hirnverletzungen. Dtsch. Z. Nervenheilk. 174, 583—592 (1956).
Madow, L., and B. J. Alpers: Involvement of the spinal cord in occlusion of the coronary vessels. Arch. Neurol. (Chic.) 61, 430—440 (1949).
Mair, W. G. P., and R. Druckman: The pathology of spinal cord lesions and their relation to the clinical features in protrusion of cervical intervertebral discs. Brain 76, 70—91 (1953).
—, and J. F. Folkerts: Necrosis of the spinal cord due to thrombophlebitis (subacute necrotic myelitis). Brain 76, 563—575 (1953).
Marburg, O.: Zur Pathologie der Spinalganglien. Arb. neurol. Inst. Univ. Wien 8, 103—189 (1902).
— Die sog. „akute multiple Sklerose". Jb. Psychiat. Neurol. 27, 213 (1906).
— Die traumatischen Erkrankungen des Gehirns und Rückenmarks. In: Handbuch der Neurologie, hrsg. v. O. Bumke u. O. Foerster, Bd. XI, S. 1—177. Berlin: Springer 1936.
— Multiple Sklerose (Encephalomyelitis periaxialis scleroticans disseminata). In: Handbuch der Neurologie, hrsg. v. O. Bumke u. O. Foerster, Bd. XIII, S. 546—693. Berlin: Springer 1936.
— The route via the arteries. A study on heredodegenerative diseases. J. nerv. ment. Dis. 106, 593—596 (1947).
—, and W. Riese: Chronic progressive spino-cerebello-cortical lipodystrophy affecting certain arterial supply areas. J. Neuropath. exp. Neurol. 6, 61—77 (1947).
Margolis, G., A. T. Griffin, P. D. Kenan, G. T. Tindall, R. Riggins, and L. Fort: Contrast medium injury to the spinal cord. The role of altered circulatory dynamics. J. Neurosurg. 16, 390—406 (1959).
Mérei, F. T.: Mit klinischen Symptomen einhergehende Zysten der Caudawurzeln. Zbl. Neurochir. 13, 212—218 (1953).
Minnich, W.: Zur Kenntnis der im Verlaufe der perniciösen Anämie beobachteten Spinalerkrankungen. Z. klin. Med. 21, 22, 264 (1892); 22, 60 (1893).
Morley, T. P.: Congenital rotation of the spinal cord. J. Neuropath. exp. Neurol. 10, 690—692 (1953).
Müller, E.: Hyaline Bindegewebsentartung bei einem Fall von Pachymeningitis cervicalis hypertrophicans. Zbl. allg. Path. path. Anat. 58 Sonderbd. (Festschr. f. M. B. Schmidt), 149—156 (1933).
Müller, H. R., u. A. Stender: Bilharziose des Rückenmarkes unter dem Bild einer Myelitis dorsolumbalis transversa completa. Arch. Schiffs- u. Tropenhyg. 34, 527—538 (1930).
Müller, L. R.: Beitrag zur pathologischen Anatomie der Tumoren des Rückenmarks und seiner Häute. Inaug.-Diss. München 1895.
Müller, W.: Gehirnbefunde nach Exhumierung. Zbl. allg. Path. path. Anat. 103, 557 (1962).
Mufson, J., and S. Solomon: Acute subdural spinal abscess. Arch. Neurol. (Chic.) 67, 758—762 (1952).
Nageotte, J., et A. Riche: Centres nerveux inférieures. In: V. Cornil et L. Ranvier, Manuel d'histologie pathologique, 3. Aufl., Bd. III, S. 108—424. Paris: F. Alcan 1907.
Nauwerck, C.: Sektionstechnik für Studierende und Ärzte, 5. Aufl. Jena: Gustav Fischer 1912.
Negrin jr., J., and R. A. Clark jr.: Pyogenic subdural abscess of the spinal meninges. J. Neurosurg. 9, 95—100 (1952).

NETSKY, M. G.: Syringomyelia. A clinicopathologic study. Arch. Neurol. (Chic.) 70, 741—777 (1953).

NEUBUERGER, K. T., CH. G. FREED, and J. DENST: Vasal component in syndrome of Foix and Alajouanine. "Subacute necrotizing myelitis." Arch. Path. 55, 73—83 (1953).

NEUMAYER, E.: Veränderungen am Rückenmark im Senium bei einem der amyotrophischen Lateralsklerose ähnlichen klinischen Bild. Wien. Z. Nervenheilk. 11, 196—206 (1955).

NOESKE, K.: Über die arterielle Versorgung des menschlichen Rückenmarks. Morph. Jb. 99, 455—497 (1958).

NOETZEL, H.: Diffusion von Blutfarbstoff in der inneren Randzone und äußeren Oberfläche des Zentralnervensystems bei subarachnoidaler Blutung. Arch. Psychiat. Nervenkr. 111, 129—138 (1940).

— Über die pathologische Anatomie der traumatischen Meningitis bei Hirnschußverletzungen. Arch. Psychiat. Nervenkr. 115, 392 (1943).

NONNE, M.: Beiträge zur Kenntnis der im Verlaufe der perniciösen Anämie beobachteten Spinalerkrankungen. Arch. Psychiat. Nervenkr. 25, 421—449 (1893).

— Syphilis und Nervensystem. Berlin: S. Karger 1902.

— Bilharziose des Rückenmarks. Klin. Wschr. 1930 I, 569.

OBERSTEINER, H.: Anleitung beim Studium des Baues der nervösen Zentralorgane im gesunden und kranken Zustand, 5. Aufl. Leipzig u. Wien: F. Deuticke 1912.

OLLIVIER, P.: Traité des maladies de la moëlle épinière. Paris 1827.

OPPENHEIM, L.: Lehrbuch der Neurologie. Berlin 1912.

ORTHNER, H.: Methylalkoholvergiftung mit besonders schweren Hirnveränderungen. Virchows Arch. path. Anat. 323, 442—464 (1953).

OSTERLAND, G.: Ein morphologischer Beitrag zur Kenntnis der Foix-Alajouanineschen Krankheit (phlebodysgenetische Myelomalacie). Arch. Psychiat. Nervenkr. 200, 123—145 (1960).

OSTERTAG, B.: Zur Frage der dysraphischen Störung des Rückenmarks und der von ihnen abzuleitenden Geschwulstbildungen. Arch. Psychiat. Nervenkr. 75, 89—143 (1925).

— Die Sektion der Wirbelsäule und des Wirbelkanals (insbesondere bei Verletzungen). Zbl. allg. Path. path. Anat. 83, 357—358 (1947).

— Die Einzelformen der Verbildungen (einschl. Syringomyelie). In: Handbuch der speziellen pathologischen Anatomie, hrsg. v. O. LUBARSCH, F. HENKE u. R. RÖSSLE, Bd. XIII/4, S. 363—601. Berlin-Göttingen-Heidelberg: Springer 1956.

PAILLAS, J.-E., J. LEGRE, J. PELLEGRIN et J. BONNAL: Myélopathie cervicale chronique et tardive (compression et sclérose de la moëlle) consécutive à des fractures-luxations-atloïdo-axoïdiennes méconnues. Neuro-chirurgie 1, 76—84 (1955).

PEIFFER, J.: Über eine in der grauen Substanz sich ausbreitende Encephalitis nach Rubeolen. Arch. Psychiat. Nervenkr. 193, 337—346 (1955).

PENFIELD, W.: Late spinal paralysis after avulsion of the brachial plexus. J. Bone Jt Surg. B 31, 40—41 (1949).

PENTSCHEW, A.: Über die Histopathologie des Zentralnervensystems bei der Psychosis pellagrosa. Z. ges. Neurol. Psychiat. 118, 17—48 (1928).

— Zwischenfälle bei Lumbalanästhesie und intralumbaler Medikation. In: Handbuch der speziellen pathologischen Anatomie, hrsg. v. O. LUBARSCH, F. HENKE u. R. RÖSSLE, Bd. XIII/2 B, S. 2294—2304. Berlin-Göttingen-Heidelberg: Springer 1958.

PETER, C.: Beitrag zur Klinik und pathologischen Anatomie der hereditären Nervenkrankheiten. Z. ges. Neurol. Psychiat. 108, 543—561 (1927).

PETERS, G.: Zur Frage der Beziehungen zwischen der disseminierten nichteitrigen Encephalomyelitis und der multiplen Sklerose. Z. ges. Neurol. Psychiat. 153, 356—384 (1935).

— Zur Pathogenese und Ätiologie der multiplen Sklerose. Nervenarzt 18, 270—277 (1947).

— Zur Pathologie, Pathogenese und Klinik der Salvarsanschäden des Zentralnervensystems. Nervenarzt 18, 66—71 (1947).

— Über die Pathogenese der Salvarsanschäden des Zentralnervensystems. Beitr. path. Anat. 110, 371—401 (1949).

— Die häufigeren degenerativen Erkrankungen des Zentralnervensystems unter besonderer Berücksichtigung versorgungsärztlicher Gesichtspunkte. Fortschr. Neurol. Psychiat. 22, 139—163 (1954).

— Multiple Sklerose. In: Handbuch der speziellen pathologischen Anatomie, hrsg. v. O. LUBARSCH, F. HENKE u. R. RÖSSLE, Bd. XIII/2 A, S. 525—602. Berlin-Göttingen-Heidelberg: Springer 1958.

PETTE, E., u. H. PETTE: Zur Ätiopathogenese der Entmarkungsencephalomyelitis (einschließlich der akuten multiplen Sklerose) und der Polyneuritis. Klin. Wschr. 1956, 713—720.

PETTE, H.: Gonokokkenmeningitis. In: Handbuch der Neurologie, hrsg. v. O. BUMKE u. O. FOERSTER, Bd. X, S. 350—352. Berlin: Springer 1936.

— Die akut entzündlichen Erkrankungen des Nervensystems. Stuttgart: Georg Thieme 1942.

PIA, H. W.: Die Pathogenese der Gefäßschäden der Occipitallappen bei gesteigertem Hirndruck. Proc. 2nd Intern. Congr. Neuropath., Bd. I, S. 317—319. London 1957.

— Zur Differentialdiagnose der Ischias und Indikation zur operativen Behandlung. Dtsch. med. Wschr. 1959 I, 101—106.

Poetschke, G.: Zur Theorie provozierender und disponierender Faktoren bei der Poliomyelitis. Klin. Wschr. 1956, 284—291.

Pollter, J.: Myelomalacia circumscripta nach intraaortaler Sauerstoffinsufflation. Frankfurt. Z. Path. 68, 261—271 (1957).

Poser, Ch. M.: The relationship between syringomyelia and neoplasm. Springfield, Ill.: Ch. C. Thomas 1956.

Puccini, Cl.: Necrosi midollare acuta (Myelodegeneration carcinotoxaemica transversa) in corso di tumore maligno extramidollare. Arch. De Vecchi Anat. pat. 14, 1079—1100 (1950).

Putnam, T.: Evidences of vascular occlusion in multiple sclerosis and "encephalomyelitis". Arch. Neurol. (Chic.) 37, 1298—1321 (1937).

Quast, H. v.: Die Venen der Rückenmarkoberfläche. Morph. Jb. 102, 33—64 (1961).

Rader, J. P.: Chronic subdural hematoma of the spinal cord. New Engl. J. Med. 253, 374—376 (1955).

Raymond, F.: Contribution à l'étude des tumeurs névrogliques de la moëlle épinière. Arch. Neurol. (Paris) 26, 97—130 (1893).

— Maladie de Friedreich et hérédo-ataxie cérébelleuse. Nouv. Iconogr. Salpêt. 18, 121 (1905).

Recklinghausen, F. v.: Handbuch der allgemeinen Pathologie des Kreislaufes und der Ernährung. Stuttgart 1883.

Reeth, P. Ch. van: Les "myélites nécrotiques subaigues". Encéphale 41, 289—306 (1952).

— Contribution à l'étude de l'angiomatose médullaire. Acta neurol. belg. 52, 249—270 (1952).

Rennert, H.: Zur Differentialdiagnose Spinaltumor — Multiple Sklerose. Psychiat. Neurol. med. Psychol. (Lpz.) 2, 353—363 (1950).

— Weiteres zur Differentialdiagnose Spinaltumor — Multiple Sklerose (unter besonderer Berücksichtigung des Auftretens von Remissionen und supraläsionellen Störungen bei Spinaltumoren). Psychiat. Neurol. med. Psychol. (Lpz.) 5, 414—422 (1953).

Renynghe de Voxvrie, G. van, u. G. Varenne: Posttraumatische späte cervicale Myelopathie als Folge einer verkannten alten Fraktur des Dens epistrophei mit Atlasluxation. Belg. T. Geneesk. 12, 1283—1296 (1956). Ref. Zbl. ges. Neurol. Psychiat. 140, 302 (1957).

Rexed, B.: Arachnoidal proliferation with cyst formation in human spinal nerve roots at their entry into the intervertebral foramina. J. Neurosurg. 4, 414—421 (1947).

— The cytoarchitectonic organization of the spinal cord in the cat. J. comp. Neurol. 96, 415—495 (1952).

Ribbert, H.: Über multiple Sklerose des Gehirns und Rückenmarks. Virchows Arch. path. Anat. 90, 243—260 (1882).

Richardson, J. C.: Spontaneous haematomyelia: a short review and a report of cases illustrating intramedullary angioma and syphilis of the spinal cord as possible causes. Brain 61, 17—36 (1938).

Richter, H.: Tabes. In: Handbuch der Neurologie, hrsg. v. O. Bumke u. O. Foerster, Bd. XII, S. 453—536. Berlin: Springer 1936.

Ricker, G.: Die Pathologie als Naturwissenschaft. Berlin: Springer 1924.

Rimpau, A.: Anatomische und histologische Befunde nach lumbalen Injektionen. Virchows Arch. path. Anat. 325, 179—188 (1954).

Rössle, R.: Referat über Entzündung. Verhandl. Dtsch. Ges. Path., 19. Tagg, S. 18—68. Jena: Gustav Fischer 1923.

— Über die serösen Entzündungen der Organe. Virchows Arch. path. Anat. 311, 252—284 (1944).

— Sektionstechnik. Berlin u. Göttingen: Springer 1947.

Rosenhagen, H.: Über traumatische Hirncysten. Dtsch. Z. Nervenheilk. 174, 541—567 (1956).

— Ungewöhnlich verlaufende Encephalomyelitis nach Lyssa-Schutzimpfung. Zbl. ges. Neurol. Psychiat. 161, 175 (1961).

Rosenthal, P.: Siderose der Randzonen des Zentralnervensystems. Dtsch. Z. Nervenheilk. 178, 431—472 (1958).

Roth, M.: On a possible relationship between hereditary ataxia and peroneal muscular atrophy; with a critical review of the problems of "intermediate forms" in the degenerative disorders of the central nervous system. Brain 71, 416—433 (1948).

Rotter, W., u. W. Büngeler: Blut und blutbildende Organe. In: Handbuch der speziellen pathologischen Anatomie, begr. v. E. Kaufmann, hrsg. v. M. Staemmler, 11. u. 12. Aufl., Bd. I, S. 414—834. Berlin: W. de Gruyter & Co. 1955.

Rouquès, L.: Les paraplégies kyphoscoliotiques. Rev. neurol. 98, 358—380 (1958).

—, et M. David: Le role des arachnoidites segmentaires dans les séquelles nerveuses des traumatismes fermés du rachis. Rev. neurol. 81, 185—202 (1949).

Rushworth, R. G., and P. B. Martin: Acute spinal epidural abscess. Arch. Dis. Childh. 33, 261—264 (1958).

Russell, J. D., F. E. Batton and J. Collier: Subacute combined degeneration of the spinal cord. Brain 23, 39 (1900).

Sano, T.: Vergleichend-anatomische und physiologische Untersuchung über die Substantia gelatinosa des Hinterhorns. Arb. neurol. Inst. Univ. Wien 17, 1—71 (1909).

SAXER, F.: Anatomische Beiträge zur Kenntnis der sog. Syringomyelie. Beitr. path. Anat. **20**, 332 bis 398 (1896).

SCHAFFER, K.: Amyotrophische Lateralsklerose. In: Handbuch der Neurologie, hrsg. v. O. BUMKE u. O. FOERSTER, Bd. XVI, S. 628—657. Berlin: Springer 1936.

SCHALTENBRAND, G.: Die multiple Sklerose des Menschen. Leipzig: Georg Thieme 1942.

— Chronische aseptische Meningitis. Nervenarzt **20**, 433—442 (1949).

— Die Nervenkrankheiten. Stuttgart: Georg Thieme 1951.

—, u. F. TÖBEL: Serofibrinöse Meningopathie des Spinalkanals nach einer infizierten Hirnverletzung Arch. Psychiat. Nervenkr. **180**, 592—615 (1948).

SCHEIDEGGER, S.: Tuberkulose. In: Handbuch der speziellen pathologischen Anatomie, hrsg. v. O. LUBARSCH, F. HENKE u. R. RÖSSLE, Bd. XIII/2 A, S. 1125—1177. Berlin-Göttingen-Heidelberg: Springer 1958.

— Spätschädigung des Rückenmarkes bei Röntgenbestrahlung. Radiol. clin. (Basel) **29**, 65—70 (1960).

SCHEINKER, J.: Neurosurgical pathology. Springfield, Ill.: Ch. C. Thomas 1948.

SCHERER, H. J.: Funikuläre Spinalerkrankung mit schwerer Beteiligung des Großhirnmarkes und Optikusveränderungen bei 5 Pavianen. Z. ges. Neurol. Psychiat. **141**, 212—234 (1932).

— Beiträge zur pathologischen Anatomie des Kleinhirns. Z. ges. Neurol. Psychiat. **145**, 335—405 (1933).

— Vergleichende Pathologie des Nervensystems der Säugetiere. Leipzig: Georg Thieme 1944.

SCHINDLER, E.: Zur Anatomie und Physiologie des gliösen Systems des intrakraniellen Sehnerven. Z. Augenheilk. **60**, 15 (1926).

SCHLESINGER, H.: Über zentrale Tuberkulose des Rückenmarks. Dtsch. Z. Nervenheilk. **8**, 398 (1896).

— Die Syringomyelie, 2. Aufl. Leipzig u. Wien: F. Deuticke 1902.

— Zur Frage der akuten multiplen Sklerose und der Encephalomyelitis im Kindesalter. Arb. neur. Inst. Wien **17**, 410—434 (1909).

SCHLIACK, H.: Differentialdiagnose hoher Halsmarkprozesse und Multiple Sklerose. Berl. med. Wschr. **10**, 488—489 (1959).

—, u. E. FÄLSCH: Über die angiodysgenetische Myelomalacie (FOIX-ALAJOUANINE). Nervenarzt **29**, 392—400 (1958).

SCHMAUS, H.: Vorlesungen über die pathologische Anatomie des Rückenmarks (unter Mitwirkung von S. SACKI). Wiesbaden: J. F. Bergmann 1901.

SCHMIDT, M. B.: Über zentrale tuberkulöse Meningitis. Beitr. path. Anat. **87**, 314—322 (1931).

SCHNEIDER, R., G. CHERRY, and H. PANTEK: The syndrome of acute central cervical spinal cord injury. With special reference to the mechanisms involved in hyperextension injuries of cervical spine. J. Neurosurg. **11**, 546—577 (1954).

— J. THOMPSON, and J. BEBIN: The syndrome of acute central cervical spinal cord injury. J. Neurol. Neurosurg. Psychiat., N.S. **21**, 216—227 (1958).

SCHNEIDERLING, W.: Morphologische Beiträge zur Frage der Syringomyelie, Hydromyelie und Diastematomyelie. Beitr. path. Anat. **100**, 323—353 (1938).

SCHOENMACKERS, J., u. H. VIETEN: Atlas postmortaler Angiogramme. Stuttgart: Georg Thieme 1954.

SCHOLZ, W.: Für die allgemeine Histopathologie degenerativer Prozesse bedeutsame morphologische, histochemische und strukturphysiologische Daten. In: Handbuch der speziellen pathologischen Anatomie, hrsg. v. O. LUBARSCH, F. HENKE u. R. RÖSSLE, Bd. XIII/1A, S. 240—265. Berlin-Göttingen-Heidelberg: Springer 1957.

—, u. E. MANUELIDIS: Myélite nécrotique (FOIX-ALAJOUANINE) — Angiodysgenetische nekrotisierende Myelopathie. Dtsch. Z. Nervenheilk. **165**, 56—71 (1951).

—, u. W. WECHSLER: Ein weiterer Beitrag zur angiodysgenetischen nekrotisierenden Myelopathie (Foix-Alajouaninesche Krankheit). Arch. Psychiat. Nervenkr. **199**, 609—629 (1959).

SCHRADER, A.: Die multiple Sklerose. In: Handbuch der inneren Medizin, hrsg. v. G. v. BERGMANN, W. FREY, H. SCHWIEGK, 4. Aufl., Bd. V/2, S. 649—776. Berlin-Göttingen-Heidelberg: Springer 1953.

— Differentialdiagnose der multiplen Sklerose. In: G. BODECHTEL, Differentialdiagnose neurologischer Krankheitsbilder. Stuttgart: Georg Thieme 1958.

— Die tierexperimentelle „allergische" Encephalomyelitis und die sog. Entmarkungskrankheiten des Menschen. Verhandl. Dtsch. Ges. Inn. Med. 68. Kongr., S. 440—454, 1962.,

SCHREIBER, F., and B. HADDAD: Lumbar and sacral cysts causing pain. J. Neurosurg. **8**, 504—509 (1951).

SCHWARTZ, PH.: Die traumatischen Schädigungen des Zentralnervensystems durch die Geburt. Ergebn. inn. Med. Kinderheilk. **31**, 165—372 (1927).

SEGIET, W.: Zur Pathogenese der sog. Coli-Meningitis der Neugeborenen. Frankfurt. Z. Path. **53**, 208—219 (1939).

SEIFARTH, G.: Das Neuroepitheliom des Rückenmarks im Lichte der organoiden Geschwulstbetrachtung. Virchows Arch. path. Anat. **316**, 149—186 (1948).

Seitelberger, F., u. Z. Zischinsky: Rubeolen-Encephalitis. Münch. med. Wschr. 1962 II, 1681 bis 1685.

Sibelius, Chr.: Rückenmarksanomalien bei Paralytikern. Beitr. path. Anat. 51, 318—438 (1911).

Siemerling, E.: Zur Diagnose der multiplen Sklerose. Neurol. Zbl. 17, 576 (1898).

Sinclair, R. N.: Ascending spinal paralysis following hysterectomy under general anaesthesia. Anaesthesia 9, 286—287 (1954).

Skinhøi, E.: Arteriosclerosis of the spinal cord. Acta psychiat. (Kbh.) 29, 139—144 (1954).

Slager, U.: Arachnoiditis ossificans. Arch. Path. 70, 322—327 (1960).

Smith, W. Th., and A. Whitfield: Malignant sensory neuropathy. Lancet 1955 I, 282—285.

Somberg, H. M.: The relation of the spinal subarachnoid and perineurial spaces. J. Neuropath. exp. Neurol. 6, 166—171 (1947).

Somloi, L.: Zur Kenntnis der „Pachymeningitis ossificans spinalis" beim Menschen. Wien. Z. Nervenheilk. 11, 235—238 (1955).

Sorgo, A., u. W. Sorgo: Die klinische und unfallrechtliche Bedeutung der traumatischen Nekrosecyste im Rückenmark. Wien. med. Wschr. 1950, 187—188.

Sorgo, W.: Paraplegie durch venöse Stauung des Rückenmarks. Zbl. Neurochir. 11, 109—112 (1951).

Spatz, H.: Encephalitis. In: Handbuch der Geisteskrankheiten, hrsg. v. O. Bumke, Bd. XI, S. 157 bis 288. Berlin: Springer 1930.

— Die „systematischen Atrophien". Arch. Psychiat. Nervenkr. 108, 1—18 (1938).

— Pathologische Anatomie der Kreislaufstörungen des Gehirns. Z. ges. Neurol. Psychiat. 167, 301—357 (1939).

— La maladie de Pick. Les atrophies systématisées progressives et la sénescence cérébrale prématurée localisée. Proc. 1st Intern. Congr. Neuropath., Bd. II, S. 375—406, 1952.

Sperling, E.: Beitrag zur Problematik der nekrotisierenden Rückenmarkserkrankungen. Arch. Psychiat. Nervenkr. 195, 337—350 (1957).

Spielmeyer, W.: Pseudosystemerkrankungen des Rückenmarkes nach Stovainanästhesie. Neurol. Zbl. 28, 69—80 (1909).

— Über einige anatomische Ähnlichkeiten zwischen progressiver Paralyse und multipler Sklerose. Z. ges. Neurol. Psychiat. 1, 660 (1910).

— Die Diagnose „Entzündung" bei Erkrankungen des Nervensystems. Z. ges. Neurol. Psychiat. 25, 543—563 (1914).

— Die zentralen Veränderungen beim Fleckfieber. Z. ges. Neurol. Psychiat. 47, 1—54 (1919).

— Anatomische Erblichkeitsforschung in der Psychiatrie. Naturwissenschaften 22, 549—554 (1934).

Spillane, J. D.: Nutritional disorders of the nervous system. Edinburgh: E. & S. Livingstone 1941.

Staemmler, M.: Über syphilitische Myelose. Beitr. path. Anat. 99, 34—69 (1937).

— Beiträge zur normalen und pathologischen Anatomie des Rückenmarks. I. Zur Pathologie der Blutgefäße des Rückenmarkes. Z. ges. Neurol. Psychiat. 164, 179—194 (1939).

— Zur Frage der traumatischen Entstehung der myatrophischen Lateralsklerose. Nervenarzt 24, 115—117 (1953).

— Myelopathia necroticans. Zbl. allg. Path. path. Anat. 94, 225—229 (1955).

Stassi, M.: Ein Fall von Pachymeningitis haemorrhagica interna des Rückenmarkes nach Schußverletzung. Dtsch. Z. ges. gerichtl. Med. 49, 48—53 (1959).

Steegmann, Th.: Syndrome of the anterior spinal artery. Neurology (Minneap.) 2, 15—35 (1952).

Steiner, G.: Multiple und diffuse Sklerose. In: Handbuch der Geisteskrankheiten, hrsg. v. O. Bumke, Bd. XI, S. 289—320. Berlin: Springer 1930.

— Multiple Sklerose. Ihre Ätiologie, Pathologie, Pathogenese und Therapie. Berlin-Göttingen-Heidelberg: Springer 1962.

Stern, R.: Beitrag zur Kenntnis der Form und Größe des Rückenmarkquerschnittes. Arb. neurol. Inst. Univ. Wien 14, 329—372 (1908).

Sternberg, H.: Über Spaltbildungen des Medullarrohres bei jungen menschlichen Embryonen. Virchows Arch. path. Anat. 272, 325—374 (1929).

Stertz, G.: Infektiöse Erkrankungen des Gehirns und Rückenmarks. In: Handbuch der Neurologie, hrsg. v. O. Bumke u. O. Foerster, Bd. XII, S. 1—33. Berlin: Springer 1935.

Stilling, B.: Physiologische, pathologische und medicinisch-praktische Untersuchungen über die Spinalirritation. Leipzig 1841.

Stochdorph, O.: Zur Deutung histologischer Befunde (Kamm- und Wirbelbildung von Nervenfasern) bei chronischen Kreislaufstörungen des Rückenmarks. Acta neurochir. (Wien), Suppl. 7, 386—387 (1961).

Störtebecker, T. P.: Disturbances of arterial blood supply to the spinal cord and brain stem caused by spondylosis, disc protrusions and root-sleeve fibrosis. A concept concerning factors eliciting amyotrophic lateral sclerosis. Acta orthop. scand., Suppl. 42 (1960).

Stolze, H.: Anlageanomalien der Rückenmarkvenen und Foix-Alajouaninesches Syndrom. Arch. Psychiat. Nervenkr. 185, 370—394 (1950).

Streeter, G. L.: Factors involved in the formation of the filum terminale. Amer. J. Anat. **17**, 151—178 (1919).

Strully, K. J.: Meningeal diverticula of sacral nerve roots (perineurial cysts). J. Amer. med. Ass. **161**, 1147—1152 (1956).

Suh, T. H., and L. Alexander: The vascular system of the human spinal cord. Arch. Neurol. (Chic.) **41**, 659 (1939).

Suter-Lochmatter, H.: Die spinale Varicose. Acta neurochir. (Wien) **1**, 154—195 (1950).

Szentágothai, J., and Á. Albert: The synaptology of Clarke's column. Acta morph. Acad. Sci. hung. **5**, 43—51 (1955).

Tannenberg, J.: Über die Pathogenese der Syringomyelie, zugleich ein Beitrag zum Vorkommen von Capillarhämangiomen im Rückenmark. Z. ges. Neurol. Psychiat. **92**, 119—174 (1924).

Taptas, J. N.: Les arachnoidites spinales segmentaires dans la suite des traumatismes rachidiens sans fractures vertébrales. Presse méd. **1956**, 1773—1774.

Tariska, St.: Zur Entstehung geschichteter Entmarkungsherde an Hand eines der Encephalitis concentrica (Baló) nahestehenden Falles. Arch. Psychiat. Nervenkr. **198**, 427—437 (1959).

Tarlov, I. M.: Cysts of the sacral nerve roots. Clinical significance and pathogenesis. Arch. Neurol. (Chic.) **68**, 94—108 (1952).

Taveras, J. M., and J. Ransohoff: Leptomeningeal cysts of the brain following trauma with erosion of the skull. J. Neurosurg. **10**, 233—241 (1953).

Thomas, E., u. E. Henschel: Über die Herpes B-Virus-Myelitis und -Encephalitis beim Menschen. Dtsch. Z. Nervenheilk. **181**, 494—516 (1960).

Thorsén, G.: Neurological complications after spinal anaesthesia and results from 2493 follow-up cases. Acta chir. scand., Suppl. **121** (1947).

Troup, A. G., and E. W. Hurst: Disseminated encephalomyelitis following small-pox. Lancet **1930 I**, 566—569.

Turner, O. A.: Spinal extradural cyst. Arch. Neurol. (Chic.) **58**, 593—600 (1947).

Uchimura, Y., and H. Shiraki: A contribution to the classification and the pathogenesis of demyelinating encephalomyelitis. With special reference to the central nervous system lesions caused by preventive inoculation against rabies. J. Neuropath. exp. Neurol. **16**, 139—208 (1957).

Ule, G.: Zur Herdentstehung bei der multiplen und konzentrischen Sklerose. Verhandl. Dtsch. Ges. Path., 32. Tagg, S. 359—368. Stuttgart: Piscator 1950.

— Die Friedreichsche Ataxie. In: Handbuch der speziellen pathologischen Anatomie, hrsg. v. O. Lubarsch, F. Henke u. R. Rössle, Bd. XIII/1 A, S. 1043—1070. Berlin-Göttingen-Heidelberg: Springer 1957.

— Experimenteller Neurolatyrismus. Verh. Dtsch. Ges. Path., 45. Tagg, S. 333—338. Stuttgart: Gustav Fischer 1961.

Unterharnscheidt, F.: Die gedeckten Schäden des Gehirns. Berlin-Göttingen-Heidelberg: Springer 1963.

Veith, G.: Über die unspezifische, interstitielle, granulierende Entzündung des Wurzelnerven. Arch. Psychiat. Nervenkr. **182**, 400—418 (1949).

Verhaart, W. J. C.: The fiber structure of the cord of the cat. Acta anat. (Basel) **18**, 88—100 (1953).

—, u. Sie Pek Giok: Ascending fibre systems in the antero-lateral funiculus of the human spinal cord. Folia psychiat. neerl. **60**, 159—172 (1957).

Vest, M.: Zur geburtstraumatisch bedingten Querschnittsläsion des Rückenmarks (Hämatomyelie). Ann. paediat. (Basel) **186**, 321—337 (1956).

Vincent, Cl.: Des méningites chroniques syphilitiques. Thèse Paris 1910.

Virchow, R.: Die Cellularpathologie, 4. Aufl. Berlin: A. Hirschwald 1871.

Vogel, F.: The association of vascular anomalies with anencephaly. Amer. J. Path. **34**, 169—183 (1958).

Volland, W.: Veränderungen des Zentralnervensystems bei weiteren infektiösen Erkrankungen. In: Handbuch der speziellen pathologischen Anatomie, hrsg. v. O. Lubarsch, F. Henke u. R. Rössle, Bd. XIII/2 A, S. 1230—1325. Berlin-Göttingen-Heidelberg: Springer 1958.

Wagner, R.: Probleme und Beispiele biologischer Regelung. Stuttgart: Georg Thieme 1954.

Walthard, B., u. K. M. Walthard: Encephalitis nach Vaccination, Variola, Morbilli und Varicellen. In: Handbuch der speziellen pathologischen Anatomie, hrsg. v. O. Lubarsch, F. Henke u. R. Rössle, Bd. XIII/2 A, S. 771—846. Berlin-Göttingen-Heidelberg: Springer 1958.

Walther, H. E.: Krebsmetastasen. Basel: Benno Schwabe & Co. 1948.

Wartenberg, R.: Rückenmarksabszeß. In: Handbuch der Neurologie, hrsg. v. O. Bumke u. O. Foerster, Bd. XIV, S. 391—395. Berlin: Springer 1936.

Watanabe, T.: Zur Pathologie der Spinalganglien mit besonderer Berücksichtigung der Zystenbildung. Dtsch. Z. Nervenheilk. **78**, 146—192 (1923).

Weber, W.: Über spinale epidurale Eiterungen und ihre Komplikationen (Rückenmarksabszeß). Zbl. Neurochir. **15**, 226—232 (1955).

Wechsler, W.: Progressive Myelopathien auf der Grundlage chronisch-meningitischer Angiitiden. Acta neurochir. (Wien), Suppl. 7, 534—538 (1961).

Weicht, H.: Zur Morphogenese spinaler Höhlen- und Geschwulstbildungen auf dysraphischer Grundlage. Arch. Psychiat. Nervenkr. 188, 99—119 (1952).

Weigert, M.: Akutes spinales epidurales Hämatom als Folge von Behandlung mit Antikoagulantien. Nervenarzt 32, 85—89 (1961).

Weimann, W.: Großhirnveränderungen bei Anämie. Z. ges. Neurol. Psychiat. 92, 433—468 (1924).

Weingarten, K.: Varicosis spinalis und Myelitis. Wien. Arch. Psychol. 2, 105—113 (1952).

Wiedenmann, O.: Perineurale Zysten der Lumbal- und Sakralwurzeln. Fortschr. Röntgenstr. 88, 662—669 (1958).

Williams, J. M.: Focal spinal arachnoiditis complicating spinal anaesthesia. J. int. Coll. Surg. 22, 18—29 (1954).

Wise, B. L., and J. J. Foster: Congenital spinal extradural cyst. J. Neurosurg. 12, 421—427 (1955).

Wohlfahrt, S.: Die vordere Zentralwindung bei Pyramidenbahnläsionen verschiedener Art. Acta med. scand., Suppl. 46 (1932).

Wohlwill, F.: Hirnveränderungen bei septischen und pyämischen Erkrankungen. In: Handbuch der speziellen pathologischen Anatomie, hrsg. v. O. Lubarsch, F. Henke u. R. Rössle, Bd.XIII/2 A, S. 707—770. Berlin-Göttingen-Heidelberg: Springer 1958.

Wolf, G.: Über gefäßbedingte Rückenmarkssyndrome. Fortschr. Neurol. Psychiat. 28, 273—284 (1960).

Woltman, H. W., and A. W. Adson: Abscess of the spinal cord. Brain 49, 193—206 (1926).

Woodard, J. S., and L. W. Freeman: Ischemia of the spinal cord. An experimental study. J. Neurosurg. 13, 63 (1956).

Woollam, D. H. M., and J. W. Millen: The arterial supply of the spinal cord and its significance. J. Neurol. Neurosurg. Psychiat., N. S. 18, 97—102 (1955).

— An anatomical approach to poliomyelitis. Lancet 1953I, 364—367.

Wustmann, O.: Bewegungsvorgänge im Liquorsystem. Ein experimenteller Beitrag zur Vermeidung des postoperativen Hydrocephalus nach Meningocelenoperationen. Zbl. Chir. 78, 1297—1301 (1953).

Wybel, R. E.: Mycosis of cervical spinal cord following intrathecal penicillin therapy. Report of a case simulating cord tumor. Arch. Path. 53, 167—173 (1952).

Zanda, L.: Über die Entwicklung der Osteome der Arachnoidea spinalis. Beitr. path. Anat. 5, 391—400 (1889).

Zimmerman, H. M., and H. Yannet: Nonsuppurative encephalomyelitis accompanying chickenpox. Arch. Neurol. (Chic.) 26, 322—332 (1931).

Zollinger, H. U.: Die Streptomycin-behandelte Meningitis tuberculosa und Miliartuberkulose. Schweiz. Z. Path. Bakt. 12, 176—179 (1949).

Zülch, K. J.: Mangeldurchblutung an der Grenzzone zweier Gefäßgebiete als Ursache bisher ungeklärter Rückenmarksschädigungen. Dtsch. Z. Nervenheilk. 172, 81—101 (1954).

— Echte Myelitis und vaskulär bedingte (Pseudo)„Myelitis" nach Granatsplitterverletzung. Zbl. Neurochir. 15, 220—223 (1955).

— Die Pathogenese von Massenblutung und Erweichung unter besonderer Berücksichtigung klinischer Gesichtspunkte. Acta neurochir. (Wien), Suppl. 7, 51—117 (1961).

— Über die Entstehung und Lokalisation der Hirninfarkte. Zbl. Neurochir. 21, 158—178 (1961).

Mißbildungen des Rückenmarks.

Von

J. Gerlach und H.-P. Jensen.

Mit 50 Abbildungen.

A. Einleitung.

Für das Verständnis der Mißbildungen des Rückenmarks gelten die gleichen Voraussetzungen wie für die Mißbildungen des Schädels und des Gehirns, und es wird deshalb auf die embryologischen und teratologischen Vorbemerkungen in Bd. IV/1 dieses Handbuches (S. 143) sowie auf neuere Untersuchungen (Blechschmidt: Die vorgeburtlichen Entwicklungsstadien des Menschen, 1961) hingewiesen. Ergänzend dazu seien noch folgende Einzelheiten aus der Frühentwicklung des Rückenmarks genannt:

In der 3. Entwicklungswoche faltet sich die menschliche Keimscheibe (Entocystscheibe). Bei etwa 16—17 Tage alten Embryonen läßt sich oben eine Erhebung und kompensatorisch unten eine Einsenkung des Ektoderms feststellen (Blechschmidt 1969, 1). Die Erhebung stellt eine Expansionskuppe, die Einsenkung ein Impansionsfeld dar. Am Tiefpunkt dieses kinetischen Feldes entsteht die Kloakenmembran. Bei etwa 0,3 mm großen Entocystscheiben setzt sich das Impansionsfeld nach oben in die Invaginationsrinne und durch deren Vermittlung in den Invaginationskanal fort. Er wird am Umbördelungsrand des Expansionsfeldes, dem in der Zoologie des letzten Jahrhunderts als Zustandsbild aufgefaßten Hensenschen Knoten, vom Ektoderm überdacht (Abbildungen bei Blechschmidt 1961, 1969). Die Wand des Invaginationskanals stellt beim Menschen den sog. Achsialfortsatz dar, der die Anlage des cranialen Teils der Chorda ist. Vor und seitlich von dem Kanal entsteht das Cavum pleuro-pericardiale (die embryonale Brusthöhle).

Im Bereich der Expansionskuppe sind bei 1,6 mm langen Entocystscheiben (Heuser 1932) die beiden Dorsalwülste und zwischen ihnen die Anlage der Neuralrinne erkennbar. Nur die medialen Böschungen der Dorsalwülste sind die epithelialen, früher sog. medullären Anlagen des Nervensystems, die zu der älteren Bezeichnung „Medullarwülste" Veranlassung gegeben haben. Die lateralen stellen die epitheliale Anlage der Kopfwand dar. Ludwig (1928)

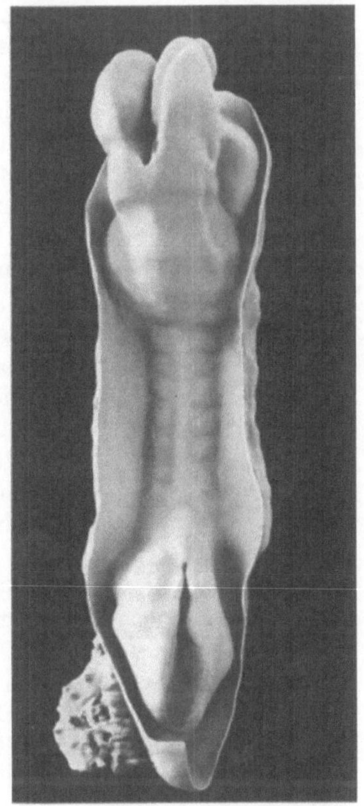

Abb. 1. Schnittserienrekonstruktion eines menschlichen Embryos, 3,1 mm. (Sammlung Prof. Blechschmidt, Göttingen)*

---

* Für die Überlassung der Abbildung und für freundliche Beratung in Fragen der embryologischen Entwicklung sind die Autoren Herrn Prof. Dr. E. Blechschmidt zu großem Dank verpflichtet.

  20a

hat diese Verhältnisse zuerst beim Menschen abgebildet, aber noch nicht topogenetisch gedeutet (Blechschmidt 1961).

Bei Embryonen mit etwa 7 Somitenpaaren ist die Neuralrinne in der Mitte zum Neuralrohr geschlossen (Halsregion). Im Unterschied zu Amphibien ist hier der Neuroporus sup. und inf. noch breit offen (Payne 1925). Der Schluß der Neuralrinne zum Neuralrohr erfolgt durch die Tätigkeit von „Kolbenepithel" (Blechschmidt 1969, 1 u. 3). Die im Gebiet des Zellkörpers und im Gebiet der Fortsätze sehr verschieden dicken Kolbenzellen bilden z. Zt. der Entstehung des Neuralrohrs entlang der Limitans ext. die erste Schicht weißer Substanz. Diese Schicht vergrößert ihre Oberfläche schneller als die kernreiche Zone entlang der Neurocoelflüssigkeit (Blechschmidt 1968).

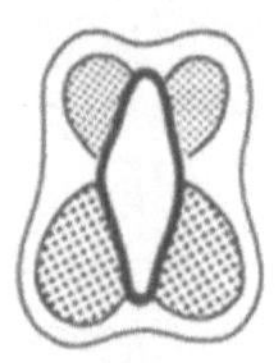

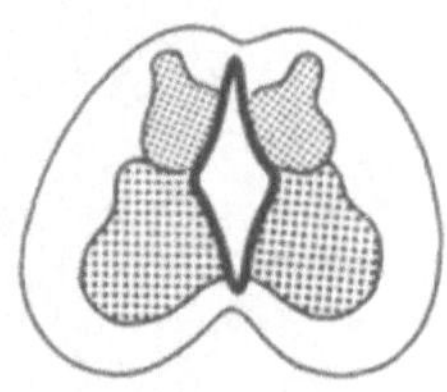

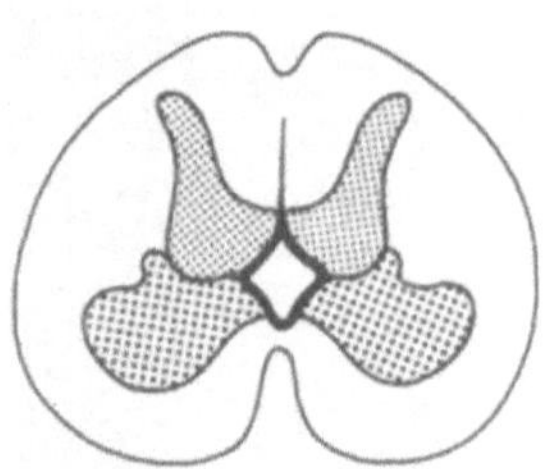

Abb. 2. Umbildung des Neuralrohres zum Zentralkanal nach Starck.

An der Grenze zwischen Impansions- und Expansionsfeld formt sich die epitheliale Anlage des Rumpfes (epitheliale Coccyx, Blechschmidt 1961). Diese Anlage wächst an ihrem freien Ende. Die Zellen haben hier keilförmige Gestalt. Die Zellgrenzen divergieren nach unten (Keilepithel mit caudal gerichteter Divergenz der Zellgrenzen). Ein rudimentärer Schwanz, von dem man früher annahm, daß er abgestoßen werde, kommt beim Menschen nicht vor.

Da das Rückenmark dorsal appositionell wächst und die Zahl der ventriculären Mitosen dort besonders groß ist (Blechschmidt 1961), verkleinert sich das Neurocoel im Verlauf der Entwicklung von dorsal nach ventral, während gleichzeitig die Hinterhörner durch die Auslagerung eines Großteils ihrer Zellen in Form der Spinalganglien relativ zu den Vorderhörnern (Columna ventralis) schwach bleiben (Abb. 2).

Die Bildung der Rückenmarkshäute geht vom perineuralen Mesenchym, der Neuralrohrkapsel aus (Blechschmidt 1969, 3). Diese Kapsel ist z. Z. der Entstehung der Somiten nur an gut fixierten Embryonen nachweisbar. Sie entsteht zwischen dem Neuralrohr einerseits und den Somiten andererseits und unterteilt sich gegen Ende des ersten Entwicklungsmonats in drei Schichten, die Anlage der Pia, Arachnoidea und Dura (Originalabbildungen Blechschmidt 1961). Sowohl die Dura als auch die Pia und die Arachnoidea sind zunächst nur ventral kräftig (1969, 2). Ventral flacht sich die Dura zu Beginn des zweiten Entwicklungsmonats ab. Die Abflachung leitet die mesenchymale Differenzierung der Wirbelsäule ein (Blechschmidt 1969, 3).

Da das Rückenmark schon in Form seiner ektodermalen Anlage caudal schwach ist, kommt hier keine kräftige Dura und damit im Bereich der Coccyx auch keine Bildung von Wirbelbögen zustande (Hiatus sacralis). Beim Hühnchenembryo können diese Entwicklungsvorgänge durch künstliche Verlagerung des embryonalen Rückenmarks planmäßig variiert werden.

Was die Kausalgenese besonderer Fehlbildungen betrifft, so kann nach den heutigen Kenntnissen der Humanembryologie kein Zweifel darüber bestehen, daß rein erblich bedingte und rein umweltbedingte Fehlbildungen nicht vorkommen. Je nach dem Zeitpunkt der Entstehung einer Mißbildung können die endogenen (frühen) und exogenen (späteren) Faktoren von sehr verschiedenem Gewicht sein. Als Regel von Phänokopien gilt, daß die Erscheinungsform keinen Schluß auf die eine oder andere Möglichkeit zuläßt. Man bezeichnet die angeborenen Fehlbildungen nicht mehr wie früher als kongenitale, sondern besser als konnatale Störungen (de Rudder nach Fanconi) und faßt damit sowohl die genbedingten, erblichen Anomalien als auch die postkonzeptionellen Schädigungen während der intrauterinen Entwicklung zusammen. Es besteht kein Zweifel darüber, daß die konnatalen Fehlbildungen vielfach genbedingt und erblich sind. Erörterungen über das Verhältnis von Fehlbildungen und intrauterinen Zerstörungen sowie zur Genese der Fehlbildungen des Nervensystems im allgemeinen finden sich bei PETERS und LUND. Zusammenfassung und Schrifttum vgl. bei VERSCHUER und NACHTSHEIM. Die topogenetische Entwicklung der Spinalganglien im unteren Lumbal- und im Sacralbereich weist insofern Besonderheiten auf, als hier wie weiter kranial die Ganglien ebenfalls zunächst peripherwärts wandern und in die Foramina intervertebralia verlagert werden, später insbesondere sacral, wieder in den Sacralkanal zurückkehren. Aus diesem komplizierteren Entwicklungsgang mag sich wiederum die im Lumbosacralgebiet häufigere Entstehung von Fehlbildungen im Bereiche der Rückenmarkshäute erklären.

Die topogenetische Verschiebung der Lage des Rückenmarkes im Wirbelkanal beruht auf verschiedenen Wachstumsgeschwindigkeiten beider Gebilde. Beim Embryo von 60 mm Länge liegt das Rückenmarksende beim 3. Sacralwirbel, beim Neugeborenen etwa beim 3. Lendenwirbel und beim Erwachsenen an der Grenze vom 1. und 2. Lendenwirbel. Im Zusammenhang mit diesen Vorgängen kommt es zur Entstehung der Cauda equina und zu Änderungen der Lage- und Verlaufsrichtung der Spinalwurzeln.

Bis zum 3. Embryonalmonat überwiegen die Wechselbeziehungen in der Entwicklung von Wirbelsäule, Rückenmark und Wurzeln. Später zeigen sich jeweils eigene Wachstumsgesetzlichkeiten (POPOVA/LATKINA).

Die Formalgenese der Fehlbildungen ist für jede einzelne Fehlbildungsform spezifisch. Dies gilt auch für das Rückenmark ebenso wie für die Wirbelsäule. Die Genetik hat in der Klärung der biochemischen Grundlagen der Vererbung und Entwicklung in den letzten Jahrzehnten große Fortschritte erzielt. Man weiß im Prinzip, wie die Erbsubstanz, welche die Entstehung normaler und krankhafter Eigenschaften bewirkt, gebaut ist und kennt die Elemente ihrer Wirkungsmechanismen. So einfach aber die Bestandteile sind, aus denen die Erbsubstanz in den Chromosomen zusammengesetzt ist — aus 4 Grundelementen —, so kompliziert ist ihr Aufbau. Für den Menschen schätzt man die Zahl der Nucleotidpaare in den DNS-Fäden der Chromosomen auf etwa $3,5 \times 10^9$. Vergleicht man den Informationsgehalt der menschlichen Erbmasse mit demjenigen der Schrift, so würden die Erbanlagen des Menschen ca. 1700 Bände mit 1000 Druckseiten füllen (AUTRUM). Für die Fehlbildungen steht die Erforschung der genetischen Vorgänge noch ganz am Anfang. In einem Einzelfall fand man bei Spina bifida Chromosomenanomalien in Form einer Trisomie 18 (SCORTA, FRANCESCI und PILETTI).

In den letzten Jahrzehnten hat sich die Erkenntnis durchgesetzt, daß Fehlbildungen nicht selten durch exogene Keimschädigungen während der Entwicklung erzeugt werden (BICKENBACH, GESENIUS, ERLACHER, RÜBSAAMEN und LEDER).

Durch Tierversuche wurde diese Ansicht experimentell gestützt. Zusammenfassend berichten darüber BÜCHNER, TÖNDURY sowie DEGENHARDT. Wesentlich ist nicht die Art des schädlichen Agens, sondern der Zeitpunkt seiner Einwirkung, d. h., es gilt auch hier die Phasenspezifität und die teratogenetische Terminationsperiode (vgl. dieses Handbuch, Bd. IV/1, S. 144 sowie MILLEN und WOOLAEM). Nach FANCONI kann man die intrauterinen Schädigungen nach der Ätiologie folgendermaßen einteilen:

1. Infektionen der Mutter in der Gravidität, vor allem Röteln (CLÉMENT), Toxoplasmose, Cytomegalievirus, Listeriose und weniger bedeutsam die Lues.

2. Hormonale Dysregulationen der Mutter, die sog. Graviditätsendokrinopathien.

3. Vitaminmangel, insbesondere an Vitamin A (WARKANY nach FANCONI). Andererseits ist auch eine A-Hypervitaminose für die Entstehung von Mißbildungen verantwortlich gemacht worden (GIROUD, MARTINET, SOLÈRES).

4. Schwangerschaftstoxikosen der Mutter.

5. Röntgenstrahlenschädigungen (DEGENHARDT und GRÜTER).

6. Der Sauerstoffmangel spielt beim Menschen eine ganz besonders wichtige Rolle (BÜCHNER). Er ist auch der wirksame Faktor bei Störungen der Einnistung des Eies

und der Placentation. Über diesen Zusammenhang von Mißbildung und Abortus vgl. Rett. Zur Frage der Abhängigkeit kindlicher Mißbildungen vom Alter der Eltern siehe Lenz. Über die Beziehung der Rh-Unverträglichkeit zu Mißbildungen berichten Bork, Marget und Unger. Die Bedeutung einer mangelhaften Ernährung (Glatzel) ist noch ebenso zweifelhaft wie die Rolle seelischer Erregungen der Mutter in der Schwangerschaft, die von Laien nicht selten für kindliche Mißbildungen verantwortlich gemacht wird (Boncompagni).

Alkohol und antikonzeptionelle Mittel spielen wahrscheinlich keine wesentliche Rolle. Thalhammer berichtet zusammenfassend über die vorgeburtlichen Schäden.

Bei allen Fehlbildungen gibt es verschiedene Grade der Ausprägung. Die geringen werden als abortive oder rudimentäre Mißbildungen bezeichnet und sind entweder quantitativ geringfügig oder weisen nicht alle Merkmale der voll entwickelten Fehlbildung auf. *Latente* Fehlbildungen sind verborgen, wobei es allerdings auf den Beobachter und das Untersuchungsverfahren ankommt, durch die sie *manifest* werden. Unabhängig davon ist der pathogenetische Wert. Wir haben absolut pathogene und bedingt pathogene Mißbildungen zu unterscheiden. Absolut pathogene bewirken für sich allein schwerste Funktionsstörungen, unter Umständen Lebensunfähigkeit, und sind deshalb stets manifest. Manifeste sind nicht stets pathogen. Bei den bedingt pathogenen Fehlbildungen müssen zur Anlagestörung noch andere krankmachende Bedingungen hinzutreten, um ihnen Krankheitswert zu verleihen. Vergleiche dazu Gerlach.

B. Verschlußstörungen.

I. Allgemeines.

Die Verschlußstörungen des Rückenmarkes bilden eine einheitliche Gruppe mit den Verschlußstörungen des Neuralrohres im Bereiche des Schädels und Gehirns und treten nicht selten mit ihnen zusammen auf (vgl. Abb. 3 und Bd. IV/1 dieses Handbuches, S. 169). Ihr Wesen besteht in einem Ausbleiben oder einer Störung des Verschlusses der Neuralrinne zum Neuralrohr und der sich daran anschließenden Umbildungsvorgänge. Die Formen, bei denen die Neuralrinne offen bleibt, werden als Arrhaphien bezeichnet. Ihnen gegenüber steht die große Gruppe von Mißbildungen, bei der es wohl zur Bildung eines Neuralrohres gekommen ist, bei der aber die weiteren Umbildungsvorgänge im Bereiche der dorsalen Verschlußlinie fehlerhaft abgelaufen sind. Sie werden als Dysrhaphien zusammengefaßt. Die

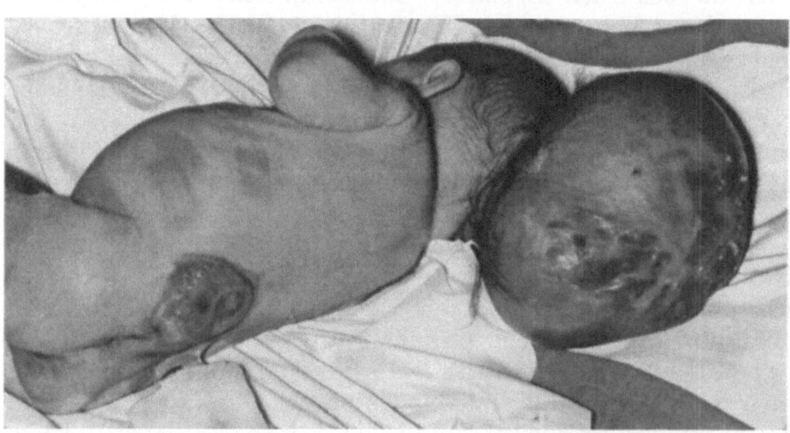

Abb. 3. Offene Spina bifida, kombiniert mit Encephalocele.

Hyporhaphien (Ostertag, Patten, Murakami, Degenhardt), Störungen des sog. „sekundären", dem primären unmittelbar folgenden Neuralverschlusses, werden hier zu den Dysrhaphien gerechnet und nicht als Sondergruppe herausgestellt.

Nach grundlegenden Untersuchungen und Schaffung des Myelodysplasiebegriffes durch Fuchs 1909 wurde durch Bielschowsky, Henneberg, Ostertag und Bremer der Begriff des Status dysrhaphicus geprägt, unter dem die Grundstörungen der Dysrhaphie und die mit ihnen in Verbindung stehenden klinischen Symptome zusammengefaßt werden. Mit der konstitutionstypischen Einordnung hat sich CURTIUS beschäftigt, der eine Übersicht über den Begriff und die Abgrenzung des Status dysrhaphicus gibt. Die letzte umfangreiche monographische Veröffentlichung stammt von BIJL. Von HENNE-BERG wurde der Dysrhaphiebegriff entwickelt, der von LICHTENSTEIN als Dysrha-phismus modifiziert wurde. Übersicht und Schrifttum vgl. BENDA. Dysrhaphien von neurochirurgischer Bedeutung sind einige Arten der Spina bifida posterior, Cysten, Fisteln und Mißbildungsgeschwülste im hinteren Mittellinienbereiche sowie die Hydro-myelie und die Syringomyelie. Die Diastematomyelie hat zwar zu den Dysrhaphien Beziehungen und wird auch von einigen Autoren zu ihnen gerechnet (LICHTENSTEIN), nimmt aber eine Sonderstellung ein.

Zum dysrhaphischen Symptomenkomplex gehören die unmittelbaren neurologischen Ausfälle, ihre mittelbaren Folgen, wie die neurogene Hüftluxation, der neurogene Pes varus, equino-varus, Pes valgus, Pes planus und trophische Störungen, Hautanomalien, bestimmte Formen der Kyphose und Skoliose und Spaltbildungen im Bereiche der Dorn-fortsätze und der Wirbelbögen.

Arrhaphien und Dysrhaphien kommen oft gemeinsam vor (OSTERTAG 1954). Sie sind auf die gleiche Grundstörung, eben die Verschlußstörung, zurückzuführen und unterscheiden sich nur im Grade und der Auswirkung dieser Störung. Daher kann ihre *Genese* auch gemeinsam besprochen werden.

Formalgenetisch liegt die teratogenetische Terminationsperiode bei den Arrhaphien früher als bei den Dysrhaphien, in der Phase der Primitiventwicklung. Die extreme typische Veränderung des Keimes ist im Bilde der Platyneurie (F. E. LEHMANN) gegeben. Als Grundvorgang für die Verschlußstörung im allgemeinen wird eine übermäßige Proli-feration von Zellen der Neuralplatte angesehen (PATTEN, MURAKAMI). Zu einem späteren Termin setzen an einer offen gebliebenen Neuralplatte weitere Veränderungen ein, die zu dem Bilde führen, das wir nach der Geburt beobachten, und die auch den Untergang der Neuralplatte und damit eine partielle oder totale Amyelie zur Folgen haben können. Bei den Dysrhaphien haben wir nach dem Schluß des Neuralrohres zwischen Störungen in der Weiterentwicklung zum Rückenmark sowie Störungen der Ablösung des Neural-rohres vom Ektoderm zu unterscheiden.

Im Gegensatz zu den Grundvorstellungen einer primären Hemmung des Schließungs-vorganges, die bisher noch allgemein anerkannt sind, hat W. I. GARDNER auf die alte Theorie von MORGAGNI u. FOERSTER zurückgegriffen, die stets eine nachträgliche Ruptur eines geschlossenen Neuralrohres annimmt und eine primäre Verschlußstörung ablehnt. GARDNER stellt sich vor, daß durch eine Permeabilitätsstörung sowie manchmal zusätzliche Atresie der Ausgänge des IV. Ventrikels ein Liquorüberdruck zustande kommt, der im Kopfgebiet zu Hydrocephalus und Arnold-Chiarischer Mißbildung, im Rücken-marksgebiet zu Erweiterung des Zentralkanals im Sinne der Hydromyelie und schließlich zur Spaltbildung durch Berstung führen soll. Die Möglichkeit einer nachträglichen Ruptur des Neuralrohres ist zwar nicht grundsätzlich abzulehnen, der Beweis kann aber noch nicht als erbracht angesehen werden (DEGENHARDT). Auch wenn der Beweis geführt werden sollte, behalten die bisherigen Vorstellungen noch ihre Gültigkeit, da grund-sätzlich ein primäres Offenbleiben der Neuralrinne *und* eine sekundäre Öffnung des Neuralrohres möglich sind. Den sicheren embryologischen Nachweis der *primären* Ver-schlußstörung erbrachten LEMIRE, SHEPARD und ELLSWORTH an einem menschlichen Keimling von 5 mm Länge mit Spina bifida lumbosacralis.

Die kausale Genese der dorsalen Verschlußstörungen ist problematisch. Es gilt hierfür das in der Einleitung Gesagte. Spina bifida wird spontan häufig bei Tieren, insbesondere Säugetieren, beobachtet (FRYE und McFORLAND). An Ratten lassen sich Fehlbildungen durch Trypan-Blau erzeugen. Bei Frühanwendung des Giftes vor dem 11. Tag nach Schwangerschaftsbeginn entstehen bis zu 20% Spina bifida. Auch das Absterben der Früchte in der Schwangerschaft wird häufig durch Fehlbildungen bedingt (BECK und LLOYD). Spina bifida an Hühnerkeimlingen durch lokale Insulinanwendung erzeugte van Dongen. In einem Teil der Fälle ist die Heredität bei rezessivem Erbgang gesichert (Polmann). Auch eineiige Zwillinge mit Spina bifida wurden beschrieben (Eskelund und Bartels). Dagegen berichtet Gross über eine Myelomeningocele bei nur einem Partner eineiiger Zwillinge. Größere Statistiken ergeben eine familiäre Häufung (Schwidde, Emmrich u. a.). Bei Familienuntersuchungen von Smith fand sich bei der Myelomeningocele eine Häufigkeit von 7,8 % der gleichen Fehlbildung bei einem nachfolgenden Geschwister. Lorber (1963, 1964) beobachtete bei allen eineiigen Zwillingen in beiden Fällen Spina bifida. Er gibt aufgrund ausgedehnter Familienforschungen die Gefährdung der folgenden Geschwister bei einem Spina bifida-Kind in der Familie auf 1:10, bei zwei Spina bifida-Kindern auf 2:3 an. Von diesem Verfasser wird das Risiko weiterer Schwangerschaften in derartigen Fällen für erheblich gehalten. Hinsichtlich der exogenen Schäden sind die Amniontheorie von Dareste, der sich Amnionenge oder Verwachsungen des Amnions mit der Neuralplatte vorstellte, und die Annahme Lebedeffs von der mechanischen Bedeutung abnormer Krümmungen und Spannungsverhältnisse des Neuralrohres verlassen. Von den oben genannten Keimschädigungen während der Schwangerschaft spielen für die Verschlußstörungen nach unseren heutigen Kenntnissen nicht so sehr die Infektionen als in erster Linie der Sauerstoffmangel (Büchner) und die Strahlenschädigung (Degenhardt und Grüter) die wichtigste Rolle. Die Möglichkeit, daß auch toxische Substanzen eine dorsale Verschlußstörung herbeiführen, hat Edwards für Insecticide, Pflanzenschutzmittel und Antibiotica sowie Medikamente erörtert. Beweise dafür liegen bisher noch nicht vor. Pisani gibt einen kurzen Überblick über die historische Entwicklung der Theorien über die Pathogenese der Spina bifida.

II. Spina bifida

a) Allgemeines.

Unter Spina bifida verstehen wir eine kombinierte Hemmungsmißbildung im Bereiche des Wirbelkanals und seines Inhaltes, wobei die Wirbelbögen oder Teile derselben fehlen. Je nach der Beteiligung des Rückenmarkes, der Rückenmarkshäute und der Cutis werden verschiedene Formen unterschieden. In den meisten Fällen liegt primär eine Verschlußstörung der Rückenmarksanlage zugrunde und die Fehlbildungen der Wirbelbögen, der übrigen mesodermalen Gebilde und der Haut sind sekundär. Verschlußstörungen der Wirbelbögen ohne Beteiligung des Nervensystems oder seiner Häute sind besonders bei der Spina bifida occulta von praktischer Bedeutung (Dubseuil-Chambardel, Kallius, Schlegel). Spaltbildungen im Bereiche der Wirbelbögen werden als Rhachischisis posterior und sagittale Spalten der Wirbelkörper als Rhachischisis anterior bezeichnet. Letztere beruhen stets auf einer primären Entwicklungsstörung der Wirbelsäule. Eine cystenartige Aussackung der Dura und ihres Inhaltes durch eine Wirbelkörperlücke wird als Spina bifida anterior bezeichnet, unterscheidet sich aber grundsätzlich im Erscheinungsbild und der Genese von der eigentlichen Spina bifida posterior.

Die Spina bifida gehört zu den häufigsten Mißbildungen des Menschen überhaupt. Schon an prähistorischen Skeleten wurden ihre knöchernen Komponenten festgestellt (Ferembach). Die erste anatomische Beschreibung erfolgte durch Gaspart Bauhin (1560—1624), und Nicholas Tulp (1594—1674) prägte den Begriff Spina bifida. Tulp führte auch die erste bekannt gewordene erfolgreiche Operation durch (Rickham 1963).

Unterschiede der Häufigkeit des Auftretens finden sich entsprechend der geographischen Lage, der Bevölkerungsgruppe und Rasse (Kalter, Alter). Bei Negern ist das Vorkommen seltener (Lorber 1966). Auch jahreszeitliche Häufungen von Geburten mit Spina bifida wurden beobachtet (Guthkelch, Hewitt). Dementsprechend variieren die statistischen Angaben je nach Krankengut zwischen weniger als 1 bis zu 6 auf 1000 lebend Geborene, z. B. nach Forrest 2,6—5, nach Smithells und Chinn 3, nach McIntosh u. a. 6 pro Tausend Geburten. Werden auch die Totgeburten berücksichtigt, so steigt die Zahl erheblich an (MURPHY). Nach SCHWIDDE sind Mädchen, nach SIRIS Knaben häufiger betroffen. In größeren Statistiken der letzten Zeit (SHARRARD, ZACHARY und LORBER) ist das weibliche Geschlecht häufiger befallen. In einem Sektionsmaterial von 642 unausgewählten Fällen von Fehlbildungen aller Art fand FISSEROVA 192× das Nervensystem betroffen, davon 67× in Form einer Spina bifida. Das entspricht 10% aller und 30% der Fehlbildungen des Zentralnervensystems.

b) Pathologische Anatomie.

Den größten Umfang der Entwicklungsstörung weist die Spina bifida totalis auf, wobei die gesamte Wirbelsäule und das gesamte Rückenmark betroffen ist. Derartig extreme Mißbildungen können hier jedoch außer Betracht bleiben, da sie für längere Zeit mit dem Leben nicht vereinbar und keiner Behandlung zugänglich sind. Die übrigen, klinisch bedeutsamen Formen werden auch als Spina bifida partialis bezeichnet. Am häufigsten wird diese als Spina bifida lumbosacralis am caudalen Abschnitt der Wirbelsäule beobachtet, es folgt der cervicale und an letzter Stelle der thorakale Abschnitt (vgl. Abb. 4).

Sowohl pathologisch-anatomisch als auch klinisch ist in erster Linie eine Unterscheidung zwischen offenen und gedeckten Formen der Spina bifida partialis zweckmäßig.

Bei den offenen Formen besteht ein primärer Hautdefekt im Bereiche des Wirbelbogenspaltes, und das Rückenmark liegt als nicht weiter differenzierte Neuralplatte offen auf der Körperoberfläche. Der Zentralkanal mündet hier als sog. Polgrübchen aus, womit eine Verbindung der Liquorräume zur Außenwelt, eine angeborene Liquorfistel besteht. Die Neuralplatte zeigt eine schleimhautähnliche, durch Gefäßreichtum blaurot gefärbte

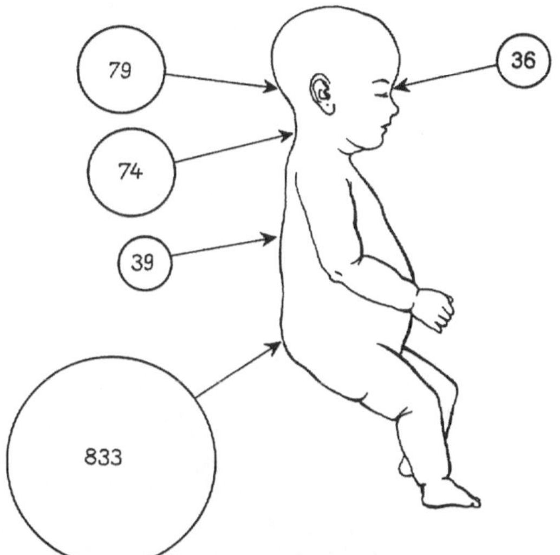

Abb. 4. Häufigkeitsverteilung von 1061 dorsalen Verschlußstörungen des Zentralnervensystems. Fast 80% betreffen den caudalen Abschnitt der Wirbelsäule.

Oberfläche, die nach RECKLINGHAUSEN als Area medullo-vasculosa bezeichnet wird. Um diese schließt sich die Zone der weichen Häute als Zona epithelio-serosa an. Diese geht als Zona dermatica in die meist am Rande verdünnte Haut über. Die Stummel der offenen Neuralbögen der Wirbel sind meist nur unzureichend von Haut bedeckt und oft nach lateral umgebogen, so daß der Defekt zwischen ihren beiden Enden oft viel breiter ist, als es dem Abstand der Wirbelbogenwurzeln normal gebildeter Wirbel entspricht. Nicht selten besteht auch im Bereiche der Fehlbildung eine erhebliche, kurzbogige Kyphose (vgl. Abb. 9—11). Obwohl es im Bereiche des mißgebildeten Rückenmarks nicht zu einer regulären histologischen Differenzierung gekommen ist, treten doch von der Ventralseite der Neuralplatte Nervenwurzeln aus dieser aus, so daß stets auch Ganglienzellen in dem Markrudiment vorhanden sein müssen. Entsprechend können auch bei elektrischer Reizung der Area medullo-vasculosa, überwiegend von ihren medialen Abschnitten motorische Effekte ausgelöst werden (ZACHARY und SHARRARD). Allerdings stellt sich bald nach der Geburt eine Funktionsunfähigkeit ein, vermutlich durch Proliferation des gefäßreichen Bindegewebes, durch Infektion und Narbenbildung, ferner durch vermehrte Gewebsspannung infolge des Drucks sich entwickelnder Liquorcysten. Die Reizergebnisse bestätigen die klassische Entstehungstheorie der Spina bifida als Arrhaphie durch Ausbleiben des Neuralrohrverschlusses, da nach dieser Vorstellung in der ausgebreiteten Neuralplatte die motorischen Gebiete medial, die sensiblen lateral liegen.

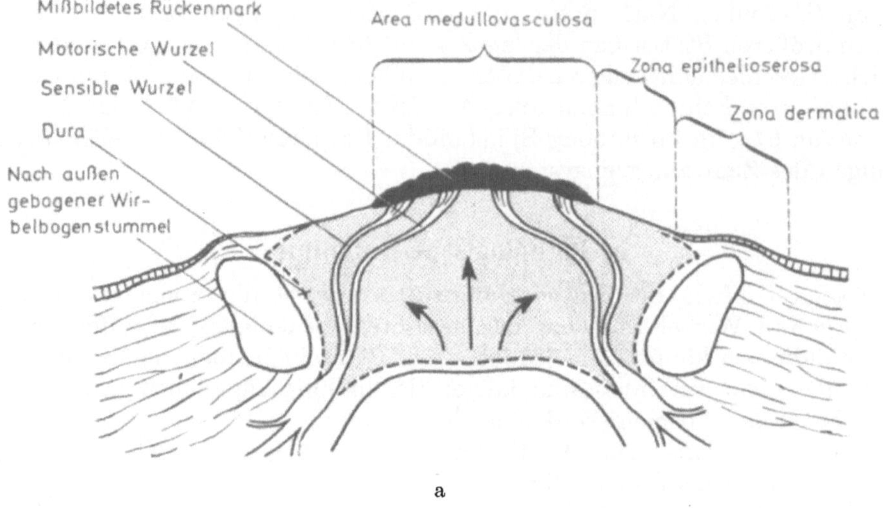

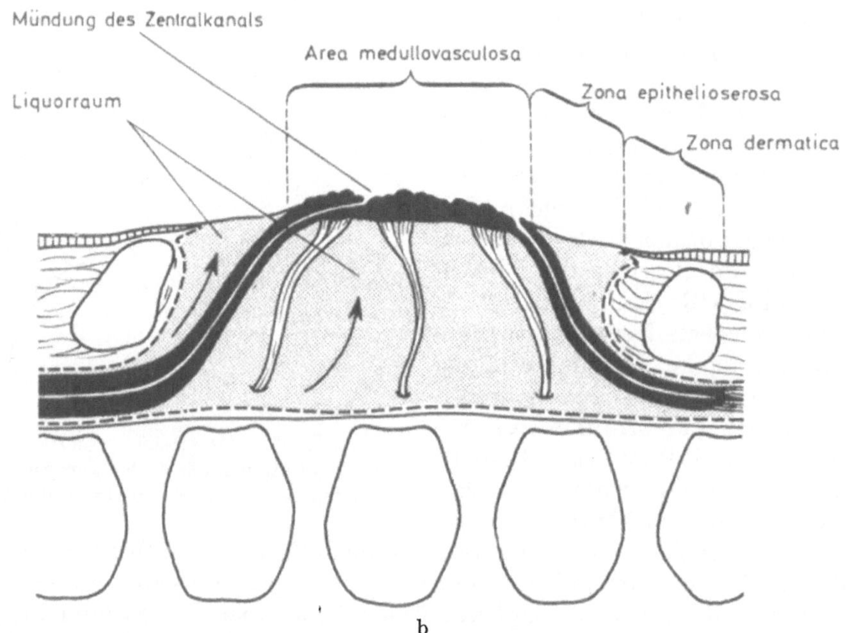

Abb. 5—7. Schema verschiedener Formen der Spina bifida, jeweils im Quer- und Längsschnitt.

Abb. 5a u. b. Myelocele. Die Wirbelbogenwurzeln sind nach lateral umgebogen, der Wirbelkanal ist verbreitert und abgeflacht. Beim Neugeborenen liegt die Mißbildung weitgehend im Niveau der Haut und wölbt sich erst durch steigenden Liquordruck innerhalb der ersten Lebenstage vor.

Den offenen stehen die gedeckten Formen der Spina bifida gegenüber. Sie sind durch eine völlig geschlossene Hautbedeckung gekennzeichnet, wobei der Zustand zur Zeit der Geburt maßgebend ist. Bei einer stark verdünnten Hautbedeckung kann eine Nekrose zu einem sekundären Hautdefekt führen, während andererseits eine offene Spina bifida sekundär überhäuten kann. Unterscheidet man weiterhin bei den gedeckten Formen solche, bei denen sich das Rückenmark in normaler Weise gebildet und vom Ektoderm abgelöst hat und andere, bei denen unter der bedeckenden Haut Fehlentwicklungen des Rückenmarks vorliegen, so erhält man eine pathologisch-anatomische Einteilung der Spina bifida in 3 Hauptgruppen, welche auch für die Klinik bedeutungsvoll ist (vgl. Abb. 5—7): 1. Myelocele, offene Spina bifida mit freiliegender Neuralplatte, 2. Meningomyelocele, gedeckte Spina bifida mit Rückenmarksmißbildung, 3. Meningocele, gedeckte Spina bifida mit normal entwickeltem Rückenmark.

Von den gedeckten Formen besteht ein fließender Übergang zur Spina bifida occulta, die jedoch so viele Besonderheiten bietet, daß sie später im Zusammenhang behandelt wird.

Nach dem Vorhandensein oder der Entstehung cystischer Erweiterungen der Liquorräume, die entweder dem Zentralkanal oder Teilen des Arachnoidalraums entsprechen, sind weitere Aufgliederungen möglich. Die klassische Einteilung erfolgte am ausführlichsten von HESSE in Anlehnung an v. RECKLINGHAUSEN: Er stellte den offenen Formen, den Myelocelen, die geschlossenen mit normal entwikkeltem Rückenmark, jedoch cystenartigen Säcken als Meningocelen gegenüber, diejenigen mit fehlgebildetem Mark als Myelomeningocelen, mit starker Hohlraumbildung als Myelocystocelen. Er unterschied weiterhin Untergruppen dieser Formen je nach Ausbildung und Lage der Flüssigkeitsansammlungen als Myelomeningocelen, Myelocystomeningocele ventralis, dorsalis, dorsoventralis. Klinische Beobachtungen haben gezeigt (SHARRARD, ZACHARY, LORBER), daß Vorhandensein und Größe von Cysten bei der Spina bifida weitgehend vom Liquordruck abhängen, so daß Cysten meist erst 24 Std nach der Geburt oder später entstehen. Damit verliert die Differenzierung und die klassische Gliederung ihre Bedeutung. Auch ist es fraglich geworden, ob die bisherigen Vorstellungen über die Genese der Myelocystocele, die mit der Morgagni-Gardnerschen Theorie übereinstimmen, aufrecht erhalten werden können. Bisher fehlen noch genügend umfangreiche feingewebliche Untersuchungen mit modernen Methoden.

Abb. 6a u. b. Meningomyelocele lumbosacralis. Die Mißbildung ist überhäutet. Das mißbildete Rückenmark ist an der Haut adhärent und der Zentralkanal cystisch erweitert. Die Vorwölbung der Mißbildung führt zu einer Zugspannung an den Nervenwurzeln.

Zahlreiche andere Einteilungen wurden vorgeschlagen. SMITH unterscheidet 2 Grundtypen, die Meningocele und die Myelomeningocele. Als Kennzeichen der letzteren sieht er die Myeloschisis, die Marknekrose, die Hohlraumbildung im Mark und die Markproliferation an. Hier wird die prinzipiell bedeutsame Trennung der Arrhaphie von der Dysrhaphie außer acht gelassen. Diesen Mangel und andere zeigt auch der Vorschlag von Laurence, der den reinen Meningocelen die Myelocelen gegenüberstellt und diese weiterhin in Meningomyelocelen, Myelomeningeocelen, Myelocystocelen, Hydromyelocelen, Syringomyelocelen aufgliedert. Klein, Delègue und Engel unterscheiden ebenfalls offene und gedeckte Formen, und zwar als Fälle mit Area medullo-vasculosa, epidermisierte Spina bifida und Fälle mit Lipomen.

Die hier übernommene Dreigliederung entspricht auch den Vorschlägen von Doran, Guthkelch u. a.

Mißbildungskombinationen sind bei Spina bifida häufig, vor allem innerhalb des dysrhaphischen Formenkreises, z. B. als Dermoidcysten oder Dermalsinus (Czochra). Spillane und Rogers berichten über Anomalien im Craniovertebralgebiet bei lumbaler Spina bifida. Auch andere Fehlbildungen, wie Halb- und Keilwirbel als Ursache von Wirbelsäulendeformitäten, Rippenanomalien oder -defekte werden beobachtet. Eine Agenesie des Kreuzbeines kann komplett, partiell oder halbseitig als Hemiagenesia sacri auftreten (Benedetti und Galli).

Mißbildungskombinationen im Bereiche des Nervensystems haben Ostertag, Schwidde sowie McCoy, Simpson und Carter beschrieben. Am häufigsten werden die Arnold-Chiarische Fehlbildung und Hydrocephalus genannt. Über isolierte Hirnnervenschäden berichtet Graham. Poppoff und Feigin fanden im Wirbelkanal oft Heterotopien von grauer Substanz in den weichen Häuten als gliomatöse Nester, auch Gewebe mit der Struktur des Ependyms oder des Plexus chorioideus.

Abb. 7a u. b. Meningocele. An der Mißbildung sind nur die Rückenmarkshäute beteiligt.

Häufig sind auch Kombinationen mit Fehlbildungen im übrigen Körper, z. B. im Bereiche des Herzens oder der großen Gefäße, als Transposition oder als Pulmonalstenose, ferner Anomalien der Lungenlappen, der Nieren oder Milzagenesie (Duckeft, Smithells und Chinn).

c) Klinisches Bild.

Klinisch werden die offenen Formen überwiegend im Lumbal- und Thorakalbereich beobachtet, da Früchte mit schweren Fehlbildungen im Halsmarkbereich gewöhnlich nicht lebensfähig sind und frühzeitig absterben. Die Erkennung der offenen Formen ist leicht, wenn bei der Geburt die typische Beschaffenheit und die gekennzeichneten Areale vorliegen. Die gedeckten Formen können dagegen mit medianen gestielten Tumoren verwechselt werden. Oft hilft hierbei die Palpation der Wirbelbogenspalte. Dabei ist jedoch Vorsicht geboten, da der Druck auf eine gegebenenfalls vorliegende cystische Fehlbildung zu einer gefährlichen Steigerung des intrakraniellen Druckes führen kann. In einem Teil dieser Fälle ist jedoch die Kommunikation mit den Liquorräumen so verengt, daß sich die Cysten nicht ausdrücken lassen. Bei dünner Wand droht ihre Perforation mit nachfolgender Liquorfistel und Meningitis. Die Durchleuchtung der Säcke läßt manchmal solide Bestandteile erkennen, manchmal eine reine Flüssigkeitsansammlung vermuten. Gelegentlich wird die Spina bifida schon intrauterin röntgenologisch diagnostiziert (FABER und ERICKSEN, SZABO und ANTAL).

Neben dem Lokalbefund ist eine sofortige exakte neurologische Befunderhebung von größter Wichtigkeit (LORBER, SHARRARD, ZACHARY). Dabei sollen die Kinder wach und gut warm gehalten werden. Eine genaue Beobachtung der Spontanbewegungen, sowie die Palpation und elektrische (faradische) Reizung der einzelnen Muskeln bilden die Grundlage dieser Untersuchung. Vor der elektrischen Untersuchung sollen Lanugo und Vernix vorsichtig entfernt werden, da sie den Hautwiderstand erhöhen. Je nach den betroffenen spinalen Segmenten unterscheidet man folgende Lähmungsbilder (MARTIN):

Bei Ausfall der Rückenmarkssegmente cranial von L1 sind beide Beine vollständig, Bauch- und Rückenmuskeln ganz oder teilweise gelähmt. — Bei einer Lähmung caudal von L1—L2 ist die Aktivität des M. iliopsoas, des M. sartorius und der vorderen Adduktoren erhalten, die eine beschränkte Beugung und Adduktion im Hüftgelenk zulassen. Es besteht die Gefahr der Hüftgelenkluxation. — Bei Lähmungen caudal von L3—L4 ist zusätzlich die Funktion der restlichen Adduktoren, des M. quadriceps und des M. tibialis anterior erhalten. Es kommt dabei zur Beugung und Adduktion im Hüftgelenk, Überstreckung der Knie mit Rekurvation schweren Grades und Varusstellung der Fußgelenke. Die Gefahr der Hüftluxation ist groß. — Bei Lähmung caudal von L5 sind im Hüftgelenk Adduktion und Abduktion im Gleichgewicht, jedoch fehlen die Antagonisten der Beuger. Auch die Antagonisten der Strecker des Kniegelenkes sind nicht vollständig innerviert. Am Fuß fehlt die Plantarflexion. — Bei Lähmungen caudal von S1 treten mehr und mehr die Glutaealmuskeln und der Biceps femoris in Tätigkeit, so daß Hüft- und Kniegelenke störungsfrei bewegt werden können. Nur im Bereiche des Fußes ist das Muskelgleichgewicht gestört. — Aus den verschiedenen Lähmungstypen erklären sich auch die bekannten Bein- und Fußdeformitäten. — Sensibilitätsausfälle sind beim Neugeborenen naturgemäß viel schlechter faßbar als die motorischen Störungen.

Die gesamte Befunderhebung soll nicht nur unmittelbar nach der Geburt, sondern in regelmäßigen Zeitabständen und in standardisierter gleicher Weise wiederholt werden, wobei stets auch eine gründliche pädiatrische Allgemeinuntersuchung erforderlich ist. Auf die häufigen Blasen-Mastdarmstörungen wird im Zusammenhang mit den urologischen Komplikationen eingegangen. Röntgenübersichtsaufnahmen der Wirbelsäule in 2 Ebenen sollten in der Regel durchgeführt werden. In Ausnahmefällen kann auch eine Myelographie von Nutzen sein (INGBERG und JOHNSON), wobei die Gasmyelographie gegenüber positiven Kontrastmitteln zu bevorzugen ist (SVEDBERG, ROTH). Als Routineverfahren, wie es LEVEUF forderte, ist sie abzulehnen.

d) Therapie.

Über die *Behandlung* der Spina bifida wurden immer wieder Meinungen und Prinzipien diskutiert, deren Grundlagen sich durch das Wesen der Betrachtungsweise unterscheiden. So kann die Indikation zur Behandlung überhaupt und für eine bestimmte Behandlungsart sowohl nach sozialen, nach ethischen oder nach medizinisch-technischen Gesichtspunkten gestellt werden. Eine eindeutige Entscheidung ist dabei allein nach medizinischen Gesichtspunkten möglich, wonach z. B. gleichzeitig bestehende lebensbedrohliche Mißbildungen anderer Organsysteme, vor allem des Kreislaufs, eine operative Behandlung der Spina bifida ausschließen. Auch kann die Mißbildung des Nervensystems so umfangreich sein, daß sie a priori nicht mit dem Leben vereinbar ist. In gleicher Weise ist die Indikation z. B. zur Operation einer Meningocele eindeutig zu stellen, wenn durch diesen Eingriff mit einer Restitutio ad integrum gerechnet werden kann. Zwischen diesen Extremen liegen allerdings die meisten Fälle von Spina bifida, die schon bei der Geburt mehr oder weniger schwere neurologische Ausfälle aufweisen und bei denen in der Folgezeit mit weiteren Komplikationen gerechnet werden muß. Zweifellos stellen diese Kinder nicht selten eine erhebliche Belastung für die Familie und die Gesellschaft dar, wenn auch die Fortschritte der Medizin gerade in letzter Zeit viele Behandlungsmöglichkeiten aufgezeigt haben. So sehen Doran und Guthkelch heute schon die Zahl der Kinder mit Spina bifida aller Grade, deren Entwicklung zu einem sinn- und wertvollen Dasein führt, praktisch im wesentlichen abhängig von dem Maß ärztlicher Behandlung, sowie pflegerischer und pädagogisch-psychologischer Betreuung, welches man ihnen angedeihen läßt. Die Entscheidung über Behandlung oder Nichtbehandlung und in vielen Fällen auch über die Art der Behandlung ist bei allen Kindern mit Spina bifida sofort nach der Geburt zu fällen und kein Arzt darf ihr aus dem Wege gehen. Die *nichtärztlichen* Fragen, die hierbei auftauchen, haben Zachary und Sharrard (1967) klar, aber kraß formuliert:

„1. Soll das Kind getötet werden?

2. Soll das Sterben des Kindes gefördert werden,

a) durch vollständiges Nichtstun, z. B. auch Nichtfüttern, oder

b) durch unvollständiges Nichtstun, z. B. Nichtbehandlung von Erkrankungen, wie Pneumonie oder Meningitis.

3. Soll das Kind am Leben erhalten werden?"

Zu den *ärztlichen* Problemen in diesem Zusammenhang vgl. Hellbrügge und Gerlach. Dabei handelt es sich um die Frage der Grenzen ärztlichen Bemühens.

Während ältere Autoren die operative Behandlung der offenen Spina bifida-Formen nur unter bestimmten Voraussetzungen befürworteten, wurde die Operation jeder Form von Spina bifida, auch der offenen, von Klein, Delègue und Engel, von Baruffaldi und Divano u. a. gefordert. Sharrard, Zachary und Lorber konnten mit systematischen Untersuchungen eines großen Krankengutes die Notwendigkeit einer Frühoperation innerhalb der ersten 48, besser innerhalb der ersten 24 Std nach der Geburt begründen. Ihre Ergebnisse wurden von anderen Autoren bestätigt (Brocklehurst, Gleave und Lewin, Fernandez-Serrats, Guthkelch und Parker) und ihre Richtlinien wurden allgemein anerkannt (Guk, Grote, Hensell, Maier und Heinrich, Schürmann, Umbach, Vitebski). Die offene Spina bifida wird als offene Wunde betrachtet und ist deshalb nach allgemein chirurgischen Grundsätzen so schnell wie möglich zu verschließen, es sei denn, ein verzögerter Wundverschluß, oder keine Operation würden bessere Ergebnisse aufweisen. Ohne Operation kommt es in vielen Fällen auch zu einer Überhäutung der Myelocele (vgl. Abb. 8) unter Bildung von Exsudat und Granulationsgewebe und unter Bildung von Bindegewebe zwischen der freiliegenden Neuralplatte und dem Epithel. Bei einer späteren operativen Versorgung ist es dann praktisch unmöglich, die Epithelschicht von der Neuralplatte ohne deren Beschädigung abzupräparieren, wenn diese nicht schon durch entzündliche Reaktionen im Rahmen der sekundären Wundheilung geschädigt ist. Eine Keimbesiedlung des unbedeckten nervösen Gewebes wurde innerhalb von 24—48 Std nachgewiesen. Für die Frühoperation spricht weiterhin die Beobachtung, daß in der Regel unmittelbar nach der Geburt noch Funktionen der aus den mißgebildeten Rückenmarkssegmenten innervierten Muskeln nachweisbar sind und erst 48 Std später eine ausgedehntere oder vollständige Lähmung vorliegt.

Wenige Autoren stehen der Frühoperation zurückhaltend gegenüber (Gordon, Shurtleff und Foltz), oder setzen sich für eine Spätoperation am Ende des 1. Lebensjahres ein (ROSENTHAL). Letzterer beschränkt sich dabei auf eine Entfesselung des Markes unter Zurücklassung der cystischen Liquorsäcke, aufgrund der alten Auffassung von WUSTMANN, daß die Cysten zur Liquorresorption erforderlich seien. Da die Ergebnisse der Frühoperationen niemals das Auftreten eines Hydrocephalus in höherer Frequenz zeigten, als bei Nichtoperierten oder bei Fällen mit verzögerter Operation, kann auch die Auffassung von SMITH nicht mehr begründet werden, der in der Regel 5—6 Wochen abwartet, um das Frühschicksal der Kinder zu beobachten und ein Urteil über denHydrocephalus zu gewinnen. Erörtert wird weiterhin die Reihenfolge der Eingriffe im Falle eines schon bei der Geburt bestehenden Hydrocephalus. In Einzelfällen könnte dabei als erste Maßnahme eine Drainageoperation des Hydrocephalus zur Beseitigung der Liquordrucksteigerung und damit auch zur Entlastung der Spina bifida ratsam sein.

Zur Durchführung der Frühoperation ist eine sofortige Klinikaufnahme des Neugeborenen als Notfall und dementsprechende Aufklärung der Geburtshelfer und Hebammen erforderlich.
Nach Möglichkeit sollte der Transport im Inkubator erfolgen. In Bauchlage des Kindes kann die Myelocele offen gehalten werden. Fehlt diese Möglichkeit, so muß das Neugeborene beim Transport warm gehalten werden, und die Spina bifida wird mit einem nichthaftenden und nichtfettenden sterilen Verband bedeckt. Vor der Operation wer-

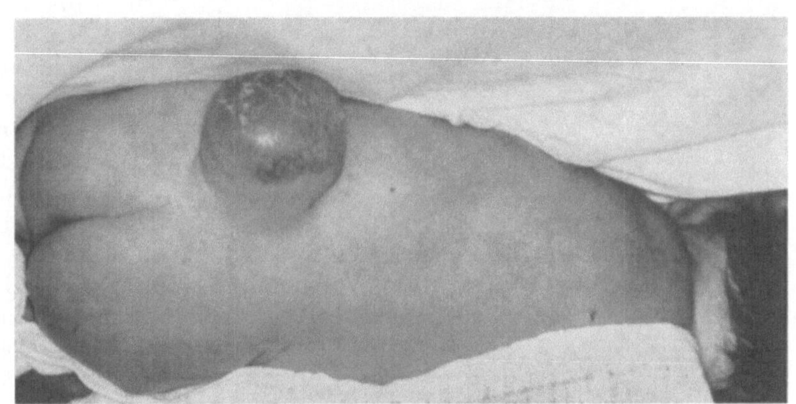

Abb. 8. Sekundär überhäutete offene Spina bifida.

den die neurologischen Ausfallserscheinungen genau registriert, 100 cm^3 gekreuzten Blutes bereitgestellt und eine intravenöse Dauertropfinfusion angelegt. Grundsätzlich ist eine Intubationsnarkose auch beim Neugeborenen schonender und anderen Verfahren vorzuziehen (CIVAI und CHERI).

Ziel der Operation der Spina bifida ist:

1. Beseitigung etwa vorhandener Cysten.

2. Schonende Bedeckung des Rückenmarkes und der Wurzeln, unter Erhaltung funktionsfähigen Nervengewebes.

3. Herstellung eines ausreichend geräumigen Durasackes.

4. Liquordichter und spannungsfreier Verschluß der Wunde.

Verschiedene Schnittformen wurden empfohlen. Bevorzugt werden heute allgemein entweder längs- oder querovaläre Schnitte, wobei nach Möglichkeit keine normale Haut geopfert werden sollte. Der durch die Mißbildung vorgegebene Hautdefekt kann im allgemeinen nach möglichst ausgedehnter Unterminierung der Rückenhaut nach cranial und caudal bzw. in Richtung zur seitlichen Bauchwand gedeckt werden. Nur ausnahmsweise sind größere plastische Hautlappenverschiebungen erforderlich. Im Sacralgebiet ist die Wunde möglichst afterfern zu setzen. Bei der Präparation der Mißbildung muß auf sorgfältige Schonung der Dura geachtet werden, die sich bei der Meningocele aus den ventralen Teilen des offenen Wirbelkanals meist mehr oder weniger weit bis zum Hautrand erstreckt. Die Unversehrtheit dieser weit nach lateral freipräparierten Duralappen gewährt später einen wasserdichten Verschluß des Durasackes. Sorgfältig ist allerdings zu vermeiden, daß am Rande Epidermisanteile mit versenkt werden. Bei der Resektion der Liquorcysten werden diese vom Rand der Area medullo-vasculosa abpräpariert, wobei auf sorgfältigste Schonung des Markrudiments, der Wurzeln und Blutgefäße zu achten ist.

Keinesfalls dürfen Teile der Area medullo-vasculosa excidiert werden, die auf elektrische Reizung reagieren. Lassman und James weisen auf die Wichtigkeit der Befreiung des Markes und der Wurzeln von Verwachsungen hin. Das freipräparierte Markrudiment wird mit den ein- bzw. austretenden Nervenwurzeln in den Wirbelkanal zurückverlagert. Die seitlich freipräparierten Dura-lappen werden wasserdicht ge-näht, wobei jede Einengung des Durasackes und jeder Druck auf das versenkte Rückenmarks-rudiment vermieden wird. Zur Deckung des offenen Wirbel-kanals werden beiderseits me-dial gestielte Türflügellappen der Lumbodorsalfascie gebildet, die in der Mittellinie miteinan-der vernäht werden. Bei sehr breiten Wirbelbogenspalten und bei der Spina bifida lumbosacra-lis reicht die Lumbodorsalfascie oft nicht zur Deckung aus. Bei kleineren Lücken kann oberfläch-

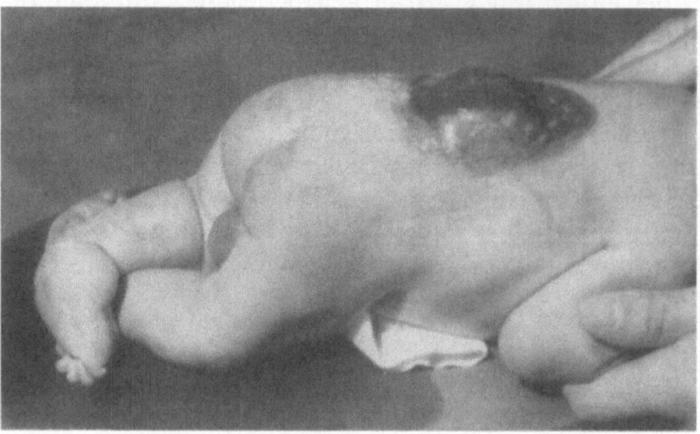

Abb. 9. Neugeborener Knabe mit thorakolumbaler Myelocele und Kyphose.

liche Muskulatur zu Hilfe genommen werden. Die Deckung des offenen Wirbelkanals soll in erster Linie den wasserdichten Verschluß des Durasacks sichern. Für die Vermeidung einer Wundinfektion ist danach der sichere und spannungsfreie Hautrandverschluß von größter Wichtigkeit. Situationsnähte erleichtern oft die sorgfältige Subcu-tannaht, und eine geeignete Verbands-technik kann die Hautnaht zusätzlich entlasten.

Zur Bedeckung des Rückenmarks wurden zahlreiche Methoden zur plasti-schen Rekonstruktion des Wirbelkanals angegeben. Zunächst hat man den Ver-schluß mit Knochentransplantationen versucht (Craig, Parin). Das Material wurde entweder aus der Umgebung, dem Kreuz-Steißbein, dem hinteren Beckenkamm oder der Scapula ent-nommen oder als freie Knochentrans-plantation der Tibia (Lampert). Diese autoplastischen Verfahren sind heute weitgehend verlassen worden. Gelegent-lich wird noch alloplastisches Material, z. B. Tantalnetz (Nosik, Scoville) be-nutzt. Eine Deckung mit festem Ma-terial ist aber entbehrlich (Eastman,

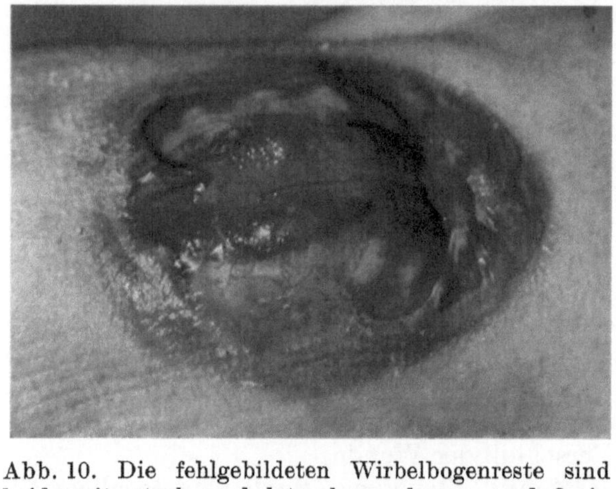

Abb. 10. Die fehlgebildeten Wirbelbogenreste sind beiderseits stark nach lateral umgebogen, so daß ein sehr breiter Wirbelbogenspalt besteht. Im Bereiche der Kyphose ist die Wirbelsäule nicht streckbar, da die Wirbelbogenreste teilweise knöchern verwachsen sind und beiderseits des offenen Wirbelkanals knöcherne Leisten bilden. Die Area medullo-vasculosa ist über den Scheitel der Kyphose maximal gespannt.

Schwidde, Forni). Mustarde hat eine Frakturierung der gespaltenen Wirbelbogen-anteile vorgeschlagen, die beiderseits nach innen umgeschlagen werden. Dieses Ver-fahren bewährt sich, wenn die Bogenwurzelstümpfe sehr weit nach lateral gerichtet sind und der Defekt des Wirbelkanals damit ungewöhnlich breit ist. Häufig bilden dann diese nach lateral ausladenden Wirbelbogenwurzeln beiderseits der Wirbelkörper-reihe knöcherne Verwachsungen in Form von Knochenleisten (vgl. Abb. 10). Diese Ver-breiterung des Wirbelbogendefektes kann ebenso wie eine lokale Kyphose den Hautverschluß erschweren. Bei der lokalen Kyphose sind · außerdem häufig Rückenmarksrudiment und Nervenwurzeln über den Scheitel der Verbiegung stark gespannt. SHARRARD empfahl in diesen Fällen die Resektion eines oder mehrerer Wirbel aus dem Scheitel der Kyphose (vgl. Abbildung 11 und 12). Die Wirbelkörper werden dabei lateral und auch ventral freipräpariert unter sorgfältigster Schonung der aus den Zwischenwirbellöchern austretenden Nervenwurzeln. Die Resektion erfolgt innerhalb der Wirbelkörper und nicht im Bereiche der Zwischenwirbelräume. Die Resektionsflächen der Wirbelkörper werden aufeinander gesetzt und mittels seitlicher Nähte des Bindegewebes fixiert. Damit ist die Stabilität der Wirbelsäule durch festes Zusammenwachsen der Wirbelkörperteile gewährleistet, und durch die Verkürzung der Wirbelsäule ist die kyphotische Biegung vermindert und das Rückenmark entspannt. Gleichzeitig ist ein spannungsfreier Verschluß der Haut ermöglicht (vgl. Abb. 13).

Im allgemeinen genügt zum Verschluß des Wirbelkanals eine sorgfältige Weichteildeckung. Ist diese mit dem Material der benachbarten Fascie bzw. Rückenmuskulatur nicht möglich, so kann auch eine freie Transplantation von Fascie, lyophilisierter Dura (CARSTENSEN) oder Silikonfolie (RICKHAM) erfolgen. Am gebräuchlichsten ist immer noch die schon 1889 von BAYER angegebene gestielte Muskelfascienplastik (Abb. 16 u. 17).

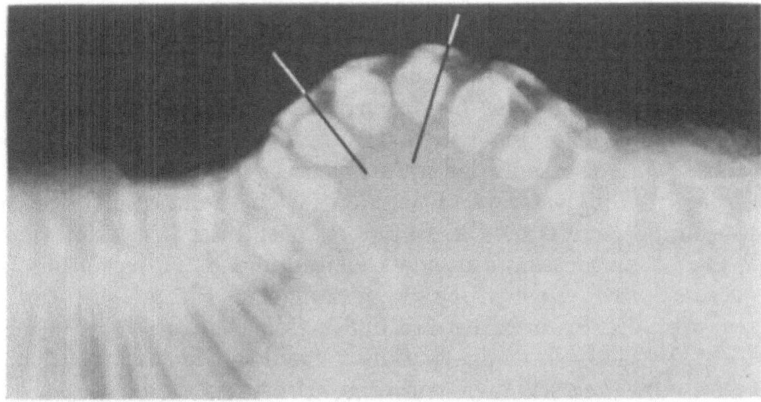

Abb. 11. Seitliches Röntgenbild vor der Operation. Die eingezeichneten Linien zeigen die Resektionsflächen der Wirbelsäule.

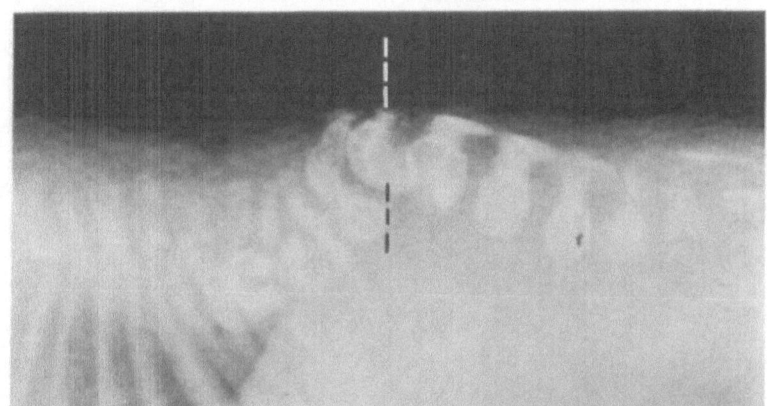

Abb. 12. Seitliches Röntgenbild nach der Operation. Es erfolgte eine Resektion von einem und zwei halben Wirbeln aus dem Scheitel der Kyphose. Die gestrichelte Linie zeigt die Nahtstelle der zwei halben Wirbel.

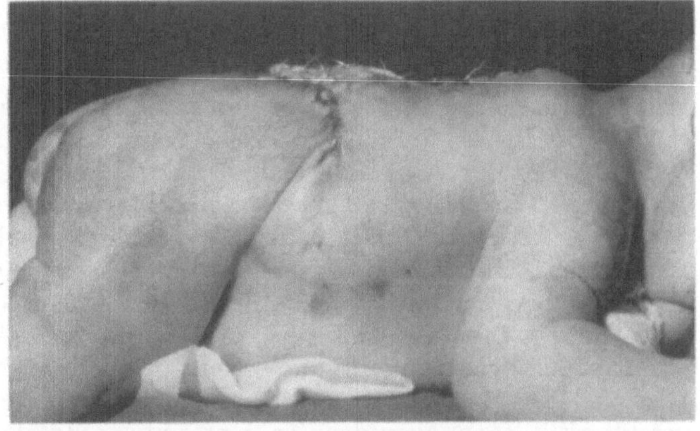

Abb. 13. Durch die Wirbelresektion ist die Kyphose beseitigt und die Area medullo-vasculosa völlig entspannt. Damit ist auch ein Verschluß der Rückenmarkshäute sowie ein plastischer Verschluß des großen Hautdefektes möglich.

Bei den *gedeckten* Formen wird die gewöhnlich cystische Fehlbildung ohne Eröffnung
allseitig freipräpariert. Nach Darstellung des in den Wirbelkanal eintretenden Stieles erfolgt eine Punktion der Cyste mit feiner Kanüle, um ein abruptes Absinken des Liquordruckes zu vermeiden. Dann wird die Cyste mit radiären Schnitten breit eröffnet, unter
sorgfältiger Schonung von Mark und Wurzeln. In der Cystenwand verlaufende Wurzeln
werden ausgelöst und das freipräparierte Nervengewebe wird in den Wirbelkanal zurückverlagert. Die Cystenwände werden soweit wie möglich abgetragen. Bei der Meningomyelocele lumbosacralis rät Chambers, während der Operation den intravesicalen Druck durch
Katheter zu messen, um eine Reizung und Schädigung der Sacralwurzeln nicht zu übersehen (Scott). Nach Rückverlagerung seines Inhal-
tes wird der Stumpf des Mißbildungssackes durch
Naht verschlossen und ebenfalls versenkt. Niemals
sollte eine Cyste ohne vorherige Eröffnung und
Kontrolle unterbunden und abgetragen werden. Zur
Schonung der Wurzeln muß gelegentlich ein Teil
der Cystenwand zurückbleiben. Die früher ange-

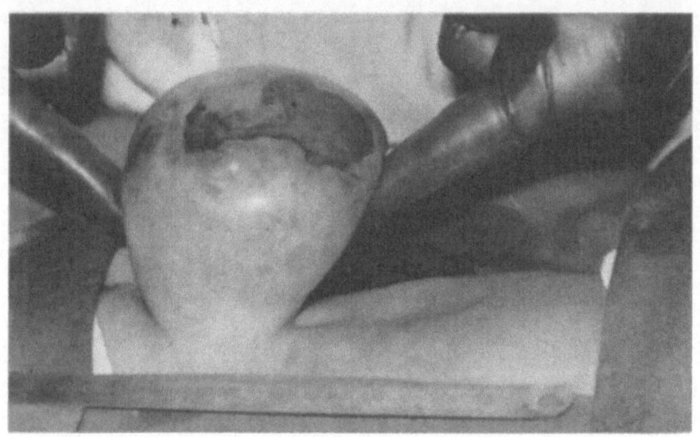

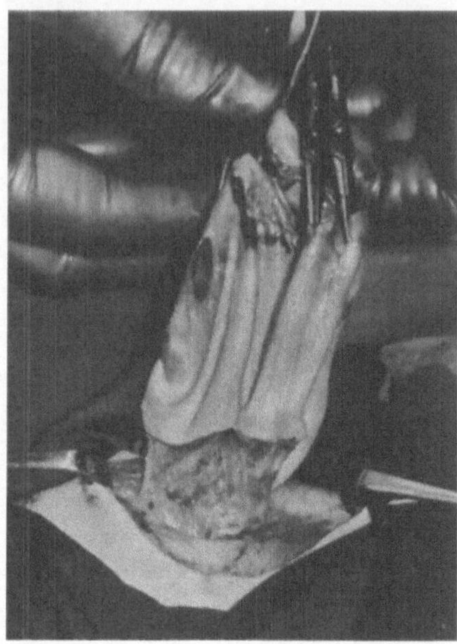

Abb. 14.Abb. 15.

Abb. 14. Neugeborenes Mädchen mit sehr großem lumbalen Meningocelensack, an dessen Oberfläche
die Haut ulceriert ist.

Abb. 15. Nach Umschneiden der Basis des Meningocelensacks wird der relativ schmale Stiel der
Mißbildung über der Spina bifida dargestellt. Nach Eröffnung des Meningocelensacks zeigt dieser eine
Auskleidung mit glänzenden Rückenmarkshäuten und enthält kein Nervengewebe.

strebte Erhaltung und Versenkung des Mißbildungssackes (Penfield und Cohn, Wustmann) gründet sich auf die irrige Ansicht seiner Bedeutung bei der Liquorresorption. Der
Verschluß des Wirbelkanals gestaltet sich bei den gedeckten Formen meist leichter als bei
den offenen. Er erfolgt mit nach medial umgeschlagenen Lappen aus der Fascia lumbo-
dorsalis und der darunterliegenden Muskelschicht, wobei die glatte fasciale Fläche beider
Lappen der Innenseite des Wirbelkanals zugekehrt und die Muskelschicht dorsal aufliegt.
Payr hat zusätzlich noch Deckung mit Periost empfohlen. Nach Pels-Leusden sollten
die Lappen so breit sein, daß sie in der Mitte doppelt übereinander gelegt werden können.
Mletzko hat neuerdings auf die Vorteile dieser Fascienverdoppelung hingewiesen. Bei der
abschließenden Hautnaht ist wiederum jede Spannung zu vermeiden. Läßt sich der Hautdefekt auch nach ausgedehnter Unterminierung der umgebenden Rückenhaut nicht
decken, so kommen plastische Lappenverschiebungen in Frage, oder auch eine freie
Übertragung eines Spalthautlappens vom Gesäß (Zachary). Er wird mit einem Trans-
plantationsmesser entnommen. Die Nähte werden über Tupfern und Plastikschwamm
geknüpft.

Eine gesonderte Besprechung erfordert die Operation der Spina bifida mit Lipom, die
Lipomyelomeningocele. Schon beim Hautschnitt und beim Vorgehen im Subcutangewebe

müssen die hier angetroffenen Teile der Fettgeschwulst, die sich oft ohne Grenze ins normale subcutane Fett fortsetzten, entfernt werden. Da das Lipom nicht selten die Dura durchsetzt, ist häufig eine Laminektomie ein oder zwei Bögen cranial der Spaltbildung zu empfehlen, damit hier die normale Dura aufgesucht werden kann. Auf diese Weise gelingt es, die Verhältnisse im Wirbelkanal eindeutig zu klären. Gewöhnlich verbreitet sich das

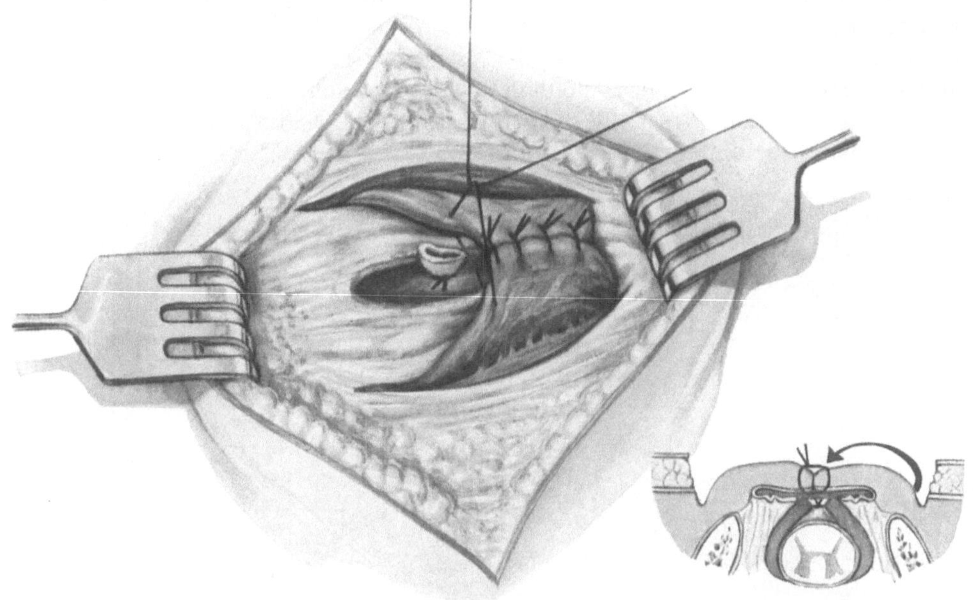

Abb. 16

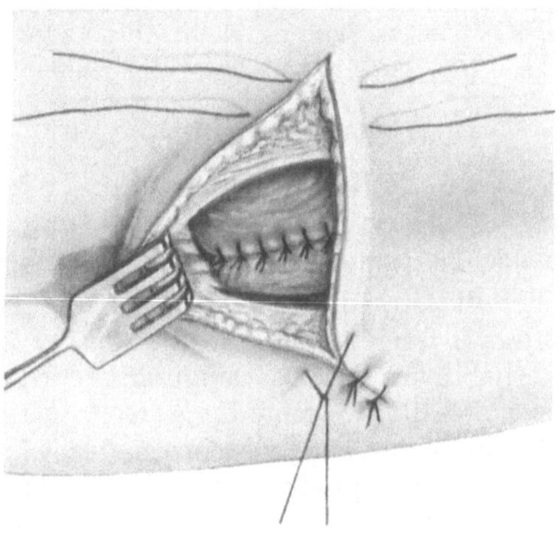

Abb. 17

Abb. 16—17. Operation der Spina bifida nach BAYER.

Lipom intradural zwischen den Wurzeln, wobei das Duragewebe erhalten sein oder auch weitgehend fehlen kann. Die intraduralen Anteile des Lipoms werden nur so weit entfernt, wie sie eine Druckwirkung auf das Nervengewebe ausüben. Auf Radikalität wird dabei verzichtet, um Schäden am Nervengewebe zu vermeiden. Da es sich bei diesen Geschwülsten gewöhnlich um Hamartome handelt, die keine Wachstumstendenz zeigen (ZACHARY, SHARRARD), kann dies ohne Bedenken geschehen. Die Wiederherstellung eines intakten Durasackes ist anzustreben, oft aber schwierig. Die Deckung kann dann wie oben geschildert erfolgen.

Die *Nachbehandlung* nach der Operation ist von entscheidender Bedeutung für das weitere Schicksal der Kranken. Zunächst gilt es, einen aseptischen Heilungsverlauf zu sichern und Liquordrucksteigerungen im Operationsgebiet zu vermeiden. Die Lagerung erfolgt anfangs in Bauchlage, wobei das Wundgebiet am höchsten liegen soll. Verschiedene Hilfsmittel für diese Lagerung wurden empfohlen, wie Schaumgummiunterlagen oder die Hängelage in einem unter dem Bauch des Kindes hindurchgeführten Tuch. Als Beispiel sei der Bradford-Rahmen erwähnt (vgl. Abb. 18), der auch eine offene Wundbehandlung erlaubt. KELLEY und GUJAU empfehlen den Bradford-Rahmen zur Nachbehandlung der Teratome des Steißgebietes. Die Bauchlage wird erst nach vollständiger Beendigung der Wundheilung aufgegeben. Empfehlenswert ist auch die Gabe von Antibiotica in einer Dauertropfinfusion für die erste Zeit (KLEIN, DELÈGUE und ENGEL).

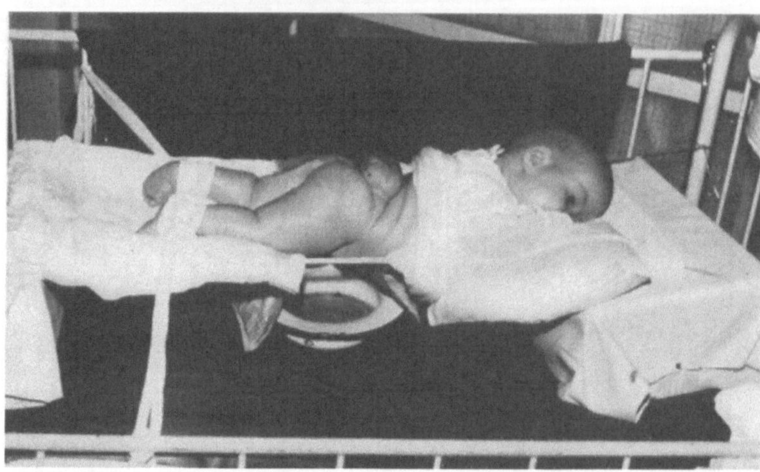

Abb. 18. Lagerung auf Bradford-frame: Rechteckiger Stahlrohrrahmen, der oben und unten quer mit Binden umwickelt ist, wobei in der Mitte ein Spalt freibleibt. Durch diesen Spalt können Urin und Kot direkt in eine daruntergestellte Bettpfanne fallen.

e) Komplikationen.

1. Hydrocephalus.

Die wichtigste Komplikation der Spina bifida ist der *Hydrocephalus*. Die Häufigkeit dieses Zusammentreffens ist groß. Die Zahlenangaben sind unterschiedlich und von geringem Vergleichswert, wenn die Art der Verschlußstörung nicht berücksichtigt wird. Schon LEVEUF (1934) hat darauf hingewiesen, daß der Hydrocephalus vor allem bei den offenen Formen und bei erheblicher Markbeteiligung auftritt, während er bei reinen Meningocelen und auch bei den Lipomyelomeningocelen (KLEIN, DELÈGUE und ENGEL) eine Ausnahme darstellt. In Mitteilungen über ein unausgewähltes Krankengut werden oft geringe Prozentzahlen des Hydrocephalus bei Spina bifida angegeben (STOCKMEYER, 12,4%, HINDSE-NIELSEN 12 auf 52 operierte und 57 auf 82 ungünstig verlaufene Fälle). KÖTTGEN und GORDON berichten über Begleithydrocephalus bei 13 von 14 Myelomeningocelen. SMITH fand bei 214 Myelomeningocelen in 77% Hydrocephalus, KLEIN, DELÈGUE und ENGEL in 44% der offenen Spina bifida und in 38% der überhäuteten Fälle. Eine genaue Aufschlüsselung der Spina bifida-Formen geben DALMONTE und REPACI an einem allerdings kleinen Krankengut von 53 Fällen: bei 19 Meningocelen fand sich kein Hydrocephalus, bei offenen Formen in 83%, bei 32 Myelomeningocelen 10mal und bei gedeckten Formen insgesamt in 50% der Fälle. LORBER führte systematische ventrikolographische Untersuchungen bei Kindern mit Meningomyelocele und Encephalocele durch und fand in 80% der Fälle bereits in den ersten Lebenstagen oder -wochen erweiterte Hirnkammern, auch wenn der Kopfumfang der Kinder normal war. Die Häufigkeit des Hydrocephalus war weit größer bei Kindern mit lumbaler Spina bifida als bei Fehlbildungen in anderen

Wirbelsäulenregionen und ebenso häufiger bei Kindern mit Lähmungserscheinungen. Moyson nahm an, daß möglicherweise alle, und Sharrard, daß fast alle Fälle mit Markbeteiligung auch einen Hydrocephalus haben. Diese Fälle können nur durch besonders darauf gerichtete Untersuchungen bald nach der Geburt erfaßt werden (Schönenberg, Lorber). Rosenthal berichtet auch über Hydrocephalus bei reinen Meningocelen.

Über die Pathogenese des Hydrocephalus bei Spina bifida wurden unterschiedliche Theorien geäußert. Er sollte infolge einer Störung der Liquorresorption (Heidrich, Wustmann, Penfield und Cone), infolge entzündlicher Prozesse (d'Erricot, Wustmann) oder infolge einer Fixierung des Marks, seiner Häute und der Wurzeln an der Stelle der Fehlbildung zustande kommen, wobei als Auswirkung dieser Fixierung die Entstehung einer Arnold-Chiarischen Fehlbildung angenommen wurde. Heute weiß man, daß die Gefahr eines Hydrocephalus auch durch die operative Beseitigung der Spina bifida nicht erhöht wird und daß insgesamt der Hydrocephalus postoperativ nicht häufiger als ohne Eingriff auftritt. Lorber, Losczinski, Noetzel, Hemmer, Schenk, Schönenberg haben die Gründe für das fast regelmäßige Vorkommen des Hydrocephalus bei Spina bifida mit Markbeteiligung erörtert. Nur in der Minderzahl der Fälle ist er Folge von Meningitis mit Störungen der Liquorresorption, meist dagegen Folge einer parallelen Mißbildung (Ask, Barry, Patton und Stewart, Carreno und Marottoli, Daniel und d'Arcourt, Gordon, Houweninge-Graftdijk, Ombredanne, Oliver, Ono, Ostertag, Peach, Russel). Zugrunde liegt ihm entweder die Arnold-Chiarische Fehlbildung (vgl. dieses Handbuch, Bd. IV/1, S. 187) oder ein Aquäduktverschluß durch Fehlbildung an dieser Stelle (de Lange, Russel und Donald, Shryok).

Zur Diagnose und Behandlung des Hydrocephalus vergleiche Bushe und Glees, Gerlach, Jensen, Koos und Kraus, Riechert und Umbach. In jedem Falle von Spina bifida ist eine laufende und sorgfältige Registrierung des Schädelumfanges und Prüfung der Fontanellenspannung notwendig, wenn man sich nicht schon zu ventrikulographischen Untersuchungen bei noch normalen Kopfumfangmaßen entschließt.

In der Behandlung des Hydrocephalus haben zahlreiche Verfahren überwiegend nur noch historischen Wert. Das direkte Angehen der Arnold-Chiarischen Fehlbildung, entweder allein durch Entlastungstrepanation und Laminektomie des 1. und 2. Halswirbels (d'Erricot), oder durch Kleinhirntonsillenresektion mit oder ohne Eröffnung des Zuganges zum 4. Ventrikel und zu den Lateralzisternen (Klein, Williams und Stevens), hat sich nicht bewährt, da die Eingriffe eine zu große Belastung darstellen und es außerdem bei den Verhältnissen im frühen Kindesalter sehr leicht zu arachnoidalen Verklebungen mit erneuten Liquorzirkulationsstörungen kommt. Am gebräuchlichsten sind gegenwärtig die liquorableitenden Operationen in das Venensystem, speziell in den rechten Vorhof als Ventrikulo-Aurikulostomie mit den Ventil- und Kathetersystemen von Spitz-Holter oder Pudenz-Heyer. Auch die Liquorableitung in die Bauchhöhle mit speziellem Kathetermaterial wird wieder häufiger ausgeführt (Luyendijk). Rickham berichtet über die Indikation zur Anwendung der von ihm beschriebenen Liquorreservoirkapsel bei Hydrocephalusoperationen wegen Spina bifida. Sie kommt vor allem bei intraventrikulären Blutungen, bei infizierten Myelomeningocelen, bei Meningitis und bei hohem Liquoreiweißgehalt in Betracht.

Hinsichtlich der Reihenfolge der operativen Versorgung der Spina bifida und des Begleithydrocephalus haben sich Pena, Rolan und Reyes, Moreno, de Orbe dafür ausgesprochen, zuerst den Hydrocephalus und dann die Spina bifida zu operieren. Die Mehrzahl der Autoren stimmt jedoch mit Sharrard, Zachary und Lorber überein, daß die umgekehrte Reihenfolge besser ist, vor allem zur Vermeidung der Meningitisgefahr.

Die Prognose der Spina bifida wird durch das Auftreten von Hydrocephalus mit Sicherheit verschlechtert. Laurence fand bei 400 Fällen von Spina bifida 235mal einen Begleithydrocephalus, und bei 185 Todesfällen seiner Serie bestand 182mal ein Hydrocephalus als Hauptkomplikation.

Mit dem Abschluß der postoperativen Wundheilung und nach erfolgreicher Hydro-cephalusbehandlung beginnt für die Kinder mit Funktionsstörungen der wichtigste Abschnitt der Nachbehandlung, die sich in einer wohl organisierten ständigen umfassenden Betreuung über viele Jahre fortsetzen muß (CITRINOVITZ, COURTOIS, GROSSIORD, GUTTMANN, KLEIN et al., MARTIN, NASH, SHARRARD, ZACHARY und LORBER). Viele medizinische Spezialgebiete sind daran in unterschiedlichem Ausmaße und in verschiedenen Zeitabschnitten beteiligt. Hochgradig behinderte Kinder sollten mindestens vorübergehend in Rehabilitationskliniken behandelt werden, um dort so gut wie möglich in das soziale Zusammenleben eingegliedert zu werden.

2. Urologische Probleme.

Urologische Probleme sind in jedem Stadium der Spina bifida von vitaler Bedeutung (KLEIN, RIZK, BITKER, EBEN, GARVEY, BOYCE, MOONEN, FESTEN, SHARRARD und ZACHARY, LOSE, ROSE und SMITH, WILSON, PELLMAN). Blasen-Mastdarmstörungen finden sich bei fast allen offenen Formen, bei ca. 80 % der gedeckten Formen mit Rückenmarksbeteiligung und bei Lipomyelomeningocelen in ca. 40 %. Bei reinen Meningocelen fehlen sie jedoch fast stets. Die Blaseninnervationsstörungen können nach verschiedenen Gesichtspunkten unterteilt werden. MOONEN und FESTEN unterscheiden die normotone, die hypertone und die hypotone Blaseninkontinenz, wobei der Zustand des Blasensphincter maßgebend ist. Je nach dem Gleichgewicht zwischen Austreibungskraft und dem ihr entgegengesetzten Widerstand werden Fälle mit und ohne Harnretention abgegrenzt. Nach dem Grade der Störung wird eine maligne Form der relativ benignen Inkontinenz gegenübergestellt. MORALES unterscheidet klinisch 3 Gruppen von Blasenentleerungsstörungen:

1. Fälle mit Harnträufeln, wobei dieses entweder ständig besteht, oder häufiger von kurzen Pausen unterbrochen wird.

2. Unwillkürliche Blasenentleerung in Abständen (Automatismus) bei fehlendem Gefühl für die Blasenfülle.

3. Gelegentliche geringe Blasenentleerungsstörung.

RIZK und BITKER unterscheiden eine aktive Blasenentleerungsstörung mit oder ohne Restharn von der Retentionsinkontinenz. Bei Säuglingen im 1. Lebensmonat beschreibt JONES eine Inkontinenz mit gespanntem Blasensphincter, eine mit schlaffem Sphincter und Mischfälle mit wechselnder Sphincterspannung. Vor dem 3. Lebensjahr ist jedoch nach COHN und HAMBY die Beurteilung der Inkontinenz stets unsicher. SHARRARD hält eine Gliederung der Störungen für entbehrlich. Das Wesen der Blasenstörungen bei Spina bifida beruht bei Beteiligung der sacralen Segmente und Wurzeln auf einer Störung der präganglionären parasympathischen Blaseninnervation, bei weiter cranial gelegenen Fehlbildungen auf der Unterbrechung cerebro-sacraler Bahnen. Die Gefahren liegen in einer aufsteigenden Infektion mit Nierenschädigung durch Rückstauung des Harns mit Hydroureter und Hydronephrose. Auf Nierenfehlbildungen bei Spina bifida machten besonders PELC und BOLLART aufmerksam und teilten Fälle von Einzelniere, einer Nierendystopie, sowie von Doppelniere auf der einen und Fehlen der Niere auf der anderen Seite mit.

Die Untersuchung des Urogenitalsystems und des Sphincter ani sollte in jedem Falle einer Spina bifida erfolgen (SHARRARD). Zu prüfen sind der Detrusor und Sphincter der Blase, der Analreflex, der Tonus des Sphincter ani und die Sensibilität der Anogenitalregion. Hinzu kommen die intravenöse Urographie, die Cystographie, die Cystometrographie, die Cystoskopie mit Ausscheidungsprüfung durch Farbstoffe, die bakteriologische Harntestung und Nierenfunktionsprüfungen. Zur Beurteilung der Funktion des Sphincter vesicae et ani ist auch die Elektromyographie herangezogen worden (CHANTRAINE und TIMMERMANS). Der Blasensphincter kann dabei nicht nur von außen, vom Damm her, sondern auch endoskopisch erreicht werden. Die vorliegenden Erfahrungen zeigen, daß damit schon frühzeitig ein Urteil über die Sphincterfunktionen möglich ist.

Die Wichtigkeit der urologischen Frühdiagnostik zeigen die Untersuchungen von ROSE und SMITH, die bei 119 Kindern mit Spina bifida schon bald nach der Geburt in 10% Nierenbeckenerweiterungen fanden, bei späteren Kontrollen sogar in 18%. In gleichem Sinne äußerte sich WILSON aufgrund von 700 urologisch untersuchten Fällen von Spina bifida. Die genaue Diagnostik ist für die Behandlung wesentlich, da bei einem Sphincterspasmus die Expression der Blase zu Reflux und Hydronephrose führen kann. PELLMANN macht darauf aufmerksam, daß eine partielle Blasendenervation für die oberen Harnwege gefährlicher ist als die totale. Bei Reflux in den Ureter stellte er in 30%, ohne Reflux in 10% Harnwegsinfektionen fest.

Das Ziel der Behandlung ist die Beseitigung von Infektionen, die Sorge für regelmäßige Harnentleerung und die Vermeidung von Nierenschäden infolge Infektion und Rückstauung (BACKER, SMIRNOV). Für die konservative Therapie spielt die Unterweisung der Patienten, bzw. der Eltern bei Säuglingen und Kleinkindern, in der Manualexpression der Blase, die etwa alle 2 Std vorgenommen werden soll, eine große Rolle. Später sind auch Übungen der Bauchpresse in Verbindung mit Einleitung und Beendigung der Miktion wichtig. Bei Hypertonie der Blasenmuskulatur kommen auch parasympathikolytische Medikamente in Betracht. Von Urinalen wird heute nur seltener Gebrauch gemacht.

In der operativen Therapie kommen Maßnahmen zur Erweiterung des Blasenauslasses und Ableitungsoperationen für den Harn in Frage (ZACHARY, SHARRARD und LORBER). Im ersteren Falle wird entweder eine transurethrale Resektion von der Hinterwand der Urethra aus, oder eine plastische Operation des Blasenhalses ausgeführt. Bei den harnableitenden Eingriffen ist zwischen einer Ureterostomie zum Nabel mit einfachem oder doppeltem Auslaß und der Herstellung eines Blasenersatzes mit Hilfe einer Ileum- oder Colonschlinge zu wählen. SHARRARD, MOONEN und PELLMAN, sowie die Mehrzahl der Operateure bevorzugen dabei den Dünndarm, HOWELL das Colon. Auch sind noch Eingriffe an den versorgenden Nerven zu nennen, und zwar die Resektion des N. präsacralis, des N. pudendus und schließlich die Durchtrennung der 3. Sacralwurzel (EBEN, GARVEY und BOYCE). Diese Eingriffe sind jedoch nur ausnahmsweise indiziert.

3. Orthopädische Probleme.

Für die *orthopädische* Behandlung lassen sich bei allen Formen der Spina bifida die Schäden am Bewegungsapparat nach Schweregraden einteilen:

1. Fälle, bei denen die Lähmungen den Rumpf und beide Beine in schwerem Grade betreffen, insbesondere Fälle mit kompletter Querschnittslähmung im oberen Thorakalbereich. Sie kommen für eine chirurgisch-orthopädische Behandlung nicht in Betracht.

2. Fälle mit Paraplegie beider Beine bei noch erhaltenem M. psoas.

3. Fälle mit kompletter Paraplegie der Beine distal der Kniegelenke, kombiniert mit beiderseitiger Glutaeuslähmung.

4. Geringfügige Lähmungen.

Mit der operativen Behandlung der Lähmungen bei Spina bifida und den damit in Verbindung stehenden Beindeformitäten hat sich besonders SHARRARD befaßt. Danach sind Deformitäten, die mit Lähmungen verbunden sind, Folge von Veränderungen der Weichteile. Drei Mechanismen verursachen krankhafte Störungen des Längenwachstums und der Elastizität der Knochen:

1. Kontrakturen,

2. Immobilisierung,

3. Ungleichgewicht der Muskeln.

Die Kontrakturen können akut und chronisch auftreten. Im Hüftgelenk kommt es zu einer typischen Fixierung in Beugung, Abduktion und Außenrotation, im Kniegelenk zu Beugung, im Sprunggelenk zu Spitzfußstellung. Am häufigsten sind Deformitäten bei Muskelungleichgewicht, während sie bei normaler Muskelfunktion praktisch niemals vorkommen. Einzelheiten der Pathogenese vergleiche SHARRARD 1967. Eine wichtige Rolle spielen weiterhin fehlerhafte Lagerung und fehlerhafte Behandlung. Über die Entstehung der Fußdeformitäten äußern sich auch ausführlich Raineri und Martelli. Barson fand bei 368 Kindern mit Spina bifida in 25% eine Kyphose, und zwar überwiegend bei Spina bifida der oberen Lendenwirbelsäule.

In der modernen orthopädischen Behandlung treten Stützapparate, Schienen, Lagerungen und sonstige konservative Maßnahmen ganz in den Hintergrund und sind vielfach sogar kontraindiziert. Von entscheidender Bedeutung ist dagegen eine frühzeitige operative Behandlung in Verbindung mit einer aktiven Übungsbehandlung (Sharrard, Hayes u. Gross, Dow). Deformitäten infolge von Muskelungleichgewicht müssen stets chirurgisch angegangen werden. In Betracht kommen Sehnentransplantationen, Sehnenverlängerungen, Tenotomien und Osteotomien. Sharrard berichtet über 182 Patienten mit Spina bifida und Lähmungen bzw. Deformitäten der Beine, bei denen er 758 orthopädische Operationen, davon 277 große Eingriffe durchgeführt hat. Spätestens nach 5 Jahren konnten 164 Kinder ohne Unterstützung gehen. Von den 18 gehunfähigen hatten 12 schwere geistige Defekte, 3 eine hochgradige Skoliose, eines eine Niereninsuffizienz, eines eine nicht korrigierte Deformität und ein Kind konnte sich lediglich in einem Fahrstuhl bewegen. Diese Ergebnisse sprechen eindeutig für eine aktive chirurgisch-orthopädische Behandlung, wobei die enge Zusammenarbeit des Orthopäden mit dem Pädiater, dem erstbehandelnden Neurochirurgen, dem Urologen und Neurologen Voraussetzung ist.

Im einzelnen kommen folgende operative Eingriffe in Betracht: Bei Lähmung caudal von L1 und L2 die Verpflanzung der Iliopsoassehne durch das Darmbein hindurch nach dorsal auf den Trochanter major nach Sharrard in Verbindung mit einer Adductorentenotomie. Bei Lähmungen caudal von L3—L4 wird zunächst im Alter von 2—3 Monaten eine Adductorentenotomie vorgenommen, im Alter von 9 Monaten die Operation nach Sharrard, später eine Quadricepsplastik und zur Behandlung des Pes varus eine Transplantation der Tibialis anterior-Sehne nach lateral. Bei Lähmungen caudal von L5 sind nach der Psoasplastik operative Maßnahmen am Fußgelenk angezeigt. Bei Lähmungen caudal von S1 sind nur noch chirurgische Eingriffe am Fuß erforderlich. Im Einzelfalle kommen außerdem mit jeweils individueller Indikationsstellung Tenotomien der Kniebeuger und der Achillessehne, Osteotomien am Femur und der Tibia in Frage. Unabhängig von den wiederherstellenden Operationen kann auch die chirurgische Behandlung von Ulcerationen und Decubitalgeschwüren notwendig sein (Lecouer).

Gegenüber der aktiven chirurgisch-orthopädischen Einstellung hat sich Gordon zurückhaltender geäußert, insbesondere in der Anzeigestellung zur Psoasplastik. Auf die Gefahren orthopädischer Operationen am Hüftgelenk, bei Sehnenüberpflanzungen und bei Arthrodesen machen Heyes und Gross aufmerksam. Das Hauptrisiko seien Infektionen und neurothrophische Gelenkveränderungen. Mehrfach wird auch auf pathologische Frakturen bei Spina bifida hingewiesen. Thompson, Cavin und Phippin teilen Fälle von Oberschenkelfrakturen mit und nehmen eine abnorme Knochenbrüchigkeit infolge Stoffwechselstörungen an, Gyepes, Newborn und Neuhäuser haben Metaphysenveränderungen im Bereiche der Knie- und Fußgelenke gesehen. Röntgenologisch fanden sich irreguläre verdichtete und verbreiterte Metaphysen, subperiostale Knochenneubildungen und Verbreiterung des Epiphysenknorpels. Als Ursache vermuten die Autoren unbemerkte Traumen in den anästhetischen Gebieten. Auch Waltenspühl sah diese Knochenveränderungen 10mal bei 53 Kindern mit Spina bifida und führte sie ursächlich auf Mikrotraumen zurück, während er trophische Störungen ablehnte. Periostreaktionen wurden auch von Oehme beschrieben.

4. Prognose.

Die *Gesamtprognose* der Spina bifida aller Formen hat sich in den letzten Jahrzehnten wesentlich gebessert. In älteren Statistiken war die postoperative Letalität im allgemeinen noch hoch. Nach einer Zusammenstellung von Weiss (1937) starben von 530 operierten Kindern 149 nach dem Eingriff, 50 später, insgesamt also 34%. Kolodny gab dagegen schon 1933 bei allerdings nur 60 Fällen eine Operationssterblichkeit von 5 % an. Nach einer älteren Zusammenstellung von INGRAHAM über Spina bifida und Cranium bifidum waren bei 516 Fällen die Resultate in 30 % günstig und in 70 % schlecht. SCHWIDDE gab bei 148 Operationen eine postoperative Letalität von 8 % an, davon 6 % an Meningitis nach dem Eingriff. Nach einem Jahr lebten allerdings nur noch 37 % der operierten Fälle. Bei einer Nachuntersuchung des Krankengutes der MAYO-Klinik (FISHER und ÜHLEIN) von 530 Fällen über 35 Jahre waren von 471 Spina bifida-Kranken nach 7 Jahren noch 218 am Leben. Nach Statistiken der letzten Jahre ist die Letalität allgemein geringer. HENSELL berichtet von 55 operierten Fällen, wovon 44 überlebten. Bei 64 Fällen von MLETZKO betrug die Letalität 12,5 %, in einer Serie von GROTE 10 %. GUTHKELCH und DORAN berichten bei 170 Operationen über eine gesamte Früh- und Spätletalität von 20 %. Im Krankengut von LAURENCE starben von 407 Patienten 86 im ersten Lebensjahr, meist an Meningitis. Die späteren Todesfälle waren 49mal einem Hydrocephalus und 10mal einem Nierenversagen zur Last zu legen. Als Todesursache wird am häufigsten Meningitis angegeben, und zwar sowohl bei operativ als auch konservativ behandelten Fällen, es folgt Hydrocephalus und Harnwegsinfektion. Unter ungünstigen Verhältnissen, z. B. in manchen Gebieten Afrikas, spielt als Todesursache auch noch der Tetanus neonatorum eine wesentliche Rolle. ODEKU, GRAND und EKOP berichten darüber anhand von 96 Fällen mit 56 Operationen.

Insgesamt erweist sich, daß die Ergebnisse bei einer aktiven Einstellung und besonders bei der sofortigen Operation der offenen Fälle von Spina bifida erheblich besser sind als bei konservativer Behandlung. Eine optimistische Einstellung ist daher heute gegenüber allen Formen der Spina bifida gerechtfertigt.

f) Spina bifida occulta.

Die Spina bifida occulta stellt insofern eine Sonderform in der Gruppe der gedeckten hinteren Verschlußstörungen dar, als es bei ihr zu einer vollkommenen Ausbildung der Hautbedeckung gekommen ist, die die Anlagestörung in der Regel verbirgt. Übersicht und Schrifttum siehe bei SCHLEGEL. Von der Betrachtung auszuschalten sind diejenigen Wirbelspalten, die von einer Entwicklungsstörung des Markes unabhängig und lediglich als Ossifikationsstörungen aufzufassen sind, vgl. dieses Handbuch, Band VII, SCHLEGEL. Die Häufigkeit der Spina bifida occulta, die wir zu den Dysrhaphien rechnen müssen, ist überschätzt worden, weil man sie ungenügend gegen die einfachen dorsalen Wirbelspalten abgrenzte. Nach JELSMA und PLOETNER sowie nach SCHLEGEL beträgt sie um 1 %. Zum Bilde der Spina bifida occulta gehören entsprechend ihrer Einordnung in den Dysrhaphismus Entwicklungsstörungen im Bereiche der Haut, die mit fehlerhafter Ablösung des Neuralrohres vom Ektoderm im Zusammenhang stehen, mesodermale Entwicklungsstörungen, die insbesondere in dem namengebenden ausbleibenden hinteren Verschluß des Wirbelkanals zum Ausdruck kommen, aber auch im Bereich der Rückenmarkshüllen von großer Bedeutung sind, und schließlich die Myelodysplasien, d. h. die Störungen in der Weiterentwicklung des geschlossenen Neuralrohres. Die Hautveränderungen äußern sich in abnormer Behaarung, Pigmentierungen, Angiombildungen und Einziehungen der betroffenen Region. Im Bereiche der Rückenmarkshäute ist von besonderer Bedeutung die sog. Membrana reuniens posterior, d. h. eine schwielige Fixierung der Dura im Lückenbereich des Wirbelbogens bzw. Dornfortsatzes. Sowohl im Bereiche der Haut wie auch der Rückenmarkshäute kann es zur Bildung von Cysten und Tumoren kommen, vgl. unten. Die Markbeteiligung kann primär sein. Es kann sich um die schon beschriebenen dysrhaphischen Markstörungen einschließlich der Höhlenbildungen und der Syringomyelie, caudal um Anomalien der Wurzeln und insbesondere des Filum terminale handeln. Das Mark kann ebenso wie die Wurzeln auch sekundär durch Fesselung, Einschnürung, fibröse Stränge, Verwachsungen mit dem umgebenden Gewebe (ROSTOCKAJA) geschädigt werden. Durch die Markfesselung bzw. die Fesselung

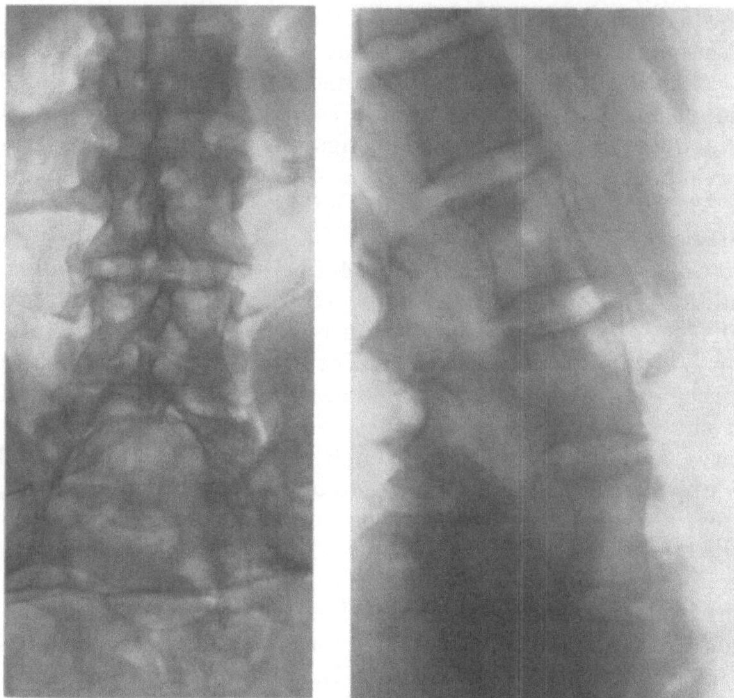

Abb. 19. Röntgenübersichtsaufnahmen der Lendenwirbelsäule sagittal und seitlich bei Spina bifida occulta mit großer Meningocele lumbosacralis.

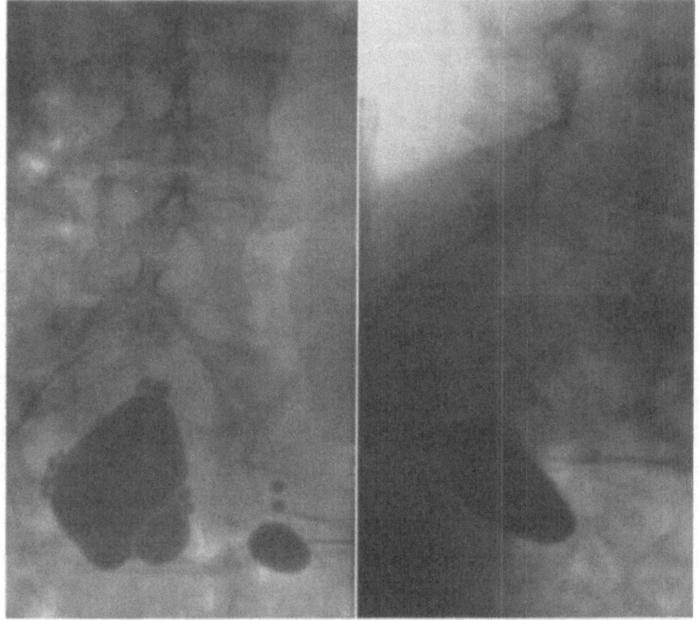

Abb. 20. Pantopaque-Darstellung der Meningocele bei Spina bifida occulta.

des Filum terminale im Lumbo-Sacralgebiet können die topographischen Lagebeziehungen des Rückenmarks zur Wirbelsäule gestört werden. Der „Ascensus medullae spinalis" beginnt nach E. Schuchardt beim menschlichen Embryo im 18 mm-Stadium in der unteren Hälfte des Brustbereiches, im 20 mm-Stadium auch in der Lumbalregion und ist an einer Cranialverschiebung der Spinalganglien und Nervenwurzeln gegenüber den Zwischenwirbellöchern zu erkennen. Zur Zeit der Geburt ist dieser Vorgang weitgehend abgeschlossen, so daß beim Neugeborenen der Boden des Duralsackes in Höhe des 2. Sacralwirbels und die Spitze des Rückenmarkconus zwischen 2. und 3. Lendenwirbel liegt. Später steigt der Markconus besonders beim männlichen Geschlecht noch etwa um eine Wirbelkörperbreite höher, wobei nach JAMES und LASSMANN vom 5. Lebensjahr an keine weitere Ascendierung erfolgt. Das Filum terminale soll dabei eine Länge zwischen 4,4 und 15 cm, nach JONES und LOVE sogar bis zu 24 cm erreichen, wobei dessen Durchmesser zwischen 0,4 und 1,7 mm variiert (GRUETER).

Mark- und Wurzelkompression durch Tumoren im Mißbildungsbereich spielt ebenfalls eine große Rolle (HACKENBROCH). Die sekundären Schäden des Nervengewebes wurden von ZEHNDER als Spina bifida occulta myeloadhaesiva und myelocompressiva unterschieden. Am häufigsten wird die Spina bifida occulta in der Lumbo-Sacralregion beobachtet, auch in der Halsregion kommt sie nicht so selten vor.

Klinisch unterscheidet man die urologischen Formen von den neurotrophischen oder orthopädischen Formen. Mischformen kommen vor. Über die Beziehungen zwischen Spina bifida occulta und Bettnässen vgl. SCHLEGEL und LEMBERG. Größere Statistiken haben ergeben, daß Spina bifida bei Bettnässern häufiger vorkommt als im Durchschnitt. Allerdings hat das Bettnässen meist ganz andere Ursachen (BONSMANN, HINTZE, HOLMDAHL, KATILA und LAPPALEINEN). Von besonderer Bedeutung für die Blasenfunktion, insbesondere die Funktion des Detrusors ist die 3. Sacralwurzel. Es steht fest, daß die Enuresis oft durch operative Eingriffe bei der Spina bifida occulta geheilt worden ist. KRAUSE-AVELLIS hat über 114 operierte Patienten GOHRBANDTs berichtet. Die übrigen neurologischen Ausfallserscheinungen, welche zu dem Bilde der sog. orthopädischen Form der Spina bifida occulta führen, betreffen motorische und sensible Ausfälle. Wichtig und typisch ist das Vorkommen des Hohlfußes, dessen Beziehungen zur Spina bifida occulta schon lange bekannt, aber erst in letzter Zeit durch Untersuchungen HACKENBROCHs und SCHLEGELs aufgeklärt wurden. Die Fußdeformität entsteht durch einen komplexen Vorgang verschiedener neurophysiologischer Störungen. Wesentlich ist hierfür eine zentrale Störung im Bereiche der Segmente S1 und S2. Während Blasenstörungen oft bereits im frühen Kindesalter beobachtet werden, treten andere neurologische Ausfallserscheinungen langsam zunehmend erst während des Wachstums auf. Latente motorische Störungen manifestieren sich bei Kleinkindern gelegentlich nur in einem häufigen Umknicken im Sprunggelenk. Der Zusammenhang mit dem Wachstum ergibt sich aus der Zunahme der Symptome in Perioden von Wachstumsverstärkung und bei Abschluß der Pubertät. BRAUN und FINKEMEYER beobachteten neurologische Ausfallserscheinungen vorwiegend als Spätschäden im 2. und 3. Lebensjahrzehnt. Diagnostisch erwähnen sie auch das Conusreizsyndrom, das durch Erektionen und Pollutionen bei Druck auf das Kreuzbein gekennzeichnet ist. Das Problem der Spina bifida occulta dolorosa wird von BORROMI und GUALTIERI behandelt. Sie berichten über 21 Fälle, in denen auch ohne neurologische Ausfälle die Operationsindikation gestellt wurde. Die gleiche Indikation beschreiben MINICIONE und RUFFONI bei der sog. schmerzhaften sacralen Rhachischisis. Sie fanden bei den Operationen Duraadhäsionen und konnten durch ihre Beseitigung die Symptome bessern. Auf die Möglichkeit von Veränderungen im Dornfortsatzbereich als Schmerzursache bei Spina bifida occulta weist BRANDENBURG hin. Es kann hierfür ein Knochenstück im gespaltenen Bogen verantwortlich sein, das als Ansatz des Ligamentum interspinale dient. Bei Trägern von Spina bifida occulta treten nach Lumbalanaesthesie oft bleibende Beschwerden und Ausfälle, vor allem Sphincterstörungen auf (GIORGI, NASSER und BEVILAQUA); Röntgenkontrolle der Lendenwirbelsäule wird daher vor der Lumbalanaesthesie geraten. Die Frage, ob neurologische Ausfälle, Blasenstörungen, Fußdeformitäten und Kreuzschmerzen mit einer röntgenologisch sichtbaren Spaltbildung der Wirbel im Zusammenhang stehen, ist für die Indikation zur Operation von großer Bedeutung. Maßgebend ist einerseits die Art der Ausfälle und der zeitliche Verlauf ihrer Entwicklung (LEMBERG, O'CONNOR und OROFINO). Andererseits erfolgt der Nachweis der Fehlbildung mittels der

Myelographie, wobei man eine Raumbeengung im Wirbelkanal, eine Markfesselung oder andere Fehlbildungen feststellen kann (Haag, Vogelsang, Schultheiss, Linden). Ein Tieferstehen des Conus medullae spinalis unterhalb des 2. Lendenwirbels und eine Verdickung des Filum terminale über 2 mm ist als pathologisch im Sinne eines gestörten Ascensus anzusehen (Gryspeerdt). Vogelsang empfiehlt bei kleinen Kindern und Säuglingen die Luftmyelographie und vom 2.—3. Lebensjahr an entweder die Myelographie mit Luft bzw. Gasen oder mit wasserlöslichen Kontrastmitteln. Andere Autoren bevorzugen die Pantopaquemyelographie (Ingraham und Matson, Hauge, Hertzog). Bei der röntgenologischen Diagnostik machen Roller und Pribram auf die Kreuzbeinagenesie aufmerksam, die als Agenesis sacri, als Hemisacrum und als Teildefekt des Kreuzbeins auftreten kann. Auch hierbei werden ähnliche klinische Erscheinungen wie bei Spina bifida occulta und auch bei Diastematomyelie beobachtet. Jelsma und Ploetner stellten bei 48 Fällen von Spina bifida occulta unter Ausschluß der isolierten dorsalen Wirbelspalte 18mal die Anzeige zu einer Operation. Das Ziel der Eingriffe ist die Beseitigung sekundärer Markbeeinträchtigung, also Lösung von Fesselungen und Einschnürungen, Abtragung rudimentärer Meningocelenschläuche mit Duraverschluß, Exstirpation von Fistelgängen sowie Entfernung von Cysten und Geschwülsten (Broca). Es muß dabei mit einer regulären Laminektomie vorgegangen werden, die nach der Bogenveränderung modifiziert wird. Wegen der Spaltbildung besteht die Gefahr einer vorzeitigen Duraeröffnung. Das weitere Vorgehen richtet sich nach dem jeweiligen Befund. Keinesfalls darf sich der Eingriff auf epidurales Vorgehen beschränken. Stets muß der Duralsack eröffnet werden, um seinen Inhalt zu inspizieren. Beschwerden und Ausfallserscheinungen sind oft auf eine abnorme Spannung des Filum terminale, vermutlich im Zusammenhang mit Störungen der Topogenese im Laufe der Entwicklung zurückzuführen. Das gespannte Filum terminale („tight" Filum terminale) kann zu leichten oder auch schweren neurologischen Ausfallserscheinungen führen (Schlegel, vgl. Schrifttum, Love, Daly und Harris). Die letztgenannten Verfasser beobachteten den Zustand operativ bei drei Geschwistern, so daß an die Möglichkeit einer besonderen genetischen Disposition zu denken ist. Bei jedem operativen Eingriff bei Spina bifida occulta im Lumbo-Sacralbereich ist das Filum terminale aufzusuchen und sein Zustand zu prüfen; bei vermehrter Spannung kann eine Resektion in Ausdehnung von 2—3 cm vorgenommen werden (Schlegel). Die häufigsten Ursachen eines gestörten Ascensus medullae spinalis durch eine Fixierung des Markconus oder des Filum an der Dura, der Wirbelsäule oder der Haut, sind entzündliche Veränderungen oder Verwachsungen bei Meningocelen, bei Diastematomyelie oder Diplomyelie, beim Dermalsinus, sowie bei frühkindlichen intraspinalen Lipomen. Seltenere Ursachen sind ektopische Nervenwurzelabgänge, Atresien und Stenosen des Spinalkanals (Hanraets, James und Lassmann, Roth). Schlegel (1960) beschrieb auch eine Myelocele des Filum terminale mit lipomatöser Entartung. Grueter berichtet über histologische Untersuchungen von zwei solchen Fällen. Die Nachbehandlung verläuft wie üblich nach Laminektomie und entsprechend der neurologischen Ausfallserscheinungen (Koch, Jelsma und Spurling, Dumont, Bastos).

III. Dysrhaphische Fisteln, Cysten und Mißbildungsgeschwülste.

Die Gruppe der hier zusammengefaßten dysrhaphischen Störungen hat als gemeinsame Kennzeichen den ektodermalen Ursprung und den Entstehungsmechanismus. Es handelt sich um Ablösungsstörungen des Neuralrohres von der Haut und Verlagerung von Teilen der Epidermis in die Tiefe. Auch mesodermale Störungen verbinden sich mit den ektodermalen. Wenn auch der Vorzugssitz derartiger Dysrhaphien das caudale Rückenmarksgebiet ist, so kommen sie doch auch in anderen Bereichen, insbesondere cervical vor. Die Bevorzugung der Caudalregion erklärt sich aus den besonderen Um- und Rückbildungsvorgängen im Bereich des caudalen Endes des Neuralrohres. Einmal besteht hier in der frühen Embryonalzeit eine vorübergehende Verbindung des Neuralrohres mit der Außenwelt als hinterer Neuroporus und mit dem Lumen des Ektoderms als Canalis neurentericus. Außerdem spielen sich regressive Vorgänge im Zusammenhang mit den komplizierten Entwicklungsvorgängen ab, vgl. Einleitung.

a) Fisteln.

Über die Fisteln in der hinteren Mittellinie gibt es ein sehr umfangreiches, kaum übersehbares Schrifttum. In der amerikanischen Literatur werden diese Fisteln als „pilonidal sinus" bezeichnet. Unter diesem Terminus werden aber genetisch sehr unterschiedliche Bildungen zusammengefaßt, und nur ein Teil davon gehört in den Bereich der Mißbildungen. Zusammenfassung und Überblick vgl. BLACKWELL und RITTELMEYER, zur Frage der unterschiedlichen Pathogenese RAFFMANN, PALMER, BREARLY, HARDAWAY. Es handelt sich bei dem kongenitalen Dermalsinus um einen Fistelgang, der an der Hautoberfläche beginnt (Abb. 21), oft Haare und Talgdrüsen enthält und sich entweder nur in die Haut oder in das Subcutangewebe, die Muskulatur bis zum Knochen, schließlich in den Epiduralbereich oder durch die Dura in den intraduralen Raum fortsetzt. Man erkennt den Dermalsinus

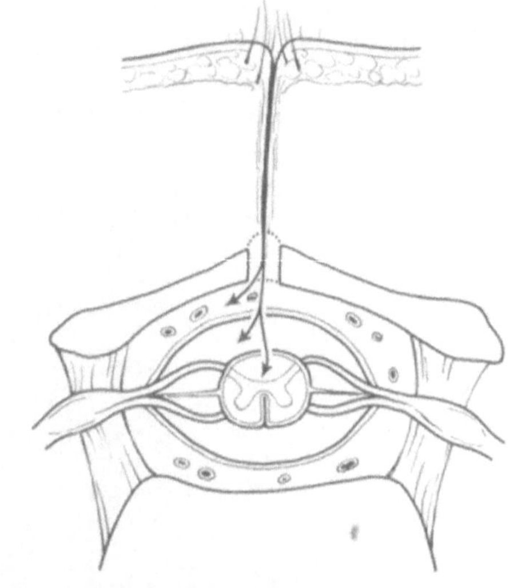

Abb. 21. Infektionswege bei dysraphischen Fisteln; Schema

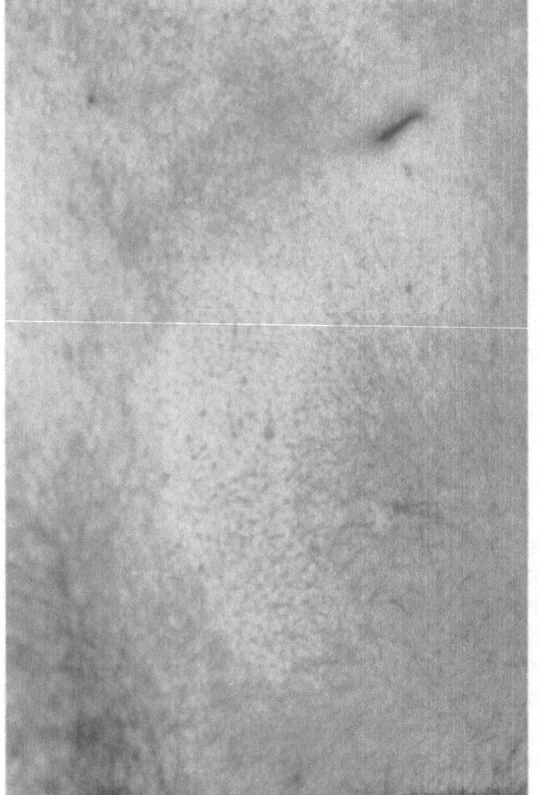

Abb. 22. Dysraphische Fistelöffnung mit Depigmentierung und abnormer Behaarung.

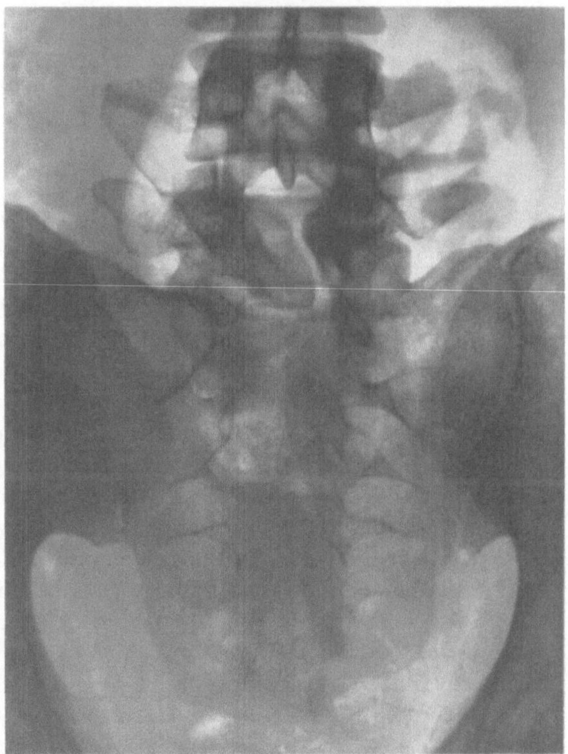

Abb. 23. Spina bifida occulta bei Dermalsinus. Röntgenbild zu Abb. 22.

oft nur an einer kleinen Einziehung der Haut, einer Grübchenbildung und Anomalien der Behaarung (Berkowitz), mitunter macht er sich erst bemerkbar, wenn eine Infektion eingetreten ist, welche die Hauptgefahr, die mit der Mißbildung verbunden ist, darstellt (Abb. 22). Es kommt, auch wenn der Fistelgang die Dura nicht durchsetzt, nicht selten zu akuter, rezidivierender oder chronischer Meningitis mit Abscessen verschiedenen Sitzes. Walker und Bucy haben in einer grundlegenden Arbeit auf diese Zusammenhänge hingewiesen, die später immer wieder bestätigt worden sind, so zuletzt von Ewing, Szapiro u. Mitarb., Seeger u. Redondo. Zwischen angeborenen und erworbenen Formen ist klinisch sehr oft nicht zu unterscheiden. Zu dieser Frage vgl. Sebrechts (Schrifttum). Man muß demnach den kongenitalen Typ, der hier behandelt und als Dermalsinus bezeichnet wird, von den erworbenen Typen unterscheiden. Für den Mißbildungscharakter spricht die Kombination mit anderen dorsalen Verschlußstörungen, meist als Spina bifida oc-

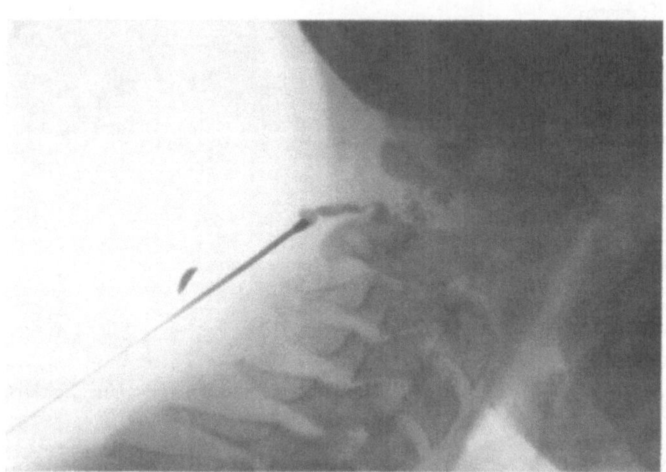

culta, aber auch, seltener, Mißbildungen außerhalb des dysrhaphischen Formenkreises (Prakash u. Singh), wie Polydaktylie. Die Beurteilung der Häufigkeit ist aus den eben erwähnten Gründen schwierig. Alle unter „pilonidal sinus" zusammengefaßten Fälle kommen nach großen Statistiken (100000) bei 0,4% der Bevölkerung vor. Buie gibt die größte Statistik über 78924 Fälle mit 7409 Operationen. Sebrechts fand bei 5477 Proktoskopien 845mal Anomalien im Sinne des Pilonidalsinus. In 271 Fällen handelte es sich um symptomlose Pigmentflecke oder Behaarungsanomalien, 574mal um einen ausgebildeten Sinus oder Fistelgang

Abb. 24. Dermalsinus und Dermoid der Cervicalgegend mit Fistelgang von der Hautoberfläche zum Halsmark. Röntgenbild der Fistelfüllung.

mit entzündlichen Erscheinungen. Bei den symptomlosen Fällen werden die Anomalien der Sacrococcygealgegend oft übersehen. Die entzündlichen Erscheinungen führen fast immer zu einer richtigen Diagnose. Es muß geklärt werden, ob die Anomalie nur die Haut betrifft oder ob der Fistelgang sich in die Tiefe fortsetzt, insbesondere ob er den Wirbelkanal erreicht. Differentialdiagnostisch kommen Analfisteln, Talgdrüsencysten, Furunkel, eitrige Schweißdrüsenentzündung, Osteomyelitis, bei Frauen Bartholinitis, Folgen von Traumen der Dammgegend sowie Cysten und Tumoren im Bereich des Kreuz- und Steißbeins in Betracht. Über die besondere Disposition der Autofahrer zu Pilonidalfisteln vgl. Beisenherz. Nicht ganz selten kann im Dermalsinus ein Carcinom entstehen, das den Charakter des Plattenepithelkrebses hat (Weinstein u. Mitarb., Hibner und Cohn). Die Diagnose kann durch eine Fistelfüllung ergänzt werden, um über die Ausdehnung der Fistel Klarheit zu gewinnen. Neurologische Ausfälle weisen entweder auf die Fortsetzung in den Wirbelkanal, insbesondere bei Meningitis, oder auf begleitende Dermoide und Tumoren hin. Anfangs hat man therapeutisch die Fisteln im Gesunden excidiert (Stone, Sharpe, Usobjaga u. Marchal) und die Wunden offengelassen. In der letzten Zeit neigt man zum primären Verschluß mit einer Marsupialisationstechnik (Schrifttum vgl. Abramson, Mack, Swinton und Contreras, ferner Coll, Falcon, Fergusen, Rogers, Gage, Rains sowie Turner und O'Nell und Ninfo und Veccini, El'Gazzar, Fabre u. Mitarb.). Sebrechts, der über besonders umfangreiche therapeutische Erfahrungen verfügt, bevorzugt eine Marsupialisationstechnik und empfiehlt, bei allen männlichen Kranken vor dem Eingriff die Kopf- bzw. Schamhaare kurz zu schneiden, um die Gefahr zu vermindern, daß freie Haare in den Wundbereich geraten. Nach der Operation wird die Operationsgegend mit einem Fön getrocknet. SEBRECHTS macht noch auf ein Stigma aufmerksam, das auf den Dermalsinus hinweist: mehr als 45 % seiner Patienten mit Pilonidalsinus hatten zwischen den Augenbrauen eine Hypertrichose der Glabella, von 2500 Probanden mit diesem Zeichen hatten 21 % einen Pilonidalsinus, von 2900 ohne dieses Zeichen hatten nur 1,3 % die Affektion. Allerdings handelt es sich um ein ausgelesenes Krankengut aus dem Wehrmachtsdienst. Die Operationsergebnisse sind günstig. Die konservative Behandlung mit Thorium-X (FEIT) ist weniger bedenklich als die Radiumbehandlung, jedoch ebenfalls gegenüber anderen Methoden nicht ratsam. CAROSI, RITELLI und LAURO geben eine Zusammenfassung der Behandlungsmethoden. Man kann erstens konservativ mit sklerosierenden Mitteln durch Injektion oder Verband vorgehen. Diese Methoden sind unsicher und verlassen. Auch die bloße Incision und Drainage ist schmerzhaft und hat ungünstige Resultate. Die Marsupialisation verlangt eine lange Nachbehandlung und hat angeblich ebenfalls nicht immer befriedigende Ergebnisse. Die breite Excision ohne Naht war vor der antibiotischen Ära die Methode der Wahl und ist jetzt verlassen wegen der langen Nachbehandlung. Die breite Excision mit primärem völligem oder teilweisem Wundverschluß ist die Methode der Wahl. Sie hat eine Reihe von Modifikationen, von denen besonders die plastischen Verfahren mit Muskelfascienlappen zu erwähnen sind.

b) Cysten.

Die dysrhaphischen Fisteln sind oft mit Cysten, etwas seltener mit soliden Tumoren verbunden. Es handelt sich dabei meist um Epidermoid- oder Dermoidcysten. Beide sind nicht scharf voneinander zu trennen (HENSCHEN). In etwa 20 % der Fälle sind die

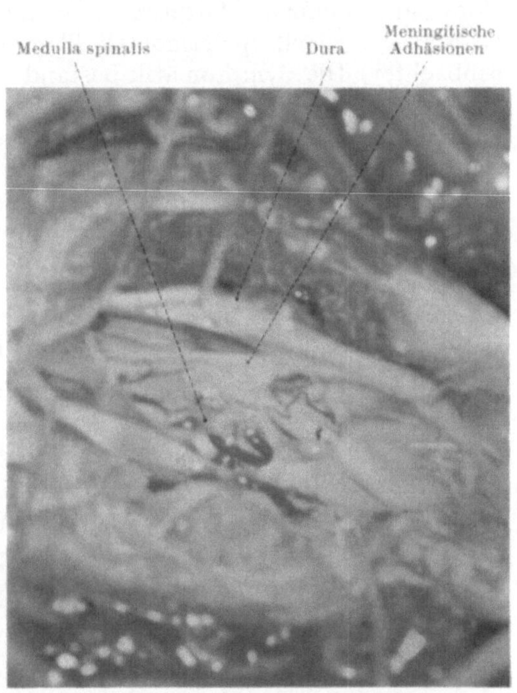

Abb.25. DysrhaphischeFistel im Bereich des 1.Brustwirbeldornes bis zur Dura. Postmeningitische Adhäsionen der weichen Häute im Endbereich des Fistelganges. Operationssitus.

Dermoide durch einen Fistelgang mit der Hautoberfläche verbunden. Liegen Fisteln mit einem cystischen Dermoid vor, so spricht man von einem Dermoidsinus. Zusammenfassung und Schrifttum bei ARLT, BETTEX, VIGONI, LORENZO und WEBER, ferner FORTUNA. Man unterscheidet subcutanen, extraduralen, subduralen, meningealen und intramedullären Sitz der Cysten. Die Symptomatik hängt vom Sitz ab. Die neurologischen Ausfälle treten meist allmählich und oft erst im Erwachsenenalter auf. Bei den Cysten ohne Fistel ist die Symptomatologie die eines raumbeengenden Prozesses im Wirbelkanal (vgl. Tumoren). Bei Kombination mit Fisteln treten die entzündlichen Erscheinungen hinzu, die bei dem häufigen Sitz im Bereiche der Rückenmarkshäute sowie intradural und mit Beziehung zum Mark oft in Meningitis und auch Myelitis bestehen. Im Sacrococcygealbereich handelt es sich im wesentlichen um ein Caudasyndrom, bei dem gelegentlich beobachteten cervicalen Dermoidsinus (GERLACH und SPULER) sind neben den meningitischen Schüben partielle Querschnittserscheinungen, die ein auffallendes Schwanken der Intensität zeigen können, bedeutungsvoll. Die Kombination mit Spina bifida wird beobachtet (HAMBY, DE JONG). Bei der operativen Behandlung muß die Infektion und außerdem die Beziehung zum Mark berücksichtigt werden. Unter antibiotischem Schutz operiert man, wenn möglich, im Intervall. Vorsicht erfordert die Beziehung der Epidermoid- oder Dermoidcysten zum Rückenmark. Oft wird ein Teil der Kapsel am Mark belassen, um zusätzliche neurologische Ausfälle, vor allem durch eine Zirkulationsstörung am Mark, zu vermeiden. Vor dem Eingriff ist Liquorkontrolle und Myelographie, eventuell Fistelfüllung empfehlenswert (Abb. 24). Von den kongenitalen Epidermoiden abzutrennen ist eine Gruppe intraduraler epidermoidaler Geschwülste, die man als Cholesteatome bezeichnet hat, die im Anschluß an multiple Lumbalpunktionen, möglicherweise mit Medikamenteinführung in den Liquor, nach einer Latenz von 2—6 Jahren entstehen (Arendt und Mareeva-Kahndrikova sowie Launay, Rougerie, Verliac, Thiriez sowie die letzte Mitteilung von Economos und Brosalentis); bis zu elf epidermoidale Tumoren im Bereiche der Lendenwirbelsäule wurden beobachtet. Die Symptomatik bestand in Wurzelreizzuständen und Gangstörungen. Die Diagnose kann myelographisch gesichert werden. Bei der Operation durch eine typische Laminektomie und Duraeröffnung können die intraduralen Geschwülste leicht entfernt werden. Zur Prophylaxe ist bei wiederholten Lumbalpunktionen unbedingt darauf zu achten, daß die Nadeln mit Mandrin eingeführt werden, da die epidermoidalen Geschwülste sehr wahrscheinlich durch eine Einpflanzung von Epidermisteilen durch die Nadel in den Liquorraum zustande kommen.

c) Tumoren.

Außer den Dermoiden und Epidermoiden, die auch solide sein können, kommen solide Mißbildungstumoren (Übersicht s. Schwartz) vor allem als Teratome (Masten, Ingraham und Bayley) und als Lipome vor. Die Gruppe der sacrococcygealen Teratome wird wegen ihrer Häufigkeit und Wichtigkeit besonders abgehandelt. Selten sind Teratome des Filum terminale (Black und German). Eine typische Gruppe stellen die intra-

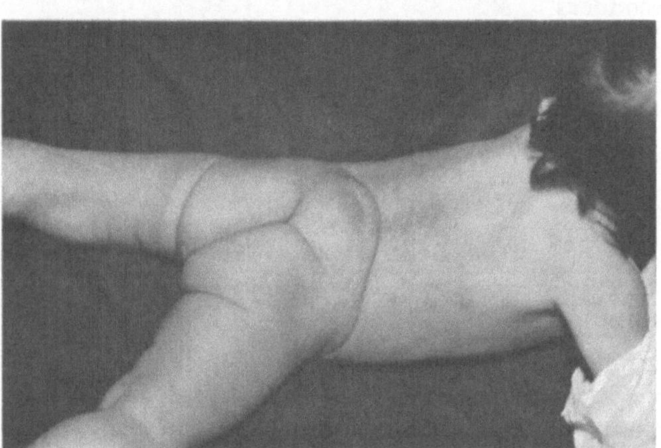

Abb. 26. 9 Monate altes Kind mit Spina bifida, Lipom und Pilonidalsinus.

duralen Lipome dar (Schrifttum bei Ehni und Love, ferner bei Johnson, Caram, Scarcello und Darton). Meistens werden die intraduralen Fettgeschwülste bei Erwachsenen beobachtet. Es läßt sich oft nicht sicher entscheiden, ob die Tumoren auch ins Mark eingewachsen sind, da auch die extramedullären gewöhnlich fest mit der Markoberfläche verbunden sind und man oft Tumorgewebe zurücklassen muß. Die Lokalisation der Lipome ist vorwiegend das untere Lumbal- und obere Thorakalgebiet. Sie sitzen in der hinteren Mittellinie dorsal und machen die Erscheinungen einer langsam wachsenden Geschwulst. Das klinische Bild ist nicht selten wenig charakteristisch, die neurologischen Störungen können unerheblich sein. Der Kontrastmittelstop ist oft nur unvollkommen. Das gleichzeitige Vorkommen von Dysrhaphien kann die Diagnose erwägen lassen (Hoffman et al.). Mit großer Wahrscheinlichkeit handelt es sich um Mißbildungsgeschwülste. Die metaplastische Theorie, die eine Umwandlung von Mesenchym- bzw. Mesodermzellen in Fettzellen vorsieht, oder die Herkunft aus der Pia ist unwahrscheinlich. Kombination mit dem Klippel-Feil-Syndrom (Wycis) ist beobachtet. Crosby, Wagner und Nichols berichteten schon 1953 über 48 Schrifttumsfälle. Ihre Zahl ist seitdem noch gewachsen (Nuyts, Hoffman, de Haene). Die Prognose ist auch dann gut, wenn man sich mit

Teilentfernung begnügt und die Dura offenläßt. Allerdings droht Rezidivgefahr, und in der Minderzahl der Fälle, in denen totale Exstirpation möglich war, erwies sich die Dauerprognose als besser (TANIGUCHI und MUFSON). Die Diagnostik und die Operationstechnik unterscheiden sich nicht von denen anderer Tumoren im Wirbelkanal, vgl. dazu das Kapitel „Geschwülste des Rückenmarks".

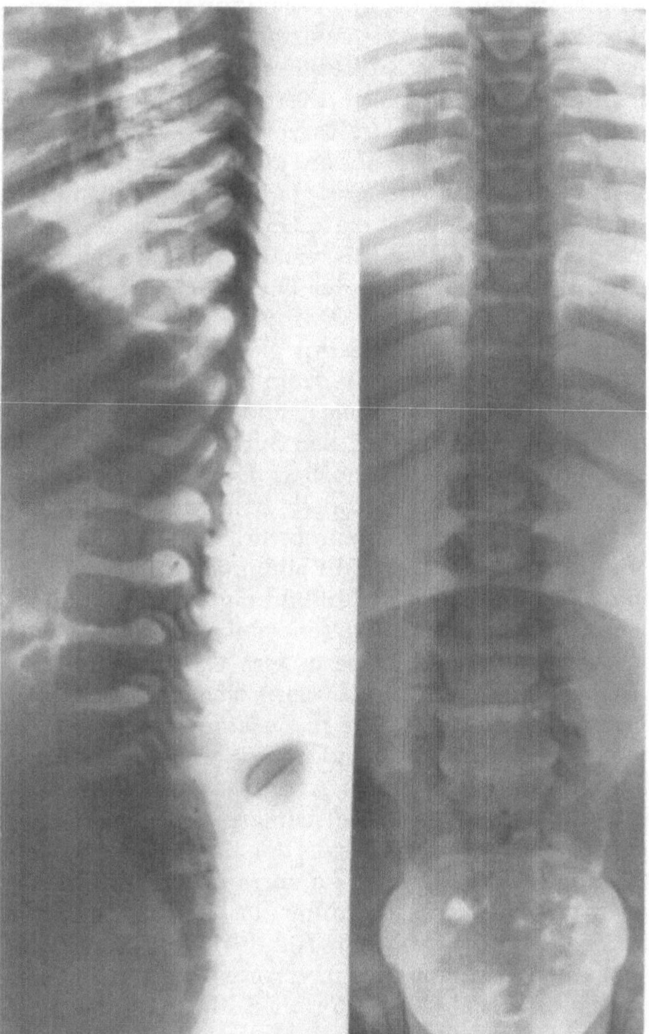

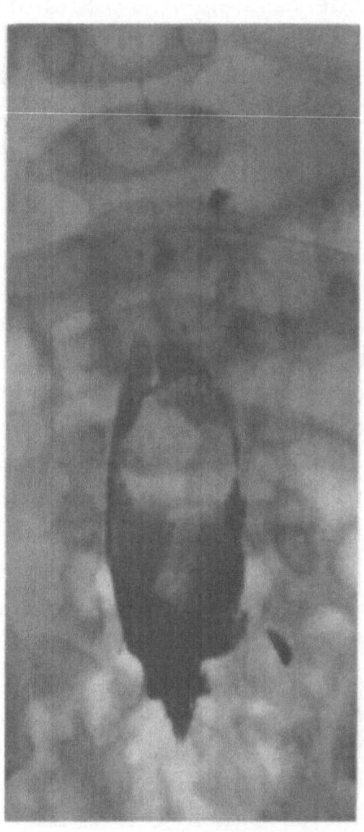

Abb. 27.   Abb. 28.

Abb. 27. Im Röntgenbild Erweiterung des Wirbelkanals im Bereiche des 4. LW bis 2. SW.

Abb. 28. Im Pantopaquemyelogramm Kontrastmittelaussparung durch ein intraspinales Lipom in Höhe des 4. LW bei Darstellung eines erweiterten caudalen Endes des Durasackes.

IV. Syringomyelie und Hydromyelie.

Unter Syringomyelie versteht man eine zu den Dysrhaphien gehörige Mißbildung mit einem anschließenden Krankheitsprozeß, der gewöhnlich erst nach dem 20. Lebensjahre klinisch in Erscheinung tritt. Zur pathologischen Anatomie und Einordnung vgl. OSTERTAG. Setzen sich die Veränderungen ins verlängerte Mark fort, so spricht man von Syringobulbie. Gelegentlich können sie nach caudal bis zur Lendenanschwellung reichen. Pathologisch ist die Krankheit durch zwei nebeneinander ablaufende Prozesse gekennzeichnet: 1. durch die Neubildung faserreicher Glia, 2. durch einen Zerfallsvorgang, der überwiegend das Grau und ebenfalls die Glia betrifft. Es kommt einerseits zu tumorartigen Bildungen, andererseits zur Entstehung von Höhlen, die einen beträchtlichen Umfang annehmen können und mit liquorähnlicher, meist eiweißreicher und teilweise gelblicher Flüssigkeit gefüllt sind. Es gibt Übergänge und Kombinationen mit gliösen Geschwülsten. Bei anderen Fällen überwiegt die Höhlenbildung bei weitem. Es kommt zur Entstehung umfangreicher flüssigkeitsgefüllter Säcke, die Verbindung zu den Liquorräumen haben können. Über die Hydromyelie vgl. ebenfalls Ostertag. Ganglienzellen und Nervenfasern gehen im Prozeßbereich unter degenerativen Erscheinungen zugrunde.

Die Einordnung der Syringomyelie in die dysrhaphischen Störungen und die anlagebedingten Erkrankungen des Rückenmarkes ist nicht so selbstverständlich wie bei den übrigen Dysrhaphien. Sie ergibt sich insbesondere aus ihrem gemeinsamen Vorkommen mit der Spina bifida und anderen Verschlußstörungen der hinteren Mittellinie. Turnbull berichtet über die Kombination einer hühnereigroßen Meningocele, die im 1. Lebensjahr entfernt wurde, und einer Syringomyelie mit cervicaler Spina bifida, deren Symptome sich im 3. Lebensjahrzehnt entwickelten. Nach der Operation kam es durch rapide aufsteigende Lähmungen zum Exitus. Siehe auch Dambska und Dowgiallo. Du Toit gab einen Fall von Syringomyelie bei Spina bifida mit gleichzeitiger Sprengeldeformität bekannt. Wild und Behnert berichteten über die Kombination von Syringomyelie mit occipito-cervicaler Dysplasie bei eineiigen Zwillingen und stellten fünf solche Fälle aus dem Schrifttum zusammen. Familiäres Auftreten der Syringomyelie ist nicht selten. Neben der Erbanlage müssen aber wahrscheinlich noch exogene Manifestationsbedingungen vorhanden sein. Möglicherweise spielt die funktionelle Belastung des Rückenmarks eine Rolle. Die Bevorzugung des Halsmarkes hat man durch vermehrte mechanische Beanspruchung zu erklären versucht (Schaltenbrand). Der Mißbildungscharakter der Erkrankung kommt auch in der Kombination mit anderen Mißbildungen, z. B. Klippel-Feil, Angiomatosen, Cysten, vor allem Pankreas- und Nierencysten, zum Ausdruck (König und Schoen). In den letzten Jahren hat sich insbesondere Gardner mit der Ätiologie der Syringomyelie und ihrer Einordnung sowie den daraus zu ziehenden Schlüssen für die Behandlung beschäftigt. Er bringt die Syringomyelie in Zusammenhang mit der Arnold-Chiarischen Mißbildung und dem Dandy-Walker-Syndrom. Bei genauer Untersuchung fand er in den Fällen von Syringomyelie stets auch Anomalien im Bereich der hinteren Schädelgrube, und er vertritt die Ansicht, daß die primäre Störung in allen Fällen in einer frühembryonalen Liquorzirkulationsbehinderung im Bereich des 4. Ventrikels mit Passagehindernis seiner Ausgänge in die äußeren Liquorräume zu suchen sei. Es kommt in derartigen Fällen nicht zur regulären Ausbildung des Zentralkanals im Anschluß an die Rautengrube, und der Zentralkanal bleibt ein Teil des Ventrikelsystems. Gardner vertritt die Ansicht, daß bei allen Kranken mit Hydromyelie und Syringomyelie ein mehr oder weniger vollständiger Verschluß des Foramen Magendie vorliege. Vergleiche auch Gardner, Abdullah und Cormack sowie Gardner und Angel.

Das klinische Bild der Syringomyelie soll hier nicht näher geschildert werden. Für die neurochirurgische Indikationsstellung ist einmal das Vorkommen intensiver Schmerzen und zweitens die klinische Abgrenzung der Hydromyelie von Bedeutung. Schließlich geben noch die Befunde am Liquorsystem wichtige Grundlagen für die operative Indikation. Schmerzzustände betreffen die Gebiete, die von der dissoziierten Sensibilitätsstörung befallen sind und entstehen wahrscheinlich nicht von den hinteren Wurzeln, sondern von den Schmerzbahnen aus. Sie können so hochgradig sein, daß neurochirurgische Eingriffe zur Schmerzbekämpfung, wie die hohe Chordotomie oder die Myelotomia posterior, erforderlich werden.

Die Differentialdiagnose zwischen Syringomyelie im engeren Sinne und Hydromyelie ist nicht immer leicht. Bei der Hydromyelie sind die Ausfälle seitens der langen auf- und absteigenden Bahnen überwiegend, man findet auch oft eine ausgesprochene Halswirbellordose. Bei der Syringomyelie steht die nucleäre Läsion im Vordergrund. Die Prüfung der Liquorpassage erlaubt keine Abgrenzung. Auch bei großen Höhlen bleibt die Druckfortpflanzung meist frei. Allerdings gibt das Syndrom des Sperrliquors eine Anzeige zum Eingriff. Hierbei hat man mehr mit dem Vorhandensein eines Tumors als mit großer Höhlenbildung zu rechnen. Für die Prognose der Operationen ist die Ausdehnung der Höhlen, die Druckhöhe in den Cysten, die Dauer des Druckes und der Umfang der Begleitgliose wichtig. Eine Reihe von Autoren (FOERSTER, KUHLENDAHL, PEIPER, VILLAVERDE) hält die Indikation zum Eingriff in erster Linie bei der Hydromyelie für gegeben. Es wird dabei von der Voraussetzung ausgegangen, daß es durch erhöhten Druck in den Höhlen zu einer Schädigung des umgebenden Markgewebes kommt, die sich dem Grundprozeß aufpfropft. JUZELEVSKIJ macht in der Indikationsstellung keinen Unterschied zwischen Hydromyelie und Syringomyelie. Messungen des Druckes in den Cysten und im Liquorraum ergaben keine Druckdifferenz. Die Theorie der Druckschädigung wird von JUZELEVSKIJ abgelehnt und der Erfolg der Eingriffe auf eine Besserung der Durchblutung des Marks bezogen. Die Operation wird nur bei akuter Verschlechterung empfohlen. Vorhergehende Myelographie ergibt zwar oft einen Stop, ist aber entbehrlich, da die neurologischen Ausfälle gewöhnlich eine Lokalisation des Prozesses mit genügender Genauigkeit erlauben. Die Darstellung der Höhlen am freigelegten Mark mit Öl, bei der sich eine Ausdehnung bis zu 30 cm Länge ergab (SICCARD nach JUZELEVSKIJ), ist nicht unbedenklich, da zusätzliche Markschäden befürchtet werden müssen. Die operative Behandlung der Syringomyelie wurde 1916 von ELSBERG, später 1923 von BORCHARD inauguriert, aber erst 1926 von PUUSEPP genauer begründet, so daß der Eingriff den Namen der Puuseppschen Operation (Abb. 29) trägt. Dabei wird eine typische Laminektomie, entsprechend dem Sitz des Herdes, also meist im Bereich der unteren Halswirbelsäule ausgeführt. Ist eine cystische Auftreibung des Markes sichtbar, so erfolgt eine einige Millimeter lange Markincision auf der Cystenhöhe. PUUSEPP empfahl die Incision etwa 2 mm neben der Mittellinie, andere, wie SICCARD und ASTWAZATUROFF (nach PEIPER) bevorzugen eine genau mediane Incision. Abzuraten ist von dem seitlichen Einschnitt, den OPPEL vorschlägt. Danach sind Schädigungen der Pyramidenbahn beobachtet worden. Bei Nachoperationen hat man festgestellt, daß sich die Höhlen sekundär wieder

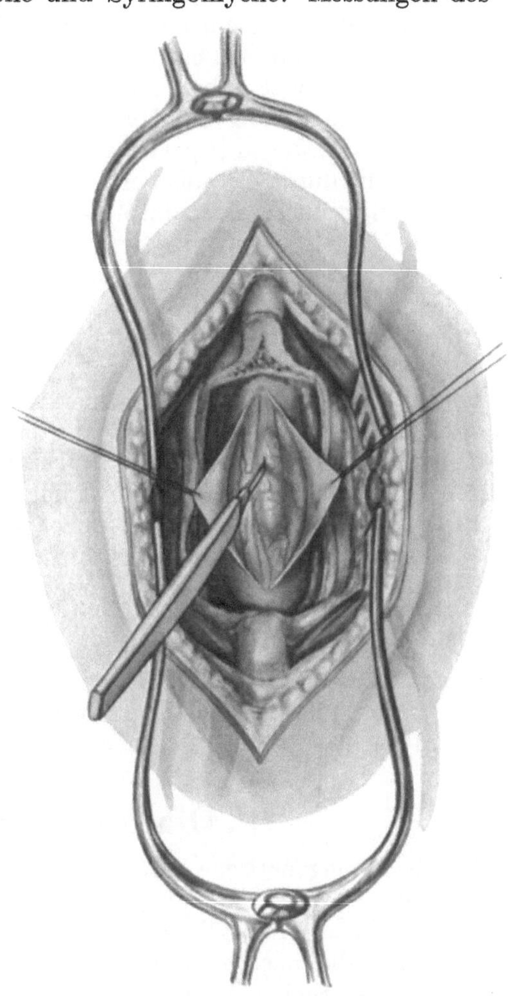

Abb. 29. Operation der Syringomyelie nach PUUSEPP.

schließen können (FRAZIER), deshalb sind verschiedene Verfahren zur Offenhaltung der Höhle empfohlen worden. PUUSEPP riet zum Einlegen eines kleinen Dura- oder Muskelstreifens, FRAZIER legte Guttaperchastreifen ein. Von solchen Maßnahmen ist aber, wie von der Ölfüllung der Höhlen eine zusätzliche Markschädigung zu befürchten, die sich auf den Grundprozeß ungünstig auswirken könnte und man wird daher von der Anwendung dringend abraten. Nach der Incision großer Höhlen kann es leicht zum Markflattern kommen (PEIPER), das man durch Auflegen von Kochsalzwatte vermeidet. Die Dura wird nach Ausführung der Markincision vollständig geschlossen. Der Eingriff soll nicht nur die Ausfälle seitens der langen Bahnen bessern, sondern auch bei Schmerzen wirksam sein können, so daß man ihn vor den obengenannten neurochirurgischen Maßnahmen gegen den Schmerz versuchen sollte. Unbeschadet der Frage der Richtigkeit der theoretischen Vorstellungen ist die Operation nach Mitteilung verschiedener Verfasser (KUHLENDAHL, PEIPER, SOZON-SAROSEVIC, VILLAVERDE) bei Vorliegen von Hydromyelie wirksamer als bei anderen Fällen. GARDNER hat auf Grund seiner oben geschilderten theoretischen Vorstellungen über die Entstehung der Syringomyelie in allen Fällen von Syringomyelie eine Freilegung der hinteren Schädelgrube und eine Beseitigung der Passagestörungen im Bereiche des Foramen Magendie vorgeschlagen. Bei 74 Patienten mit Syringomyelie fand er Liquorabflußstörungen im Bereiche des Foramen Magendie, und zwar 68mal infolge einer Chiarischen Mißbildung und je 3mal infolge einer Dandy-Walkerschen Mißbildung, bzw. einer kongenitalen Cyste im Foramen. Das obere Ende des Zentralkanals war dabei stets erweitert. Nach den Vorstellungen von BERING und SATO über die Entstehung des Hydrocephalus durch pulsatorische, intraventrikuläre Liquordruckschwankungen folgert GARDNER, daß auch die Höhlenbildung bei der Syringomyelie vorwiegend durch die pulsatorischen Liquordruckstöße in den Zentralkanal hinein erfolge und weniger durch eine kontinuierliche Drucksteigerung im Zentralkanal, bzw. der Höhle. Um die Druckwelle vom Zentralkanal abzulenken, empfiehlt GARDNER eine Verstopfung des erweiterten Einganges unterhalb des Obex mit einem Muskelpfropf. Die Operationsergebnisse GARDNERS (1965) sind ermutigend. Bei 74 Patienten kam es in 52 Fällen zu einer Besserung der Symptome, in 11 Fällen trat keine Änderung auf, bei 6 Patienten schritt die Erkrankung fort, und 5 Patienten starben postoperativ. PITTS und GROFF bevorzugen die Puuseppsche Operation, gegebenenfalls kombiniert mit einer Freilegung der hinteren Schädelgrube. Sie führten 46 Operationen bei 33 Patienten durch und sahen eine deutliche Besserung nach 7 Operationen, eine leichte Besserung oder einen Stillstand der Progredienz des Krankheitsbildes nach 22 Operationen und keine Besserung nach 16 Operationen. Die mitunter durchgeführte postoperative Röntgenbestrahlung (RAHM) erschwert die Beurteilung der Operationserfolge, da sie oft schon allein eine wirksame Behandlung darstellt. Der Vorschlag SCHALTENBRANDs, die Halswirbelsäule durch operative Versteifung ruhigzustellen, ist praktisch noch nicht geprüft. Zusammenfassend wird man nach den im Schrifttum niedergelegten neueren Erfahrungen mit operativen Eingriffen bei Syringomyelie weniger zurückhaltend sein als bisher. Die stetige Progredienz des Leidens rechtfertigt eine aktivere Einstellung. Aufgrund eigener Erfahrungen wird die Operation nach GARDNER bevorzugt.

C. Diastematomyelie — Diplomyelie.

Die pathogenetische Bewertung der Diastematomyelie und der Diplomyelie ist umstritten. Sie wird von einigen Verfassern ohne Bedenken in die dysrhaphischen Mißbildungen eingeordnet (LICHTENSTEIN), von anderen davon getrennt. So rechnen BENTLEY und SMITH die Diastematomyelie und die Diplomyelie in das „Split-Notochord-Syndrome", das im wesentlichen durch eine embryonale Chordaspaltung bedingt wird. Zur Pathologie und Abgrenzung der Begriffe Diastematomyelie und Diplomyelie vgl. OSTERTAG. GARDNER wendet seine Entstehungstheorie der Spina bifida auch auf die Diastematomyelie an und meint, daß diese Fehlbildung das Resultat einer Trennung des dünnen Dachabschnittes des Neuralrohres infolge eines erhöhten intralaminären Druckes sei. Die seitlichen Neuralplatten führten dabei eine Drehung aus und sollen zwei unvollkommene Rückenmarke entstehen lassen. GARDNER nimmt umgekehrt, wie BENTLEY und SMITH an, daß die Chordaanlage von dorsal her sekundär geteilt wird. Pathologisch-anatomisch war die Mißbildung schon lange bekannt. VAN GIESON gab 1892 eine Einteilung der Gruppe, die heute noch brauchbar ist: er unterschied 1. die Amyelie, d. h. das Fehlen des Rückenmarks, 2. Atelomyelie oder partielle Amyelie, 3. die Diastematomyelie als Teilspaltung des Rückenmarks in zwei seitliche Hälften und 4. die Diplomyelie als echte Verdoppelung des Markes, vor allem bei Doppelmißbildungen. In den beiden Fällen von ZALEWSKA-PLOSKA (1913) handelte es sich um Fälle von vollständiger Verdoppelung mit Drehung beider Rückenmarke um 90° und Kombination mit einer Myelomeningocele.

Die Diastematomyelie ist als angeborene Mißbildung gekennzeichnet, bei der das Rükkenmark durch eine knöcherne, knorpelige oder bindegewebige Scheidewand in zwei Teile geteilt ist, die von der ventralen Seite der Wirbelkörper nach dem Gebiete der Dornen zieht und den Wirbelkanal quer durchsetzt. Diese Teilung ist über eines oder mehrere Segmente festzustellen und das Rückenmark wird in einer bestimmten Ebene fixiert. Wie bei der Spina bifida wird auch bei der Diastematomylie die topogentische Entwicklung der Beziehungen des Rückenmarks zur Wirbelsäule gestört. Bevorzugt ist die Mißbildung in den unteren Thorakalsegmenten oder in den oberen Lumbalsegmenten anzutreffen. Die Diplomyelie, bei der zwei anatomisch vollständige Medullae spinales vorliegen, wird in den alten Veröffentlichungen (z. B. BRUCE, MACDONALD und PIRIE, ferner STEINER) nicht deutlich abgetrennt. Die Bezeichnung Diastematomylie wurde schon 1837 von OLLIVIER eingeführt (COHEN und SLEDGE). Erst seit der Mitte der dreißiger Jahre sind auch die Kliniker auf die Diastematomyelie aufmerksam geworden (WEIL und MATHEWS, HAMBY, MARR und UIHLEIN, MAXWELL und BUCY). Die erste größere Zusammenstellung mit den älteren Schrifttumshinweisen stammt von HERREN und EDWARDS, später erfolgten weitere Mitteilungen durch MATSON u. Mitarb., GRIEPENTROG, PICKLES, FRANCESCONI, BRAGGION und POLVAR, NEUHAUSER u. Mitarb., SHOREY, PERRET, COHEN und SLEDGE sowie FREEMANN. Zusammenfassende Übersicht und Schrifttum siehe bei COHEN und SLEDGE, HAMBY und PERRET. Im ganzen sind bisher etwa 75 Fälle beschrieben worden. Seitdem die Röntgenologen auf den Röntgenbefund im Übersichtsbild hingewiesen

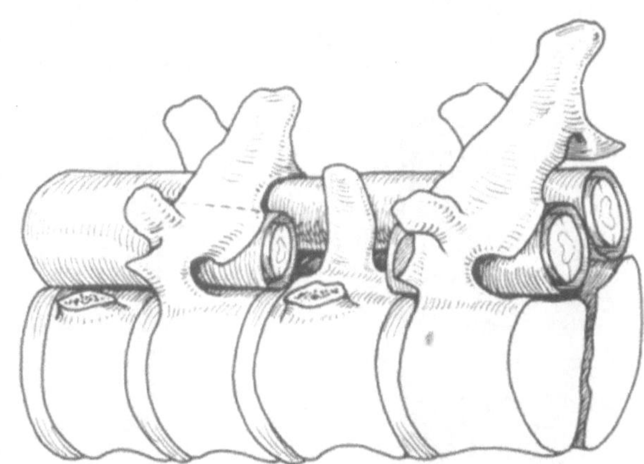

Abb. 30. Diastematomyelie, Schema.

worden sind, wird die Mißbildung häufiger beobachtet (LILIEQUIST). Experimentell hat HERTWIG (nach COHEN und SLEDGE) ähnliche Mißbildungen am Frosch erzeugen können. Eine Persistenz des Canalis neurentericus soll von Bedeutung sein. Die Wirbelbeziehung des Rückenmarks ist dadurch gestört. Knochenanomalien fehlen bei der Diastematomyelie fast niemals, insbesondere handelt es sich um Halbwirbelbildungen (COHEN und SLEDGE) oder Blockwirbel (HAMBY). Auch Anomalien aus dem dysrhaphischen Formenkreis können hinzutreten als Spina bifida occulta (HAMBY, FREEMANN), Lipome, Dermoide, Fisteln und Cysten. Bei einer Diplomyelia cervicalis von BUSHE bestand eine seitliche Aussprossung eines Rückenmarkrudiments. Von Bedeutung sind die dysrhaphischen Störungen an der Haut. Eine Hypertrichose kann den Sitz der Diastematomyelie bezeichnen. NAYLOR beschreibt ein behaartes Angiom der Rückenhaut in Höhe von L1 bis L3 bei einer Diastematomyelie von D8 bis D10. Man findet weiterhin Grübchen, Dermalsinus, Lipome, pigmentierte Naevi, Angiome oder abnorme Knochenvorsprünge. Die Wirbelmißbildungen in Form der Wirbelspaltung, insbesondere des Halbwirbels führen zur Lordose, Kyphose oder Skoliose. Die Haltungsanomalien können sekundär zu Thoraxdeformierung Anlaß geben. Die neurologischen Ausfälle entwickeln sich oft erst allmählich und sollen bevorzugt halbseitig vorkommen (SHOREY, LAUSBERG). LI und WILL beschreiben einen Zufallsbefund von echter Diastematomyelie in Höhe des 10. Dorsalsegmentes. Bei der Autopsie des 65jährigen Mannes waren zu Lebzeiten keine neurologischen Ausfallserscheinungen aufgetreten. Es finden sich Paresen im Bereich der Beine, bevorzugt der Beuger und Strecker des Fußes und der Zehen mit entsprechenden neurogenen, orthopädischen Anomalien an den Füßen, Muskelatrophie und Fehlen der Reflexe, gelegentlich jedoch auch Pyramidenzeichen. Die sensiblen Störungen sind von segmentalem Charakter und bei Kindern mitunter schwierig feststellbar. Im Bereiche analgetischer Zonen kommt es gelegentlich zu Ulcerationen und Infektion. Blasen-Mast-darmstörungen gehören nicht zum typischen Bild und treten meist erst spät auf. Sie können zu sekundären Komplikationen seitens der Harnwege Anlaß geben. Die Liquor-zirkulation ist meist nicht behindert. Auch die Liquoruntersuchung ergibt normale Verhältnisse von Zellen und Eiweiß. Im Röntgenübersichtsbild findet sich oft eine Aus-weitung des Wirbelkanals über mehrere Segmente. Die Bilder zeigen außerdem die Halb- oder Blockwirbelbildung, auch andere Anomalien, wie Verschmelzung der Bögen und der Dornen. Der Knochensporn ist gewöhnlich als eine Verdichtung inmitten des ver-breiterten Wirbelkanals erkennbar. Er kann auch exzentrisch liegen und durch Binde-gewebe mit einem der Bogenreste verbunden sein. Myelographisch läßt sich die Miß-

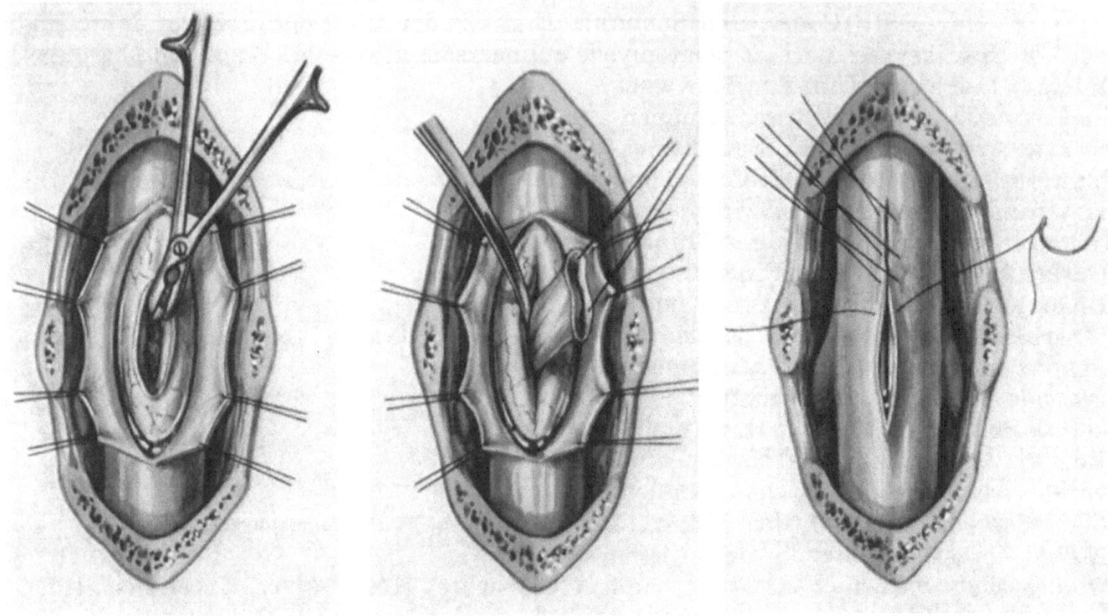

Abb. 31.   Abb. 32.   Abb. 33.

Abb. 31—33. Operation der Diastematomyelie nach Ingraham und Matson.

bildung als Füllungsdefekt gut darstellen. Vor operativen Eingriffen muß die Myelo-graphie unbedingt durchgeführt werden. Sie läßt gleichzeitig etwa vorhandene Li-pome, Dermoide oder Arachnoidalcysten erkennen. Die operative Behandlung ist nach diagnostischer Klärung angezeigt. Beim Eingriff muß auf den Knochensporn in der Mittellinie geachtet werden (Abb. 31—33). Die Laminektomie wird kranial und caudal davon begonnen. Der Sporn wird vor der Duraeröffnung soweit als möglich subperiostal reseziert. Die Dura wird um den Sporn herum incidiert und dann unter vorsichtigem Ablösen vom gespaltenen Mark aus der Lücke bis nach ventral entfernt, wobei der Rest des Knochensporns von der Wirbelkörperrückfläche abgelöst wird. Die beiden Mark-hälften sollen am Schluß der Operation frei beweglich eng aneinanderliegen. Die ventrale Dura bleibt offen, die dorsale Dura wird in der hinteren Mittellinie in üblicher Weise geschlossen, so daß die Unterteilung des intraduralen Raumes beseitigt ist. Vor Dura-schluß ist nach Begleitmißbildungen, insbesondere Cysten oder Tumoren im intraduralen Raum zu fahnden. Sie sind zu beseitigen und dann kann der Eingriff in üblicher Weise beendet werden. Die Erfolge der operativen Behandlung sind günstig.

Anhang: Kongenitale Rotation des Rückenmarks.

Morley hat 1953 eine Fehlbildung beschrieben, über die vorher und nachher im Schrifttum Mitteilungen nicht zu finden sind. Es handelt sich um eine angeborene

Rotation des Rückenmarkes bei normalem Wirbelkanal und Fehlen sonstiger Mißbildungen (Abb. 34). Klinisch hatte sich bei dem 52jährigen Patienten innerhalb kurzer
Zeit ein fast komplettes Querschnittsbild bis D 9 einschließlich Blasen-Mastdarmlähmung entwickelt. Während das Übersichtsbild der Wirbelsäule normal war,
zeigte das Myelogramm eine Anzahl von Cysten und Einengungen, die, wie sich bei der Operation herausstellte,
den mitgedrehten Wurzeln entsprachen. Schon vor der
Duraeröffnung sah man die Wurzeln in der abnormen
Weise über die Dura laufen, außerdem konnten die extraduralen Cysten gesehen werden. Die Anhaftungsstelle
der Ligamenta denticulata befand sich etwas links der
Mittellinie. Eine Cyste wurde entfernt, mit ihr ein Spinalganglion. Über die Kausalgenese der angeborenen Rükkenmarksrotation kann man nichts sagen, da experimentelle Beobachtungen auch aus der vergleichenden
Teratologie nicht vorliegen. Man kann in Erwägung
ziehen, daß normale induktive Einflüsse von einem
intakten Chordamesoderm ausgingen und auch vom

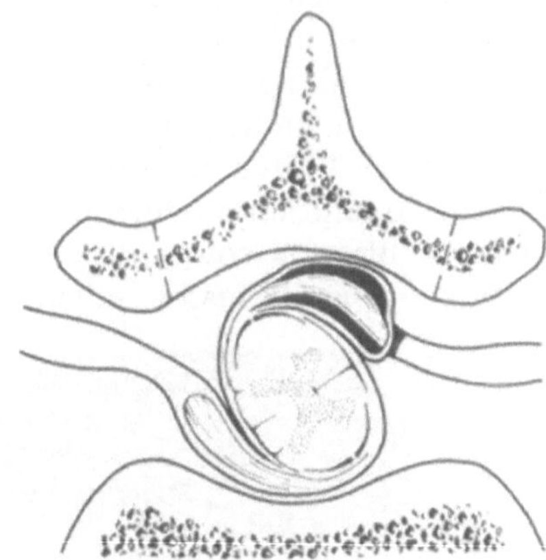

Abb. 34. Kongenitale Rückenmarksrotation nach MORLEY.

darüberliegenden Ektoderm richtig angenommen wurden, jedoch unter veränderten
Lagebedingungen der Bereiche des Reaktionsblastems, aus denen die Medulla spinalis
hervorgeht (DEGENHARDT).

D. Rhachischisis anterior.

Eine Spina bifida anterior bei Rhachischisis anterior ist gegenüber den dorsalen Formen
sehr viel seltener. Auch dem Mechanismus ihrer Entstehung nach ist sie *grundsätzlich* von
ihnen zu unterscheiden. Zugrunde liegt ihr eine primäre Störung der Wirbelentwicklung und
keine sekundäre. Es besteht keine Abhängigkeit von Verschlußanomalien des Neuralrohres.
In der formalen Genese gabelt sich die Chorda dorsalis cranial vom gespaltenen Wirbel. Die
beiden Chordae laufen durch je eine Wirbelkörperhälfte hindurch (TÖNDURY 1949 nach
WERTHEMANN). DEGENHARDT bezweifelt aufgrund von experimentellen Untersuchungen
an Mäusen, daß einer medianen Spaltbildung der Wirbelkörper generell eine partielle Chordaverdoppelung zugrunde liegen muß, läßt aber die Vorstellungen von TÖNDURY trotzdem
gelten. Die teratogenetische Terminationsperiode wäre in diesem Falle in die Phase der
Primitivstreifenbildung und Differenzierung des Chordabildungszentrums (SPRATT 1957)
zu verlegen, eine Phase, die vor derjenigen liegt, in der sich die Fehldifferenzierungen bei
den dorsalen Spaltbildungen ereignen (DEGENHARDT). Durch die Wirbelkörperlücke tritt
eine von den Rückenmarkshäuten gedeckte, mit den Liquorräumen in breiter Verbindung
stehende cystenartige Aussackung der Dura, die sich wie eine Meningocele verhält, aber
auch aus dem Wirbelkanal verlagerte Teile des Rückenmarks enthalten kann. BELL
und ausführlicher BENTLEY und SMITH haben die Rolle eines persistierenden Canalis
neurentericus für die Spina bifida anterior, wie auch für andere Mißbildungen in Erwägung gezogen. Sie fassen den Mißbildungskomplex als „Split-Notochord-Syndrome" zusammen: dabei unterscheiden sie eine Gruppe visceraler Mißbildungen von spinalen
und zentral-nervösen. Zu den ersteren gehören Darmdivertikel, prä- und postvertebrale
enterogene Cysten und Fisteln, zu den letzteren die Spina bifida anterior und die Diastematomyelie. DEGENHARDT lehnt diese Einteilung ab, weil nach seiner Ansicht heterogene Entwicklungsstörungen miteinander verknüpft werden. Deshalb wird auch hier die
Diastematomyelie gesondert behandelt, auch wenn sie gelegentlich mit einer Spaltbildung
der Wirbelkörper einhergeht. Die rein visceralen Mißbildungen bleiben außer Betracht,
es sei nur kurz auf diejenigen visceralen Mißbildungen hingewiesen, die Wirbelsäule und
Rückenmark beteiligen können: Es sind dies die postvertebralen enterogenen Cysten

und Fisteln mit und ohne Spina bifida anterior und mit und ohne Verbindung zum Darmtrakt. Ein persistierender Canalis neurentericus wurde in den Fällen von Hecker, Hollmann und Stick sowie von Esterly und Baghdaffarian nachgewiesen. Die zuletzt genannten Autoren beschrieben ein 3jähriges Mädchen, bei dem durch einen Kontrasteinlauf eine Verbindung des Rectums mit dem Sacralkanal dargestellt werden konnte. Gleichzeitig bestand eine präsacrale Geschwulst von Teratomcharakter. Sie wurde entfernt. Das Kind kam 9 Tage nach der Operation an Meningitis und Peritonitis ad exitum. Bei der Autopsie fand man neben der beschriebenen Fehlbildung noch eine Vagina duplex, einen Uterus bicornis sowie eine Verdoppelung des rechten Nierenbeckens und des rechten Ureters. Die Verfasser haben gleichartige Fälle aus dem Schrifttum zusammengestellt.

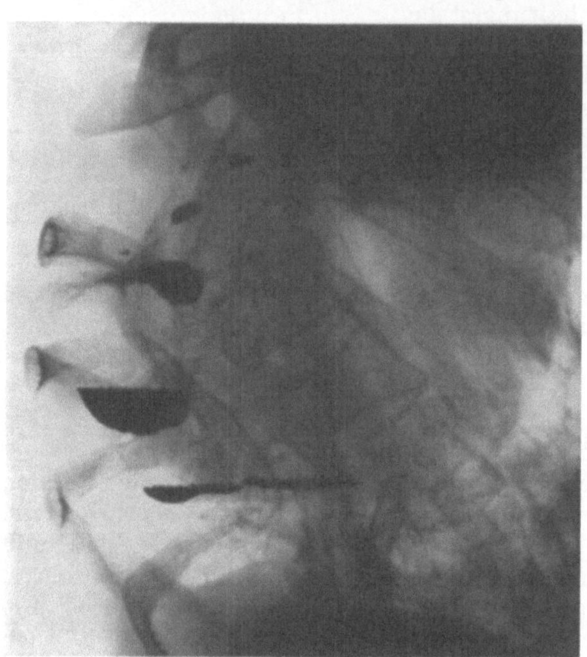

Abb. 35. Rhachischisis anterior thoracalis. Myelogramm.

Klinik und Schrifttum bringen Bentley und Smith. Literaturhinweise finden sich auch bei Cohen und Sledge (siehe Diastematomyelie). Historisch hat schon Tulpius die Spina bifida anterior ebenso wie die hinteren Spaltbildungen beschrieben. Hesse, der keine prinzipielle Unterscheidung zur Spina bifida posterior trifft, hat 1918 bereits 62 Fälle des Schrifttums zusammengestellt, vorwiegend von weiblichen Patienten. Weitere Mitteilungen erfolgten durch Eichler, Platschik, Lüth, Dodds, Hackensellner und Pape, Teng und Eastman, Rowlands, Sammons und Thomas, Bünnige, Vichi und Poccianti sowie Zacks. Übersicht und Schrifttum s. bei Bünnige, Cramer sowie Vichi und Poccianti. Vichi und Poccianti beschrieben die Kombination der Spina bifida anterior mit einem sacrococcygealen Teratom. Das Vorkommen beschränkt sich in der Hauptsache auf die Lumbosacralregion. Außerdem ist noch die Thorakalregion betroffen (Bunner, Cross u. Mitarb., Mendelssohn und Kay, Tovbin und Jalin). Hier kann der Austritt der Säcke auch durch das Zwischenwirbelloch erfolgen. Man spricht in diesen Fällen von lateralen, intrathorakalen Meningocelen (Übersicht und Schrifttum vgl. Bunner). Holub u. Merlitschek beschreiben einen solchen Fall mit neuralgiformen Beschwerden, in dem der myelographische Nachweis der Verbindung des Sackes mit der Pleura geführt werden konnte und eine erfolgreiche operative Behandlung durch Laminektomie möglich war. Zu erwähnen ist die häufige Kombination der thorakalen Rhachischisis mit Neurofibromatose, die nach einer Zusammenstellung von Lipmann-Kessel bei 10 Fällen 7mal beobachtet wurde (vgl. dazu auch Zacks, Sammons und Thomas, sowie Teng und Eastman). Die letztgenannten Verfasser konnten bei einer Zusammenstellung von 23 Fällen thorakaler Meningocelen des Schrifttums 15mal Neurofibromatose feststellen. Sehr selten ist die Beteiligung der Halswirbelsäule wie in dem Falle Jacksons, in dem sowohl die Wirbelkörper wie auch die Bögen gespalten waren; hier war auch ein Hydrocephalus nachgewiesen.

Während die Spina bifida posterior meist schon nach der Geburt erkannt wird, gehört die richtige Diagnose einer vorderen Spina bifida vor der Operation noch zu den Seltenheiten. Nur bei Kombinationen mit anderen Mißbildungen wie Atresia ani (Lentz), Megacoecum (Kazmarek) wird die Diagnose schon bald nach der Geburt gestellt. Bei den thorakalen Fällen ist das klinische Bild entweder symptomlos und die

Meningocelen werden zufällig röntgenologisch entdeckt (HANSON, POHL) oder es entwickeln sich Druckzeichen von den Nachbargebilden her, nämlich Lungen, Trachea, Oesophagus, Herz, große Gefäße oder Medulla spinalis. Im Falle von TENG und EASTMAN wurde zunächst eine Raumbeengung im Thorax diagnostiziert. Erst bei der Operation fand man die Foramina intervertebralia D 1—D 3 zu einer gemeinsamen Öffnung erweitert. Die Wirbel können durch die wachsende Meningocele ebenso wie die Rippen arrodiert werden, so daß das Röntgenbild entsprechende Veränderungen zeigt. Myelographisch wurde die Diagnose einer intrathorakalen Meningocele zuerst von UIBERALL (nach BUNNER) gestellt. Auch Kombination von positivem Kontrastmittel und Luft wurde benutzt. Zur Röntgendiagnose und Myelographie vgl. auch HACKENSELLNER und PAPE, die ebenfalls eine Schrifttumsübersicht geben. TENG und EASTMAN fanden bei der Operation durch Thorakotomie ein Fehlen der Ligamenta denticulata im Defektbereich und nehmen eine Duraschwäche als Ursache der Cystenbildung an. Die symptomlosen intrathorakalen Meningocelen sollen nicht operiert werden (TENG und EASTMAN). Man wird sie aber entfernen, falls man sie bei einer Thorakotomie zufällig entdeckt.

Häufiger als die thorakale Form der vorderen Spina bifida ist die sacrale. Zusammenfassung und Schrifttum bei BÜNNIGE, VICHI und POCCIANTI. Etwa 40 Schrifttumsfälle sind bekannt. Es handelt sich um kleine bis kindskopfgroße, meist nur schmal an der Dura gestielte Tumoren, die durch einen großen Knochendefekt im Kreuzbein mit dem Duralsack in Verbindung stehen. Gewöhnlich liegen sie im kleinen Becken. Sie können sich durch das Foramen ischiadicum bzw. den Canalis suprapiriformis auch in die Glutaealgegend ausdehnen. Die Sackwand enthält Muskeln, Bindegewebe und auch Nerven, der Sackinhalt ist Liquor. Die cystischen Geschwülste sind am Kreuzbein und am Rectum adhärent und können sich mit Dermoidcysten kombinieren. Vagina duplex, Uterus duplex und Ureterverdoppelungen sind beschrieben (VICHI und POCCIANTI, BÜNNIGE). Auch die Kombination mit Spina bifida posterior ist bekannt (HESSE). Die sacralen Meningocelen sind häufig ebenfalls symptomlos und werden zufällig entdeckt. In anderen Fällen wird über Schweregefühl am Damm, Blasen-Mastdarmstörungen oder Cystitis berichtet. Auch andere Caudasymptome können auftreten. Selten kommt es zu Hirndruckerscheinungen. Die Manifestation erfolgt meist erst im Erwachsenenalter. Röntgenologisch ist der typische sichelförmige Sacrumdefekt kennzeichnend. Bei kleinen Wirbelspalten führen Röntgenschichtaufnahmen in sagittaler Richtung zur Klärung (NAUDIN und CALVEL). Die myelographische Darstellung, die zuerst durch EICHLER erfolgte, vervollständigt die röntgenologische Diagnostik. Das Kontrastmittel tritt nach ventral aus dem Wirbelkanal aus. Rectal oder vaginal kann der cystische Tumor getastet werden, mitunter auch schon durch die Bauchdecken. Einige der mitgeteilten Fälle wurden unter dem Bilde einer Appendicitis (LÜTH) operiert, auch mit einem Rectumpolypen hat man die vordere sacrale Spina bifida schon verwechselt (KENNEDY). Differentialdiagnostisch kommen Lipome, Hygrome, Teratome, Chondrome, Gliome, Chordome, präsacrale Dermoide, sowie seltener Plasmozytome in Betracht. Die Probepunktion der Cysten durch Rectum oder Vagina ist streng kontraindiziert, da sie zur Meningitis führt (DRENNAN). Sie muß als Kunstfehler betrachtet werden. Die Lumbalpunktion dagegen kann von diagnostischer Bedeutung sein, wenn man gleichzeitig den Liquordruck mißt und feststellt, daß bei Cystenkompression ein Druckanstieg stattfindet (LÜTH). Die Operation ist angezeigt, wenn die Diagnose gesichert ist. Der Zugang erfolgt im allgemeinen transperitoneal bzw. retroperitoneal. LLEWELYN und EVANS empfehlen einen hinteren Zugang durch den Sacrospinalis und Glutaeus maximus. Es muß streng darauf geachtet werden, daß bei einer Abtragung des Sackes der liquordichte Verschluß des Stumpfes vorgenommen wird. Enthalten die Cysten auch Nervenwurzeln, so ist nach Verkleinerung der Säcke die Reposition in den Wirbelkanal zu versuchen und die Austrittslücke möglichst zu verschließen. Die Eingriffe sind gefährlich, weil sich trotz aller Vorsichtsmaßnahmen nicht ganz selten an die Operation eine Meningitis anschließt.

E. Sacrococcygeale Teratome.

Auf die entwicklungsgeschichtlichen Gründe der bevorzugten Lokalisation von Mißbildungen im Bereich des caudalen Körperendes wurde oben schon mehrfach hingewiesen (s. auch Blanke, Budde und Egli) und es wurde auch das „Split-Nodochord-Syndrome" von Bentley und Smith besprochen. Bei den sacrococcygealen Teratomen handelt es sich um eine wohl abgegrenzte Gruppe von Mißbildungsgeschwülsten, über die vor allem aus letzter Zeit eine ganze Reihe von Berichten vorliegen. Die Häufigkeit kann auf 1 pro 35000 geschätzt werden (Kelley und Guiao). Die Tumoren werden überwiegend in der frühen Kindheit festgestellt und finden sich bei Mädchen in einem Verhältnis 3:1 häufiger als bei Knaben. Zusammenfassung und Schrifttum siehe bei Ewing und Prakash. Mehr als 100 Schrifttumsfälle sind bekannt. Nach Ballantyne (zit. Ewing und Pra-

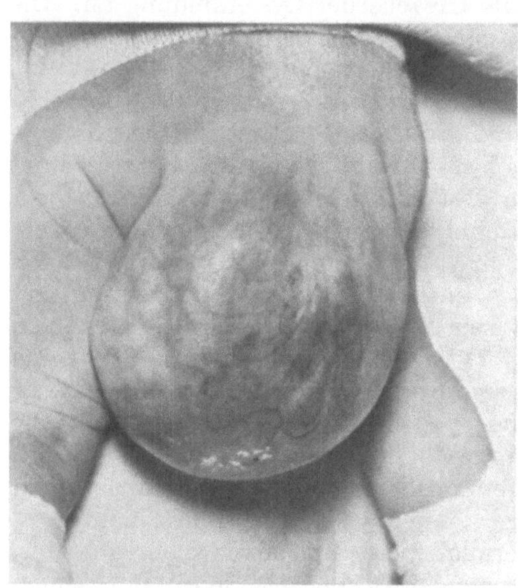

Abb. 36. Cystisches Teratom der Sacrococcygeal-gegend.

kash) wurde der erste Fall von sacrococcygealem Teratom schon 2000 v. Chr. festgestellt. Hinsichtlich des Ursprungs der Tumoren ist die Entstehung aus gewanderten Keimzellen, die bei der Bevorzugung des weiblichen Geschlechtes erörtert wurde, unwahrscheinlich. Möglicherweise handelt es sich um Tumoren, die vom Canalis neurentericus oder vom postanalen Darm ausgehen. Sehr selten sind Fälle aus dem Kreis der Notomelie, also mit Gliedmaßenrudimenten (Blanke). Man unterscheidet zwei Formen, die auch klinisch sehr unterschiedlich zu bewerten sind, die präsacrale und die postsacrale Form, je nachdem ob der Tumor sich ventral oder dorsal vom Sacrum entwickelt. Die postsacralen Geschwülste werden fast ausnahmslos bei der Geburt festgestellt und sind bei Erwachsenen Seltenheiten (Riker u. Potts). Die präsacralen machen sich ebenfalls nicht selten schon früh bemerkbar, können aber gelegentlich erst im Erwachsenenalter in Erscheinung treten. Wichtig ist, daß es sich bei den sacrococcygealen Teratomen um echte Geschwülste mit progressivem Wachstum handelt. Sie können cystisch oder solide sein. Ewing und Prakash beschreiben Teratome bei zwei Geschwistern im Erwachsenenalter, auch Licalzi, Elwain und Alexander berichten über zwei Fälle bei Erwachsenen. In 30% der Fälle wird Übergang in Malignität beobachtet (Willox und McKenzie, Ormos). Der Übergang erfolgt entweder in Adenocarcinome, in Neuroblastome oder Rhabdomyosarkome. Rhoden (nach Willox und McKenzie) beobachtete Pubertas praecox bei einem Teratom durch endokrine Bestandteile. Meist sind die Geschwülste ziemlich umfangreich und können mehr als Kopfgröße erlangen. Neurologische Ausfälle fehlen bei den postsacralen Formen im allgemeinen ganz, bei den präsacralen können sie sich in Form von Caudasymptomen neben den Lokalerscheinungen, dem Druck auf Rectum und Beckenorgane, bemerkbar machen. Die Diagnose der postsacralen Formen ist nicht schwierig. Ein sacraler oder perinealer Anhang beim Neugeborenen muß stets den Verdacht auf ein Teratom erwecken (Hoyt und Hardaway). Der Unterschied gegen Spina bifida beruht darin, daß die Haut über den Teratomen stets normal ist, wenn nicht sekundäre Ulcerationen infolge mangelhafter Pflege stattfinden. Im Röntgenbild zeigt der Tumor oft Verkalkungen. Das Kreuzbein ist im Gegensatz zur Spina bifida anterior im Röntgenbild normal dargestellt. Differentialdiagnostisch sind Mischtumoren, Fetalanhänge und parasitische Zwillinge, Meningocelen, Pilonidalcysten und

Ependymome in Betracht zu ziehen. Die Chordome unterscheiden sich durch den weichen Geschwulstcharakter. Um die vorderen sacrococcygealen Teratome nicht zu übersehen, empfehlen WILLOX und McKENZIE eine Routine-Rectaluntersuchung aller Neugeborenen. Tumorkalk ist in 40 % der Fälle nachweisbar. Ein Kontrasteinlauf kann bei den präsacralen Formen die Rectumverlagerung sichtbar machen. Die alsbaldige Operation ist in jedem Falle angezeigt, in erster Linie wegen der Neigung zur Malignisierung. Wenn schon Metastasen vorhanden sind, soll man vom Eingriff Abstand nehmen. Mit erheblichem Blutverlust ist zu rechnen. Die Versorgung der Geschwülste erfolgt durch

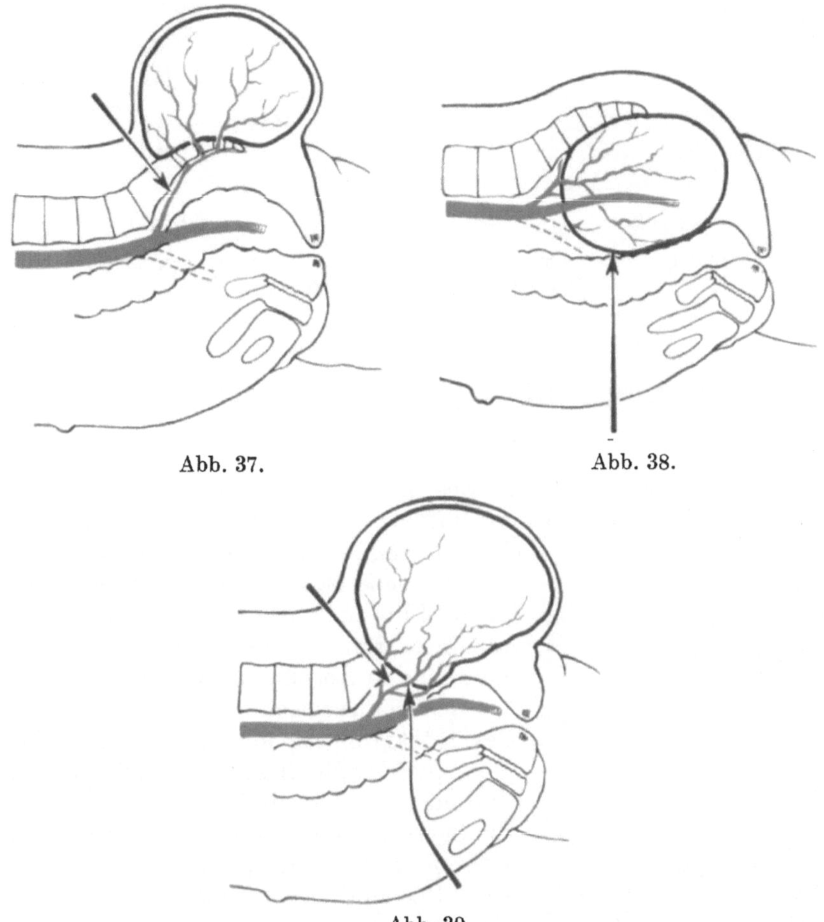

Abb. 37.   Abb. 38.

Abb. 39.

Abb. 37—39. Sacrococcygeale Teratome. Lage, Gefäßversorgung und operative Zugangswege. Schema.

die A. sacralis media (SMITH, PASSARO und CLATWORTHY) (vgl. Abb. 37—39). Das Angiogramm zeigt, daß das genannte Gefäß die Geschwulst fast vollständig ernährt. Die gen. Autoren empfehlen, die A. sacralis media präoperativ zu unterbinden, um den Eingriff blutsparender durchführen zu können. Zunächst wird ein V-förmiger Schnitt mit Spitze nach kranial angelegt und man geht zwischen 4. und 5. Sacralwirbel durch das Sacrum, um die Arterie unmittelbar ventral davon aufzufinden. Man kann sie auch suprapubisch extraperitoneal aufsuchen. Die postsacralen Fälle werden von dorsal, die präsacralen von vorn extraperitoneal operiert. Bei Entwicklung der Geschwulst sowohl ins Becken als auch nach außen ist abdominosacrales Vorgehen angeraten (SMITH, PASSARO und CLATWORTHY). Das Steißbein ist stets mit zu entfernen, da sonst Rezidive auftreten. Bei den Eingriffen von dorsal ist auf die schonende Behandlung des M. glutaeus zu achten. Die Schonung des Rectum wird entweder durch den eingeführten Finger des Assistenten oder durch eine Vaselinpackung erleichtert. Der Levator ani muß durch Naht und Hebung versorgt werden. Das Rectum soll nach Tumorentfernung durch Nähte am Kreuzbein vorsichtig befestigt werden (Willox und McKenzie). Bei frühzeitiger Erkennung und Operation sind die Daueraussichten günstig.

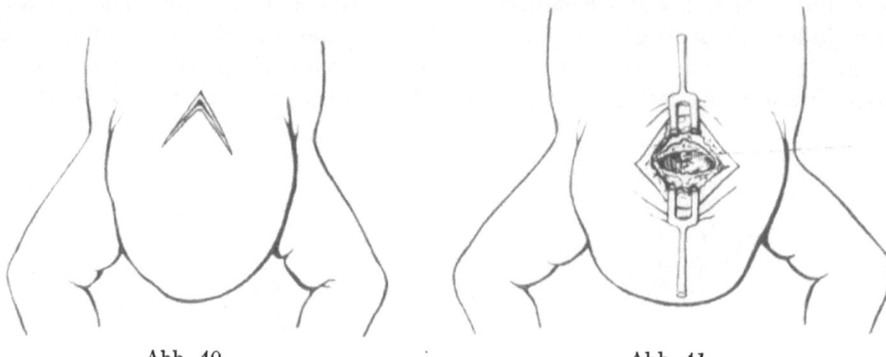

Abb. 40.   Abb. 41.

Abb. 40 u. 41. Aufsuchen der A. sacralis media bei der Operation der sacrococcygealen Teratome. Schema nach Smith, Passaro, Clatworthy jr.

F. Kongenitale Cysten des Rückenmarks und seiner Häute.

Ein Teil der angeborenen Cysten des Markes gehört zum Abschnitt Hydromyelie, ein weiterer Teil in das Kapitel Spina bifida. Selten sind die Ependymcysten (Hyman-Wallace-Sanes). Diese meist nicht sehr umfangreichen Hohlräume sind durch die histologische Beschaffenheit ihrer Wände, in denen auch Flimmerepithel vorkommen kann, gekennzeichnet. Für die Cysten der Medulla spinalis vgl. im übrigen den Abschnitt Rückenmarksgeschwülste.

Neurochirurgisch bedeutungsvoller als die Cysten des Rückenmarks sind die kongenitalen Cysten im Bereiche der Meningen. Tarlov hat sich mit ihnen besonders befaßt und sie 1953, soweit es sich um die Sacralcysten handelt, monographisch bearbeitet. Übersicht und Schrifttum vergleiche dort sowie bei Pia, Pia und Haag, Seaman und Furlow, ältere Zusammenfassungen von Mayfield und Grantham (1935) und Hyndman und Gerber (1946). Der Fehlbildungscharakter von Cysten intra- und extramedullären Sitzes konnte durch Nachweis von Sexchromatin wahrscheinlich gemacht werden (Rewcastle u. Francoeur). Die Methode ist jedoch unsicher und problematisch. Die Fehlbildungen im Bereiche des caudalen Abschnittes der Dura und der Wurzelhüllen lassen sich am besten nach Pia (1960) einteilen. Er hat als vorzeitiges Caudaende eine Fehlbildung beschrieben, bei der der Duralsack in Höhe des 5. Lendenwirbels endet. Die ersten beiden Sacralwurzeln verlaufen abnorm weit frei im Wirbelkanal, die übrigen Sacralwurzeln noch ein kurzes Stück in einer gemeinsamen Scheide. Der weite Epi-

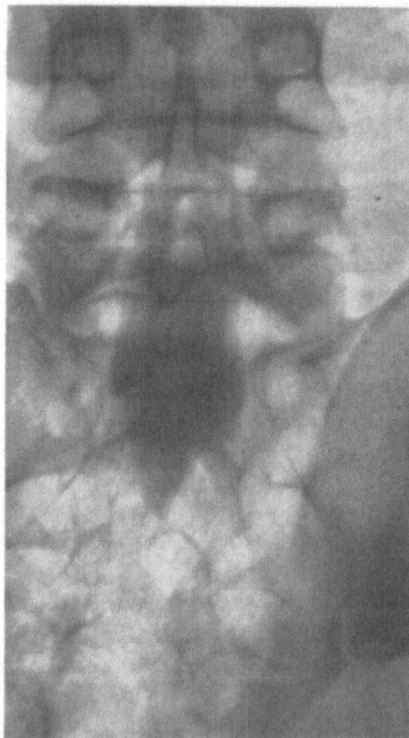

Abb. 42. Abrodilmyelographie bei Megacauda.

duralraum enthält Fett und Bindegewebe in lockerer Anordnung. Eine liquorhaltige Wurzelscheide läßt sich nicht nachweisen. In diese Gruppe gehören auch die Wurzelabgangsanomalien, wobei zwei Wurzeln die Dura zusammen verlassen können, insbesondere die Wurzel S 1 entweder mit L 5 oder mit S 2.

Als Megacauda ist eine kugelige bis konische Auftreibung des Endes des Duralsackes (vgl. Abb. 42) sowie eine caudal abnorm weite Ausdehnung bezeichnet worden. Sie beginnt fast stets in Höhe des vorletzten oder letzten Lendenwirbels und erreicht ihre größte Ausdehnung im Kreuzbeinkanal. Röntgenologisch ist dementsprechend eine Erweiterung dieses Kanales festzustellen, die sich einerseits aus dem größeren Abstand der Bogenwurzeln, andererseits auch auf seitlichen Kreuzbeinbildern nachweisen läßt. In diesen Fällen schwindet das Epiduralgewebe fast völlig, genau wie bei Tumoren. Die angrenzenden Knochen werden schließlich sehr dünn und atrophisch. Liquordrucksteigerungen oder Liquorpassagestörungen treten nicht auf. Die Wurzelscheiden der beiden ersten Sacralwurzeln können sich an der Erweiterung des Duralsackes beteiligen. Diese Erweiterungen der Wurzelscheiden können auch isoliert vorkommen. Hiermit hat sich insbesondere

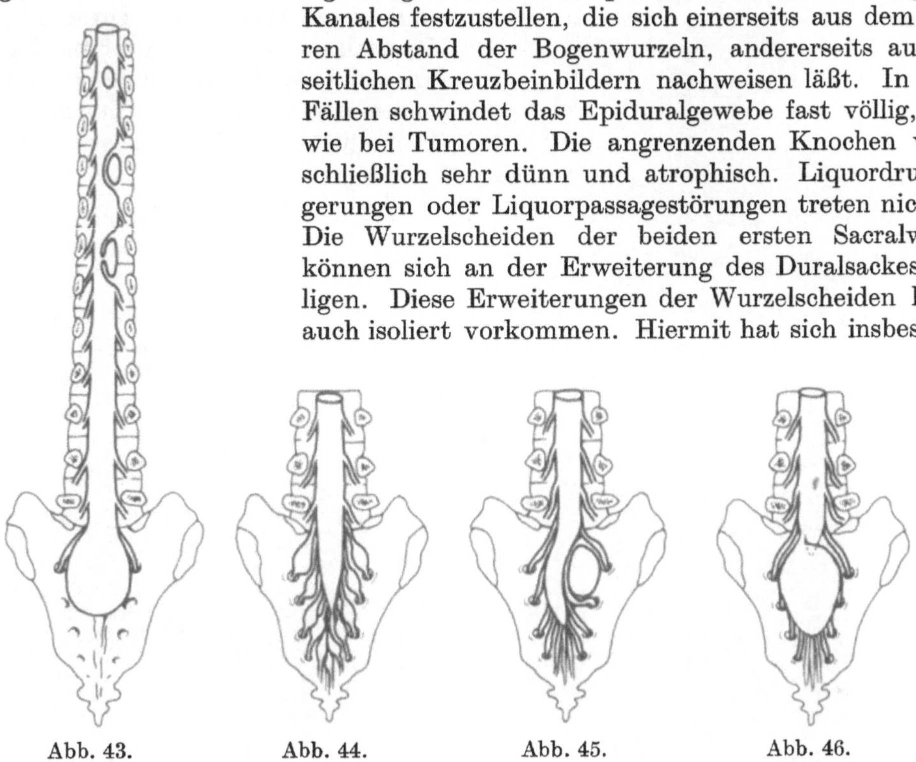

Abb. 43.   Abb. 44.   Abb. 45.   Abb. 46.

Abb. 43—46. Formen und Sitz angeborener Cysten im Wirbelkanal. Schema nach PIA.

TARLOV beschäftigt. Er hat zunächst angenommen, daß es sich dabei um abgeschlossene perineurale Cysten handelt, die vom Perineurium im Grenzbereich von Spinalganglion und Hinterwurzel ausgehen. Da sie sich im Myelogramm darstellen, müssen sie mit dem freien Subarachnoidalraum kommunizieren und PIA sieht sie deshalb lediglich als Erweiterungen der Wurzelscheiden an. Am häufigsten sind die beiden ersten Sacralwurzeln befallen, weniger oft die übrigen. Im Lendenwirbelbereich gehören die Erweiterungen mit Ausnahme an der Wurzelscheide L 5 zu den Seltenheiten. Die symmetrischen Erweiterungen der Wurzelscheide betreffen sehr häufig nur S 1. Auch sie können zur Knochenbeteiligung führen, die man röntgenologisch erfassen kann. Von den Erweiterungen des Duralsackes sowie den cystischen Erweiterungen der Wurzelscheiden sind die extraduralen Cysten und die intrasacralen Meningocelen zu unterscheiden. Die extraduralen Cysten (FRIED u. DIETRICH, GOSCINSKI, STRANG u. TOVI) liegen ganz isoliert und haben keine Verbindung zum Duralsack. Sie kommen gemeinsam mit Lipomen oder Angiomen vor und machen, wenn sie größer werden, die Erscheinungen eines raumbeengenden Prozesses. Im Röntgenübersichtsbild findet man nicht selten vergrößerten Bogenwurzelabstand. Klinisch treten manchmal partielle Querschnittsbilder auf. Die Diagnose wird myelographisch gesichert. Eine Kombination mit Spina bifida und Scheuermannscher Erkrankung ist beschrieben (FRIED u. DIETRICH). Die begleitenden Gefäßmißbildungen umgeben meist polsterartig die Wurzeln bis zum Zwischenwirbelloch und dellen gewöhnlich den Duralsack ein. Sie können sich mit Lipomen oder auch kleinen Meningeomen kombinieren (Pia).

Bei den Meningocelen der Dura (Bianchi, Passerini und Boeri) handelt es sich um Ausstülpungen der Dura, die in ihrer Anatomie sich ganz wie extradurale Cysten verhalten. Von manchen Verfassern werden die Bezeichnungen Meningocele sacralis occulta und extradurale Cysten viceversa gebraucht (vgl. hierzu Heppner u. Diemath). Für die Beurteilung und Behandlung kann man klinisch beide Entwicklungsstörungen auch zusammenfassen. Ein Knochenspalt im Sinne der Spina bifida posterior kann vor-

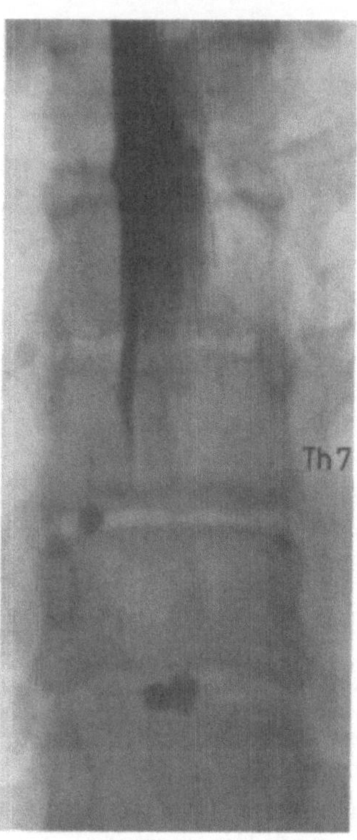

Abb. 47.   Abb. 48.

Abb. 47. 13jähriger Knabe mit zunehmender Gangunsicherheit seit 8 Monaten. Bemerkte selbst nur Spannungsgefühl an der Vorderseite beider Oberschenkel und wurde von Mitschülern verspottet, weil er häufig stolperte. Neurologisch inkomplettes Querschnittssyndrom mit taktiler Hypaesthesie von D 7 beiderseits nach distal, Pallhypaesthesie ab L 3, verzögerte Temperaturempfindung in beiden Beinen. Leichte spastische Paraparese der Beine mit rechtsbetonten gesteigerten Reflexen und Pyramidenzeichen beiderseits. Fehlen der Bauchhautreflexe. Im Röntgenübersichtsbild Verbreiterung der Bogenwurzelabstände am 7. und 8. BW.

Abb. 48. Im Pantopaquemyelogramm Kontrastmittelstop in Höhe des 7. BW. Verzögerter Druckanstieg lumbal beim Queckenstedtschen Versuch. Im lumbalen Liquor $^8/_3$ Zellen, 21 mg-% Eiweiß, unauffällige Normomastixreaktion.

handen sein oder fehlen. Meist ist der Sacralkanal sehr erheblich erweitert. Das Röntgenbild entspricht dem einer langsam wachsenden Raumbeengung. Nicht selten findet man eine Sacralisation des 5. Lendenwirbels, ferner Hemisacralisation, Hemilumbalisation oder Lumbalisation.

Die Häufigkeit der cystischen Fehlbildungen der Rückenmarkshäute im Caudal-
bereich ist früher unterschätzt worden. PIA sah bei 194 Operationen wegen eines Ischiassyndroms in 17% eine Anomalie der Cauda oder Wurzelhüllen.

Mit den intraduralen arachnoidalen Cysten im Bereiche der übrigen Wirbelsäule haben
sich TENG und RUDNER befaßt (Schrifttum). Sie haben festgestellt, daß derartige arach-

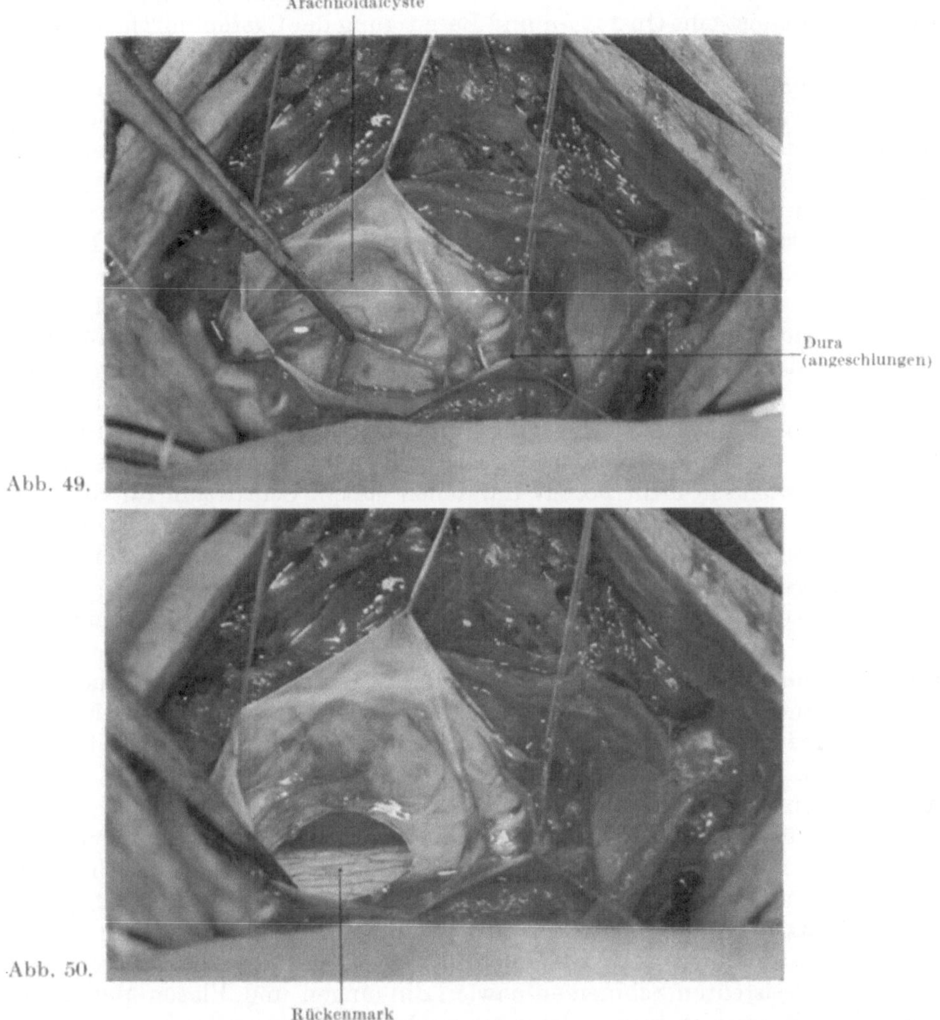

Abb. 49. Nach Laminektomie $3^1/_2$ cm langer und 2 cm breiter Duradefekt unter den resezierten
Bögen des 7. und 8. BW. Mehrkammerige Arachnoidalcyste, deren Wände milchig-trüb und teilweise
verdickt sind.

Abb. 50. Nach Resektion der dorsal liegenden Cyste findet sich im ventralen Anteil des Wirbelkanals
das etwas anämische Rückenmark. Postoperativ völliges Abklingen der neurologischen Symptome.

noidale Cysten in allen Lebensaltern vorkommen und vermuten, daß sie wahrscheinlich
durch Fehler in der Verteilung der arachnoidalen Trabekel entstehen. Die spinale Symptomatologie wird durch Zug und nicht durch Druck und Raumbeengung hervorgebracht.
Typisch sind geringe und wechselnde neurologische spinale Ausfälle, manchmal auch lediglich Schmerzen. Vielfach sind die Cysten auch ganz symptomlos, wie die systematische
Untersuchung eines autoptischen Materiales durch SMITH ergeben hat. Die Cysten sitzen
meist an der Dorsalfläche des Rückenmarks verteilt. PERRET, GREEN u. KELLER weisen auf
ihre Entstehung im Septum posticum hin, berichten über zwei eigene Fälle und 36 Mittei-

lungen aus dem Schrifttum. Sie konnten die Cysten bei der Myelographie unmittelbar mit Kontrastmittel füllen. Neun Fälle aus dem Schrifttum wurden von Teng und Rudner zusammengestellt. In einem eigenen Falle war eine Fraktur des 7. Brustwirbels vorhergegangen. Es war danach zu Parästhesien und motorischer Schwäche im Bereich der Beine gekommen. Bei der Operation fanden sich die Cysten verteilt von D 6—D 11. Nach Ansicht dieser Verfasser können sie auch nur bedeutungslose Nebenbefunde sein. Bei den thorakalen Cysten ist eine Operation und Beseitigung der Cysten durch Laminektomie nur angezeigt, wenn eine konservative Behandlung nicht zum Ziel führt und wenn die Ausfälle dem Sitz der myelographisch nachweisbaren Cysten entsprechen. Gelegentlich können die intraduralen Cysten der weichen Häute raumbeengend wirken und sich klinisch ganz wie Tumoren verhalten (vgl. Abb. 47—50). Kuhlendahl teilt einen derartigen Fall bei einem neunjährigen Kinde mit. Es ist schwierig zu entscheiden, ob es sich bei dieser Art von Cystenbildungen um angeborene Fehlbildungen handelt. Schrifttum vgl. bei Kuhlendahl. Zwei extradurale thorakale Cysten im Wirbelkanal beim gleichen Kranken, kombiniert mit einer Atlasfehlbildung, beobachteten Strang u. Tovi. Luyendijk teilte den Fall einer extraduralen Cyste in Höhe von D 5—D 7 bei einem 14jährigen Mädchen mit. Die Cyste, die ein Querschnittsbild verursacht hatte, kommunizierte mit dem Liquorraum und hatte sich bei der Myelographie mit Kontrastmittel gefüllt. Über einen erfolgreich operativ behandelten Fall einer Arachnoidalcyste in Höhe des 3. Halswirbels mit Tetraplegie berichtet Hoffman. Die Lähmung ging vollständig zurück. Abbot, Retter und Leimbach haben auf sacrale und sacrococcygeale nicht kommunizierende Cysten hingewiesen, die sich myelographisch nicht positiv darstellen lassen. Schrifttum für die lumbalen und sacralen Cysten auch bei Schreiber und Hattad. Die häufige Kombination der Fehlbildungen im Bereiche der Rückenmarkshäute mit dysrhaphischen Störungen weist auf den Mißbildungscharakter hin. Andererseits findet man sie nicht selten in Kombination mit einem Diskusprolaps. Über Aplasie des Kreuzbeins siehe Mißbildungen der Wirbelsäule.

Der klinische Verlauf ist für alle Fehlbildungen im Bereich der Cauda und Wurzelhüllen ausgesprochen chronisch mit langen Anamnesen. Das wichtigste klinische Symptom ist die einseitige rezidivierende Ischias, gelegentlich auch die doppelseitige Ischias. Bei den Megacauda-Fällen treten Caudastörungen, insbesondere Blasen-, Mastdarm- und Sexualstörungen auf, während die Ischialgie und Kreuzschmerzen fehlen. Ein erheblicher Teil, nach Pia über 50%, läßt Beschwerden und Symptome vermissen. Als spezielle Diagnostik kommt neben den Röntgenaufnahmen die Myelographie, im Lumbosacralbereich mit wasserlöslichen, resorbierbaren Jodpräparaten bzw. Abrodil oder auch Pantopaque (Seaman und Furlow) zur Anwendung. Pia empfiehlt auch die Luftmyelographie. Die Behandlung kann vielfach konservativ sein. Die Indikation zur Operation ist bei therapieresistenten Schmerzen sowie Lähmungen und Blasen-Mastdarmstörungen gegeben. Die Wurzelscheidenerweiterungen sind meist als belanglose Anomalien anzusehen und man muß noch eine andere Ursache einer bestehenden Ischias suchen. Bei älteren Patienten sind maligne Tumoren nicht zu übersehen. Bei den Fällen mit Erweiterung des Endes des Duralsackes sowie bei den intrasacralen Meningocelen und extraduralen Cysten ist ebenfalls nicht immer die Operation angezeigt. Beim Eingriff soll keineswegs der Sack in allen Fällen exstirpiert werden. Man unterbricht die Verbindung zum Duralsack und läßt im allgemeinen die Cyste unter Entlastung an ihrem Ort. Bei der Cystenexstirpation können sich Heilungsschwierigkeiten durch den großen Hohlraum ergeben, der sich nur schwer ausfüllen läßt. Man soll mit der Radikalentfernung eher zurückhaltend sein (Bianchi, Passerini und Boeri), da auch die Ergebnisse der Palliativoperation gut sind. Pia empfiehlt gegebenenfalls eine Raffung des erweiterten Duralsackes.

Literatur.

A. Einleitung.

AUTRUM, H. J.: Der Wille in der Natur und die Biologie heute. Schopenhauer-Jahrbuch **1969**, 89—101.

BICKENBACH, W.: Exogene Ursachen angeborener Mißbildungen. Arch. Gynäk. **186**, 370—379 (1955).

BLECHSCHMIDT, E.: Die vorgeburtlichen Entwicklungsstadien des Menschen. Basel u. New York: Karger 1961.

— Die Stoffwechselfelder des menschlichen Eis. Z. Geburtsh. **168**, 143—155 (1968).

— Vom Ei zum Embryo (deutsch), 2. Aufl. Stuttgart: Deutsche Verlagsanstalt 1969.

— Die Beteiligung der Gefäßmembranen an der frühen Mesenchymdifferenzierung. Z. Anat. (1969).

— Die Entstehung der Metamerie. Acta anat. (Basel) (1969) (z. Z. im Druck).

BONCOMPAGNI, P.: Sulla comparsa di malconformazioni in nati da madri che hanno subito shok emotivi in gravidanza. Riv. Neurobiol. **4**, 719—727 (1958).

BORK, U., W. MARGET u. H. H. UNGER: Mißbildungen und Rh-Unverträglichkeit. Ärztl. Wschr. **1955**, 481—484.

BÜCHNER, F.: Von den Ursachen der Mißbildungen und Mißbildungskrankheiten. 21. Otto von Bollinger-Gedächtnisvorlesung, gehalten in München am 10. Nov. 1955. Münch. med. Wschr. **1955**, 1673—1677.

CLÉMENT, R.: Malformations congénitales et rubéole pendant la gestation. Presse méd. **1955**, 1109—1110.

DEGENHARDT, K.-H.: Genetik der pathologischen Varianten der Wirbelsäule speziell auch des Status dysraphicus. Luigi Gedda: De Genetica medica, Pars III, Edizioni dell'Istituto „Gregorio Mendel", Rom 1961.

—, u. H. J. GRÜTER: Experimentelle Grundlagen der Wirbelsäulenfehlbildungen-Sauerstoffmangel und Röntgenstrahlen. In: Die Wirbelsäule in Forschung und Praxis, Bd. 15, S. 19—29 (1960).

ERLACHER, PH.: Entstehung angeborener Mißbildungen im Lichte tierexperimenteller Forschung. Klin. Med. (Wien) **2**, 632—633 (1947). — Zbl. Neur. **108**, 384. — Wien. klin. Wschr. **1947**, 295—296.

FANCONI, G., u. A. WALLGREN: Lehrbuch der Pädiatrie. Basel u. Stuttgart: Benno Schwabe 1961.

GERLACH, J.: Entwicklungsstörungen der Wirbelsäule und des Rückenmarkes, besonders deren abortive und latente Formen in ihrer klinischen Bedeutung (einschl. ihrer Spätmanifestation). In: Die Wirbelsäule in Forschung und Praxis, Bd. 5, S. 44—52. Stuttgart: Hippokrates-Verlag 1958.

GESENIUS, H.: Genwirkungen und Umwelteinflüsse. Anat. Anz. **98**, 272—279 (1951).

GIROUD, A., M. MARTINET et M. SOLÈRES: Encéphalocèles, méningocèles par hypervitaminose A et considérations cliniques. Rev. neurol. **98**, 181—191 (1958).

GLATZEL, H.: Die Bedeutung einer mangelhaften Ernährung der Mutter für das Kind. Dtsch. med. Wschr. **1955**, 1879—1885.

GROSSER, O.: Grundriß der Entwicklungsgeschichte des Menschen. Berlin: Springer 1944.

HEUSER, C. H.: A presomite human embryo with a definite chorda canal. Carnegie Contr. Emb. **23**, 251—267 (1932).

HOLMDAHL, D. E.: Rachischisis. Wilhelm Roux' Arch. Entwickl.-Mech. Org. **144**, 626—642 (1951).

LENZ, W.: Die Abhängigkeit der Mißbildungen vom Alter der Eltern. Verh. dtsch. Ges. inn. Med. **64**, 74—88 (1959).

MILLEN, J. W., and D. H. W. WOOLAEM: Observations on the experimental production of malformations of the central nervous system. J. ment. def. Res. **3**, 23—32 (1959).

NACHTSHEIM, H.: Die Bedeutung genetischer Faktoren für die Entstehung von Mißbildungskrankheiten. Verh. dtsch. Ges. inn. Med. **64**, 33—50 (1959).

PAYNE, F.: General description of a 7-somite human embryo. Carnegie Contr. Embr. **16**, 115—124 (1925).

PETERS, G., u. O. E. LUND: Die Fehlbildungen des Zentralnervensystems. In Lehrbuch der speziellen pathologischen Anatomie von KAUFMANN u. STAEMMLER, Bd. III, Teil 1, S. 343—426. Berlin: W. de Gruyter & Co. 1958.

POPOVA-LATKINA, W.: Die Entwicklung der Wirbelsäule und des Rückenmarks während der Embryonalperiode des Menschen. Anat. Anz. **114**, 353—370 (1964).

RETT, A.: Exogene Ursachen angeborener Mißbildungen. Unter besonderer Berücksichtigung des Zusammenhanges zwischen Mißbildung und Abortus. Wien. klin. Wschr. **70**, 37—43 (1958).

RÜBSAAMEN, H., u. O. LEDER: Zu den Ursachen menschlicher Mißbildungen. Zugleich ein Überblick über die am Pathologischen Institut Freiburg i. Br. in den Jahren 1945—1954 beobachteten Mißbildungen. Beitr. path. Anat. **115**, 348—372 (1955).

SCHUCHARDT, E.: Zur Entwicklungsgeschichte und zur Anatomie der Wirbelsäule, des Rückenmarks und der Rückenmarkshäute. In: K.-A. BUSHE und P. GLEES, Chirurgie des Gehirns und Rückenmarks im Kindes- und Jugendalter. Stuttgart: Hippokrates 1968.

SCORTA, A., P. FRANCESCHINI, and G. PILOTTI. On a case of trisomy 18 with spina bifida and meningocele. Minerva ginec. **18**, 31—36 (1966).

STARCK, D.: Embryologie. Stuttgart: Georg Thieme 1955.

Steding, G.: Experimente zur Morphogenese des Rückenmarks. Untersuchungen an Hühnerembryonen (Gallus gallus). Acta anat. (Basel) 49, 192—231 (1962).

Thalhammer, O.: Die Ursachen kindlicher Entwicklungsstörungen unter besonderer Berücksichtigung der vorgeburtlichen Schädigungen. Wien. klin. Wschr. 1956, 166—171.

Töndury, G.: Mißbildungen des Zentralnervensystems als entwicklungsphysiologisches Problem. Schweiz. Arch. Neurol. Psychiat. 79, 154 (1957).

— Embryopathien. Berlin-Göttingen-Heidelberg: Springer 1962. 311 S. 207 Abb.

Verschuer, O. v.: Genetik des Menschen. München u. Berlin: Urban & Schwarzenberg 1959. 427 S.

B. Verschlußstörungen.

I. Allgemeines (s. auch II).

Beck, F., and S. B. Lloyd: An investigation of the relationship between foetal death and foetal malformation. J. of Anat. 97, 555—564 (1963).

Dongen, R. van: Insulin and myeloschisis in the chick embryo. Austral. J. exper. Biol. a. med. Sci. 42, 607—614 (1964).

Edwards, J. H.: The epidemiology of congenital malformations. Bull. schweiz. Akad. med. Wiss. 20, 360—369 (1964).

Frye, F. L., and L. Z. McForland: Spina bifida with rachischisis in a kitten. J. Amer. vet. med. Assoc. 146, 481—482 (1965).

Gross, P. H.: Myelomeningocele in one idential twin. J. Neurosurg. 20, 439—440 (1963).

Lemire, R. J., Th. H. Shepard, and C. A. Ellsworth: Caudal myeloschisis (lumbo-sacral spina bifida cystica) in a five millimeter (Horizon XIV) human embryo. Anat. Rec. 152, 9—16 (1965).

Lorber, J.: Spina bifida cystica. Hereditary features. Nurs. Times 60, 411—412 (1964).

II. Spina bifida

Alter, M.: Anencephalus, hydrocephalus and spina bifida. Epidemiolgy, with special reference to a survey Charleston, S. C. in, Arch. Neurol. (Chic.) 7, 411—422 (1962).

Ames, M.: Proposals for a department of rehabilitation for children. Pediatrics 36, 277—281 (1965).

Andersen, K.: Nachuntersuchungen über Spina bifida-Fälle von 1913—1933. Verh. Med. Ges. Fünen 1934/35, 3—7, 1935 [Dänisch]. Ref. Zbl. Neur. 80, 681 (1936).

Andrews, L.: Spina bifida cystical a follow-up survey. Canad. med. Assoc. J. 97, 280—285 (1967).

Angioni, G.: Contributo alla cura chirurgica della spina bifida. Clinica chir. 2, 1232—1240 (1920). Ref. Z.org. Chir. 15, 148 (1922).

Arcara, C.: Spina bifida (clinico-therapeutic criteria and considerations on a series of 321 cases). Pediatria (Napoli) 72, 1227—1238 (1964).

Arnesen, A. J. A.: Enuresis und Spina bifida. Norsk. Mag. Laegevidensk. 85, 299—306 (1924) [Norwegisch]. Ref. Z.org. Chir. 28, 349 (1924).

Arquellada, A. M.: Spätresultate der Operationen der Spina bifida. Pediatr. españ. 9, 245—257 (1920). Ref. Z.org. Chir. 10, 339 (1921).

Ascher, F.: Über eine typische Erscheinungsform der Spina bifida occulta. Arch. orthop. u. Unfallchir. 23, 716—740 (1925).

Ask, O.: Spina bifida occulta und einige verwandte Zustände. Nord. med. Tijdskr. 1938, 986—991 [Schwedisch]. Ref. Zbl. Neur. 91, 314.

— Über die Entstehung des Hydrocephalus internus bei Spina bifida. Nord. Med. 1940, 1232—1234 [Schwedisch]. Ref. Z.org. Chir. 100, 544.

— Studien über die embryologische Entwicklung des menschlichen Rückgrates und seines Inhaltes unter normalen Verhältnissen und bei gewissen Formen von Spina bifida. Uppsala Läk.för Förh., N. F. 46, 243—348 (1941). Ref. Z.org. Chir. 106, 306 (1942).

Backer, E.: Les problêmes urinaires des spina bifida. Acta urol. Belg. 33, 112—131 (1965).

— Urologic problems in spina bifida. Acta urol. Belg. 33, 112—131 (1965).

Bade: Zur operativen Behandlung der Spina bifida. Z. orthop. Chir. 44, 144—147 (1923).

Badell-Ribera, A., Ch. A. Swinyard, L. Greenspan, and G. G. Deaver: Spina bifida with myelomeningocele: evalution of rehabilitation potential. Arch. Phys. Med. 45, 443—444 (1964).

Bakke, S. N.: Mißbildungen und Entwicklungsstörungen in der Wirbelsäule. Bergen: J. W. Eides 1935. 80 S., 48 Abb.

Barry, Al., B. M. Patten and B. H. Stewart: Possible factors in the development of the Arnold-Chiari malformation. J. Neurosurg. 14, 285—301 (1957).

Barson, A. J.: Radiological studies of spina bifida cystica. The phenomenon of congenital lumbar kyphosis. Brit. J. Radiol. 38, 294—300 (1965).

Baruffaldi, O., e N. Divano: Spina bifida. Minerva ortop. (Torino) 10/11, 672—682 (1959).

Bastos, M.: Chirurgische Behandlung der Enuresis nocturna infolge Spina bifida. Ass. Acad. méd. quir. españ. 15, 451—460 (1928) [Spanisch]. Ref. Z.org. Chir. 49, 158 (1930).

Bauhin, G.: (1560—1624). Zit. nach Hesse, F. A.

Bayer, C.: Zur Chirurgie der Rückenmarksbrüche. Prag. med. Wschr. 1889. Ref. Zbl. Chir. 1889, 566.

BEHN, MAGHERITA: Partieller Riesenwuchs des linken Beines bei Spina bifida occulta. Diss. Hamburg 1937, S. 23.

BENDA, C. E.: Dysraphic states. J. Neuropath. exp. Neurol. 18, 56—74 (1959).

BENEDETTI, M., e G. A. GALLI: Le agenesie sacro-coccigee. Minerva orthop. 14, 392—395 (1963).

BENNETT, B. M., and E. NAKAMURA: An examination of familial data for associated birth-order effects in the presence of malformations of the central nervous system. Brit. J. Prev. Soc. Med. 18, 98—101 (1964).

BERTINO, ST.: Sulla therapia chirurgica in neonati del meningocele associato a spina bifida. Quad. Clin. Ostetr. e Ginec. 7, 495—512 (1952).

BIELSCHOWSKY, M., u. R. HENNEBERG: Zur Histologie und Histogenese der zentralen Neurofibromatose. Festschrift für Cajal. Madrid 1922.

BIJL, L.: Status dysrhaphicus. Baarn: Uitgeverij & Drukkerij Hollandia 1956. 238 S. u. 26 Abb.

BITKER, M. P.: Problèmes urologiques des spina bifida. L'incontinence d'urines: Étude physiopathologique et possibilités thérapeutiques. Sem. Hôp. Paris 36, 2892—2906 (1960).

BIZZARRI, A.: Considerazioni su di un caso di meningocele. Boll. Soc. med.-chir. Modena 34, 207—244 (1934). Ref. Z.org. Chir. 75, 287.

BLUESTONE, S. S., and G. G. DEAVER: Habilitation of the child with spina bifida and myelomeningocele. J. Amer. med. Ass. 161, 1248—1251 (1956).

BODECHTEL, G.: Die Krankheiten des Rückenmarks. In Handbuch der inneren Medizin von BERGMANN-STAEHELIN, Bd. 5, Teil 1, Abt. I. Spezielle Pathologie I/2/II. Berlin: Springer 1939.

BONSMANN, M. R.: Über nachträgliche Überhäutung von Myelomeningocelen. Virchows Arch. 213, 131—151 (1913).

— Zur Frage des familiären Auftretens der Spina bifida und Enuresis. Dtsch. Z. Nervenheilk. 74, 343—349 (1922).

BORROMI, M., e G. GUALTIERI: Sulla rachischisi dolorosa. Arch. Ortop. (Mil.) 77, 269—277 (1964).

BRANDENBURG, A.: Spina bifida occulta en lage rugklachten (Spina bifida occulta et douleurs lombaires basses). Acta orthop. Belg. 28, 688—692 (1962).

BRAUN, W., u. H. FINKEMEYER: Zur Klinik und operativen Therapie der Spina bifida occulta. Med. Welt 16, 841—46 (1965).

BREMER, F. W.: Die pathologisch-anatomische Begründung des Status dysraphicus. Dtsch. Z. Nervenheilk. 19, 104—123 (1927).

BRIXEN, G. V.: Über Hirn- und Rückenmarksbrüche. Diss. Göttingen 1948. 28 S.

BROCA, A.: Spina bifida latent avec tumeur. Presse méd. 21, 865—866 (1913).

BROCKLEHURST, G., J. R. W. GLEAVE, and W. S. LEWIN: Early closure of myelomeningocele with especial reference to leg movement. Develop. Med. Child. Neurol., Suppl. 13, 51 (1967).

BUCHSTEIN, H. F., and J. GRAFTON LOVE: Spina bifida occulta. With report of a case in which there was an occult myelomeningocele. Surg. etc. 3, 215—225 (1938). Z.org. Chir. 89, 541.

BÜCHNER, F., H. RÜBSAAMEN u. G. ROTHWEILER: Reproduktion fundamentaler menschlicher Mißbildungen am Hühnchenkeim durch Sauerstoffmangel. Naturwiss. 38, 142 (1951).

BUSHE, K.-A., u. P. GLEES: Chirurgie des Gehirns und Rückenmarks im Kindes- und Jugendalter. Stuttgart: Hippokrates 1968.

CAFE, A. C., u. E. S. BONA: Die Vorteile frühzeitiger chirurgischer Behandlung der Myelomeningocelen. Arch. bras. Med. nav. 21, 55—58 (1960).

CAMPBELL, J. B.: Congenital anomalies of the neural axis. Surgical management based on embryologic considerations. Amer. J. Surg. 75, 231—256 (1948).

CARRENO, C., y O. R. MAROTTOLI: Angeborener Hydrocephalus und Spina bifida. Arch. argent. Pediatr. 3, 61—70 (1932) [Spanisch]. Ref. Zbl. Neur. 65, 661.

CARRIÈRE: Meningocèle, Spina bifida. Paris méd. 1913, 341—345.

CARSTENSEN, G., u. H.-P. JENSEN: Erfahrungen mit der Herstellung und Anwendung von Gewebekonserven durch Einbettung in Kunststoffe. „Gewebekonserven — Herstellung und Anwendung", S. 81—89. Berlin: VEB-Verlag Volk und Gesundheit 1961.

CAZALAS, GRISLAIN et MERLEN: Syndrome sympathique cervical postérieur et spina bifida cervical. Paris. méd. 1938 II, 192—195.

CHALIER, A., and P. SANTY: Spina bifida géant. Rév. d'Orthop. 24, 257—267 (1913).

CHAMBERS, W. R.: Technic for the early operation of myelocele and meningomyelocele. With a report of 10 consecutive cases. Amer. J. Surg. 80, 386—393 (1950).

—, and A. G. REVILLA: Unusual case of meningocele in an adult. J. of Neurosurg. 5, 316—320 (1948).

CHANTRAINE, A., and L. TIMMERMANS: Electromyography in spinal cord lesion with special reference to the sphincters. Paraplegia 4, 240—244 (1967).

CHAPUIS, J. P.: Ein Beitrag zu den Mißbildungen der Wirbelsäule. Diss. Lausanne 1937. Ref. Z.org. Chir. 91, 258.

CHIARI, H.: Beckenmißgestaltung bei Spina bifida occulta sacralis. Z. angew. Anat. 1, 426—431 (1914).

CHU, CH.: Surgical treatment of enuresis due to spina bifida occulta. Zhong Waike Z. 11, 873—874 (1963).

CITRINOVITZ, J.: Die Rehabilitation von Kindern mit Spina bifida. [Italienisch.] Med. fis. Rehab. 20, 12—18 (1959).

Civai, O., e R. Cheri: Osservazioni anaestesiologische sulla nostra casistica di interventi di Mielomeningocele. Atti Accad. Fisiocr. Siena (Medicofis) **13**, 153—158 (1964).

Cohn, G. A., and W. B. Hamby: The surgery of cranium bifidum and spina bifida. Follow-up report of 64 cases. J. Neurosurg. **10**, 297—300 (1953).

Cokkinis, A. J.: An unusual case of myelocele. Brit. Med. J. **1921**, No 3141, 380—381.

Convert, P., et P. Santy: 2 cas de spina bifida anciens opérés avec succès. Rév. d'Orthop. **25**, 25—36 (1914).

Coughlin, W. T.: Spina bifida. A clinical study with a report of 12 personal cases. Ann. Surg. **94**, 982—1006 (1931).

Craig, W. Mck.: Spina bifida: preoperative, surgical and postoperative treatment. Surg. Clin. N. Amer. **9**, 219—229 (1929).

Cramer, F. J.: Ein Beitrag zum Krankheitsbilde der Blasenstörungen bei Spina bifida occulta. Z. urol. Chir. **21**, 235—248 (1926).

Curtius, F.: Altes und Neues zum Status dysraphicus. Nervenarzt **28**, 185—188 (1957).

Cutler, G. D.: End results in 62 cases of spina bifida and cephalocele. Arch. of Neur. **12**, 149—166 (1924).

Czochra, M.: Przypadek Wspólistnienia Torbieli Skórzastej Okolicy Stozka Koncowego Z Tarnia Dwudzielna Kości Krzyzowei i Z Zatoka Skorna. Neurol. Neurochir. Psychiat. Pol. **13**, 141—144 (1963).

Dal Monte, A., e G. Repaci: Trattamento chirurgico della spina bifida. Minerva ortop. (Torino) **10**, 505—515 (1959).

Daniel, P. M., and Sabina J. Strich: Some observations on the congenital deformity of the central nervous system known as the Arnold-Chiari malformation. J. Neuropath. exp. Neurol. **17**, 255—266 (1958).

Darcourt, G.: La cure opératoire du spina bifida chez l'enfant, ses rapports avec l'hydrocéphalie. Ses résultats immédiats et rétardifs. Sud. méd. chir. **58**, 353—357 (1926). Ref. Zbl. Neur. **47**, 77.

Dareste: Zit. nach Kallius.

Degenhardt K. H., u. H. J. Grüter: s. Einleitung.

Della Mano, Nino: Un caso di spina bifida in adulto. Osp. magg. (Milano) **17**, 342—353 (1929). Ref. Z.org. Chir. **49**, 99.

Delrez, L.: Surélévation congénital de l'omoplate, malformations squeletiques costovertébrales. Spina bifida lombaire. Ann. soc. méd.-chir. Liége **65**, 93—94 (1922). Ref. Z.org. Chir. **20**, 264.

— Spina bifida hydrocephalic. Essai de traitement par trépanation ventriculaire. Le Scalpel **81**, 593—599 (1928).

D'Erricot, A.: A surgical procedure for hydrocephalus associated with spina bifida. Surgery **4**, 856—866 (1938).

— The surgical treatment of hydrocephalus associated with spina bifida. Yale J. Biol. a. Med. **11**, 425—430 (1939).

Dezza, A., e V. Salvi: Trattamento chirurgico precoce di due casi di mielomeningocele da spina bifida. Minerva ortop. (Torino) **10**, 689—690 (1959).

Dittrich, R. J.: Roentgenologic aspects of spina bifida occulta. Amer. J. Roentgenol. **39**, 937—944 (1938).

— Low back pain and spina bifida occulta. Amer. J. Surg., N. S. **43**, 739—745 (1939).

Domaneschi, R., u. G. Guarneri: Intervento su di un mielomeningocele con profilassi dell' idrocefalo per mezzo della derivazione liquorale nel corpo vertebrale. Lattante **32**, 172—178 (1961).

Doran, P. A., and A. N. Guthkelch: Studies in spina bifida. IV. The frequency and extent of paralysis. J. Neurol. Neurosurg. Psychiat. **26**, 545—551 (1963).

Dorrance, G. M.: Management of spina bifida by repeated drainage of the sac. Arch. of Neur. **33**, 1125—1127 (1935).

— Spina bifida treated by multiple tappings. Arch. of Neur. **37**, 1230—1231 (1927).

Dubseuil-Chambardel, L.: La vraie et la fausse spina bifida. Progrès méd. **52**, 217—218 (1924). Zbl. Neur. **37**, 457 (1924).

Duckett, S.: A propos d'un cas d'agénésie de carate associé a des malformations abdominales, cardiaques et neurologiques de l'enfant. Presse méd. **71**, 2043—2044 (1963).

Dürr, W.: Spina bifida und die Aussichten ihrer Behandlung. Diss. Heidelberg 1939. 33 S.

Dumont, A.: Spina bifida occulta douloureux. Laminektomie. Guérison. J. Chir. Ann. Soc. belge Chir. **8**, 286—293 (1938). Ref. Zbl. Neur. **92**, 404.

Duran, F., J. Toronella y A. Coma: Compresiones medulares en la infancia à proposito de dos casos observados en minos menores de cuatro anos. Rev. esp. Pediat. **14/84**, 829—887 (1958).

Eastman, J. R.: Operative technic in spina bifida. J. Amer. Med. Assoc. **74**, 156—159 (1920).

Eben jr., A., F. K. Garvey and W. Boyce: Congenital lumbosacral Myelomeningocele with incontinence. A contribution to the understanding of bladder physiology. J. Neurosurg. **11**, 183—192 (1954).

Economou, E. D.: Spina bifida cystica posterior und ein seltener Fall: Myelomeningocele mit Vorfall der zum Rohr geschlossenen Partie des Rückenmarks. Zbl. Chir. **1939**, 1750—1757.

EDINGTON, G.: 2 unusual forms of spina bifida. Glasgow Med. J. 79, 161—171 (1913). Ref. Z.org. Chir. 3, 112.

EIBER, S.: Zur Frage der plastischen Knochendeckung bei der Operation der Spina bifida. Nov. chir. Arch. 7, 196—202 (1925) [Russisch]. Ref. Z.org. Chir. 33, 38 (1926).

EICHHOFF: Zur Therapie der Spina bifida. Zbl. Chir. 1931, 2411—2412.

EICHLER, P.: Zur Diagnose der Spina bifida anterior. Fortschr. Röntgenstr. 36, 776—777 (1927).

EMERY, J. L.: Effect of continual decompression using holter valve on wights of cerebral hemispheres in children with hydrocephalus and spina bifida cystica. Arch. Dis. Child. 39, 379—383 (1964).

EMMRICH, R.: Spina bifida und Bettnässen. Erbbiologische Untersuchungen. Mschr. Kinderheilk. 68, 87—93 (1936).

— Spina bifida und Familien mit Spina bifida. Diss. Tübingen 1936. 66 S.

ESAU, P. J.: 3 Fälle von Meningocele sacralis. Jekat. Med. J. 2, 7—14 (1923) [Russisch]. Ref. Z.org. Chir. 25, 360 (1924).

ESKELUND, V., u. E. D. BARTELS: Spina bifida lumbalis in uniovular twins. Nord. Med. 11, 2075—2079 (1941). Zit. SCHWIDDE.

ÉSTOR, E., et E. ÊTIENNE: Lex faux spina bifida. Médullomes et médulloembrysomes. Rev. de Chir. 33, 785—816 (1913).

—, u. H. ESTOR: Spina bifida occulta lombaire à form douloureuse guéri par la laminectomie. Rev. d'Orthop. etc. 18, 664—668 (1931). Ref. Z.org. Chir. 58, 464.

FABER, L. A., u. L. G. ERICKSEN: Zit. SCHWIDDE.

FEDOREW, A.: Zur Frage von den unmittelbaren und Dauerresultaten der chirurgischen Behandlung der Cerebrospinalhernien. Perm. med. Z. 7, 81—89 (1929) [Russisch]. Ref. Z.org. Chir. 50, 11 (1930).

— 2 Fälle von operierter Spina bifida mit Dauerresultat. Vestn. Chir. 41, 163—164 (1935) [Russisch]. Ref. Z.org. Chir. 81, 429.

FEIL, A.: Sur la localisation du spina bifida dans la région cervicale. Progrès méd. 47, 510—511 (1920).

— Les malformations congénitales du rachis cervical. Une ensemble anatomique et clinique. Progrés méd. 48, 301—307 (1921).

— Spina bifida et anomalies vertébrales. Progrès méd. 48, 256—257 (1921).

FELLER, A., u. H. STERNBERG: Zur Kenntnis der Fehlbildungen der Wirbelsäule. I. Mitt. Die Wirbelkörperspalte und ihre formale Genese. Virchows Arch. 272, 613—640 (1929).

— — Zur Kenntnis der Fehlbildungen der Wirbelsäule. V. Mitt. Über Fehlbildung der Wirbelkörper bei Spaltbildungen des Zentralnervensystems und ihre Genese. Z. Anat. 103, 609—633 (1934).

FEREMBACH, D.: Frequency of spina bifida occulta in prehistoric human skeletons. Nature (Lond.) 199, 110—111 (1963).

FERIZ, H.: Ein Fall von Spina bifida thoracolumbalis mit elephantiastischer Fingermißbildung. Virchows Arch. 257, 503—511 (1925).

FERMI, F.: Spina bifida in adulto. Policlinico, Sez. prat. 1920, 166—168. Ref. Z.org. Chir. 7, 162.

FERNANDEZ-SERRATS, A. A., A. N. GUTHKELCH, and S. A. PARKER: The prognosis of open myelocele with a note on a trial of Laurence's operation. Develop. Med. Child. Neurol., Suppl. 13, 65 (1967).

FISCHER, H.: Zur Spina bifida occulta cervicalis. Z. ärztl. Fortbildg 24, 411—414 (1927).

FISCHERS, D.: Über die lumbo-dorsale Rhachischisis mit Knickung der Wirbelsäule. Beitr. path. Anat. 5, 161—182 (1889).

FISHER, R. C., and A. A. UIHLEIN: Spina bifida and Cranium bifidum. Study of 530 cases. Proc. Mayo Clin. 27, 33—38 (1952).

FISSEROVA, J.: The occurrence of CNS malformations in material from newborn and infant post mortems in Prague County in 1952—1956. Čsl. Pediat. 14, 109—113 mit engl. Zus.fass. (1959). [Tschechisch.]

FOERSTER: Zit. nach KALLIUS.

FORBES, A. M.: The operative treatment of spina bifida. Canad. Med. Assoc. J. 20, 497—498 (1929). Ref. Z.org. Chir. 47, 112 (1929).

FORNI, G. G.: Della spina bifida. Minerva chir. (Torino) 1951, 487—488.

FORREST, D. M.: Early closure in spina bifida: Results and problems. Proc. roy. Soc. Med. 60, 763—767 (1967).

FOURNIER: Hydrocéphalie et spina bifida. Grippe au début de la grossesse. Bull. Soc. Obstétr. Paris 10, 767—768 (1921). Ref. Zbl. Neur. 30, 92 (1922).

FRANCOIS, J.: 2 cas de rétention complet d'urine dus au spina bifida occulta guéris par laminectomie. Le Scalpel 81, 211—213 (1928).

FRASER, J.: Spina bifida. Edinburgh Med. J. 36, 284—310 (1929). Ref. Z.org. Chir. 46, 683.

FUCHS, A.: Über den klinischen Nachweis kongenitaler Defektbildungen in den unteren Rückenmarksabschnitten (Myelodysplasie). Wien. med. Wschr. 36, 2141, 2261 (1909).

GAGEL: Handbuch der Neurologie von BUMKE-FEORSTER, Bd. XVI, S. 182—221. Berlin: Springer 1936.

GARDNER, W. J.: Rupture of the neural tube, the cause of myelomeningocele. Arch. Neurol. Psychiat. (Chicago) 4, 1—7 (1961).

Gardner, W. J.: Myelomeningocele the result of rupture of the embryonic neural tube. Cleveland Clin. Quart. **27**, 88—100 (1961).
— Hydrodynamic mechanism of syringomyelia: its relationship to myelocele. J. Neurol. Neurosurg. Psychiat. **28**, 247—259 (1965).
Garrido-Lestache, J.: Hydrocephalus nach Operation. Pediatr. españ. **10**, 301—304 (1921) [Spanisch]. Ref. Z.org. Chir. **18**, 18 (1922).
— Lumbosacrale Meningocele. Pediatr. españ. **22**, 318—334 (1933). Ref. Zbl. Neur. **70**, 119 [Spanisch].
Gaté, J., et J. Charpy: Impétigo bulleux chez un hydrocéphale atteint de spina bifida avec meningocèle et paraplégie. Bull. Soc. franç. Dermat. **40**, 656—657 (1933). Ref. Zbl. Neur. **70**, 87.
Geipel, P.: Zur Kenntnis der Spina bifida des Atlas. Fortschr. Röntgenstr. **42**, 583—589 (1930).
— Zur Kenntnis der Spaltbildung des Atlas und Epistropheus. II. Teil. Fortschr. Röntgenstr. **46**, 373—402 (1932).
— Zur Kenntnis der Spaltbildungen des Atlas und Epistropheus. III. Teil. Fortschr. Röntgenstr. **52**, 533—570 (1935).
Gerlach, J.: Der Mensch als Subjekt und Objekt ärztlichen Handelns aus neurochirurgischer Sicht. Vortrag vor der Katholischen Akademie in Bayern am 28. 9. 1968, in: Naturwissenschaft vor ethischen Problemen. München: Kösel-Verlag 1969, Mü. Akad. Schr., Bd. 49, 91—115.
— H.-P. Jensen, W. Koos u. H. Kraus: Pädiatrische Neurochirurgie. Stuttgart: Georg Thieme 1967.
Giorgi, D., J. Nasser e A. R. Bevilaqua: Espina bifida oculta e disturbios neurologicos na raqueanestesia. Consideracoes a proposito de 8 casos. Arch. Neuro-psiquiat. **17**, 411—415 (1959).
Goerttler, K.: Experimentell erzeugte Spina bifida und Ringembryobildung und ihre Bedeutung für die Entwicklungsphysiologie der Urodeleneier. Z. Anat. **80**, 283—343 (1926).
Goldman, J. R.: Congenital malformation of vertebrae (hemivertebrae with aplasia of corresponding ribs associated with a lateral meningomyelocele). A report of a case. Arch. of Path. **47**, 153—159 (1949).
Gonzalez-Meneses y Jimenez: Zur Behandlung der Spina bifida. Arch. españ. Pediatr. **11**, 5—22 (1927). Ref ∠bl. Neur. **47**, 653.
Gordon, G. C.: Management of paralytic deformity in spina bifida. Develop. Med. Child. Neurol. **4**, 555—556 (1962).
Gordon, L. H., D. B. Shurtleff, and E. L. Foltz: Meningomyelocele. J. Bone Surg. (Brit.) **47**, 381—383 (1965).
Gordon, W.: Zit. nach Schwidde.
Graham, M. D.: Bilateral vocal cord paralysis associated with meningomyelocele and the Arnold-Chiari malformation. Laryngoscope **73**, 85—92 (1963).
Greil, A.: Theorie der Entstehung der Spina bifida, Syringomyelie und Sirenenbildung sowie des angeborenen Klumpfußes. Virchows Arch. **253**, 45—107 (1924).
Gross, S. W., u. E. Sachs: Spina bifida und Cranium bifidum. A study of 103 cases. Arch. Surg. **28**, 874—888 (1934).
Grossiord, A.: L'avenir fonctionnel du spina bifida lombo-sacré avec troubles neurologiques. Sem. Hôp. Paris **36**, 2875—2876 (1960).
—, et M. Courtois: Le syndrome neuro-orthopédique du spina bifida paralytique. Bilan et pronostic. Sem. Hôp. Paris **36**, 2876—2891 (1960).
Grote, W.: Zur Klinik und Behandlung von Mißbildungen des Rückenmarks und seiner Häute. Med. Welt **11**, 536—541 (1964).
— Spina bifida. In: K.-A. Bushe u. P. Glees, Chirurgie des Gehirns und Rückenmarks im Kindes- und Jugendalter. Stuttgart: Hippokrates 1968.
Grueter, H.: Untersuchungen des Filum terminale unter besonderer Berücksichtigung der Verhältnisse bei spina bifida occulta und Klauenhohlfuß. Acta neurochir. (Wien) **10**, 523—532 (1962).
Gryspeerdt, G. L.: Myelographic assement of occult forms of spinal dysraphism. Acta radiol. (Stockh.) N.S. **1**, 702—717 (1963).
Gucker, T.: The role of orthopedic surgery in the long-term management of the child with spina bifida. 3d Arch. Phys. Med. **45**, 82—86 (1964).
Guk, N. P.: Indications and contraindications for the surgical treatment of spinal hernia. Klin. Khir. (Kiev) **1**, 46—49 (1965).
Gund, A.: Über die chirurgische Behandlung einiger Fehlbildungen des zentralen Nervensystems und seiner Hüllen. Med. Welt **1962**, 1245—1247.
Guthkelch, A. N.: Secsonal variations in the incidence of congenital malformations. Brit. med. J. **5211**, 1041—1042 (1962).
— Studies in spina bifida. II. When to repair the spinal defect. J. Neurol. Neurosurg. Psychiat., N. S. **25**, 137—142 (1962).
—, and P. A. Doran: The problem of spina bifida cystica. A reassessment. Exerpta Medica, International Congress series Nr. 36, Washington D. C., October 14—20 (1961).
— Thoughts on the surgical management of spina bifida cystica. Acta neurochir. **13**, 407—418 (1965).
Guttmann, L. Sir: Die initiale Behandlung von Querschnittslähmungen. Acta neurochir. (Wien) **19**, 95—99 (1968).

GYEPES, M. T., D. H. NEWBORN, and E. B. D. NEUHAUSER: Metaphyseal and physeal injuries in children with spina bifida and meningo-myeloceles. Amer. J. Roentgenol. **95**, 168—177 (1965).

HAAG, W., H. VOGELSANG, G. SCHULTHEISS u. G. LINDEN: Zur Anatomie des Caudasackes im Röntgenbild unter besonderer Berücksichtigung lumbosacraler Fehlbildungen. Zbl. Neurochir. **26**, 1—16 (1965).

HACKENBROCH, M.: Zur Kasuistik, Pathologie und Theorie der Spina bifida occulta und ihrer Folgezustände. Münch. med. Wschr. **1922**, 1191—1192.

— Weitere Erfahrungen mit der operativen Behandlung der Spina bifida occulta. Z. orthop. Chir. **62**, Beil.-H., 290—297 (1935).

— Beitrag zur Kenntnis der Geschwulstbildungen im Lumbosacralkanal bei Spina bifida occulta. Med. Klin. **1936 II**, 1179—1181.

HALLIDAY, M. J., H. E. M. RAWLINGS, and M. A. WHIPP: The spina bifida-hydrocephalic child in the community. A reappraisal of the social problem. Pracitioner **195**, 346—350 (1965).

HANRAETS, P.: The degenerative back and it's differential diagnosis. Amsterdam: Elsevier 1959.

HARMER, T. W.: Spina bifida. Operability and time for surgical intervention. Boston Med. J. **183**, 775—776 (1920). Ref. Z.org. Chir. **12**, 148 (1921).

HARNACK, G. A.: Probleme der Therapie der Myelocelen. Ther. d. Gegenw. **98**, 384—387 (1959).

HARVIER, P., et CHABRUN: Torticollis congénital. Quadriplégie incomplète d'apparition tardive et à évolution progressive. Spina bifida cervico-dorsalis occulta. Bull. Soc. méd. Hôp. Paris **40**, 624—628 (1924). Ref. Zbl. Neur. **38**, 79 (1924).

HAUGE, T.: Myelography in a case of the occult form of spinal Dysraphism. Acta radiol. (Stockh.) N.S. **1**, 718—720 (1963).

HAYES, J. T., and H. PH. GROSS: Orthopedic implications of myelodysplasia. J. Amer. med. Ass. **184**, 762—767 (1963).

—, —, and ST. DOW: Surgery for paralytic defects sedondary to myelomeningocele and myelodysplasia. J. Bone Surg. A **46**, 1577—1597 (1964).

HEIDRICH, L.: Zur Ursache des wachsenden Hydrocephalus nach Spina bifida-Operation. Zbl. Chir. **54**, 407 (1927).

— Die Bedeutung der Jodresorptions- und -passageprüfung für die Gehirn- und Rückenmarkschirurgie, insbesondere für die Ursache und Verhinderung des wachsenden Hydrocephalus nach Spina bifida-Operationen. Zbl. Chir. **54**, 1384 (1927).

HEINZMANN: Anomalien der Lendenwirbelsäule und des Kreuzbeins. Z. ärztl. Fortbildg **36**, 485—486 (1939).

HELLBRÜGGE, TH.: Ärztliche Gesichtspunkte zu einer „Begrenzten Euthanasie" in: Aktuelle Probleme des Lebensschutzes durch die Rechtsordnung. Studien und Berichte der Katholischen Akademie in Bayern, Bd. 25, Würzburg, 1964, S. 59—100.

HEMMER, R.: Zur Behandlung und Prognose der Meningo-, Myelo- und Encephalozelen. Münch. med. Wschr. **104**, 2404—2408 (1962).

—, Frühoperation der Myelozelen. Kinderchir. **2**, 465—474 (1965).

HENNEBERG, R.: Rückenmarksbefunde bei Spina bifida. Diastematomyelie, kongenitale Syringomyelie. Mschr. Psychiatr. **47**, 1—33 (1920).

HENNEMANN, C.: Zur Behandlung der Spina bifida. Münch. med. Wschr. **1900**, 1380.

HENNIG, H.: Spaltbildungen der Wirbelbogen im dorsalen und lumbalen Bereich der Wirbelsäule. Diss. Königsberg 1938. 33 S.

HENSELL, V.: Die chirurgische Behandlung der Meningo-, Myelo- und Enzephalozelen. In: Die chirurgische Behandlung der angeborenen Fehlbildungen (Hrsg. K. KREMER), S. 554—563. Stuttgart: Georg Thieme 1961.

HERTZOG, E.: La Myélographie dans les spina-bifida In: La Radiographie des formations intrarachidiennes. Paris: Masson & Cie. (1965).

HESS, J. H.: Premature infants. Malformations and diseases of the nervous, osseous and muscular systems requiring corrective treatment. J. Amer. Med. Assoc. **79**, 552—556 (1922).

HESSE, F. A.: Spina bifida cystica. Erg. Chir. **10**, 1197—1388 (1918).

HEUSSER, H.: Traumatische Verschlimmerung einer Spina bifida. Mbl. Unfallheilk. **32**, 8—14 (1925).

HEWITT, D.: Geographical variations in the mortality attributed to spina bifida and other congenital malformations. Brit. J. Prev. Soc. Med. **17**, 13—22 (1963).

HILGENREINER, H.: Ein Fall von Myelocystocele teratoides. Zbl. Chir. **1935**, 2840—2844.

HINDSE-NIELSEN, S.: Spina bifida-Prognose-Erblichkeit. Eine klinische Studie. Acta chir. scand. (Stockh.) **80**, 525—578 (1938).

HINTZE, A.: Die Fontanella lumbo-sacralis. Arch. klin. Chir. **119**, 409—454 (1922).

— Enuresis nocturna, Spina bifida occulta, epidurale Injektion. Mitt. Grenzgeb. Med. u. Chir. **35**, 484—543 (1922).

HIPPE, H., u. K. HÄHLE: Über die Beziehungen zwischen Spina bifida occulta und Harnapparat. Röntgenprax. **9**, 195—196 (1937).

HOELEN, E.: Ein chirurgisch behandelter Fall von Spina bifida occulta. Nederl. Tijdschr. Geneesk. **67**, 252—259 (1923) [Holländisch]. Ref. Z.org. Chir. **22**, 337 (1923).

HOGUET, J. P.: Spina bifida. With report of cases. N. Y. Med. J. **98**, 1156—1160 (1913).

Holmdahl, D. E.: Die Myelodysplasielehre, eine kritische anatomische Analyse der wichtigsten Symptome: Spina bifida occulta, Fisteln und Narben der Sacrococcygealregion. Enuresis. Mschr. Kinderheilk. **23**, 1—23 (1922).

— Die erste Entwicklung des Körpers bei den Vögeln und Säugetieren incl. des Menschen besonders mit Rücksicht auf die Bildung des Rückenmarkes, des Cöloms und der entodermalen Kloake nebst einem Exkurs über die Entstehung der Spina bifida in der Lumbosacralregion. Morph. Jb. **54**, 333—384 (1925).

Honig, P. J. J.: Ein Fall von Spina bifida mit einem Hautdefekt. Nederl. Tijdschr. Geneesk. **72**, 945—947 (1928) [Holländisch]. Ref. Z.org. Chir. **42**.

Houweninge-Graftdijk, C. J. van: Über das Auftreten von Hydrocephalus bei Spina bifida. Mschr. Kindergeneesk. **2**, 93—116 (1932). Ref. Z.org. Chir. **62**, 242 (1933).

Howell, D. G.: The use of the colonic conduit in the treatment of urinary incontinence in congenital spinal palsy. Develop. Med. Child. Neurol., Suppl. **13**, 119—124 (1967).

Hoytema, G. J. van, and R. van den Berg: Embryological studies of the posterior fossa in connection with Arnold-Chiari malformation. Develop. Med. Child. Neurol., Suppl. **11**, 61—76 (1966).

Hoytema, M. G. J.: Quelques aspects du traitement du spina bifida Neurochirurgie **8**, 333—336 (1962).

Ingberg, H. O., and E. W. Johnson: Elektromyographic evaluation of infants with lumbal meningomyelocele. Arch. Phys. Med. **44**, 86—92 (1963).

Ingraham, F. D.: Spina bifida and cranium bifidum 516 cases. Harvard Univ. Press 1944. 217 S.

—, and D. D. Matson: Neurosurgery of Infancy and Childhood. Springfield, Ill., USA: Ch. C. Thomas 1954.

Inostroza, A., y J. Gandulfo: Spina bifida. Rev. chil. Pediatr. **2**, 68—72 (1931) [Spanisch]. Ref. Zbl. Neur. **60**, 622 (1931).

Jackson, I. J., and G. T. Hoffmann: The Arnold-Chiari malformation without spinal dysraphia. Dis. nerv. Syst. **17**, 375—378 (1956).

Jacobovicini, J., C. I. Urechia et E. Teposu: Enuresis et spina bifida occulta. Résultats opératiores dans 16 cas. Presse méd. **1929 II**, 1103—1105.

Jaeger, F., u. J. Karstens: Chirurgie der Wirbelsäule und des Rückenmarks. Stuttgart: Georg Thieme 1959. 190 S.

James, C. C., and L. P. Lassmann: Spinal dysrhaphism. The diagnosis and treatment of progressive lesions in spina bifida occulta. J. Bone Surg. B **44**, 828—840 (1962).

— — Spinal dysrhaphism. Arch. Dis. Childh. **35**, 315—324 (1960). Spinal dysrhaphism. J. Bone Surg. B **44**, 828—835 (1962). Diastematomyelia in spina bifida occulta. Psych. Neurol. Neurochir. (Amsterdam) **70**, 453—457 (1967).

Jelsma, F., and R. Glen Spurling: Spina bifida occulta. Report of 2 cases. Surg. etc. **51**, 537—540 (1930).

—, and E. J. Ploetner: Painful spina occulta. With review of the literature. J. of Neurosurg. **10**, 19—27 (1953).

Jemma, G.: Le spina bifida. Napoli, „La Pediatria" **1930**, 224. Ref. Z.org. Chir. **51**, 610 (1930).

Jiwo, Soso: 3 Fälle von geglückter Operation der Spina bifida. Iber. Kurashiki Z. hosp. **7**, 129—134 (1933) [Japanisch]. Ref. Zbl. Neur. **71**, 544 (1934).

Johansson, Sven: On infant surgery. Acta chir. scand. (Stockh.) **54**, 455—506 (1922).

Jones, P., and I. Love: Tight filium terminale. Arch. Surg. **73**, 556—566 (1956).

Jossmann: Spina bifida cervicalis. Berl. Ges. für Psych. u. Nervenkrankh. 9. Dez. 1929. Ref. Zbl. Neur. **55**, 548.

Jossmann, P. B., J. Fischmann, and C. Tedeschi: Congenital malformation of spinal canal with neurogenic bladder. Succesful treatment by neurosurgery and transurethral bladder neck resektion. Neurology (Minneap.) **10**, 747—752 (1960).

Kallius, H. U.: Zur Klassifizierung von Wirbelsäulenmißbildungen. Arch. orthop. Chir. **31**, 287—306 (1932).

Kalter, H.: Congenital malformations of the central nervous system. Amer. J. Clin. Nutr. **13**, 264—274 (1963).

Katila, O., u. A. Lappalainen: Spina bifida occulta und Enuresis. Z. Kinderpsychiat. **25**, 251—254 (1958).

Keiller, Violet H.: A contribution to the anatomy of spina bifida. Brain **45**, 31—103 (1922).

Kelley, J. W., u. A. M. Guiao: s. Sacrococeygale Teratome.

Kenawi, M. M.: Congenital spinal enuresis. J. Egypt. Med. Ass. **44**, 145 (1961); **46**, 889—902 (1963).

Kirmitton, E.: Un cas de spina bifida lateral. Rev. d'Orthop. **27**, 181—183 (1920).

Klein, M. R., L. Delègue u. P. Engel: Spina bifida. Neurochirurgía **2**, S. 163—175 (1960).

— Persönliche Mitteilung.

—, et J. Lepintre: Engagement des amygdales dans les spina bifida avec hydrocéphalie, essai de traitement neurochirurgical. Arch. franç. Pédiatr. **5**, Nr 5 (1948).

Koch: Operative Behandlung der Spina bifida occulta wegen Blasenstörungen. 57. Tagg der Dtsch. Ges. für Chir. Berlin 19.—22. April 1933. Ref. Z.org. Chir. **62**, 520.

Kochs, Joh.: Spontanheilung einer Fußdeformität bei Spina bifida occulta nach Laminektomie. Münch. med. Wschr. **1927**, 1877—1879.

Köttgen, H. U.: Zur Frage des Hydrocephalus bei der Spina bifida cystica. Mschr. Kinderheilk. **96**, 372 (1949).
— Encephalographische Untersuchungen bei der Spina bifida cystica. Dtsch. med. Wschr. **1949**, 307—308.
Kolodny, A.: Results of surgery in Spina bifida. J. Amer. Med. Assoc. **101**, 1626—1630 (1933).
Korcic, E.: Zur Kasuistik der operativen Behandlung der Spina bifida. Med. Mysl. **3**, 36—39 (1928) [Russisch]. Ref. Z.org. Chir. **47**, 404 (1929).
Kossakowski, J.: Beobachtungen über die operative Behandlung angeborener Hirnhaut-, Gehirn- und Rückenmarksbrüche bei Kindern. Polski Przegl. chir. **18**, 655 (1940) [Polnisch]. Ref. Z.org. Chir. **99**, 665 (1940).
Kozyrew, A.: Zur chirurgischen Behandlung der Spina bifida. KlZ. Saratow Univ. **1**, 41—51 (1925) [Russisch]. Ref. Z.org. Chir. **38**, 159 (1927).
Krause-Avellis, H.: Über die chirurgische Therapie der Enuresis nocturna bei Wirbelbogenspalt- bildungen im Sinne der Spina bifida occulta, beobachtet an 114 Patienten. Diss. Berlin, Humboldt- Univ. 1959. Zit. Schlegel.
Krebs, H.: Hirnmißbildung und Lücken-(Leisten)-Schädel bei Spina bifida. Z. Kinderheilk. **77**, 586—610 (1956).
Kredel, F. E.: Conservation of tissue in repair of myelomeningocele in the newborn. Ann. Surg. **131**, 865—868 (1950).
Kyle, David: Spontaneous cure of spina bifida with congenital dislocation of the lumbar spine. Brit. Med. J. **1932**, No 3727, 1076—1077.
Lagrange, E., u. R. Schumann: Spätprognose bei Kindern mit operierter Meningomyelozele. Dtsch. med. Wschr. **89**, 1457—1462 (1964).
Lampert, F. M.: Über die Rückenmarkshernien (Spina bifida). Now. chir. Arch. **7**, 136—146 (1925) [Russisch]. Ref. Z.org. Chir. **33**, 38 (1926).
Lange, C. de: Hydrocephalus biperforatus. Mschr. Kindergeneesk. **2**, 67—75 (1932) [Holländisch]. Ref. Z.org. Chir. **62**, 241.
Lange, de S. A.: Operatieve Behandeling van progressieve Hydrocephalus. Amsterdam: N.V. Noord- Hollandsche Uitgevers Maatschappij — 1965.
Langworthy, O., u. J. E. Dees: Zit. nach Schwidde.
Lassmann, L. P., and C. C. James: Spina bifida cystica and occulta: Some aspects of spinal dysra- phism. Paraplegia **2**, 96—99 (1964).
Laurence, K. M.: The natural history of spina bifida cystica. Proc. roy. Soc. Med. **53**, 1055—1056 (1960).
— The natural history of spina bifida cystica: detailed analysis of 407 cases. Arch. Dis. Child. **39**, 41—57 (1964).
Lausberg, G., u. C.-L. Geletneky: Frühdiagnose, Therapie und Verlaufsformen des Hydrozephalus bei zystischen Dysraphien. Zbl. Neurochir. **28**, 181—168 (1967).
Lebedeff: Zit. nach Kallius.
Le Couer, P.: Sur la chirurgie du spina bifida paralytique. Sem. Hôp. Paris **36**, 2901—2903 (1960).
Lehmann, E.: Spina bifida und obere Harnwege. Z. urol. Chir. **33**, 406—422 (1931).
Lehmann, F. E.: Die embryonale Entwicklung. Entwicklungsphysiologie und experimentelle Tera- tologie. In Handbuch der allgemeinen Pathologie, Bd. VI/1. Berlin-Göttingen-Heidelberg: Springer 1956.
Lemberg, M. K.: Spina bifida occulta und Kreuzschmerzen. Arch. Orthop. Unfallheilk. **52**, 622—646 (1960).
Leni, E.: Sulla spina bifida cystica vertebrale. Osp. Bergamo **2**, 389—396 (1933). Ref. Zbl. Neur. **72**, 701 (1934).
Leo, E.: Spina bifida del rachide. Ann. ital. chir. **8**, 1289—1305 (1929).
Leo, F. de: Sindromi trofiche da spina bifida occulta. Clinica chir., N. S. **16**, 385—435 (1940). Ref. Zbl. Neur. **100**, 375.
Leveuf, J.: 12 Observations de spina bifida. Bull. Soc. nat. chir. **54**, 1137—1141 (1928). Ref. Z.org. Chir. **45**, 28.
— Classifications des spina bifida. Paris méd. **1934 II**, 345—353.
— La meningocèle, forme contestée des spina bifida. Bull. Soc. Pédiatr. Paris **32**, 328—334 (1934). Ref. Zbl. Neur. **75**, 588.
— Un cas de meningocèle cervicale. Considérations générales sur les meningocèles. Mém. Acad. Chir. **62**, 1082—1087 (1936). Ref. Z.org. Chir. **80**, 417.
— Etudes sur le spina bifida. Avec la collaboration de I. Bertrand et H. Sternberg. Préface de G. Roussy. Paris: Masson & Cie. 1937. 330 S., 176 Abb.
—, et P. Toulon: La spina bifida „cystique" formes dont l'air médullaire est à nu (Myelomeningo- cele de Recklinghausen). Ann. d'Anat. path. **7**, 529—554 (1930).
Lichtenstein, B. W.: Spinal Dysraphism, spina bifida and Myelodysplasia. Arch. Neurol. Psychiat. (Chicago) **44**, 792—810 (1940).
— Zit. nach Schwidde.
Lievre, J. A., J.-P. Camus et P. Attali: Les troubles neurologiques du spina bifida occulta. Bull. Soc. méd. Hôp. Paris **113**, 1042—1053 (1962).

Ligabue, P.: Contribute allo studio della spina bifida. Clinica chir. **21**, 2353—2402 (1913).

Lodzinski, K., H. Rochowiecka u. H. Traczyńska: Zagadniente wodoglowia u dzieci z wrodzonymi przepuklinami rdzeniowymi i mozgowymi. Neurol. Neurochir. Psychiat. Pol. **14**, 489—496 (1964).

Lombardi, G., and A. Passerini: Spinal cord diseases. A radiologic and myelographic analysis. Baltimore: Williams & Wilkins Comp. 1964.

Lorber, J.: Systematic ventriculographic studies in infants born with meningomyelocele and encephalocele. Arch. Dis. Childh. **36**, 381—389 (1961).

— Spina bifida cystica. Brit. J. clin. Pract. **17**, 253—260 (1963).

— The family history of spina bifida cystica. Pediatrics **35**, 589—595 (1965).

— Incidence and epidemiology of myelomeningocele. Clin. Orthop. **45**, 81—83 (1966).

— The problem of spina bifida. Medical Officer. **119**, 213—215 (1968).

—, and K. Levick: Spina bifida cystica. Incidence of spina bifida occulta in parents and in controls. Arch. Dis. Childh. **42**, 171—173 (1967).

Lookeren, Campagne van: Ein Fall von Hydrocephalie mit Spina bifida zusammen mit Diastematomyelie und der Chiarischen Veränderung bei einem Neugeborenen. Nederl. Tijdschr. Geneesk. **1949**, 27—29 [Holländisch]. Ref. Zbl. Neur. **117**, 81.

Love, G. J.: Delayed Malignant Development of a Congenital Teratoma with Spina Bifida. J. Neurosurg. **29**, 532—534 (1968).

— D. D. Daly and L. E. Harris: Tight Filum terminale. Report of Condition in 3 Siblings. J. Amer. med. Ass. **176**, 115—117 (1961).

Luyendijk, W.: Spina bifida en Hydrocephalus. Amsterdam: Agon Elsevir 1966.

Macnab, G. H.: Hydrocephalus of Infancy. Brit. Surg. Pract. Surg. Progr. 1961, S. 98—128. London WC 2: Butterworth 1961.

Maier, W. A., u. R. Heinrich: Operative Behandlung der angeborenen Mißbildungen des Rückenmarks und seiner Häute. Mschr. Kinderheilk. **114**, 291—293 (1966).

— — Angeborene Mißbildungen des Rückenmarks und seiner Häute. Mschr. Kinderheilk. **114**, 241—244 (1966).

Majoceki, A.: La cura chirurgica della spina bifida. Osp. magg. (Milano) **11**, 221—226 (1923). Ref. Z.org. Chir. **24**, 23 (1924).

Mandruzzato: Embryogenese der Anencephalie und der Spina bifida. Amer. J. Surg., N. S. **16**, 104—112 (1932).

Marconi, S.: Malformazioni degli arti inferiori da spina bifida occulta. Chir. Org. Movim. **20**, 401—407 (1934). Ref. Z.org. Chir. **70**, 41.

Marie, P., et A. Léri: Spina bifida occulta cervicale, révélée exclusivement par une quadriplégie à début extrêmement tardi (à 46 ans). Bull. Soc. méd. Hôp. Paris **38**, 1138—1140 (1922). Ref. Z.org. Chir. **20**, 526.

Marstrander, J.: Spina bifida cystica. T. Norsk. Laegeforen **87**, 15—19 (1967).

Martin, M. C.: Spina Bifida. Physiotherapy (Lond.) **53**, 299—305 (1967).

Maslov, P.: 3 Fälle von Spina bifida. Ortop. i Traumat. **2**, 89—94 (1928) [Russisch]. Ref. Z.org. Chir. **46**, 821 (1929).

Matera, R.: Mielomeningocele con Hidrocefalia. Tratamiento Quirurgice combinado con la Operacion de Spitz-Holter. Sem. méd. (B. Aires) **116**, 240 (1960).

Matons, E.: Eine Operationsmethode für die Spina bifida. Rev. méd. Barcelona **13**, 342—348 (1930) [Spanisch]. Ref. Z.org. Chir. **53**, 89.

McCaroll: Zit. nach Schwidde.

McCoy, W. T., D. A. Simpson and R. F. Carter: Cerebral malformations complicating spina bifida. Radiological Studies. Clin. Radiol. **18**, 176—182 (1967).

McIntosh, R., K. K. Merritt, M. R. Richards, M. H. Samuels and M. T. Bellows: The incidence of congenital malformations: a study of 5,964 pregnancies. Pediatrics **14**, 505—522 (1954).

Menenga, Menno: Über das Schicksal der wegen Spaltrückens operierten Kranken. Bruns' Beitr. **165**, 434—438 (1937).

Mertz, H.: The relations of spina bifida occulta to neuromuscular dysfunction of the urinary tract. With a review of 6 cases operated by laminectomy. J. of Urol. **29**, 521—530 (1933).

Meyer, E.: Mißbildungen und angeborene Störungen, Entwicklungsstörungen. In: K.-A. Bushe u. P. Glees, Chirurgie des Gehirns und Rückenmarks im Kindes- und Jugendalter. Stuttgart: Hippokrates 1968.

Mikula, Method.: Les resultats du traitement operatoire du spina bifida. Bratislav. lék. Listy **4**, 134—138 (1925) [Russisch]. Ref. Z.org. Chir. **33**, 378 (1926).

Milham, jr., S.: Increased incidence of anencephalus and spina bifida in siblings of affected cases. Science **138**, 593—594 (1962).

Minicione, A., e R. Ruffoni: Le schisi sacrali dolorose. Minerva ortop. **14**, 245—248 (1963).

Minikes, J.: Zur Frage der kombinierten Mißbildung Spina bifida mit Hydrocephalus. Med. Mysl. **2**, 66—75 (1927) [Russisch]. Ref. Z.org. Chir. **45**, 677 (1929).

Mletzko, J.: Über Spätergebnisse nach Meningo- und Myelomeningocelenoperationen. Chirurg **31**, 400—403 (1960).

Mol, W.: De orthopedische behandeling van spina bifida. Nederl. Tijdschr. Geneesk. **108**, 569—571 (1964).

Moonen, W. A.: Treatment of neurogenic bladder. Acta Urol. Belg. 33, 84—85 (1965).
—, and C. Festen: The treatment of functional disorders of the bladder in spina bifida aperta. Arch. chir. neerl. 17, 119—135 (1965).
Morales, P. A.: Urinary problems in children with myelomeningocele. Arch. Phys. Med. 48, 402—409 (1967).
Morgagni, G. B.: [Anatom in Padua 1682—1771]. De sedibus et causis morborum. Zit. Hesse.
Moser, H.: Die pathologische Anatomie und Klinik der Spina bifida. Wien. klin. Wschr. 1951, 21—25.
— Über Therapie und Späterfolge bei Spina bifida. Wien. klin. Wschr. 1951, 109—113.
Moyson, F.: Le traitment actuel des méningo-myélocéles. F. Bruxelles Med. 44, 209—218 (1964).
Müller, D.: Über die Darstellung occipitaler Meningocelen bei Säuglingen mittels Luftmyelographie. Psychiat. Neurol. med. Psychol. (Lpz.) 11, 85—87 (1959).
Müller, W.: Untersuchungen zur Biologie der Wirbelsäulenmißbildungen. Dtsch. Z. Chir. 242, 94—121 (1933).
Murakami, U.: Clinico-genetic study of hereditary disorders of the nervous system, especially on problems of phenogenesis. Folia psychiat. neurol. jap. Suppl. 1, Monographie (1957).
Murphy, D. P.: Congenital malformations, 2. Aufl. Philadelphia: J. B. Lippincott Company 1947.
Muscatello: Über die angeborenen Spalten des Schädels und der Wirbelsäule. Arch. klin. Chir. 47, 162—301 (1894).
Mustarde, J. C.: Meningomyelocele: the problem of skin cover. Brit. J. Surg. 53, 36—41 (1966).
Mutel: Le diagnostic des vrais et des faux spinas bifidas occultes. Rev. méd. de l'est 53, 105—112 (1925). Ref. Z.org. Chir. 32, 451 (1925).
Nash, D. F.: Meningomyelocele. Proc. roy. Soc. Med. 56, 506—510 (1963).
Noetzel, H., R. Hemmer u. W. Schenk: Zur Frage der Hydrocephalusentwicklung und der Hydromyelie bei Meningomyelocelen. Kinderchir. 3, 453—460 (1966).
Nosik, W. A.: The repair of lumbar and cranial meningocele with Tantalum Gauze. J. of Neurosurg. 8, 540—542 (1951).
— Ventriculomastoidostomie. Zit. nach Schwidde.
Obrador, S., M. G. Blazquenz u. A. Córdoba: Zwei Fälle von sakropelvischen Meningozelen. Acta neurochir. 19, 198—204 (1968).
Obstaender, E.: Späterkrankung bei Spina bifida occulta. Z. orthop. Chir. 58, 108—110 (1932).
O'Connor jr., J. J., and C. F. Orofino: Spina bifida occulta. A surgical approach. Amer. J. Surg. 80, 888—892 (1950).
Odeku, E. L., J. H. Grant, and A. C. Ekop: Congenital malformations of the cerebrospinal axis seen in Western Nigeria. The spinal meningoceles. Int. Surg. 47, 580—596 (1967).
Oehme, J.: Periostale Reaktionen bei der Myelomeningocele. Fortschr. Röntgenstr. 94, 82—85 (1961).
Ohnsorge, K.: 2 Fälle von Spaltbildung im dorsalen bzw. ventralen Atlasbogen beim Lebenden. Z. Neur. 148, 616—619 (1933).
Oka, N.: Spina bifida. Ikonograph. dermat. (Kioto) 49, 296 (1939) [Japanisch]. Ref. Zbl. Neur. 96, 92 (1940).
Oliver, L.: Infantile Hydrocephalus and Spina bifida. Brit. J. clin. Pract. 13, 124—128 (1959).
Ono, S.: Arnold-Chiari Malformation associated with spina bifida. Brain Nerve 13, 463—468 (1961). [Jap. engl. Zus.fass.]
Osten-Sacken, E. J.: Zur Frage über die klinische Bedeutung der latenten Wirbelsäulenspalten. Nov. chir. Arch. 6, 342—347 (1924) [Russisch]. Ref. Z.org. Chir. 32, 583 (1925).
Ostertag, B.: Zur Frage der dysrhaphischen Störungen des Rückenmarks und der von ihnen abzuleitenden Geschwulstbildungen. Berlin: Springer 1925.
— Grundzüge der Entwicklung und Fehlentwicklung. Die formbestimmenden Faktoren. In Henke-Lubarsch-Rössle, Handbuch der speziellen pathologischen Anatomie und Histologie, Bd. XIII/4, Erkrankungen des zentralen Nervensystems IV, S. 283—362. Berlin-Göttingen-Heidelberg: Springer 1955.
— Die Einzelformen der Verbildungen (einschließlich Syringomyelie). In Henke-Lubarsch-Rössle, Handbuch der speziellen pathologischen Anatomie und Histologie, Bd. XIII/4, Erkrankungen des zentralen Nervensystems IV, S. 363—601. Berlin-Göttingen-Heidelberg: Springer 1955.
Pappalardo, M.: Su di un caso di spina bifida in adulto. Chir. Ital. 16, 101—107 (1964).
Parin, W. N.: Zur Frage der Folge der operativen Behandlung der Spina bifida. Kazan. med. J. 13, 289—300 (1913) [Russisch]. Ref. Z.org. Chir. 3, 761 (1913).
Patel et L. Thévenot: Spina bifida occulta chez l'adulte. Lyon chir. 36, 490—494 (1939). Ref. Z.org. Chir. 95, 610.
Patten, B. M.: Embryologic stages in the establishing of myeloschisis with spina bifida. Amer. J. Anat. 93, 365—395 (1953).
Payr: Zit. nach Hesse.
Peach, B.: Arnold-Chiari-Malformation with normal spine. Arch. Neurol. (Chic.) 10, 497—501 (1964).
Pellegrini, Olivio: Rare alterazione neurodistrofiche in un caso di spina bifida occulta. Arch. di Ortop. 51, 55—76 (1935). Ref. Z.org. Chir. 74, 8.
Pellmann, C.: The enurogenic bladder in children with congenital malformations of the spina: a study of 61 patients. J. of Urol. 93, 472—475 (1965).

Pels-Leusden: Zit. nach Hesse.

Pena, J., M. M. de Orbe, E. Rolán y F. Reyes: Sobre 63 casos de bifidismo craneospinal. Una aportación al problena de la resección del saco en las espinas bifidas quisticas. Rev. españ. Pediat. 21, 1—15 (1965).

— E. Rolan, and F. Reyes: Spina bifida and hydrocephalus. A study of the influence of exeresis of the sac on the cranial perimeter. Rev. españ. Otoneurooftal. 23, 179—184 (1964).

Penfield, W., and W. Cone: Spina bifida and cranium bifidum. Results of plastic repair of meningocele and myelomeningocele by a new method. J. Amer. med. Ass. 98, 454—461 (1932).

— — Zit. nach Bertino.

— Hydrocephalus and Spina bifida. Surg. etc. 60, 363—369 (1935).

Peresson, A.: Considerations on the need for orthopedic treatment in patients operated on for spina bifida. (Comparison of the result obtained in 2 cases treated respectively with and without orthopedic procedures.) Friuli med. 15, 259—265 (1960) [Italienisch].

Pieri, Gino: La greffe aponevrotique libre dans l'operation de spina bifida. Ann. Méd. et Chir. inf. 17, 97—102 (1913).

Pinheiro, C. O.: Spina bifida (mit Meningocele und Myelomeningocele). Klinische und pathologische Studien. Vorzeitige Ankündigung einer neuen Operationsmethode. Arch. Pediatr. 8, 518—541 (1936) [Portugiesisch]. Ref. Zbl. Neur. 85, 112.

Pisani, G.: Evoluzione storica dei concetti patogenetice della spina bifida. Minerva ortop. (Torino) 10, 695—698 (1959).

Polman, A.: Anencephaly, Spina bifida and Hydrocephaly. Genetica ('s-Gravenhage) 25, 29—78 (1950).

Pons Tortella, E., R. Roca de Vinals y A. Comas Fabres: Sobre algunas malformaciones medulares en el adulto. An. Med. Cir. (Barcelona) 41, (Especialidades) Nr 4, 372—390 (1955).

Popoff, A. M., u. A. Koropoff: Zur Kasuistik der Spina bifida. Arb. Univ. Irkutsk 1, 221—226 (1922) [Russisch]. Ref. Z.org. Chir. 25, 19 (1923).

Popoff, N., and J. Feigin: Heterotopic central nervous tissue in subarachnoida space. Arch. Path. (Chicago) 78, 533—539 (1964).

Puusepp, L.: Zur Symptomatologie und operativen Behandlung der Spina bifida occulta. Fol. neuropath. eston. 5, 81—87 (1926) [Estnisch]. Ref. Z.org. Chir. 36, 306 (1927).

Pybus, F. C.: Spina bifida. Lancet 1921, 599—602.

Quibell, E. P.: Principles and Problems of Rehabilitation in Spina Bifida. Proc. roy. Soc. Med. 60, 769—772 (1967).

Racansky, F.: Erfolge der operativen Behandlung bei 2 klinisch interessanten Fällen mit Spina bifida occulta lumbosacralis. Čas. lék. česk. 1943, 66—71 [Tschechisch]. Ref. Z.org. Chir. 110, 328 (1943).

Radulescu, A. D.: Ein seltener Fall von vollständiger Mißbildung der Wirbelsäule ohne funktionelle Störungen. Rev. Ortop. și Chir. infant. (rum.) 7, 61—67 (1933). Ref. Z.org. Chir. 64, 569 (1933).

Raineri, L., A. Berio e M. Paretti: Le malformazioni congenite del'sistena nervoso centrale nella casistica dell'Istituto "Gaslini" dal 1939—1962. Minerva pediat. 16, 1229—1235 (1964).

— e O. Martelli: Considerazioni su alcuni disturbi nervosi da rachischisi posteriore. Minerva ortop. 14, 583—589 (1963).

Recklinghausen: Untersuchungen über die Spina bifida. Virchows Arch. 105, 243—330, 373—455 (1886).

Regensburger: Über die Ursachen der Spaltbildungen an den Lendenwirbelbögen. Zbl. Chir. 1938, 2788—2789.

Rickham, P. P.: Fortschritte in der Behandlung der Spina bifida und des Hydrocephalus. Wien. klin. Wschr. 72, 573—576 (1960).

—, and J. A. Penn: The place of ventrikulostomy reservoir in the treatment of myelomeningoceles and hydrocephalus. Develop. Med. Child. Neurol. 7, 296—301 (1965).

—, — Nicolaas TULP and spina bifida. Clin. Pediat. (Phila.) 2, 40—42 (1963).

Riechert, T., u. W. Umbach: Die operative Behandlung des Hydrocephalus. In: Handbuch der Neurochirurgie, Bd. IV, Teil 1. Berlin-Göttingen-Heidelberg: Springer 1960.

Rizk: Persönliche Mitteilung.

Roederer, C., et F. Lagrot: Les formes douloureuses du spina bifida occulta lombosacré. Presse méd. 34, 565—567 (1926).

Roeren, L.: Über progrediente Fußdeformitäten bei Spina bifida occulta. Arch. orthop. u. Unfallchir. 19, 1—49 (1921).

Roig-Gilabert, J.: Monstrum mit totalem abdominellem Coelosoma und Spina bifida mit mächtiger Meningocele. Rev. méd. Barcelona 2, 22—25 (1924). Ref. Zbl. Neur. 44, 97 (1926).

Roller, G. J., and H. F. W. Pribram: Lumbosacral intradural lipoma and sacral agenesis. Radiology 84, 507—512 (1965).

Rose, R. S., and S. P. Smith: Hydronephrosis in infants with meningomyelocele: its early recognition. J. of Urol. 9c, 129—132 (1963).

Rosenthal, A.: Zur Behandlung der Spina bifida cystica unter besonderer Berücksichtigung des postoperativen Hydrocephalus. Langenbecks Arch. klin. Chir. 302, 243—254 (1963).

Rostockaja, V. I.: Zur Methodik der chirurgischen Therapie der Spina bifida occulta. Vopr. Nejrochir. 15, 33—38 (1951). Ref. Z.org. Chir. 124, 182 (1952).

Roth, M.: The caudal end of the spinal cord: II. Abnormal pneumographic features: lumber intumescente artery syndrome and spina dysraphism. Acta radiol. (Diagn.) (Stockh.) **3**, 297—304 (1965).
— Caudal end of the spinal cord. Acta radiol. (Stockh.) N.S. **3**, 177—188, 297—304 (1965).
Rougerie, J., P. Creissard et E. Hertzog: Spina bifida du nourrisson et de l'enfant. Neurochirurgie (Paris) **12**, 305—332 (1966).
Russel, D., and Ch. Donald: The mechanism of internal hydrocephalus in spina bifida. Brain **58**, 203—215 (1935). Ref. Zbl. Neur. **78**, 66.
Sabatini, L.: Sacromeningocele posteriore e anteriore miste a formazione teratomatosa. Policlinico, Sez. med. **34**, 254—265 (1927). Ref. Zbl. Neur. **47**, 606 (1927).
Salleras, J.: Enuresis infolge occulter Spina bifida. Behandlung durch epidurale Einspritzungen von großen Dosen physiologischer Kochsalzlösung. Semana méd. **1937 II**, 1364—1369 [Spanisch]. Ref. Z.org. Chir. **88**, 96.
Sauty, P., et Cibert: Spina bifida occulta et incontinence du sphincter anal. Lyon. chir. **27**, 350—351 (1930). Ref. Z.org. Chir. **51**, 413.
Savitsch, E. de, et van Huffelen: Sur l'ostéoarthropathie et l'ostéoporose du myélocèle. Presse méd. **1938 I**, 133—135.
Scarff, J. E.: Treatment of hydrocephalus: an historical and critical review of methods and results. Neurosurg. Psychiat. **26**, 1—26 (1963).
Schenk, V. W. D.: Ein Fall von Acranie, Rachischisis, Duplicitas medullae etc. Z. Neur. **176**, 369—392 (1933).
Scheffelaar Klots, Th.: Spina bifida und Meningocele. Nederl. Tijdschr. Geneesk. **68**, 884—892 (1924) [Holländisch]. Ref. Zbl. Neur. **39**, 340 (1925).
Schinz u. Töndury: Zur Entwicklung der menschlichen Wirbelsäule: die Frühossifikation der Wirbelkörper. Fortschr. Röntgenstr. **66**, 253—289 (1942).
Schlegel, K. F.: Spina bifida occulta und Klauenhohlfuß. (Über die Entstehung und die kausale Behandlung des sogenannten idiopathischen Hohlfußes.) Habil.-Schr. Köln 1959.
— Die operative Behandlung der Spina bifida occulta bei direkten Fernsymptomen an den unteren Gliedmaßen. Acta neurochir. (Wien) **8**, 495—508 (1960).
— Spina bifida occulta und Klauenhohlfuß (über die Entstehung und die Behandlung des sogenannten idiopathischen Hohlfußes). Ergebn. Chir. **46**, 268—320 (1964).
Schmieden, V.: Rückenmarkslähmung bei Spina bifida. Zbl. Chir. **1936**, 122—123.
Schmorl, G., u. H. Junghanns: Die gesunde und die kranke Wirbelsäule in Röntgenbild und Klinik. 5. völlig neu bearbeitete Aufl. Stuttgart: Georg Thieme 1968: Fehlbildungen der Wirbelbogenreihe, 89—103.
Schönenberg, H.: Zur Frage des Hydrocephalus und des Lückenschädels bei der Spina bifida. Mschr. Kinderheilk. **103**, 514—516 (1955).
Schuchardt, E.: Zur Entwicklungsgeschichte und zur Anatomie der Wirbelsäule, des Rückenmarks und der Rückenmarkshäute. In: Bushe, K.-A., u. P. Glees, Chirurgie des Gehirns und Rückenmarks im Kindes- und Jugendalter, S. 1071—1094. Stuttgart: Hippokrates 1968.
Schürmann, K.: Die chirurgische Therapie der Mißbildungen des Zentralnervensystems (ZNS). Wien. klin. Wschr. **77**, 424—427 (1965).
Schwidde, J. T.: Spina bifida. Survey of 225 encephaloceles, meningoceles and myelomeningoceles. Amer. J. Dis. Childr. **84**, 35—51 (1952).
Scott, M.: Surgery of the spinal cord and column. Progr. in Neur. a. Psychiatry **19**, 433—444 (1964).
Scoville, W. B.: Newer techniques in neurosurgery. Proceedings of the third internat. congr. of neurological surgery, Excerpta Medica 817 (1966).
Sharrard, W. J. W.: Meningomyelocele: prognosis of immediate operative closure of the sac. Proc. roy. Soc. Med. **56**, 510—512 (1963).
— The segmental innervation of the lower limb muscies in man. Ann. roy. Coll. Surg. Eng. **35**, 106—122 (1964).
— Spina bifida. Courrier Centre International de L'enface XV, No 7 (1965).
— Myelomeningocele. J. Irish med. Ass. **58**, 178—184 (1966).
— Occult spinal dysraphism. Develop. Med. Chir. Neurol. **8**, 464—465 (1966).
— Modern trends in the treatment of spina bifida. Methods of assessment and their relation to treatment by early closure. Proc. roy. Soc. Med. **60**, 767—769 (1967).
— Paralytic deformity in the lower limb. J. Bone Surg. (Brit.) B **49**, 731—747 (1967).
— R. B. Zachary, and J. Lorber: The longterm evaluation of a trail of immediate and delayed closure of spina bifida cystica. Clin. orthop. **50**, 197—201 (1967).
— — — Survival and paralysis in open myelomeningocele with special reference to the time of repair of the spinal lesion. Develop. Med. Child. Neurol., Suppl. **13**, 35—50 (1967).
— — —, and A. Bruce: A controlled trial of immediate and delayed closure of spina bifida cystica. Arch. Dis. Child. **38**, 18—22 (1963).
Shryock, E. H.: Zit. nach Schwidde.
Siris, Irwin E.: Spina bifida; treatment and analysis of 84 cases. Ann. Surg. **103**, 97—123 (1936).
Smirnov, V. E.: Surgical treatment of some urination disorders in spina bifida occulta (Clinico-experimenteal studies). Klin. Khir. (Kiev) **6**, 52—56 (1965).

Smith, E. D.: The pathogenesis and management of spinal myelomeningocele. Med. J. Aust. 47, 801—804 (1960).

Smith, R. S.: Orthopedic conditions in the treatment of spina bifida. Surg. etc. 62, 218—227 (1936).
— Spina bifida. Amer. J. Surg. 43, 379—385 (1939).

Smithells, R. W., and E. R. Chinn: Spina bifida in Liverpool. Develop. Med. Child. Neurol. 7, 258—268 (1965).

Speranski, A. D.: Die Entstehung der Spina bifida occulta im sacralen Abschnitt der menschlichen Wirbelsäule. Z. Anat. 78, 756—773 (1926).

Spillane, J. D., and L. Rogers: Lumbosacral spina bifida cystica with craniovertebral anomalies, report of 2 cases presenting with neurological disorder in adult life. J. Neurol. Neurosurg. Psychiat. 22, 44—49 (1959).

Springer, C.: Spina bifida occulta, meningocele per hiatum sacralem emergens. Bruns' Beitr. 147, 75—77 (1929).

Steinbrück, R.: Ein Beitrag zum Auftreten von Meningocele im Halsmark. Diss. Freiburg 1934. 26 S.

Stockmeyer, K.: Zur Bewertung der chirurgischen Behandlung der Spina bifida. Jb. Kinderheilk. 7, 1—46 (1925).

Stoney, R. A.: Spina bifida. Clin. J. 43, 17—22 (1914).

Stübel, Ada: Beobachtungen an den Gefäßen einer Meningocele. Virchows Arch. 238, 448—452 (1922).

Sturzenegger, H.: Spina bifida und Unfall. Schweiz. med. Wschr. 1950, 919—976.

Sugar, M., and Ch. Kennedy: The use of electrodiagnostic techniques in the evaluation of the neurological deficit in infants with meningomyelocele. Neurology (Minneap.) 15, 787—793 (1965).

Svedberg, M.: Meningo- and myelomeningocele studies by gas myelography. Acta. radiol. (Diagn.), (Stockh.) 1, 796—805 (1963).

Szabo, Z., u. R. Antal: Terato-chirurgiai beavatkosas esa fejlödesi rendellenessegek prognosisavak kapesikata boncolasi adatok tükseben. Magy Sebesz 16, 278—281 (1963).

Tapie, J. Villemur, et A. Lyon: Syndrome sympathique cervicobrachial. Manifestation tardive d'un spina bifida occulta. Gaz. Hôp. 99, 1541—1542 (1926).

Theilmeier, J.: Über die Häufigkeit und Bedeutung der Spina bifida. Diss. Würzburg 1935 S. 9.

Thévenard, A., et P. Rousseau: À propos d'un syndrome de tumeur de la moelle cervicale apparu après 30 ans de latence chez un sujet porteur d'un spina bifida cervical. Arch. internat. Neur. 55, 1—11 (1936). Ref. Zbl. Neur. 81, 368.

Thompson, M. A., E. Cavin, and W. G. Phippen: Fractures of the femora associated with spina bifida. Milit. Med. 129, 841—844 (1964).

Thorp, R. H.: Carcinoma associated with myelomeningocele. Case report. J. Neurosurg. 27, 446—468 (1967).

Tichonowitsch, A. W.: Rückenmarkshernien und ihre operative Behandlung. Prakt. Wratsch. 13, 207—209, 223—225 (1914) [Russisch]. Ref. Z.org. Chir. 5, 718 (1914).

Töndury, G.: Mißbildungen, ein entwicklungsphysiologisches Problem. Münch. med. Wschr. 1955, 1009—1013.

Torelli, G.: La spina bifida occulta cervico dorsale. Radiol. med. 25, 7—16 (1938). Ref. Z.org. Chir. 88, 620.

Torpin, R.: Zit. nach Schwidde.

Tranchida, L.: Spina bifida varietà „mielomeningocele cistica sacrale" e susseguente idrocefalo. Riv. Ostetr. 13, 111—115 (1931). Ref. Zbl. Neur. 60, 836.

Truelsen, E.: On lumbosacral spina bifida with special reference to operative indication and prognosis. Acta psychiatr. (Københ.) 24, 81—134 (1949).

Tomesku, Joh.: Myelomeningocele, Meningocele spinalis. Dtsch. Z. Chir. 209, 74—89 (1928).

Tulpius: Zit. nach Rickham.

Uhlig, H.: Mißbildung und Abtreibung. Arch. Kinderheilk. 153, 255—262 (1956).

Umbach, W.: Dringliche neurochirurgische Eingriffe bei Säuglingen und Kleinkindern. Med. Klin. 52, 1569—1577 (1957).

Vaglio, R.: Contributo statisticoclinico allo studio della spina bifida. Pediatria 28, 33—42 (1920).

Vitebskii, I. D.: Chirurgische Behandlung angeborener Spina bifida. Sovetsk. Med. 27, 123—127 (1963).

Vogelsang, H.: Zur neuroradiologischen Diagnose des fehlenden Rückenmarksascensus. Neuropädiatrie (im Druck).

Voris, C. H.: Neurosurgery in young children. Arch. Surg. 60, 906—943 (1950).

Waldmann, B.: Beitrag zur Frage der Erblichkeit der Spina bifida und der Rachischisis. Z. menschl. Vererbgs- u. Konstit.lehre 21, 558—571 (1938).

Waltenspühl, J.: Traumatisch bedingte Knochenläsionen bei Meningomyelocelen. Ann. paediat. (Basel) 200, 280—304 (1963).

Warthen, R. O., J. M. Lo Presti and W. F. Burdick: Spina bifida cystica. Review of 7 cases with report of a case of cervical meningocele. Med. Ann. Distr. Columbia 18, 298—301 (1949). Ref. Z.org. Chir. 115, 162 (1950).

Weigel, H., u. H. Bach: Röntgenologischer Beitrag zu seltenen Mißbildungen der Wirbelsäule. Fortschr. Röntgenstr. 84, 331—335 (1956).

WEISS, W.: Zur Behandlung der Spina bifida occulta. Zbl. Chir. **1935**, 2295—2300.
— Behandlung und Behandlungserfolge der Cephalocele und Spina bifida cystica. Diss. Würzburg 1937. 84 S.
WERTHEIMER, P., A. BOUCHET et G. VILLAROS: Sur un cas de volumineuse méningocèle rachidienne de l'adulte. Lyon chir. **56**, 918—920 (1960).
WERTHEMANN, A.: Allgemeine Teratologie mit besonderer Berücksichtigung der Verhältnisse beim Menschen. In Handbuch der allgemeinen Pathologie, Bd. VI/1. Berlin-Göttingen-Heidelberg: Springer 1956.
WILLIAMS, J. M., and H. STEVENS: Recognition of surgically treatable neurological disorders of childhood. J. Amer. Med. Assoc. **151**, 455—458 (1953).
WILLIAMS, P. F.: Surgical advances in the management of deformities of the spine and lower limbs in spina bifida. Aust. Nw. J. Surg. **34**, 250—256 (1965).
WILLIS, THEODORE A.: The separate neural arch. J. Bone Surg. **13**, 709—721 (1931).
WILLSIN, M. A.: Multidisciplinary problems of myelomeningocele and hydrocephalus. Phys. Ther. **45**, 1139—1147 (1965).
WILMOTH, P.: Les méningocèles. Presse méd. **1941** I, 101—102.
WILSON, K.: Early pyelographic changes in spina bifida. Proc. roy. Soc. Med. **55**, 1035—1037 (1962).
WILSON, S. A. K., and C. P. G. WAKELEY: Occult lumbosacral meningocele. J. of Neur. **13**, 45—49 (1932).
WINKLER, W.: Die Klinik der Spina bifida occulta. Dtsch. Arch. klin. Med. **166**, 303—330 (1930).
WOGJAN, J.: Zarburzenia w oddawaniu w przypadkach tarni dwudzielnej utajoney ze szczególnym uwzglednieniem moczenia nocrego, oraz wyniki operacyjnego leczenia odbarczajacego. Rospr. Wydz. Nauk. Med. **7**, 111—130 (1962).
WOLTMANN, XM. W.: Spina bifida. Minnesota Med. **4**, 244 (1921). Ref. Z.org. Chir. **14**, 417.
WUSTMANN, O.: Zur Entstehung des Hydrocephalus nach operativer Behandlung der Meningocele sacralis subarachnoidalis. Zbl. Chir. **1939**, 2161. — Dtsch. med. Wschr. **1939** I, 671—673.
— Bewegungsvorgänge im Liquorsystem. Ein experimenteller Beitrag zur Vermeidung des post-operativen Hydrocephalus nach Meningocelenoperation. Zbl. Chir. **78**, 1—3 (1953).
YOUNG, B. H.: The orthopaedic surgeon takes a closure look at congenital paraplegia. Bull. Tulane med. Fac. **20**, 33—35 (1960).
YOVTCHITCH: 14 observations de «Spina bifida cystica». Bull. Soc. nat. Chir. Paris **55**, 1080—1090 (1929). Ref. Z.org. Chir. **48**, 829.
ZACHARY, R. B.: An appraisal of the surgery for meningocele. Clin. Neurosurg. **13**, 313—323 (1965).
— Early neurosurgical approach to spina bifida. Develop. Med. Child. Neurol. Suppl. **7**, 492—497 (1965).
—, and W. J. W. SHARRARD: Spina dysraphism. Postgrad. Med. J., Suppl. to Vol. **43**, 731—754 (1967).
ZAPPERT, J.: Enuresis und Myelodysplasie. Wien. klin. Wschr. **33**, 463—469 (1920).
ZEHNDER, M.: Späterscheinungen bei Spina bifida occulta lumbosacralis. Helvet. Med. Acta **14**, 462—482 (1947).

III. Dysrhaphische Fisteln, Cysten und Mißbildungsgeschwülste.

ABRAMSON, D. J.: A simple marsupialization technic for treatment of pilonidal sinus: long term follow up. Ann. Surg. **151**, 261—267 (1960).
— An ambulatory outpatient procedure for treatment of pilonidal sinus by a simple marsupialization technic. Postgrad. Med. **28**, 655—664 (1960).
ARENDT, A. A., and T. G. MAREEVA-KHANDRIKOVA: Cholesteatomas of the spinal cord after tuber-culous meningitis. Excerpta Medica, Internat. Congr. ser. Nr. 36, Washington D. C., October, S. 14—20 (1961).
ARLT, K.: Über die Bedeutung coccygealer Dermoide. Zbl. Chir. **85**, 1326—1332 (1960).
BEISENHERZ, D.: Pilonidalfistel bei Autofahrern. Med. Welt **10**, 552—553 (1960).
BERKOWITZ, J.: Sacrococcygeal pilonidal cyst (Haarnestcyste). Amer. J. Surg. **77**, 477—490 (1949).
BETTEX, M.: Kongenitale Dermalfistel mit Epidermoidcyste der Cauda equina. Helv. paediat. Acta **14**, 372—382 (1959).
BLACK, S. P. W., and W. J. GERMAN: Four congenital tumours found at operation within the verte-bral canal. J. Neurosurg. **7**, 49—61 (1950).
BLACKWELL, B., and C. M. RITTELMEYER: Pilonidal sinus; a study of incidence and a review of literature. Bull. Tulane med. Fac. **18**, 41—56 (1959).
BRAND, N., and H. ASHKENAZI: Epidermoid tumour of the spinal cord; a case report. Israel med. J. **18**, 184—186 (1959).
BREARLY, R.: Treatment of pilonidal sinus. Brit. med. J. **1959**, No 5151, 1256.
BUIE, L. A.: Practical Proctology, 2nd ed, S. 636, 638/39. Springfield, Ill.: Ch. C. Thomas 1960.
CALDERON, H.: Pilonidal cyst, marginal notes on surgical technic. Pren. méd. argent. **47**, 3435—3436 (1960) [Spanisch].
CARAM, P. C., G. SCARCELLA and CH. A. CARTON: Intradural lipomas of the spinal cord with parti-cular emphasis on the "intramedullary" lipomas. J. Neurosurg. **14**, 28—42 (1957).

Carosi, V., D. Ritelli e R. Lauro: Trattamento chirurgico delle cisti e fistole sacrococcigee. Minerva chir. (Torino) **16**, 297—307 (1961).

Ciabatti, L., and E. Bagnoli: Pilonidal cysts. Atti Accad. Fisiocr. Siena **6**, 759—793 (1959) [Italienisch].

Coll, J.: Pilonidal sinus. S. Afr. med. J. **34**, 651—656 (1960).

Comarr, A. E.: Pilonidal-cysts and or sinuses: primary closure with the wire-button retention technic. Amer. J. Surg. **97**, 328—330 (1959).

Crosby, Robert M. N., J. A. Wagner and Nichols jr.: Intradural lipoma of the spinal cord. J. Neurosurg. **10**, 81—86 (1953).

Davis jr., Ce.: Changing concepts of pilonidal disease. Virginia med. Monthly **88**, 397—402 (1961).

Economos, D., and A. Prosalentis: Multiple intraspinal epidermal grafts. Remarks on 23 operated cases of multiple intraspinal cholesteatomas. Excerpta Medica, Internat. Congr. ser. Nr. 36, Washington D.C., October, S. 14—20 (1961).

Ehni, G., and J. G. Love: Intraspinal lipomas report of cases; review of the literature and clinical and pathological study. Arch. Neurol. Psychiat. (Chicago) **53**, 1—28 (1945).

El-Gazzar, A.: Pilonidal sinus and cyst. A newer method of primary suture. J. Egypt. med. Ass. **43**, 66—69 (1960).

Ewing, J. B.: Acute perianal and pilonidal suppuration. Surg. Clin. N. Amer. **40**, 207—220 (1960).

Fabre, A., Lagrave, Bronfen et Thomas: Technique de cure simple et radicale des fistules et kystes sacro-coccygiens. Press. méd. **69**, 771—788 (1961).

Falcon, A.: Quiste dermoideo retrococcygeo: consideraciones diagnosticas y tratamiento. Prens. méd. argent. **45**, 3225—3229 (1958).

Feit, H. L.: The use of Thorium X in treatment of pilonidal cyst, a preliminary report. Dis. Colon. rectum **3**, 61—64 (1960).

Ferguson, L. K.: Pilonidal cysts. Treatment by excision and primary suture in ambulatory patients. Ann. Surg. **101**, 469—477 (1935).

Foix, S.: The origin of pilonidal sinus (sacrococcygeal). Surg. Gynec. Obstet. **60**, 137—140 (1935).

Fortuna, A.: Epidermoide della cauda equina. Commento al un caso radicalmente asportato e revisione della letteratura. Lav. neuropsichiat. **27**, 479—492 (1960).

Gage, M.: Pilonidal sinus. An explanation of its embryologic development. Arch. Surg. (Chicago) **31**, 175 (1935).

Gerlach, J., H.-P. Jensen, W. Koos u. H. Kraus: Pädiatrische Neurochirurgie. Stuttgart: Georg Thieme 1967.

—, u. H. Spuler: Über die cervicale Form des Dermalsinus als dysraphische Entwicklungsstörung. Bruns' Beitr. klin. Chir. **204**, 346—355 (1962).

Gross, S. W.: Concerning intraspinal dermoids and epidermoids, with report of a case. J. nerv. Dis. **80**, 274—284 (1934).

Hamby, W. B.: Tumours in the spinal canal in childhood II. Analysis of the literature of a subsequent decade (1933—1942); report of a case of meningitis due to an intramedullary epidermoid communicating with a dermal sinus. J. Neuropath. exp. Neurol. **3**, 397—412 (1944).

Hardaway, R. M.: Pilonidal cyst misnamed-misunderstood and mistreated. J. med. Ass. Ga **50**, 51—54 (1961).

Henschen, E.: Handbuch der speziellen pathologischen Anatomie und Histologie, Bd. XIII/3, S. 868. Berlin-Göttingen-Heidelberg: Springer 1955.

Hetzel, H., u. K. Kloss: Traumatische Genese eines spinalen Epidermoids. Dtsch. Z. Nervenheilk. **175**, 413—418 (1956).

Hibner, R., and R. Cohn: Squamous cell carcinoma arising in pilonidal sinus; report of 2 cases. Stanf. med. Bull. **17**, 198—203 (1959).

Hoffman, G., P. Warot, S. Galibert, S. Meignez et M. E. Laine: Lipomes intra-medullaires de la région cervico-dorsale. Rev. neurol. **103**, 558—567 (1960).

Ingraham, F. D., and O. T. Bailey: Cystic teratomas and teratoid tumors of the central nervous system in infancy and childhood. J. Neurosurg. **3**, 511—532 (1946).

Jacobson, P.: Pilonidal disease: Management without excision. GP. Kansas City, Mo. **19**, 84—90 (1959).

Johnson, D. E.: Intramedullary lipoma of the spinal cord review of the literature and report of a case. Bull. Los Angeles neurol. Soc. **15**, 37—42 (1950).

Jong, H. de: Kyste dermoide de la queue cheval dans un cas de rachischisis. J. belge Neurol. Psychiat. **39**, 576—578 (1939). Ref. Zbl. ges. Neurol. Psychiat. **95**, 620.

Launay, Cl., J. Rougerie, F. Verliac, H. Thiriez, P. Robert et J. Laut: Cholestéatome intra-rachidien, suite tardive d'un traitement intra-rachidien prolongé pour méningite tuberculeuse. Arch. franç. Pédiat. **18**, 106—109 (1961).

Lorenzo, A., u. E. Weber: Mißbildungsgeschwülste des ZNS mit besonderer Berücksichtigung der Dermoidcysten. Z. Kinderheilk. **83**, 386—397 (1960).

Lorenzo y de J. Ibarreta y H. D. Pache: Congenital cutaneous sinus (Pilonidal sinus) as the source of recurrent meningitis. Arch. Pediat. Uruguay **32**, 198—203 (1961) [Spanisch].

MACK, G. J.: 2 years of experience with the marsupialization operation for pilonidal disease. Med. Ser. Canad. **16**, 563—572 (1960).

MASTEN, M.: Teratoma of the spinal cord. Arch. Path. (Chicago) **30**, 755—761 (1940).

NINFO, G., e L. VECCHINI: Surgical technic for pilonidal cysts of the sacrococcygeal region. Chir. ital. **12**, 211—220 (1960) [Italienisch].

NUYTS, A., G. R. HOFFMANN et A. DE HAENE: Lipomes intradurax de la moelle cervico-dorsale. Acta neurol. belg. **60**, 955—962 (1960).

OBRADOR, S., M. LOPEZ LINARES, L. BOIXADÓS jr. y H. OLIVA: Intraspinal dermod cyst with dermoid sinus in a child. Rev. clin. esp. **80**, 310—313 (1961) [Spanisch].

PALMER, W. H.: Pilonidal disease; a new concept of pathogenesis. Dis. Colon. Rectum **2**, 303—307 (1959).

PEYRON, A.: Les vestiges embryonnaires de la région sacrococcygienne et leur rôle dans la production des kystes ou tumeurs d'origine congénitale. Bull. Ass. franç. Cancer **17**, 613—632 (1928). Ref. Zentr.-Org. ges. Chir. **46**, 115.

PRAKASH, C., and S. SINGH: Coarctation of the aorta with hypertelorism, pilonidal sinus and polydactyly. J. Indian med. Ass. **35**, 267 (1960).

RAFFMANN, R. A.: A reevaluation of the pathogenesis of pilonidalsinus. Ann. Surg. **150**, 895—903 (1959).

RAINS, A. J.: Treatment of pilonidal sinus by excision and primary closure. Brit. med. J. **1959**, No 5145, 171—173.

ROGERS, H.: Pilonidal sinus. Surg. Gynec. Obstet. **57**, 803—810 (1933).

SCHWARTZ, H. G.: Congenital tumors of the spinal cord in infants. Ann. Surg. **136**, 183—192 (1952).

SEBRECHTS, PH.: A significant diagnostic sign of pilonidal disease. Dis. Colon. Rectum **4**, 56—59 (1961).

SEEGER, W., u. J. A. REDONDO: Der spinale Dermoidsinus. Acta neurochir. (Wien) **13**, 212—227 (1965).

SHARPE, A. M.: Pilonidal sinus. Amer. J. Roentgenol. **38**, 303—307 (1937).

SIMARSZKY, J.: Sacrococcygeal pilonidal sinus. Mag. Sebész. **14**, 39—42 (1961) [Ungarisch].

STONE, H. B.: Pilonidal sinus (Coccygeal fistula). Ann. Surg. **79**, 410—414 (1924).

SWINTON, N. W., and O. CONTRERAS: Pilonidal sinus disease. Proc. roy. Soc. Med. **52** suppl., 107—110 (1959).

SZAPIRO, J. CYLKE, S. DWORNICKA and S. BRZEZINSKI: A case of the so called dermal sinus as a cause of recidiv. cerebrospinal meningitis. Pediat. pol. **34**, 1085—1092 (1959) [Polnisch].

TANIGUCHI, T., and J. A. MUFSON: Intradural lipoma of the spinal cord. Report of a case. J. Neurosurg. **7**, 584—586 (1950).

TURNER, F. P., and J. W. O'NEIL: Treatment of pilonidal sinus by primary closure. A.M.A. Arch. Surg. **78**, 398—405 (1959).

USOBIAGA, MARCHAL, E.: Die chirurgische Behandlung der retrosacrococcygealen Dermoidfisteln. Rev. clín. esp. **8**, 122—125 (1943). Ref. Zentr.-Org. Chir. **109**, 413.

VIGONI, M.: Traitement des Kystes dermoides sacrococcygiens, kystes pilonidaiaux. Acta chir. belg. **58**, 75—84 (1959).

WALKER, A. E., and P. BUCY: Congenital dermal sinuses: a source of meningeal infections and subdural abscesses. Brain **57**, 401—421 (1934).

WEINSTEIN, M.: Pilonidal sinus. Ann. Surg. **97**, 80—84 (1933).

— M. ROBERTS and B. REYNOLDS: Pilonidal sinus carcinoma. J. Amer. med. Ass. **170**, 1394—1395 (1959).

WYCIS, H. T.: Lipoma of the spinal cord associated with Klippel-Feil-Syndrome. J. Neurosurg. **10**, 675—678 (1953).

IV. Syringomyelie und Hydromyelie.

ADELSTEIN, L. J.: The surgical treatment of Syringomyelie. Amer. J. Surg., N. S. **40**, 384—395 (1938).

BARGELLINI, D., u. C. CLIVIO: Osservazione su un caso di siringomyelia con spina bifida operato. Arch. di Ortop. **54**, 637—643 (1938). Ref. Z.org. Chir. **94**, 179.

BERING, jr., E. A., and O. SATO: Hydrocephalus: Changes in formation and absorption of cerebrospinal fluid within the cerebral ventricles. J. Neurosurg. **20**, 1050—1063 (1963).

BIELSCHOWSKY, M., u. E. UNGER: Syringomyelie mit Teratom und extramedullärer Blastombildung. Zur Kenntnis der Pathogenese der Syringomyelie. J. Psychol. u. Neur. **25**, 173—218 (1920).

BORCHARD, H.: Über die Berechtigung der Operation (ELSBERG, PUUSEPP) bei der Syringomyelie. Arch. klin. Chir. **170**, 94—99 (1932).

BIOLATO, D.: Sopra un caso di idrorachide cervicale a sindrome siringomielica trattato chirurgicamente. Boll. Soc. piemont. Chir. **1**, 22—36 (1931). Ref. Z.org. Chir. **54**, 699.

BRINKMAN, E.: Resultate der Syringomyeliebehandlung nach PUUSEPP. Nov. chir. Arch. **29**, 286—303 (1933) [Russisch]. Ref. Z.org. Chir. **67**, 427 (1934).

Cames, O. J., u. D. E. Garcia: Die Pouseppsche Operation bei Syringomyelobulbie und ihre Resultate. Rev. cir. Buenos Aires 12, 738—749 (1933) [Spanisch]. Ref. Z.org. Chir. 66, 359 (1934).

Dambska, M., and M. Dowgiallo: Coexistence of syringomyelia with congenital abnormalities of the spine. Pol. Tyg. lek. 16, 389—392 (1961) [Polnisch].

DuToit, F.: A case of congenital elevation of the scapula (Sprengels deformity) with defect of the cervical spine associated with syringomyelia. Brain 54, 421—429 (1931).

Ellmer, G.: Zur operativen Behandlung der Syringomyelie. Chirurg 3, 2693 (1930).

Elsberg: Zit. nach Borchard.

Foerster, O.: Zit. nach Kuhlendahl.

Frazier, Ch. H.: Drainage of a syringomyelic cavity twice in the same patient 3 years intervening. J. Amer. Med. Assoc. 101, 1228 (1933).

—, and Stuart N. Rowe: The surgical treatment of syringomyelia. Ann. Surg. 103, 481—497 (1936).

Gans, A., u. W. E. Suermondt: Ein mit günstigem Erfolg operierter Fall von Syringomyelie. Nederl. Tijdschr. Geneesk. 1932, 1087—1101. Ref. Z.org. Chir. 59, 434 (1932).

Gardner, W. J.: Anatomic anomalies common to myelomeningocele of infancy and syringomyelia of adulthood suggest a common origin. Cleveland Clin. Quart. 26, 118—133 (1959).

— Anatomic features common to the Arnold-Chiari and the Dandy Walker Malformations suggest a common origin. Cleveland Clin. Quart. 26, 206—222 (1959).

— Hydrodynamic mechanism of syringomyelia: its relationship to myelocele. J. Neurol. Neurosurg. Psychiat. 28, 247—259 (1965).

— A. F. Abdullah and J. Lawrence-McCormack: The varying expressions of embryonal atresia of the fourth ventricle in adults. Arnold-Chiari malformation, Dandy-Walker syndrome, "arachnoid" cyst of the cerebellum, and syringomyelia. J. Neurosurg. 14, 591—607 (1957).

—, aud J. Angel: The cause of syringomyelia and it's surgical treatment. Cleveland Clin. Quart. 25, 4—8 (1958).

— — The mechanismus of syringomyelia and it's surgical correction. Clin. Neurosurg. 6, 131—140 (1958).

Gorskij, B.: Zur Kasuistik der operativen Behandlung der Syringomyelie. Vestn. Chir. 48/49, 150 bis 154 (1929) [Russisch]. Ref. Z.org. Chir. 48, 598 (1930).

Jirasik, A., u. J. Vitek: Syringomyelieoperation nach Puusepp. Čas. lék. česk. 66, 1048—1051 (1927). Ref. Z.org. Chir. 40, 594.

Juzelevskij, A.: Die chirurgische Behandlung der Syringomyelie nach Puusepp. Bruns' Beitr. 148, 389—417 (1930).

— Chirurgische Behandlung der Syringomyelie nach Puusepp. Ž. sovrem. Chir. 5, 308—332 (1930) [Russisch]. Ref. Z. org. Chir. 51, 786 (1930).

— Zur Frage des operativen Eingriffes bei der Syringomyelie. Verh. 21. russ. Chirurg. Kongr. Leningrad 5.—9. Juni 1929, S. 190—195 (1930) [Russisch]. Ref. Z.org. Chir. 54, 689 (1931).

— Die operative Behandlung der Syringomyelie, ihre kritische Bewertung nach den unmittelbaren und den Fernresultaten. Dtsch. Z. Chir. 244, 503—520 (1935).

— Ein Versuch der operativen Behandlung der Syringomyelie auf Grund der unmittelbaren und der entfernten Resultate und im Lichte der heutigen Anschauungen über die Entstehung des Leidens. Vestn. Chir. 35, 111—129 (1935) [Russisch]. Ref. Z.org. Chir. 78, 586 (1936).

Kappis: Zur operativen Behandlung der Syringomyelie. Zbl. Chir. 1930, 2875.

König, E., u. H. Schoen: Über ausgedehnte Angiomatose der Medulla oblongata und des Rückenmarkes mit zentraler Gliose, Syringomyelie, Cystenpankreas, Nierencysten und cystisch-hypernephroiden Tumoren beider Nieren (Lindausches Syndrom). Bruns' Beitr. 170, 239—265 (1939).

Kogerer, A.: Über die chirurgische Behandlung der Syringomyelie. Wien. med. Wschr. 1932 I, 379—383.

Korciz, E.: Zur operativen Behandlung der Syringomyelie. Nov. chir. Arch. 21, 45—52 (1930) [Russisch.] Ref. Z.org. Chir. 55, 91 (1931).

Küttner, H.: Puuseppsche Operation bei Syringomyelie. Zbl. Chir. 1931, 468.

Kuhlendahl, H.: Die operative Beeinflußbarkeit der Hydromyelie und der Syringomyelie. Dtsch. Z. Nervenheilk. 140, 1—27 (1936).

Lafora, G. R.: Die chirurgische Behandlung der Syringomyelie nach Puusepp und die modernen pathogenetischen Auffassungen. Med. ibera 1929 II, 641—645 [Spanisch]. Ref. Z.org. Chir. 49, 304 (1930).

—, y J. Goyanes: Die chirurgische Behandlung der Syringomyelie. An. Acad. med.-quir. españ. 17, 164—170 (1930) [Spanisch]. Ref. Z.org. Chir. 58, 548.

Ley, Adolfo: Die chirurgische Behandlung der Syringomyelie. Rev. chir. Barcelona 7, 161—187 (1934) [Spanisch]. Ref. Z.org. Chir. 68, 639 (1934).

Lindeberg, V.: Ein Fall von operativ geheilter Syringomyelie. Eesti Arst 11, Beih., 171—172 (1932) [Estnisch]. Ref. Z.org. Chir. 63, 778 (1933).

Martinoff, G.: Zur Frage der operativen Behandlung der Syringomyelie. Fol. neuropath. eston. 15/16, 392—400 (1936). Ref. Z.org. Chir. 79, 257.

Martinoff, G.: Über die operative Behandlung der Syringomyelie. Eesti Arst 18, 132—138 (1939) [Estnisch]. Ref. Z.org. Chir. 99, 107.

Mucenieks: Über die operative Therapie der Syringomyelie. Dtsch. Z. Chir. 240, 346—361 (1933).

Oppel, W. A.: Erfahrungen mit der operativen Behandlung der Syringomyelie nach Puusepp. Arch. klin. Chir. 155, 416—434 (1929).

Ostertag, B.: Siehe Spina bifida posterior . . .

Peiper, H.: Die operative Behandlung der Syringomyelie. Chirurg. Kongr. 1931 Berlin. Ref. Z.org. Chir. 53, 698.

— Die operative Behandlung der Syringomyelie. Nervenarzt 4, 436—453 (1931).

Pitts, F. W., und R. A. Groff: Syringomyelia: current status of surgical therapy. Surgery 56, 806—809 (1964).

Poser, C. M.: The relationship between Syringomyelia and neoplasm. (Amer. Lect. Ser. Nr 262 A. Monogr. in Amer. Lect. in Neurology. Edit. by Charles D. Aring.) Springfield, Ill.: Ch. C. Thomas 1956. IX, 98 S., 8 Abb. u. 7 Tab.

Putnam, T., and Donald Munro: Myelotomy in the treatment of syringomyelia. New England Med. J. 205, 747—755 (1931). Ref. Z.org. Chir. 58, 548.

Puusepp, L.: Traitement chirurgical de la syringomyélie. Arch. franco-belg. Chir. 30, 293—309 (1927). Ref. Z.org. Chir. 42, (1928) 657.

— Chirurgische Neuropathologie. Bd. 2, Rückenmark. Tartu: J. G. Krüger 1933. 679 S., 11 Tafeln, 312 Abb. Ref. Z.org. Chir. 58, 548.

Rahm: Zur operativen Behandlung der Syringomyelie. Zbl. Chir. 1933, 581—582.

Schaeffer: Le traitement opératoire de la syringomyélie. Presse méd. 1932 I, 379—382.

Schaltenbrand, G.: Die Nervenkrankheiten, S. 157. Stuttgart: Georg Thieme 1951.

Schmieden, V.: Zur Operationsbehandlung der Syringomyelie. Zbl. Chir. 1929, 1898—1899, 2114 bis 2120.

Sozon Jarosevic, A. J.: Zur chirurgischen Behandlung der Syringomyelie. Ž. sovrem. Chir. 6, 505—507 (1931) [Russisch]. Ref. Z.org. Chir. 58, 17.

— Über die chirurgische Behandlung der Syringomyelie. Arch. klin. Chir. 165, 494—514 (1931).

Sugunow, S. A.: Zur Frage über die chirurgische Behandlung der Syringomyelie. Nevropat. i t. d. 5, 986—994 (1936) [Russisch]. Ref. Z.org. Chir. 84, 629.

Turnbull, F. A.: Syringomyelic complications of spina bifida. Brain 56, 304—317 (1933).

Villaverde, J. M. de: Über die Möglichkeit der chirurgischen Behandlung der Syringomyelie. Med. ibera 1930 I, 37—46 [Spanisch]. Ref. Z.org. Chir. 50, 325.

— Über die Möglichkeiten einer chirurgischen Behandlung der Syringomyelie. An. Acad. méd.-quir. españ. 17, 173—203 (1930) [Spanisch]. Ref. Z.org. Chir. 58, 547 (1932).

Wells, C. E. C., J. D. Spillane, and A. S. Bligh: The cervical spinal in canal in Syringomyelia. Brain 82, 3—40 (1959).

Wild, H., u. J. Behnert: Konkordante Syringomyelie mit occipito-cervikaler Dysplasie bei eineiigem Zwillingspaar. Münch. med. Wschr. 106, 1421—1428 (1964).

Zeno, A., u. O. Cames: Résultats immédiats d'une opération pour Syringomyélie. Bull. Soc. nat. chir. 54, 1437—1440 (1928). Ref. Z.org. Chir. 45, 383.

C. Diastematomyelie — Diplomyelie.

Bentley, J. F. R., and J. R. Smith: Developmental posterior enteric remnants and spinal malformations. Arch. Dis. Childh. 35, 76—86 (1960).

Bruce, A., S. Macdonald and J. H. H. Pirie: A second case of partial doubling of the spinal cord. Rev. Neurol. Psychiat. 4, 6—19 (1906).

Bushe, K.-A.: Beobachtung einer Diploe-myelia cervikalis mit zeitlicher Aussprossung eines Rückenmarkrudiments. Bruns' Beitr. klin. Chir. 192, 168—172 (1956).

Cohen, J., and C. B. Sledge: Diastematomyelia, an embryological interpretation with report of a case. A.M.A. J. Dis. Child. 100, 257—263 (1960).

Francesconi, M., P. Braggion e G. Polvar: "Sulla diastematomielia" con descrizione di un nuovo caso diagnosticato in vita. Riv. Anat. pat. 10, 149—175 (1955).

Freeman, L. W.: Late symptoms from Diastematomyelia. J. Neurosurg. 18, 538—541 (1961).

Gardner, W. J.: Diastematomyelia and the Klippel-Feil-Syndrome. Relationship to hydrocephalus, syringomyelia, meningomyelocele, and iniencephalus. Cleveland Clin. Quart. 31, 19—44 (42 ref.) (1964).

Gardner, W. S.: Siehe Spina bifida posterior.

Gerlach, J., H.-P. Jensen, W. Koos u. H. Kraus: Pädiatrische Neurochirurgie. Stuttgart: Georg Thieme 1967.

Gieson, I. van: A study of the artefacts of the nervous system etc. N. Y. med. J. 56, 337—346, 365—379, 421—437 (1892).

Griepentrog, F.: Eine seltene Form von Rückenmarksmißbildung (Partielle unfreie Diplomyelie). Zbl. allg. Path. path. Anat. 90, 380—384 (1953).

Hamby, W. B.: Pilonidal cyst, spina bifida occulta and bifid cord. Report of a case with review of literature. Arch. Path. (Chicago) 21, 831—838 (1936).

Herren, R. Y., and J. E. Edwards: Diplomyelia (duplication of the spinal cord). Arch. of Path. 30, 1203—1214 (1940).

Lausberg, G.: Zur Klinik und Differentialdiagnose der Diastematomyelie. Arch. Kinderheilk. 175, 14—25 (1966).

Li, Y., and D. W. Will: Diplomyelia: report of an autopsied case. Arch. Path. (Chicago) 85, 416—418 (1968).

Lichtenstein, B. W.: Siehe Spina bifida posterior.

Liliequist, B.: Diastematomyelia. Acta radiol. (Stockh.) N.S. 8, 497—502 (1965).

Marr, G. E., and A. Uihlein: Diplomyelia and compression of spinal cord and not of cauda equina, by congenital anomaly of the bird lumbar vertebra. Surg. Clin. N. Amer. 24, 963—968 (1944).

Matson, D. D., R. P. Woods, J. B. Vampbell and F. D. Ingraham: Diastematomyelia (congenital clefts of the spinal cord); diagnosis and surgical treatment. Pediatrics 6, 98—112 (1950).

Maxwell, H. P., and P. C. Bucy: Diastomatomyelia: report of clinical case. J. of Neuropath. 5, 165—167 (1946).

Morley, T. P.: Congenital rotation of the spinal cord. J. Neurosurg. 10, 690—692 (1953).

Naylor, P. F.: Diastematomyelia with mairy haemangioma and connective tissure nevus. Proc. roy. Soc. Med. 57, 319—320 (1964).

Neuhauser, E. B. D., M. H. Wittenborg and K. Dehlinger: Diastematomyelie. Radiology 54, 659—664 (1950).

Ostertag, B.: Siehe Spina bifida posterior.

Perret, G.: Diagnosis and treatment of Diastematomyelia. Surg. etc. 105, 69—83 (1957).
— Symptoms and diagnosis of diastematomyelia. Neurology (Minneap.) 10, 51—60 (1960).

Pickles, W.: Duplication of spinal cord (diplomyelia): an account of a clinical example with a consideration of other reports. J. of Neurosurg. 6, 324—331 (1949).

Shorey, W. D.: Diastematomyelia associated with dorsal kyphosis producing paraplegia. J. of Neurosurg. 12, 300 (1955).

Steiner, F.: Über Verdoppelung des Rückenmarks. Königsberg/Pr.: M. Liedtke 1986. 45 S.

Weil, A., and W. B. Mathews: Duplication of the spinal cord with spina bifida and syringomyelia. Arch. Path. (Chicago) 20, 882—890 (1935).

Zalewska, Ploska C.: Über 2 Fälle von Zweiteilung des Rückenmarkes. Beitr. path. Anat. 55, 416—458 (1913).

D. Rhachischisis anterior.

Altschul, W.: Spina bifida anterior und andere Mißbildungen der Wirbelsäule. Fortschr. Röntgenstr. 27, 607—620 (1921).

Bell, H. H.: Anterior spina bifida and its relation to a persistence of the mesenteric canal. Report of a case etc. J. Neur. a. Ment. Dis. 57, 445—462 (1923).

Bentley, J. F., and S. R. Smith: Developmental posterior enteric remnants and spinal malformations: the split notochord syndrome. Arch. Dis. Childh. 35, 76—86 (1960).

Bunner, R.: Lateral intrathoracic meningocele. Acta radiol. (Stockh.) 51, 1—9 (1959).

Bünnige, M.: Meningocele sacralis anterior. Zbl. Chir. 86, 2081—2085 (1961).

Cramer, H.: Meningocele sacralis ventralis. Acta neurochir. (Wien) 9, 139—151 (1961).

Cross, Reavis and Saunders: Lateral intrathoracic meningocele. J. of Neurosurg. 6, 423—432 (1949).

Degendardt, K.-H.: Persönliche Mitteilung.

Demel, R.: Meningocele sacralis anterior. Dtsch. Z. Chir. 209, 90—97 (1928).

Dodds, S. G.: Anterior and posterior rhachischisis. Amer. J. Path. 17, 861—872 (1941).

Drennan, A. M.: Anterior sacral meningocele. J. of Path. 32, 843—844 (1929).

Eichler, P.: Zur Diagnose der Spina bifida anterior. Fortschr. Röntgenstr. 36, 776—777 (1927).

Esterly, J. R., and O. Baghdaffarian: Presacral neurenteric cyst. An unusual malformation resulting from persistence of the neuroenteric canal. Bull. Hopkins Hosp. 113, 202—210 (1963).

Hackensellner, H. A., u. R. Pape: Über Meningocelen bei Neurofibromatosis. Fortschr. Röntgenstr. 81, 66—71 (1954).

Hanson, R.: Ein Fall von diagnostisch interessanter Spina bifida anterior thoracalis. Röntgenprax. 1, 233—237 (1929).

Hecker, W. G., G. Hollmann und B. Stück: Persistierender Canalis neurenterius und seine Beziehung zur Entwicklung von Steißbeinteratomen, prä- und postvertebraler enterogener Cysten und Spaltwirbeln. Langenbecks Arch. klin. Chir. 302, 662—675 (1963).

Hesse, F. A.: Spina bifida cystica. Ergebn. Chir. Orthop. 10, 1197—1388 (1918). Habil.-Schr. Kiel.

Holub, K., u. G. Merlitschek: Laterale thorakale Meningocele beim Erwachsenen. Wien. klin. Wschr. 76, 923 (1964).

Holzapfel, O.: Spina bifida sacralis anterior. Dtsch. med. Wschr. 1925, 1368.

Jackson, F. E.: Neurenteric cysts. Report of a case of neurenteric cyst with associated chronic meningitis and hydrocephalus. J. Neurosurg. 18, 678—682 (1961).

Kazmarek, H.: Spina bifida anterior mit Megacoecum. Kinderärztl. Prax. 19, 215—220 (1951).

Kennedy, R. L. J.: An unusual rectal polyp. Anterior sacral meningocele. Surg. etc. 43, 803—880 (1926).

Lentz, M.: Ein Fall von Atresia ani vaginalis und Kreuzbeinmißbildung, verbunden mit Hydromeningocele sacralis. Bruns' Beitr. 128, 471—476 (1923).

Lipmann-Kessel, A. W.: Intrathoracic meningocele, spinal deformity and multiple neurofibromatosis. J. Bone Surg. B 33, 87—93 (1951).

Llewelyn, J. D. L., and T. G. Evans: Anterior sacral meningocele. J. Obstet. Gynec. Brit. Emp. 66, 477—479 (1959).

Lüth, G.: Zur praktischen Bedeutung der Spina bifida sacralis anterior. Zbl. Chir. 64, 15—19 (1957).

Mendelsohn, H. J., and E. B. Kay: Intrathoracic meningocele. J. Thorac. Surg. 1949, 124—128.

Müller, W.: Über Wirbelkörperspalten und andere angeborene Mißbildungen der Wirbelsäule. Zbl. Chir. 1933, 2403.

Naudin, E. P., et V. Calvel: Fait clinique: un cas de Rachischisis antérieur. J. Radiol. Électrol. 42, 266—267 (1961).

Pick, B. Pickering: A case of meningocele. Brit. Med. J. 1929, No 3575, 46.

Platschik, K.: Über praesacrale Tumoren. Chirurg 6, 774—780 (1934).

Pohl, R.: Meningocele im Brustraum unter dem Bilde eines intrathorakalen Rundschattens. Röntgenprax. 5, 747—749 (1933).

Rowlands, B. C.: Anterior sacral meningocele. Report of two cases. Brit. J. Surg. 43, 301—304 (1955).

Sammons, B. P., and D. F. Thomas: Extensive lumbar meningocele associated with neurofibromatosis. Amer. J. Roentgenol. 81, 1021—1025 (1959).

Santy, P.: Meningocéle présacrée. Lyon chir. 35, 446—448 (1938). Ref. Z.org. Chir. 90, 531.

Sawicki, B.: Meningocele sacralis anterior. Przegl. chir. iginek. 9, 129—155 (1913) [Polnisch]. Ref. Z.org. Chir. 3, 823 (1913).

Sherman, Taylor and Long: Anterior sacral meningocele. Amer. J. Surg. 79, 743—747 (1950).

Spratt, N. T.: Regulative properties of the chorda and somite centres. J. exp. Zool. 135, 319—353 (1957).

Teng, P., and P. Eastman: Intrathoracic meningocele. Neurology (Minneap.) 8, 153—156 (1958).

Tovbin u. R. Jalin: Zur Kasuistik der Spina bifida im Brustabschnitt der Wirbelsäule mit Trophoneurosen daselbst. Ortop. i Travmat. 3, 89—91 (1929) [Russisch]. Ref. Z.org. Chir. 53, 441 (1931).

Tulpius, N.: Observationes med. Amstelodami, 1941, Ed. nova 1672, Lib. 3, cap. 29, 30, 229.

Vichi, G. F., e F. Poccianti: Su di un caso di meningocele sacrale anteriore associato a teratoma sacrococcigeo in un lattante. Minerva chir. (Torino) 16, 504—511 (1960).

Werthemann, A.: Allgemeine Teratologie mit besonderer Berücksichtigung der Verhältnisse beim Menschen. In Handbuch der allgemeinen Pathologie, Bd. VI/1. Berlin-Göttingen-Heidelberg: Springer 1956.

Zacks, A.: Atlanto-occipital fusion, basilar impression and block vertebra associated with intraspinal neurofibroma, meningocele and von Recklinghausens disease. Radiology 75, 223—231 (1960).

E. Sacrococcygeale Teratome.

D'Alessio, E., and F. Cobellis: Teratomas of the sacrococcygeal region (observations on 3 operated cases). Rass. int. Clin. Ter. 39, 328—329 (1959) [Italienisch].

Bentley, J. F., u. S. R. Smith: s. Spina bifida anterior.

Beyer, P., P. Stricker and M. R. Klein: 2 cases of sacrococcygeal tumours in the newborn (presentation of patients). Arch. franç. Pédiat. 16, 1270—1274 (1959) [Französisch].

Blanke, W.: Notomelie. Bruns' Beitr. klin. Chir. 169, 67—71 (1939).

Budde, M.: Die angeborenen präsacralen Geschwülste in Theorie und Praxis. Dtsch. Z. Chir. 198, 190—206 (1926).

Chang, C. J.: Presacral teratoma in adult. Report of 5 cases. Chin. J. Surg. (Peking) 7, 173—175 (1959) [Chin. engl. Zus.fass.]

Delannoy, E., and M. Martinot: A case of presacrococcygeal teratoma. Lille chir. 15, 192—196 (1960) [Französisch].

Egli, A.: Beitrag zur Kenntnis der Fehlbildungen am Kreuzbein. Z. Anat. Entwickl.-Gesch. 112, 245—270 (1942).

Ewing, J. B., and A. Prakash: Sacrococcygeal teratomas in adults. Canad. J. Surg. 4, 287—292 (1961).

Gerlach, J., H.-P. Jensen, W. Koos u. H. Kraus: Pädiatrische Neurochirurgie. Stuttgart: Georg Thieme 1967.

Gutern Salisachs, L. Marques y A. Gutern: Sacrococcygeal teratomas. Progr. Pediat. Pueriadt. 4, 31 (1961) [Spanisch].

Hatteland, K., and O. Knutrud: Sacrococcygeal teratoma in children. Acta chir. scand. 119, 444—452 (1960).

Hoyt, J., and R. M. Hardaway III: Sacrococcygeal teratomas: a clinical commentary and 2 new cases. Plast. reconstr. Surg. 25, 179—186 (1960).

Kelley, J. W., and A. M. Guiao: Sacrococcygeal teratoma. Plast. reconstr. Surg. 24, 522—529 (1959).

Licalzi, N., J. W. McElwain and R. M. Alexander: Sacrococcygeal teratomas; a preliminary report of 2 cases in adults. Dis. Colon. Rectum 3, 449—451 (1960).

Love, G. J.: Delayed malignant development of a congenital Teratoma with Spina Bifida. J. Neurosurg. 29, 532—534 (1968).

Moore sen., M. W., and C. C. Sorensen: Sacrococcygeal teratoma in the newborn report of a case. Sinai Hosp. J. (Baltimore) 8, 56—60 (1959).

Ormos, J.: Über sacrococcygeale Teratome mit besonderer Berücksichtigung ihrer malignen Entartung. Zbl. allg. Path. path. Anat. 101, 165—173 (1960).

Palma, V., and E. Venturini: Casuistic contribution to the knowledge of sacrococcygeal teratomas. Acta chir. ital. 16, 523—560 (1960) [Italienisch].

Plastunov, A. B.: On the problem of sacral-gluteal teratomas in newborn infants. Vop. Okhr. Matesin Dets. 6, 92—93 (1961) [Russisch].

Riker, W., and W. J. Potts: Sacracoccygeal teratomata in infancy. A report of 6 cases. Ann. Surg. 128, 89—100 (1948).

Sarma, V., and N. Nemiraya: Sacrococcygeal teratoma of the foetus with special emphasis of prenatal diagnosis by radiology. Brit. J. clin. Pract. 13, 628—633 (1959).

Smith, B., E. Passaro and H. E. W. Clatworthy jr.: The vascular anatomy of sacrococcygeal teratomas; its significance in surgical management. Surgery 49, 534—539 (1961).

Willox, G. L., and W. C. Mackenzie: Sacrococcygeal teratomas. Arch. Surg. (Chicago) 83, 11—17 (1961).

F. Kongenitale Cysten des Rückenmarkes und seiner Häute.

Abbot, K. H., R. H. Retter and W. H. Leimbach: The role of perineural sacral cysts in the sciatic and sacrococcygeal syndromes. J. Neurosurg. 14, 5—21 (1957).

Adams, R. D., and W. Wegner: Congenital cyst of the spina meninges as cause of intermittent compression of the spinal cord. Arch. of Neur. 58, 57—69 (1947).

Baker, G. S., and J. H. Webb: Intrasacral meningocele causing backache and sacral nerve pain. Proc. Staff Meet. Mayo Clin. 27, 231—234 (1952).

Bianchi, M., A. Passerini e R. Boeri: Meningocele occulto sacrale. Minerva neurochir. 2, 184—189 (1958).

Cloward, R. B.: Spinal extradural cysts. Ann. Surg. 105, 401—407 (1937).

Davis jr., H.: Spinal extradural cyst. Case report and tabulation of previously reported cases. J. of Neurosurg. 6, 251—254 (1949).

Fried, H., u. J. Dietrich: Extradurale Cysten im Spinalkanal. Zbl. Neurochir. 24, 275—282 (1964).

Gościński, I.: 2 cases of spinal extradural cysts. Neurol. Neurochir. Psychiat. pol. 11, 457—464 (1961) [Polnisch]. Zit. Zbl. ges. Neurol. Psychiat. 165, 315 (1962).

Heppner, F., u. H. E. Diemath: Gibt es Meningocelen bei geschlossenem Wirbelkanal? Zbl. Neurochir. 20, 227—235 (1960).

Hoffmann, G. T.: Cervikal arachnoidal cyst. Report of a 6 years old Negro male with recovery from quadriplegia. J. Neurosurg. 17, 327—330 (1960).

Hyman, J., B. H. Wallace and S. Sanes: Ependymal cyst of the cervico-dorsal region of the spinal cord. Arch. of Neur. 40, 1005—1012 (1938).

Hyndman, O. R., and W. F. Gerber: Spinal extradural cysts, congenital and acquired. J. Neurosurg. 3, 474—486 (1946).

Kelly, Th. S.-B.: Non parasitic cyst of the spinal canal. Lancet 1937 II, 13—16.

Kuhlendahl, H.: Spinale Arachnoidalcysten. Zbl. Neurochir. 19, 198—204 (1959).

Lehmann, E. P.: Spinal extradural cysts. Amer. J. Surg., N. S. 28, 317—322 (1935).

Luyendijk, W.: Congenital extradural cyst. Arch. chir. neerl. 7, 23—28 (1955).

Mayfield, F. H., and E. G. Grantham: Spinal extradural cysts. Amer. J. Surg. 28, 307—322 (1955).

Perret, G., D. Green, and J. Keller: Diagnosis and treatment of intradural arachnoid cysts of the thoracic spine. Radiology 79, 425—429 (1962).

Pia, H. W.: Erweiterungen der Wurzelscheiden im Lumbalbereich. Langenbecks Arch. klin. Chir. 293, 69—83 (1959).

— Malformaciones de las vainas radiculares y del fondo de sacro. Rev. esp. Oto-neuro-oftal. 112, 5—14 (1960).

— Angio-lipomatöse Dysplasien als Ursache von Ischialgien. Zbl. Chir. 85, 1026—1033 (1960).

— Fehlbildungen der Cauda- und Wurzelhüllen und ihre Bedeutung für das Ischiassyndrom. Ther. d. Gegenw. 99, 441—449 (1960).

—, u. W. Haag: Fehlbildungen der Rückenmarkshüllen im Lumbosacralbereich mit Wurzelreizerscheinungen. Langenbecks Arch. klin. Chir. 281, 84—95 (1955).

REWCASTLE, N. B., and J. FRANCOEUR: Teratomatous cysts in spinal canal with sex chromatin studies. Arch. Neurol. (Chic.) 11, 91—99 (1964).

SCHREIBER, F., and B. HADDAD: Lumbar and sacral cysts causing pain. J. Neurosurg. 8, 504—509 (1951).

SEAMAN, W. B., and L. T. FURLOW: The myelographic appearance of sacral cysts. J. Neurosurg. 13, 88—94 (1956).

SMITH, D. T.: Cystic formations associated with human spinal nerve roots. J. Neurosurg. 18, 654—660 (1961).

STRANG, R. R., and D. TOVI: Congenital thoracic extradural cyst. Acta neurochir. (Wien) 9, 433—439 (1961).

TARLOV, J. M.: Perineural cysts of the spinal nerve roots. Arch. Neurol. Psychiat. (Chicago) 40, 1067—1074 (1938).

— Sacral nerve root cysts, another cause of the sciatic and cauda equina syndrome. Springfield, Ill.: Ch. C. Thomas 1953. 134 pp.

TENG, P., and N. RUDNER: Multiple arachnoid diverticula. A.M.A. Arch. Neurol. 2, 348—356 (1956).

VOSS, O.: Rückenmarkskompression durch eine intradurale Cyste. Dtsch. Z. Chir. 248, 341—345 (1936).

Die traumatischen Schädigungen des Rückenmarks und seiner Hüllen.

Von

R. Klaue.

Mit 25 Abbildungen.

A. Einleitung.

Von den traumatischen Schädigungen des Rückenmarks und seiner Hüllen sollen hier nur diejenigen pathologisch-anatomischen Veränderungen beschrieben werden, die Folgen einer mechanischen Gewalteinwirkung sind. Traumatische Schädigungen im weiteren Sinne, also durch Hitze- und Kälteeinwirkungen, durch elektrischen Strom oder Veränderungen durch Chemikalien bleiben unberücksichtigt. Bei den Verletzungen durch mechanische Gewalt ist, so wie es Spatz für die Hirnverletzungen durchgeführt hat, auch für die Rückenmarksverletzungen als Einteilungsprinzip zweckmäßig, die gedeckten Schädigungen von den offenen Schädigungen zu trennen. Diese Einteilung entspricht dem in der allgemeinen Pathologie und auch in der Chirurgie verbreiteten Sprachgebrauch. Danach führt die gedeckte Verletzung zur Kontusion oder Prellung; die offene Verletzung ist die Rückenmarkswunde.

Da von zahlreichen Autoren die Meinung vertreten wird (Obersteiner, Schmaus, Ricker, Borst, Licen, Lhermitte, Mahoudeau, zuletzt Döring 1955), daß das klinische Krankheitsbild der Rückenmarkserschütterung zur anatomisch nachweisbaren Veränderung führen kann, soll die Rückenmarkserschütterung in einem gesonderten Kapitel dargestellt werden.

Die gedeckte Verletzung entsteht aus einer weitergeleiteten Energie der mechanischen Gewalt. Sie ist also eine indirekte Verletzung. Der kontusionelle Gewebsschaden bildet sich unmittelbar im Augenblick der Gewalteinwirkung und ist zu diesem Zeitpunkt in seiner Hauptausdehnung festgelegt. Damit ist nicht gesagt, daß nicht auch sekundäre Veränderungen auftreten können. So z.B. ist das auf- und absteigende Begleitödem eine solche sekundäre Folge, die sich aber wieder zurückbildet. Ob die von Marburg beschriebene „Vasopathia traumatica", die nach Ansicht dieses Autors sekundär zu neuen Schädigungen führen könne und so eine Progression klinischer Erscheinungen verständlich mache, tatsächlich vorkommt, muß offen bleiben, da einwandfreie Belege nicht vorhanden sind. Der Rückenmarkskontusion begegnet man überwiegend bei stumpfer Gewalteinwirkung. Eine solche stumpfe Gewalteinwirkung liegt dann vor, wenn bei einer breiten Einwirkungsfläche auf die Wirbelsäule mit ihrem Inhalt die Querschnittsbelastung in bezug auf die Flächeneinheit relativ gering ist; dies ist z.B. beim Aufschlag auf den Rücken, bei einem Sturz der Fall. Ein Bruch der Wirbelsäule ist dabei nicht immer erforderlich. So kann es z.B. schon nach Luxationen im Bereiche der Halswirbelsäule zu tödlich verlaufenden Schädigungen kommen (Jäger). Gedeckte Verletzungen kommen aber auch bei Schußverletzungen, wie sie im Kriege vorherrschen, vor. Der Wirbelkanal bleibt dabei nicht selten uneröffnet (Steckschuß im Wirbelkörper), oder die Wirbelsäule wird vom Geschoß überhaupt nicht unmittelbar getroffen. Man kann dann von „Fernkontusionen" sprechen.

Schuster erwähnt eine Fernkontusion als erster. Weitere Beobachtungen liegen vor von Mauss und Krüger, Claude und Lhermitte, von Benda, Hansemann A. Jakob, Borchardt, Spatz, Foerster, Gagel, 2 eigene Beobachtungen (Klaue, 1948). Im Falle von Spatz steckte ein Infanteriegeschoß in einer Rippe 2 Querfinger breit vom Ansatz am Brustwirbel entfernt. Foerster beschreibt klinisch zwei Fälle, bei welchen der Anprall von Infanterieprojektilen an einer Rippe zu schweren Schädigungen des Markes geführt hat.

Bei der offenen oder direkten Verletzung, der Rückenmarkswunde, kommt der verletzende Körper, seien es Geschosse, Knochensplitter oder andere scharfe Objekte, in unmittelbare Berührung mit der Rückenmarkssubstanz. Man spricht dann von „scharfer" Gewalteinwirkung; die Querschnittsbelastung ist dabei hoch. Die Entscheidung, ob eine offene oder gedeckte Verletzung vorliegt, ist vom Zustande der Dura abhängig. Bei intakter harter Rückenmarkshaut liegt eine Kontusion vor. Ist die Dura durchtrennt, handelt es sich um eine Rückenmarkswunde.

B. Die Rückenmarkserschütterung.

Die Frage, ob dem klinischen Syndrom der Rückenmarkserschütterung ein morphologisch faßbares Substrat zukommt, hat, ebenso wie bei der klinisch viel bedeutungsvolleren Gehirnerschütterung, noch keine endgültige Klärung gefunden. OBERSTEINER hat wohl erstmals dann von einer Rückenmarkserschütterung gesprochen, wenn durch eine heftige direkte oder indirekte Gewalteinwirkung auf die nicht dabei verletzte Wirbelsäule *„die Funktionen des Rückenmarkes alteriert werden, ohne daß sich in diesem Organ bald nach dem Einwirken der äußeren Gewalt gröbere anatomische Veränderungen nachweisen oder annehmen lassen".* Seitdem ist der Begriff der Rückenmarkserschütterung unterschiedlich definiert worden, und über seinen Inhalt besteht auch noch heute, wieder wie bei der Gehirnerschütterung, keine verbindliche Übereinstimmung. Unter den meisten Klinikern (HARTMANN, LHERMITTE, MARBURG, FOERSTER, BODECHTEL u. a.) besteht wohl übereinstimmend die Auffassung, daß dann von dem Krankheitsbild der Rückenmarkserschütterung zu sprechen ist, wenn sofort mit der Gewalteinwirkung Störungen der nervösen Funktionen eintreten, die sich in relativ kurzer Zeit spontan und völlig zurückbilden. Entsprechend dieser Definition wird von anatomischer Seite von Autoren wie SPATZ, DENNY-BROWN und RUSSEL bei der Commotio am Gehirn und am Rückenmark ein „spurloser" Vorgang angenommen.

Über die Natur dieses spurlosen Vorgangs am nervösen Gewebe ist bisher nichts Sicheres bekannt. Es gibt offenbar eine unmittelbare mechanische Schädigung des Protoplasmas, die nicht zum Absterben führen muß, sondern reversibel ist. PETERFI bezeichnet eine Verflüssigung von Gelen durch mechanische Einwirkung als Thixotropie. Es soll sich dabei um eine nicht vom Kreislauf abhängige Grundeigenschaft des lebenden Protoplasmas handeln, die schon bei ganz primitiven Organismen in Erscheinung tritt. In Anlehnung an diese Lehre hält es HALLERVORDEN für möglich, daß die Thixotropie eine wichtige Rolle bei der Hirnerschütterung spielt.

DÖRING, der zuletzt die Commotio cerebri und die Commotio medullae spinalis im Handbuch der speziellen Pathologie und Histologie ausführlich bearbeitet hat unter Berücksichtigung der zahlreichen Theorien, versteht unter Rückenmarkserschütterung und ihrer Wirkung Störungen der Funktion des Rückenmarkes durch stumpfe Gewalt, ohne daß es im Augenblick der Gewalteinwirkung zu anatomisch nachweisbaren Veränderungen kommt. *„Die im Rahmen der Erschütterungswirkung veranlaßten funktionellen Vorgänge (insbesondere der innervierten Gefäße) können Gewebeveränderungen zur Folge haben, die von den unmittelbaren Zerstörungsfolgen (Kontusion) unterschieden werden müssen."* DÖRING, der sich auf die RICKERsche Lehre von der traumatischen funktionellen Alteration der innervierten Strombahnabschnitte stützt, konzidiert zunächst also eine unmittelbare anatomisch nicht nachweisbare Schädigung des Parenchyms, einen spurlosen Vorgäng im Sinne von SPATZ. Mittelbare Folgen einer Rückenmarkserschütterung, die auf gestörte Gefäßfunktionen basieren, sind nach DÖRING Hyperämie, Ödem, Austritt von Erythrocyten, Bildung von Petechien, schließlich Nekrosen bzw. Erweichungen. In einem 1963 von STAFFELDT mitgeteilten Fall (Überlebenszeit 81 Std) werden ausgedehnte Nekrosen, kleinere Blutungen und Ödembildung im Sinne von DÖRING als Kommotionsfolgen beurteilt. Histologische Bilder sind der Arbeit nicht beigefügt. Klinisch bestand vom Augenblick der Gewalteinwirkung an ein totales Querschnittssyndrom.

Diese Auffassung steht aber in unlöslichem Widerspruch zu der noch immer vorherrschenden klinischen Ansicht, daß nur dann vom Krankheitsbild der Rückenmarkserschütterung gesprochen werden kann, wenn rasch eine völlige Restitution eintritt. Wie im folgenden Abschnitt näher ausgeführt ist, haben eigene Untersuchungen an einem größeren Material zu einer von DÖRING abweichenden Meinung geführt.

C. Die gedeckte Verletzung des Rückenmarkes und seiner Hüllen.

Die hier verwendete Bezeichnung „Kontusion" für die anatomisch-pathologischen Veränderungen des Rückenmarksgewebes nach mechanischer Gewalteinwirkung, die ohne Verletzung der Dura entstehen (KLAUE 1948, PETERS und LINK 1955) weicht in wesentlichen Punkten von den Auffassungen ab, wie sie z.B. von RICKER, SCHMAUS und in letzter Zeit wieder von DÖRING vertreten wird. RICKER unterscheidet beim Rückenmarkstrauma einmal die „Erschütterung" und zweitens die „Verletzung" des Rückenmarkes. Zur „Rückenmarkserschütterung" gehören nach RICKER auch schwerste Blutungen und Nekrosen, die sich nach indirekten Verletzungen auf viele Segmente ausdehnen können. FOERSTER wiederum spricht in solchen Fällen von „Prellschädigungen". Eine Kontusion nach RICKER wäre erst dann anzunehmen, wenn eine Zerlegung des Gewebes in feine Trümmer stattgefunden hat; dann liegt eine „Verletzung" im Sinne dieses Autors vor. Damit wird aber eine Vermischung der Begriffe erreicht, die mit der Definition und dem Gebrauch der Wörter „Contusion" und „Erschütterung" in Pathologie und Chirurgie nicht mehr übereinstimmen. Andere Autoren, welche RICKER auf diesem Wege folgen, wie FOERSTER, sprechen dann auch bei der Rückenmarkswunde von Kontusion.

RICKER kommt zu seiner Auffassung auf Grund von Versuchen und seiner hiermit im Zusammenhang stehenden Lehre über funktionelle Vorgänge an den Gefäßnerven und terminalen Strombahnabschnitten. Diese funktionellen Störungen am Gefäßnervensystem sind im Sinne dieser Lehre Folgen der Erschütterung, die weiterhin im prästatischen oder poststatischen Zustand zu Diapedesisblutungen führen und bei dauerhafter Stase schließlich auch zur Nekrose des Gewebes. RICKER spricht auch dann von Erschütterungen des Rückenmarkes, wenn allerschwerste Veränderungen vorliegen, die sich z.B. in einem seiner Fälle über 16 cm erstreckten. Von Kontusion spricht RICKER erst dann, wenn eine Zertrümmerung des Gewebes vorliegt, ein Befund, der aber bei gedeckten Verletzungen in dem hier gebrauchten Sinne höchst selten zur Beobachtung kommt. In 45 genauer untersuchten Fällen (KLAUE 1948) von gedeckter Rückenmarksverletzung konnte in keinem Fall eine Zerlegung des Gewebes in feine Trümmer festgestellt werden.

I. Blutungen in die Rückenmarkshäute.

An den Rückenmarkshäuten kommt es nach stumpfer Gewalteinwirkung ebenso wie am Gehirn zu epiduralen, subduralen und subarachnoidalen Kontusionsblutungen. Die *epidurale Blutung:* Im Bereich des Spinalkanals mit Ausnahme der oberen Halswirbelsäule ist der epidurale Raum ein wirklicher Raum, der an der Dorsalseite von dem mehr oder weniger stark ausgeprägten epiduralen Fettgewebe ausgefüllt wird, in dem sich ein Venenplexus befindet. Aus diesen Venen kommt es häufig zu Blutaustritten, wobei das Fettgewebe blutig imbibiert wird. Epidurale Blutungen sind aber selten so stark, daß Druckerscheinungen auf das Rückenmarksgewebe oder auf die Nervenwurzeln ausgeübt werden. Sie spielen klinisch keine Rolle (FRANZ, FOERSTER). Die Blutungen werden organisiert, und es entwickeln sich an der Außenseite der Dura schwielige Narben. Die *subdurale Blutung:* Im Schrifttum liegen keine Angaben über Rückenmarkskompression infolge traumatischer subduraler Blutung vor. Es handelt sich meist um ausgedehnte flächenhafte Blutungen, die rasch resorbiert werden. Bedrohliche Erscheinungen, wie sie nach subduralen Blutungen bei Gehirnverletzungen bekannt sind, scheint es im Bereiche des Spinalkanals nicht zu geben.

Die *subarachnoidale Blutung:* Sie ist ebenfalls im akuten Stadium ohne klinische Bedeutung. Aneurysmatische Blutungen nach Traumen, wie sie an den Gehirngefäßen zu einem schweren Krankheitsbild führen können, sind im Bereiche des Rückenmarkes nicht bekannt. Auf dem Boden von Resorptions- und Organisationsvorgängen entstehen in den späteren Stadien Verdickungen und Verwachsungen der weichen Häute (s. Abb. 3), welche als Ursache von Liquorzirkulationsveränderungen und von Reizerscheinungen an den Wurzeln anzusehen sind. Mit den Auswirkungen dieser Meningopathien oder, wie sie im allgemeinen klinischen Sprachgebrauch heißen, arachnitischen Verwachsungen haben sich besonders MAUSS und KRÜGER beschäftigt. Durch operative Eingriffe läßt sich in manchen Fällen Besserung von Schmerzzuständen erzielen.

II. Die Kontusion des Rückenmarkes. Die traumatische Erweichung

Die Kontusionsschädigung des Rückenmarkes ist dem Begriff der traumatischen Erweichung zu subsummieren. Neben den vollständigen Erweichungen kommt es auch zu unvollständigen, zu Dauernekrosen und zu den sog. Lückenfeldbildungen. Die vollständige traumatische Erweichung läßt sich, in Analogie zu den Verhältnissen am Gehirn, in drei zeitlich aufeinanderfolgende Phasen einteilen, deren jede durch charakteristische morphologische Befunde ihr Gepräge erhält.

Die Betrachtung und Einteilung der Veränderungen mit Berücksichtigung des zeitlichen Faktors (KLAUE 1948, PETERS 1955) bei den Rückenmarksverletzungen hat bisher kaum eine Rolle gespielt. So wird z. B. der Begriff der Erweichung, der hier im übergeordneten Sinne für alle Phasen benutzt ist, von SPIELMEYER auf das zweite Stadium, von DIETRICH auf das erste Stadium beschränkt. Bisher wurden auch einzelne scheinbar selbständige Zustandsbilder, wie z. B. „Haematomyelie", „traumatische Nekrose", „Malacie", „blutige Erweichung", „Narben- und Cystenbildungen" beschrieben, ohne daß die Stellung dieser Veränderungen innerhalb des Ablaufes des lebendigen Geschehens eine genügende Berücksichtigung erfuhr. Noch MAHOUDEAU (1952), von dem die letzte größere zusammenfassende Darstellung der traumatischen Schädigungen des Rückenmarkes in französischer Sprache stammt, trennt pathophysiologisch zusammengehörige Veränderungen als eigenständige Traumafolgen ab. Dieser Autor bringt auch eine von LHERMITTE entnommene Abbildung, die offensichtlich eine lockere Narbe mit eingeschlossenen Körnchenzellen darstellt, mit dem Hinweis, daß es sich um einen Nekroseherd handelt.

Die von SPATZ am Gehirn unterschiedenen drei Stadien der Erweichung lassen sich auch am Rückenmark in der gleichen Weise erkennen und so bezeichnen. Das erste Stadium wird durch frische Blutungen und Nekrosen charakterisiert. Im zweiten Stadium stehen Resorptions- und Reparationsvorgänge im Vordergrund. Im dritten Stadium befindet sich der pathologische Prozeß im Endstadium der Narbenbildung. Die Erweichung ist also kein stationärer Zustand. Es handelt sich dabei um ein lebendiges Geschehen, von dem das histologische Bild nur immer einen augenblicklichen Zustand geben kann, entsprechend dem Zeitpunkt, in dem untersucht wird. Die Abgrenzung der einzelnen Phasen ist natürlich in gewisser Weise willkürlich, eine Abtrennung auf Tage oder gar Stunden ist selbstverständlich nicht durchführbar. Bei solchen Einteilungen darf man nicht vergessen, daß es sich um Vorgänge handelt, die mit dem Augenblick der Alteration beginnen und noch jahrelang fortdauern. Individuelle Konstitutionsunterschiede, Alter, Kreislaufverhältnisse, Ernährungszustand, Stärke des einwirkenden Traumas und andere Faktoren spielen hierbei eine Rolle.

1. Phase der Blutung und Nekrose. Erstes Stadium.

In der ersten Zeit nach dem Trauma, Stunden bis Tage, finden sich regelmäßig auf dem Querschnitt kleine Blutungen. Sie sind auch dann vorhanden, wenn man dem Rückenmark von außen kaum Veränderungen ansehen kann. In den früh verstorbenen

Fällen, gerechnet bis zum 14. Tag, sind diese kleine Blutungen immer nachweisbar. Es handelt sich um Blutaustritte aus kleinen Gefäßen der Rückenmarkssubstanz, die in Anordnung, Dichte und Ausdehnung sehr unterschiedlich sein können. Sie sind aller Wahrscheinlichkeit nach im Augenblick der Gewalteinwirkung entstanden, und es dürfte sich um Rhexisblutungen handeln. Sektionsbefunde an sofort nach der Gewalteinwirkung Verstorbenen sind in der Literatur nicht veröffentlicht. Aus den im Tierversuch an Gehirnen gewonnenen Ergebnissen hat aber Peters eindeutig erhärtet, daß die frische Kontusion, ohne daß es zu einer Zertrümmerung des Gewebes kommt, von Rhexisblutungen begleitet ist. Ricker und zuletzt Döring sind allerdings der Meinung, daß es sich um Diapedesisblutungen handelt. Diese kleinen Blutungen haben den Charakter von Petechien, d. h. es besteht eine Neigung zum Konfluieren. Die Abhängigkeit der Blutungen von einzelnen Gefäßen ist aber gut erkennbar. Wenn eine Verletzung der Wirbelsäule vorliegt, pflegen sie an dieser Stelle am stärksten aufzutreten. Die Ausdehnung erstreckt sich meist über einige Segmente, um dann nach oben und unten allmählich in vereinzelte Blutungen überzugehen. Ricker bringt sehr instruktive Abbildungen solcher ausgedehnten Blutungsherde. In seltenen Fällen können sich vereinzelte Blutungen vom Hauptherd nach oben und unten über das ganze Rückenmark erstrecken (Ricker, Gagel). Besonders häufig sind diese Blutungen in der Schmetterlingsfigur der grauen Substanz konzentriert. Sind mehrere Segmente betroffen, so ergibt sich makroskopisch der Eindruck einer röhrenförmigen zusammenhängenden zentralen Blutung. Es ist das Bild der *Hämatomyelie* (Abb. 1). Nicht immer sind die Blutungen so dichtstehend, daß dieses Bild entsteht. Es kann sich auch nur um einzelne Blutaustritte handeln, welche keineswegs nur in der grauen

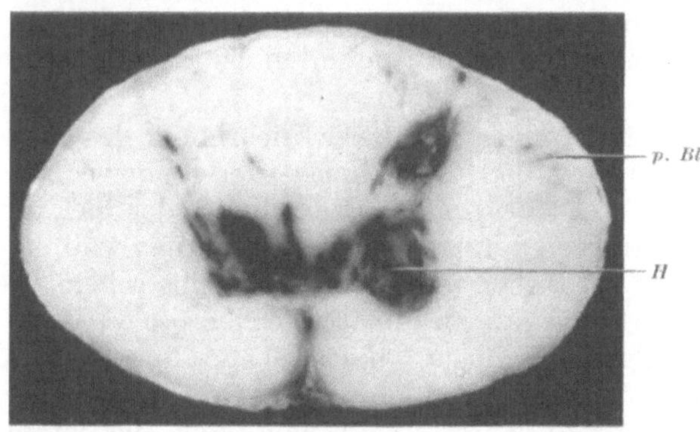

Abb. 1. Konzentrierte kleine Blutungen, vorwiegend in der grauen Substanz. *H* Hämatomyelie, *p. Bl.* petechienartige Blutungen im Markmantel. Höhe von D_1. Überlebensdauer 24 Std. (Vergr. 5:1.)

Substanz liegen; sie finden sich auch im Markmantel. Prinzipiell ist zwischen der einzelnen kleinen Blutung und den zahlreichen, dicht nebeneinander liegenden, zum Konfluieren neigenden Blutungen, kein Unterschied. Die isolierte traumatische Hämatomyelie, welche in älteren klinischen Arbeiten eine Rolle spielte, existiert als solche nicht. Es sei nochmals betont, daß auch eine Zerreißung des Gewebszusammenhanges nicht vorliegt. Schon Foerster hat darauf hingewiesen; er bezeichnet diese Veränderung als „Prellschädigung".

Das zweite Hauptmerkmal des ersten Stadiums ist die *vollkommene Nekrose*. Der nekrotische Bezirk ist im histologischen Bild nicht unmittelbar nach dem Trauma zu erkennen. Es bedarf einiger Zeit, nach Peters und Spatz wenige Stunden, bis sich die Nekrose färberisch nachweisen läßt. Die Nekrose reicht regelmäßig über den Bereich der dichtstehenden Blutungen hinaus, so daß bei der Hämatomyelie auch der Markmantel so schwer mitgeschädigt wird, daß eine Querschnittsläsion zustande zu kommen pflegt (Abb. 2). Der klinische Begriff der Hämatomyelie deckt sich also nicht mit den anatomischen Befunden. Die Blutungen sind immer mit Nekrosen kombiniert; schon Cassirer hat darauf hingewiesen, und Jumentié spricht bei seinen Befunden von „ramolissement hémorragique". Das Nekrosegebiet fällt schon einige Stunden nach dem Trauma bei schwachen Vergrößerungen durch seine schlechtere Färbbarkeit auf. Bei stärkeren Vergrößerungen erscheinen die Markscheiden blaß, gequollen oder von einem System feinvakuoliger Hohlräume durchsetzt. Die Nervenzellen sind im Nekrosebezirk verkleinert. Der Zelleib färbt sich nur schattenhaft an; die Kerne sind klein und dunkel und manchmal ausgesprochen pyknotisch. Im Nissl-Bild ist die schlechte Färbbar-

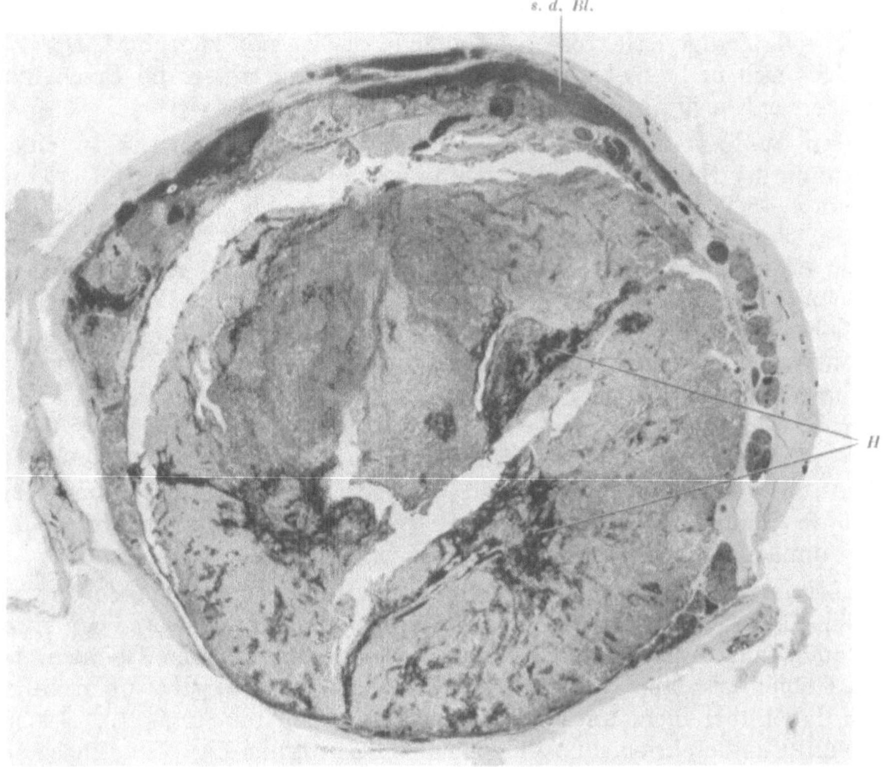

Abb. 2

Abb. 2. Vollkommen nekrotischer Querschnitt. Nekrose über das Gebiet der Blutungen hinausreichend, den ganzen Querschnitt einnehmend. Markscheiden nicht färbbar. *H* hämatomyelieartige Blutungen in der grauen Substanz, *s.d.Bl.* subdurale Blutung. Überlebensdauer 7 Tage. Markscheidenfärbung nach HEIDENHAIN-WOELCKE. Höhe von D_4. (Vergr. 6,75:1.)

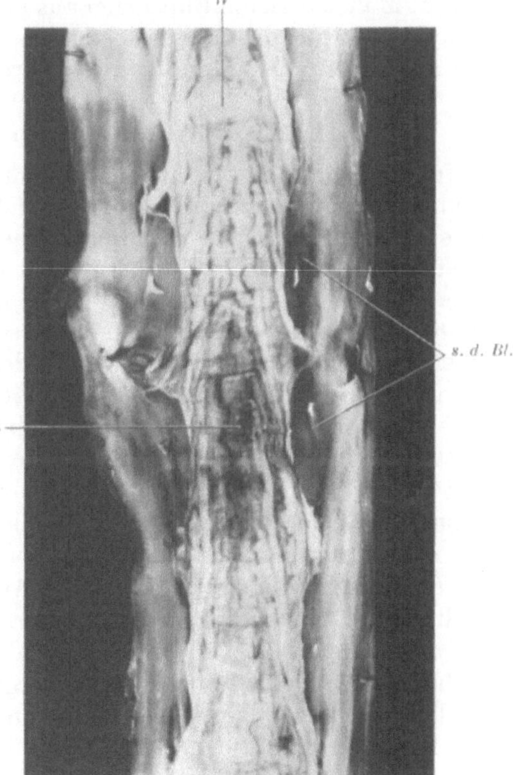

Abb. 3. *s.a.Bl.* subarachnoidale Blutung, *s.d.Bl.* leichte subdurale Blutung, *W* Wulstbildung als Zeichen des Ödems. Überlebensdauer 8 Tage. (Vergr. 1,2:1.)

Abb. 3

keit ein sehr deutliches Merkmal der Nekrose; die Nissl-Schollen stellen sich nicht mehr dar. Bei der vollständigen Nekrose geht auch die Glia mit zugrunde. Der Zelleib der Gliazellen färbt sich nicht mehr an, und an den Kernen treten die Erscheinungen der Pyknose sowie der Karyorhexis oder auch der Karyolyse auf.

Zum ersten Stadium der Erweichung gehört noch das *Ödem*. Es ist eine ständige Folgeerscheinung der Nekrose. Die Entwicklung geht allmählich vor sich und der Höhepunkt ist mit 4—5 Tagen nach dem Trauma anzunehmen. Zu diesem Zeitpunkt läßt sich eine Vergrößerung des Markumfangs bereits mit bloßem Auge durch eine deutliche Wulstbildung erkennen (Abb. 3). Das Ödem kann vom Hauptherd nach oben und unten über das Gebiet der Nekrose hinaus erheblich fortschreiten. Beim Fortschreiten nach oben entstehen progrediente klinische Symptome. Liegt das Schädigungsgebiet im Halsmark, so kann das aufsteigende Ödem eine sich tödlich auswirkende Komplikation bilden. In diesem Zusammenhang ist darauf hinzuweisen, daß Foerster über einen Fall berichtet, bei welchem er durch Spalten eines ödematös geschwollenen Rückenmarkes das Abtropfen von Flüssigkeit beobachten konnte. Die Ödemflüssigkeit ist eiweißreich, wie sich durch Anfärbung schließen läßt, und wie dies auch von Zülch am Gehirn nachgewiesen wurde. Man kann in Analogie zum Gehirn (Tönnis) auch beim Rückenmark nach einer traumatischen Schädigung von einer Ödemphase sprechen.

In einer bestimmten kurzen Zeit des ersten Stadiums der traumatischen Erweichung kommt es im Nekrosegebiet neben dem Austritt von mehr oder weniger eiweißreicher Flüssigkeit auch zum Austritt von cellulären Elementen aus den Gefäßen. Das ganze nekrotische Gebiet ist dann von polymorphkernigen Leukocyten überschwemmt. Es handelt sich dabei aber nicht um eine echte Entzündung im Sinne Nissls, sondern um die von Spielmeyer beschriebene „symptomatische Entzündung". Die Phase der Leukopedese dauert nur kurze Zeit; Infiltratzellen bleiben nicht zurück.

Die wesentlichen Merkmale des ersten Stadiums der traumatischen Erweichung sind also: 1. multiple kleine Blutungen aus kleinen Gefäßen des Rückenmarksgewebes, 2. vollständige Nekrose, die über das Gebiet der Blutungen hinausgeht, und 3. das Ödem, welches sich nach oben und unten über den Bereich der Nekrosen ausbreiten kann.

2. Phase der Resorption und Organisation. Zweites Stadium.

In dieser Phase treten Lebenserscheinungen in Form einer mächtigen reaktiven Proliferation in den Vordergrund, welche in erster Linie von seiten des Gefäßbindegewebes ausgeht. Die *Wucherung kleiner Gefäße* (Abb. 4) ist das Charakteristikum des zweiten Stadiums. Diese Wucherung der Gefäße geht mit Bildung massenhafter Körnchenzellen einher, und man spricht daher auch von einem Körnchenzellstadium (Abb. 5). Die Körnchenzellen übernehmen die Resorption des nekrotischen Gewebes, und es kommt dabei zu einer Verflüssigung des Herdes. Die Wucherung der kleinen Gefäße und die Körnchenzellbildung geht nicht schlagartig, etwa von einem bestimmten Tage an, sondern die ersten Anzeichen machen sich vielmehr schon zu einem Zeitpunkt bemerkbar, wo Blutung und Nekrose noch ganz im Vordergrund stehen. Zarte Gefäßneubildungen und Ansätze zur Produktion von Körnchenzellen am Rande des Nekroseherdes finden sich schon mit Sicherheit etwa 3 Tage nach dem Trauma. Als Zeichen der Nekrose finden sich noch im zweiten Stadium zwischen den Körnchenzellen reichlich pyknotische und karyorhektische Gliakerne sowie bei Anwendung von Markscheidenmethoden Zerfallsprodukte von markhaltigen Nervenfasern, die sich noch mit Eisenhämatoxylin anfärben. Mit dem Beginn der 2. Woche treten die Gefäßneubildungen und die Körnchenzellproduktion immer mehr in den Vordergrund. Die Gefäßwucherung ist zunächst oft am deutlichsten im Gebiet der erhalten gebliebenen grauen Substanz zu erkennen. Hier sind normalerweise am meisten kleine Gefäße vorhanden, und es kommt zu dem, was Stroebe und Spatz als „*Wucherungszone*" bezeichnen. Die neu gebildeten Gefäße dringen von der Wucherungszone aus in den Nekroseherd ein, wobei sich gleichzeitig ihre Adventitiazellen in Körnchenzellen umbilden (Abb. 6). In noch stärkerem Maße sind die weichen Häute Ursprungsort der Gefäßproliferation und Körnchenzellbildung. Wenn der gesamte Rückenmarksquerschnitt in einen Nekroseherd umgewandelt ist, so kann eine Wucherungszone ringförmig von den Rückenmarkshäuten ausgehen (Abb. 7). Die Bildung der Körnchenzellen im Bereiche der vollständigen Nekrose von den ge-

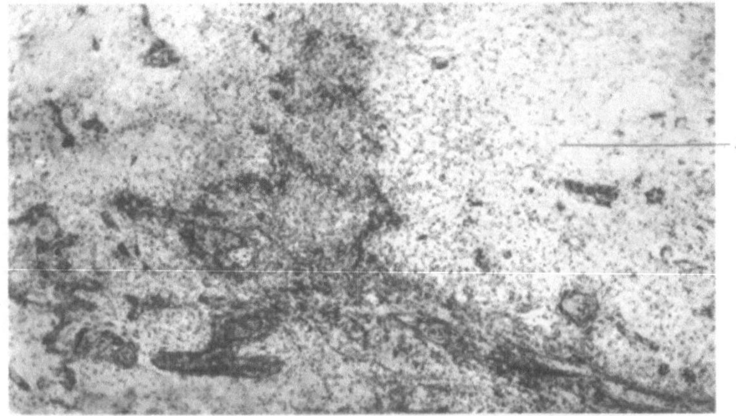

Abb. 4. Dunkel: Wucherungszone vom Rand der Nekrose ausgehend, *N* Nekrose. Stadium 1—2 der vollständigen Nekrose. Überlebensdauer 7 Tage. (NISSL, Vergr. 45:1.)

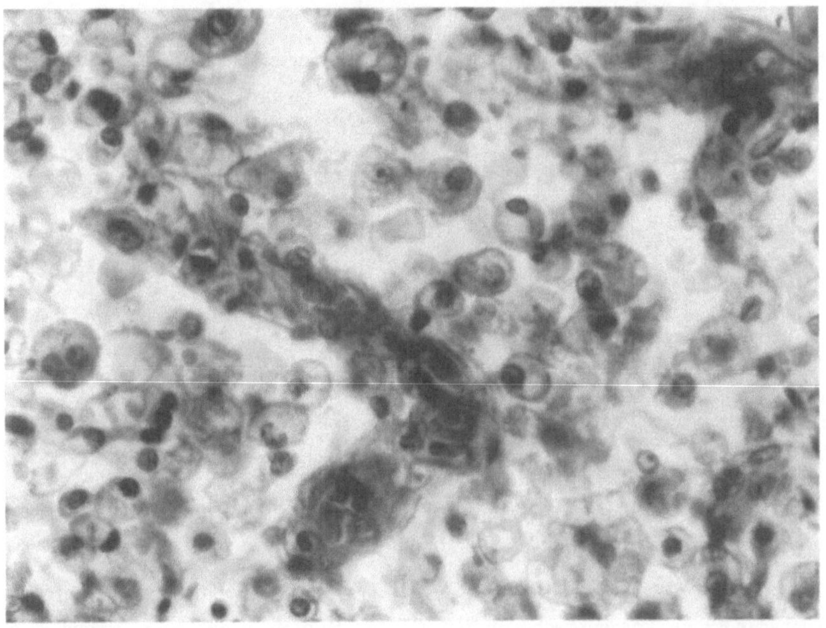

Abb. 5. Gefäßwucherungen mit mesodermalen Körnchenzellen. Zweites Stadium. Überlebensdauer 24 Tage. (VAN GIESON, Vergr. 400:1.)

wucherten Gefäßen ist von NISSL und SPATZ beschrieben worden. Sie sind also mesodermaler Abstammung und leiten sich nicht, wie MARBURG und andere betonen, von der Glia her. Nur in den Randgebieten kommt eine Beteiligung der Glia an der Körnchenzellbildung in Frage. Das gliöse Stützgewebe ist im Gegensatz zu dem mesodermalen Gefäßbindegewebe offenbar nicht imstande, in den Nekroseherd vorzudringen. Der Ausgangspunkt der Wucherungszone von den weichen Häuten ist oft im Gebiet der Fissura anterior besonders schön zu beobachten (Abb. 8). Eine Wucherungszone in der grauen Substanz ist bei Herden, die über mehrere Segmente ausgebreitet sind und den gesamten Querschnitt betreffen, nur am Übergang gegen das erhalten gebliebene Gewebe am oralen und caudalen Ende vorhanden, während die von den weichen Häuten ausgehende Wucherungszone im ganzen Zwischenstück deutlich ist. Im zweiten Stadium ist das Eisenpigment nur noch anfänglich vorhanden. Die Resorption des Blutes geht

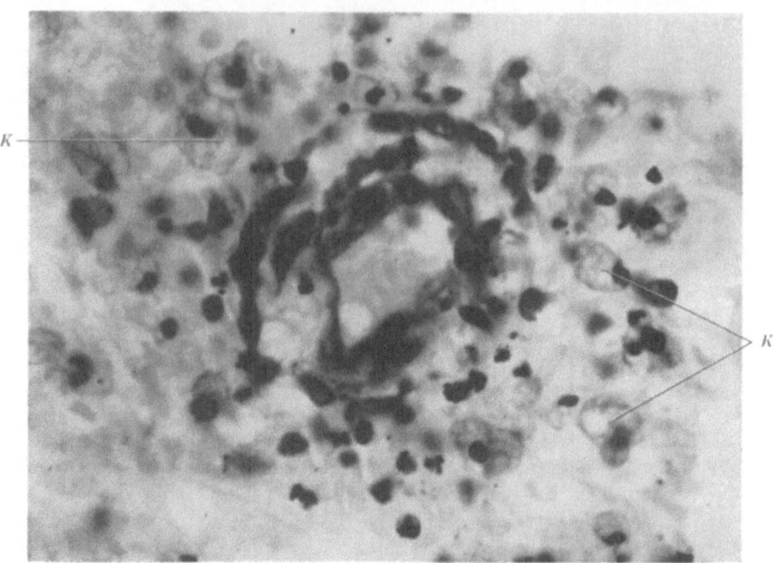

Abb. 6. *K* Körnchenzellen, gebildet von einem proliferierten Gefäß. (Nissl, Vergr. 500:1.)

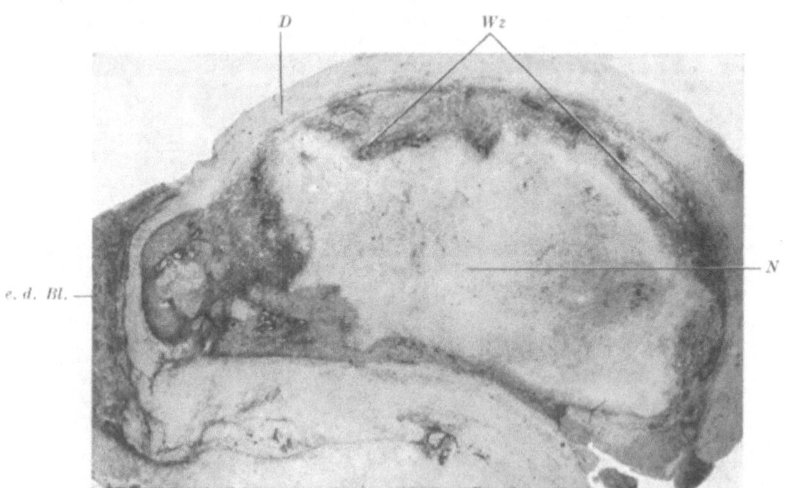

Abb. 7. *Wz* Wucherungszone, konzentrisch von den weichen Häuten in den nekrotischen Abschnitt (*N*) vordringend, *D* Dura, *e.d.Bl.* epidurale Blutung, zweites Stadium. Überlebensdauer 28 Tage. (Nissl, Vergr. 7:1.)

über die Bildung von Hämosiderinkörnchenzellen. Da im ersten Stadium der Erweichung immer mehr oder weniger ausgedehnte Blutungen vorhanden sind und im zweiten Stadium keine oder nur spärliche Pigmentkörnchenzellen, ist zu folgern, daß ausgezeichnete Resorptionsverhältnisse vorliegen. Hier liegt ein bemerkenswerter Unterschied zu den Verhältnissen am Gehirn vor. Ältere Kontusionsherde des Gehirns zeigen noch lange die rostbraune Verfärbung, welche charakteristisch für die Ablagerung von Hämosiderin ist. Der Blutabbau verläuft also am Gehirn offenbar viel langsamer als im Bereiche des Rückenmarkes. Im Verlaufe des zweiten Stadiums schreitet die Verflüssigung der

Nekrosemassen und die Resorption immer mehr fort. Dies hat zur Folge, daß der Hauptherd einsinkt. Beim Einschneiden fließt dann anfänglich ein noch etwas schokoladenbraun
verfärbter, später weißlicher Brei ab, der mikroskopisch hauptsächlich aus freien Körnchen-

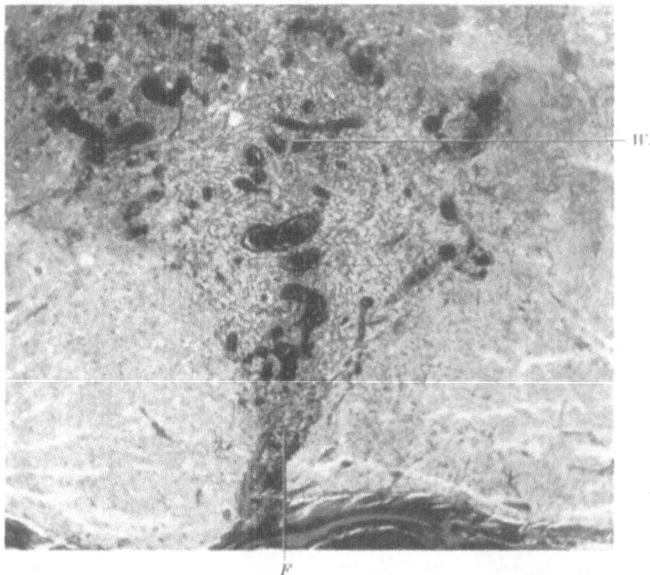

Abb. 8. *Wz* Wucherungszone von der Fissura anterior (*F*) ausgehend, zweites Stadium.
(VAN GIESON, Vergr. 45:1.)

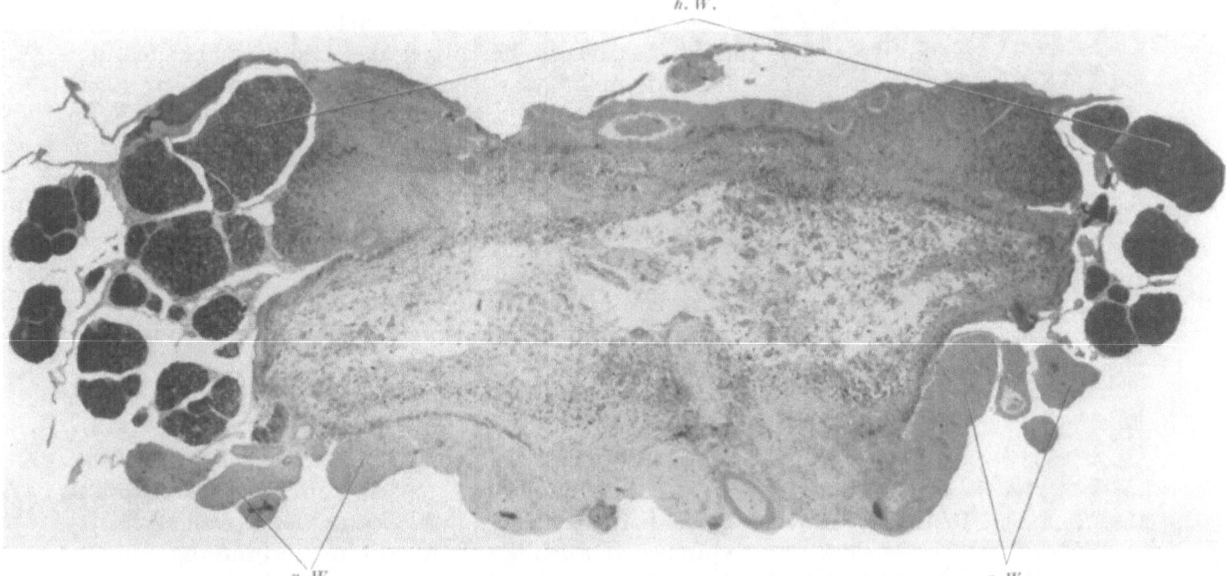

Abb. 9. Den ganzen Querschnitt einnehmender Erweichungsherd. Zweites Stadium. Verdickung der weichen
Häute. *v.W.* sekundäre Degeneration der vorderen Wurzeln, *h.W.* normal markhaltige hintere Wurzeln.
Überlebensdauer 4 Monate, 19 Tage. Höhe von L_1. (HEIDENHAIN, Vergr. 11:1.)

zellen besteht. Die Nekrosebezirke werden immer mehr eingeengt. An ihre Stelle tritt
ein sich mehr und mehr verdichtendes bindegewebiges Netzwerk, das aus den einsprießen-
den neugebildeten Gefäßen der Wucherungszonen hervorgegangen ist. Die Maschen des
Netzwerkes sind mit Körnchenzellen vollgepfropft. Das Netzwerk ist bald dichter, bald
mehr locker gebaut. Zum Teil enthalten diese Maschen auch noch Detritus. Im zweiten
Stadium treten allmählich auch die Erscheinungen der sekundären Degeneration hervor.

Am Rande des Hauptherdes kommt es zur Entmarkung der vorderen Wurzeln, da die im Vorderhorn gelegenen Ursprungszellen durch die Gewalteinwirkung nekrotisch geworden sind. Die hinteren Wurzeln dagegen, deren trophisches Zentrum hauptsächlich in den Spinalganglien liegt, bleiben markhaltig (Abb. 9). Weiterhin kommt es dann zu den bekannten sekundären Strangdegenerationen oral und caudal von der Unterbrechungsstelle.

Die wesentlichen Kennzeichen des zweiten Stadiums sind also drei innig miteinander zusammenhängende Vorgänge: 1. Wucherung der kleinen Gefäße an den Rändern des Nekroseherdes, von der grauen Substanz und besonders von den weichen Häuten ausgehend, 2. massenhafte Bildung mesodermaler Körnchenzellen, die das nekrotische Gewebe verflüssigen und resorptive Funktionen ausüben, 3. Bildung von sich immer mehr verdichtenden Bindegewebsnetzen in den späteren Abschnitten dieser Phase.

3. Phase der Narbenbildung. Drittes Stadium.

Es ist das Endstadium der Rückenmarkskontusion, gekennzeichnet durch *bindegewebige Narben*. Die Organisation des Kontusionsherdes führt zu mehr oder weniger soliden Narben. Erstreckt sich der Hauptherd über mehrere Rückenmarkssegmente, so kann man schon mit bloßem Auge erkennen, daß eine Umwandlung in einen Bindegewebsstrang vor sich gegangen ist (Abb. 10). Der Querschnitt ist jetzt gegenüber dem des oralen und distalen Stumpfes hochgradig verschmälert. Bei van Gieson-Färbung sieht man im mikroskopischen Bild rotgefärbte kollagene Bindegewebszüge aller Kaliber, die hauptsächlich longitudinal angeordnet sind. Dazwischen liegt ein bald mehr dichtes, bald mehr lockeres Netzwerk (Abb. 11), das in den engen Maschen dicht beieinanderliegende mehr oder weniger regressiv veränderte Körnchenzellen enthält. Manchmal ist jede einzelne Körnchenzelle von feinen Bindegewebszügen wabenartig umsponnen (Abb. 12). Die Fasern des Netzwerkes lassen sich mit der Perdrau-Methode besonders schön darstellen. Die Körnchenzellen bleiben hier liegen und sind noch Jahre nach dem Trauma (Marburg) festzustellen. Eine besondere Aufgabe scheint ihnen dann nicht mehr zuzukommen. Ein Nebeneinander von solidem und lockerem cystischen Narbengewebe ist häufig. Es kommt aber auch zu glattwandigen, zum Teil recht ausgedehnten intramedullären Cysten (Gagel und Yasuda, Benda). Auch die weichen Rückenmarkshäute nehmen an der Narbenbildung teil. Es kommt dadurch oft zu einer beträchtlichen Verdickung der weichen Häute, manchmal auch zu einer festen Verbindung mit der Dura. Das neugebildete Bindegewebe der Rückenmarkshäute steht mit dem Bindegewebe, welches das Rückenmark im Gebiete des Hauptherdes ersetzt, in unlöslicher Verbindung. Diese Verbindung wird verständlich, wenn man daran denkt, daß die weichen Häute ein Ausgangsort der Wucherungszone sind, und daß es von hier aus mit zur Organisation des abgestorbenen Rückenmarksgewebes kommt.

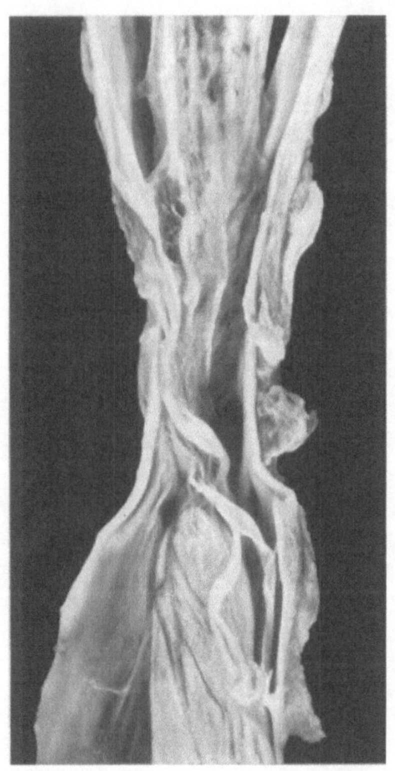

Abb. 10. Narbige Umbildung des verschmälerten Rückenmarkes und Verdickung der weichen Häute im mittleren Brustmark, drittes Stadium. Überlebensdauer 9 Monate, 26 Tage. (Vergr. 1,2:1.)

Im dritten Stadium ist also das Gebiet der vollständigen Nekrose bindegewebig substituiert. Es handelt sich dabei teils um solide kollagene Narben, teils um ein mehr lockeres Bindegewebe mit verschieden großen Höhlenbildungen.

4. Begleitveränderungen. Unvollständige Nekrose, Lückenfelder, Nekrosecysten.

Für diese Veränderungen, die als Folge einer mechanischen Gewalteinwirkung entstehen können, erscheint eine gesonderte Betrachtung zweckmäßig. Außer den bisher beschriebenen vollständigen Erweichungen bzw. Nekrosen, gibt es auch Schädigungen, bei welchen die Glia erhalten bleibt. Es handelt sich dann um das Bild der *unvollständigen*

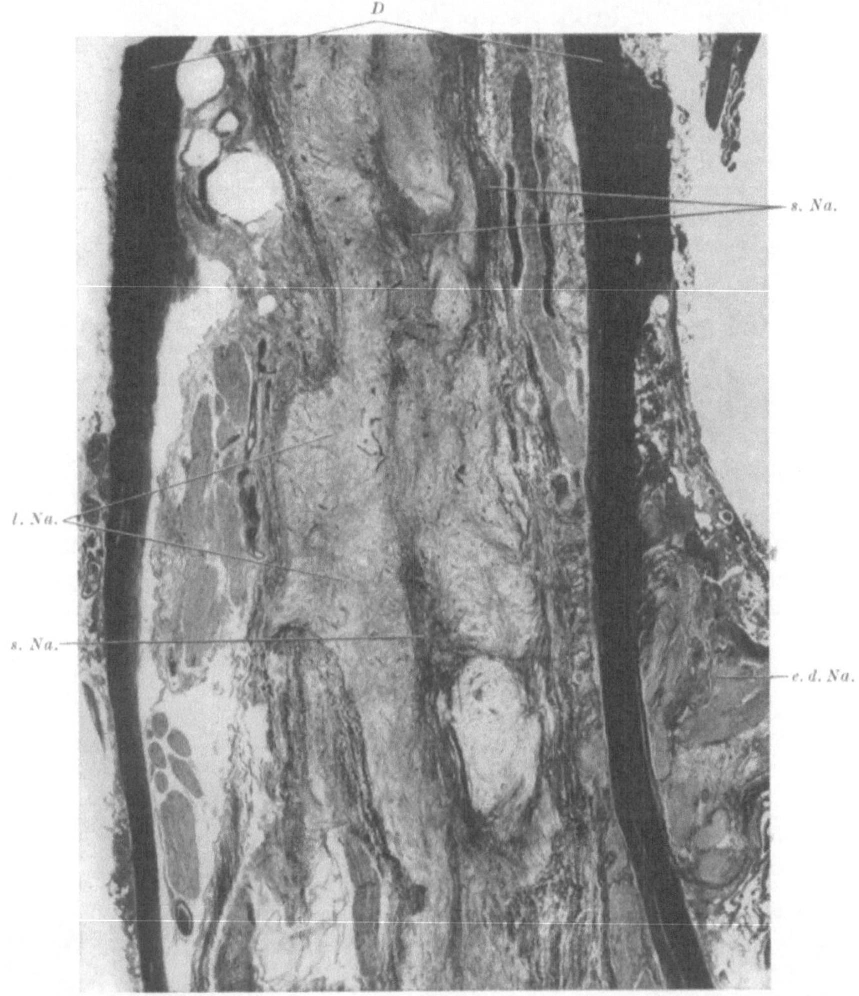

Abb. 11. Längsschnitt im Gebiet von D_8 durch das bindegewebig substituierte Mark. *D* Dura, *s.Na.* solide, kollagene Narbenzüge, *l.Na.* lockeres bindegewebiges Netz, *e.d.Na.* Vernarbung im epiduralen Fettgewebe. Überlebensdauer $11^1/_2$ Monate. Drittes Stadium. (VAN GIESON, Vergr. 7:1.)

Nekrose, die der FOERSTERschen „reinen Parenchymnekrose" entspricht. Die graue Substanz ist meist stärker geschädigt als die weiße. Die unvollständige Nekrose mit der folgenden gliösen Ersatzwucherung kommt wohl nur dann zustande, wenn es sich um einen geringeren Grad der Schädigung gehandelt hat. Dieser Auffassung entspricht, daß man unvollständige Nekrosen regelmäßig am oralen und caudalen Übergang zum erhaltenen Rückenmarksgewebe findet, während das Zentrum des Hauptherdes der vollständigen Nekrose anheimgefallen ist. In den Grenzgebieten des Hauptherdes wechseln Stellen mit vollständiger und unvollständiger Nekrose häufig miteinander ab (Abb. 13). Die erhalten gebliebene Glia beginnt schon frühzeitig zu wuchern, und im zweiten Stadium ist sie in der Lage, unter Bildung gliogener Körnchenzellen die resorptiven Vorgänge ohne Mitbeteiligung stärkerer Gefäßneubildungen zu bewältigen. Im Endstadium gehen

Herde mit unvollständiger Nekrose in gliöse Vernarbung über. Mitunter sieht man solche Gliawucherungen inselförmig im Gebiete mit vollständiger Nekrose eingestreut, welche den Ausgang in bindegewebige Narben mit oder ohne Cystenbildung zeigen. Bei der

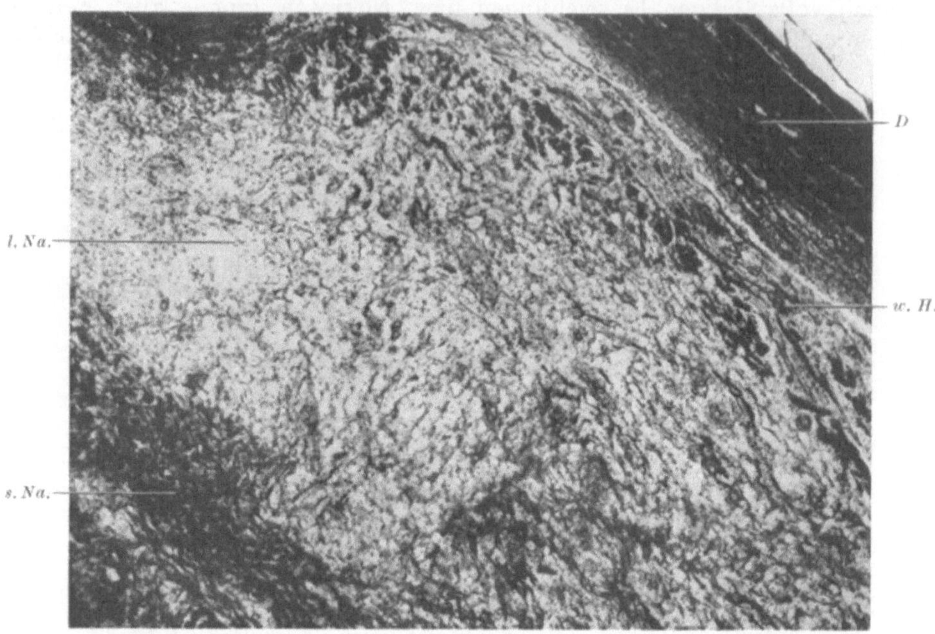

Abb. 12. Dichtes Bindegewebsnetz mit einliegenden Körnchenzellen. *D* Dura, *w.H.* weiche Häute, *l.Na.* lockere Narbe, *s.Na.* solide Narbe. Drittes Stadium. Überlebensdauer 9 Monate, 26 Tage. (Vergr. 75:1.)

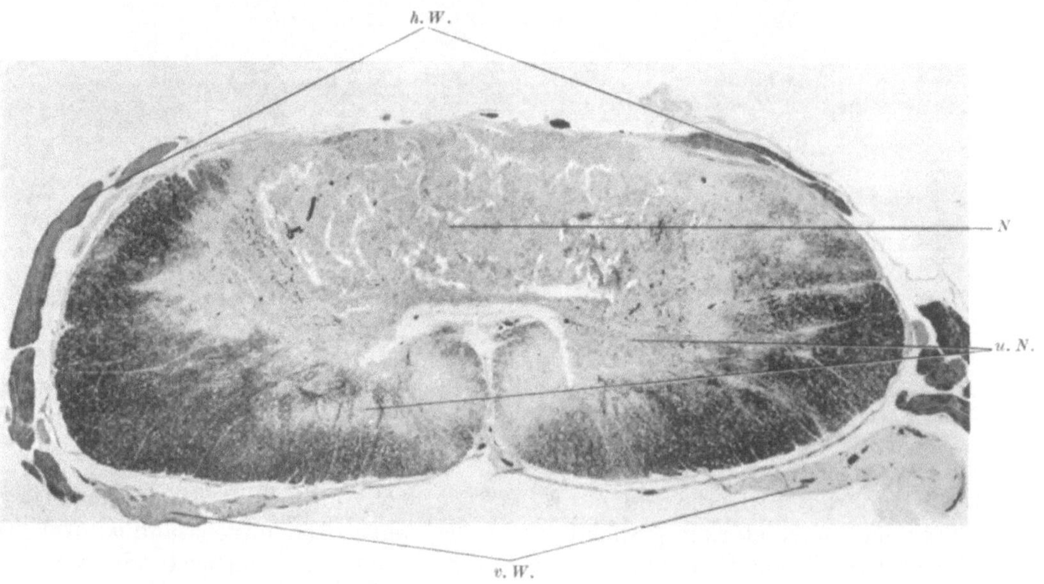

Abb. 13. Orales Ende des Hauptherdes. *N* vollständige Nekrose (in Abbau durch Körnchenzellen). *u.N.* unvollständige Nekrose, *v.W.* vordere Wurzeln in sekundärer Degeneration, *h.W.* hintere, intakte Wurzeln. Überlebensdauer 24 Tage. (HEIDENHAIN, Vergr. 6,8:1.)

unvollständigen Nekrose wird der Aufbau des Rückenmarkes aus grauer und weißer Substanz nicht verändert; vereinzelt sind auch parenchymatöse Bestandteile, Nervenzellen und Nervenfasern, erhalten geblieben; die an Zahl immer stark verminderten Nervenzellen zeigen teilweise Schrumpfungserscheinungen, teilweise Veränderungen im

Sinne der primären Reizung. Der Ausfall markhaltiger Nervenfasern ist besonders deutlich in der Umgebung der grauen Substanz. Nach der Peripherie hin nimmt er allmählich ab.

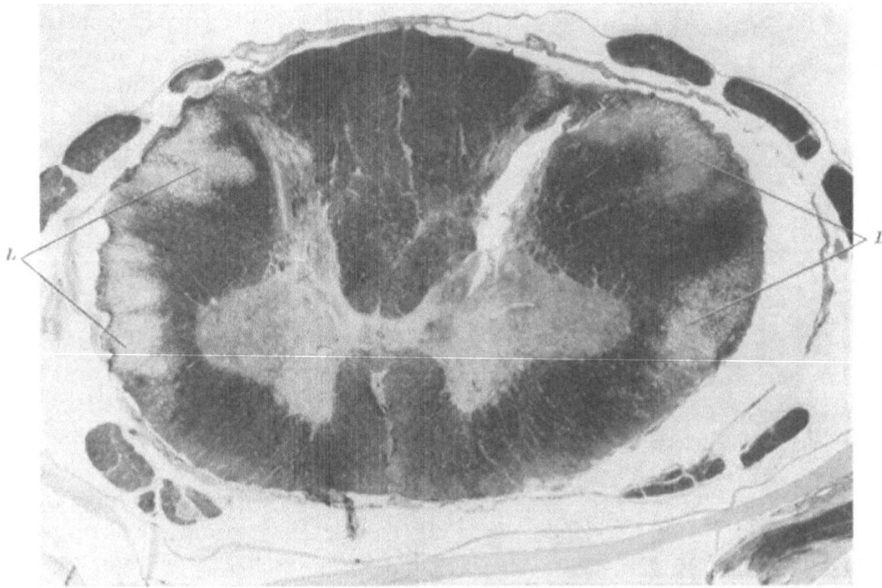

Abb. 14. *L* Lückenfelder in Höhe von C$_6$. Sonst fast normales Querschnittsbild. (HEIDENHAIN, Vergr. 3,2:1.)

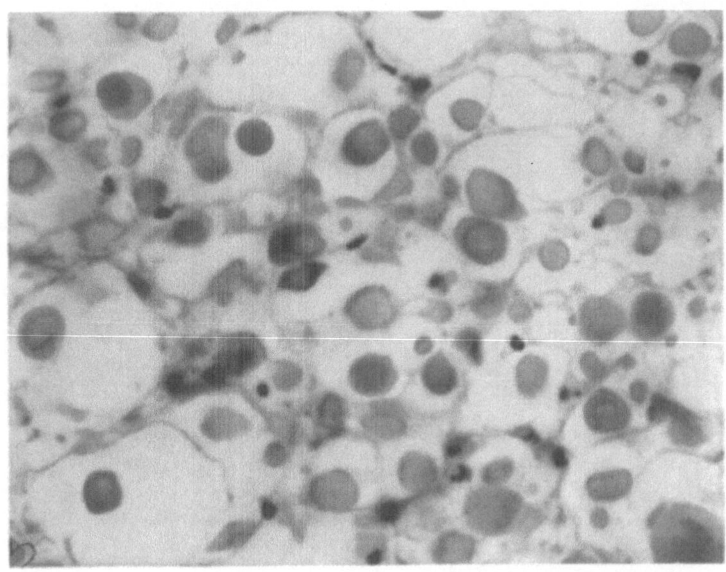

Abb. 15. Achsencylinderauftreibungen in den Maschen eines Lückenfeldes. (NISSL, Vergr. 500:1.)

Eine weitere Besonderheit sind die *Lückenfelder* in der weißen Substanz (Abb. 14), die regelmäßig Begleiterscheinungen der Kontusionen sind (MARBURG, FOERSTER u. a.). Ihr Sitz ist vorwiegend die Peripherie des Markmantels, wo sie vielfach der Oberfläche folgen. Flüssigkeitsaustritte aus den Gefäßen dürften beim Zustandekommen der Lückenfelder außerhalb des Gebietes der vollständigen Nekrose eine Rolle spielen. Sie sind charakterisiert durch die Erweiterung der Maschen der nichtnekrotischen Glia. In diesen Maschen liegen zahlreiche Achsencylinderauftreibungen (CAJAL, SPATZ) verschiedenen Kalibers, wodurch das Gewebe ein sehr charakteristisches Aussehen erhält (Abb. 15).

25*

Gefäßwucherungen treten in den Lückenfeldern ganz zurück. Vereinzelte Erweiterungen der Gewebsmaschen der weißen Substanz kommen auch außerhalb der eigentlichen Lückenfelder in mehr diffuser Ausbreitung vor. Diese Maschenbildungen sind offenbar

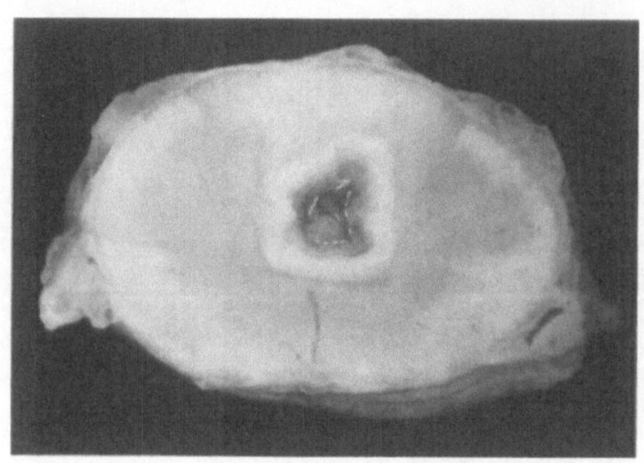

Abb. 16. Nekrosecyste in Höhe von D_1, oberhalb vom Hauptherd. Überlebensdauer 4 Monate, 19 Tage. (Vergr. 5:1.)

nur wenig rückbildungsfähig, da sie auch in Fällen mit sehr langer Überlebenszeit niemals ganz vermißt werden. Die Lückenfelder in späteren Phasen unterscheiden sich von denen der Frühfälle hauptsächlich dadurch, daß die Achsencylinderauftreibungen mit der Zeit immer mehr zurücktreten, wenn auch vereinzelte Auftreibungen noch sehr lange nachweisbar sind. In der grauen Substanz, in der sich das Ödem weniger ausbreitet, spielen die Achsencylinderauftreibungen eine geringe Rolle. Hier tritt aber an den Nervenzellen das Bild der *primären Reizung* (Nissl) auf. Es handelt sich dabei um eine Auftreibung des Zelleibes, eine Auflösung der Nissl-Schollen vom Zentrum her, wobei der guterhaltene Kern zum Rand der Zelle verdrängt wird. Die primäre Reizung der Nervenzelle ist als Ausdruck einer retrograden Degeneration nach Unterbrechung des Achsencylinders aufzufassen.

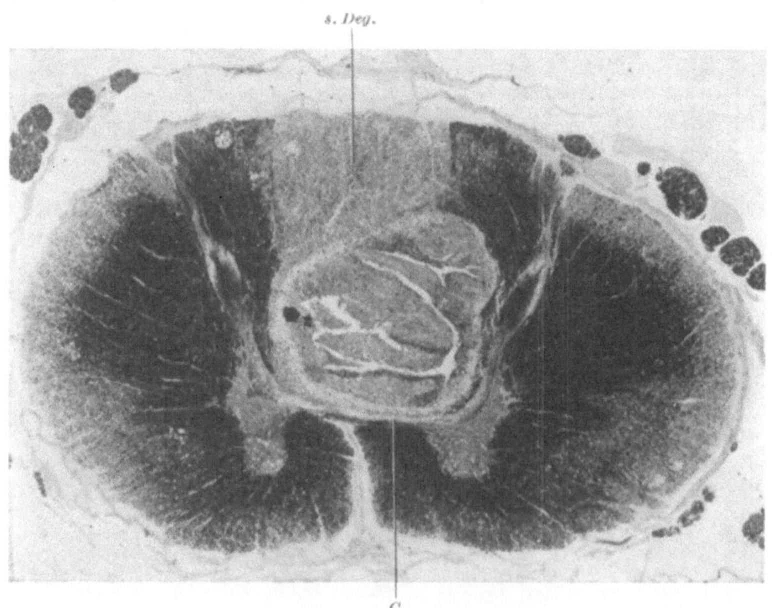

Abb. 17. Nekrosecyste im ventralen Hinterstrangsgebiet. Höhe von D_1, oral vom Hauptherd. *s. Deg.* aufsteigende sekundäre Degeneration, *C* ausgewalztes Commissurengebiet. Überlebensdauer 4 Monate, 19 Tage. (Vergr. 8,8:1.)

Cysten mit nekrotischem Inhalt finden sich häufig als Nebenherde oral und manchmal auch caudal vom Hauptherd. Sie wurden schon von Schmaus, Marburg, Gagel u. a. beschrieben. Nach Schmaus und Marburg kommen sie auch als Hauptherde vor, und Marburg verwendet dann einfach die Bezeichnung „Malacie". Sie sind mit bloßem Auge erkennbar und imponieren als stecknadelkopf- bis linsengroße Gebilde, die sich meist stiftförmig über mehrere Segmente erstrecken (Abb. 16). Im Zentrum der Herde liegen nur nekrotische Massen. Im Markscheidenbild heben sich diese Cysten daher durch ihre weiße Farbe stark von dem umliegenden intakten Mark ab (Abb. 17). Sie finden sich hauptsächlich in den ventralen Hinterstrangfeldern, liegen aber auch in den seitlichen Hinterstranggebieten und gelegentlich einmal im Vorderstrang. Vergleicht man Cysten nach verschieden langen Überlebenszeiten, so ist besonders auffällig, daß entgegen dem sonstigen Schicksal der Nekrose kaum eine Veränderung eintritt und der Zustand praktisch stationär bleibt. Am Rande der Cyste findet sich zwar regelmäßig ein Wall von Körnchenzellen (Abb. 18), die gliogener Abstammung sind, es fehlen jedoch

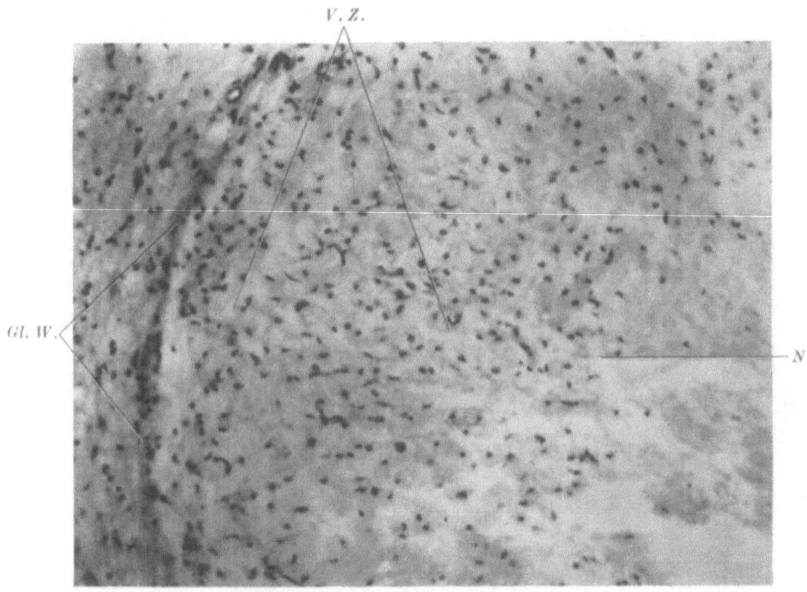

Abb. 18. Randzone einer Nekrosecyste bei stärkerer Vergrößerung. *N* Nekrose, *V.Z.* Verdichtungszone, *Gl. W.* Gliawall. Keine Gefäße. (Nissl, Vergr. 160:1.)

alle Erscheinungen der reaktiven Gefäßwucherung wie bei dem gewöhnlichen Ablauf der vollkommenen Nekrose, die das Hauptmerkmal des zweiten Stadiums sind. Die gliogenen Körnchenzellen am Cystenrande genügen offensichtlich nicht zur Resorption der nekrotischen Massen. Wie ein Fall von Gagel und Yasuda mit einer Überlebensdauer von $1^1/_2$ Jahren zeigt, sind auch nach dieser Zeit noch keine wesentlichen Änderungen eingetreten. Der Prozeß bleibt also im ersten Stadium der Nekrose stehen. Es kommt weder zum Stadium der Resorption und Organisation noch zu einer Vernarbung. Bei gefäßbedingten Erweichungen am Gehirn sind solche Bilder bekannt, und Spatz hat diese Erscheinung als „Dauernekrose" beschrieben. In Analogie dazu ist anzunehmen, daß es sich bei diesen Cysten im Rückenmark ebenfalls um eine Dauernekrose handelt. Bemerkenswert ist, daß die Cysten raumbeengend wirken können und ähnlich wie stiftförmige Gliome oder Syringomyeliehöhlen die Umgebung verdrängen (Abb. 19). Die Volumenvergrößerung der Cysten, die anscheinend recht früh auftritt, kann nur durch eine Flüssigkeitsaufnahme erklärt werden, da — wie schon gesagt — stärkere reaktive Vorgänge nicht zu beobachten sind. Schmaus hat solche Cysten als Folge einer primären Ansammlung von Flüssigkeitsmassen in Gewebsspalten aufgefaßt. Diese Erklärung dürfte aber nur zum Teil richtig sein, da von Anfang an eine Nekrose vorliegt und keine Ausweitung von Gewebsspalten.

Auch bei den gedeckten traumatischen Rückenmarksschäden werden im Zusammenhang mit der Gefäßversorgung Zonen besonderer Vulnerabilität diskutiert. Schneider und vor allem Zülch vertreten die Meinung, daß eine schlecht vascularisierte Zone im Grenzgebiet der arteriellen Längsstromgebiete besteht und daß auch in der Nähe des Zentralkanals eine verminderte Durchblutung vorhanden ist („letzte Wiesen"). Für die

Cystenbildungen wird von Zülch, sowohl nach einem Trauma als auch bei anderen Rückenmarksschädigungen (Tumoren, Myelopathia necroticans), eine vasale Genese für wahrscheinlich gehalten, da die Blutversorgung der einzelnen Segmente von der äußeren Corona vasorum funktionell im Sinne von Endarterien erfolge. Am Ende eines jeden einzelnen Zweiges liege das kritische Gebiet, welches eine kreisförmige Zone um den Zentralkanal bilde. Komme es hier zu Durchblutungsstörungen, entstehe die stiftförmige Nekrose. Ähnliche Vorstellungen entwickelt auch Kalm für nichttraumatische Erweichungsherde. Clemens, Noeske und Roll sind dagegen der Ansicht, daß es für eine

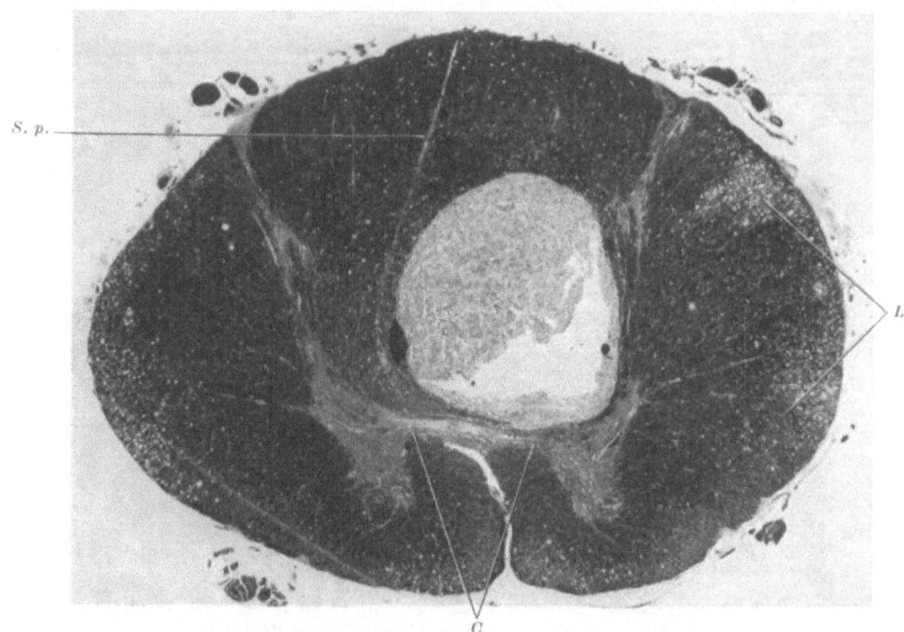

Abb. 19. Rundlich geformte, scharf abgegrenzte Nekrosecyste im rechten Hinterstrang. *S.p.* erhebliche Verdrängung des Septum posterius nach links, *C* Auswalzung des Commissurengebietes, *L* Lückenfelder. Überlebensdauer 36 Tage. (Heidenhain, Vergr. 9,6:1.)

physiologische Mangeldurchblutung (Schneider) im Bereiche des Rückenmarkes keine Anhaltspunkte gibt.

Von Jellinger ist neuerdings eine umfangreiche Arbeit über die Durchblutung des Rückenmarkes erschienen. Nach seinen Untersuchungen, die auf ein sehr großes Material basieren, sowie unter Berücksichtigung der einschlägigen Literatur, ist eine physiologische Mangeldurchblutung nicht nachweisbar. Welche Faktoren die Nekrosecysten letztlich bedingen, läßt auch Jellinger offen. Er hält sie für „atypische" Ödemnekrosen, auf dem Boden zirkulatorischer Störungen.

Neben der direkten Gewalteinwirkung auf das Parenchym, die zur Nekrose führt, sind sicherlich auch funktionelle Vorgänge am Gefäßsystem bei allen Formen des Kontusionsschadens von Bedeutung (D. Tönnis). Ähnliche Überlegungen wurden auch für die Hämatomyelie angestellt.

Die Cysten liegen wie Fremdkörper im Gewebe. Wie bei den Stiftgliomen wäre zu erwarten, daß diese Nekrosecysten wegen der raumbeengenden Wirkung — wohl durch Flüssigkeitsaufnahme — zu progredienten klinischen Erscheinungen Anlaß geben könnten. Eine Beobachtung von Kautzky scheint diese aus dem anatomischen Befund zu vermutende Progredienz klinischer Symptome zu bestätigen. Beschrieben wird ein Fall, bei dem es nach Rückbildung von Lähmungserscheinungen als Folge einer Granatsplitterverletzung der rechten Nackenseite Jahre später zu progredienten Symptomen eines raumfordernden intramedullären Prozesses kam. Bei der Laminektomie im Bereiche der Halswirbelsäule fand sich ein stark verdicktes Rückenmark. Die Incision eröffnete eine mit klarer Flüssigkeit gefüllte Höhle im rechten Hinterstrangsgebiet. Danach bildeten sich die Lähmungserscheinungen zurück. Auch Sorgo (persönliche Mitteilung) verfügt über eine ähnliche Beobachtung. Die als traumatische Syringomyelien publizierten Fälle scheinen hierherzugehören (Krause und Glatt, zitiert nach Kautzky).

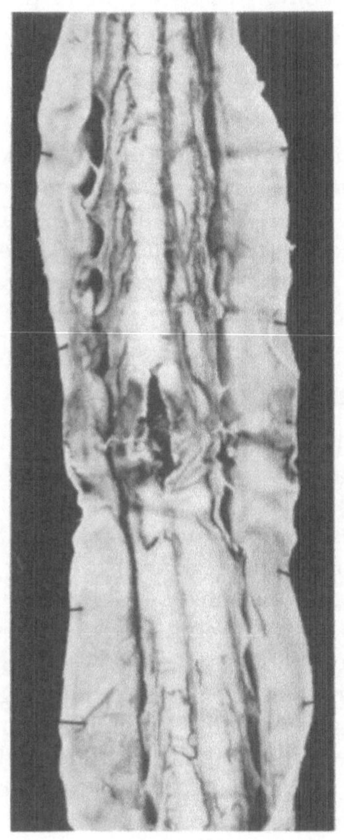
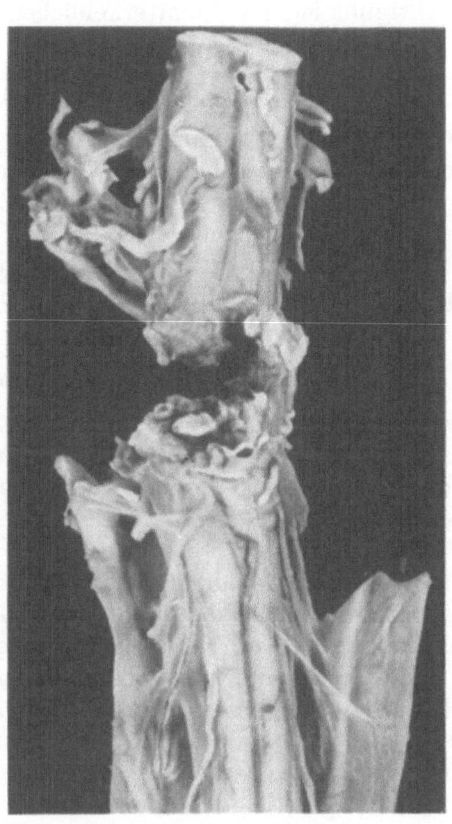

Abb. 20   Abb. 21

Abb. 20. 23 Tage alte, offene Rückenmarkssteckschußverletzung in Höhe von D_3 und D_4. In der Tiefe der spaltförmigen Wundhöhle sieht man den Stecksplitter. Das Wundgebiet ist leicht knollig aufgetrieben und duch subarachnoidale Blutungen gekennzeichnet. In gleicher Höhe auch geringfügige geronnene subdurale Blutungsreste (nach Link).

Abb. 21. 11 Tage alte offene Rückenmarksverletzung in Höhe von D_1 bis D_2. Der Rückenmarksstrang ist bis auf eine schmale Brücke im äußeren Teil einer Seite unregelmäßig durchtrennt und breit klaffend. Die Wandstümpfe sind unregelmäßig erweicht, blutleer. In der Umgebung unbedeutende Reste einer flächenhaften subduralen Blutung (nach Link).

D. Die offene Rückenmarksverletzung (Rückenmarkswunde).

Bei der offenen Rückenmarksverletzung, der Rückenmarkswunde, ist die Dura immer mit eröffnet. Es gibt Grenzfälle, bei denen ganz kleine, meist erst mikroskopisch nachgewiesene Knochensplitter die Dura durchbohrt haben, ohne daß es zu einer Gewebsdurchtrennung des Rückenmarkes gekommen ist. Die häufigste Ursache der Rückenmarkswunde sind Schußverletzungen, die besonders in Kriegszeiten überwiegend zur Beobachtung kommen und deren Mechanik, Lokalisation sowie die pathologischen Veränderungen ausführlich z.B. in den umfassenden Arbeiten von Foerster, Lhermitte, Marburg u.a. zur Darstellung gekommen sind. Auch Stichverletzungen sind beschrieben, so unter anderem von Enderlen, Fürnrohr, Schittenhelm, Solieri, Werner, Guillain und Corre. In Friedenszeiten überwiegen dagegen die Verletzungen des Rückenmarkes durch eindringende Knochensplitter frakturierter Wirbel.

Der wesentliche pathologisch-anatomische Unterschied der Rückenmarkswunde gegenüber der Rückenmarkskontusion besteht in einer mehr oder weniger ausgedehnten Durchtrennung des Rückenmarksgewebes durch das verletzende Agens. Bei der Duraverletzung gibt es alle Übergänge (Abb. 20) von kleinsten Rissen bis zu den umfangreichsten Zerreißungen. Bei stärkeren Zerreißungen der Dura kommt es dann, wenn das Mark vollständig durchtrennt ist, zu einem erheblichen Auseinanderweichen der beiden Stümpfe (Abb. 21).

I. Verletzungsfolgen an den Rückenmarkshäuten.

Die bei der offenen Verletzung regelmäßig entstehenden epiduralen, subduralen und subarachnoidalen Blutungen haben wie die Kontusionsblutungen keine größere klinische Bedeutung. Kompressionserscheinungen werden nicht beobachtet. Die Resorptions- und Organisationsvorgänge unterscheiden sich nicht grundsätzlich von denen, die nach Kontusionsblutungen auftreten. Im Endzustand kann es zu einer mächtigen narbigen Verdickung aller Häute kommen, die dann untereinander und mit dem Rückenmark fest verbacken sind.

II. Die Rückenmarkswunde.

Bei der frischen Rückenmarkswunde lassen sich — wie bei der Hirnwunde — zwei Zonen unterscheiden, nämlich: die *Trümmerzone* und die *Zone der Prellung.* In der Trümmerzone liegen die aus dem Zusammenhang gerissenen Gewebsanteile und das aus den zerrissenen Gefäßen ausgetretene Blut. Die Ausdehnung der Gewebsdurchtrennung ist sehr verschieden; im schwersten Fall liegt eine vollkommene Durchtrennung des Markes vor. Auch die Zone der Prellung — LINK spricht von Quetschzone — kann verschiedenen Ausmaßes sein. In diesem Gebiet kommt es nicht zu einer Zerreißung des Gewebsverbandes, und es liegen die gleichen Verhältnisse vor, wie sie bei den Kontusionen beschrieben wurden. Es finden sich hier Gebiete, die vollständig nekrotisch sind, Rhexisblutungen, die das Bild der Hämatomyelie zeigen können, Übergangsbezirke mit unvollständiger Nekrose, Nekrosecysten in mehr oder weniger weiter Entfernung von der Wunde und von dieser durch nicht beschädigtes Gewebe getrennt und schließlich auch die Lückenfeldzonen. Die Prellzone ist regelmäßig nachzuweisen. Es kann aber auch bei erheblicher Gewebsdurchtrennung gelegentlich nur zu einer verhältnismäßig geringen Schädigung der Umgebung kommen. So gibt es „glatte" Durchschüsse des Markes (FOERSTER) oder Steckschüsse (BENDA u. a.), welche praktisch nur zu einer Zertrümmerung geführt haben. Es ist anzunehmen, daß sich in solchen wohl seltenen Fällen die Energie des verletzenden Körpers, sei es nun ein Projektil oder ein Knochensplitter, bei der Überwindung des Gewebswiderstandes mehr oder weniger erschöpft hat, so daß eine Seitenwirkung, welche sonst die Prellzone hervorruft, ausbleibt. Auch bei der Rückenmarkswunde sind, wenn man den Zeitfaktor berücksichtigt und das lebendige Geschehen zur Grundlage der pathologisch-anatomischen Darstellung macht, wie bei der Kontusion drei Stadien zu unterscheiden.

1. Erstes Stadium.

Als unterscheidendes Merkmal zur Kontusion findet sich in dieser Phase die erwähnte „*Trümmerzone*", wie sie auch bei der glatten Durchschneidung des Rückenmarkes im Tierexperiment auftritt (SPATZ, STROEBE). Das Gewebe ist in feine Partikel zerlegt, die sehr rasch der Nekrose und Verflüssigung verfallen. Die Verflüssigung tritt schon kurze Zeit nach der Verletzung auf (LINK), und schon bei der Herausnahme des Organs kann man abfließendes Gewebe (Detritus) beobachten. In der Prellzone entwickeln sich nach einiger Zeit, wie bei der Kontusion, ein Ödem und mit ihm in einiger Entfernung die Lückenfelder am Rande des Markmantels mit den persistierenden Achsencylinderauftreibungen. Auch die Erscheinungen der primären Reizung finden sich an den Zellen der grauen Substanz.

2. Die Vorgänge im zweiten und dritten Stadium.

Sie können hier kurz und zusammenfassend dargestellt werden, da die Erscheinungen der Resorption und Organisation sowie die Narbenbildung im dritten Stadium bei der Rückenmarkswunde grundsätzlich die gleichen wie bei der Rückenmarkskontusion sind (Abb. 22). Auch in diesen späteren Stadien sind Hämosiderinablagerungen als Zeichen von Blutungen, die im ersten Stadium immer vorliegen, auffällig selten. Diese Auffälligkeit wurde schon von BENDA vermerkt.

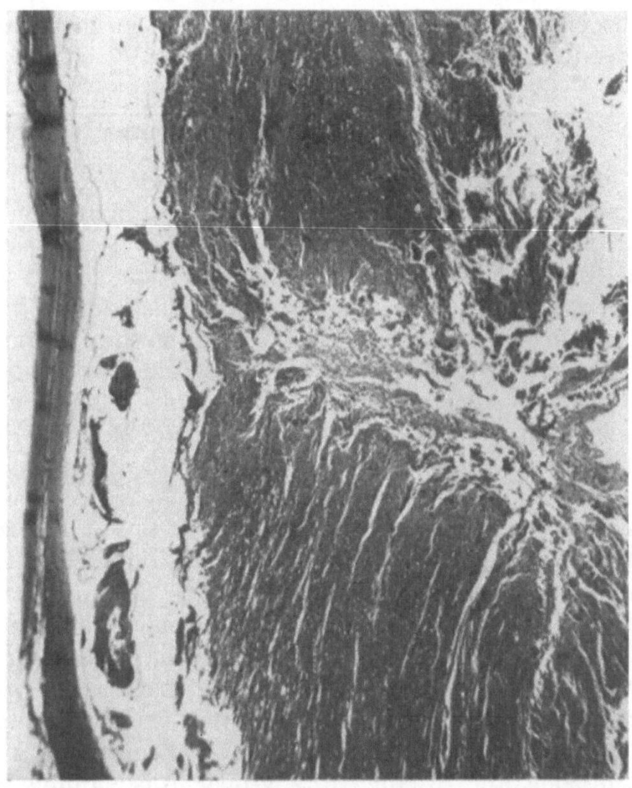

Abb. 22. 23 Tage alte Rückenmarksschußverletzung mit fast totaler Durchtrennung des Rückenmarksstrangs. Der Wundspalt ist durch gliös-mesenchymales Gewebe ausgefüllt. In den angrenzenden weichen Hirnhäuten bindegewebige Verdickung. Dura unverändert. (Hämatoxylin-VAN GIESON-Färbung nach LINK.)

3. Infektiöse Komplikationen.

Die Infektion der frischen Rückenmarkswunde besitzt nicht die große Bedeutung, welche ihr bei der Hirnwunde zukommt. Sie ist an die Anwesenheit von Fremdkörpern gebunden. Die eitrige Entzündung, die *traumatische Myelitis*, ist im allgemeinen auf das engere Wundgebiet beschränkt. Eine fortschreitende phlegmonöse Entzündung des Markes scheint sehr selten zu sein. BENDA sah im ersten Weltkrieg unter 30 Fällen nur einen einzigen mit ausgesprochener eitriger Myelitis, die sich eine kurze Strecke stiftförmig von der Wunde oralwärts fortsetzte.

Der *Rückenmarksabsceß* ist ein relativ seltenes Vorkommnis. Einzelne Fälle sind beschrieben von EISELSBERG, ARZT u. a. In einem eigenen Material von 85 offenen Verletzungen fanden sich dreimal Abscesse um eingedrungene Knochensplitter. Eine größere klinische Bedeutung kommt auch dem Rückenmarksabceß nicht zu, ein bemerkenswerter Unterschied zum traumatischen Hirnabsceß.

Auch die *eitrige Meningitis spinalis* ist nach FOERSTER verhältnismäßig selten. KEPPLER beobachtete bei 38 Fällen 6mal, MARBURG bei 30 Fällen 3mal, LICEN bei 15 Fällen 2mal und NOEHTE bei 20 Fällen einmal eitrige Meningitis. Im eigenen Sektionsgut von

85 offenen Rückenmarksverletzungen fand sich eine Meningitis spinalis purulenta 17mal, das sind 20 %. Vergleicht man diese Befunde mit denjenigen bei offenen Hirnverletzungen, so hat NÖTZEL an einem großen Sektionsgut von Hirnschußverletzungen in rund 75 % eine eitrige Meningitis festgestellt. Dieser Unterschied zwischen Rückenmarkswunde und Gehirnwunde erklärt sich aus der Besonderheit, daß die traumatische cerebrale Meningitis zu einem sehr erheblichen Teil als indirekte Meningitis auf dem Umwege über eine Ventrikelinfektion zustande kommt (NÖTZEL). Ein ähnlicher Infektionsweg besteht am Rückenmark nicht; hier gibt es nur den direkten Weg der Infektion. Die Infektion muß nicht immer von der Wunde ausgehen; sie kann auch von einem vereiterten Kreuzbeindecubitus ihren Ursprung nehmen.

E. Vergleich zwischen Rückenmarkskontusion und Rückenmarkswunde.

Vergleicht man die Befunde bei der gedeckten und offenen Rückenmarksverletzung miteinander und weiterhin mit den entsprechenden traumatischen Hirnschädigungen, so läßt sich folgendes sagen: Sowohl bei der Rückenmarkskontusion als auch bei der Rückenmarkswunde finden sich im ersten Stadium Blutungen und über das Gebiet der Blutungen hinausgehend wechselnde Bezirke von vollständiger und unvollständiger Nekrose sowie Ödem. In beiden Fällen kommt es im zweiten Stadium am Rande der Nekrose zur Wucherung kleiner Gefäße mit Bildung massenhafter mesodermaler Körnchenzellen. In beiden Fällen verschwinden die Residuen des Blutabbaues auffällig rasch, und regelmäßig findet man im Markmantel die Lückenfelder mit den Achsencylinderauftreibungen, und in der grauen Substanz sieht man die Bilder der primären Reizung der Nervenzellen. Auch beiden Verletzungsarten sind Nekrosecysten eigentümlich. Bei beiden Verletzungsfolgen kommt es schließlich im dritten Stadium zur bindegewebigen Restitution der nekrotischen Abschnitte, teilweise auch zur völligen Einschmelzung mit Ausgang in Cystenbildung. Die sekundäre Degeneration der vorderen Wurzeln wird bei beiden gefunden. Bezüglich des Verhaltens der Rückenmarkshäute bestehen ebenfalls keine grundsätzlichen Unterschiede, abgesehen davon, daß bei der Rückenmarkswunde eine Eröffnung der Dura vorliegt. Die wesentliche Differenz ist darin zu sehen, daß bei der offenen Verletzung durch den verletzenden Körper eine Zertrümmerung des Markes stattfindet, die schon bei Betrachtung von außen mit bloßem Auge erkennbar ist, während die Rückenmarkskontusion am Anfang trotz großer Ausdehnung äußerlich oft keine Veränderungen hervorruft. Bei der Kontusion wird eine Trümmerzone stets vermißt. Bei der Wunde kann es zu infektiösen Komplikationen kommen, nämlich zu einer traumatischen Myelitis, zur Absceßbildung, zur eitrigen Meningitis spinalis und gelegentlich auch zu einem subduralen Empyem. Diese Komplikationen der Rückenmarkswunde sind aber relativ selten, und es kommt ihnen nicht die Bedeutung zu, die sie bei der Hirnwunde haben. Die Bilder der gedeckten und der offenen Verletzungen sind also beim Rückenmark weniger verschieden als beim Gehirn. Diese Tatsache ist aber kein Grund, um auf die grundsätzliche Unterscheidung zwischen gedeckter und offener Verletzung beim Rückenmarkstrauma zu verzichten.

F. Regenerative Vorgänge.

Ob eine erfolgreiche Regeneration zentraler Nervenfasern möglich ist, harrt noch der endgültigen Klärung. Auf Grund der bisher vorliegenden morphologischen Befunde ergeben sich beim Menschen keine Anhaltspunkte für die Wiedervereinigung durchtrennter zentraler Nervenfasern.

Für das Rückenmark niederer Wirbeltiere ist eine vollwertige und funktionstüchtige Neubildung zerstörter Abschnitte des Nervensystems nachgewiesen. CAPORASO konnte bereits 1889 zeigen, daß nach Entfernung eines Stückes vom Rückenmark eines vollentwickelten Salamanders eine Neubildung des Organs vom erhaltenen Stumpf aus stattfindet. Bestätigungen dieser Befunde erbrachten die Arbeiten von LORENTE DE NO, DAVENPORT, HOOKER u.a. Von kleinen indifferenten, sog. embryonalen Zellen unter dem Ependym in der Matrix, welche bei niederen Wirbeltieren im Gegensatz zu höher entwickelten Tieren zeitlebens erhalten bleiben, geht eine Neubildung des ganzen Organs aus. Es handelt sich also nicht um eine Wiedervereinigung durchtrennter zentraler Nervenfasern.

Negativ sind die Ergebnisse der Rückenmarksdurchschneidung bei höher entwickelten Wirbeltieren. In Durchschneidungsexperimenten haben vor allem SCHIEFFERDECKER, STROEBE, CAJAL, YAMADA und SPATZ festgestellt, daß eine Restitution des Rückenmarkes nicht stattfindet. Bei neugeborenen Tieren haben SPATZ und bei Feten HOOKER und NICHOLAS Rückenmarksdurchtrennungen vorgenommen mit dem Ergebnis, daß selbst

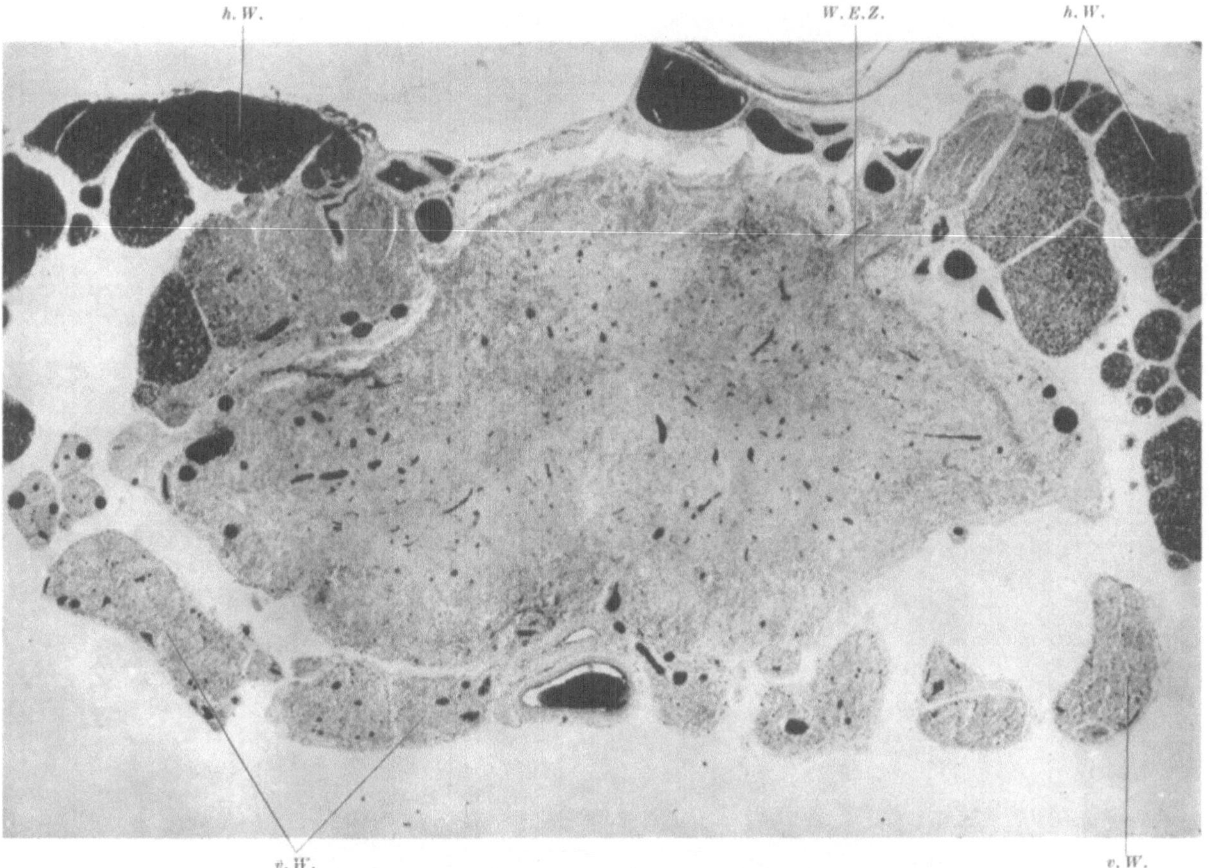

Abb. 23. Querschnitt aus dem Lumbalmark. *v. W.* vollkommen entmarkte vordere Wurzeln, *h. W.* gut erhaltene hintere Wurzeln, *W. E. Z.* Wurzeleintrittszone. (HEIDENHAIN, Vergr. 30:1.)

unter solch günstigen Voraussetzungen keine erfolgreiche Regeneration im Sinne einer anatomischen Restitution stattfindet. Es gibt wohl Ansätze dazu. CAJAL, BORST u. a. beschreiben eine üppige Sprossung junger Nervenfasern vom zentralen Stumpf her, die sogar eine Markscheide entwickeln. Es handelt sich dabei aber nur um frustrane Neubildungen; der Erfolg bleibt aus, und in den meisten Fällen kommt es nach einiger Zeit wieder zu regressiven Vorgängen. Es kommt also im fundamentalen Gegensatz zum peripheren Nerven zu keiner Vereinigung der Stümpfe und damit auch zu keiner Wiederherstellung der Leitung.

Hiervon abweichend ist FOERSTER der Ansicht, daß doch eine Wiederherstellung der gestörten Leitung durch Regeneration der Rückenmarkstränge möglich ist und begründet dies mit einem Fall seines Beobachtungsgutes. Es handelt sich klinisch um eine vollständige Querschnittsläsion durch einen extramedullären Tumor, welcher das Mark zu einem papierdünnen Strang zusammengedrückt hatte. Über ein Jahr nach Entfernung der Geschwulst sollen die ersten Zeichen einer allmählichen Wiederkehr der Willkürbeweglichkeit aufgetreten sein, und nach 4 Jahren soll eine annähernd normale Motorik bestanden haben. FOERSTER erklärt dies damit, daß bei erhaltener Kontinuität des Markes das gliöse Stützgewebe funktionstüchtig bleibt, und daß dieses als Wachstumsbahn für die vom oralen Abschnitt hervorsprossenden Fibrillen dient. Ob diese Annahme zu Recht besteht, muß offen bleiben, da anatomische Befunde nicht vorliegen. Auch Lhermitte beschreibt einen Fall, bei welchem die Wiederherstellung der sensiblen Leitung durch Wiedervereinigung von Nervenfasern der Hinterstränge, welche er für neu gebildet hält, erklärt wird. Aber auch diese Mitteilung ist nicht restlos überzeugend.

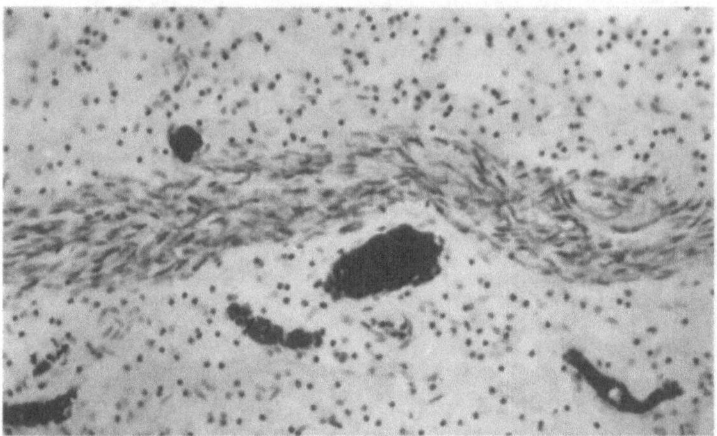

Abb. 24. Bündelig angeordnete, regenerierte Nervenfasern mit zahlreichen Schwannschen Zellen im bindegewebig substituierten Mark. (Heidenhain, Vergr. 220:1.)

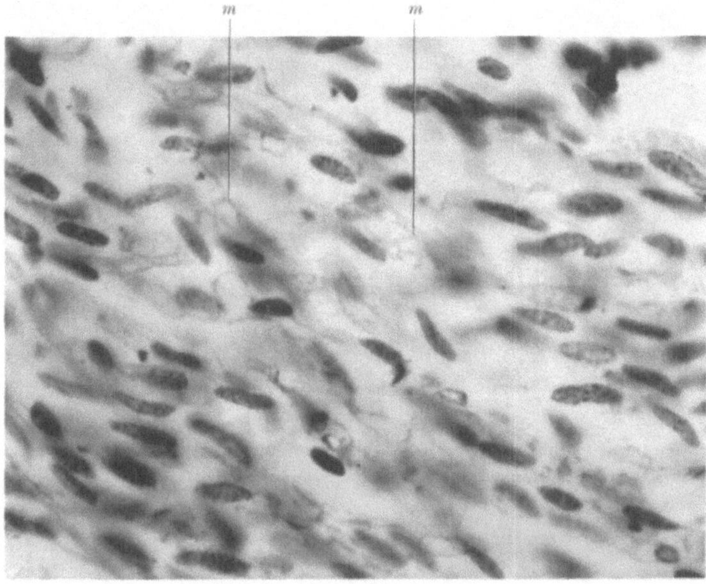

Abb. 25. Stärkere Vergrößerung aus Abb. 23. m zarte Markscheiden zwischen den langgestreckten Kernen vom Typus der Schwannschen Zellen. (Heidenhain, Vergr. 900:1.)

Bei der Rückenmarkskontusion liegen Verhältnisse vor, wie sie den von Foerster geforderten Vorbedingungen zum Zustandekommen einer erfolgreichen Regeneration beim Menschen am ehesten entsprechen. Die auf das Rückenmark einwirkende Gewalt führt nicht zu einer Kontinuitätstrennung des Markes, und neben Bezirken mit vollständiger Nekrose aller Gewebsanteile finden sich Areale, in denen nur das Parenchym abgestorben ist, die Glia aber erhalten bleibt. Morphologische Zeichen einer Restitution des Gewebes im Sinne einer Neubildung von funktionstüchtigem Parenchym konnte aber bisher weder von den oral, noch von den caudal liegenden erhalten gebliebenen nervösen Zentren her beobachtet werden. Es kommt aber, wenigstens in einem Teil der

Fälle, welche lange genug überlebt haben, im bindegewebig vernarbten Mark zur Beobachtung von fischzugartig und bündelig ausgerichteten Ansammlungen langgestreckter Zellen (KLAUE 1949). Auf Serienschnitten läßt sich mit Sicherheit nachweisen, daß der Ursprung dieser Gebilde in den Spinalganglien zu suchen ist, deren zentralwärts liegende Wurzeln im Bereiche der zerstörten Rückenmarksabschnitte eintreten. Durch die Hinterwurzeln ziehen diese Zellbündel in das narbig umgewandelte Rückenmarksgewebe, ohne daß sie dort ihren Charakter verändern (Abb. 23). In der Narbe lassen sie sich mit verschiedenen Färbemethoden in fischzugartiger Anordnung nachweisen (Abb. 24). Die Zellen entsprechen offenbar den SCHWANNschen Zellen der peripheren Nerven. Im Markscheidenbild sind feine, blaßgefärbte und markhaltige Strukturen nachweisbar (Abb. 25). In Silberbildern gelingt der Nachweis, daß es sich um Nervenfasern handelt. Die große Mehrzahl dieser Fasern ist aber marklos. Im GIESON-Bild wie im PERDRAU-Präparat färben sich innerhalb dieser Bündel feine Bindegewebsfasern an, so wie sie normalerweise in den Wurzeln vorkommen. Die im zentralen Anteil des Nervensystems liegenden Bündel haben also den Aufbau des peripheren Anteils der Nervenfasern. Damit ist wohl bewiesen, daß ein Regenerationsansatz vom peripheren Anteil des Nervensystems ausgeht, der allerdings nicht zu einer Restitution führt.

Solche Befunde sind vereinzelt in der Literatur mitgeteilt (FICKLER, LHERMITTE, MARBURG). Klinisch und anatomisch sehr genau beschrieben ist ein Fall von HENNEBERG. Der Verletzte lebte nach einer totalen Querschnittsläsion des Brustmarkes noch fast 2 Jahre. An der Stelle der stärksten Schädigung bildete das Rückenmark einen Schlauch, der von einem lockeren gefäßführenden Bindegewebe ausgefüllt war. In diesem Bindegewebe wie auch in den weichen Häuten fanden sich große Mengen von markarmen Nervenfaserbündeln von peripherem Typ, welche wirr durcheinanderliefen, ohne Anschluß an den oberen Rückenmarkabschnitt zu gewinnen. Der Ausgangspunkt der regenerierenden Nervenfasern war auch hier die hinteren Wurzeln.

Die von den Spinalganglien ausgehende Regenerationsfähigkeit der peripheren Nervenfasern zeigen eindrucksvoll Tierexperimente von D'ABUNDO. Nach Resektion größerer Abschnitte des Rückenmarkes von jungen Katzen bildete sich im Wirbelkanal ein dicker Strang von Nervenfasern, der sozusagen ein neues Rückenmark nachahmte. Zu einer echten Vereinigung mit den Rückenmarksstümpfen kommt es aber dabei nicht. Die klinische Restitution nach traumatisch entstandenen Querschnittsläsionen, die mitunter sehr eindrucksvoll sein kann, steht also nicht in Zusammenhang mit einer anatomischen Wiederherstellung der nervösen Leitung. Dies gilt auch für diejenigen Fälle, in denen das Trauma nur zu einer unvollständigen Erweichung führt und die von FOERSTER für wesentlich gehaltene Vorbedingung, nämlich die Erhaltung der Glia, gegeben ist. Das eigene sehr umfangreiche Material (130 eingehend histologisch untersuchte Fälle) läßt in keinem Fall eine erfolgreiche zentrale Regeneration erkennen.

Literatur.

BENDA, E.: Ein Fall von Wirbelschuß mit Verletzung der cauda equina. Neur. Zbl. 34, 15 (1915).
— Ältere Stadien von Gehirn- und Rückenmarksverletzungen. In Handbuch der ärztlichen Erfahrung im Weltkrieg (Pathologische Anatomie), Bd. 8, S. 404 (1921).
BODECHTEL, G., u. A. SCHRADER: Die Zirkulationsstörungen am Rückenmark einschließlich des Rückenmarkstraumas und der Caisson-Krankheit. In: Handbuch der inneren Medizin, Bd. V, S. 454. Berlin-Göttingen-Heidelberg: Springer 1957.
BORCHARDT: Zwei Fälle von Rückenmarksschußverletzung. Berl. klin. Wschr. 1915, 222.
BORST, M.: Beitr. path. Anat. Festschr. für RINDFLEISCH 36, 1 (1907).
— Slg klin. Vortr. 1917, Nr 735.
— Chirurgie im Weltkrieg, Bd. 8, 1913/14.
BUFE, W.: Isolierte Verletzungen des Hals-Rückenmarkes ohne Beteiligung des Knochens mit besonderer Berücksichtigung der Hämatomyelie. Mschr. Unfallheilk 44, 427 (1937).
CAJAL, S. R.: Degeneration and regeneration of the nervous system, Bd. 2, S. 631. Oxford: Univ. Press 1928.
CAPORASO, L.: Beitr. path. Anat. 5, 67 (1889).
CASSIRER, R.: Berl. klin. Wschr. 1915, 222.
— Zur Klinik der traumatischen Schädigungen des Rückenmarks. Z. Neur. 70, 110 (1921).
CLAUDE, LHERMITTE et LOYEZ: Revue Neur. 1914 II, 1073.

Claude et Loyez: Encéphale 5 (1914).

Clemens, H. J., K. Noeske u. D. Roll: Die arterielle Versorgung der menschlichen Wirbelsäule und des Rückenmarkes. In: Zur funktionellen Pathologie und Therapie der Wirbelsäule, Bd. 1. Berlin: Verlag für Praktische Medizin 1957.

D'Abundo, G.: Riv. ital. Neuropat. ecc. 1909, 1911. Zit. nach Spatz.

Davenport: Zit. nach Spatz.

Denny-Brown, D., and W. R. Russel: Experimental cerebral concussion. Brain 64, 93 (1941).

Döring, G.: Commotio medullae spinalis. In Handbuch der speziellen pathologischen Anatomie und Histologie, Bd. 13, Teil 3, S. 231. Berlin: Springer 1955.

Eiselsberg, A. v.: Handbuch der ärztlichen Erfahrungen im Weltkrieg (Chirurgie), Bd. 1, S. 638. 1922.

Enderlen, E.: Über Stichverletzungen des Rückenmarks. Experimentelle und klinische Untersuchungen. Dtsch. Z. Chir. 45, 201 (1895).

Fickler, A.: Experimentelle Untersuchungen zur Anatomie der traumatischen Degeneration und der Regeneration des Rückenmarks. Dtsch. Z. Nervenheilk. 29, 1 (1905).

Foerster, O.: Die traumatischen Läsionen des Rückenmarks auf Grund der Kriegserfahrungen. In Handbuch der Neurologie, Erg.-Bd. 2, Teil 4. Berlin: Springer 1929.

— Die traumatischen Läsionen des Rückenmarks auf Grund der Kriegserfahrungen. In Lewandowskys Handbuch der Neurologie, Erg.- Bde, 4. Abschnitt. Berlin 1929.

— Verh. Ges. dtsch. Nervenärzte 1930, 104.

Franz, C.: Schußverletzungen der Wirbelsäule und des Rückenmarks. In Lehrbuch der Kriegschirurgie, 1936.

Fürnrohr: Ein Fall von Brown-Séquardscher Seitenlähmung nach Stichverletzung des Rückenmarks. Dtsch. Z. Nervenheilk. 22, 15 (1902).

Gagel, O.: Handbuch der Neurologie, Bd. 16, S. 319. Berlin: Springer 1936.

— Fernschädigung des Rückenmarks bei einem Trauma der Halswirbelsäule. Z. Neur. 174, 670 (1942).

Guillain, G., et J. A. Barré: Étude anatomo-clinique de 15 cas de section totale de la moelle. Ann. Méd. 1917.

—, et Corre: Considération sur un cas de syndrome de Brown-Séquard d'origine traumatique ecceptionelle. Acad. Nat. de Méd. 134, 147 (1950).

Hallervorden, J.: Hirnerschütterung und Thixotropie. Zbl. Neurochir. 1/2, 37 (1941).

Hartmann, F.: Klinische und pathologisch-anatomische Untersuchungen über die unkomplizierten traumatischen Rückenmarkserkrankungen. Jb. Psychiatr. 19, 380 (1900).

Henneberg, R.: Über Geschoßcontusion des Rückenmarks. Neur. Zbl. 36, 252 (1917).

— Berl. klin. Wschr. 1915, 222.

— Erweichung des Sacralmarkes nach Schuß in die Brustwirbelsäule. Neur. Zbl. 34, 541 (1915).

Jaeger, F.: Unfall, Rückenmark und Nervenwurzeln. In Handbuch der Gesamten Unfallheilkunde, Bd. II, S. 55. Stuttgart: Ferdinand Enke 19555.

Jakob, A.: Experimentelle Untersuchungen über die traumatischen Schädigungen des Zentralnervensystems. Histol. Arb. Großhirnrinde 5, 182 (1913).

— Zur Pathologie der Rückenmarkserschütterung. Z. Neur. 51, 247 (1919).

Jellinger, K.: Zur Orthologie und Pathologie der Rückenmarksdurchblutung. Wien u. New York: Springer 1966.

Kalm, H.: Über Entstehung und Lokalisation der Querschnittslähmung. Dtsch. Z. Nervenheilk. 170, 261 (1953).

Kautzky, R.: Beitrag zur Kenntnis traumatischer Rückenmarkscysten. Zbl. Neurochir. 10, 110 (1950).

Keppler, D.: Klinik und Pathologie der Rückenmarksschußverletzungen. Bruns' Beitr. 1917, 106.

Klaue, R.: Beitrag zur pathologischen Anatonie der Verletzungen des Rückenmarks mit besonderer Berücksichtigung der Rückenmarkscontusion. Arch. f. Psychiatr. u. Z. Neur. 180, 206 (1948).

— Regenerationsversuche bei Rückenmarksschädigungen des Menschen, ausgehend von den hinteren Wurzeln. Wien. Z. Nervenheilk. 2, 488 (1949).

Lhermitte, J.: La section totale de la moelle dorsale. Paris: Masson & Cie. 1919.

— L'hétéresthésie dans la commotion de la moelle épinière. Revue neur. 36, 779 (1929).

— Étude de la commotion de la moelle. Revue neur. 39, 210 (1932).

— La section totale de la moelle et l'évolution. Bull. Acad. Nat. Méd. 128, 7, 90 (1944).

— Étude sur la commotion de la moelle épinière. Fol. psychiatr. 53, 293 (1950).

— Hecaen et de Ajuriaguerra: Section complète vérifiée cliniquement et anatomiquement. Revue neur. 1945, 308.

Licen, E.: Beitrag zur Histopathologie der Schußverletzungen des Rückenmarks. Mschr. Psychiatr. 42, 86 (1917).

Link, K., u. H. Schleussing: Die offenen Verletzungen des Gehirns und des Rückenmarks. In Handbuch der speziellen pathologischen Anatomie und Histologie, Bd. XIII, Teil 3, S. 22. Berlin: Springer 1955.

LINK, K.: Die offenen Verletzungen der Dura mater cerebralis und spinalis sowie der Blutleiter. In Handbuch der speziellen pathologischen Anatomie und Histologie, Bd. XIII, Teil 3, S. 1, 1955.

LORENTE DE NO: Cajal, Trabojos **19**, 147 (1921).

MAHOUDEAU, D.: Les traumatismes de la moelle épinière. Paris: Masson & Cie. 1952.

MARBURG, O.: Die Kriegsbeschädigungen des Nervensystems. Wiesbaden: J. F. Bergmann 1917.

— Zur Pathologie der Kriegsbeschädigungen des Rückenmarks. Arb. neur. Inst. Wien **22**, 498 (1919).

— Pathologische Anatomie und Klinik der traumatischen Schädigungen des Rückenmarks. Dtsch. Z. Nervenheilk. **70**, 10 (1921).

— Die traumatischen Erkrankungen des Gehirns und Rückenmarks. In Handbuch der Neurologie, Bd. XI, S. 100. Berlin: Springer 1936.

—, u. HELFAND: Injuries of the nervous system including poisonings. New York: Veritas Press 1939.

MAUSS, TH.: Über die traumatischen Rückenmarksschädigungen und deren Behandlung, unter besonderer Berücksichtigung der Spätfälle. Z. Neur. **66**, 1 (1921).

—, u. H. KRÜGER: Über die unter dem Bilde der Meningitis serosa circumscripta verlaufenden Kriegsschädigungen des Rückenmarkes und ihre operative Behandlung. Dtsch. Z. Nervenheilk. **62**, 1 (1918).

NOEHTE: Über die operative Behandlung der Rückenmarksverletzungen im Feldlazarett. Dtsch. med. Wschr. **1915**, 15.

NÖTZEL, H.: Über die pathologische Anatomie der traumatischen Meningitis bei Hirnschußverletzungen. Arch. f. Psychiatr. **115**, 392 (1943).

OBERSTEINER: Über Erschütterungen des Rückenmarks. Wien. med. Jb. **1879**, 531.

PETERFI: Arch.Entw. mechan. **112**, 660 (1940). Zit. nach HALLERVORDEN.

PETERS, G.: Die Gehirnveränderungen bei stumpfer Gewalteinwirkung von vorn (auf die Stirn). Luftfahrtmed. **7**, 344 (1942).

— Über gedeckte Hirnverletzungen (Rindenkontusionen) im Tierversuch. Zbl. Neurochir. **8**, 172 (1943).

— Die gedeckten Gehirn- und Rückenmarksverletzungen. In Handbuch der speziellen anatomischen Pathologie und Histologie, Bd. XIII, Teil 3, S. 84. Berlin: Springer 1955.

RICKER, G.: Die Entstehung der pathologisch-anatomischen Befunde nach Hirnerscheinungen in Abhängigkeit vom Gefäßnervensystem des Gehirns. Virchows Arch. **226**, 180 (1919).

— Verletzungen des Wirbelkanals und seines Inhaltes. In Handbuch der ärztlichen Erfahrungen des Weltkrieges, Bd. VIII, S. 388. 1921.

— Pathologie als Naturwissenschaft. Berlin: Springer 1924.

SCHIEFFERDECKER, P.: Virchows Arch. **67**, 542 (1876).

SCHITTENHELM, A.: Über einen Fall von Stichverletzung des Rückenmarks (BROWN-SÉQUARDscher Lähmung) mit besonderer Berücksichtigung des Lokalisationsvermögens. Dtsch. Z. Nervenheilk. **22**, 1 (1902).

SCHMAUS, H.: Die Kompressionsmyelitis. München: J. F. Bergmann 1889.

—, u. SAKI: Vorlesungen über die pathologische Anatomie des Rückenmarks. München: J. F. Bergmann 1901.

SCHNEIDER, M.: In: Kreislauf und Gehirn. Heidelberg: Steinkopf 1951.

SCHUSTER: Neur. Zbl. **34**, 543 (1915).

— Berl. klin. Wschr. **1915**, 165.

SOLIERI, S.: Transversaler Schnitt des Rückenmarks bedingt durch eine Schnittwaffe in der Höhe des 3. Rückenwirbels. Mitt. Grenzgeb. Med. u. Chir. **19** (1908).

SPATZ, H.: Ein Beitrag zur Kenntnis der „Rückenmarksseele". Zbl. Neur. **19**, 320 (1920).

— Über eine besondere Reaktionsweise des unreifen Zentralnervengewebes. Z. Neur. **53**, 363 (1920).

— Über degenerative und reparatorische Vorgänge nach experimentellen Verletzungen des Rückenmarks. Z. Neur. **58**, 327 (1920).

— Über die Vorgänge nach experimenteller Rückenmarksdurchtrennung mit besonderer Berücksichtigung der Unterschiede der Reaktionsweise des reifen und des unreifen Gewebes nebst Beziehungen zur menschlichen Pathologie. Histol. Arb. Großhirnrinde, Erg.-Bde **49**, 1921.

— In BETHEs Handbuch der Physiologie, Bd. 10, S. 318, 1927.

— Verh. Ges. dtsch. Nervenärzte **20**, 53 (1931).

— Pathologische Anatomie der gedeckten Hirnverletzungen mit besonderer Berücksichtigung der Rindenkontusion. Arch. f. Psychiatr. **105**, 80 (1936).

— Pathologische Anatomie der Kreislaufstörungen des Gehirns. Z. Neur. **167**, 301 (1939).

— Gehirnpathologie im Kriege. Von den Gehirnwunden. Zbl. Neurochir. **6**, 162 (1941).

— Von der Morphologie der Gehirnkontusionen (besonders der Rindenprellungsherde). Münch. med. Wschr. **1951**, 6.

SPIELMEYER, D.: Histopathologie des Nervensystems. Berlin: Springer 1922.

STAFFELDT, K.: Zur Morphogenese der pathologisch-anatomischen Befunde bei der „Commotio medullae spinalis". Arch. Psychiat. Nervenkr. **204**, 320 (1963).

Tönnis, D.: Zur Entstehung traumatischer Rückenmarksschäden bei Wirbelverletzungen. Verh. dtsch. orthop. Ges. 47, 351 (1959).
— Mangeldurchblutung als Ursache von Rückenmarksschädigungen. Münch. med. Wschr. 103, 1338, 1370 (1961).
Tönnis, W.: Richtlinien für die Behandlung der Schußverletzungen des Gehirns. München: J. F. Lehmann 1942.
Werner, H.: Die Stichverletzungen des Rückenmarks vom gerichtsärztlichen Standpunkt. Friedrichs Bl. gerichtl. Med. 1910.
Yamada, T.: Mitt. med. Fak. Tokyo 7, 355 (1907).
Yasuda: Die traumatische Rückenmarksmalacie. Zbl. ges. Neur. 74, 428 (1935).
Zülch, K. J.: Die Entstehung des Hirndruckes, insbesondere des Prolapses bei der Hirnwunde und ihren Folgezuständen. Zbl. Neurochir. 6, 212 (1942).
— Hirnödem und Hirnschwellung. Virchows Arch. path. Anat. 310, 1 (1943).
— Neue Befunde und Deutungen aus der Gefäßpathologie des Hirns und Rückenmarks. Zbl. allg. Path. path. Anat. 90, 402 (1953).
— Mangeldurchblutung an den Grenzzonen zweier Gefäßgebiete als Ursache bisher ungeklärter Rückenmarksschädigungen. Dtsch. Z. Nervenheilk. 172, 81 (1954).

Behandlung der Verletzungen des Rückenmarks.

Von

W. Bischof und H. Schmidt.

Mit 27 Abbildungen.

Einleitung.

Das Rückenmark ist durch seine geschützte Lage im Wirbelkanal der Traumatisierung relativ wenig ausgesetzt. Seine Verletzung kann erfolgen entweder durch Fremdkörper, deren penetrierende Kraft so groß ist, daß sie den ossalen-ligamentösen Schutz des Rückenmarks zu überwinden vermögen, sowie durch körpereigene, aus dem Verband herausgelöste Gewebsanteile, die in den Wirbelkanal eindringen. Dadurch wird medulläres Gewebe unmittelbar geschädigt oder zerstört. Ebenso aber ist eine den Körper treffende stumpfe Gewalteinwirkung, die so erheblich ist, daß sie auf das Rückenmark fortgeleitet wird, in der Lage, eine indirekte Läsion herbeizuführen.

Da die Gefährdung des einzelnen durch die sich fortentwickelnde Technik mit ihrer immer stärkeren Massierung dynamischer Energien und ihrer ständigen Ausweitung auf größere Menschenmassen zunimmt, steigen auch die traumatischen Verletzungen des Rückenmarks an.

Weil das Rückenmark innerhalb der Wirbelsäule verläuft, verursachen die in den Wirbelkanal eindringenden Fremdkörper in der Mehrzahl der Fälle eine gleichzeitige Mitverletzung von Wirbelanteilen. Ebenso können ausgedehnte Verletzungen der Wirbelsäule das Rückenmark in Mitleidenschaft ziehen. Die traumatischen Läsionen der Wirbelsäule mit Beteiligung des Rückenmarks werden im 2. Teil dieses Kapitels abgehandelt.

Dadurch, daß die nervalen Elemente im Rückenmark auf relativ kleinem Raum zusammengedrängt sind, bewirken schon geringfügige Zerstörungen meist ausgedehnte Ausfälle. So stellt jede traumatische Zerstörung des Rückenmarksgewebes eine schwere Verletzung dar. Namentlich deshalb, weil gleichzeitig mit dem medullären Ausfall Funktionsstörungen lebenswichtiger Organe erfolgen, woraus sich häufig Komplikationen entwickeln.

Infolge der fehlenden Restitutionsfähigkeit zerstörter Nervenanteile sind die nervalen Ausfälle bleibend.

Die Frage, wie häufig traumatische Verletzungen des Rückenmarks vorkommen, läßt sich nur annähernd beantworten. Die in diesem Kapitel abgehandelten Rückenmarksverletzungen, die vorwiegend Folgen eindringender Fremdkörper sind, entstehen zumeist bei Anwendung von Waffen, also im Kriege oder bei sonstigen, mit Waffenhilfe durchgeführten Auseinandersetzungen. Die Rückenmarksverletzungen im Frieden dagegen, über die verständlicherweise genauere Angaben vorliegen, weisen in der Mehrzahl der Fälle eine Mitbeteiligung der Wirbelsäule auf.

Die statistischen Angaben berücksichtigen lediglich die beobachteten Fälle und haben daher nur bedingte Gültigkeit. Wir wissen nicht, wie groß die Zahl derer ist, die bald nach der Verletzung zugrunde gehen. Unbekannt ist, wie oft traumatischer Schock plus spinaler Schock den momentanen Tod herbeizuführen vermögen. Bei einem Teil der Gefallenen bleibt es sicher unbekannt, daß eine Rückenmarksverletzung überhaupt vorgelegen hat. Der Tod wird dann den sichtbareren Nebenverletzungen zugeschrieben.

Nach einer Angabe von Fontaine sollen 50—75% der schweren Rückenmarksverletzungen gleich zu Anfang zugrunde gehen.

Nach einer Angabe des deutschen Sanitätsberichtes des ersten Weltkrieges betrugen die Schußverletzungen des Rückenmarkes 0,31 % sämtlicher Schußverletzungen, der amerikanische Sanitätsbericht gibt 0,12 % und der französische 0,17 % an.

Poer führte in einer Aufstellung über die Häufigkeit der medullären Läsionen für die amerikanischen Verletzten der verschiedenen Kriege folgende Zahlen an:

Im Sezessionskrieg waren es. . . . . 0,25 %
Im Spanisch-Amerikanischen Krieg . . . . . 0,55 %
Im Balkankrieg . . . . 0,60 %
Im ersten Weltkrieg . . . . 0,53 %

Im zweiten Weltkrieg wird die Zahl der Rückenmarksverletzten auf 2500 geschätzt.

Fontaine gibt für den zweiten Weltkrieg 5 % Rückenmarksverletzte an.

Über die Sterblichkeitsziffer bei schweren Rückenmarksverletzungen gibt es eine Reihe neuerer Angaben. Dabei werden Zahlen genannt, die sich zwischen 52 und 73 % bewegen. Für den ersten Weltkrieg geht aus dem amerikanischen Sanitätsbericht eine Mortalität von 80 % hervor. Aus dem französischen Bericht ist zu ersehen, daß von 3413 Rückenmarksschüssen 54,6 % einen tödlichen Ausgang nahmen. Der Wert solcher Angaben dürfte jedoch zweifelhaft sein. Man kann daraus keine wesentlichen Schlüsse oder Vergleiche ziehen. Daß bei den schweren Verletzungen des Rückenmarks die Sterblichkeit eine sehr hohe ist, ist längst bekannt. Ebenso, daß eine zweckdienliche Behandlung auf die Mortalität sich entscheidend auszuwirken vermag. Jeder, der im zweiten Weltkrieg eingehender mit einem größeren Krankengut von schweren Rückenmarksverletzten zu tun hatte, weiß aber, daß bei weitgehender Gleichartigkeit der Verletzung bezüglich Schwere, Sitz und Ausdehnung das Zustandsbild und der Verlauf zu Beginn oder später zu Ende des Krieges ein anderer war.

Über die Mortalitätshöhe werden folgende Angaben gemacht: Die allgemeine Sterblichkeit, bezogen auf alle zur Beobachtung gekommenen Rückenmarksverletzungen soll im Balkankrieg 95 % betragen haben, im zweiten Weltkrieg 20 %, und Freeman gibt sogar nur 10 % an. Andere machen folgende Angaben:

Munro (1952) bei 42 Fällen . . . . 57 %
Arnaud (1948) bei 18 Fällen des Indochinakrieges . 73 %
Jentzer (1951) 28 Fälle . . . . 55 %
Titze (1950) 63 Fälle . . . . 63 %
Fontaine (1951) 23 Fälle . . . . 52 %

Liegt eine totale Querschnittsverletzung vor, so ist die Sterblichkeit höher:

Nach Titze bei 31 Fällen. . . . . 87 %
Nach Fontaine bei 20 Fällen . . . . 60 %

Fontaine macht über den Zeitpunkt des Ablebens folgende Angaben:

50 % innerhalb der ersten 48 Stunden
25 % im Verlauf eines Monats
25 % zu einem späteren Zeitpunkte

Nach einer Aufstellung von Cutler war die Verteilung bei den einzelnen Verletzungsarten unter den von ihm beobachteten Rückenmarksverletzten des zweiten Weltkrieges folgende:

Granatsplitter und Geschosse . . . . 92 %
Explosionen . . . . 8 %

Eine Aufstellung von Poer gibt folgende Zahlen an:

Durch Granaten . . . . 65 %
Durch Geschosse. . . . . 22,1 %
Durch Explosion. . . . . 2,6 %

Poer differenziert weiterhin, daß von 77 eigenbeobachteten Fällen 17 durch rasante Geschosse, 50 durch Granatsplitter, 2 durch Minenexplosionen, je einer durch motorische Fahrzeuge, Tanks, Autos und Flugzeuge verletzt worden waren.

Seit wann es eine Behandlung von Rückenmarksverletzungen gibt, ist unbekannt. Solange es aber eine Kriegschirurgie gibt, und diese reicht in prähistorische Zeiten hinein, werden die bei Kampfhandlungen zugezogenen direkten, offenen Verletzungen des Rückenmarks Anlaß zu Eingriffen gegeben haben. Da Asepsis und Antisepsis unbekannt waren, wird die Mortalität erschreckend hoch gewesen sein, besonders wenn zur Entfernung von Fremdkörpern oder komprimierenden Knochenanteilen aus dem Wirbelkanal Eingriffe am Rückenmark notwendig waren.

Ob bei Rückenmarksverletzung ein konservatives oder operatives Handeln angebracht sei, ist eine Frage, mit der sich schon AMBROISE PARÉ auseinandersetzte. Im ersten Weltkrieg, teilweise bis in den zweiten Weltkrieg hinein, als man längst mit den aseptischen und antiseptischen Maßnahmen vertraut war und die operative Technik am Rückenmark keine Schwierigkeiten mehr bot, waren die Behandlungsergebnisse der Rückenmarksverletzungen im großen und ganzen wenig befriedigend. Im allgemeinen herrschte, von der Erfolglosigkeit allen Bemühens überzeugt, bis in den zweiten Weltkrieg in der Behandlung medullärer Läsionen eine erhebliche Resignation. Andererseits jedoch betätigte sich mancher Behandelnde sehr aktiv, teils aus dem Drange heraus, zu einem ärztlichen Handeln verpflichtet zu sein, teils aber auch aus wissenschaftlichem Interesse.

Infolge Unkenntnis des Zustands des spinalen Schockes wurden die nach Tagen und Wochen wieder einsetzenden medullären Funktionen allzu leicht als Folge irgendwelcher therapeutischer Maßnahmen aufgefaßt. Bei der Durchsicht von alten Krankenblättern wird daher oft eine klare Indikationsstellung sowie die Begründung für manches Handeln vermißt.

Die Behandlungserfolge der totalen Querschnittsverletzungen waren schlecht. Die Sterblichkeit betrug über 90%. Erst im zweiten Weltkrieg konnten in der Behandlung der schweren Rückenmarksverletzungen beachtliche Erfolge erzielt werden. Die Mortalität ging auf 20—30% zurück, und die Überlebensdauer, die im ersten Weltkrieg bei der Querschnittsverletzung noch mit einem Durchschnitt von 18 Monaten angegeben wurde (HEIMBURGER, FREEMAN, WILDE), ist jetzt auf Jahrzehnte verlängert. Am meisten aber ist das durch die heutige Behandlung erreichbare Endergebnis bemerkenswert. Namentlich in den angelsächsischen Ländern, die den schon im ersten Weltkrieg aufgetauchten Gedanken, nach Abschluß der operativen und medikamentösen Therapie eine Nachbehandlung zur Leistungsertüchtigung folgen zu lassen, aufgegriffen haben, ist dies mustergültig durchgeführt worden, so daß anscheinend dort ein großer Teil auch der schweren Rückenmarksverwundeten wieder in das soziale und wirtschaftliche Leben eingegliedert werden konnte. Solche Ergebnisse zu erzielen war erst möglich, als man sich über das zur Lebenserhaltung Vordringliche klar wurde und die Therapie danach einstellte. Die Auffassung, lediglich durch chirurgische Manipulationen am Rückenmark könne der Schwerverletzte am Leben erhalten werden, trat zurück, weil die Beobachtungen ergeben hatten, daß es die vielseitigen und tiefgreifenden Störungen wichtiger Organfunktionen und deren Zusammenspiel sind, die als Folgen der Rückenmarksausschaltung zu unheilvollen Komplikationen führen, denen der Verletzte erliegt. Entsprechend der Vielseitigkeit der Funktionsstörungen ist die Therapie eine ebenso vielseitige, gezielte, geworden, von der die Neurochirurgie ein Teilgebiet darstellt.

Chirurgische Eingriffe am traumatisch zerstörten Rückenmark sind zuweilen zur Beseitigung von Störungen erforderlich. Ganz vereinzelt wurden operative Maßnahmen in der Absicht, reparierende oder restituierende Vorgänge zu ermöglichen, vorgenommen. Diese Versuche sind bisher ohne Erfolg geblieben.

Wir unterscheiden 2 Arten operativer Eingriffe am Rückenmark. Die einen haben mechanische, die anderen funktionelle Momente zum Kriterium. Erstere beabsichtigen, das Rückenmark von Druck (epidurales Hämatom, extra- oder intramedulläre Fremdkörper, Flüssigkeitsansammlungen) oder Zug (Verwachsungen) zu befreien. Ihre Aufgabe ist, gefährdetes Gewebe zu erhalten. Nur unbeabsichtigt kann bei derartigen Eingriffen eventuell eine weitere Schädigung erfolgen.

Anders ist es bei den Operationen der zweiten Art. Hier ist der Charakter des Eingriffs ein bewußt destruierender, indem aus bestimmter Indikation heraus zusätzlich der schon vorhandenen traumatischen Gewebszerstörung noch funktionsfähiges Nervengewebe ausgeschaltet oder zerstört wird.

Der traumatische Insult des Rückenmarks hebt spinale Funktionen auf und zerstört meist medulläres Gewebe. Die sich im Rückenmark abspielenden Vorgänge solcher Gewebszerstörungen werden von Klaue (s. S. 377) dargestellt.

Der dort durchgeführten Einteilung der Rückenmarksverletzungen schließen wir uns in diesem Kapitel an. Für den Pathologen ist es keine Schwierigkeit, die einzelnen Fälle in ein Einteilungsschema einzuordnen. Für den Kliniker ist eine Einteilung, die auf dem Verhalten einzelner Gewebe oder auf der Beziehung zwischen Fremdkörpern und diesen Geweben beruht, nicht ohne weiteres durchführbar. Daher erfolgt im Nachstehenden die Einteilung vorwiegend nach rein klinischen Gesichtspunkten.

Um Mißverständnisse zu vermeiden, werden einige Kriterien erörtert.

Die Minderung medullärer Funktionsfähigkeit im Anschluß an einen traumatisch-mechanischen Insult des Rückenmarks wird mit *Rückenmarksschädigung* bezeichnet.

Eine Schädigung kann graduell sehr verschieden sein. Sie ist flüchtig oder von Dauer. Die flüchtige Schädigung führt zu keinerlei nachweisbarer anatomischer Veränderung des Rückenmarksgewebes. Folglich unterscheidet sich der Zustand des Rückenmarks, sobald die Schädigung beseitigt ist, weder in anatomischer noch in funktioneller Hinsicht von dem Zustand, der vor dem Insult vorgelegen hat.

Um eine solche flüchtige Rückenmarksschädigung handelt es sich bei der *Commotio medullae* oder *spinalis*, gleich der Concussio der Angelsachsen. Das Merkmal der Commotio spinalis ist demnach, im hier angewandten Sinne, die passagere, ohne anatomische Gewebsveränderung einhergehende spinale Funktionsaufhebung. Ist die Commotio abgeklungen, besteht wieder volle Leistungsfähigkeit des Rückenmarks. Nichts deutet dann mehr auf den einstmals durchgemachten Zustand aufgehobener Funktionen hin.

Führt der traumatische Insult zur Veränderung des Rückenmarksgewebes, wie solches im Kapitel über die Pathologie dargestellt wird, so sprechen wir hier von Rückenmarks-*Verletzungen* oder Rückenmarks-*Läsionen*.

Der Grad solcher Rückenmarksverletzungen variiert stark. Von der nur mikroskopisch nachweisbaren anatomischen Veränderung kleinster Bezirke reicht er im fließenden Übergang bis zur ausgedehnten Zerstörung des Rückenmarks. Dabei kann die Oberfläche des Rückenmarks makroskopisch intakt erscheinen, trotzdem Gewebszerstörungen des Querschnitts vorhanden sind. In solch einem Falle kann es, wenn das Rückenmark operativ freigelegt und besichtigt wird, äußerst schwer sein, das Vorliegen oder das wahre Ausmaß einer Verletzung zu beurteilen.

Ist die Kontinuität der Oberfläche des Rückenmarks sichtbar durchtrennt, wird, um den chirurgischen Belangen Rechnung zu tragen, von einer Rückenmarks-*Wunde* gesprochen.

Der Ausdruck der Rückenmarks-*Zerstörung*, der lediglich ein graduelles Maß der Destruktion angibt, bezeichnet ein laceriertes, gequetschtes Rückenmark. Im Gegensatz dazu weist die Rückenmarks-*Durchtrennung*, die vorwiegend bei Verletzungen durch blanke Waffen erfolgt, eine Kontinuitätsaufhebung mit mehr oder weniger scharfer, glatter Schnittfläche auf.

Wie im Kapitel über die traumatischen Schädigungen des Rückenmarks von Klaue dargelegt, ist das Verhalten der Dura bedeutsam für die Einteilung der Rückenmarks-verletzungen. Eine *offene* oder *direkte* Verletzung setzt voraus, daß die Dura eröffnet ist. Sie liegt vor, wenn Fremdkörper, zu denen auch aus ihrem Verband herausgelöste Knochen-anteile gehören, „in unmittelbare Berührung mit der Rückenmarkssubstanz" (Klaue) gelangen.

Wird die Gewalteinwirkung ohne Eröffnung der Dura auf das Rückenmark weiter-geleitet, ist die Verletzung eine *indirekte* oder *gedeckte*.

Die Auswirkung der schädigenden Gewalt braucht sich nicht auf das dynamische Zentrum am Rückenmark oder auf seine unmittelbare Umgebung zu beschränken. Sie braucht sich sogar überhaupt nicht hier an dieser Stelle nennenswert auszuwirken. Es können entferntere Bezirke stärker betroffen werden. Diese, als *Fernwirkung* bezeichnete Erscheinung beteiligt somit weit auseinander gelegene Rückenmarksgebiete, wie aus dem

Kapitel über die Pathologie zu ersehen ist. Infolge solcher akzessorischer Läsionen wird das klinische Bild mannigfaltig. Es kann von der einfachen Wurzelreizung bis zu dem der schweren totalen Rückenmarksdurchtrennung reichen.

Die gewebliche Zerstörung des traumatisierten Markabschnitts kann den gesamten medullären Querschnitt betreffen oder sich nur auf Bezirke desselben beschränken. Dementsprechend liegt entweder eine *völlige, totale* oder *komplette*, andernfalls eine *unvollständige, partielle* oder *inkomplette Querschnitts*-Läsion oder -Verletzung vor.

Bei den Schußverletzungen unterscheidet man den *Durchschuß*, wenn das Geschoß den Wirbelkanal durchquert hat, und den *Steckschuß*, wenn sich die Kraft des Geschosses beim Durchqueren des Körpers erschöpft, so daß es entweder im Wirbelkörper, im Wirbelbogen oder im Wirbelkanal liegenbleibt. Dementsprechend liegt ein Wirbelkörper-, Wirbelbogen- oder Wirbelkanalsteckschuß vor. Bezüglich der Lage des Geschosses zur Dura unterscheidet man intra- von extraduralen, entsprechend der Lage zum Rückenmark, intra- von extramedullären Steckschüssen.

Der vielfach gebrauchte Ausdruck „Querschnittsgelähmter" wird hier vermieden. Er bezeichnet die Para- oder Hemiplegiker, entsprechend der totalen oder halbseitigen Funktionsstörung. Damit wird aber nichts über die vorhandene Rückenmarksverletzung ausgesagt. Ein eingelieferter frischer totaler „Querschnittsgelähmter" braucht daher kein totaler „Querschnittsverletzter" zu sein. Bei ihm *kann* eine wahre Restitution erfolgen, was bei einer Querschnittsverletzung ja nicht möglich ist.

A. Die Pathophysiologie und die konservative Behandlung der Verletzungen des Rückenmarks.

Das Rückenmark beantwortet den ihm zugefügten traumatischen Insult sofort mit Erregung oder mit Aufhebung der Funktion, je nach Art und Schwere des Traumas. So löst z. B. die Nadelspitz-Verletzung des oberen Halsmarkes bei ungeschickt durchgeführter Suboccipitalpunktion oder die scharfe Durchtrennung des Vorder-Seitenstranges bei Chordotomie zuweilen einen blitzartigen heftigen, in eine Körperhälfte ausstrahlenden Schmerz aus, dem sich starke Zuckungen von Muskelgruppen hinzugesellen können. Andererseits werden wiederum erhebliche Verletzungen von einem so momentanen völligen Funktionsausfall gefolgt, daß der zusammenbrechende Verletzte keinerlei Beschwerden empfindet. Oft wird er sich erst durch die Lähmungserscheinungen bewußt, daß er einen ernsten körperlichen Schaden erlitten hat.

Wie verschiedenartig das Trauma auch sein mag, in der überwiegenden Mehrzahl der Fälle, sind es einheitliche, und daher charakteristische Erscheinungen, die im Anschluß an ernstere Rückenmarksverletzungen auftreten. Am augenfälligsten sind die im subläsionellen Bereich aufgehobene Willkürmotorik, die Sensibilitätsverluste, sowie die Blasen-Mastdarm-Störungen. Wenn auch weniger hervortretend, aber zumeist entscheidender für den Krankheitsverlauf sind die gleichzeitig einsetzenden respiratorischen, vasomotorischen, intestinalen, trophischen und Stoffwechsel-Dysfunktionen. Alle solche Störungen besagen aber während der ersten posttraumatischen Zeit nicht, daß unbedingt eine Zerstörung von medullärem Gewebe stattgefunden haben muß. Es kann sich sowohl um den temporären Ausfall medullärer Funktionstätigkeit, die sich nach einiger Zeit wieder einstellt, als auch um definitive Schäden handeln.

Die Zustandsbilder frischer Rückenmarks-Verletzter werden bestimmt: vom Grad der allgemeinen Traumafolgen, von der Schwere stattgehabter weiterer Organverletzungen und vom Ausmaß der spinalen Ausfälle.

Traumatischer Schock und weitere Verletzungen können so im Vordergrund stehen, daß die vorhandene Rückenmarksbeteiligung anfänglich übersehen wird oder, falls der Tod bald eintritt, unerkannt bleibt. (Daher die Unzuverlässigkeit statistischer Angaben aus dem Felde.)

Lediglich bei Verletzungen des oberen Halsmarkes kann der Tod als unmittelbare Folge der medullären Zerstörung eintreten. Tiefer gelegene Rückenmarks-Verletzungen führen nur indirekt zum Tode. Hier sind es die Folgen von Komplikationen, an denen der Verletzte stirbt, hervorgerufen durch die Funktionsstörungen vegetativer Organe im Anschluß an die aufgehobene medulläre Steuerung. Der Sitz, die Art und die Ausdehnung der primären medullären Läsion bestimmt nur z. T. das endgültige Ausmaß der Folgen des Traumas, weil die Gewebsbeteiligung meist nicht auf den ursprünglichen Zerstörungsherd beschränkt bleibt. Vielmehr weitet sich der destruierende Prozeß nach kranial und caudal aus. Auch bei relativ eng begrenzter Verletzung wird dadurch, aber auch infolge des dichten Zusammengedrängtseins von Bahnen und Zentren, eine Vielheit von nervalen Anteilen mitbeteiligt. Weiterhin können sich auch auf ferngelegene Bezirke sekundäre degenerative Vorgänge auswirken, wodurch primär unbeteiligte Segmente mit einbezogen werden.

Im allgemeinen zeigen die Rückenmarksverletzungen während des Krankheitsverlaufes charakteristische Etappen. Diese sind, trotz der großen Vielfalt einzelner Zustandsbilder entsprechend Höhe, Querschnittsbeteiligung und Intensität der Zerstörung so einheitlich, daß sie erlauben, eine Einteilung in Stadien vorzunehmen. Die Eingliederung hat nicht nur die Aufgabe, ordnendes Prinzip zu sein, sondern vielmehr fallen den einzelnen Stadien bestimmte therapeutische Aufgaben zu. Ihre Durchführung ist angezeigt, um dem Verletzten zu helfen, in die nächsthöhere Stufe der Ausheilung zu gelangen. Das Zurückgleiten in ein früheres Stadium ist ein alarmierendes Zeichen, läßt aber gleichzeitig erkennen, welche Art Behandlung nun erforderlich wird.

Wir unterscheiden drei Stadien:

I. Das Stadium der Areflexie. Es ist das posttraumatische Initialstadium, das zumeist im Augenblick des Traumas beginnt und charakterisiert ist durch eine „chaotische viscerale und somatische Areflexie" (Munro). Die in diesem Stadium auftretenden tiefgreifenden vegetativen Störungen entscheiden vielfach über das Leben und die Zukunft des Verletzten. Daher verlangt es ganz besondere Aufmerksamkeit. Zu dieser Periode rechnen wir die Commotio spinalis oder medullae und den spinalen oder medullären Schock. Über die in diesem Stadium auftretenden Störungen berichten wir im folgenden ausführlich.

Mit dem Wiederauftreten von subläsionellen Reflexen ist dieses erste Stadium beendet. Seine Dauer schwankt zwischen Stunden, Tagen bis zu mehreren Monaten.

II. Das Stadium der Beugereflexe. Der Areflexie folgt eine Periode, in der Fremdreflexe sich einstellen, die fast ausschließlich Zuckungen der Beugemuskulatur (Verkürzer) des Beines auslösen. Es kommt zum zusammengesetzten Beuge-Flucht-Reflex. Während dieses Stadiums können sich erhebliche Beuge-Kontrakturen als „fixierte Hautreflexe" (Babinski) entwickeln. Die Dauer dieses Abschnittes kann sich über Jahre hinziehen. In dieses Stadium fällt der Großteil der chirurgischen Maßnahmen bei Rückenmarksverletzten.

III. Das Stadium der Streckreflexe. Es ist dies das Endstadium, in welches Überlebende schwerer Rückenmarks-Verletzungen bei zweckmäßiger Behandlung gelangen. Hier dominieren die reflektorisch ausgelösten tonischen Spasmen der Strecker, der Hypertonus der „Antigravidiäts-Muskeln". Aus diesen Stell-, Haltungs- oder Lage-Reflexen ergeben sich dann therapeutische Möglichkeiten. Es kann jedoch auch zu Streck-Kontrakturen — den Extensions-Paraplegien — kommen, als „fixierte Sehnen-Reflexe Babinskis". Dieses Stadium hat keine praktische klinische Bedeutung.

1. Commotio spinalis oder medullae s. str.

Die Commotio spinalis oder medullae s. str. ist die leichteste Form der Auswirkung eines Traumas auf das Rückenmark. Ohne nachweisbare Veränderungen nervaler Elemente sind die medullären Funktionen aufgehoben. Da es sich um einen reversiblen Vorgang handelt, tritt nach einiger Zeit der vortraumatische Zustand wieder ein.

Der hier gebrauchte Begriff der Commotio spinalis deckt sich nicht völlig mit dem anderer Autoren oder was mit Concussio spinalis von angelsächsischer Seite verstanden wird. Zwar wird auch hier angenommen, daß grobe anatomische Veränderungen fehlen, jedoch hält man solche feinerer Art für möglich. So kann für diese Autoren eine Wiederherstellung mit bleibenden Rest-Störungen erfolgen.

Die eigentliche Ursache für das Zustandekommen der Commotio spinalis ist unbekannt. Teils wird angenommen, sie sei vorwiegend die Folge von Erschütterungen molekularer Nervenelemente. Nach anderen sollen es reflektorisch ausgelöste Zirkulationsstörungen des Markes sein, die zu einem vorübergehenden Sauerstoffmangel führen, der die Funktion der Nervenzellen zeitweilig zwar aufhebt, sie aber strukturell nicht schädigt. Kommt es jedoch zur länger anhaltenden Anoxämie, kann der Gewebstod eintreten. Daher soll nach einigen Autoren eine Commotio spinalis in schweren Fällen sich zunehmend verschlechtern können, so daß die Schädigungen fortschreiten, was zum Tode führen kann.

Im Gegensatz zu dieser Auffassung wird im folgenden unter Commotio spinalis, wie schon mehrfach betont, ein völlig reversibles posttraumatisches Geschehen angenommen.

Die Dauer der Commotio spinalis ist oft sehr kurz. Sie kann einige Stunden oder auch Tage anhalten. Nach 14 Tagen dürfte sie aber abgeklungen sein.

Das klinische Bild der Commotio spinalis weist Lähmungen und Sensibilitätsaufhebungen im subläsionellen Bereich auf. Die Commotio des Halsmarkes verursacht demnach eine schlaffe Quadruplegie mit subläsioneller Anaesthesie (LHERMITTE). Die motorische Lähmung tritt zumeist sofort ein und hält mehrere Stunden bis Tage an. Anfänglich ist die Lähmung der Beine schlaff, um dann nach wenigen Stunden bis mehreren Tagen einer spastischen Extension Platz zu machen, deren Abklingen zur normalen Willkürmotorik hinführt. Es kann dabei gleichzeitig zur Bauchdeckenspannung kommen, die zuweilen sogar unter starken abdominalen Schmerzen und mit Ausstrahlungen in die Beine einhergeht. So kann ein Zustandsbild entstehen, welches weitgehend dem bei Peritonealreiz bekannten entspricht (ABOTT). Der Sensibilitätsausfall stellt sich zuweilen etwas später als der motorische ein. Schrittweise kehrt die Gefühlsempfindung unter anfänglichen verschiedenartigen Paraesthesien zurück. Störungen der Blase und des Mastdarmes stellen sich bei der Commotio spinalis meist ein, können aber ebensogut auch völlig fehlen. Sie treten innerhalb weniger Minuten oder erst nach Stunden auf, sind aber bei der Commotio spinalis geringer und flüchtiger als beim spinalen Schock. Fehlen sie, weiß man, daß eine totale Transversalläsion auf keinen Fall vorliegt. In schweren Fällen von Commotio spinalis kann zwischen ihr und einer totalen Querschnittsverletzung im Stadium des spinalen Schocks kein Unterschied bestehen. Halten die beschriebenen Symptome, die für eine Commotio spinalis sprechen, jedoch länger als etwa 10 Tage an, so liegen sehr wahrscheinlich Läsionen medullären Gewebes vor und keine Commotio s. str.

Manche Fälle von Commotio spinalis sollen noch Monate hindurch gesteigerte Eigenreflexe, spinal-automatische Reflexe und Babinskisches Zeichen aufweisen. LHERMITTE gibt eine ganze Reihe von Störungen motorischer und sensibler Art an, die sich in einem zweiten Stadium an eine Commotio spinalis anzuschließen vermögen und zu den verschiedentlichsten bleibenden Ausfällen führen.

Therapie der Commotio spinalis. Entsprechend der hier vertretenen Auffassung der völligen Rückkehr zur Norm erübrigt sich eine spezielle Therapie der Commotio spinalis, wenn die Ausfallserscheinungen nur kurzdauernd sind. Zieht sich aber der Zustand etwas hin, so sollte man sich so verhalten, als handelte es sich um einen spinalen Schockzustand, hinter dem sich eine echte Läsion verbirgt.

2. Der spinale Schock.

In der weitaus überwiegenden Mehrzahl von Verletzungen des Rückenmarks kommt es unmittelbar im Anschluß an den Insult zum völligen Erliegen der subläsionellen medullären Tätigkeit. Nicht nur das anatomisch veränderte, verschieden stark geschädigte nervale Gewebe, sondern ebenso das intakt gebliebene tritt außer Funktion.

Beobachtet wurden dergleichen Zustände posttraumatischer Funktionsaufhebung schon von MARSCHALL und HALL und als „spinaler Schock" beschrieben.

Ein solches Verhalten bei Verletzungen des Rückenmarks ist weitgehend unabhängig von der Schwere, der Art und dem Sitz der Läsion, doch fehlt es bei Verletzungen der Cauda equina, wenn keine Miteinwirkung auf das untere Rückenmark erfolgte.

Der spinale Schock ist charakterisiert: durch das Fehlen der Motorik, der Sensibilität, der Tiefen-, Oberflächen-, spinalautomatischen und visceralen subläsionellen Reflexerregbarkeit, sowie durch erhebliche vegetative Störungen. Von ihnen sind die auffallendsten die Atonie von Blase und Darm und die Sphinkterenausfälle dieser Organe, die Neigung zur trophischen Hautgeschwürbildung, ein hochgradig gestörtes Stickstoff-Gleichgewicht, respiratorische und vasomotorische Störungen. Soweit es sich dabei nicht um Folgen zerstörter Nervenzellen oder afferenter und efferenter Bahnen handelt, sind letztere meist reversibel. So klingen nach verschieden langer Zeit die Zeichen des spinalen Schocks ab. Erst mit dessen Verschwinden läßt sich das tatsächliche Ausmaß der erfolgten Läsion erkennen, weil dann die Ausfälle den zerstörten Gewebsanteilen entsprechen. Der spinale Schock kann sich zu jeder späteren Zeit jedoch erneut wieder einstellen, wenn es zur Verschlechterung des Allgemeinzustandes kommen sollte, oder wenn der Organismus Belastungen ausgesetzt wird, die ihn zu diesem Zeitpunkt überbeanspruchen und denen er nicht gewachsen ist.

Die Ursache für das Zustandekommen des spinalen Schocks ist ungeklärt. Es scheinen dabei — wenigstens beim Menschen — zwei Faktoren entscheidend zu sein. Einmal, daß lange absteigende (corticospinale) Bahnen unterbrochen sein müssen, zum anderen, daß gleichzeitig Störungen der Tätigkeit spinaler Vasomotorenzentren auftreten. Das oberste der medullären Vasomotorenzentren ist das bulbäre, welches den anderen übergeordnet ist, und dessen Ausschaltung die allerschwersten Störungen verursacht. Je mehr subläsionelle (intakte) Vasomotorenzentren vorhanden sind, um so günstiger ist der Verlauf, falls Komplikationen vermieden werden. Die peripheren Zentren — die intrasympathischen und intramuralen — sind wohl in der Lage, sich nach einiger Zeit der veränderten Situation anzupassen und der geforderten Tätigkeit zu entsprechen. Es wird angenommen, daß sich der spinale Schock so lange hinzieht, bis diese peripheren Zentren die Tätigkeit der ausgefallenen spinalen zu übernehmen fähig sind.

Klinisch hat der spinale Schock vieles mit dem traumatischen Schock gemeinsam. Trotzdem laufen beide Vorgänge nicht miteinander parallel. Der traumatische Schock ist von kurzer Dauer. Die Spanne des spinalen Schocks schwankt zwischen einigen Tagen und mehreren Wochen.

Wenn auch die nervalen Ausfälle sehr prägnant sind, so können in schweren Fällen die vegetativen Störungen das klinische Bild völlig beherrschen. Neben den sich entwickelnden Komplikationen des Respirationstraktes sind es solche, die durch die atonische Blase, den paralytischen Ileus, die fortschreitenden Decubitalgeschwüre und den gestörten Stickstoff-Stoffwechsel verursacht werden. Sie können so erheblich sein, daß allein hierdurch alle Möglichkeiten, den spinalen Schock zum Abklingen zu bringen, fehlen. Sie sind eine erhebliche Gefahr, an der der Verletzte zugrunde gehen kann, falls nicht rechtzeitig die geeignete Behandlung einsetzt.

a) Die neurologischen Symptome während des spinalen Schocks.

Die Motorik. Bei der neurologischen Untersuchung während des spinalen Schocks fällt vor allem die massive schlaffe Lähmung beider Beine auf. Die Beine sind etwas nach außen rotiert und die Zehen stehen in Mittelstellung. Zuweilen können sie gebeugt oder gar dorsalflektiert sein. Trotz der schon sehr bald einsetzenden und oft erheblichen Atrophie läßt sich die vorhandene Atonie feststellen. Für galvanische und faradische Ströme sind die Reaktionen zu dieser Zeit meist normal.

Entsprechend dem Funktionsausfall subläsioneller Zentren sowie afferenter und efferenter Bahnen verhalten sich die *Reflexe.* Es fehlen die Achillessehnen- und Patellarsehnen-Reflexe sowie die Fußsohlen-Reflexe. Der dorsale Beugereflex der Großzehe (Babinskisches Phänomen) läßt sich ebensowenig auslösen wie sonstige Beuge-Flucht-Reflexe. Zuweilen vermag ein sehr starker Reiz der Fußsohle zwar keine Beugung des Beines hervorzurufen, aber doch eine angedeutete Kontraktion des Tensor fasciae latae (Guillain und Barré, Mahoudeau). Bei der Prüfung des Fußsohlenreflexes kann es zu einer Großzehenbeugung kommen, die nicht in normaler Weise erfolgt, sondern es setzt nach einem gewissen Intervall eine langsame, „feierliche" Großzehenflexion ein, die eine ganze Weile anhält. Weil eine solche Beugung nur bei sehr schweren Rückenmarks-Läsionen beobachtet wird, soll ihr Auftreten ein ungünstiges Vorzeichen sein. Von den Fremdreflexen fehlen die Bauchdeckenreflexe. Wenn sie, wie LHERMITTE angibt, doch angetroffen werden — seitendifferent und in verschiedenen Etagen — so wird es als fraglich angesehen, ob es sich dabei um echte Bauchdeckenreflexe handelt, da dem spinalen Schock ja eine Pyramidenläsion zugrunde liegen soll. MONRAD-KROHN spricht von „unechten" Bauchdecken-Reflexen, die dem spinalautomatischen Reflexen zuzuzählen sind, entsprechend den tierexperimentellen Befunden J. TEN CATES. Es kann wegen der gespannten Bauchdecken infolge des hochgradigen Meteorismus und des eventuellen Blasenhochstandes sehr schwierig sein, derartige Reflexe auszulösen.

Auffallenderweise sind Cremaster-Reflexe während des spinalen Schocks zumeist vorhanden, sogar oft gesteigert. Ebenso können die Anal- und Bulbocavernosus-Reflexe auslösbar sein.

Die *Sensibilität.* Sowohl die Oberflächen- als auch Tiefensensibilität sind im subläsionellen Bereich aufgehoben. Die anaesthetische Zone grenzt meist weder scharf noch horizontal gegen die anschließende schmale hyper- oder zuweilen hypaesthetische Zone ab. Auf beiden Seiten kann die Grenze um mehrere Segmente differieren. Oft sind die Grenzen für Berührung, Schmerz und Temperatur unterschiedlich.

Schmerzen. Hat bei der Verletzung des Rückenmarks nicht eine Mitverletzung, Quetschung oder Zerrung von Wurzeln stattgefunden, so sind im allgemeinen trotz erheblichen und ausgedehnten medullären Läsionen Schmerzen auffallend gering. Öfters sind nicht lokalisierbare diffuse Paraesthesien, Druck- oder Müdigkeitsempfindungen vorhanden. Andererseits können radikuläre Schmerzen auftreten, obgleich eine Wurzelschädigung nicht nachweisbar ist. Solche Schmerzen sind dann oft sehr heftig und werden als plötzlicher elektrischer Schlag empfunden, der bei vorliegender Wurzelreizung längs des Nervenverlaufs in den Wurzelbereich ausstrahlt, oder aber bei Verletzung der Hinterstränge den ganzen Körper durchzuckt. Bewegungen verschlimmern oder lösen die Beschwerden erst aus. So kann z. B. nach einem geringfügigen Trauma des Halsmarks durch Beugen des Kopfes ein sehr heftiger Wurzelschmerz ausgelöst werden. Gelegentlich treten diese Wurzelschmerzen schon nach wenigen Stunden auf, um sehr verschieden lange zu bleiben, bis sie entweder langsam abklingen oder aber so anhaltend fortbestehen, daß nur eine operative Maßnahme sie zu beseitigen vermag. Bisher hat jegliche medikamentöse Behandlung keinerlei durchgreifenden Einfluß auf sie gehabt.

Ebenso therapieresistent und daher auch gelegentlich als Operationsindikation in Betracht kommend sind neuralgiforme Schmerzen, die meistens erst in späterer Zeit, wenn der spinale Schock eigentlich schon abgeklungen ist, im Gebiet unterhalb des Traumaherdes auftreten können. Sie sind im allgemeinen weniger heftig als Neuralgien, aber anhaltender als diese. Zuweilen ähneln sie den Phantombeschwerden oder den Kausalgien, dann wieder sind es echte Schmerzen von messerstichartigem Charakter oder Paraesthesien. Aber immer sind es mehr diffuse, nicht abgrenzbare, oft bilaterale Glieder- oder Rumpfbeschwerden, die in Gebieten auftreten, deren Sensibilitätsprüfungen nichts Auffallendes mehr zeigen.

Durch leise Berührung können zuweilen solche Beschwerden verstärkt werden. Ebenso bewirken Kälte, Feuchtigkeit, Ermüdung, Umlagerung, psychische Alterationen und toxische Einflüsse, wie Nicotin, eine Vermehrung dieser Schmerzen.

Auch eine dritte Art von Schmerzempfindungen kann gelegentlich auftreten. Es sind dies krampfartige tiefe Schmerzen im Abdomen. Solche viscerale Schmerzen werden in der Nabelgegend und in den Unterbauch lokalisiert. Ausgelöst werden sie durch Überdehnung der Blase oder des Enddarm-Abschnittes z. B. durch zu brüske Spülung oder zu hohe Einläufe. Dabei kann es gleichzeitig zu vasomotorischen Krisen kommen.

b) Die vegetativen Störungen während des spinalen Schocks.

Die vegetativen Störungen sind von entscheidender Bedeutung im Krankheitsverlauf der schweren Rückenmarksverletzungen. Wir haben gelernt, daß von deren erfolgreicher Behandlung das Leben der Traumatisierten abhängt. Wir wissen, daß Fehler, die dabei gemacht werden, nie wieder gutzumachende Folgen nach sich ziehen können. Deshalb ist es notwendig, auf die wichtigsten dieser Störungen einzugehen. Es sind die respiratorischen, vasomotorischen und intestinalen Störungen sowie die des Eiweißstoffwechsels, des Harnapparates und die trophischen der Haut, auf die besonders hingewiesen und deren Behandlung erläutert werden soll.

α) *Die bei Rückenmarksverletzungen auftretenden respiratorischen Störungen.*

Zu den bedrohlichen Begleiterscheinungen frischer Rückenmarksverletzungen gehören pulmonale Störungen, die sich als Folgen eines unzureichenden respiratorischen Austausches in zunehmender Anoxämie äußern. Schon wenige Stunden nach der Verwundung stellt sich die Atemnot ein, auch wenn eine primäre Schädigung weder des respiratorischen Apparates selber, noch der an der Atmung beteiligten nervalen Elemente erfolgt war. Derartige pulmonale Komplikationen können sehr bald zu so gefahrvollen Situationen führen, daß sofortige Maßnahmen erforderlich werden. Neben dem traumatischen Schock ist die Anoxämie im Stadium des spinalen Schocks wohl die häufigste Ursache für einen alsbaldigen Tod schwerer Rückenmarks-Verletzter. Lungenerscheinungen treten bei Verletzungen jedes Höhenbereiches auf, sollen aber bei Läsionen des oberen Brustmarks häufiger beobachtet werden.

Reflektorisch ausgelöste vasomotorische Störungen im Respirationsapparat führen zu Lungenkongestionen. So kommt es zur bronchialen Hypersekretion, Ödembildung und zu bronchial-asthmatischen Zuständen. Diese pulmonalen Komplikationen können eine schon ohnehin vorhandene Atemnot ganz beträchtlich vermehren. Sei es, daß die Intercostalmuskulatur gelähmt ist, oder daß eine behinderte Zwerchfelltätigkeit vorliegt, die häufig Folge eines starken Meteorismus und eines eventuell abnormen Blasenhochstandes ist. Dazu kommt noch, falls die Bauchmuskulatur mit gelähmt ist, die Schwierigkeit des Aushustens. Die an sich schon geringe Möglichkeit, den bestehenden Mangel an Sauerstoff ausgleichen zu können, wird aber ungleich verschlechtert, wenn sich noch weitere Schädigungen des Atmungsapparates hinzugesellen. So etwa Verletzungen der Lunge, die Lähmung der Nn. phrenici oder gar eine mehr oder weniger starke Verdrängung der Lunge durch Pneumo- oder Hämatothorax. Und weiterhin verschlimmernd ist die bestehende große Anfälligkeit für Infektionen. Sie war vor der Zeit der Chemotherapeutica und Antibiotica eine ungleich drohendere Gefahr als heute.

Die Atemnot eines eingelieferten frischen Rückenmarksverletzten kann zuweilen sehr erheblich sein. Oft ist die Ursache für die Dyspnoe nicht ohne weiteres zu erkennen. Dann ist die sofortige Sauerstoff-Beatmung angebracht. Jedoch möglichst ohne Anwendung von Maske oder Atemgeräten. Durch sie wird ein schon vorhandenes Beklemmungsgefühl meist noch vermehrt, was zur sich steigernden Unruhe und Erregung führt. Munro meint, man schade dadurch mehr, als die Sauerstoffzufuhr nütze.

Die Ursache der respiratorischen Störungen kann vorwiegend
a) mechanischer,
b) nervaler,
c) vasomotorischer und
d) infektiöser Art sein.

So kann die Lunge durch rein *mechanische* Ursache an der inspiratorischen Ausdehnung behindert werden, weil der ihr verfügbare Raum eingeengt ist. Entweder, daß der intrathorakale respiratorisch verfügbare Raum selber durch raumbeanspruchende Vorgänge verkleinert ist, oder, daß das enorm überdehnte Abdomen ihn komprimierend verkleinert. In letzterem Falle ist es wichtig, die sehr häufig vorkommende meteoristische Auftreibung zu beseitigen oder die überdehnte hochstehende Blase zu entleeren, weil beide die Zwerchfelltätigkeit völlig behindern können.

Der durch Ansammlung von Blut, seröser Flüssigkeit oder Luft reduzierte Intrathorakalraum kann die komprimierte Lunge mehr oder weniger völlig außer Funktion setzen. Nicht selten wird die wahre Ursache hierfür verkannt und eine Pneumonie angenommen. Unerwartet kann es beim Wenden des Patienten dann zur alarmierenden mediastinalen Verschiebung kommen. Nicht immer aber gelingt es, durch wiederholte Punktionen eine intrathorakale Flüssigkeitsansammlung zu beheben, so daß die Lunge sich wieder ausdehnt. Und zwar dann, wenn eine Blutung in den Pleuraraum einfach nicht zum Stehen kommt. Es sind besonders solche Fälle, bei denen das Geschoß das Rippenköpfchen dicht an der Wirbelsäule zertrümmert hat. Wie PIEZONKA zeigen konnte, ist hierbei der Grenzstrang oft mit verletzt und beide Enden der lacerierten Intercostalarterie sind auffallend weitklaffend. Hier blutet es trotz reichlicher Hämostypticagaben immer weiter, so daß nur die Gefäßunterbindung hilft.

Ich sehe in einer solchen Verletzung eine der wenigen — da vitalen — Indikationen, die berechtigen, im Zustand des spinalen Schocks einen größeren operativen Eingriff vorzunehmen. Der letale Ausgang ist unvermeidbar, wenn nicht energisch eingegriffen wird. Man darf sich nur nicht zu spät dazu entschließen, aber ebenso hüte man sich vor einer falschen Indikationsstellung.

Äußerst ernst ist die Lage, wenn eine *nervale* Ursache die Atemnot bedingt, wie z. B. bei Halsmarkverletzungen mit Lähmung der Nn. phrenici.

Die physiologischste Abhilfe dürfte dann die elektrophrenische Beatmung sein. Bisher am gebräuchlichsten ist die Anwendung von Beatmungs-Geräten, über die weiter unten einiges berichtet wird. Da die Möglichkeit zu ihrer Anwendung nicht immer gegeben ist, enden solche Verletzungen sehr häufig letal.

Bei Thorakalmark-Läsionen kommt es bei intakter Zwerchfelltätigkeit zur Lähmung der Intercostalmuskulatur. Wegen der Nachgiebigkeit der Thoraxwandung ist die Funktion des Diaphragmas wirkungslos.

MUNRO weist darauf hin, daß, um einen Zwerchfell-Effekt zu erzielen, die Nachgiebigkeit des Thorax durch einen festen Brustverband zu beseitigen ist. Anfänglich wird der Brustkorb durch Bindentouren fixiert, die unterhalb der Brustwarze beginnen. Diesen Verband ersetzt man am folgenden Tag durch einen Dachziegel-Heftpflaster-Verband, wobei zu beachten ist, daß dieser anfänglich nicht zu stramm sitzt. Laufend wird nachkontrolliert und man ziehe ihn, solange es erforderlich ist, alle 24 Std etwas nach. Die Einzelstreifen des Heftpflasters werden, wie üblich, immer dann angelegt, wenn der Brustkorb am meisten zusammengezogen ist (paradoxe Atemexkursionen beachten).

Infolge *vasomotorischer* Störungen kommt es zu den oben angeführten reflektorisch ausgelösten Lungenkongestionen, woraus sich bronchiale Hypersekretion und Lungenödem entwickeln, und die Lungenalveolen mit Sekret vollaufen. Dazu treten noch spastische Zustände asthmatischer Art auf.

Therapeutisch ist, wie FONTAINE und COURTINE berichten, von gutem Erfolg, wenn „im günstigen Augenblick" die Stellatum-Infiltration durchgeführt wird. Das heißt, wenn beim Einsetzen des reflektorischen Vorganges, der die respiratorische Alteration auslöst, dieser unterbrochen wird. Verpaßt man diesen günstigen Zeitpunkt, ist die Maßnahme ohne Erfolg und der Prozeß läuft unbeeinflußt weiter. CURTIN gibt an, daß es ihm bei Versagen der Sympathicus-Ausschaltung trotzdem gelang, den heftigen Anteil des schmerzhaften Lungenödems durch intravenöse Injektionen von Procain zu beseitigen, womit er das Leben retten konnte. Wird der günstige Zeitpunkt für die Blockade verpaßt, oder gelingt es nicht, mit der Injektion die Gefäßkrise zu beseitigen, kommt es leicht zur pulmonalen Atelektase.

Die gebräuchlichen Maßnahmen der sog. Bronchialtoilette, d. h. die Atemwege durch Beseitigung von Flüssigkeitsansammlungen und Sekretpfropfen freizubekommen, wodurch die entstandene Hypoxie infolge gestörter Diffusion behoben wird, und atelektatische Alveolen sich wieder entfalten können, sind bei Rückenmarksverletzten nicht immer erfolgreich. Denn bei diesen Patienten läßt sich meist die Drainage durch Trendelenburg-Lage ebensowenig durchführen wie die schwierige Methode des gezielten Absaugens der einzelnen Lungenlappen. Das durch Aerosolanwendung verflüssigte und gelöste Sekret kann wegen der Lähmung der Atemmuskulatur nicht ausgehustet werden und stagniert. So bedeutet es einen Fortschritt, daß mittels der Drägerschen „Hustenmaschine", dem „Tussomat", die Möglichkeit zur Expektoration gegeben ist, indem die Luft durch plötzlichen Druckabfall aus dem Bronchialsystem in ein Vakuum herausgerissen wird, wobei der Luftstrom das Sekret mit herausschleudert. Es ist dies ein dem normalen Hustenstoß analoger Vorgang. Erleichtert wird die Maßnahme der Sekret-Entfernung bei Patienten mit gelähmter Atemmuskulatur durch Beeinflussung der Sekretviscosität. Mir hat sich das als Aerosol angewandte Tacholiquin (Dr. Benend KG. München-Solln) bewährt, das entweder als konzentrierte kurzfristige oder als schwächere kontinuierliche Inhalation angewandt wird und gleichzeitig als Vehikel für Antibiotica dienen kann.

Besteht ein Lungenödem, dann ist die Gefahr der Infektion groß. Hier sind die modernen Antibiotica und Chemotherapeutica entsprechend den bei pulmonalen Infektionen gebräuchlichen Richtlinien internistischer Behandlung anzuwenden.

Da jede künstliche Beatmung eine unphysiologische Maßnahme darstellt, ist sie im Zustand medullärer Funktionsaufhebung und der dabei vorliegenden völligen vegetativen Dysregulation eine zwar unumgängliche, aber gefahrenbergende Maßnahme. Da bei der Durchführung künstlicher Beatmung nicht immer ein Anaesthesist verfügbar sein dürfte, werden im nachstehenden einige Hinweise unter Anlehnung an H. Fürniss) gegeben.

Bei dem Gebrauch von Atemgeräten sollte man beachten:

a) Ob das betreffende Gerät für den vorliegenden Fall geeignet ist, denn es gibt Geräte für Kurzbeatmungen (z. B. Pulmotor) und solche für Anwendung auf lange Zeit hin (z. B. Eiserne Lunge, Poliomat u. a. m.). Oft wird man aber angewiesen sein auf ein gerade zur Verfügung stehendes Gerät.

b) Eine Über- oder Unterventilation ist zu vermeiden; also soll eine „richtige" Beatmung erfolgen. Weil das benötigte Atem-Minuten-Volumen nicht für den betreffenden eine konstante Größe ist, vielmehr entsprechend dem jeweiligen Sauerstoffbedarf des Organismus wechselt, muß auch die jeweilige „richtige" Ventilation eingestellt werden. (Sie wird als richtig angesehen, wenn die ausgeatmete Alveolarluft einen CO_2-Gehalt von 5—5,5 % enthält.)

c) Die sorgfältige Beobachtung des Kreislaufverhaltens ist nötig, da die Beatmung die Zirkulation ungünstig beeinflußt, um so mehr im spinalen Schockzustand, wo schon vasomotorische Störungen vorliegen.

Im Inspirium kommt es zu einer unphysiologischen intrathorakalen Drucksteigerung, welche die zum linken Herzen ziehenden Lungengefäße auspreßt, weshalb diese Herzhälfte ein erhöhtes Blutangebot erhält und so das Schlagvolumen vergrößert wird. Das rechte Herz hingegen erhält infolge Stauung durch die Druckeinwirkung auf die obere Hohlvene „zu wenig" Blut. Daraus können sich Kreislaufstörungen ergeben, auch wenn dann, in der negativen Druckphase, das Blutangebot an das rechte Herz wieder vergrößert wird. Die Beatmungsgeräte sind zwar so konstruiert, daß das schädigende Moment des Inspiriums möglichst gemildert wird, indem die Exspirationszeit um das 1,3fache länger ist als die des Inspiriums bei gleichzeitig vermindertem Druck ($^2/_3$ des Einatmungs-Druckes).

Was die Art der Geräte betrifft, so funktionieren diese auf Wechseldruck konstruierten Geräte derart, daß entweder die automatische Umschaltung vom eingestellten Druck in der Lunge bestimmt wird — dergleichen „druckgesteuerte" Geräte sind z. B. der Pulmotor und Poliomat der Dräger-Werke — oder aber die automatische Umschaltung erfolgt lediglich entsprechend der Einstellung am Getriebe. Solche „frequenz- oder volumengesteuerten Geräte" sind z. B. die „Eiserne Lunge" und der „Spiromat" der gleichen Firma.

d) Während bei der „Eisernen Lunge" die Beatmung über die normalen oberen Atemwege geht, muß bei Geräten wie dem Spiromaten die Tracheotomie vorgenommen werden. Für Rückenmarksverletzte, die einer künstlichen Beatmung bedürfen, erscheint mir die Atemzuführung über die Trachealkanüle die geeignetere Methode zu sein. Der tracheotomierte Patient liegt im Bett und ist den zahlreichen verschiedenartigsten Manipulationen der Pflege und Behandlung (Infusionen, Transfusionen, Blasendrainage, Wundbehandlung) viel besser zugängig als der Patient in der geschlossenen Kammer der „Eisernen Lunge", wo sich all diese Maßnahmen nicht oder nur höchst erschwert durchführen lassen.

β) *Die bei Rückenmarksverletzungen auftretenden vasomotorischen Störungen.*

Bei den spinalen Verletzungen wird der Kreislauf weitgehend in Mitleidenschaft gezogen. Es kommt zum reflektorisch ausgelösten Versagen des peripheren Kreislaufs, zu Durchblutungsstörungen im medullären terminalen Stromgebiet und zu direkten Gefäßläsionen im Bereich der erlittenen Wunden mit daraus entstehenden schädlichen Folgen.

Die Bedeutung, die das Kreislaufversagen als Folge vegetativer Störung während des spinalen Schockzustandes für das Leben der Verletzten hat, rechtfertigt ein näheres Daraufeingehen. Hierbei treten vielfach die gleichen patho-physiologischen Vorgänge auf wie beim traumatischen oder chirurgischen Schock und dem traumatischen Kollaps. Diese beiden letzteren werden hier auch erörtert, weil sie bei Rückenmarksverletzten das klinische Bild anfänglich beherrschen können und ebenso eine sachgemäße Behandlung erfordern, wie die übrigen Kreislaufstörungen. Es handelt sich bei ihnen jedoch nicht um ein für Rückenmarksverletzungen etwa spezifisches Geschehen. Jedem traumatischen Insult, gleichgültig, ob er somatischer oder psychischer Art ist, kann sich ein akutes peripheres Kreislaufversagen durch reflektorisch ausgelöste hämodynamische oder protoplasma-dynamische Störungen anschließen.

Verkleinert sich die zirkulierende Blutmenge unter das physiologische Mindestmaß, kommt es zum peripheren Kreislaufversagen, zu jenem klinischen Zustand, der unter dem Sammelbegriff des Kollapses zusammengefaßt wird. Ein solcher kann als Folge einer effektiven Verringerung der intravasalen Flüssigkeitsmenge auftreten. Sei es, daß ein Blutverlust stattgefunden hat, sei es infolge erhöhten Wasserabstromes aus den Gefäßen in die interstitiellen Räume hinein, was zur Bluteindickung führt, wie z. B. beim Plasma-Eiweiß-Verlust. Ebensogut kann der Kollaps als Folge einer unphysiologischen Blutverteilung auftreten, weil Blutmengen der Zirkulation entzogen werden, die in bestimmten Kreislaufgebieten stagnieren. Von einigen wird das Splanchnicusgebiet, von anderen die Skeletmuskulatur als Depotstätte angenommen. Während die Durchblutung von Gehirn, Coronarien, Leber, vielleicht auch der Nieren, entsprechend ihrer Lebenswichtigkeit ausreichend gehalten wird — falls nicht ein völliger Kreislaufzusammenbruch eintritt — kommt es im übrigen peripheren Kreislauf zur Verlangsamung der Blutströmung. Der venöse Rückfluß wird also geringer und demzufolge verkleinert sich das Schlagvolumen. Der Blutdruck sinkt ab und es erfolgt zumeist eine kompensatorische Tonussteigerung der Alveolen.

Durch reflektorische parasympathische oder auch sympathische Impulse, mit ihren Auswirkungen auf die vasomotorische Innervation, wird das Verhalten des allgemeinen peripheren Kreislaufs bestimmt. Es treten nerval ausgelöste Zustände von Kreislaufversagen auf, die vielfach als *neurogener* oder *primärer Schock* bezeichnet werden. Jedoch kann auch durch spezifische (histaminartige) Körper aus dem verletzten Gewebe, durch toxische Substanzen, durch größere Flüssigkeitsverluste u. a. m., in gleichem Maße das Gefäßverhalten beeinflußt werden, wofür dann der Begriff des *sekundären Schocks* geprägt wurde. Die vasomotorisch bedingte Kreislaufstörung, die zu einem „Verbluten in das Gefäßsystem hinein" führt, wird auch als *traumatischer Kollaps* bezeichnet, während für den vasoconstrictorisch verursachten „Entblutungszustand" der Begriff des *traumatischen Schocks* angewandt wird.

Gleichartige Dysregulationen infolge beeinträchtigter nervaler Selbststeuerung des Kreislaufs treten beim Rückenmarksverletzten auch während des spinalen Schocks auf, aber nicht mehr als unmittelbare Traumafolgen, sondern ausgelöst durch die vegetative Dysregulation; durch Ernährungsstörungen, Infekte, Hormonalstörungen, Vitaminmängel u. a. m.

Bei jedem peripheren Kreislaufversagen sind vor allem zwei Fragen zu klären:

1. Ob die ungenügend vorhandene zirkulierende Blutmenge

a) durch Blutverlust oder

b) durch verlagertes, vom Kreislauf ausgeschaltetes Blut bedingt wird. Im ersten Falle ist nur durch Ersatz, im zweiten durch Mobilisierung des an der Zirkulation unbeteiligten Blutes Abhilfe zu schaffen.

Die zweite Frage betrifft die Gefäßweite, und zwar ob ein Zustand von Gefäßerweiterung oder Gefäßverengung vorliegt.

Wird während eines Kollapszustandes eine warme Haut und warme Extremitäten mit rosigen Fingerspitzen festgestellt, sind die Venen sichtbar, die vielleicht nur etwas weniger wie normal gefüllt sind, bei weichem, gut gefülltem etwas verlangsamte Puls, dann liegt eine Gefäßerweiterung bei normalem Blutvolumen vor. Entweder durch Reizung des Vagus oder Ausschaltung des Sympathicus ist es zu einer solchen Gefäßdilatation gekommen. Der Blutdruck ist in solchen Fällen etwas erniedrigt. Therapeutische Maßnahmen sind außer Flachlagerung, die oft schon genügt, den Zustand zu beseitigen, vasoconstrictorische Medikamente.

Bei den Kollapszuständen, die durch Schmerzen ausgelöst werden, aber ebensolche infolge orthostatischer Regulationsstörungen, findet man kühle, aber feuchte Haut und Extremitäten bei gleichzeitiger Pulsbeschleunigung. Während hier die gesamte Blutmenge zwar normal ist, hat eine Verschiebung derselben stattgefunden und die zirkulierende Menge ist unzureichend. Tieflagerung des Oberkörpers und Sympathicomimetica können den Zustand beseitigen.

Kommt es zu einer Verminderung der Gesamtblutmenge, so paßt sich das Gefäßsystem dem verminderten Blutvolumen durch Übersteigerung des Sympathicotonus und Adrenalinausschüttung an. Daher ist der Blutdruck meist mit eingeengter Amplitude bei gesteigerter Pulsfrequenz normal. Ist die Blutmenge erheblich unter der Norm, so ist die Vasoconstriction maximal und sämtliches noch vorhandene Blut zirkuliert. Das Fehlen von Depotblut läßt daher auch Sympathicomimetica und zentrale Analeptica wirkungslos bleiben, so daß deren einziger Erfolg eine unerwünschte Pulsfrequenzsteigerung ist. Die Blässe des Gesichts ist hochgradig, die Hautfarbe im Bereich des stagnierenden Capillarblutes ist grau bis tief-cyanotisch. Haut und Extremitäten sind kühl, die blutleer gedrückten Capillaren am Nagelbett der cyanotischen Finger und Zehen füllen sich nicht oder sehr langsam. Haut und Subcutangewebe können durch Wasserverlust in Falten abgehoben werden. Die Hautvenen sind leergelaufene, flache Bänder oder, ihrem Verlauf entsprechend, in das Hautniveau vertiefte Rinnen oder aber die Vasoconstriction ist so groß, daß die Venen als derbe, stricknadelstarke Stränge tastbar sind, die beim Anschneiden fast kein Lumen mehr aufweisen und eher das Aussehen von Sehnen als von Gefäßen haben. Die A. radialis ist als dünner, harter Strang ohne fühlbaren Puls tastbar. Anfänglich ist dieser als „Zentralisation" bezeichnete Vorgang reversibel, später wird aus dem zweckdienlichen Regulationsvorgang ein pathologischer Reizzustand, der fixiert ist, und auch die Normalisierung der Blutmenge führt zu keiner Entspannung der Gefäßkontraktion.

Die Therapie, die möglichst frühzeitig einzuleiten ist, hat zweierlei Aufgaben:

1. Das Volumen wieder auf die Norm aufzufüllen,
2. den spastischen Gefäßzustand zu beseitigen.

Beide Vorgänge müssen konform durchgeführt werden.

Wie groß die zu infundierende Flüssigkeitsmenge ist, läßt sich schwer abschätzen und eine Bestimmung des Blutvolumens mit den gebräuchlichen Farbstoffmethoden stößt im Kollapszustand auf Schwierigkeiten und ist nicht anwendbar. Bei stark kontrahierten Venen fließt eine Infusion nur äußerst langsam. Als zweckmäßig geben Wiemers und Kern folgendes Vorgehen bei Auffüllung der Gefäße an:

Anfänglich rasches Einlaufenlassen der Infusion falls die Gefäßkontraktion es erlaubt, um den Flüssigkeitsbedarf der ausgetrockneten Gewebe mit zu decken, später wird dann die Infusionsgeschwindigkeit auf das erforderliche Maß vermindert. Deshalb infundieren sie bei dem mit gesenktem Kopf liegenden Patienten so lange rasch, bis sich eine leichte Stauung der Halsvenen zeigt. Darauf wird der Patient flach gelagert und nur tropfenweise weitere Flüssigkeit zugeführt.

Beim Kollaps, der auf Blutvolumen-Verlust beruht, ist das Vordringlichste, den Kreislauf aufzufüllen. In leichten Fällen kann dies schon durch orale oder rectale Flüssigkeitszufuhr geschehen, in anderen Fällen durch intravenöse Infusion oder Transfusion. Die Wahl, ob Vollblut, Plasma oder kristalloide Ersatzflüssigkeiten gegeben werden sollen, hängt, was zu berücksichtigen ist, auch von den vorhandenen Eiweißstoffwechsel-Störungen ab.

Kommt es bei rascher intravenöser Transfusion zu keinem Blutdruckanstieg, sondern zu venösen Stauungen, so raten Wiemers und Kern zur intraarteriellen Transfusion, weil die mangelhafte Coronardurchblutung nur noch eine so geringe Leistung des Herzmuskels zuläßt, „daß das venöse Blutangebot nicht mehr bewältigt wird". Auch dort, wo der Kreislauf fast völlig zum Stehen gekommen ist, sollte die intraarterielle Infusion noch angewandt werden.

Die Absicht, eine im Kollapszustand vorliegende periphere Cyanose durch Sauerstoffbeatmung beseitigen zu wollen, ist wirkungslos, da diese auf zu träge Zirkulation bei ausgeschöpftem Blute beruht.

Vorsichtiges Dosieren der Flüssigkeitszufuhr ist in all den Fällen erforderlich, in denen neben verringertem Blutvolumen eine Herzinsuffizienz oder eine Strömungsbehinderung im kleinen Kreislauf besteht, wobei bei Kopftieflagerung die Halsvenen sich zwar füllen, der Blutdruck aber nicht ansteigt und die Durchblutung sich nicht bessert. In diesen Fällen hat gleichzeitig die Digitalisierung stattzufinden.

Einiges zu den medikamentösen Maßnahmen.

a) Peripher wirkende Analeptica. Sympathicomimetica vermögen nur dann eine Wirkung auf den gestörten Kreislauf auszuüben, wenn falsche Blutverteilung vorliegt, nicht, wenn das Blutvolumen vermindert ist. Auch bei höherer Dosierung beheben sie also den Volumenmangel nicht, steigern lediglich etwas den Blutdruck. Bleibt also bei ihrer Anwendung eine Wirkung aus, so muß die intravasale Flüssigkeitsmenge (Gesamtblutmenge) aufgefüllt werden.

1. Die gefäßverengenden Mittel. Sympathicomimetica sind daher indiziert bei Kollapsformen, die auf Gefäßerweiterung beruhen. Soll dabei eine zusätzliche Herzbelastung, Tachykardie und Steigerung des Herz-Minuten-Volumens vermieden werden, eignet sich das Noradrenalin — wie Novadral, Nor-Ephedrin —, die die Gefäße aller Gebiete verengen. Wegen der kurzen Wirkungsdauer werden diese Medikamente als Dauertropf-Infusion gegeben, und erlauben dabei eine exakte Einstellung des Blutdruckes.

Soll das Venensystem tonisiert und das Schlagvolumen somit gesteigert werden, sind Präparate wie das Sympatol, Veritol, Ephedrin und Peripherin geeignet. Das Effortil, das auf den Blutdruck und das Herz-Minuten-Volumen wirkt, belastet das Herz nur gering.

2. Gefäßerweiternde Mittel sind die Sympathicolytica, die Ganglienblocker und Spasmolytica. Das Megaphen, das von Wiemers und Kern empfohlen wird, soll so angewandt werden, daß keine groben Druckschwankungen eintreten. Daher empfehlen beide Autoren den ersten 500 cm³ Flüssigkeit nur Hydergin oder Atosil, eventuell mit Dolantin hinzuzufügen, zu den nächsten 500 cm³ Flüssigkeit 12,5 mg Megaphen und erst bei der Infusion des zweiten Liters gehen sie mit der Megaphendosierung höher. Nach diesen Autoren sollen sich, „wenn der Kreislauf aufgefüllt ist, Hände und Füße aber noch kalt bleiben", Pendiomid-Gaben bewähren.

Als reine gefäßerweiternde, dabei das Herz-Minuten-Volumen steigernde Mittel, eignen sich Vasculat und Dilaton.

b) Zentral wirkende Analeptica. Bei Volumenmangel sind solche natürlich ebenso nutzlos, wie die Sympathicomimetica. Für Kollapszustände infolge falscher Blutverteilung durch zentrale Regulations-Schwäche, wie sie als reflektorischer oder toxischer Kollaps auftreten, eignet sich Cardiazol und Coramin.

Erinnert sei nochmals an die Bedeutung, welche die baldmögliche Besserung oder gar Beseitigung der intramedullären Durchblutungsstörung im terminalen Stromgebiet für das endgültige Ausmaß der Folgen spinaler Läsionen hat. Daher soll auch dort, wo die vasomotorischen Störungen des spinalen Schocks nicht allzusehr hervortreten, eine entsprechend gezielte Kreislaufbehandlung einsetzen.

Fieberzustände sind eine Belastung des Organismus infolge gesteigerter Verbrennungsvorgänge und geben daher im Stadium der vegetativen Störungen besonders häufig Anlaß zum Kreislaufversagen. Der Kreislauf wird belastet, weil hierbei das gesteigerte Herz-Minuten-Volumen einen vermehrten Sauerstoffverbrauch verlangt. Dabei erfolgt gleichzeitig noch eine beachtliche Beanspruchung der Flüssigkeitsreserven der Gewebe und aus Gründen der Wärmeregulation eine Mehrdurchblutung der Haut. Wenn der Flüssigkeitshaushalt tiefgreifend gestört ist, z. B. infolge großer Flüssigkeitsverluste durch Erbrechen, Exsudation in die Bauchhöhle oder in die gelähmten Därme, kann der Kreislauf zusammenbrechen. Das gleiche tritt ein, wenn die Temperaturregulierung versagt, weil z. B. die Hautgefäße infolge eines verringerten Blutvolumens gedrosselt sind und dadurch die Wärmeausstrahlung unzureichend ist. Die Innentemperatur steigt dann stetig an, und der Sauerstoffbedarf vergrößert sich entsprechend. Vermag der Kreislauf in diesem Zustand der Hyperthermie diese Forderung nicht mehr zu erfüllen, tritt unter Hypoxie der zentrale Tod ein. Die Behandlung der Hyperthermie, die viel Erfahrung erfordert, erfolgt teils durch physikalische Maßnahmen, teils durch vegetative Blockade und Hormontherapie.

γ) Die bei Rückenmarksverletzungen auftretenden intestinalen Störungen.

Während des spinalen Schocks ist sowohl der Darm, als auch der Musculus sphincter ani gelähmt, daher entfällt eine normale Defäkation und es besteht Retention und Inkontinenz. Zudem sind die Faeces durch den Wasserverlust meist stark eingedickt.

Sehr ernste intestinale Komplikationen, die dem Zustand des paralytischen Ileus entsprechen, können zu dieser Zeit auftreten. Unter abdominalen Schmerzen entwickelt sich ein hochgradiger Meteorismus und Blähungsverhaltung. Eine fortschreitende Erweiterung des atonischen Magens und Duodenums entwickelt sich durch die Ansammlung von Luft und den Sekreten des Magens, der Duodenalschleimhait, von Pankreas und Galle.

Da weder die Magen-, noch die Zwölffingerdarmschleimhaut die Sekrete zu resorbieren vermögen, die Fortbewegung in die tiefen Darmabschnitte, die solche Rückresorption durchzuführen vermögen, aber unterbleibt, kommt es zu enormen Flüssigkeitsansammlungen, zu Dehydation und zur Entwicklung einer hypochlorämischen Alkalose.

Nach dem anfänglichen Aufstoßen kommt es bald zu Übelkeit, später dann zum Erbrechen von dunkelbraunen, übelriechenden Flüssigkeitsmassen. Unter Schweißausbrüchen, Kreislaufbeteiligung entwickelt sich eine Facies abdominalis und der Tod tritt unter dem Bilde des Miserere ein, falls nicht rechtzeitige Hilfe erfolgt. Es ist ein klinisches Bild, das dem des Darmverschlusses also weitgehend ähnelt. Autoptisch wird ein in allen Abschnitten hochgradig aufgetriebener Darm mit Kongestionen und Blutungen, Vergrößerung der Leber und Milz sowie Peritonealblutungen gefunden. Derartig schwere Zustände sieht man besonders bei Verletzungen des Hals- und mittleren Brustmarkes.

Der Zustand wird gelegentlich verkannt und die Auftreibung des Abdomens lediglich dem Meteorismus zugeschrieben, weshalb dann mit Bauchwickel und Einläufen Abhilfe zu schaffen gesucht wird, was natürlich in diesem Falle falsch am Platze ist. Der Magenschlauch klärt die wahre Sachlage auf.

Es ist selbstverständlich, daß eine aus falscher Indikation heraus vorgenommene Laparotomie sich katastrophal auswirken muß. Der Ileuszustand wird nicht beseitigt, die eventerierten aufgeblähten Eingeweide lassen sich nicht oder kaum reponieren. Zudem ist der Verletzte im spinalen Schockzustand einer derartigen operativen Belastung kaum gewachsen.

Die unbedingte Entleerung des dilatierten atonischen Magens erfordert alle paar Stunden die Magenausheberung und Spülung. Oft muß dies Tag und Nacht durchgeführt werden.

Ausgehend von der Auffassung, daß bei den intestinalen Störungen in gleicher Weise wie bei den respiratorischen ein sympathischer Überreizungszustand zum auslösenden Anlaß wird und sie unterhält, befürworten Fontaine u. Mitarb. die rechtzeitige Splanchnicusausschaltung. Die bis dahin unterdrückte Tätigkeit der intramuralen nervösen Elemente kann nach solcher Maßnahme in Gang kommen und somit die Peristaltik des bisher atonischen Darmes einsetzen. Durch hypertonische Salzlösung wird die Entleerung unterstützt. Jedoch raten die Autoren zur Vorsicht bei Anwendung der Splanchnicus-Blockade, wenn der Verdacht auf starke Hyperämie der Baucheingeweide vorliegt, da hierdurch intestinale und renale Blutungen ausgelöst werden können.

Von amerikanischer Seite wird statt der wiederholten und deshalb strapaziösen Magenschlauch-Anwendung die Ausheberung nach Wangensteen durch einen Verweil-Nasen-Gastroduodenal-Katheter oder, falls auch die tieferen Darmabschnitte mitbeteiligt sind, mittels eines Miller-Abbott-Schlauches befürwortet, die so lange beibehalten werden, bis Darmbewegung auftritt. Auf diese Weise sollen in der weit größten Mehrzahl der Fälle alle übrigen Maßnahmen hinfällig werden, wie Prostigmin, Klistiere u. dgl.

Es handelt sich bei der Wangensteen-Saugdrainage um die Ausnutzung eines Soges, der durch Abfließen von Wasser aus einer Flasche höheren Niveaus in eine zweite, tieferstehende entsteht, ähnlich wie die Apparatur bei der Saugdrainagen-Behandlung beim Pleuraempyem.

Der Miller-Abbott-Schlauch ist ein dünner, langer, durch eine Scheidewand geteilter Gummischlauch (mit zwei verschieden weiten Wegen), der etwas oberhalb seines Vorderendes eine aufblasbare Gummimanschette hat. Die Schlauchabteilung mit dem kleineren Lumen führt in die Manschette, während die weitere eine Anzahl von Öffnungen am Vorderende hat, um die Darmflüssigkeit aufsaugen zu können, und an die Wangensteen-Vorrichtung angeschlossen wird. Das richtige Einbringen dieses Schlauches in den Darm benötigt einige Sorgfalt. Es wird zuerst nur so viel des Schlauches durch die Nase eingeführt, daß das Schlauchende in den Magen zu liegen kommt, um diesen zu entleeren, denn wenn der Magen leer ist, setzt eine leichte Peristaltik ein, die mit dazu beiträgt, den Schlauch durch den Pylorus gleiten zu lassen. Nachdem also der Schlauch etwa 4 Std unverrückt im Magen lag, wird er bei eingenommener Rechtsseitenlage des Patienten so lange vorgeschoben, daß er je Stunde nur etwa 5 cm vorrückt. Dadurch vermeidet man das Sich-Aufrollen oder Knäulen des Schlauches im Magen. Hat das Schlauchende das Duodenum passiert, was röntgenologisch nachkontrolliert wird, wird die Manschette vorsichtig aufgeblasen und der Schlauch alle Stunde etwa $^1/_7$ m vorgeschoben. So kann er in 8 Std das Coecum erreichen. Ablassen der Luft aus der Manschette vermeidet das Weitergleiten des Schlauches nach abwärts.

Bestehen keine Ileuserscheinungen, geht die Darmlähmung meist von selber zurück.

Um die Peristaltik in Gang zu bringen, empfiehlt H. F. Adler u. Mitarb. eine Kombination von Ergotamintartrat 0,25 mg, Prostigmin methylsulfat 0,25 mg, Pituitrin 1,25 E, was besser wirken soll als die Anwendung der Einzelbestandteile allein. T. G. Orr sah gute Erfolge bei Anwendung von 20 cm³ einer 10%igen NaCl-Lösung *intravenös* bei *sehr langsamer* Verabreichung (5 Min!).

Die Defäkationsstörungen bleiben dagegen bestehen. Bei Stuhlverhaltung muß einmal wöchentlich digital ausgeräumt werden, dazu kommen während der ersten Wochen tägliche Einläufe. Gelegentlich können durch Einläufe unerwünschte neurovegetative Reaktionen ausgelöst werden, die unangenehm sind und schlecht vertragen werden, auch lange anhalten können. Und zwar dann, wenn die Einläufe zu rasch und zu brüsk durchgeführt werden. Es handelt sich also um Vorgänge, wie sie bei der Blasenspülung ebenfalls auftreten.

Durch ein systematisch durchgeführtes Darmtraining kann in zahlreichen Fällen eine kontrollierte, reflektorische Entleerung erzielt werden.

δ) Die bei Rückenmarksverletzungen auftretenden Störungen des Eiweißstoffwechsels.

Sehr bald setzen bei Rückenmarksverletzungen aus mehrfachen Ursachen heraus Störungen des Stickstoff-Gleichgewichts ein, was zum erhöhten und nicht gedeckten Eiweißverlust führt. Aus solch negativer Bilanzstörung ergeben sich erhebliche Schäden, die die Fortdauer des Lebens gefährden können.

Einesteils besteht ein vermehrter Abbau körpereigenen Eiweißes, andererseits ist die Nachlieferung benötigter Eiweißstoffe unzureichend. Der Organismus sucht an wichtiger Stelle den Stickstoff-Schwund auszugleichen, und baut dafür anderenorts Organzellen ab, um Eiweißbaustoffe frei zu bekommen, wodurch die Funktionsfähigkeit dieser Organe beeinträchtigt wird und zu deren Funktionszusammenbruch führen kann. Daher darf weder die Bedeutung des Stickstoffverlustes unterschätzt noch die Behandlung des Eiweißmangels vernachlässigt werden.

Das Trauma als solches bedingt schon einen gesteigerten Eiweißverbrauch, der, wie GIAMBALVO u. Mitarb. zeigten, einem ganz beachtlichen Stickstoffverlust entspricht. Bei Rückenmarksverletzungen soll nach COOPER u. Mitarb., FREEMAN, BORS, MUNRO u. a. dieser Eiweißverlust größer sein, als er sonst bei Traumen angetroffen wird. Hinzu kommen die Eiweißverluste durch Blutungen, Wundsekretion, Eiterungen, Exsudate u. a. m., deren Bedeutung in der Dauer ihres Abstroms liegt, so daß es trotz kleiner Einzelquantitäten in ihrer Gesamtheit meist unterschätzte, beachtliche Mengen sind. Natürlich erhöhen auch Fieberzustände durch vermehrten Eiweißumsatz den Eiweißbedarf. Gleichzeitig bedingen die Reparationsvorgänge einen weiteren Eiweißmehrbedarf. So vergrößern die Aufbauvorgänge das schon vorhandene Defizit noch weiter, sei es infolge von Wundreparations-Maßnahmen und beim Zellenaufbau — z. B. der Erythropoese — oder durch anderweitig benötigte Eiweißkörper, wie z. B. für Hormone, Fermente, Antikörper und teilweise auch Vitamine usw., die alle entweder selber Eiweißkörper oder an solche gekoppelt sind.

Der Mangel an Eiweiß kann somit neben ausbleibender, verzögerter oder unzureichender Abheilung unter anderem zu einem entscheidenden Mangel an Abwehr- und Wirkstoffen führen.

Für die Beseitigung des Eiweißmangels ist hier ausschlaggebend, daß die zur Aufnahme kommende Nahrung quantitativ nicht annähernd genügt, den benötigten Bedarf an Stickstoff zur Deckung des entstandenen Defizits zu liefern.

Erinnert sei z. B. nur, daß bei der Neubildung von 100 cm³ Blut, für die darin enthaltenen 20 g hochwertigen Eiweißes, die zuzuführende exogene Eiweißmenge der in 800 g Rindfleisch enthaltenen gleichkommt.

Um von dem aufgenommenen Eiweiß möglichst wenig für den Betriebsstoffwechsel zu verbrennen, stellt der Organismus den Stoffwechsel auf die vagotone Phase um. Trotzdem gelingt es ihm nicht, den vorhandenen und sich zunehmend steigernden Schwund zu decken. Verschlimmernd kommen nicht selten Resorptionsstörungen des angebotenen Eiweißes hinzu. Meistens entweder infolge von Erbrechen und Durchfällen oder infolge toxischer Zersetzungen.

So kommt es zum starken Gewichtsverlust, der in vernachlässigten Fällen in kürzester Zeit erschreckendes Ausmaß annehmen kann (so wurden von mir Fälle beobachtet, die bei einer täglichen Calorienzufuhr zwischen 3000—4000 Calorien). innerhalb von 4 Wochen einen Gewichtsverlust von 60 % aufwiesen. Wie POER feststellte, bestand in 74 % seiner beobachteten Fälle trotz ausgesuchter Ernährung ein starker Gewichtsverlust.

Der schwer geschädigte Organismus hat also keine Möglichkeit, von sich aus dem Verlust in wirksamer Form entgegenzutreten, daher die unbedingte Notwendigkeit, hier therapeutisch einzugreifen, weil er nur dadurch über dieses Stadium des Eiweißmangels hinweggebracht werden kann.

Aufgabe einer solchen Therapie ist die ausreichende Zufuhr hochwertigen Eiweißes zu sichern, damit

1. die Konstanz des Plasma-Eiweißspiegels gewahrt bleibt,
2. der erforderliche Zellaufbau möglich wird,
3. die organotrope Wirkung spezieller Aminosäuren gesichert ist,
4. verhindert wird, daß hochwertiges Eiweiß für den Betriebsstoffwechsel verbrannt wird.

Den Eiweißspiegel des Plasmas möglichst gleichbleibend zu erhalten, ist wichtig, damit es zu keiner falschen Verteilung des Wassers zwischen Gefäßsystem und Gewebe infolge Absinkens des onkotischen Druckes mit den daraus sich ergebenden weiteren erschwerenden Komplikationen kommt.

Auch ist zu vermeiden, daß der Organismus dafür allzu reichlich Zellproteine abbaut, um den erforderlichen kolloidosmotischen Druck zu halten. Denn zu diesem Zwecke beraubt er andere Organe ihrer Eiweißreserven selbst auf die Gefahr hin, deren Funktion zu schädigen. Dieser Zustand, der bis zum Zusammenbruch der betreffenden Organe führen kann, der von LYONS unter dem Begriff des „chronischen Schocks", mit Hypoproteinämie, Blutvolumen-Verlust, interstitieller Wasseransammlung einhergeht, ist äußerst labil und verträgt selbstverständlich nur schwer weitere Belastung. Daher die katastrophale Auswirkung größerer Eingriffe zu diesem Zeitpunkt, was also bei deren Planung berücksichtigt werden sollte. Die Möglichkeit eines Zusammenbruchs ist um so größer, je geringer die vorhandenen Eiweißreserven sind. Ein vortraumatisch reduzierter Allgemein-zustand ist, wie die Erfahrungen auf dem russischen Kriegsschauplatz des II. Weltkrieges zeigten, prognostisch schlecht.

Zur Ermittlung der vorhandenen Eiweißstörungen sind eine Reihe *Untersuchungsmethoden* erforder-lich, um eine gezielte Behandlung vornehmen, und deren therapeutische Wirkung beurteilen zu können.

Es sollten folgende Bestimmungen durchgeführt werden:
1. Der Hämoglobinwert,
2. die Erythrocytenzahl,
3. der Albumin-Globulin-Quotient,
4. der Hämatokrit,
5. die Gesamt-Plasmamenge.

Die Vielzahl dieser Untersuchungen ist deshalb wichtig, weil oft erst die Gesamtzahl der Ergebnisse die Beurteilung einer vorhandenen Störung zuläßt, während Einzelbefunde u. U. normalwertig sein können. So kann bekanntlich trotz „normaler" Werte von Hämoglobin, Erythrocytenzahl und Hämatokrit, eine Anämie vorliegen, weil das Blut eingedickt und das Blutplasma anhydrämisch ist. Dies ist bei dehydrierten, kachektischen Patienten gar nicht so selten. Die Ermittlung des Plasma-volumens deckt den wahren Zustand dann ohne weiteres auf. Nach Madden und Nithl nimmt das Plasmavolumen ab, bevor das Plasma-Eiweiß vermindert ist. Ein „normaler" Plasma-Eiweiß-Spiegel kann trotz vorhandenem chronischem Eiweißmangel dann festgestellt werden, wenn es gleichzeitig durch akuten Flüssigkeitsmangel zu einer Anhydrämie gekommen ist, wie z. B. infolge von starken Durchfällen. Würde in solch einem Falle lediglich eine Flüssigkeitszufuhr intravenös stattfinden, käme es infolgedessen nicht nur zu interstitiellen Wasserablagerungen — zu Ödemen —, sondern es wäre die Gefahr eines Zusammenbruches naheliegend, weil der in Wahrheit erniedrigte Eiweißspiegel noch weiter gesenkt wird. Auch das Plasmavolumen kann dann „normal" gefunden werden, wenn hohes Fieber besteht, obgleich eine potentielle Verminderung vorliegt (Fobs und Maxfield).

Die Bestimmung des Gesamt-Eiweißes genügt nicht. Es sind die einzelnen Eiweißfraktionen zu ermitteln. Empirisch hat sich ergeben, daß bei einem auf 1 abgesunkenen Albumin-Globulin-Quo-tienten (normaler Durchschnittswert 1,72) ein operativer Eingriff nicht vertragen wird und deshalb unterbleiben sollte.

Therapie des Stickstoffdefizits. Wenn auch eine geeignete Behandlung den Stickstoff-Stoffwechsel nach 2—3 Wochen zu normalisieren vermag, so bleibt immer ein gewisser N-Verlust bestehen. Sobald dann interkurrent ein zusätzlicher Eiweißverbrauch, wie z. B. durch das Auftreten von Decubiti, eintritt, vermehrt sich der Stickstoff-Verlust erneut, woraus es wiederum zu einem nicht mehr tragbaren Defizit kommen kann.

Das Eiweißdefizit und der Calorienbedarf kann bei einem Rückenmarks-Schwerver-letzten nicht ohne weiteres gedeckt werden. Dies gelingt deshalb nicht, weil meistens nicht nur eine ausgesprochene Appetitlosigkeit herrscht, sondern auch, weil eine so konzentrierte, hochwertige, stickstoffreiche, 4000—5000 Calorien betragende Kost schwer vertragen wird und zu Übelkeit und Durchfällen führt. (Die Durchschnittskost in der Krankenpflege beträgt etwa 1600—2000 Calorien.)

Steward gibt folgendes, hochkonzentriertes Nahrungsgemisch an, bestehend aus:

<pre>
      Casein . . . . 200 g (die klumpfrei im Wasser angerührt werden)
      Rohrzucker . . . . 300 g
      Getrocknete Hefe . . . . . 30 g
      Trypsin . . . .   5 g
      Vitamin C . . . . 100 mg
      Heilbutt-Leberöl . . . . .   1 g
      Vitamin K . . . .   4 mg
      Salzgemisch . . . . 10 g
</pre>

Von diesem Gemisch werden Tag und Nacht alle halbe Stunde 100 g durch die Sonde eingeführt, wobei 3mal am Tage noch ein Vitamin B-Komplex verabreicht wird. Größere Einzeldosen werden von diesem Gemisch nicht vertragen.

Warce gibt eine weitere Nährzusammenstellung an:

<pre>
      Milchpulver . . . . 120 g
      Lactose . . . . 300 g
      Milch . . . . 100 g
      Eier . . . .   6 Stck., dazu noch Eiweiß von 2 Eiern.
</pre>

Er führt von diesem Gemisch, das als Dauertropfinfusion durch eine Nasenverweilsonde gegeben wird, bis zu 3 Liter täglich ein, was 5000 Calorien entspricht, und rühmt dem Verfahren gute Ver-träglichkeit ohne auf die Dauer Widerwillen zu verursachen, nach.

Bei fehlendem Plasma-Eiweiß und normalem Hämoglobin und normalem Blutvolumen ist die Verabreichung von Plasma, gegebenenfalls von Albuminen oder Aminosäure angebracht, während Vollblut zur Polyglobulie führen kann. Je Tag werden Mengen bis zu 1 Liter gegeben, falls keine Nierenfunktionsstörung vorliegt. In solchen Fällen sollten Aminosäuren (z. B. als Aminovit oder Aminotral, wobei ersterem weniger Nebenreaktionen nachgesagt werden) verabreicht werden (100 g 10 %ige Lösung Aminovit in 1 Liter Flüssigkeit).

Liegt dagegen außer einem Plasma-Eiweißverlust noch Hämoglobin- und Blutvolumen-Mangel vor, dann sollte durch Vollblutgaben das normale Blutvolumen wiederhergestellt werden.

Um zu vermeiden, daß hochwertiges Eiweiß als Betriebsbrennstoff verbraucht wird, sollen Kohlenhydrate dafür verbrannt werden. GRUNDMANN schlägt vor, einer 6 %igen Traubenzuckerlösung 100—200 g Glucose hinzuzufügen, und so zu verabreichen, daß im Dauertropf je Stunde nicht mehr als 0,5 g/kg Körpergewicht einfließen, da es bei höherer Gabe sonst zur Glykosurie kommt. Nach diesem Autor soll ELMAN und LOCKHARD der Glucose noch 5 % Aminosäure hinzufügen.

Ebenso kann der Traubenzucker-(Tutofusin-)Lösung Alkohol wegen des hohen Verbrennungswertes zugeführt werden, so daß eine 7 %ige Alkohollösung entsteht. Durch die Kohlenhydratbeimischung werden Rauschwirkungen und toxische Leberschädigungen weitgehend vermieden. Eine empfohlene Darreichungsform ist:

$$\text{Glucose} \dots \dots \dots \dots 100 \text{ cm}^3$$
$$\text{Alkohol } 96\% \dots \dots \dots 49 \text{ cm}^3$$
$$\text{Aqua dest.} \dots \dots \text{ad } 500 \text{ cm}^3,$$

Wenn eine gute Urinausscheidung vorliegt, kann davon (nicht weniger als 1500 cm³ täglich), 1500 bis 2500 cm³ in 24 Std gegeben werden. Nach einer anderen Anweisung werden in 1500 cm³ 6 %iger Traubenzuckerlösung 105 cm³ Alkohol abs. in 24 Std infundiert. Besteht eine Exsiccose ohne besondere Schädigung des Stickstoff-Haushaltes, ist nach MUNRO zur Auffüllung des Gewebe-Flüssigkeitsreservoirs und zur genügenden Harnverdünnung die Darreichung großer Flüssigkeitsmengen angebracht. Nach diesem Autor sollen in 24 Std 4500 cm³ Flüssigkeit so lange gegeben werden, bis eine Normalisierung des Urogenitalsystems eingetreten ist, worauf die 24 Std-Menge auf 3600 cm³ zurückgeht. Das heißt, während des Blasentrainings sollen von 7—19 Uhr stündlich 300 cm³ getrunken werden, was durch die Magensonde zu erfolgen hat, da diese Quantitäten sonst nicht bewältigt werden.

Im Zusammenhang mit den Eiweißstoffwechsel-Störungen soll noch kurz auf die bei Rückenmarksverletzten auftretenden *Vitamin-Mangelzustände* hingewiesen werden, die in der Behandlung mit zu berücksichtigen sind.

Bei den Rückenmarksverletzten kommt es zu Hypovitaminosen, die sogar sehr erheblichen Grades sein können. Es sind vorwiegend die Vitamine A, die der Gruppe B, Vitamin C und E daran beteiligt. Der Mangel an Vitaminen ist bedingt, teils durch den vermehrten Vitaminbedarf während der Erkrankung infolge wesentlich vermehrten Verbrauches durch die gesteigerte Zelleistung bei den Heilungsvorgängen, teils durch ungenügende Zufuhr. Namentlich anfänglich ist dies bei der hartnäckigen Appetitlosigkeit der Fall. Auch liegen in schweren Fällen oft tiefgreifende Störungen der Vitamin-Synthese vor. Nicht zuletzt infolge einer erheblichen Veränderung der Darmflora. Wie eigene Untersuchungen ergaben, ist in schweren Fällen, auch dort, wo keine Antibiotica angewandt wurden, die normale bakterielle Darmbesiedelung so verändert, daß zuweilen Coli-Bakterien weder nachgewiesen, noch gezüchtet werden können. Hier ist im Rahmen der Stoffwechselbehandlung auch die Neuansiedlung gesunder, funktionstüchtiger Coli-Stämme unter allen Umständen erforderlich.

3. Die durch Rückenmarksverletzung verursachte Störung des Harnapparates.

Bekanntlich sind bei den Verletzungen des Rückenmarks die sich fast regelmäßig einstellenden Komplikationen die Ursache für den häufig letalen Verlauf. Daher sind diese Komplikationen mit allem Nachdruck vorsorglich zu behandeln, um so die Voraussetzung zu schaffen, den Rückemarksgeschädigten am Leben zu erhalten.

Der Harnapparat beantwortet den spinalen Funktionsausfall mit bestimmten Dysfunktionen. Dabei ist es gleichgültig, ob es sich lediglich um das flüchtige Ereignis aufgehobener physiologischer Rückenmarksfunktion handelt oder um medulläre Läsionen zwischen C_4 und S_2. Diese sekretorischen und motorischen Störungen sind für den Verletzten eminent bedeutsam, weil sich aus ihnen Komplikationen entwickeln, die bisher an erster Stelle für die hohe Mortalität der Querschnittsverletzten verantwortlich waren.

Wenn es seit dem zweiten Weltkrieg gelungen ist, erfreuliche Erfolge in der Behandlung der Rückenmarksläsionen zu erzielen, namentlich bei den totalen Querschnittsverletzungen, so verdanken wir dies der dem Harnapparat entgegengebrachten Beachtung.

Die Bedeutung, die die Vorgänge am Uropoetischen Apparat für Rückenmarksverletzte haben, rechtfertigt hier näher auf sie einzugehen. Dies um so mehr, weil vielfach Unsicherheit herrscht bei der Durchführung einer zweckdienlichen Behandlung.

Durch eine richtige Behandlung gelingt es, die Infektion zu verhindern — die früher als unvermeidbar galt — oder eine schon vorhandene zu beseitigen. Und zwar auch bei den totalen Querschnittsverletzten, deren Schicksal einstmals in erschreckendem Maße die Urosepsis war. Überdies kann auch ein therapeutischer Effekt, wie er vor dem zweiten Weltkriege nicht für möglich gehalten wurde, erzielt werden.

Munro gibt an, daß durch geeignete Behandlungsmaßnahmen die Infektion des Harnapparates von etwa 88 auf 8% vermindert wurde. Bors und van Nuys berichten, daß von 100 amerikanischen Rückenmarksverletzten des ersten Weltkrieges nur etwa 12—20 die Heimat wieder erreichten, die überwiegende Mehrzahl an den Komplikationen des Harnapparates zugrunde ging. Im zweiten Weltkrieg verhielt es sich gerade umgekehrt, 80—88% kamen zurück.

Bei einem Großteil der totalen Querschnittsverletzungen gelingt es, falls gleich von Anbeginn an eine entsprechende Behandlung einsetzt, eine erträgliche Miktionsfähigkeit zu erzielen. Das heißt, eine 24 Std-Kontrolle über die Blasenentleerung zu bekommen, wodurch erst die Lebensführung in der Gemeinschaft ermöglicht wird.

Einige Bemerkungen über die Tätigkeit des Harnapparates und ihre pathologische Abwandlung durch die Verletzung des Rückenmarks erscheinen erforderlich. Zwar sind die sich abspielenden Vorgänge höchst kompliziert und uns weitgehend noch unklar, doch werden sie hier, soweit es für die Praxis und für das Verständnis einer vernünftigen Therapie erforderlich erscheint, vereinfacht wiedergegeben.

Der gesamte Harnapparat steht unter einer zentralen Steuerung. Fällt nun durch Traumatisierung des Rückenmarks die spinale Funktion aus, so erhält auch der gesamte Harnapparat keine medullären Impulse mehr. Die ihn beeinflussende zentrale Steuerung ist aufgehoben. Weil es aber für den Organismus höchst wichtig ist, die Funktionsfähigkeit des uropoetischen Apparates aufrechtzuerhalten, übernehmen nun organgebundene nervöse Elemente die Steuerung.

Durch diesen *Automatismus* wird zwar die vom Einzelorgan geforderte Leistungsfähigkeit gewährleistet, die funktionelle Einheit des gesamten Harnapparates besteht aber nicht mehr wie vorher.

Normalerweise stehen Niere, Harnleiter und Blase unter gegenseitiger Reflexeinwirkung. Die *Niere* erhält anscheinend ihre Impulse für die sekretorische und motorische Tätigkeit vom Harnapparat selbst und nicht von neurovegetativen Zentren des Rückenmarks. Die Impulse hierfür verlaufen über Bahnen, die ihren Weg über das Rückenmark nehmen.

Kommt es zu Rückenmarksfunktionsstörungen, so wird dieser Blasen-Nierenreflex mit beeinflußt.

Farrel zeigte, daß normalerweise durch Dehnung der Blase eine Änderung des Nierenvolumens eintritt, wodurch die Harnsekretion gehemmt wird. Bei solchen Rückenmarksverletzungen, deren Läsion weder den Blasen-Rückenmarksreflexbogen noch den Nieren-Rückenmarksreflexbogen geschädigt haben, kommt es trotzdem infolge der Harnverhaltung meistens zur chronischen Überdehnung der Blase. Und zwar, weil die „Rückenmarks-Niere", d. h. die automatische Niere, infolge des ausgefallenen Blasen-Nierenreflexes, unbeeinflußt weitersezerniert. Daraus entwickeln sich Hydronephrose und Hydroureter, die nicht etwa, wie man vermuten könnte, zum primären Bild der Rückenmarksläsion gehören.

Der Blasen-Rückenmarksreflexbogen liegt im unteren Abschnitt des Rückenmarkes. Er bleibt bei Läsionen, die in oberhalb gelegenen Segmenten stattfinden, erhalten. Der Nieren-Rückenmarksreflexbogen liegt in Höhe der Splanchnicusabgänge. Es wäre zu erwarten, daß sich die Niere anders verhält, je nachdem ob die Rückenmarksverletzung oberhalb oder unterhalb des betreffenden thorakalen Segmentes stattfindet. Dem ist aber nicht so. Die Rückenmarksniere verhält sich aus uns bisher unklaren Gründen, beide Male gleich.

BLUMENSAAT und MENZEL haben mittels der Ausscheidungsurographie das Verhalten der oberen Harnwege bei Rückenmarksverletzungen untersucht und interessante Ergebnisse erhalten:

Ist es infolge der Rückenmarksläsion zur automatischen Tätigkeit der Niere gekommen, dann laufen die sekretorischen und motorischen Funktionen unabhängig von den Vorgängen ab, die sich am Rückenmark abspielen. Die Tätigkeit der Niere wird also weder durch die Lokalisation der Läsion noch von deren Art und Ausmaß beeinflußt.

Dagegen ändert sich die Tätigkeit der Rückenmarksniere, sobald sie durch Infektionsvorgänge geschädigt wird. Gleichsinnig verhalten sich die Harnleiter. Auch bei ihnen ist es die Infektion, die zur Veränderung führt, und nicht das Geschehen am Rückenmark.

Die intravenösen Ausscheidungsurographien — ausgeführt zwischen dem 1. und 48. Tage nach der Rückenmarksverletzung — ergaben bei nicht infizierten oberen Harnwegen:

a) daß die Ausscheidung des Kontrastmittels schon frühzeitig — nach 7 min — erfolgt,

b) daß die Nierenhohlräume auffallend klein sind. Sie weisen also eine „Engstellung" (FUCHS) auf.

c) Die Harnleiter kommen entweder nicht zur Darstellung, oder sie zeigen nur eine geringfügige Erweiterung.

BLUMENSAAT und MENZEL bezeichnen diese Befunde als typisch für die nichtinfizierte autonome Niere. Das heißt, es besteht also bei einer unbedeutend verminderten Sekretion (einer geringen Oligurie) keine Verzögerung des Ausscheidungsbeginnes. Und es besteht eine Erhöhung des Tonus der oberen Harnwege, die sich in der Engstellung dokumentiert. Dies ist aber nicht etwa als Folge eines Blasen-Nierenreflexes zu deuten, weil dieser ja aufgehoben ist.

Anders dagegen ist das Verhalten der oberen Harnwege bei bestehenden infektiösen Vorgängen. Gleichgültig ob hier eine aufsteigende Harnweginfektion erfolgte oder eine übergreifende Infektion vom Darm auf die Niere stattfand. Es kommt dann regelmäßig zur Hypotonie aller Teile des oberen Harnapparates, zur Atonie und Dilatation. Ist nur eine einseitige Infektion der oberen Harnwege erfolgt, so besteht auf der erkrankten Seite die Erweiterung, auf der gesunden die Engstellung. Demnach sind Hydronephrose und Hydroureter nicht etwa typische Erscheinungsformen des Harnapparates bei Querschnittsverletzungen, sondern sie sind vielmehr typisch für den infizierten Uropoetischen Apparat bei Rückenmarksläsionen.

Mit diesen Befunden stehen BLUMENSAAT und MENZEL im Gegensatz zu der Auffassung anderer Autoren. Diese sehen die Erweiterung der Nierenhohlräume und Dilatation der Harnleiter als charakteristische Merkmale bei Rückenmarksverletzungen an.

Ebenso weichen die Ansichten bezüglich der Abhängigkeit der autonomen Niere von der Segmenthöhe der Verletzung voneinander ab.

So vertritt LOHMEYER auf Grund von Indigocarminausscheidungsbefunden die Ansicht, daß die Nierenfunktion von dem Sitz der Rückenmarksläsion abhängt. Läsionen, die oberhalb des ersten Lumbalsegmentes liegen, sollen zu Nierenparenchymschäden führen. Während solche unterhalb L_1 die ableitenden Harnwege schädigen. BLUMENSAAT und MENZEL sind aber der Auffassung, daß eine Beurteilung auf Grund von Beobachtungen mit Indigocarmin unstatthaft sei. Sie begründen dies mit der Eigenschaft des Indigocarmins, das sich gegebenenfalls entfärben könne und so Anlaß zu Trugschlüssen gebe (LICHTENAUER).

Auch konnten BLUMENSAAT und MENZEL mittels der Ausscheidungsurographie zeigen, daß bei der Commotio medullae spinalis die durch Funktionsausfall des Rückenmarks erfolgte Engstellung der Nierenhohlräume dann noch vorhanden ist, wenn die medullären Ausfälle schon völlig wieder abgeklungen sind.

Aber nicht die Infektion allein bewirkt Erweiterung von Harnleitern, Kelchen und Becken. Sie erfolgt auch bei erheblicher Überdehnung der atonischen Harnblase.

Aus diesen an den oberen Harnwegen erhobenen Befunden wird ersichtlich, wie wichtig es ist, Stauungen, Überdehnung und Infektion im gesamten Harnapparat zu vermeiden.

Die früheren therapeutischen Maßnahmen waren nicht ausreichend, um die Infektion des Harnapparates zu verhindern oder zu beseitigen. So kam es, wenigstens bei den schweren Rückenmarksverletzungen, fast regelmäßig zur sekundären Infektion der Niere mit ihren irreparablen, zumeist sogar katastrophalen Folgen. Es ist, wie einmal gesagt wurde, der „Gesundheitszustand der Niere des Rückenmarkstraumatikers von dem Gesundheitszustand der Blase abhängig". Deshalb ist auf die Blasenstörungen und deren Behandlung nun einzugehen.

a) Die Störungen der Harnblasenfunktionen.

Nur bei sehr geringfügiger Rückenmarksschädigung kann die normale Blasenfunktion ohne besondere therapeutische Maßnahme wiedererlangt werden. Talbot sah unter 272 Fällen nur 10, bei denen diese erfolgte. In der überwiegenden Mehrzahl der Fälle, insbesondere bei den Schwerverletzten, ist die Therapie von ausschlaggebender Bedeutung für das Schicksal der Geschädigten

Bezüglich der Blasenbehandlung schließen wir uns der Darstellung Munros an, der sich große Verdienste in der Behandlung der Rückenmarksverletzungen erwarb. Im übrigen wird auf die urologische Spezialliteratur verwiesen.

Bekanntlich erfolgt die Blaseninnervation über sympathische, parasympathische und cerebrospinale Bahnen. Die sympathischen verlaufen teils über die Plexus rectales (Syn: Plexus hypogastricus sup., Plexus bifurcalis oder von den Chirurgen mit N. praesacralis und Nn. hypogastrici bezeichnet) und stammen aus L_1 und L_2 und auch aus den unteren Brustmarksegmenten (Th_{11} und Th_{12}). Es ist der thorakolumbale Reflexbogen. Teils nehmen sympathische Fasern ihren Weg über die Nn. pelvici, teils verlaufen sie periarteriell. Sie enden am intramuralen Plexus.

Die Aufgabe des Sympathicus ist einmal eine sensitive, er vermittelt den Schmerz bei der Blasenüberdehnung, zum anderen hält er den M. sphincter vesicae internus, den Gegenspieler des Detrusors, in tonaler Spannung.

Beim normalen Menschen hat die Ausschaltung des thorakolumbalen Reflexes auf die Blasenfunktion, wie die aus anderer Indikation heraus erfolgte Entfernung des gesamten Plexus rectalis zeigte, keinerlei Einfluß. In diesen Fällen ist lediglich der Blasendehnungsschmerz aufgehoben (Denny-Brown und Robertson, Munro, Marshall, und Kennedy).

Die parasympathischen Fasern stammen aus den Segmenten S_2 bis S_4 (wahrscheinlich auch L_4 und L_5), die als Nn. pelvici den M. detrusor vesicae motorisch innervieren. Durch diese Nerven verlaufen die afferenten und efferenten Bahnen des sacralen Reflexbogens.

Die Bahnen des cerebrospinalen Anteiles für die Blase stammen aus den Segmenten S_2 bis S_4 und gehen als Nn. pudendales zur willkürlichen motorischen Versorgung des M. sphincter vesicae externus.

Der Ablauf der Blasenfunktion ist kompliziert. Nach Barrington findet beim normalen Menschen die Entleerung über sechs ineinandergreifende „Kettenreflexe" statt.

Der Vorgang erfolgt derart, daß während der Blasenfüllung der Blasenhals durch den Tonus des inneren und äußeren Schließmuskels fest verschlossen ist, während der Detrusor sich in einem, dem jeweiligen Füllungszustande entsprechenden Anpassungstonus befindet. Kommt es zur kritischen Dehnung des Detrusors, dann geht der Reiz über die Nn. pelvici zum Miktionszentrum des Rückenmarks und auf dem gleichen Wege zurück. Dieser Impuls bringt den Detrusor zur Kontraktion. Dies löst die Erschlaffung des inneren Sphincters aus. Die ersten durch den Blasenhals tretenden Urintropfen lösen ihrerseits den Reiz für die Erschlaffung des quergestreiften M. sphincter externus aus. Dies ist das Verhalten der normalen *Reflexblase*, wie sie beim Kleinkinde vorliegt. Durch Training sowie Erziehung erlangen cerebrospinale Impulse einen hemmenden Einfluß auf das medulläre Miktionszentrum. Das Kind lernt diese hemmende Einwirkung im Laufe der Jahre. So kommt es, daß der Erwachsene willkürlich die Blasenentleerung regeln kann. Es ist dies die *kontrollierte* Reflexblase des Erwachsenen.

Jedoch kann auch beim Gesunden die anerzogene Kontrolle unter außergewöhnlichen psychischen Belastungen ausfallen, wie z. B. bei äußerster Todesfurcht. Während des Krieges kam es bei Fliegerangriffen nicht allzu selten vor, daß die Blasenkontrolle versagte und eine unkontrollierte reflektorische Entleerung erfolgte. Bekanntlich vermag das reflektorische Verhalten der Blase auch Auskunft über die Tiefe eines Bewußtseinsverlustes zu geben. So entleert der tiefkomatöse Patient seine Blase reflektorisch. In großen Einzelportionen, in gleichen Intervallen erfolgt völlige Entleerung. Läßt nun der komatöse Zustand nach, ist also die Bewußtlosigkeit weniger tief, entleert der Patient in häufigen, unregelmäßigen Abständen kleine Einzelportionen. Infolge eines Hemmungsreflexes kommt es zur Überlaufsinkontinenz. Ähnlich ist auch das Verhalten der Blase bei dem „Grand mal“ und dem „Petit mal“.

Beim Ausfall der Rückenmarksfunktion im Anschluß an ein medulläres Trauma erhält die Blase keine Impulse mehr über die spinalen Zentren. Dieses Stadium der sog. *atonischen Blase* ist dadurch charakterisiert, daß

a) der Detrusor sich gar nicht mehr kontrahiert,

b) der in einem Dauerspasmus befindliche innere Sphincter den Blasenausgang fest verschließt und auf keinerlei physiologische Reize reagiert,

c) der spinal innervierte äußere Sphincter schlapp ist,

d) die Anal- und Bulbocavernosusreflexe aufgehoben sind.

Bisher war man allgemein der Ansicht, daß der Detrusor gleich bei der Verletzung des Rückenmarks sowohl die Fähigkeit verloren habe sich zu kontrahieren als auch atonisch geworden sei.

Auf Grund cystometrischer und klinischer Beobachtungen sowie tierexperimenteller Versuche muß jedoch angenommen werden, daß die Kontraktionsfähigkeit zwar aufgehoben ist, der Tonus des Detrusors aber unvermindert fortbesteht (VALK, MUNRO und HAHN, LANGWORTHY, KOLB, LEWIS und NESBIT).

Erst sekundär tritt, wenn die Blase sich selber überlassen bleibt, sehr bald der Tonusverlust durch die Überdehnung des Muskels ein. Ein solches Verhalten ist verständlich, da der Tonus des Detrusors — wie auch der des inneren Sphincters — vom Sympathicus abhängt. Wird gleich von allem Anfang an, z. B. durch Heberdrainage, Sorge getragen, daß keine Verhaltung auftritt, bleibt der Detrusortonus bestehen. Da bisher zur Vermeidung des Tonusverlustes zumeist aber wenig Entscheidendes durchgeführt wurde, traf man (fast) stets auch eine Atonie des Detrusors an, was zur Annahme führte, es sei dieses ein typisches Zeichen für das vorliegende Stadium.

Die schlaffe Blase füllt sich bei festverschlossenem Blasenausgang langsam auf. Da der normale Blasen-Nierenreflex aufgehoben ist, sezerniert die automatische, nichtinfizierte Niere meist unverändert weiter. So steigt die Blasenfüllung stetig an, bis die Blasenwand die Grenze ihrer Dehnungsfähigkeit erreicht hat und auch der verfügbare Raum der Leibeshöhle keine weitere Ausdehnung mehr zuläßt. Dann ist der Blaseninnendruck so erhöht, daß der Spasmus des verschließenden Sphincters gesprengt wird und sich Urin durch den verkrampften Schließmuskel entleeren kann. Gelegentlich rupturiert die Blasenwandung eher als der krampfhafte Verschluß des Sphincters überwunden wird. Die Urinentleerung ist eigentlich ein rein passiver Druckausgleich ohne jegliche aktive Beteiligung des Detrusors. Daher ist bei dieser Evacuatio necessitatis die Entleerung keine vollständige, sondern es läuft mehr oder weniger nur so viel Harn ab, bis der Überdruck unter den Spannungsdruck des Sphincters gesunken ist. Es bleibt also stets eine Restharnmenge zurück. Diese Ischiuria paradoxa hat äußerst ernste Folgen für die weitere Zukunft der Verletzten, falls keine oder falsche Behandlungsmaßnahmen ergriffen werden. Dies besagt, daß schon gleich von Anbeginn an jede ungeeignete Behandlung peinlichst zu vermeiden ist.

Nicht allzu selten kommt es im Kriege vor, daß unter den ungünstigen Gegebenheiten des Kampfbereiches die erwünschte pflegerische Sorgfalt nicht durchführbar ist. Fehler, die dabei gemacht werden, können möglicherweise nie wieder beseitigt werden.

Da bei Ausfall des Sympathicus der alarmierende Schmerz der überdehnten Blase fehlt, meldet der Verletzte nicht von sich aus die erforderliche Blasenentleerung.

Der in der stark überdehnten Blase angesammelte Urin bewirkt eine Rückstauung mit tonalem Verlust und Erweiterung der oberen Harnwege, wodurch auch dort bleibende Veränderungen verursacht werden.

Der Restharn zersetzt sich und wirkt irritierend, so daß es zu Entzündungserscheinungen der Schleimhaut kommt. Damit ändert sich der Harnchemismus, die Schutzkolloide nehmen ab oder verschwinden ganz und normalerweise gelöste Stoffe fallen aus. Ein schlammiges Sediment bedeckt die schon entzündete Schleimhaut. Es gelangen Keime in die Blase, die dort günstige Lebensbedingungen vorfinden, und die gefürchtete Infektion kann sich zunehmend ausbreiten. Früher bedeutete dies sehr oft den Anfang einer zum Tode führenden Urosepsis. Wenn es heute dank antibiotischer und chemotherapeutischer Maßnahmen gelingt, die Infektion weitgehend einzudämmen, so bleiben trotzdem Schäden zurück, welche die bestmögliche funktionelle Wiederherstellung endgültig vereiteln.

Im Laufe des zweiten Weltkrieges hat sich gezeigt, daß diese Komplikationen weitgehend vermeidbar sind. Dank der durch Munro eingeführten *Heberdrainage* spielt heute die Urosepsis bei weitem nicht mehr die Rolle wie einstmals.

Da eine Entleerung der atonischen Blase nicht von sich aus eintritt und die Überdehnung der Blase zu vermeiden ist, müssen Maßnahmen zur völligen Entleerung erfolgen. Dabei soll vermieden werden, daß der momentane Nutzen einer solchen Maßnahme mit eventuellen späteren Komplikationen verbunden ist. Hierher wäre an erster Stelle die Infektion zu rechnen, eine Komplikation, die früher unvermeidbar erschien und unendlich viele Opfer forderte.

Über die Notwendigkeit, die Überdehnung zu vermeiden und die Blase zu entleeren, ist man sich im allgemeinen einig, über den einzuschlagenden Weg sind die Auffassungen aber verschieden, oft sogar gegensätzlich.

Es steht eine Reihe von Methoden zur Verfügung, die Blasenüberdehnung zu beseitigen.

Die gebräuchlichste Maßnahme ist, die Blase mittels des *Katheters* zu entleeren. Dies hat unter Einhalten der größtmöglichen Vorsichtsmaßnahmen zu erfolgen. Allbekannt ist, daß auf die Dauer jegliche Katheterung zur Blaseninfektion führt.

Im Bereiche der Kampfnähe ist kaum je mit der hierfür gewünschten Sterilität zu arbeiten. So wird oft schon gleich zu Beginn ein zusätzlicher Schaden zugefügt. Aus diesem Grunde sollte die routinemäßige Katheterung unterbleiben und nur ausgeführt werden, wo sie unbedingt erforderlich ist. Hatte der Verwundete nicht lange vor der Verletzung Urin gelassen, kann länger zugewartet werden.

Um nicht unter ungünstigen Voraussetzungen die Katheterung vornehmen zu müssen, wird vorgeschlagen, falls der Abtransport in ein geeignetes, definitives Behandlungszentrum erfolgen kann, die Blase in Ruhe zu lassen. Es sei denn, daß der Füllungszustand eine Intervention unbedingt erforderlich macht. Sind wegen des erlittenen Blutverlustes größere Flüssigkeitsmengen (Blut- oder Plasma) zugeführt worden, kann nur unter sehr sorgfältiger Beobachtung des Blasenstandes länger zugewartet werden. Andernfalls kann unter Einschränkung der Flüssigkeitszufuhr und Dämpfung des eventuellen Blasendehnungsschmerzes 24 Std lang die Blase in Ruhe gelassen werden. Länger als 36 Std sollte nicht gewartet werden. Guttmann wartet 24—48 Std. Letztere Zeitspanne dürfte meines Erachtens jedoch allzu groß sein.

Soll die Blase nur einmalig entleert werden, da in absehbarer Zeit eine endgültige Behandlung einsetzen kann, so darf statt der Katheterung die *suprapubische Blasenpunktion* erfolgen, die genügend hoch oberhalb des Schambeines vorzunehmen ist.

Weil die wiederholte Einführung des Katheters auch die Gefahr der Einschleppung von Keimen vermehrt, wird oft ein *Dauer-* oder *Verweilkatheter* eingelegt. Blasenspülungen sind täglich vorzunehmen und der Katheter wöchentlich zu wechseln. Klemmt man den Katheter ab, um dadurch die Schrumpfung der Blase zu vermeiden, so ist der damit erzielte Erfolg lediglich, daß eine Leckage längs des Katheters erfolgt.

Zwar ist durch den offen bleibenden Dauerkatheter die Gefahr der Blasenüberdehnung endgültig behoben, dafür ist aber die der Infektion vergrößert.

Die Möglichkeit ist gegeben, daß die Infektion der oberen Harnwege hierbei nicht über die Harnleiter, sondern über die periurethralen Lymphbahnen geht.

Bei längerer Anwendung des Dauerkatheters verdickt sich die Wandung der chronisch infizierten Blase. Es stellen sich nicht selten Komplikationen wie Urethritis, Epididymitis, Prostatitis mit Abscedierung ein.

Bei Verwendung des Dauerkatheters ist es schwierig, den richtigen Zeitpunkt zu bemessen, wann der Katheter zu entfernen ist. Da der Dauerkatheter dazu beiträgt, die Blasenkapazität kleiner werden zu lassen, kann die Schrumpfung der Blase bei zu langem Liegenlassen so weit gehen, daß die Blase als Reservoir untauglich wird. Das ständige Tragen eines Urinals ist die spätere Folge. Es besteht auch keine Möglichkeit, selbst durch größere operative Eingriffe wieder eine befriedigende Blasenfunktion zu erhalten.

Wo das Sacralmark zerstört ist, ist infolge der totalen Blasenentnervung das ständige Tragen eines Dauerkatheters nicht zu umgehen.

Eine andere, teils öfters angewandte, teils abgelehnte Methode der zeitweiligen Blasenentleerung ist die *manuelle Auspressung* mittels einer Art CREDÉschen Handgriffes. Dies muß sehr vorsichtig geschehen und darf auch nicht allzu lange durchgeführt werden. Der Patient befindet sich in Seitenlage. Dabei wird fortschreitend von oben nach unten ein Druck auf den Leib ausgeübt. Bei Entzündungserscheinungen der Blase kann diese Manipulation gefährlich sein.

Man sollte nicht zulassen, daß die Patienten während der Anfangszeit sich die Blase selbst so auspressen.

Eine vielfach angewandte Behandlungsart bei atonischer Blase, namentlich bevor MUNRO seine Heberdrainage entwickelte, ist die *suprapubische Fistel* oder *suprapubische Cystostomie*. Ihr Vorteil gegenüber dem Dauerkatheter ist, schwere Harninfektionen meist zu vermeiden und bei vorhandenen das Aufsteigen der Infektion bestmöglich zu verhindern. Ihr entsprechend großer Nachteil dagegen ist, daß sie die Ausbildung einer automatischen Blase erschwert. Trotzdem wird vielerseits der Cystostomie der Vorzug vor dem Dauerkatheter in allen jenen Fällen gegeben, in denen eine Heberdrainage nicht angelegt werden kann. Viele sehen sie sogar als die Methode der Wahl an.

Als technischer Hinweis wäre zu sagen, daß nur ein kleiner Knopflochschnitt für einen *dünnen* Katheter anzulegen ist, und zwar weit genug oberhalb des Schambeines über dem Scheitel der Blase. Vielfach wird eine zu große Öffnung angelegt. Bei eintretender automatischer Entleerung soll man sich überzeugen, daß keine Blasenkonkremente vorhanden sind und dann den Verschluß der Fistel auf operativem Wege durchführen, wodurch die Blasen-Bauchwandverwachsung vermieden wird.

Einstimmig abgelehnt wird die *perineale Cystostomie*. Sie bietet keinerlei Vorteile und hat nur die Nachteile der suprapubischen Cystostomie und des Dauerkatheters.

Gleichfalls abgelehnt wird die *Urethrotomie*.

Vor dem zweiten Weltkrieg entwickelte MUNRO seine „Tidal-Drainage", als Gezeitendrainage" bezeichnet, weil sie die Blase rhythmisch füllt und automatisch vollständig entleert. Es handelt sich um eine *Heberdrainage*. Durch sie wird die Blase fortlaufend bis zu einem beliebig eingestellten Blaseninnendruck gefüllt und durch Heberwirkung automatisch entleert. Blase und Hebervorrichtung bilden ein abgeschlossenes System.

Die damit erzielten Ergebnisse sind sehr beachtlich. Unabhängig von der Schwere der Rückenmarksverletzung kann bei Rückenmark- und Caudaläsion eine 24 Std-Kontrolle über die Blasentätigkeit erlangt werden.

Versager sind relativ selten (MUNRO schätzt etwa 5%). Wird gleich von Anfang an die Heberdrainage angelegt, so erzielt man bei etwa 70% vollen Erfolg. Kommt die Behandlung aber erst später zur Anwendung, vermindern sich die Erfolgsaussichten auf 50%.

Die Heberdrainage wäre die Methode der Wahl, wenn ihre Anwendung nicht durch einige Momente eingeschränkt würde. Sie stellt Anforderungen an die Intelligenz des Patienten und verlangt einen erhöhten Aufwand des betreuenden Personals. Weiterhin kann sie nur angelegt werden, wenn keine Infektion des Harnapparates vorliegt. Damit die Apparatur einwandfrei funktioniert, ist ihre sorgfältige Überwachung erforderlich. Um den bestmöglichen Erfolg zu erzielen, sind fortlaufend zusätzliche und Zeit beanspruchende Untersuchungsmethoden anzuwenden.

b) Konkremente.

Jede interkurrente ernste Komplikation kann sich bei dem Rückenmarkstraumatiker auf die Funktion des Harnapparates auswirken. Zuweilen ist aber der Grund, weshalb die Kapazität der Blase abnimmt, nicht ersichtlich, oder es stellen sich andere unerwartete Störungen der Blasenfunktion ein. Dann erscheint es angebracht, nach Konkrementen zu fahnden. Mit ihrem Vorhandensein wird bei 25—35% der Fälle gerechnet. PRATHER ist der Ansicht, daß Blasen- und Nierensteine gleich häufig auftreten. Andere halten Blasensteine für 2—3mal häufiger. Infektionen und Sedimentbildung fördern sicherlich das Auftreten von Konkrementen. Inwieweit Alkalität des Harnes, wie vielfach angenommen wird, auch nennenswert dazu beiträgt, ist unklar. Die Umstellung der Kost hat sich nicht sehr überzeugend auf die Vermeidung von Steinbildung ausgewirkt. Von gewissem Einfluß dürfte die körperliche Lage des Verletzten sein. Man hat den Eindruck, daß bei langem Flachliegen Konkremente häufiger auftreten. Dieser Auffassung ist auch W. FREEMAN, der Günstiges vom Sichbewegen in aufrechter Haltung sagt.

Die Konkremente sind meistenteils Phosphate und Carbonate.

Während Blasensteine zu entfernen sind, was möglichst durch Lithotripsie erfolgen sollte, wird bezüglich der Nierensteine weitgehende Zurückhaltung empfohlen. Die Entscheidung hierfür liegt aber selbstverständlich beim Urologen.

Die Konkrementbildung ist im operativen Abschnitt weiter abgehandelt.

c) Infektion der Blase.

Wie schon zu Anfang dargelegt wurde, sollte alles darangesetzt werden, die *Infektion* des Harnapparates weitgehend zu vermeiden. Gleich der Blasenüberdehnung ist auch ihr frühzeitig die größte und unausgesetzte Aufmerksamkeit zu widmen.

Jegliche Katheterung, deren Sterilität fraglich erscheint, soll unterbleiben. Statt ihrer kann die manuelle Auspressung der Blase unter den angegebenen Voraussetzungen erfolgen, damit eine eventuelle Einschleppung von Keimen in die Blase unmöglich ist. Oft läßt sich eine suprapubische Blasenpunktion eher steril durchführen als eine Katheterung. Mit der größten Vorsicht läßt sich bei wiederholtem Einführen eines Katheters oder bei Anwendung eines Dauerkatheters die Infektion der Blase nicht vermeiden. Dann muß aber die Infektion möglichst latent gehalten werden. Hierbei helfen die Antibiotica mit, während die Sulfonamide, die im zweiten Weltkriege großzügig angewandt wurden, von mancher Seite abgelehnt werden, weil man ihnen Schädigungen der Niere nachsagt.

Der Dauerkatheter kann zur Epididymitis und Prostatitis, zur purulenten Urethritis und zum Periurethralabsceß führen. Auch hier sind Antibiotica sowie auch Chemotherapeutica am Platze, und erforderlichenfalls muß man Incisionen vornehmen. Eventuell muß der Dauerkatheter entfernt werden.

Man sollte bei den Infektionen möglichst bald an das Anlegen von Suspensorien denken, was bei der Behandlung von Rückenmarksverletzten überhaupt weitgehender, auch ohne daß die oben genannten Komplikationen vorliegen, zur Anwendung kommen sollte.

Wie bei allen schweren Blaseninfektionen ist die suprapubische Cystostomie die geeignetste Maßnahme, die aufsteigende Infektion zu verhindern. Daß dabei der Möglichkeit einer sich bildenden Schrumpfblase entgegengearbeitet werden muß, wurde schon erwähnt. Bei vernachlässigten Fällen in schlechtem Allgemeinzustand mit Blaseninfektion sind operative Eingriffe angezeigt. Wenn die Blase durch überlanges Anwenden des Dauerkatheters oder der suprapubischen Fistel stark geschrumpft ist, können die Resektion des N. praesacralis oder die *einseitige* Resektion der Sacralwurzeln zu einer Besserung der Kapazität führen und die Infektion günstig beeinflussen (M. GROS und FONTAINE).

Wie schon des öfteren hervorgehoben, sollte es aber gar nicht erst zu so schweren Infektionsfolgen kommen. Aus diesem Grunde ist die rechtzeitige Anlegung einer Heberdrainage nach MUNRO die günstigste Maßnahme, um sowohl die Überdehnung der Blase zu verhindern als auch die Infektion weitgehend zu vermeiden.

d) Die operativen Eingriffe bei Blasenstörungen durch Rückenmarksverletzung.

MUNRO steht auf dem Standpunkt, daß bei sachgemäßer und frühzeitiger Behandlung der Blase im Anschluß an eine Rückenmarksverletzung tiefgreifende operative Maßnahmen zumeist vermeidbar sind.

Jedoch benötigen Hypertonie des Detrusors, spastische Detrusordystonie, Hypertrophie und Hypertonie des Blasenhalses, und gewisse Zustände von atonischer Blase Eingriffe am Nervensystem.

Dabei handelt es sich entweder um vorübergehende Ausschaltungen oder um Dauerausschaltung nervaler Bahnen. Zu den ersteren gehören die subarachnoidale Alkoholblockade oder die Alkohol- und Novocainumspritzung einzelner spinaler Nerven. Bei der Resektion werden meist Nerven in ihrem peripheren Verlauf durchtrennt, oder es erfolgen Eingriffe am Sympathicus; ebenso gut werden vordere und hintere Wurzeln, einzeln oder zu mehreren durchschnitten. Der Erfolg muß zuweilen mit unerwünschten Nebenwirkungen erkauft werden. Es ist daher eine strenge Indikationsstellung und eine abwägende Haltung einzunehmen.

Auf diese Eingriffe wird im Abschnitt über die operativen Maßnahmen bei Verletzungen des Rückenmarks näher eingegangen.

Da es sich gezeigt hat, daß das Blasentraining für die bestmöglich erzielbare Blasenfunktion ebenso wichtig ist wie die vorhergehend beschriebenen Maßnahmen, erscheint es angebracht, näher auf das Blasentraining einzugehen.

e) Das Blasentraining.

Das Blasentraining hat die Aufgabe, das Fassungsvermögen der unkontrollierten Reflexblase möglichst auf 400 cm³ zu bringen, so daß alle 3—4 Std entleert wird. Wenn keine besonderen Reize erfolgen, tritt zwischendurch keine Entleerungskontraktion auf. Somit wird ohne Kontrolle über den Entleerungsreflex doch eine zeitliche Kontrolle über die Entleerung erlangt, wodurch das Einnässen vermieden wird.

Ein Blasentraining verlangt bestimmte Voraussetzungen beim Patienten. Solche Voraussetzungen sind eine gewisse Intelligenz, Verantwortungsbewußtsein und Verbissenheit „mitzumachen". Er muß auch befähigt sein, seine Hände zu gebrauchen, damit er selber den Katheter öffnen und verschließen kann.

Das Blasentraining ist bei unkontrollierter Reflexblase totaler Querschnittsverletzter anzuwenden, bei denen möglichst eine Kapazität um 200 cm³ besteht. Ist die Kapazität geringer, so muß durch Anwendung der Heberdrainage versucht werden, ein besseres Fassungsvermögen zu erreichen. Erst dann kann mit dem Training begonnen werden.

Die partiellen Rückenmarksläsionen benötigen zumeist kein Training. Ausnahmen sind jene Fälle, bei denen von Anfang an die Blasenbehandlung vernachlässigt worden war.

Gegenanzeigen für das Blasentraining sind: totale Querschnittsverletzungen mit Zerstörung des Sacralmarkes oder des parasympathischen Geflechtes. Vorhandene suprapubische Cystostomie, Infektionen und Konkremente der Blase sowie der oberen Harnwege, Allgemeinsepsis, Toxämie, Verbrennungen, Eiweißmangel (Decubitus) machen das Training ebenfalls unmöglich. Dazu gehört auch das Vorhandensein von Massenreflexen. Will man in solchen Fällen das Training durchführen, ist die operative Durchtrennung von thorakolumbalen Vorderwurzeln erforderlich.

Möglichst bald, nachdem die Blase sich reflektorisch zu entleeren vermag, sollte mit dem Training begonnen werden.

Die Technik des Trainings. Benötigt werden 3600 cm³ Flüssigkeit innerhalb 24 Std. Der eingelegte Katheter wird von der Heberdrainage gelöst und mit einer Klemme versehen, die ihn zu
verschließen vermag. So wird der Katheter für 1½ Std abgeklemmt, um dann den Urin abzulassen.
Jetzt wird durch Reizen des Bauches oder der Oberschenkel eine Entleerungskontraktion ausgelöst.

Keinesfalls darf die Blase aber ausgepreßt werden. Ist die Entleerungskontraktion erfolgt, wird
wieder für 1½ Std abgeklemmt. So wird pünktlich während der 12 Tagesstunden, von 7 Uhr bis
19 Uhr verfahren, indem der Katheter 1½ Std abgeklemmt bleibt und dann die Blase entleert wird.
Während dieser 12 Std werden stündlich 300 cm³ Flüssigkeit getrunken. Innerhalb der 12 Nacht-
stunden, d. h. von 19 Uhr bis 7 Uhr, wird die Heberdrainage angelegt, doch erfolgt jetzt keinerlei
Flüssigkeitsaufnahme.

Anfänglich kommt es während des Intervalls von 1½ Std zur Leckage. Mit der Zeit aber hören
diese auf. Wenn dann nach einer Woche überhaupt keine Leckage mehr vorgekommen ist, wird die
Dauer des Abklemmens auf 2 Std erhöht, während alles andere unverändert bleibt. Gerade dieser
Übergang von den 1½ auf 2 Std macht oft Schwierigkeiten, und zuweilen verlangt es ein erneutes
Zurückgehen auf die 1½ Std. Sind wiederum 8 Tage vergangen, daß der Cyclus von 2 Std keine
Leckagen aufwies, wird auf 2½ Std erhöht, und wenn auch das günstig ausfällt, auf 3 Std. Wenn
nun tagsüber die 3stündlichen Abklemmungen ohne Leckage vonstatten gehen, wird das Verhalten
während der Nacht geändert.

Da während dieser gleichen Zeit des Trainings auch der Patient erstmalig außer Bett
kommt, geht es aber meistens nicht so glatt. Dies löst in den allermeisten Fällen eine
erhebliche Verschlechterung des bisher erlangten Trainingsergebnisses aus. Es muß dann
eine oder mehrere Stufen wieder zurückgegangen werden. Eine solche Verschlechterung
tritt auch auf, wenn der Patient aus der Sitzhaltung in die aufrechte Stellung gebracht
wird und versucht, an Krücken sich fortzubewegen.

Ist es aber endlich doch soweit gekommen, daß 8 Tage lang bei einem Intervall von 3 Std keinerlei
Leckage auftritt, so wird die nächtliche Heberdrainage entfernt. Der Patient wird nun alle 2 Std
geweckt und muß die Blase auf gleiche Weise wie am Tage entleeren. Natürlich wird für die 2 Std
der Katheter abgeklemmt. Auch jetzt darf während der Nacht keine Flüssigkeitszufuhr erfolgen.
Wenn es während dieser 2 Std zu keiner Leckage gekommen ist, wird ebenfalls für die Nachtzeit
auf 3 Std erhöht. Gelingt all dies, so ist der Detrusor nun so weit gebracht, daß er weder am Tage
noch in der Nacht für die Dauer von 3 Std eine Entleerungskontraktion ausführt, falls keine besonderen Reize stattfinden. Von nun ab richtet sich das Training auf die Behandlung des Sphincter
internus. Der Katheter wird nun entfernt und wieder ganz wie zu Anfang alle 1½ Std Urin gelassen.
Dabei zeigt sich bald, ob eine eventuelle Spastizität oder ein hypertonischer Sphincter vorliegt.
Ist dies der Fall, so ist das sehr unangenehm. Es muß immer wieder versucht werden, die Spastik
des Sphincters zu beheben. Sind alle Versuche vergeblich, dann kommt eine Resektion in Frage.

Es muß unentwegt geübt werden. Eventuell wird es erforderlich, auf eine frühere
Stufe des Trainings zurückzugehen, und zuweilen ist es sogar notwendig, den Katheter
wieder einzulegen.

In diesen letzten Stadien des Trainings soll mit der Blasenentleerung auf der Toilette begonnen
und kein Urinal verwandt werden. Wenn es nun während der 3 Std am Tage und in der Nacht zu
keiner Leckage kommt, wird nur noch einmal nachts geweckt und nach einiger Zeit überhaupt
nicht mehr. Ist auch hierbei das gewünschte Ziel erreicht, kann die Tagesspanne von 3 Std sogar
auf 3½ oder gar 4 Std erhöht werden. Jetzt ist das bestmögliche Resultat der Blasenfunktion bei
totaler Querschnittsverletzung erreicht.

Nie sollte mit der Zeitspanne ohne triftigen Grund zurückgegangen werden, da die
Kapazität sofort ebenfalls zurückgeht.

Sollte es aber aus nicht erklärbaren Gründen zu einem Rückgang der Leistung kommen,
so können Konkremente die Ursache hierfür sein.

4. Die durch Rückenmarksverletzung verursachte trophische Störung der Haut.

Der Decubitus.

Zu den bedrohlichen Komplikationen traumatischer Rückenmarksläsionen gehört
auch der Decubitus. Es ist die trophische Ulceration der Haut, mit mehr oder weniger
ausgedehnter Nekrose des Integuments und tieferer Weichteilgewebe an mechanisch
beanspruchten Körperpartien.

Der Decubitus, wie er sich bei den Rückenmarksverletzungen meist entwickelt, ist die Folge eines länger anhaltenden Druckes auf die Weichteile des sensibilitätsgestörten Bereiches.

Wie die Blasenkomplikationen kann auch der Decubitus Anlaß zu septischen Komplikationen geben. Dann ist er an der hohen Mortalität der Rückenmarksverletzten stark beteiligt.

In 35—50 % der Fälle von Rückenmarksverletzungen, die einen letalen Ausgang nahmen, war er die Ursache.

Die prophylaktischen Maßnahmen waren früher unzureichend. Die ärztliche Tätigkeit beschränkte sich zumeist auf die gelegentliche Inspektion und auf die erforderlich erscheinenden kleinen chirurgischen Maßnahmen. Dazu gehörte, nekrotisches Gewebe zu entfernen — was aber kaum entscheidend war für den ganzen Verlauf — und tiefliegende Eiteransammlungen zu entleeren. Im übrigen aber wurde versucht, durch Salbenverbände und dergleichen auf das Zugranulieren des Defektes einzuwirken. Vielfach lag die eigentliche Behandlung in den Händen der mit der pflegerischen Betreuung Beauftragten. Trotz sorgfältiger, gewissenhafter und aufopferungsvoller Hingabe der Schwestern und Pfleger an ihre Aufgabe, erlag ein großer Teil der schweren Rückenmarksverletzten doch der Allgemeinsepsis.

Bis in den zweiten Weltkrieg hinein wurde der Decubitus als beinahe unvermeidbar angesehen. Sein Auftreten galt als alarmierendes Zeichen für einen bedrohlichen Ausgang.

Die im zweiten Weltkriege gesammelten Erfahrungen haben gezeigt, daß der Decubitus größtenteils vermeidbar ist, und daß er bei sachgemäßer Behandlung abheilt.

Der Grund für diesen Wandel der Auffassung über den Decubitus liegt einmal in der intensiveren Durchführung prophylaktischer Maßnahmen, zum anderen in einer aktiveren, vielseitigeren, konservativen und chirurgischen Behandlung der aufgetretenen Ulceration.

Die Gepflogenheit, den Decubitus mit Salben- und Pflasterverbänden zu behandeln, ist von zweifelhaftem Nutzen. Mit ihrer Anwendung wird zwar die Geschwürwunde geschützt, dafür aber wird die Ulceration in eine abgeschlossene Kammer verwandelt. In ihr stagniert die eiweißreiche Gewebsflüssigkeit und bildet einen geradezu idealen Nährboden für die saprophytische und pathogene Bakterienflora. Gleichzeitig findet die Resorption toxischer Abbau- und Spaltprodukte aus untergegangenen Gewebeanteilen und bakteriellen Stoffwechselprodukten statt, die sich aus der Wunde nicht zu entleeren vermögen. Erfolgt nun in diesem „Milieu" dazu noch die Eröffnung von Gefäßen, weil es beim scharfen Abtragen der nekrotischen Massen an der Demarkationslinie schwerlich ganz zu vermeiden ist auch ins Gesunde hineinzugeraten, so wird eigentlich alles getan, um einer Sepsis förderlich zu sein.

Nachdem die Behandlung nicht mehr ihre Aufgabe allein in der Herstellung eines „schützenden" Abschlusses sah, vielmehr sich zum Ziele setzte: a) möglichst ungünstige bakterielle Bedingungen zu schaffen, b) die Stagnation zu vermeiden, c) die Toxine auszusalzen und deren Resorption zu verhindern, d) auf den gestörten Stoffwechsel einzuwirken, wurden große Fortschritte in der Therapie erreicht.

Dazu wurde die Prophylaxe aktiver. Man sah ein, daß es nicht genügt, lediglich Luft- oder Wasserkissen, Fersenringe und Reifenbahre anzuwenden und dann den Verletzten möglichst in Ruhe zu lassen.

Ein länger anhaltender Druck, der nicht erheblich zu sein braucht, wie der der Bettdecke, kann an Stellen, an denen im anästethischen Bereich die Weichteile gegen Knochenvorsprünge gepreßt werden, zum Decubitus führen. Hierbei sind die beim Rückenmarksverletzten vorhandenen abnormen Hautgefäßreflexe beteiligt und die damit bedingte Empfindlichkeit gegenüber Druckischämie. So zeigt sich, daß bei den Rückenmarksläsionen des Brust- und Lendenbereiches, wo der Sympathicus mitbeteiligt wird, also auch die Hautgefäßreflexe beeinflußt werden, die Neigung zum Decubitus besonders groß ist.

Bei totalen Rückenmarksverletzungen kann es schon nach wenigen Stunden zum Decubitus kommen. Zuerst tritt die trophische Hautulceration im gefühlsgestörten Bereich auf. Später kann es, wenn der Allgemeinzustand schlechter wird, auch am übrigen Körper zu diesen Folgen von Druckeinwirkung kommen. So z. B. am Hinterkopf.

Eine zweckdienliche *Prophylaxe* hat nicht allein darauf hinzuwirken, den harten Druck auf die gefährdeten Partien zu mindern und ihn zu verteilen, sondern sie hat auch dafür Sorge zu tragen, daß die einzelnen Körperstellen nicht zu lange einem ständigen Druck ausgesetzt werden. Daher ist das Umlagern des Verletzten in regelmäßigen Abständen ebenso wichtig wie eine weiche, nachgiebige, nicht drückende Lagerung.

Die Empfindlichkeit gegen Druck verbietet geradezu im anästhetischen Bereich fixierende Verbände anzuwenden. Sind diese unumgänglich, dann ist größte Vorsicht und fortlaufende Beobachtung angebracht. Ebenso sollten auch Extensionsverbände zur Behandlung von Beugespasmen an den unteren Extremitäten nicht angebracht werden.

Der Bettdecubitus ist größtenteils vermeidbar. Einmal aufgetreten, kann er fast regelmäßig zur Abheilung gebracht werden. Bei der Behandlung aller Decubiti sollte man es sich angelegen sein lassen, gleichgültig, ob dabei eine rein konservative Therapie erfolgt, oder noch chirurgische Maßnahmen hinzukommen, daß immer *sofort* und *energisch* vorgegangen werden muß. Man sollte nicht zuwarten wollen und durch halbe Maßnahmen sich eine Besserung erhoffen. Der Decubitus dehnt sich inzwischen auch dann aus, wenn keine grobe Vernachlässigung erfolgt. Zwar gelingt es, daß sich die Wunde reinigt und stellenweise frische Granulationen bildet, aber am Ende ist dann der Defekt meistens gewaltig groß und die Regenerationskräfte sind erloschen. Den ausgedehnten Defekt etwa operativ decken zu wollen gelingt dann nicht mehr. Der Eingriff ist wegen seiner Größe nicht mehr zumutbar.

Eine geeignete konservative Behandlung bringt nach amerikanischer Darstellung 60—65%, nach eigenen Ergebnissen bis 75% aller Decubiti zur Abheilung. Durch Anwendung operativer Maßnahmen kann das Ergebnis noch verbessert werden und so auf 80—88% sich erhöhen. Wesentlich ist, daß das operative Vorgehen die sich sonst lange hinziehende Zeit der Abheilung stark verkürzt.

Der Decubitus tritt entweder als trockener, mumifizierender, oder feuchter gangränöser Brand auf.

An der druckgeschädigten Stelle kommt es zuerst zu einer diffusen Rötung der Haut, die sich bald livide verfärbt. Beim *trockenen Brand* nimmt der betreffende, geschädigte Hautbezirk, der infolge gestörter Zirkulation eintrocknet, braune bis schwarze Färbung an. Er kann wie verbrannt aussehen, wird lederartig und überspannt wie ein straffes Trommelfell den Gewebedefekt. Dieser dunkle Bezirk ist von einem schmalen weißlich-gelben Saum umrändert, der nach außen in ein rötliches, entzündliches Gebiet übergeht. Nach einiger Zeit schreitet die Demarkation am Rande der Nekrose fort, so daß sich die schwarzverfärbte Haut erst an einzelnen Stellen, dann immer mehr ablöst und den teils mit Granulation, teils mit abgestorbenem Gewebe (meist Fascie) belegten Geschwürgrund freigibt. Mit weißlichgelben nekrotischen Strängen steht die sich lösende abgestorbene Haut mit dem Ulcusgrund in Verbindung, bei deren Zug es zu kleinen Blutungen kommt. Die Ulcusränder sind unterminiert, führen in Buchten und Taschen, in denen sich dünne, eitrige Gewebsflüssigkeit befindet, die sich auch zwischen den nächstliegenden Muskelbündeln und Muskelsepten einschiebt. Solange keine nennenswerte Infektion stattfindet, ist das Geschwür nicht stinkend.

Wird das Fortschreiten des geschwürigen Zerfalles behindert und bleibt das benachbarte Knochengewebe verschont, läßt, falls der Allgemeinzustand sich bessert, die eitrige Absonderung langsam nach und die fortschreitende Verkleinerung des Defektes geht unter zunehmender Granulationsbildung am Geschwürgrund von den Wundrändern aus. Bildet sich dann eine strahlenförmige Narbe, so kann diese teilweise mit dem darunter gelegenen Knochen fest verwachsen sein. Solche unterschiedlichen Narben haben zumeist Stellen, in denen sie sehr dünn sind. Sie halten dann keine mechanischen Beanspruchungen aus, so daß diese Narben oftmals erneut wieder aufbrechen. Es gelingt auch durch konservative Behandlung, gute, haltbare, verschiebliche Narben zu bekommen und zwar auch bei großen Decubiti. Die Behandlung ist aber langwierig, weshalb die plastische Deckung des Defektes mit gutem Erfolg an ihre Stelle getreten ist.

Es kann aber auch zu einem andersartigen Verlauf kommen. Die anfängliche Rötung nimmt zu. Die Haut erscheint verdickt, oft urticariaähnlich. Die ganze Partie ist geschwollen und derb, während in ihr die primäre Schädigungsstelle sich weich und nachgiebig anfühlt. Die oberen Hautanteile heben sich ab, werden blasig, und blutig-schmutzige Flüssigkeit entleert sich aus ihnen. Dann bricht, im lebhaft geröteten und entzündeten Gebiet eine Stelle auf, und ein jauchiger stinkender Brei zerfallenen, abgestorbenen Gewebes mit Blut und Eiter vermischt, entleert sich. Das ist das feuchte Gangrän. Prognostisch ist es viel ungünstiger als das trockene. Sein Auftreten bot vor der Ära der Antibiotica und Chemotherapeutica kaum eine Aussicht, den Verletzten am Leben zu erhalten. Es kam beinahe regelmäßig zur schweren Sepsis.

Einen solchen Verlauf kann gelegentlich der trockene Brand auch nehmen, wenn durch sekundäre Infektion virulente Keime die trockene Nekrose zum feuchten Gangrän wird.

Nicht selten kommt es zur Mitbeteiligung des im Decubitusbereich gelegenen Knochengewebes. Solange sich dann osteomyelitische Vorgänge abspielen, heilt der Decubitus nicht ab. Dabei kann diese Knochenaffektion einen blanden Verlauf aufweisen. Dann zieht sich die Behandlung lange hin. Wenn lediglich eine abwartende konservative Behandlung erfolgt, wie es früher fast ausschließlich geschah, stoßen sich von Zeit zu Zeit Knochensequester ab. Dann erst vermag der Decubitus abzuheilen. Häufiger geschah es früher aber, daß der Kranke durch langes Siechtum einer interkurrenten Schädigung erlag.

Die Lokalisation des Decubitus wechselt entsprechend der Lage, die der Patient einnimmt. Überall dort, wo Knochenvorsprünge von einer nicht allzu starken Lage von Weichteilen bedeckt werden, sind für den Decubitus prädisponierte Stellen.

Da zumeist die Rückenlage eingenommen wird, sind solche Stellen hauptsächlich die Kreuz-Steißbeingegend, die Gesäßgegend, die Fersen und die Partien über den Dornfortsätzen der Wirbel und die Schulterblattgräte. An den Zehen sind es die Zehenspitzen — durch den Druck der Bettlaken — und an den Fußsohlen die Andruckstellen der Fußstützen zur Vermeidung der Spitzfußstellung, an denen der Decubitus auftritt.

In Seitenlage konmt es zu großen Ulcerationen des Gebietes über den Trochanteren, ebenso über den medialen Kondylen — wenn die Knie aufeinander liegen — sowie über den Malleolen.

Bei der Bauchlage sieht man über den Spinae iliac. ant. sup. sich Decubiti bilden. Ist der Allgemeinzustand durch Eiweißverlust schlecht, dann kann jede Körperpartie Sitz eines Druckdecubitus sein, auch dort, wo keine Sensibilitätsstörungen vorliegen, z. B. am Hinterkopf.

Ein Spätdecubitus kommt bei Patienten, die in gutem Allgemeinzustand sind, über den Tubera ischii als Folge ungenügender Polsterung und zu langem Verweilen beim Aufsitzen, aber ganz besonders beim Gebrauch des Rollstuhles vor. Auch dieser Decubitus ist bei etwas Vorsorge zu vermeiden.

Die Bildung des Decubitus wird durch Allgemeinstörungen sowie auch durch lokale Einwirkungen beeinflußt.

Zu den Allgemeinstörungen gehören Anämien, Eiweißmangelzustände, interkurrente Infektionen und Erschöpfungszustände. Sie können dazu beitragen, daß der Decubitus überhaupt entsteht, oder sie fördern seine Weiterausbreitung. Bei den lokalen Faktoren ist es namentlich die Feuchtigkeit eingenäßter Laken, die von Bedeutung ist. So können schon nach 15 min Decubiti auftreten.

Die Maßnahmen zur Verhinderung von Decubiti. Allgemeine Maßnahmen zur Vermeidung des Auftretens von Decubiti, die aber auch während der ganzen Behandlung durchzuführen sind, bestehen:

In der *Lagerung.* Besondere Sorgfalt ist der Lagerung des Patienten und somit auch dem Bett zu widmen.

Von amerikanischer Seite sind hierfür Spezialbetten entwickelt worden (STRYCKER), die es ermöglichen, die erforderliche Umlagerung des Patienten ohne große Mühe durchzuführen. So kann diese sonst schwierige Prozedur durch einen „Ein-Mann-Betrieb" erfolgen. Ebenso haben amerikanische Autoren (CHAFFEE) die Behandlung in Bauchlage propagiert und dafür ein Bett entwickelt mit besonderen Matratzen, die eine einwandfreie Blasenbehandlung zulassen. Wir selber haben nur in ganz vereinzelten Fällen, bei besonderer Indikation, die ständige Bauchlage einnehmen lassen, wobei dann durch bestimmte Aufbauten mit Matratzen, Kissen usw. eine möglichst günstige, entspannte Lage erstrebt wurde.

Zumeist wird heute ein ständiger Wechsel der Lage bei der Behandlung durchgeführt.

Das Bett erhält eine Wasser- oder Luftmatratze, gegebenenfalls eine Reihe von Wasser- oder Luftkissen oder aber eine Schaumgummimatratze, über die straff gespannt *ohne Faltenbildung* die Laken gezogen sind. Weiterhin benötigt man für jeden Kranken eine ganze Reihe von Kissen, mit denen entsprechend der jeweiligen Lagerung die verschiedenen Körperteile unterlegt und unterstützt werden.

Da ein zu langer Druck auch bei bester Lagerung schädlich wirkt, muß der Patient in Zeitabständen von je 2 Std Tag und Nacht umgelagert werden. Dieses Wenden des Patienten stellt große Forderungen an die dafür bestimmten Hilfskräfte. Zu jedem Umbetten schwerer Rückenmarksverletzter sind anfänglich 4 Menschen erforderlich, indem 3 den Patienten auf ihre Arme hochnehmen, wobei dies absolut gleichmäßig und langsam zu erfolgen hat, und ihn in dieser Schwebelage halten, während die 4. Person das Bett richtet, dabei schmutzige und durchnäßte Laken entfernt, faltige neu spannt und dann die Kissen entsprechend der neuen Lagerung günstig legt. Während der Patient so außer Bett gehalten wird, wird nachgesehen, ob irgendwo verdächtige Hautveränderungen vorliegen. Sollte dies der Fall sein, erfolgt sofort eine entsprechende Maßnahme. Die Haut wird gereinigt, mit Kampferspiritus, Franzbranntwein oder dergleichen eingerieben und gepudert. Ebenso werden Verbände, die zur Behandlung anderer Verletzungen erforderlich waren, auf Sitz und Möglichkeit des Abschnürens kontrolliert. Dann wird der Patient wieder langsam, gleichmäßig und ohne Ruck in die neue Lage gebracht. Zu betonen ist, daß bei dieser Prozedur natürlich Rücksicht auf die Blasenbehandlung genommen werden muß. Der eingelegte Katheter muß abgeklemmt werden, bei eventueller Heberdrainage muß er von dieser gelöst werden und zum Schluß muß die Blasenversorgung wieder in Ordnung gebracht werden.

Während dieser Manipulation des Umwendens, die als Reiz wirkt, erfolgt häufig Stuhlentleerung. So kann gleichzeitig die Reinigung erfolgen, wodurch vermieden wird, daß ein Einschmutzen des Patienten stattfindet. Bei Patienten, denen es schon besser geht, und die keinerlei Mitverletzungen, namentlich der Wirbelsäule haben, genügen 2 Pfleger zum Anheben.

Es wäre verfehlt, wollte man aus Rücksicht auf den Schlaf des Patienten das nächtliche Wenden teilweise oder ganz ausfallen lassen. Der Schaden würde hier erheblich den Vorteil eines ungestörten Schlafes übertreffen. Es ist erstaunlich, wie die Patienten schon nach kurzer Zeit auf diesen Turnus eingestellt sind. Sie erwachen zur gegebenen Zeit. Im übrigen sind die Patienten selber diejenigen, die das pünktliche Innehalten der Zeit strengstens überwachen.

Während des Krieges, wo oft unter sehr ungünstigen Bedingungen die Behandlung durchgeführt werden mußte, und es Zeiten gab, in denen eine große Knappheit an Bettwäsche vorhanden war, hat sich folgender Notbehelf bewährt: Auf das Wasserkissen wurde statt eines Bettlakens eine Schicht feinstes Sägemehl gestreut, auf die der Verletzte zu liegen kam. Infolge der großen Saugfähigkeit kam es nicht so leicht zur Maceration und bei Beschmutzung konnte leicht das ganze Sägemehl entfernt werden. Weil es sich zumeist um frisches Fichtenholz handelte, fürchtete man anfänglich, daß die ätherischen Öle sich ungünstig auswirken könnten. Statt dessen hatte man aber eher den Eindruck, als wirkten sie sich günstig auf die Haut aus.

Von der früher viel angewandten Dauerbadbehandlung bin ich persönlich abgekommen, da das amphibische Dasein, das die Patienten führen, keinerlei Vorteile, eher Nachteile bietet. Auch in dem einschlägigen Schrifttum wird ihre Anwendung gar nicht mehr erwähnt. Dagegen hat eine *richtig* durchgeführte Sonnenbehandlung sich immer günstig auf den Decubitus ausgewirkt.

In den meisten Fällen kommen die Patienten schon mit mehr oder weniger großen decubitalen Ulcerationen in Behandlung.

Das Lagern kann zuweilen äußerst schwierig sein und erfordert sehr erfahrene Krankenschwestern. Nicht allein das richtige Unterpolstern bei jeder neuen Lage muß gelernt sein, sondern sehr häufig ist Rücksicht auf noch vorhandene Verletzungen zu nehmen. Nicht selten kommt es vor, daß bei gleichzeitiger Blasendrainage und einer Drainage eines Pleuraempyems noch eine Fütterungssonde wegen des Eiweißverlustes eingelegt ist. Es erfordert ein großes Maß an Geschick und pflegerischem Können, wenn dann noch umgelagert werden soll!

Besondere Vorsicht ist wegen der meist vorhandenen Thermanaesthesie bei Anwendung von Wärmeflaschen und Lichtkästen erforderlich.

Lagen bei schmutzigen und verwahrlosten Decubiti besondere Gründe vor, die das Wenden des Patienten unmöglich machten, so wurde die Klammer ausprobiert.

Es handelt sich dabei um einen Metallbügel, an dessen beiden Enden sich 2 Dorne befinden, die auf den Außenseiten der Darmbeinschaufeln etwa in Höhe der Spinae iliac. ant. sup durch die Weichteile hindurchgeführt und in den Knochen eingetrieben werden. An diesem Bügel wird der Patient so aufgehängt, daß er sich in Schwebelage befindet und die unteren Rückenpartien nirgends aufliegen.

Während sich diese Methode bei der Behandlung von Knochenverletzungen bewährt haben soll, hat sie sich bei der Behandlung von Rückenmarksverletzten nur *ungünstig* ausgewirkt. Zwar wird der Decubitus von allem Druck entlastet, aber die Zugänglichkeit für die erforderliche Behandlung ist stark eingeschränkt. Zudem entwickeln sich sehr bald an den Ansatzstellen der eingelassenen Dorne Entzündungserscheinungen, die über kurz oder lang zur Osteomyelitis führen. Die Patienten sind alle an Sepsis zugrunde gegangen.

Die konservative Behandlung des Decubitus. Die leisesten Anzeichen einer beginnenden Druckschädigung der Haut erfordern schon, beachtet zu werden. Sorgfältige Hautpflege und Vermeiden von stärkerer einseitiger Druckbeanspruchung durch entsprechende Polsterung beim Lagern lassen die beginnende trophische Störung oft abklingen und den Decubitus erst gar nicht entstehen. Geht die Rötung des betreffenden Hautbereiches nicht bald zurück, auch wenn im Turnus der Lagerung die Seite übersprungen wird, so muß eine intensivere Hautdurchblutung erstrebt werden. Hier kann der Lichtkasten, der aber mit Vorsicht anzuwenden ist, um im anästhetischen Gebiet keine Verbrennung zu setzen, zuweilen noch helfen. Nach Durchwärmung der Haut kann die geschädigte Stelle mit Eisstückchen eingerieben werden, darauf wird erneut nochmals der Lichtkasten gegeben. Ichthyolsalbenverband (25—30 %), gute Polsterung und richtige Lagerung können den drohenden Decubitus trotzdem noch vermeiden und nach einigen Tagen löst sich lediglich die oberste Epidermisschicht ab.

Wenn sich dagegen ein Areal gelblicher Haut abgrenzt und in der nächsten Zeit dunkler verfärbt, dann kann der geschwürige Zerfall nicht mehr aufgehalten werden. Bewährt hat sich bei uns folgendes Vorgehen: Bei jedem Wenden wird die nekrotische Stelle mit Jodtinktur einige Male bepinselt und der entzündliche Saum mit Ichthyolsalbe abgedeckt. Darauf wird leicht mit Jodoform- oder Sulfonamidpuder eingestäubt und ein gut gepolsterter Verband angelegt. Die Folge der wiederholten Jodtinkturanwendung ist, daß sich das nekrotisierende, gleichsam gegerbte Stück Haut schnell demarkiert und ablöst. Liegt der Geschwürgrund frei, so ist die Besiedlung der Wunde mit pathogenen Keimen möglichst in Grenzen zu halten. Man wird Antibiotica anwenden und versuchen, eine rasche Reinigung des Geschwüres zu bekommen.

Im zweiten Weltkriege erzielten wir die besten Erfolge mit nachstehender Methode:

Antibiotica standen uns nicht zur Verfügung, Sulfonamide (in Pulverform) sind wegen des leichten „Verbackens" nicht sehr geeignet.

Das nekrotische Gewebe wird, um dadurch die Reinigung zu beschleunigen, *nicht* mit Schere oder Messer entfernt, sondern das Sichablösen wird abgewartet.

Mit einem Luftgebläse erfolgt das Aufsprühen einer Lösung von 10 %igem Jodoform mit 10 %igem Ichthyol in Äthyläther (Äther pro narcosi). Die sehr dünnflüssige Lösung gelangt in die feinsten Lücken und Spalten hinein, verdunstet sofort und bildet einen ganz feinen Belag von Ichthyol-Jodoform. Danach wird die ganze Höhle locker mit einer extra dafür präparierten, trockenen Gaze, in deren Maschen feine Salzkristalle hängen, austamponiert.

Es handelt sich dabei um Gazestreifen, die in einer Lösung verschiedenster Salze, im wesentlichen NaCl mit $MgSO_4$ getränkt und im Trockensterilisator getrocknet werden. Dann erfolgt wieder das Abdecken der Wundränder mit Ichthyolsalbe. Die mit Kompressen abgedeckte Wunde wird gut gepolstert. Bei sehr großen Decubiti ist es anfänglich zuweilen erforderlich, mehrmals am Tage zu verbinden. Man ist überrascht, wie schnell sich auch große, tiefgreifende, schmutzige Decubiti reinigen, frische Granulation aufweisen, die Ansammlung eitriger Flüssigkeit aufhört und die Wunde völlig desodoriert ist, wobei übrigens auch kein lästiger Jodoformgeruch vorhanden ist.

Kommen die Verletzten, wie es zumeist geschieht, schon mit großen vernachlässigten Decubiti an, so wird in gleicher Weise verfahren. Nach einigen Tagen, wenn sich das meiste nekrotische Gewebe abgelöst hat, sieht man, ob nicht eine Mitbeteiligung des darunter gelegenen Knochengewebes erfolgt ist. Ist dies der Fall, dann erscheint mir als bestes Vorgehen die Anwendung von Chlorgas nach WEIGELE. Die einzige Schwierigkeit dieser erfolgreichen Methode ist, einen wirklich völlig gasdichten Abschluß zu schaffen, was jedoch unbedingte Voraussetzung für einen Erfolg ist.

Es wird eine dünne Gummiplatte in einiger Umgebung des Defektes mit Mastix oder mittels Leukoplaststreifen aufgeklebt. Darüber kommt Zinkpaste. In diese Gummiplatte ist, ebenfalls gasdicht, ein dünner Katheter eingebunden. Da bei der Behandlung des Decubitus eine Art Miederverband von uns gebraucht wird, kann damit der erforderliche Gegendruck auf die Gummiplatte ausgeübt werden, damit das Gas unter genügendem Druck steht und in die Tiefe getrieben wird.

Das Gas (Chlorgas) ist für diese Zwecke in 10 cm³-Ampullen gebrauchsfertig im Handel erhältlich. Es wird in eine Ganz-Glasspritze aufgezogen (Chlorgas ist schwerer als Luft!), die mit wasserfreier Vaseline oder konzentrierter Phosphorsäure gleitfähig gemacht wurde (und dicht sein muß!, kein Chlorgeruch beim Spritzen!). Unter Druck wird das Gas eingespritzt, der Katheter abgeklemmt, 5 min gewartet und erneut 10 cm³ Chlorgas eingeführt. So werden, je nach der Größe des Decubitus, 40—60 cm des Gases mit den jeweiligen Pausen von 5 min verabreicht. Die Prozedur wird anfänglich einen über den anderen Tag, später 2mal die Woche oder auch nur eineal wiederholt.

Damit kommen tiefe, unzugängliche Decubiti mit osteomyelitischen Prozessen zur Abheilung. Sind dagegen ausgedehnte Knochenpartien miterkrankt, wie das ganze Steißbein und das untere Kreuzbein, die Sitzbeinknorren und die Trochanteren, so ist die operative Entfernung angezeigt, an die ebenfalls die Chlorgasbehandlung angeschlossen werden sollte.

Ohne daß das kranke Knochengewebe abheilt oder entfernt wird, reinigt sich der Decubitus nicht, granuliert die Wunde weder zu, noch können operative Maßnahmen vorgenommen werden. Wenn der Decubitus sehr ausgedehnt ist, vermag der Körper, weil die regenerativen Kräfte erschöpft sind, den großen Defekt nicht mehr von sich aus zu decken.

Eine Zeitlang behalten die Granulationen, die gut durchblutet sind, ihr frisches Aussehen. An den Rändern ist ein hellroter Saum regenerierter Haut vorhanden. Dann aber werden die Granulationen schlaff, nehmen eine etwas bräunliche Farbe an und werden glasig. Die Gewebsflüssigkeit wird trübe, der Allgemeinzustand verschlechtert sich trotz aller Gegenmaßnahmen und mit zunehmender Schnelligkeit verfällt der Patient.

Bei günstigen Gegebenheiten wurde der richtige Augenblick verpaßt, und das Versäumte ist nicht mehr nachzuholen.

Wenn die Wunde gereinigt, die Knocheninfiltration beseitigt ist und die Granulationen ein frisches Aussehen haben, muß die aktive Behandlung einsetzen. Es erfolgt, um die Lücke zu verschließen, entweder die Transplantation oder die Plastik. Bei sehr großen Defekten wird beides angewandt, wobei die Transplantation oft als vorläufige Maßnahme erfolgt, um den Defekt erst einmal abzuschließen. Zu einem späteren Zeitpunkt wird dann die Plastik vorgenommen, weil sie ein mechanisch besser beanspruchbares Ergebnis liefert.

B. Die chirurgische Behandlung der Verletzungen des Rückenmarks.

I. Operationen bei frischen Rückenmarksverletzungen.

Wir unterscheiden zwischen offenen und geschlossenen Wirbelsäulenverletzungen. Die offenen Verletzungen, die zu einer Schädigung der Wirbelsäule oder des Rückenmarks führen, sind in Friedenszeiten gegenüber den geschlossenen selten. Es handelt sich meist um Schußverletzungen, seltener um Stichverletzungen. Die offene Verletzung mit folgender Liquorfistel zwingt zur operativen Versorgung.

Über die Versorgung der offenen Verletzungen berichten ältere Lehrbücher der Nachkriegszeit ausführlich (Riechert), so daß wir hier nicht näher darauf eingehen.

Zur Rückenmarksbeteiligung kann es bei Einwirkung einer äußeren Gewalt auf die Wirbelsäule kommen, wenn eine Fraktur des Wirbelkörpers mit Verschiebung der Bruchstücke, wenn eine Verrenkung der Wirbel oder ein Bruch eines Wirbelbogens vorliegt. Auffallenderweise besteht aber keine gesetzmäßige Beziehung zwischen dem Ausmaß der röntgenologischen Knochenveränderungen und den neurologischen Ausfällen. Schwere Verrenkungen weisen gelegentlich nur leichte Rückenmarksschädigungen auf, und geringe

Wirbelverschiebungen können mit schweren Ausfällen einhergehen (Böhler, Bürkle de la Camp, Riechert). Auch beim Fehlen röntgenologischer Veränderungen werden klinisch Zeichen einer Rückenmarksschädigung nicht selten festgestellt (E. Schmidt). Man dachte in solchen Fällen an Verrenkungen, die sich selbst wieder einrenkten (Böhler). Andere halten jedoch eine selbsttätige Einrichtung für unmöglich, wenn nicht gleichzeitig ein Gelenkfortsatz gebrochen ist. Bei Hyperflexionsverletzungen der Wirbelsäule soll es auch durch das Vorspringen eines Bandscheibenkerns zur Rückenmarksquetschung kommen können (Böhler u. a.). Bürkle de la Camp sah solche Verletzungen selten. Die Hyperextension führt besonders im Bereich der Halswirbelsäule zur Rückenmarkszerrung und Dehnung und damit zu neurologischen Ausfällen, die röntgenologisch aber oft nicht sichtbar sind. Solche und andere mechanische Vorgänge wurden zur Klärung der erwähnten Widersprüche (röntgenologische und klinische Befunde) herangezogen. Die rein mechanische Rückenmarksschädigung war nicht immer imstande, die oft ausgedehnten und fern von der röntgenologischen Wirbelsäulenveränderung festgestellten Erweichungen zu erklären. Da die Zelluntergänge im Rückenmark dem Ausbreitungsgebiet der jeweiligen versorgenden Gefäße entsprachen, wurde an gefäßbedingte Erweichungen gedacht. M. Schneider hat die Mangeldurchblutung eines Gefäßgrenzgebietes mit der „letzten Wiese" verglichen. An den Grenzzonen zweier Gefäßgebiete (C 3/4, D 4 und L 1) wurden Erweichungen öfter gesehen (Zülch). D. Tönnis hat auf die spinale Mangeldurchblutung und ihre klinische Bedeutung beim Rückenmarkstrauma hingewiesen. Er fand Verschiebungen der oberen Querschnittsgrenzen in einer verhältnismäßig hohen Zahl. Auch eigene diesbezügliche Beobachtungen haben bestätigt, daß die Gefäßverletzung des Rückenmarks, die zu den neurologischen Symptomen führt, keine Seltenheit ist. Eine auffallende Häufung der oberen Sensibilitätsgrenze z. B. bei D 4 sahen wir wie D. Tönnis bei Rückenmarksverletzungen verschiedener Höhe. Dazu kam noch, daß ein sog. „Anteriorsyndrom" in manchen Fällen die medulläre gefäßbedingte Schädigung bewiesen hat.

Wir haben (Bischof und Nittner) die vasculär bedingten Myelomalacien des Rückenmarks nach ihren Ursachen eingeteilt:

1. Querschnittslähmungen bei und nach Wirbelsäulentraumen,
2. Querschnittssyndrome nach Spinalanästhesien und Paravertebralblockaden,
3. Durchblutungsstörungen des Rückenmarks bei Tumoren im Spinalkanal,
4. Extraspinal bedingte Anämien des Rückenmarks.

Wir haben auf das „A. spinalis anterior-Syndrom", das klinisch ohne Mühe durch die ausgeprägte Dissoziation der Sensibilitätsqualitäten (Ausfall der Schmerz- und Temperaturempfindung bei erhaltenem Lagegefühl und Berührungsempfinden), Paraparese und Harnverhaltung zu erkennen ist, besonders hingewiesen und Beispiele angeführt.

Beim traumatischen Querschnittsbild im Sinne einer substantiellen Markschädigung sahen wir die neurologischen Symptome sofort auftreten und hielten diese Erscheinung für typisch. Die Symptome, die aber nach Stunden oder Tagen hinzukamen, hielten wir für vasculär bedingte Myelomalacien. Diese Annahme wurde durch die Untersuchungsergebnisse größerer Statistiken bestärkt. Oft sahen wir die substantielle Markschädigung mit den vasculär bedingten Myelomalacien kombiniert auftreten.

Beim Studium der vasculär bedingten Rückenmarkserweichungen erschien uns die Zusammenstellung der Querschnittssyndrome nach Spinalanaesthesie (31 Fälle der Weltliteratur) und der Paravertebralblockaden (15 Fälle) besonders eindrucksvoll. In diesen Fällen handelt es sich um Gefäßsyndrome, die durch einen Ausfall der A. radicularis magna (Tanon) bedingt wurden. Weil diese Arteria des caudalen Rückenmarkanteils den ganzen Querschnitt des Markes versorgt, kommt es zu keiner Dissociation der Sensibilitätsqualitäten, sondern zu einem sensibilen und motorischen Querschnittsbild ab D 10 mit Blasen-Mastdarm-Störungen.

Unter 94 tödlichen Wirbelsäulenverletzungen fanden Holzer und Kloss (1962) bei der Obduktion in 23 Fällen makroskopisch keine sichere Markschädigung, in 6 Fällen bei Querdurchtrennungen zentrale Blutungen. Mit anderen Autoren nahmen sie an, daß die

Funktionsstörung nach einer Rückenmarkläsion durch Ödeme, Durchblutungsstörungen und andere, bisher noch nicht faßbare Faktoren entsteht, und daß ihr anatomisches Substrat in vielen Fällen geringer ist, als es dem physiologischen Ausfall entspricht. Diese Beobachtungen finden in den geschilderten vasculär bedingten Myelomalacien wahrscheinlich ihre Erklärung.

Den operativen Verfahren stehen die konservativen Möglichkeiten der Einrenkung und Aufrichtung nach L. Böhler, der reinen Flachlagerung und der Lagerung mit Überstreckung der Wirbelsäule gegenüber.

Über die konservative Behandlung der frischen Kompressionsfrakturen der Wirbelsäule berichtet Schlegel in diesem Handbuch ausführlich.

Die Indikation zur Operation im frischen Stadium der Wirbelsäulenverletzungen mit Rückenmarksbeteiligung wird heute noch von den Autoren so verschieden gestellt, so daß es notwendig ist, wenigstens einen Teil der Auffassungen hier ausführlich wiederzugeben.

Die Indikationsstellung zum operativen Vorgehen bei Rückenmarksverletzung darf demnach weder vom neurologischen Bild noch vom Röntgenbefund allein abhängig gemacht werden.

Viele Autoren machen die Indikation zur Operation bei frischen Rückenmarksverletzungen vorwiegend vom klinischen Verlauf, insbesondere vom neurologischen Befund abhängig (E. Campbell und Meirowsky, Covalt, Cooper, Hoen u. Rus, Freeman, Wannamaker, Prather u. Mayfield, Riechert).

Tarlov rät zur frühen Druckentlastung, bevor irreversible Vorgänge eine spätere Funktionsbesserung ausschließen.

Bushe sieht eine zwingende Indikation zu einem aktiven Vorgehen dann, wenn der Queckenstedtsche Versuch einen Block anzeigt, der Liquor wasserklar ist und bei mikroskopischer Untersuchung nur physiologische Zellelemente vorkommen. Nach seiner Meinung sprechen diese Befunde für eine extramedulläre Kompression des Rückenmarks durch Knochenvorsprünge, Bandscheibengewebe, abgerissene Stücke des Ligamentum flavum, epidurale Hämatome und hämorrhagisch-infarziertes epidurales Fettgewebe.

Eine Kontraindikation zum aktiven operativen Vorgehen sieht Bushe dann, wenn beim Queckstedtschen Versuch die Liquorpassage frei ist, ganz gleich, ob der Liquor klar oder blutig ist. Eine seltene Ausnahme, die trotz freier Passage zu einer Freilegung Anlaß geben kann, sieht er in Fragmenten, die das Mark angespießt haben, sofern sie sich im Nativbild oder auf den Schichtaufnahmen darstellen lassen.

Bei Markdurchquetschungen rät Bushe zu dem konservativen Verfahren, wie es Guttmann angegeben hat.

Verletzungen im Caudabereich könnten aber eine Ausnahme bilden. Sie sollten ein aktiveres Vorgehen veranlassen, weil in diesem Bereich selbst bei extremer Verlagerung der Wirbelkörper noch einige Nervenfasern erhalten bleiben könnten und durch eine rechtzeitige Entlastung der Wurzeln eine Erholung möglich wäre.

Unter Hinweis auf die experimentellen Untersuchungen von Tarlov, der durch Druck auf das Rückenmark ausgelöste totale Querschnittslähmungen reversibel fand, wenn die Kompression nicht später als 2 Std nach Einsetzen derselben gelöst wurde, betonte Bushe die Wichtigkeit des Zeitfaktors der Operation.

Schlegel ist wie Guttmann der Ansicht, daß die Laminektomie als Frühoperation im allgemeinen selbst bei geschlossenen Wirbelsäulenverletzungen mit inkompletten Lähmungen abzulehnen ist.

Bei Wirbelbrüchen mit Lähmungen ist nach Kraus die Frühlaminektomie im allgemeinen abzulehnen und die unblutige Reposition durchzuführen.

Mayfield hält eine Laminektomie nach einem Wirbelsäulentrauma selten für angezeigt. Nach seiner Meinung sollte man die Indikation zur Operation vom Röntgenbild und der Durchgängigkeit des Spinalkanals abhängig machen. Das Röntgenbild muß mit Wahrscheinlichkeit auf eine knöcherne Medullakompression hinweisen.

MEINECKE berichtete über die konservative Wirbelbruchbehandlung bei Querschnittsgelähmten.

134 Fälle von Wirbelverrenkungen mit Querschnittslähmungen, die in den ersten 24 Std nach der Verletzung in die Klinik eingeliefert und konservativ behandelt wurden, ließen eine sichere Beurteilung über die weitere neurologische Entwicklung zu.

Es zeigte sich in der Gesamtauswertung dieser Fälle, daß in 60,5 % die Einrenkung erfolgreich war und in 49,3 % eine deutliche Rückbildung der neurologischen Symptome eintrat.

COMARR gab 1959 eine Übersicht über 947 Patienten, von denen 212 innerhalb der ersten 24 Std nach der Verletzung einer Laminektomie unterzogen wurden. Er stellte dabei in 15,5 % der Fälle Rückbildungen der neurologischen Symptome fest. Demgegenüber zeigten von 304 Nicht-Laminektomierten 31 % eine Rückbildung.

PIOTROWSKI vertritt die Auffassung, daß man mit der Indikation zur Laminektomie bei Halswirbelsäulenverletzungen nicht zurückhaltend genug sein kann.

Die von ihm beobachteten Halswirbelsäulenverletzungen wurden mit der schonenden Dauerextension durch die bitemporal angelegte Crutchfield-Zange behandelt.

RIECHERT hält mit Recht die Indikationsstellung zur Operation bei Wirbelsäulenverletzungen für schwieriger als den Eingriff selbst.

Bei den totalen Querschnittslähmungen hält er ein operatives Vorgehen besonders dann für aussichtslos, wenn sofort nach dem Unfall neurologisch eine sensible und motorische Lähmung und röntgenologisch eine starke Verschiebung der Fragmente vorhanden ist.

Bei den inkompletten Lähmungen rät RIECHERT zur sorgfältigen neurologischen Überwachung, damit rechtzeitig eingegriffen werden kann.

Die regelmäßige Verschlechterung des Befundes in den ersten Tagen nach der Verletzung wird als Ödem aufgefaßt. Wenn möglich wird der Eingriff bis zum 8.—10. Tag hinausgezögert. Eine Ausnahme bilden hohe Halsmarkverletzungen, bei denen es zu bedrohlichen Störungen der Atmung und des Kreislaufs kommt. Tritt in den ersten 10 Tagen nach der Verletzung wieder eine Verschlechterung des Zustandsbildes ein, bzw. ist eine fortschreitende Besserung in dieser Zeit nicht zu beobachten, erscheint eine Probelaminektomie gerechtfertigt, wenn die Aufrichtung einer Fraktur keinen Erfolg hatte, bzw. nicht vorgenommen werden konnte.

KESSEL und JÄGER halten die operative Freilegung einer frischen Rückenmarksverletzung mit kompletter Querschnittslähmung in keinem Falle für berechtigt.

Als Faustregel, ob eine irreparable Zerstörung des Rückenmarks vorliegt, ist angegeben: Weist ein Verletzter sofort nach dem Unfall eine vollkommene motorische und sensible Lähmung auf, die mindestens 48 Std fortbesteht, so ist es fast sicher, daß eine irreparable Rückenmarkszerstörung vorliegt. An JEFFERSONS Hinweis, daß bei einer Querschnittslähmung mit totalem Ausfall der Sensibilität niemals eine Besserung eintritt, wurde erinnert.

Beim Vorliegen inkompletter Lähmungen wurde der Laminektomie in Ausnahmefällen eine gewisse Berechtigung zuerkannt, z. B. bei den von SCHNEIDER beschriebenen cervicalen, posttraumatischen Bandscheibenvorfällen, bei Brust- und Lendenwirbelsäulenverletzungen mit unvollständigen Lähmungen und wahrscheinlichem Druck von Knochenfragmenten auf das Mark oder Wurzeln. Ein vollständiger Liquorblock erhöht die Berechtigung zur chirurgischen Intervention. Im Bereich der Cauda equina wurde die Indikation zur Operation in den seltensten Fällen gestellt.

Wenn bei einer inkompletten Lähmung eine Verschlechterung des neurologischen Befundes eintritt oder die erwartete Besserung ausbleibt, wurde in Übereinstimmung mit anderen Autoren die Indikation zur Operation gestellt.

Zum Unterschied von WANNAMAKER sah MUNRO bei frühen Operationen Halsmarkverletzter Todesfälle. MUNRO ist auch bei der übrigen Rückenmarksverletzung vorsichtig mit der frühen Operation. Er wartet wie DAVIS die ersten Tage ab, bis sichtbar geworden ist, daß konservative Maßnahmen nicht wirksam sind. Driesen rät bei Halswirbel- und Lendenwirbelfrakturen zur Reposition, bei Brustwirbelbrüchen zur Laminektomie, wenn im Spinalkanal die Passage verschlossen ist.

Die Autoren erkennen noch am häufigsten dem Passagehindernis im Spinalkanal nach einer Rückenmarksverletzung zur Indikationsstellung eine wichtige Rolle zu (Comarr u. Kaufman, Davis, Munro, Driesen, Kessel u. Jäger u. a.).

In den Fällen der Flexionsverletzung des Halsmarkes stellt R. C. Schneider die Indikation zur Operation, auch ohne Passagehindernis im Spinalkanal wenn es sich um ein sog. vorderes oder laterales Marksyndrom handelt. Die Durchschneidung der Ligamenta denticulata soll, wie auch Kahn erfahren hat, Besserungen bringen.

Drake berichtete über 45 Fälle von Halsmarkschädigungen (28 komplette, 17 inkomplette Querschnitte). Er beobachtete in 8 von 10 inkompletten Halsmarkschädigungen nach der Entlastungsoperation gute Wiederherstellung der sensiblen und motorischen Funktionen.

Comarr u. Kaufmann stellten in ihrem Krankengut fest, daß die zwischen 24 Std und 1 Monat nach dem Unfall operierten Fälle die besten Restitutionen zeigten. Laminektomien führten die Autoren durch, wenn ein subarachnoidaler Block vorhanden war und das Röntgenbild keine eindeutige Totaldurchtrennung des Markes nachweisen ließ.

Wir stellen die Indikation zur Operation nur bei inkompletten Lähmungen mit einem Passagehindernis im Spinalkanal (Queckenstedtscher Versuch). Das Röntgenbild und der neurologische Befund dürfen eine Totaldurchtrennung des Markes nicht sicher erscheinen lassen. Es sollen Bogenbrüche, die zu einer knöchernen Raumbeengung geführt haben, vorwiegend laminektomiert werden. Dislokationen der Hals- und Lendenwirbelfrakturen versuchen wir durch Extensionen zu reponieren und prüfen die Passage im Spinalkanal erneut. Im Bereich der Brustwirbelsäule werden Repositionsversuche keinen Erfolg haben. Den Zeitpunkt der Operation wählt man nach unseren Erfahrungen am besten nach Abklingen des traumatischen Schockzustandes, also etwa 6—12 Std nach dem Unfall.

In Einzelfällen von inkompletten Querschnittslähmungen, bei denen entweder die Besserung des neurologischen Befundes nach der „Schwellungsphase" (ca. 4 Tage) ausbleibt oder der Befund sich sogar verschlechtert, führen wir eine erneute Durchgängigkeitsprüfung des Spinalkanals durch.

Bei einer Blockade ist eine Entlastungsoperation angezeigt. Zur Bestätigung des Stops und zur sicheren Feststellung der Höhe des Hindernisses kann auch eine Myelographie von Vorteil sein. Grundsätzlich muß man sich vor Augen halten, daß die operative Behandlung frischer Rückenmarksverletzungen nur in einer Druckentlastung besteht.

Der sog. „traumatische Schock" ist vom sog. „medullären Schock" zu unterscheiden. Der erstere dauert nur Stunden, der letztere meist Wochen. Nach Rückenmarksverletzungen kommt es. wie nach Hirnverletzungen und auch anderen schweren Traumen, zu vegetativen Störungen, die die Atmung, den Kreislauf, den Magen-Darmtrakt, das Urogenitalsystem und auch den Eiweißstoffwechsel betreffen.

Erst wenn Blutdruck-, Puls- und Temperaturwerte normalisiert sind und keine Hypoxie besteht, kann man an eine operative Versorgung denken. Die Überwindung der traumatischen Schockphase ist unbedingt notwendig, weil es sich um lebenswichtige Funktionen handelt. Da aber die Dauer des posttraumatischen Schockzustandes von Fall zu Fall recht verschieden sein kann, läßt sich kein einheitlicher Zeitpunkt der Operation festsetzen.

Guleke berichtete bereits 1950 über die durchgeführten Versuche peripherer Nerventransplantationen bei Rückenmarksquerdurchtrennungen.

Neue Gesichtspunkte würden sich diesbezüglich in Zukunft ergeben, wenn periphere Nervenimplantationen nach Totaldurchtrennung des Rückenmarks, wie sie Turbes und Freeman (1958), Jakoby, Turbes und Freeman (1960), Freeman (1963) und Czeuz und Speakman (1963) am Tier zum Teil mit gutem Erfolg durchgeführt haben, auch am

Menschen vorgenommen werden könnten. Die Frühlaminektomie wäre dann auch in den Fällen angezeigt, bei denen es sich um eine Totaldurchtrennung des Markes handelt, schon deshalb, weil die sichere Diagnose bei der Operation in den meisten Fällen gestellt werden könnte und die Nervenimplantationen im Frühstadium zweifellos eine bessere Prognose haben werden.

Die experimentellen Befunde sind sowohl in bezug auf den klinischen Verlauf als auch in bezug auf die histologisch festgestellten terminalen und kollateralen neurofibrillären Neoformationen unseres Erachtens ermutigend.

FREEMAN, DOUGALL, TURBES und BROWMAN (1960) versuchten auch im Experiment durch Trypsininjektionen in achtstündigem Abstand durch 30 Tage hindurch in den Subarachnoidalraum nach Hemisectio des Rückenmarks die Restitution zu beschleunigen. In diesen Fällen soll die Funktionswiederkehr rascher eingetreten sein.

Vor der Operation, die wir nicht vor 6—12 Std nach der Verletzung vornehmen, katheterisieren wir.

GUTTMANN entleert die Blase erst 48 Std nach dem Unfall, SCHMIDT 24 Std nach der Verletzung. Da in jedem Falle einer Rückenmarksbeteiligung eine Harnverhaltung auftritt, katheterisieren wir spätestens 12 Std nach dem Unfall routinemäßig. Die Harnverhaltung kommt nicht, wie heute noch allgemein angenommen wird, durch einen „Sphincterkrampf" zustande, sondern ist die Folge einer Detrusoratonie. Wir kommen auf diese Tatsache noch zu sprechen.

Diese sog. „Schockphase" des Rückenmarks dauert verschieden lange. Die Dauer ist vom Ausmaß der Verletzung abhängig. Klinisch auffällig ist, daß die Blasenfunktion in der Regel als erste ausfällt. Sie ist deshalb in gewissem Sinne ein Indicator der Rückenmarksbeteiligung. Auch bei der Wiederkehr der Rückenmarksfunktionen hinkt die Blasenfunktion nach. Man kann sich nach den anderen neurologischen Symptomen richten. Nach Restitution der Sensibilität kehren die motorischen Funktionen zurück. Erst nachher wird meist die Füllung der Blase vom Kranken registriert, und später steigt der Tonus des M. detrusor und seine motorische Funktion wird vollständig.

Bei Verfolgung des neurologischen Befundes ist die zu erwartende Wiederkehr der Blasenfunktion abzuschätzen. Es ist dadurch keine öftere Cystometrie notwendig. Diese Untersuchung der Blasenfunktion kann in der Phase der Restitution anfänglich auch von der Restharnbestimmung ersetzt werden.

Die Restharnbestimmung ist angezeigt, gleichgültig ob es sich um die Wiederkehr der normalen Blasentätigkeit oder um die Prüfung der sich entwickelnden Reflexblase handelt. Im ersten Fall übernehmen die höheren cerebralen und medullären Zentren die normale Blasenfunktion wieder, im letzten Falle aber wird die vom Gehirn getrennte Blase von segmentalen Reflexbogen „sacrales Blasenzentrum" gesteuert. Ist auch der Reflexbogen irreversibel unterbrochen, bleibt die Blase vom Rückenmark isoliert, und sie beginnt, allerdings nach längerer Zeit (Wochen und Monate), eine Eigentätigkeit (Blasenautomatie).

Die tägliche Blasenspülung führen wir, wenn röntgenologisch kein Reflux in die Ureteren nachzuweisen ist, mit der Tidaldrainage nach MUNRO aus. Ab 3. Woche versuchen wir auch bei totalen Rückenmarksverletzungen wöchentlich 2mal eine Spontanmiktion anfänglich mit Dorylgaben zu erzielen und den Restharn zu bestimmen. Besteht noch eine komplette Blasenatonie mit folgender Harnverhaltung, so ist natürlich keine Spontanmiktion und kein Restharn registrierbar. Es wird dann wieder katheterisiert.

Um 8 Uhr früh wird bei der Restharnbestimmung der Katheter entfernt. In den folgenden Stunden bekommt der Patient reichlich Flüssigkeit, auch z. B. Bärentraubenblättertee u. a. Um 11 Uhr vormittags geben wir 1 cm³ Doryl subcutan und warten die Miktion ab. Wenn Allgemeinsymptome auftreten, Blutdrucksteigerung, Schweißbildung, Tachykardie oder lokales Druckgefühl im Unterbauch, ähnlich dem normalen Harndrang, ohne Miktion, katheterisieren wir wieder und lassen den Katheter liegen.

Kommt eine Spontanmiktion zustande, wird der Restharn mit dem Katheter bestimmt, d. h. die nach der Miktion in der Blase verbleibende Harnmenge.

Die ausgeschiedene Portion und die Menge des Restharns ergeben die Blasenkapazität.

Eine cystometrische Kontrolluntersuchung nehmen wir vor, wenn die Spontanmiktion bereits ohne Doryl erfolgt ist und weniger als 100 cm³ Restharn festzustellen sind. Nach einer Spontanmiktion mit weniger als 100 cm³ Restharn ist cystometrisch eine gute Detrusorkontraktion registrierbar. Der Katheter wird entfernt, die Blasenspülung eingestellt und der Kranke auf einen 3stündlichen Rhythmus der Blasenentleerung eingeschult.

Öftere Restharnkontrollen sind auch in diesem Stadium notwendig, weil wechselnde Befunde der Blasenmotorik keine Seltenheit sind und die Bildung einer Überlauf- oder Schrumpfblase eventuell übersehen werden kann. Natürlich geben auch öftere Harnuntersuchungen über den Zustand der Blasenfunktion Aufschluß. Diese Kontrollen sind bei blandem, klinischem Verlauf wöchentlich angezeigt.

Technik. Die Operation einer traumatischen Rückenmarksverletzung mit Raumbeengung im Spinalkanal richtet sich im jeweiligen Falle nach den lokalen Befunden. Es ist ratsam, von den gesunden benachbarten Wirbelbögen auszugehen und erst von dort aus die Frakturstelle darzustellen.

Oft sind die anatomischen Verhältnisse im Bereich der Verletzung, besonders wenn es sich um Bogenbrüche handelt, erheblich verändert. Vorsichtiges Operieren ist auch wegen der zu erwartenden Knochensplitter, die das Mark angespießt haben, am Platze.

Kraus schlug bei der Frühlaminektomie vor, die Dura im Bereich des gesunden Nachbarorganes zuerst zu eröffnen, damit die frakturierten Bogenanteile auch unter Sicht des Rückenmarks entfernt werden können.

Es ist natürlich notwendig, daß die Dura im Verletzungsbereich dargestellt wird. Die Eröffnung der Dura ist bei geschlossenen Verletzungen angezeigt, damit der makroskopische Befund des Markes, der allerdings täuschen kann, bekannt wird. Die eventuell bestehende Raumbeengung im Spinalkanal muß beseitigt werden. Die Durchtrennung der Ligamenta denticulata im Verletzungsbereich scheint in einigen Fällen von Vorteil. Zerrungen am Rückenmark können dadurch besonders bei Verlagerungen des Markes vermieden werden. R. C. Schneider und Kahn halten besonders bei den sog. Flexionsverletzungen des Halsmarkes die Durchschneidung der Ligamenta angezeigt. Klinisch soll in diesen Fällen ein Syndrom des vorderen und lateralen Markes vorliegen.

II. Operationen bei Tonussteigerungen Rückenmarksverletzter.

Tonussteigerungen der infraläsionellen Muskulatur nach Rückenmarksverletzungen treten nach einer gewissen schlaffen „spin. Schockphase" in den meisten Fällen auf. Diese Tonussteigerung kann nur dann zustande kommen, wenn die peripheren Reflexbögen unterhalb der Rückenmarksverletzung erhalten geblieben sind.

Da der primitive, periphere Reflexbogen der Garant des Muskeltonus in normalen und besonders in pathologischen Umstände ist, greifen die Operationen, die eine Tonussenkung zum Ziele haben, am peripheren Reflexbogen an.

Operationen zum Zwecke der Tonussenkung sollten nicht vor Ablauf eines Jahres nach dem Unfall durchgeführt werden. Bis zu diesem Zeitpunkt sind operative Maßnahmen der Rückenmarksverletzung selbst noch indiziert bzw. kann eine Besserung erwartet werden. Wir haben bei den frischen Rückenmarksverletzungen darauf hingewiesen, daß nach einem Jahr Relaminektomien nicht mehr angezeigt sind.

In manchen Fällen steigt der Muskeltonus unterhalb der Rückenmarksverletzung in solchem Maße an, daß dauernde Beugesynergismen entstehen, die noch bei jedem kleinsten sensiblen, afferenten Reiz mächtig verstärkt werden. Die Größe des Problems kommt in der Vielzahl und Radikalität der Operationsmethoden, die angewandt werden, zum Ausdruck. Die übersichtliche Zusammenstellung der Operationen bei spastischen Lähmungen zeigt, daß schon seit langer Zeit auf den verschiedensten Wegen versucht wurde, den

Tonus der infraläsionellen Muskulatur zu senken (Abb. 1). 1820 begann DELPECH die Chirurgie der Tonussenkung bei Rückenmarksverletzten mit der offenen Achillotomie.

Diese Operation war bei der häufigen Spitzfußstellung solcher Kranker zur Wiederherstellung der physiologischen Fußstellung notwendig und war am Erfolgsorgan der Tonusstörung selbst ausgeführt worden.

Auf denselben Grundgedanken beruhen die Durchschneidungen der spastischen Muskulatur (Myotomien) von LITTLE.

SILTVERSKIÖLD versuchte durch Verlagerung der Muskelansätze aus einem Muskel, der auf 2 Gelenke wirkte, einen eingelenkigen zu machen.

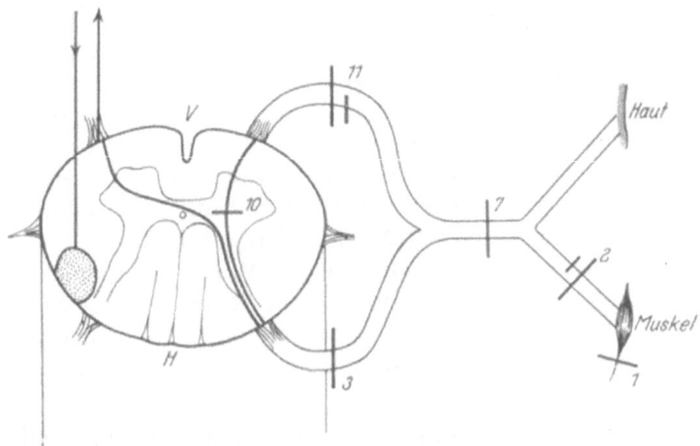

Abb. 1. Übersicht der operativen Möglichkeiten bei spastischen Lähmungen (nach PENZHOLZ). Die Durchschneidungsstellen sind in der Skizze des peripheren Reflexbogens eingezeichnet und numeriert.

Art der Eingriffe	Autoren
1. Tenotomien (offen und subcutan) Myotomien	1820 DELPECH (offene Achillotomie)
	1830 STROMEIER (subcutane Achillotomie)
	1840—1870 LITTLE
Sehnen- und Muskelplastiken	1890 HOFFA
	1924 SILTVERSKIÖLD (Verlagerung der Ansätze zweigelenkiger Muskeln)
2. Resektion peripherer motorischer Nerven (total und partiell)	1897 LORENZ (Obturatorius)
	1910 STOFFEL, 1919 SELIG
3. Radicotomia posterior	1908 FOERSTER
4. Doppelseitige Beinamputation	1916 WILMS, 1953 LINDENBERG
5. Sympathicusoperationen	1924 ROYLE
6. Radicotomia anterior totalis	1945 MUNRO
7. Kabelresektionen am Plexus	1947 BOLDT-HUTTNER
8. Intralumbale Alkoholinjektionen	1948 SHELDEN und BORS
9. Myelektomie	1948 MACCARTY
10. Longitudinale Myelotomie	1951 BISCHOF
11. Radicotomia anterior partialis	1952 MUNRO
12. Chordotomie	1912 FÖRSTER
13. Arthrodesen-Tenodesen	

Wie PENZHOLZ betonte, sind diese Eingriffe, die in der Hand des erfahrenen Orthopäden Hervorragendes leisten, heute noch zur Ergänzung der modernen Operationsmethoden am Nervensystem unerläßlich, wenn ungünstige spastische Fehlhaltungen durch bindegewebige Schrumpfungen bereits fixiert sind.

In der Abb. 1 haben wir die von PENZHOLZ zusammengestellten operativen Möglichkeiten bei spastischen Lähmungen wiedergegeben. Die schematische Zeichnung soll die Durchschneidungsstelle andeuten. Auch die meisten der im folgenden geschilderten Operationen sind in dieser Übersicht aufgeführt.

1. Eingriffe an den peripheren Nerven.

a) Obturatoriusdurchschneidung nach Lorenz.

Lorenz hatte 1897 bei den oft quälenden Adductorenspasmen den N. obturatorius durchschnitten. Die Durchtrennung des motorischen Nerven sollte den Tonus der versorgten Muskulatur senken. Er hat die bleibende Atonie der Addukturen mit einer totalen Lähmung erkauft.

b) Partielle, motorische Nervendurchschneidung nach Stoffel und Selig.

Um eine gewisse Restitutionsmöglichkeit offen zu lassen, versuchte Stoffel (1910) partielle Durchschneidungen auch anderer peripherer Nerven. Es ist verständlich, daß die partielle Nervendurchschneidung mit öfteren Rezidiven belastet ist als die radikale Totalunterbrechung. Das Ausmaß der Durchschneidung variierte Stoffel von Fall zu Fall. Bei spastischen Tonussteigerungen einzelner Muskelgruppen, die von einem gemeinsamen Nervenstamm innerviert werden, wird diese Methode heute noch viel geübt. Wie die Operationen an den Sehnen und Muskeln kann die Durchschneidung peripherer Nerven unter Umständen mit anderen zentralen Eingriffen kombiniert werden. Bei Beteiligung mehrerer Muskelgruppen an der Tonussteigerung sind operative Durchschneidungen größerer Nervenstämme angezeigt. Wir besprechen von Fall zu Fall das Problem der vorliegenden Spastik mit dem Orthopäden. An dieser Stelle möchten wir darauf hinweisen, daß die innige Zusammenarbeit des Neurochirurgen mit dem Orthopäden nicht nur sehr nutzbringend, sondern unserer Meinung nach unumgänglich ist.

c) Plexus brachialis-Teildurchschneidung nach Boldt und Huttner.

Boldt und Huttner haben bei Tonussteigerungen der Armmuskulatur, weniger bei Querschnittsgelähmten als bei zentral bedingten spastischen Hemiparesen, die Teildurchschneidung des Plexus brachialis vorgeschlagen. Es sollte die Verbindung vom mittleren Primärstamm zum lateralen Faszikel unterbrochen werden, damit der Tonus der Armbeuger gesenkt werde. Die Durchschneidung der Verbindung vom unteren Primärstamm zum Fasciculus posterior sollte die Streckfasern treffen.

In letzter Zeit wurde lediglich der mittlere Primärstrang, das ist die bei C 7 austretende Nervenwurzel, durchschnitten. Penzholz berichtete über eigene gute Erfahrungen mit dieser modifizierten Methode. Es handelte sich in einem Falle um einen zentral bedingten Streck- und Adductorspasmus des Armes. Der Kranke konnte nach der Operation den Arm beugen und adducieren. Vogt und Herbert haben an mehreren Kranken gezeigt, daß eine gewisse Besserung der aktiven Beweglichkeit und auch eine Linderung der oft erheblichen Schmerzen durch den Spasmus fast in allen Fällen erreicht wurden. Die Operation von Boldt und

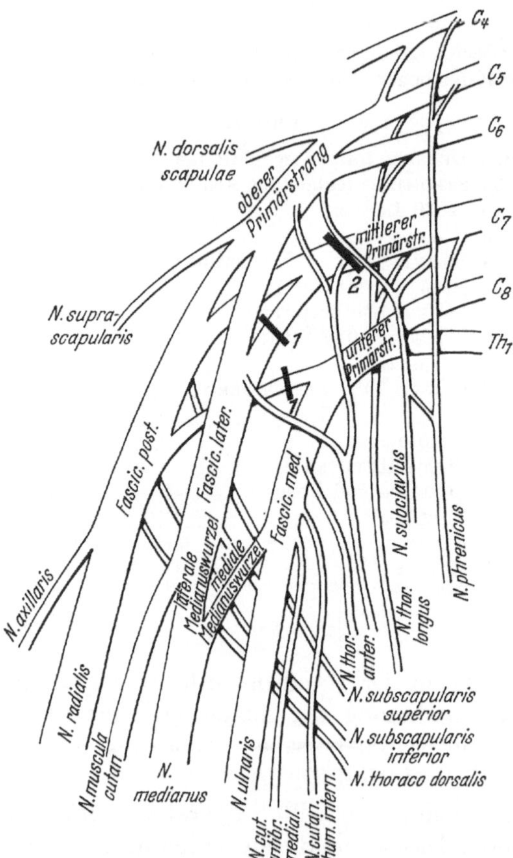

Abb. 2. Teildurchschneidung des Plexus brachialis nach Boldt und Huttner. (Nach Penzholz).

Huttner hat den großen Vorteil, daß durch die partielle Resektion des Plexus brachialis eine aktive Beweglichkeit nicht nur möglich ist, sondern sogar oft gebessert wird (Abb. 2, nach Penzholz). Ob es nach dieser partiellen Durchschneidung zu einer bleibenden Tonussenkung kommt, können wir nicht sagen. Katamnesen über längere Zeit liegen nicht vor.

Auf die cervicale Myelotomie (Bischof) kommen wir später noch bei den Eingriffen im Spinalkanal zu sprechen. Es handelt sich um eine Tonussenkung der Armmuskulatur weniger bei spinal als zentral bedingten Tonussteigerungen der quergestreiften Muskulatur. Unsere diesbezüglichen Erfahrungen belaufen sich auf 16 Patienten.

d) Beidseitige Beinamputation nach Wilms

In unserer Übersicht haben wir unter 4. die *doppelseitige Beinamputation* aufgeführt, die 1916 Wilms durchgeführt hat und 1953 Lindenberg wieder aufgegriffen hat. Man kann sich vorstellen, daß der Entschluß zu einem solchen Eingriff das letzte Refugium darstellt. Auch in der jüngsten Zeit wurde dieser Eingriff noch vorgenommen (Ziegler u. Martin, Boshamer).

Die Größe des therapeutischen Problems spastischer Beugekontrakturen kommt durch diese Operation klar zum Ausdruck. Die Amputation muß im Hüftgelenk vorgenommen werden, da Fehlstellungen des Oberschenkelstumpfes in maximaler Beugung nicht mehr korrigiert werden können. Trotz der Amputation kann es aber noch zu Schmerzzuständen in den Beinen in Form von Phantomschmerzen kommen, da sich die medulläre Situation nicht geändert hat. Unseres Wissens wurde die Beinamputation bei Beugekontrakturen nur selten durchgeführt. Wir haben keine eigenen Erfahrungen, da wir andere Eingriffe vorziehen.

e) Lumbale Sympathektomie nach Royle.

Royle versuchte 1924 die Spasmen Querschnittsgelähmter durch Sympathektomien zu beeinflussen. Die zeitweilige Abschaltung der lumbalen Ganglien des Grenzstranges mit Novocain üben auf Beuge- und Streckspasmen einen tonussenkenden Einfluß aus. Der Effekt ist passager. Die Sympathicusdurchschneidung hat auf den Tonus des quergestreiften Muskels ebenfalls keinen dauerhaften Einfluß. Diese Operationsmethode ist heute wegen des kurzdauernden und geringen Einflusses auf den Muskeltonus bei Rückenmarksverletzten wieder verlassen.

f) Medulläre Operationen.

Über höhere, medulläre Durchschneidungen bei spastischen Tonussteigerungen hat Schürmann in diesem Handbuch (Bd. VI) berichtet. Bei diesen Eingriffen wird der periphere Reflexbogen nicht durchtrennt. In ähnlicher Weise hat Förster bei Tonussteigerungen die homolaterale Vorderseitenstrangdurchschneidung zum Zwecke der Tonussenkung vorgeschlagen.

2. Eingriffe im Spinalkanal.

a) Die Vorderwurzeldurchschneidung nach Munro (1945).
(Synonyma: Rhizotomia anterior, Radikotomie.)

Munro führte 1945 bei spastischen Kontrakturen beider Beine nach totaler Rückenmarksdurchtrennung die Durchschneidung der motorischen Vorderwurzeln von L 1 bis S 1 beiderseits durch und erzielte mit dieser Unterbrechung der Reflexbögen eine totale schlaffe Lähmung der gesamten Beinmuskulatur. Rezidive hat er verständlicherweise bei der totalen Deefferentierung nicht gesehen.

Technik. Nach üblicher Laminektomie des 11. und 12. Brustwirbel- und eventuell des 1. Lendenwirbelbogens wird die Dura in der Mittellinie eröffnet und mit Haltefäden fixiert. Im Operationsbereich sind die lumbale Intumescenz und die austretenden Wurzeln ab

L 1 gut zu übersehen. Die Wurzeln sind in den untersten Rückenmarksanteilen, eng aneinanderliegend, oft schwer zu differenzieren. Zur Orientierung im Bereiche der lumbalen Intumescenz wird das letzte Lig. denticulatum herangezogen. Die Wurzel L 1 kreuzt dieses unterste Lig. denticulatum. Die Sacralwurzeln sollen bei dieser Operation wegen der Blasenfunktion geschont werden. Über die eventuelle Resektion auch der Wurzeln, die die Blase versorgen, berichten wir später. Die hinteren Wurzeln verdecken die Sicht der ventral gelegenen vorderen Wurzeln. Wenn man die hinteren Wurzeln mit einem Nervenhaken wegzieht, werden die vorderen Wurzeln sichtbar und können einzeln durchtrennt werden. Die begleitenden Gefäße soll man dabei schonen. Man durchtrennt die Wurzeln von L 1 bis S 1 einschließlich. Damit ist die untere Extremität einschließlich Hüftbeuger (Iliopsoas) deefferentiert.

Die Dura wird fortlaufend und die Wunde in Schichten geschlossen.

Bewertung. Die Vorderwurzeldurchschneidung nach Munro ist bei bioptisch verifizierter, totaler Rückenmarksunterbrechung ohne Beteiligung der Blase an der Tonussteigerung (es hat sich in diesen Fällen eine gute Reflexblase gebildet) eine rezidivfreie Methode die Spasmen zu beseitigen.

Spätere motorische Restitutionen sind natürlich ausgeschlossen. Die Beine sind beiderseits vollkommen schlaff. Die Beinmuskulatur fällt einer Atrophie anheim, die oft recht hochgradig ist, weil das Vorderhorn vom Muskel getrennt ist. Das klinische Bild erinnert an die Poliomyelitis.

Die Blasenfunktion wird durch diese Operation normalerweise nicht beeinflußt, d. h. eine Reflextätigkeit der Blase ist auch nach der Operation in gleichem Maße möglich.

b) Die Hinterwurzeldurchschneidung.

(Synonyma: Rhizotomia posterior, Radikotomie, Förstersche Operation.)

α) *Die Hinterwurzeldurchschneidung* nach Förster.

Bennet durchtrennte bereits 1888 zum Zwecke der Schmerzausschaltung die hinteren Wurzeln. Förster nahm die Hinterwurzeldurchschneidung 1909 bei der Littleschen Erkrankung zum Zwecke der Tonussenkung vor. Er durchtrennte bei Spasmen der Beine die Wurzeln L 2/3/5 und S 2, bei Spasmen der Arme C 4/5/7 und D 1. Der Erfolg dieser Operation war anfänglich sehr gut. Die Spasmen verschwanden sofort, und die noch vorhandene motorische Kraft befähigte die Kinder oft zum Gehen. Tietze, Küttner und Förster berichteten 1910 über die guten Erfolge nach der Hinterwurzeldurchschneidung bei der Littleschen Erkrankung und auch bei spastischen Kontrakturen (s. Tabelle 2). Kurze Zeit später wurden jedoch schon Rezidive gemeldet, die auch bei großer Ausdehnung der Wurzeldurchschneidung auftraten. Die Großzahl der Autoren ist sich darüber einig, daß die Hinterwurzeldurchschneidung allein zur dauernden Senkung des Tonus zu wenig ist und Rezidive sehr häufig sind (Freeman und Heimburger, Kessel und Jäger).

In jüngster Zeit haben einige Autoren (u. a. Penzholz) über Dauererfolge nach der Hinterwurzeldurchschneidung bei Tonusstörungen berichtet. Auch Riechert sah in einigen Fällen einen Dauererfolg.

Sie deuten die angeblichen Rezidive durch falsche Operationsmethoden u. a.

Da es, wie schon bemerkt, bekannt war, daß die Schmerzleitung über die hinteren Wurzeln ins Rückenmark zieht, durchschnitt Förster diese Bahnen auch bei tabischen Krisen und mußte auch hier nach anfänglich guten Erfolgen Rezidive beobachten. Heymann stellte fest, daß bei den tabischen Krisen die Erkrankung und die Schmerzentstehung im Rückenmark lokalisiert ist und erklärte damit die Mißerfolge nach der Hinterwurzeldurchschneidung.

Anfänglich erfreute sich diese Operationsmethode auch bei anderen Schmerzzuständen, so z. B. bei Carcinomen und bei anderen Plexusirritationen auch entzündlicher Genese, großer Beliebtheit.

Tabelle 1. *Radikuläre Versorgung der Beinmuskulatur.* (Nach FOERSTER.)

	L 1	L 2	L 3	L 4	L 5	S 1	S 2
Flexoren des Oberschenkels	L 1	L 2	L 3	L 4	L 5	S 1	S 2
Extensoren des Oberschenkels					L 5	S 1	S 2
Adductoren des Oberschenkels		L 2	L 3	L 4			
Abductoren des Oberschenkels					L 5	S 1	S 2
Außenrotatoren des Oberschenkels					L 5	S 1	S 2
Innenrotatoren des Oberschenkels			L 3	L 4	L 5	S 1	S 2
Strecker des Unterschenkels		L 2	L 3	L 4			
Beuger des Unterschenkels					L 5	S 1	S 2
Dorsalflexoren des Fußes				L 4	L 5	S 1	
Plantarflexoren des Fußes					L 5	S 1	S 2

Auswahl der zu resezierenden hinteren Wurzeln bei Paraspastik

1. Nach FOERSTER (1911)
   - a) Im Normalfall . . . . L 2 L 3   L 5   S 2
   - b) Bei sehr schweren Beugekontrakturen   L 1 L 2 L 3   L 5 S 1 S 2
   - c) Bei sehr schweren Streckkontrakturen   L 1 L 2   L 4   S 1 S 2
2. Nach KLEIN (1949) . . . . L 2 L 3 L 4 L 5 S 1

Heute führt man die Hinterwurzeldurchschneidung bei Schmerzzuständen besonders Rückenmarksverletzter nur mehr selten und in ausgewählten Fällen durch. In jüngster Zeit wurden auch Schmerzleiter in den vorderen Wurzeln und im Sympathicus angenommen. Sicher bestehen bei Rückenmarksverletzten, außer den durch Spasmen hervorgerufenen Schmerzen solche zentraler, meist medullärer Genese, die verständlicherweise mit peripheren Schmerzbahnunterbrechungen nicht zu beseitigen sind. Über das Schmerzproblem Rückenmarksverletzter siehe später bei der Chordotomie.

Technik. Zur Freilegung der Wurzeln von L 2 bis S 2 an ihrer Austrittsstelle aus der Dura sind eine Laminektomie des 2. bis 5. Lendenwirbelbogens und die Wegnahme eines Teiles des dorsalen Sacralkanals notwendig. Nach Eröffnung der Dura und Identifizierung der Wurzeln werden von der 2. Lendenwurzel caudalwärts die 3. und die 5. Lendenwurzel sowie die 2. Sacralwurzel beiderseits durchtrennt. Vielfach wird die jeweilige Wurzel zuerst am proximalen und distalen Teil der geplanten Durchtrennung geklippt. Die begleitenden Gefäße soll man nach Möglichkeit schonen. In ähnlicher Weise wird im Bereich des Halsmarkes nach üblicher Laminektomie des 4. Halswirbelbogens bis 1. Brustwirbelbogens die Dura eröffnet und nach Identifizierung der Wurzel die 4., 5. und 7. Cervicalwurzel und die erste Thorakalwurzel beiderseits durchtrennt. Die 4. Lumbal- und die 1. Sacralwurzel wurden von FÖRSTER bei spastischen Kontrakturen geschont. Im Halsmarkbereich beließ er bei der gleichen Indikation die 6. Cervicalwurzel. Bei Schmerzzuständen durchtrennte er alle hinteren Wurzeln.

Siehe Tabelle 1 von PENZHOLZ mit Übersicht der Wurzeldurchschneidungen.

Bewertung. Die Förstersche Operation wird heute bei spastischen Kontrakturen, eventuell auch bei Athetosen nurmehr selten durchgeführt, da erfahrungsgemäß Rezidive auftreten (KESSEL u. JÄGER).

Außerdem folgen der Hinterwurzeldurchschneidung Ataxie und eine Störung der Tiefensensibilität, die nach PENZHOLZ weitgehend restituieren sollen. Das Zustandsbild entspricht dem der Tabes weitgehend. Wegen der kompletten Sensibilitätsstörung, die der beidseitigen Operation folgt, können die Kranken, auch wenn ein Teil der Motorik erhalten sein sollte, nicht gehen. Meist bestehen aber weitgehende Paresen. KESSEL u. JÄGER haben auf diese Tatsachen hingewiesen.

PENZHOLZ berichtete über gute Erfolge (s. Tabelle 2) und stellte die Tabelle über die Ergebnisse anderer Autoren zusammen. Auch FÖRSTER und KÜTTNER berichteten 1910 über gute Anfangserfolge.

In manchen Fällen von Schmerzzuständen im Bereich der oberen Extremitäten bzw. des Halses wird eine Hinterwurzeldurchschneidung noch in Frage kommen.

Tabelle 2. *Ergebnisse der Försterschen Hinterwurzeldurchschneidung.* (Nach Penzholz.)

Autor		Anzahl	Gut	Nach-untersuchung	Schlecht	Verstorben
1. Foerster-Tietze	1908	2	2		0	0
2. Küttner	1910	10	9	1—3 Jahre	1 (Athetose)	0
3. Biesalski	1916	9	6	1—5 Jahre	2 (generalisierte Athetose)	1 (Meningitis)
4. Foerster	1918	4	4		0	0
5. Yovtchitch	1928	1	1		0	0
6. Stahmer	1931	4	1	8 Jahre	2 (beide schwere Demenz)	1 (Operations-Schock)
7. Biesin	1932	3	3		0	0
8. Vasiliu	1938	1	1		0	0
9. Patas	1939	4	1	7 Jahre	1 (schwere Athetose)	2 (1 Operations-Schock, 1 Meningitis)
10. Klein	1949	21	16	bis 5 Jahre	5 (3 schwerste Parese und Athetose, 2 schwerste Demenz)	0
11. Penzholz	1956	3	2	6 Wochen, 5 Jahre	1 (rasch fort-schreitende M.S.)	0
Summe		62	46 = 74 %		12 = 19 %	4 = 7 %

Bors und French halten die Hinterwurzeldurchschneidung von D 9—11 bei paroxysmalen Blutdrucksteigerungen Querschnittsgelähmter für die Methode der Wahl. Es soll der afferente Schenkel des Reflexbogens in diesen Segmenten abgeschaltet werden.

Auch die Spastik sahen sie gebessert.

Bei Schmerzzuständen im Bereiche des Beckens und der unteren Extremitäten bei Querschnittsverletzten wird heute allgemein nicht mehr die Hinterwurzeldurchschneidung, sondern die Schmerzbahndurchtrennung (Vorderseitenstrang) im Rückenmark durchgeführt. Die Schmerzen entstehen bei Rückenmarksverletzten oft zentraler, z. B. am Ort der Rückenmarksverletzung selbst, so daß Eingriffe in der Peripherie und am Reflexbogen keine Wirkung haben können. Der Sensibilitätsausfall nach der Chordotomie ist nicht wie bei der Hinterwurzeldurchschneidung komplett, sondern dissoziiert, d. h. die Berührungsempfindung bleibt bei Ausfall der Schmerzempfindung erhalten.

Wie oben bereits erwähnt wird die Hinterwurzeldurchschneidung bei spastischen Zuständen der Skeletmuskulatur und bei Tonusstörungen der Blase mit der Vorderwurzeldurchschneidung (also Caudadurchschneidung) kombiniert, besonders wenn schmerzhafte Tenesmen bei der Blasenhypertonie vorhanden sind. Diese Kombination bringt einen Dauererfolg. Die Durchtrennung der hinteren Wurzeln geschieht in diesen Fällen nicht an der Austrittsstelle aus der Dura, sondern an ihrem Eintritt in das Rückenmark.

β) Hinterwurzeldurchschneidung nach Codivilla, Wilms u. a.

Codivilla, Wilms und Kolb Willer, Cozy u. a. durchtrennten die hinteren Wurzeln im Bereiche des Conus terminalis. Sie konnten die große Laminektomie, die bei der Försterschen Operation notwendig war, dadurch verkleinern. Sie durchschnitten die Wurzeln knapp vor ihrem Eintritt in den Conus. Es genügte eine Laminektomie des 11. und 12. Brustwirbelbogens. Die Indikationsstellung dieser Operation entspricht der bei der Försterschen Operation.

Technik. Nach einer üblichen Laminektomie des 11. und 12. Brustwirbelbogens und in manchen Fällen auch des 1. Lendenwirbelbogens wird die Dura eröffnet und die 2. Lendenwurzel identifiziert und etwa 2—3 mm vom Conus entfernt durchtrennt. Anschließend wird die 3. und 5. Lendenwurzel und 2. Sacralwurzel ebenfalls durchschnitten.

Die hinteren Wurzeln, die im Conusbereich in Form einer Platte an das Mark herantreten, können mit einer Sonde unterfahren werden, so daß sämtliche hinteren Wurzeln von den vorderen Wurzeln getrennt auf der Sonde liegen. Die oben angegebenen Wurzeln werden durchschnitten, nachdem sie mit Silberklipsen distal und proximal von der Durchschneidungsstelle versehen worden sind. Der Wundverschluß wird nach Duranaht in üblicher Weise vollzogen.

Bewertung. Der Eingriff ist in dieser Art sicher einfacher und kleiner als die Förstersche Operation, schon deshalb, weil weniger Bögen entfernt werden müssen. Der gleiche Zugang wird bei der intraduralen Vorderwurzel-Durchschneidung heute noch gewählt.

γ) Hinterwurzeldurschschneidung nach GULEKE.

GULEKE durchschnitt die hinteren Wurzeln extradural. Diese Methode erschien in den Fällen angezeigt, die im Bereich des Sacrums oder der unteren Lendenwirbelsäule Dekubitalgeschwüre hatten, und bei denen daher Wundinfektionen zu befürchten waren.

Technik. Nach üblicher Laminektomie vom 2. bis 5. Lendenwirbelbogen und bis zum Anfang des Sacralkanals wurde wie bei der Försterschen Operation die Dura dargestellt. Die Bogenansätze mußten in diesem Falle jedoch seitlich möglichst weit weggenommen werden, damit die Duraausstülpungen an der Austrittsstelle der einzelnen Wurzeln gesehen werden konnten. Der Duralsack mußte dann auf die Gegenseite gezogen werden, damit die mit der Dura verkleideten Wurzeln zugänglich wurden. Man isoliert die hinteren Wurzeln mit einem Häkchen und versieht die jeweiligen Wurzeln mit einem Klips und durchtrennt sie.

Bewertung. Die Operation nach GULEKE wird heute wie die Förstersche Operation nur noch selten, jedoch noch zeitweilig deshalb durchgeführt, weil die Dura nicht eröffnet werden muß, z. B. bei aseptischen Operationen. In bezug auf die Blase hat die Operation nach GULEKE keine besondere Bedeutung. In diesen Fällen wird heute die sacrale Neurotomie im Bereich der Foramina sacralia gemacht.

ADSON schlug 1935 die beidseitige Hinterwurzeldurchschneidung von D 6 bis L 2 bei Hochdruckkranken vor. Über die Erfolge können wir aus eigener Erfahrung nicht berichten.

c) Die Caudadurchschneidung.

Bei Tonussteigerungen der Beinmuskulatur und gleichzeitigen Blasenstörungen haben MEIROWSKY, SCHEIBERT und HINCHEY die Cauda durchtrennt.

Über die Wirkung und die Indikationsstellung der Caudadurchschneidung bei Blasenstörungen werden wir unter den Funktionsstörungen der Blase berichten.

Auf die quergestreifte Muskulatur der Beine wirkt die Caudadurchschneidung in gleicher Weise wie die Vorderwurzeldurchschneidung (L 1 bis S 1 beiderseits). Die Operation soll nur bei bioptisch verifizierten Querschnittsverletzungen des Rückenmarkes ausgeführt werden. Spätere Restitutionen sind bei der Caudadurchschneidung natürlich ausgeschlossen. Der Tonus der Beinmuskulatur sinkt bei Vorder- und Hinterwurzeldurchschneidung bleibend. Reflexmechanismen über das Rückenmark, die die vorderen oder hinteren Wurzeln passieren, sind nach dieser Operation ausgeschaltet. Da bei Rückenmarksverletzten Störimpulse über diese Bahnen zu pathologischen Reflexabläufen führen, ist diese Abschaltung oft von großem Vorteil.

Die Autoren berichten über gute Resultate nach dieser Operation. Trophische Störungen sollen abheilen, doch müssen fortschreitende Muskelatrophien auftreten. Afferente Reize führen, da der Reflexbogen in Höhe der vorderen und hinteren Wurzel unterbrochen ist, zu keinem motorischen Effekt mehr. Die Sensibilität muß schon vor der Operation erloschen sein. Die Indikationsstellung zu dieser Operation wird aber mehr von der Blase bestimmt. Die Gesamtbeurteilung kann daher nur unter gleichzeitiger Berücksichtigung der medullären Blasenstörung erfolgen. In der Abb. 19 (siehe Blasenfunktionsstörung) haben wir die heute üblichen Operationsmethoden bei Tonusstörungen Rückenmarksverletzter mit Berücksichtigung der Blase zusammengestellt.

d) Die Kordektomie nach MacCarty.

(Synonyma: Myelektomie, Resektion des Lumbosacralmarkes.)

Diese radikal anmutende Operation hat wie die Caudadurchschneidung zum Ziel, das erkrankte Rückenmark als Reflexorgan auszuschalten.

Die sicherste und dauerhafteste Ausschaltung eines Organs ist seine Entfernung. MacCarty hat 1948 diesem Gedanken folgend das Rückenmark bei verifizierte Rückenmarktotaldurchtrennung in Höhe L 1 abgesetzt, wenn beiderseits Beugespasmen und Synergismen vorhanden waren.

Technik. Siehe Blasenfunktionsstörungen.

Bewertung. Tonussteigerungen der quergestreiften Muskulatur, die ab L 1 medullär versorgt wird, sind nach dieser Operation beseitigt. Rezidive sind unmöglich. Die Vorteile und Nachteile der Caudadurchschneidung folgen auch dieser Operation.

Da auch in diesem Falle wie bei der totalen Caudadurchschneidung das Sacralmark ausfällt, d. h. das Zentralnervensystem von den Erfolgsorganen (Blase, Mastdarm und Genitale) getrennt wird, muß die Indikationsstellung zu dieser Operation auch von den Organen des Beckens bestimmt werden. Auf die exakte Anzeigestellung kommen wir im Rahmen der Blasenfunktionsstörungen noch zu sprechen.

e) Die longitudinale Myelotomie nach Bischof.

(Synonyma: Frontale Spaltung der Intumescenz. Lumbale, frontale Myelotomie.)

Wir haben 1951 (Bischof) versucht, den peripheren Reflexbogen im Rückenmark selbst zwischen Vorder- und Hinterhornsystem zu unterbrechen. Dazu war ein Schnitt in den jeweiligen Segmenten in der Frontalebene notwendig. Die afferenten Impulse, die über die hinteren Wurzeln ins Rückenmark gelangen, erreichen bei Querschnittsverletzten, als ob die zentralen Abflußmöglichkeiten eine Rückstauung verursachten, in vollem Maße das motorische Vorderhorn. Der periphere Reflexbogen wird durch Verbindungsfasern zwischen Hinter- und Vorderhorn medullär geschlossen. Diese vielverzweigten Fasern „Köllikers" sollen bei der frontalen Spaltung getroffen werden und die Vorder-Hinterhornverbindung trennen.

Die beschriebenen Rezidive nach der Hinterwurzeldurchschneidung könnten über diese Kollateralbahn zustande kommen. Über eine entfernte hintere Wurzel könnten die afferenten Impulse bei erhaltenen Kollateralen noch alle übrigen Vorderhörner erreichen.

Die Operationstechnik hat auch Schürmann in Bd. VI dieses Handbuches ausgeführt und durch gute Bilder illustriert. Die Durchschneidung von L 1 bis S 1 muß, wie wir erfahren haben, komplett durchgeführt werden. Wir versuchten in einigen Fällen mit geringeren Durchschneidungen auszukommen und mußten feststellen, daß es zu neuerlichen Tonussteigerungen kommen kann.

Die Schnittführung kann ventral oder dorsal vom Ligamentum denticulatum je nach den noch erhaltenen Bahnen vorgenommen werden.

Bei richtiger Schnittlage, Tiefe und Ausdehnung sinkt der Tonus der gesamten Beinmuskulatur nach der Operation und bleibt gesenkt. Fibrilläre Zuckungen, die wir in 2 Fällen nach der Operation gesehen haben, und die 2—3 Tage nach der Operation verschwunden waren, mußten wir auf eine Irritation der Vorderhornzellen zurückführen.

Die Blasenfunktion wird durch die frontale Spaltung der lumbalen Intumescenz bis S 1 nicht beeinflußt. Eine eventuelle Reflextätigkeit der Blase sahen wir schon einige Tage nach der Operation wieder auftreten. Diese Operationsmethode ist wie die Vorderwurzeldurchschneidung auch bei spastischen Paresen ohne Beeinflussung der Blase anwendbar. Allerdings kann man auch Tonussteigerungen der Blase mit einer einfachen Schnittverlängerung in das Sacralmark beseitigen. Über die Indikationsstellung der verlängerten Myelotomie siehe bei den Blasenfunktionsstörungen.

Bei Tonussteigerungen der Armmuskulatur — dieses Syndrom ist öfter bei cerebral als spinal bedingten Spasmen zu sehen — haben wir unter denselben therapeutischen

Vorstellungen der peripheren Reflexbogenunterbrechung die frontale Spaltung (Bischof) in der cervicalen Intumenscenz versucht. Unsere Beobachtungen an 16 Kranken zeigten, daß diese Methode gute Resultate und keine Nebenschädigungen mit sich bringt.

Die cervicale Myelotomie soll von C 5 bis D 1 — meist ist nur eine halbseitige Durchschneidung notwendig wie bei Hemiparalyse — bis zur Mittellinie durchgeführt werden. Die technischen Einzelheiten entsprechen im übrigen denen der lumbalen Myelotomie vollkommen.

Bewertung. Die lumbale Myelotomie, d. i. die Spaltung der lumbalen Intumescenz von L 1 bis S 1, ist bei ein- und beidseitigen spastischen Kontrakturen der Beine, bei totalen und partiellen Rückenmarksverletzungen zum Zwecke der Tonussenkung angezeigt.

Die Durchschneidung kann variiert werden. Man kann eventuell noch erhaltene sensible Bahnen trotz der Tonussenkung schonen. Die lumbale Myelotomie läßt die Hinterstrangfunktionen intakt, die segmental kreuzenden Fasern für Schmerz und Temperatur werden wie die segmentalen Zuflüsse aus der Pyramidenbahn zum jeweiligen Vorderhorn durchschnitten. Das Hinterhorn- und Vorderhornsystem bleibt mit dem Erfolgsorgan in Verbindung. Es treten deshalb keine trophischen Störungen hinzu, auch die fortschreitende Muskelatrophie tritt nicht auf. Der Vorteil der Unterbrechung pathologisch medullärer Reflexmechanismen, wie wir es besonders bei der Caudadurchschneidung und Kordektomie schätzen, wird auch bei dieser medullären Durchschneidung gewährleistet. Die Trophik bessert sich. Eine eventuell gute Reflextätigkeit der Blase wird durch die Myelotomie von L 1 bis S 1 nicht beeinflußt. Die Myelotomie kann zum Unterschied der Caudadurchschneidung und der Kordektomie auch in Fällen mit spastischen Kontrakturen der Beine bei guter Blasenfunktion durchgeführt werden, d. h. die eventuelle Reflexblase kann erhalten werden. Auf die Beeinflussung der Blasenfunktion durch die verlängerte Spaltung des Lumbalmarkes ins Sacralmark kommen wir noch zu sprechen. Natürlich sind auch vor und nach der Myelotomie von L 1 bis S 1 Untersuchungen der Blase angezeigt.

Wir haben die lumbale Myelotomie von L 1 bis S 1 in 20 Fällen ausgeführt und sahen gute Resultate. Ivan, Paine und Hunt haben 3 Fälle mit Erfolg operiert.

Der Tonus war in 17 gesenkt geblieben. Die quälenden Adductorenspasmen und Automatismen besonders bei afferenten Reizen waren verschwunden. Gleichzeitig konnten wir die Schmerzen beseitigen. In den 3 Fällen, bei denen es zu einer neuerlichen Tonussteigerung kam, hatten wir wenig durchschnitten, um die noch vorhandene Motorik zu erhalten. Man muß die Durchschneidung komplett durchführen.

In diesen 20 Fällen wurden die Frontalspaltungen der lumbalen Intumescenz von lateral in Höhe des Ligamentum denticulatum ausgeführt. Bei dieser Schnittführung wurden nicht nur die sog. Kollateralen Köllikers beiderseits, sondern auch die segmentalen Zuschüsse der Vorderhörner von den Pyramidenseitenstrangbahnen getroffen.

In der Arbeit „Die longitudinale Myelotomie" (1951) haben wir auch eine zweite Möglichkeit, die Kollateralen ohne Pyramidenbahnschädigung zu treffen, angegeben. Wegen der Gefäße, die die Mittellinie des Rückenmarks überschreiten, haben wir damals den seitlichen Zugang gewählt. Der dorsale Zugang besteht in einer Medianspaltung des Rückenmarks bis in Höhe des Zentralkanals und in einer in der Frontalebene gelegenen beiderseitigen Spaltung, so daß eine T-förmige Schnittführung im Rückenmark entsteht.

Bei folgendem Patienten haben wir den dorsalen Zugang erstmals versucht:

Es handelte sich um einen 48jährigen Mann, der im Mai 1964 einen Arbeitsunfall mit Prellungen und mehreren Schürfwunden am Rücken erlitt. In der Folgezeit ist es zu einer Steifheit der Rückenmuskulatur gekommen. In einer auswärtigen Klinik wurde auf Grund der Liquor- und Blutuntersuchungen eine „Tabes" diagnostiziert. Antibiotica besserten das Krankheitsbild nicht. Die Muskelsteife nahm zu und erfaßte auch die Bein- und Bauchmuskulatur zunehmend. Die Muskulatur wurde atrophisch. Die Blasenfunktion war in Form einer Harnverhaltung gestört. Die Sensibilitätsstörung blieb auffallend gering. Anhaltspunkte für einen raumfordernden, spinalen Prozeß fanden sich nicht. Das Krankheitsbild wurde dem im Schrifttum bekannten „Stiffman-Syndrom" zugeordnet. Stereotaktische Operationen blieben ergebnislos.

Bei der Operation am 23. 2. 66 wurden die Bögen des 9.—12. BWK weggenommen und die Dura eröffnet. Das Mark zeigte sich im ganzen atrophisch. Die lumbale Intumescenz war noch kaum als Auftreibung zu erkennen. Am unteren Ende der Wunde war das Filum terminale noch zu sehen. Das Rückenmark wurde im freigelegten Teil vom Segment D 11—S 1 in der dorsalen Mittellinie nach Koagulation der Gefäße, die die Mittellinie überschritten, sagital gespalten. Diese Spaltung wurde mit scharfem, geradem Messer mindestens bis in Höhe des Zentralkanals ausgeführt. Anschließend haben wir von dieser Schnittebene aus mit der um 90⁰ gewinkelten Klemme, die einen dreieckig gebrochenen Rasierklingenanteil trägt, in der Frontalebene beiderseits im Grau des Markes eine Durchschneidung ausgeführt. Unsere gewinkelte Klemme, die wir auch bei der lateralen Myelotomie verwendet haben, und die in den Abb. 24 u. 25 dargestellt ist, hat sich in diesem Falle deshalb so gut bewährt, weil der relativ breite Rücken der Klemme den Sagittalspalt beim caudalwärts Schneiden öffnet, während der Rasierklingenteil nach cranial zeigend, je nach Seite rechts oder links in der Frontalebene geschwenkt und durchgezogen werden kann.

Nach der Operation war der Patient sofort beschwerdefrei. Die Muskelverkrampfungen hatten sich gelöst. Er erholte sich rasch. Der Kranke konnte nach der ausgedehnten Durchschneidung alle Muskelgruppen willkürlich bewegen. Die Rehabilitation ist noch in vollem Gange.

Bei dieser Operationsmethode wird es, wie unser Beispiel gezeigt hat, möglich sein, den Tonus der quergestreiften Muskulatur ohne Durchtrennung der segmentalen pyramidalen Zuschüsse, also ohne zusätzliche Lähmungen, isoliert zu senken.

Pomorski hat diese Methode der dorsalen oder medialen Myelotomie schon ausgeführt und persönlich über gute Erfolge berichtet. Er sah bei Tonussenkung eine gleichbleibend gute motorische Kraft und sogar eine Besserung, wahrscheinlich, weil die Tonussteigerung die noch vorhandene motorische Kraft überdeckt hat.

III. Operationen am Rückenmark bei Schmerzzuständen Rückenmarksverletzter.

Wenn auch die spastischen Kontrakturen oft mit erheblichen Schmerzen verbunden sind, die nach den geschilderten Eingriffen, der Tonussenkung zum Großteil verschwinden so gibt es doch Fälle, bei denen trotz Beseitigung der Spasmen noch Schmerzzustände bestehen, die die Rehabilitation gefährden. Auf die einzelnen Schmerzarten kommen wir noch zu sprechen (siehe Chordotomie).

Die im vorigen Kapitel geschilderte Hinterwurzeldurchschneidung wurde früher zur Tonussenkung und Schmerzbekämpfung der unteren Extremitäten angewandt. Wir haben mit der Hinterwurzeldurchschneidung im Kampf gegen Schmerzen keine gute Erfahrung gemacht. Wenn auch anfänglich eine Besserung eintritt, so sahen wir oft Rezidive in verhältnismäßig kurzer Zeit. Auch die Operationen am sympathischen Grenzstrang, auf die viel Hoffnung gesetzt wurde, da der Sympathicus bei totalem Querschnitt die einzige nervöse Verbindung des denervierten Körperabschnittes mit dem Gehirn darstellt, sind zum Zwecke der Schmerzabschaltung heute verlassen. Auf die Operationen an den Nn. hypogastrici und deren Erfolge kommen wir noch zu sprechen Im Folgenden berichten wir über Operationen, die bei Schmerzzuständen Rückenmarksverletzter angewandt wurden und zum Teil noch heute angewandt werden. Diese Operationen werden am Rückenmark selbst ausgeführt. Es sollen die afferenten Dauerreize, die vom Ort der Verletzung ausgehen, unterbrochen werden.

1. Narbenlösung im Bereich der Rückenmarksverletzung.
(Synonyma: Neurolyse des Rückenmarks, Spätlaminektomie.)

Bei der Besprechung der frischen Rückenmarksverletzungen haben wir auf die Schwierigkeiten der operativen Indikationsstellung hingewiesen. Auch bei Rückenmarksverletzungen, die sich in einem späteren Stadium der Narbenbildung befinden, erhebt sich öfter, vorwiegend aber wegen bestehender Schmerzzustände oder Spasmen und progredienter neurologischer Symptomatik, die Frage der sog. Neurolyse oder der Spätlaminektomie. SCARFF und POOL haben vermutet, daß die Tonussteigerung der Skeletmuskulatur nach Rückenmarksverletzung nicht nur durch die Abtrennung des Rückenmarks vom Gehirn, sondern auch durch Irritation des peripheren Rückenmarkstumpfes zustande kommt. Sie führten deshalb eine Freilegung der Verletzungsstelle des Rückenmarks durch und machten Excisionen des degenerierten Rückenmarkanteiles. In einem Falle durchtrennten sie die dorsale Säule unterhalb der Läsionsstelle. Die Erfolge dieser Operation sind zweifelhaft. Man könnte sich vorstellen, daß Excisionen und Durchschneidungen des zentralen Stumpfes Schmerzfreiheit durch Trennung der Narbe vom Gehirn wie bei der Chordotomie mit sich bringen (s. Myelotomia transversa).

Operative Eingriffe später als 1 Jahr nach dem Unfall haben, wie wir erwähnt haben, lediglich einen psychischen Effekt, lassen aber keine objektive Besserung des neurologischen Befundes erwarten (COMARR und KAUFMAN, RAND). Spätlaminektomien sind nur in seltenen Fällen indiziert. Auch der Einfluß auf Spasmen und Schmerzen ist gering. Wir entschließen uns nur in wenigen Fällen zu dieser Operation und machen die Indikation wie bei den frischen Verletzungen von der Passage im Spinalkanal und vom klinischen Verlauf abhängig. Zunehmende Verschlechterung bei partiellen Rückenmarksverletzungen lassen an Irritationen oder Raumbeengungen des Markes durch Narbenbildung denken.

Als Indikation zur Spätlaminektomie führt KRAUS an; Zunahme der Paresen nach anfänglicher Besserung als Ausdruck eines reaktiv entzündlichen Prozesses in Form einer Arachnitis mit Verklebungen oder Callusbildung oder Narbenbildung, die zur Kompression der noch erhaltenen Rückenmarksanteile führen.

Auch traumatische Bandscheibenschädigungen, können, wie unerträgliche Wurzelschmerzen, eine Operation notwendig machen.

Vasculär bedingte Myelomalacien können nicht nur im akuten Stadium der Rückenmarkerkrankungen, wie z. B. nach Wirbelsäulentraumen, bei raumfordernden Prozessen des Spinalkanals, bei Erkrankungen der Rückenmarkgefäße oder extraspinal bedingten Durchblutungsstörungen des Rückenmarks, sondern auch noch später, z. B. Jahre nach einer Wirbelsäulenverletzung auftreten. Diese Spätfolgen werden oft gerade wegen ihrer auffallend langen Latenzzeit fehlgedeutet. Das klinische Syndrom ist aber oft so charakteristisch, daß die Diagnose leicht gestellt werden kann.

Da die vordere Spinalarterie einen bestimmten Bereich des Rückenmarks versorgt, führt ihr Ausfall zu charakteristischen neurologischen Symptomen. Unterhalb oder oberhalb der Rückenmarksschädigung kommt es durch Ausfall der Vorderseitenstränge zu einer Störung der Schmerz- und Temperaturempfindung. Wegen der Teilschädigung der Pyramidenbahnen folgt dem Gefäßausfall eine beiderseitige Lähmung der Beine. Auch die Blase ist anfänglich schlaff gelähmt. Die Hinterstrangfunktion bleibt erhalten. Die dadurch entstehende Dissoziation der Sensibilitätsqualitäten ist für das „Arteria *spinalis* anterior-Syndrom" typisch.

In drei eigenen klinischen Beobachtungen handelte es sich um vasculär bedingte Myelomalacien, Jahre (2, 5, 7) nach den Wirbelsäulenkompressionsfrakturen in Form eines sog. „A. spinalis anterior-Syndroms", das schon durch die charakteristischen neurologischen Symptome klinisch erkannt werden konnte.

Die klinische Diagnose wurde in den drei erwähnten Fällen bioptisch bei der Operation verifiziert.

Es fanden sich intramedulläre Cysten, die über mehrere Segmente reichten.

Die angeführten klinischen Beobachtungen weisen darauf hin, daß die Aufrichtung einer Kompressionsfraktur der Wirbelsäule möglichst frühzeitig vorgenommen werden sollte. Verbiest (1962) hat in mehreren Fällen von alten Kompressionsfrakturen der Halswirbelsäule operative Repositionen mit gutem Erfolg durchgeführt.

In den veröffentlichten Fällen handelt es sich um drei junge Männer mit Kompressionsfrakturen im Bereich der unteren Halswirbelsäule mit Dislokalisationen. Die Reposition gelang mit Extension nicht. Neurologisch bestanden in einem Fall lediglich Wurzelreizerscheinungen, im anderen Fall auch Reflexsteigerungen im Bereich der Arme und im dritten Fall medulläre Symptome.

Die Operation, von der Vorderseite des Halses vorgenommen, ist technisch einfach, wie ich mich selbst als Gast bei Verbiest davon überzeugen konnte. Während der Operation wird die Extension belassen und die keilförmige Kompression des entsprechenden Wirbelkörpers durch ein keilförmiges Transplantat aus der vorderen Tibiakante so ergänzt, daß wieder ein Wirbelkörper mit normaler Form entsteht. Die Halswirbelsäule wird dadurch wieder aufgerichtet und die austretenden Wurzeln bzw. das Rückenmark selbst wieder entlastet. Die neurologischen Symptome verschwinden wieder. Von Fall zu Fall war eine Fixierung mit Draht, sowohl des Transplantats, als auch der Dornfortsätze zur Stabilisierung notwendig.

Postoperativ wird die Halswirbelsäule ca. 3 Monate in Extension mit Seitenstützen ruhiggestellt und dann noch 2 Monate eine Plastikstütze verordnet.

Die Erfolge dieser Operationen sind gut, d. h., die subjektiven Symptome in Form von Wurzelreizerscheinungen sind verschwunden, die Statik der Halswirbelsäule wurde normalisiert und vor allen Dingen werden unserer Meinung nach sekundäre, vasculär bedingte Spätschäden des Rückenmarks verhindert.

Technik. Zur Freilegung der verletzten Rückenmarksstelle, dessen Höhe nicht neurologisch, sondern röntgenologisch oder durch die Myelographie festgestellt werden soll, bedarf es meist einer Laminektomie von wenigstens 2 Bögen. Die Wegnahme eines gesunden benachbarten Wirbelbogens erleichtert die Operation wesentlich. Im jeweiligen Fall wird sich der Eingriff nach den Veränderungen im Bereich der Weichteile und besonders der Wirbelbögen richten. Fremdkörper wie Geschoße, Splitter oder andere wird man nach Möglichkeit entfernen. Nach der Eröffnung der Dura finden sich meist im Bereich der Verletzung erhebliche Veränderungen und Verwachsungen der weichen Rückenmarkshäute. Strangbildungen zwischen Rückenmark und der Dura bzw. den weichen Häuten muß man vorsichtig lösen, da eine zusätzliche Läsion leicht möglich ist. In den Narben finden sich oft noch durchgängige Nervenfasern. Wenn die Knochenfragmente den Wirbelkanal einengen, wird man auch bei Gibbusbildungen für das Rückenmark Raum schaffen. Der Operationsgang richtet sich nach den jeweiligen Befunden und kann deshalb nur skizziert werden. Oft bewährt hat sich die Durchschneidung möglichst vieler Lig. denticulata. Das Rückenmark wird von diesem Aufhängeapparat oft in einer Lage fixiert. Es wird ein Zug auf das Mark ausgeübt, der strangulierend und hemmend wirken kann.

In den erwähnten eigenen Fällen wurden die Ligamenta denticulata durchschnitten, die intramedullären Cysten eröffnet und die Dura offengelassen.

2. Myelotomia transversa.
(Synonyma: Rückenmarksdurchschneidung.)

Da die Schmerzbahn im Rückenmark früher nicht bekannt war, durchtrennte Cushing noch 1910 bei Schmerzzuständen Querschnittsgelähmter das ganze Rückenmark und erhielt eine Schmerzfreiheit der infraläsionellen Körpergebiete. 1916 nahmen Sultan, Krause und Armour diese Operation noch vor. Die Querdurchtrennung des Rückenmarks wird heute bei Schmerzzuständen nicht mehr durchgeführt, da die Schmerzbahn im Rückenmark bekannt ist und ihre isolierte Durchtrennung zur Erlangung der Schmerzfreiheit genügt (s. Chordotomie).

Die totale Rückenmarksdurchtrennung in Höhe von L 1 bei der Exstirpation des Lumbosacralmarkes wegen spastischer Kontrakturen der Beine führte MacCarty durch (siehe Kordektomie).

Bei der Totaldurchschneidung des Markes in Höhe der Rückenmarksverletzung wird man heute vorsichtig sein, da noch erhaltene Bahnen durchschnitten werden könnten und eventuell belassene zentral von der Durchschneidung gelegene Narben im Rückenmark weiter afferente Störimpulse zum Gehirn schicken können, die als Schmerzen akzeptiert werden. Man müßte also im gesunden Rückenmarksgewebe operieren. Einen nicht zu übersehenden Wert hat die Revision der Rückenmarksverletzungsstelle darin, daß das Ausmaß der Rückenmarksverletzung bei der Operation festgestellt werden kann, wie wir bei der sog. Neurolyse gesehen haben.

3. Die Vorderseitenstrangdurchschneidung.

(Synonyma: Chordotomie, Chordotomia anterior, anterolaterale Chordotomie oder spinothalamische Chordotomie, Durchtrennung des Tractus spinothalamicus.)

1911 hat MARTIN auf Anregung von SPILLER als erster die Schmerzbahn im Rückenmark durchtrennt.

1912 führte FÖRSTER unabhängig von amerikanischen Autoren die Vorderseitenstrangdurchtrennung in Deutschland durch. Nach dieser Bahndurchtrennung trat eine Aufhebung der Schmerz- und Temperaturempfindung auf der gegenüberliegenden Körperseite, einige Segmente unterhalb der Durchtrennung, auf. Seit FÖRSTERs Chordotomie sind der medulläre Verlauf der Schmerz- und Temperaturbahn, ihre segmentale Kreuzung und ihre exzentrische Lage im Vorderseitenstrang bekannt.

Technik. Zur Durchführung der Vorderseitenstrangdurchschneidung im Rückenmark genügt die Laminektomie von $1-1^{1}/_{2}$ Bögen bzw. bei einseitiger Chordotomie die Hemilaminektomie. Nach Darstellung der Dura wird diese in der Mittellinie, eventuell bei Hemilaminektomie seitlich eröffnet. 1 oder 2 Ligamenta denticulata werden durchtrennt und mit einer feinen Klemme fixiert. Das Rückenmark kann damit nach hinten luxiert werden; der Vorderseitenstrang wird sichtbar. Bei der folgenden Durchschneidung im Bereiche des Vorderseitenstranges ist darauf zu achten, daß durch das Hochziehen am Ligamentum sein Ansatz nicht zu weit hinten vermutet wird und die Bahndurchtrennung dadurch auch zu weit dorsal geführt wird. Meist wird ein Hackmesser verwendet, das in den Vorderseitenstrang eingestochen und nach vorne oder hinten durchgezogen wird. RIECHERT verwendet die Kochersonde, die mit einer Rinne versehen ist. Er sticht diese knapp vor dem Ansatz des Ligamentums in den Vorderseitenstrang ein und führt sie im Bereiche des Vorderhorns wieder heraus. Dann durchtrennt er erst den auf der Sonde liegenden Vorderseitenstrang.

Da die gewinkelten Messer und die Hackmesser nur schwer geschärft werden können, so daß es Mühe macht, die verhältnismäßig widerstandsfähigen, langen Rückenmarksbahnen zu durchtrennen, haben wir oft an deren Stelle eine dreieckig gebrochene Rasierklinge in eine Klemme eingespannt und zur Durchtrennung benützt. Man hat den Vorteil, daß die Klinge immer verläßlich scharf ist und auch kein Zug am Rückenmark ausgeübt wird. Im Bereich des medialen, ventralen Vorderseitenstranganteiles ist die A. spinalis anterior zu erwarten und besonders zu schonen. Durchtrennungen des Vorderseitenstranges über den Ansatz des Ligamentum denticulatum nach dorsal haben eine Mitläsion der Pyramidenbahn zur Folge, und es entsteht eine gleichseitige Lähmung des Beines. Zur Wahl der Höhe des Eingriffes ist zu bemerken, daß man mindestens 6 Segmente oberhalb des befallenen Organs die Durchschneidung durchführen sollte. Im allgemeinen nimmt man an, daß die Chordotomie bei Schmerzen der unteren Extremitäten und der Beckenorgane im 2. oder 3. Dorsalsegment genügt. Bei Schmerzzuständen im Bereiche der Bauchorgane führt man die Durchschneidung in Höhe von Th 1 durch, bei Schmerzen im Bereiche der Arme in Höhe von C 1. In jüngster Zeit führt man die Chordotomie in Höhe des Austritts der N. accessorii in der Medulla aus, damit die hohen Segmente im Armbereich sicher abgeschaltet werden.

Die exzentrische Lage der Schmerz- und Temperaturfasern im Rückenmark ist so angeordnet, daß oberflächliche Durchschneidungen im Vorderseitenstrang nur die untersten Segmente betreffen. Medialere Bahnen entsprechen höheren Segmenten (Abb. 3). Man muß deshalb darauf achten, daß die Durchschneidung im Vorderseitenstrang tief genug ausgeführt wird. Nach einer richtig durchgeführten Vorderseitenstrangdurchschneidung ist die Schmerzempfindung an der kontralateralen Körperseite bis 2—3 Segmente unterhalb der Durchschneidung aufgehoben und bleibt vor allem in dieser Höhe. Oft sieht man nach Aklingen des Rückenmarksödems (1 Woche) die kontralaterale Analgesie in tiefere Segmente absinken. Dann kommt es, wenn das Organ, das die Schmerzen verursachte, oberhalb der Analgesie liegt, zum Schmerzrezidiv.

Indikation. Das Schmerzproblem des Paraplegikers ist deshalb von größter Wichtigkeit, weil letzten Endes von den Schmerzen, die in den meisten Fällen vorhanden sind, die Rehabilitation und damit das weitere Schicksal des Kranken abhängt. Unerträgliche Schmerzen, die auch nur eine gewisse Zeit bestehen, führen in den meisten Fällen zu einem Schmerzmittelabusus, der in der Folge zu einem weiteren Problem

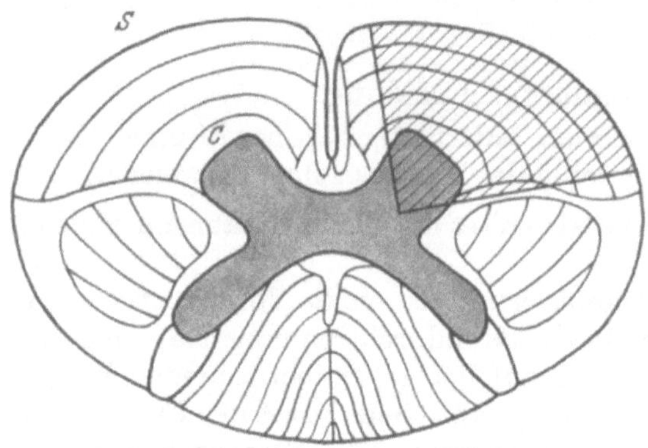
Abb. 3. Chordotomie nach Förster.

wird. Zur Wiederherstellung eines Querschnittsgelähmten ist die Schmerzfreiheit unbedingt erforderlich. Eine frühe Schmerzbehandlung ist daher notwendig.

Die Chordotomie ist nach Ansicht der Mehrzahl der Autoren bei unbeeinflußbaren (vorwiegend neurogenen) Schmerzzuständen die Methode der Wahl. Erfolgsberichte liegen von vielen vor (Kunz, Scott und Wycis, Henkel, Petit-Dutaillis, Riechert, Schlössmann u. a.).

Freeman und Heimburger, die sich mit dem Schmerzproblem Querschnittsgelähmter besonders beschäftigt haben, unterscheiden 3 Schmerztypen.

1. Der somatische Schmerz: Es handelt sich meist um einen Wurzelschmerz, der unerträgliche Ausmaße erreichen kann. Diese Schmerzen treten besonders bei partiellen Verletzungen der Cauda equina und des Cervicalmarkes, aber auch bei allen Querdurchtrennungen des Rückenmarks auf. Diese Schmerzen sind in erster Linie frühzeitig behandlungsbedürftig und bedürfen einer operativen Maßnahme.

2. Sympathische Schmerzen: Diese Schmerzen äußern sich in Form von Brennen und Paraesthesien. Die gleichen Schmerzen stellen die visceralen Sensationen dar. Die Sympathektomien haben sich auch in diesen Fällen nicht bewährt. Schmerzen von seiten der Blase sind oft durch Tonussteigerungen des M. detrusor im Rahmen einer Muskelhypertonie zu beobachten. Diese Schmerzen verschwinden nach tonussenkenden Operationen (Caudadurchtrennung, sacrale Neurotomie, Myelotomie).

3. Psychische Schmerzen: Psychische Schmerzen versuchten Freeman und Heimburger durch den sog. Hardy-Wolff-Goodell-Apparat auszuschließen und durch Scheinmedikamente und Novoacininjektionen nachzuweisen.

Nach Ansicht der Autoren und nach eigenen Erfahrungen sind am sympathischen Nervensystem therapeutische Eingriffe von geringem Nutzen. Sympathicusblockaden können die Schmerzzustände vorübergehend bessern. Alkoholinjektionen in den Lumbalsack halten viele Autoren für erfolgversprechend. Meirowsky, Freeman u. Heimburger u. a. warnen vor diesem Eingriff, da häufig Rezidive auftreten und spätere Eingriffe unmöglich werden.

Die präfrontale Lobotomie die von SCARFF in mehreren Fällen durchgeführt wurde, scheint bei Paraplegikern wegen der großen Schwierigkeiten der körperlichen und geistigen Rehabilitation nicht angezeigt.

Die Chordotomie ist heute die beste Behandlungsmethode bei Schmerzzuständen Querschnittsgelähmter. Sie wirkt sowohl bei Irritationen peripherer Nerven und der Wurzeln als auch bei Schmerzen innerer Organe. Bei Schmerzzuständen innerer Organe muß die Durchschneidung wegen der Doppelversorgung beidseitig durchgeführt werden. Nach einseitiger Chordotomie treten die Schmerzen oft in der gleichen Intensität auf der anderen Seite auf.

Wie schon erwähnt, verschwinden Schmerzen von seiten der Blase, die durch Spasmen der Blasenmuskulatur ausgelöst werden, nach tonussenkenden Operationen bzw. nach Isolierung der Blase vom Rückenmark. Die Indikation zur Schmerzbahndurchschneidung wird solche Schmerzzustände (Tenesmen) vorher ausschließen müssen.

Bei Pudendusneuralgien, deren Ursache in den meisten Fällen unklar bleibt, ist die Chordotomie, die man auch beidseitig durchführen kann, die Methode der Wahl. Da die N. pudendi motorische Fasern der Beckenorgane führen, scheint uns die Chordotomie von geringeren Ausfällen begleitet und von größerer Wirkungsbreite als die periphere Nervendurchtrennung.

Komplikationen. Eine Untersuchung der häufigsten Komplikationen nach Chordotomien (BISCHOF u. SCHÜTTE) ergab, daß die Blasenfunktionsstörungen mit eventuell folgenden Infektionen des Urogenitaltraktes an der Spitze stehen. Es folgt dann die der Durchschneidung im Rückenmark homolateral gelegene Parese und das Schmerzrezidiv sowie der Gürtelschmerz oberhalb des Analgesie-Niveaus.

Als seltenere Komplikation fanden wir:

1. Blutdruckabfall und Atemstörungen während der Operation.
2. Störung der Potenz und Libido.
3. Darmatonien.
4. Mastdarmlähmung.
5. Das sog. Spinalis anterior-Syndrom.
6. Klagen über Thermanaesthesie im Bereich der analgetischen Zone.
7. Decubitalgeschwür.
8. Operationsmortalität.

Die Untersuchungen an 91 Fällen haben ergeben, daß nach der Chordotomie in allen Fällen anfänglich eine Harnverhaltung eintritt. Innerhalb der ersten 2 Wochen nach der Operation war die Harnentleerung in 62 Fällen wieder normal. In 9 weiteren Fällen normalisierte sich die Blasenentleerung nach 6 Wochen. Bei 20 Fällen kam es zu länger dauernden Störungen. Dabei handelte es sich durchweg um thorakale Chordotomien. In 13 von diesen 20 Fällen waren auch Infektionen des Urogenitaltraktes abgelaufen. Die meisten (15 Fälle) der bleibenden Blasenstörungen traten nach einzeitiger, doppelseitiger Chordotomie auf, weil danach die atone Phase besonders lange dauert und oft sekundäre Veränderungen der Blasenwand auftreten.

Paresen waren in den ersten 4 Wochen nach der Operation bei 25 Patienten vorhanden, länger dauernde in 9 Fällen. In 4 Fällen bestanden bleibende Paresen homolateral zur Durchschneidung, in 3 Fällen Paraparesen nach thorakaler Durchschneidung. Bleibende Paresen nach medullärer Chordotomie bestanden in 2 Fällen. In 3 Fällen war es zu einer Paraspastik gekommen. Es handelte sich dabei um vorgeschädigtes Rückenmark. Bei einer bleibenden beidseitigen Parese nach einseitiger Durchschneidung handelte es sich wahrscheinlich um ein „Spinalis anterior-Syndrom".

Das Schmerzrezidiv trat oft dadurch auf, daß die kontralaterale, dissoziierte Empfindungsstörung postoperativ absank, und die schmerzbeteiligten Segmente wieder eine normale Sensibilität zeigten. Der Segmentabfall betrug nach thorakalen Durchschneidungen durchschnittlich 4—5, nach medullären Durchschneidungen noch mehr Segmente.

Der anatomische Faserverlauf mit Kreuzung über mehrere Segmente und medialer Anlagerung der aufsteigenden Bahnen jeweils höherer Segmente dürfte die Ursache für das Absinken der Analgesiegrenze sein. Schmerzrezidive waren oft durch unvollständige Vorderseitenstrangdurchtrennung bedingt. Die Durchschneidung sollte deshalb möglichst hoch und tief genug erfolgen, d. h. bei malignen abdominellen Prozessen bei D 2 und bei chronischen Schmerzzuständen mit Zeichen einer Irradiation im Rückenmark 4 Segmente oberhalb des höchstgelegenen, übererregbaren Areals.

Die Erfolge waren bei malignen Prozessen deutlich besser als bei chronischen Schmerzzuständen, bei denen auch ein psychischer Faktor eine Rolle zu spielen scheint. Unsere jüngsten Untersuchungen haben ergeben, daß die Schmerzbahndurchschneidung bei chronischen Schmerzzuständen zu keiner bleibenden Schmerzfreiheit führt. Die Komplikationen, wie Blasenfunktionsstörungen und Paresen, waren öfter mit Schmerz freiheit gepaart. Diese Tatsache ist durch die vollständigere Durchschneidung in diesen Fällen verständlich.

Der Gürtelschmerz, der postoperativ in Höhe der Durchschneidung temporär nur nach thorakalen Chordotomien beobachtet wurde, ist ursächlich noch nicht geklärt, u. E. kann eine Verletzung des Vorderhornbereiches die Ursache sein.

Blutdruckabfall und Atemlähmung traten bei der Operation ebenso wie die bleibenden Paresen, Blasen- und Mastdarmstörungen fast ausnahmslos nach der einzeitigen, beidseitigen Chordotomie auf. Wir haben deshalb die medulläre Chordotomie in den letzten Jahren nur noch einseitig und die thorakale Chordotomie bei gegebener Indikation (viscerale Beteiligung), von Ausnahmen abgesehen, zweizeitig, zweiseitig im Abstand von 1—2 Wochen vorgenommen.

Die Operationsmortalität betrug bei 91 Patienten, bei denen 125 Chordotomien durchgeführt wurden, unmittelbar 2,2%, die erweiterte Operationsmortalität unter Einbeziehung der in den ersten beiden Wochen Verstorbenen 7%.

4. Kommissurendurchschneidung.

(Synonyma: Myelotomia longitudinalis, vordere Kommissurotomie, kommissurale Myelotomie, mediane, sagittale Spaltung des Markes.)

Die kommissurale Rückenmarksspaltung in der Sagittalebene führte Armour nach Greenfieldschem Vorschlag bereits im Jahre 1927 zum Zwecke der Schmerzausschaltung durch. Putnam nahm diese Operation 1934 an mehreren Fällen vor und berichtete über bleibende Schmerzausschaltungen in den entsprechenden Segmenten. Bei dieser Operation sollen die jeweils im Grau des Rückenmarks segmental kreuzenden spinothalamischen Bahnen getroffen werden. Der Vorteil dieses Eingriffes gegenüber der Chordotomie war die isolierte Ausschaltung von Schmerzen in höheren Segmenten, meist im Bereich der Arme, ohne Ausfall der tieferen Segmentbezüge. Putnam sah nach dieser Operation keine Blasen-Mastdarmstörungen auftreten. Da auch nach der frontalen Rückenmarksspaltung keine länger dauernden Blasen- und Mastdarmstörungen zu beobachten waren (cervicale Myelotomie), scheint die Annahme, daß im Grau des Rückenmarkes Fasern, die für die Blasenfunktion verantwortlich sind, unwahrscheinlich.

Unsere Beobachtungen anläßlich der cervicalen Myelotomie, bei der — wie bei der sagittalen Spaltung — die kreuzenden Fasern des Vorderseitenstranges getroffen werden, sprechen dafür, daß die Schmerzausschaltung nach diesem Eingriff in den meisten Fällen nur kurzdauernd ist. Wir sahen einen Ausfall der Schmerz- und Temperaturempfindung nach der frontalen Spaltung anfänglich in den durchschnittenen Segmenten. Die Ausfälle waren einige Wochen nach der Operation bereits deutlich geringer.

Technik. Nach üblicher Laminektomie über den entsprechenden Segmenten wird nach Duraeröffnung das Rückenmark von der Arachnoidea befreit. Die Pia muß incidiert werden, damit der Medianspalt zwischen den beiden Hintersträngen dargestellt werden kann. Oft ziehen kleine Gefäße über die Mittellinie, die man meist koagulieren muß. Die Spaltung gelingt in der Längsrichtung der langen Hinterstrangbahnen meist gut, da zwischen diesen ein Septum verläuft. Bei der Durchführung der Längsspaltung ist besonders auf die A. spinalis anterior zu achten, die an der Vorderseite des Rückenmarkes in der Medianlinie gelegen ist und bei der Operation nicht gesehen werden kann. Die Autoren rieten zu einer Sensibilitätsprüfung während der Operation, die oft wegen der Sedierung der Kranken große Schwierigkeiten machte. Um diese Prüfung durchführen zu können, mußte der Eingriff in Lokalanaesthesie vorgenommen werden.

Bewertung. Die Erfolge der sagittalen Längsspaltung zum Zwecke der Schmerzausschaltung sind nicht ermutigend. In der Hälfte der Fälle erzielte WERTHEIM keine Schmerzfreiheit. Nur wenige Autoren berichteten über gute Erfolge. Heute wird dieser Eingriff nur noch in seltenen Fällen durchgeführt. In Betracht kommen noch Schmerzzustände der oberen Extremitäten. Die unteren Extremitäten bleiben dann frei von postoperativen Sensibilitätsstörungen. Aber auch in diesen Fällen führen viele trotz der Schmerz- und Temperaturempfindungsstörungen auch in den tieferen Segmenten die hohe Chordotomie durch.

Bei Schmerzen im Bereich der Blase und des Mastdarms ist diese Operation heute sicherlich nicht mehr von Bedeutung, da in diesen Fällen die Chordotomie in allen Beziehungen besser ist. Bei Blasenstörungen nach Rückenmarksverletzung wurde die Operation zur Schmerzausschaltung im Lumbalmark unseres Wissens noch nicht versucht, doch wäre vielleicht durch die Zerstörung der „sacralen Blasenzentren" eine Automatie der Blase auch nach dieser Operation zu erwarten. Wenn die Schmerzen im Bereich der Blase auf Tonusstörungen beruhen, wie wir das bei hypertonen Blasenstörungen öfter gesehen haben, verschwinden diese Schmerzen möglicherweise auch nach sagittaler Rückenmarksspaltung.

Wenn die Schmerzzustände nach der Rückenmarksverletzung nicht auf Tonusstörungen zurückzuführen sind, ist in jedem Falle die Chordotomie die Methode der Wahl. In bezug auf die Durchtrennung der im Rückenmark zur Gegenseite kreuzenden Schmerz- und Temperaturfasern ist die sagittale Rückenmarksspaltung mit der frontalen vergleichbar. In beiden Fällen werden die segmentalen Bezüge des Vorderseitenstranges im Rückenmarksgrau getroffen. Unserer Erfahrung gemäß sind die Sensibilitätsausfälle nach der lumbalen, frontalen Spaltung der Intumescenz (L 2 bis S 1) nicht bleibend. Es ist allerdings nicht eindeutig geklärt, ob die segmentale Kreuzung der Vorderseitenstrangbezüge im Lumbalmark in gleicher Weise vor sich geht wie in höheren Segmenten. Eine gewisse Restitutionsneigung der sensiblen Ausfälle, insbesondere der Schmerzempfindung, nach Durchschneidung dieser kreuzenden Fasern scheint einzutreten. Wahrscheinlich ist das die Ursache der häufigen Rezidive dieser Schmerzoperation.

IV. Operationen bei Funktionsstörungen der Blase Rückenmarksverletzter.

Die Behandlung der Paraplegiker hat sich im letzten Jahrzehnt grundlegend geändert. Die Lebenserwartung dieser Kranken ist durch die moderne konservative und neurochirurgische Therapie weitgehend gebessert worden. Die meisten Querschnittsgelähmten (80%) starben früher an einer aufsteigenden Infektion der Harnwege, die durch Funktionsstörungen der Blase zustande kam (SCHMIDT).

Die Antibiotica haben natürlich auch hier ihren segensreichen Einfluß gezeigt, doch ist ihre Wirkung bei diesen chronischen Erkrankungen, die eine Infektionsgefahr über Jahre mit sich bringen, geringer, als man anfänglich glaubte. Besondere Verdienste erwarben sich in der Frühbehandlung Querschnittsgelähmter vorwiegend in bezug auf die Blase MUNRO, FREEMAN, HEIMBURGER, GUTTMANN u. a.

Die Tidaldrainage nach MUNRO hat an der Senkung der Mortalität einen erheblichen Anteil. Sie ist in der Behandlung Querschnittsgelähmter heute bereits unersetzlich.

Nach jeder Verletzung des Rückenmarks sollte dieser Apparat angewandt werden. Sekundäre Veränderungen der Blasenwand werden dadurch in den meisten Fällen vermieden. Da das System geschlossen ist, können Infektionen des Harnapparates in den meisten Fällen verhindert werden. Eine Kontraindikation ist sowohl eine Blaseninfektion als auch ein sog. Ureterenreflux.

Die Apparatur (Abb. 4 und 5) besteht aus einem Glasbehälter mit einem Fassungsvermögen von 3000 cm³. Die Spülflüssigkeit — eine Mischung von physiologischer Kochsalzlösung und Antibiotica oder anderen Lösungen — fließt über ein Tropfsystem in einen Schlauch, der mit einem Glasrohr verbunden ist. Das Glasrohr ist ein Verteiler mit fünf Öffnungen. An der zweiten Öffnung ist ein Manometer angeschlossen, das oben ein Luftventil hat. Die dritte Abzweigung führt die Flüssigkeit über einen Schlauch zum Katheter und zum Patienten. Die vierte Öffnung führt in den Abflußschlauch, der über eine verstellbare Knierolle in beliebiger Höhe fixiert werden kann. Damit kann der Druck auf die Blase beliebig gesteigert werden. Die fünfte Öffnung im Verteiler ist geschlossen und dient nur zur Reinigung.

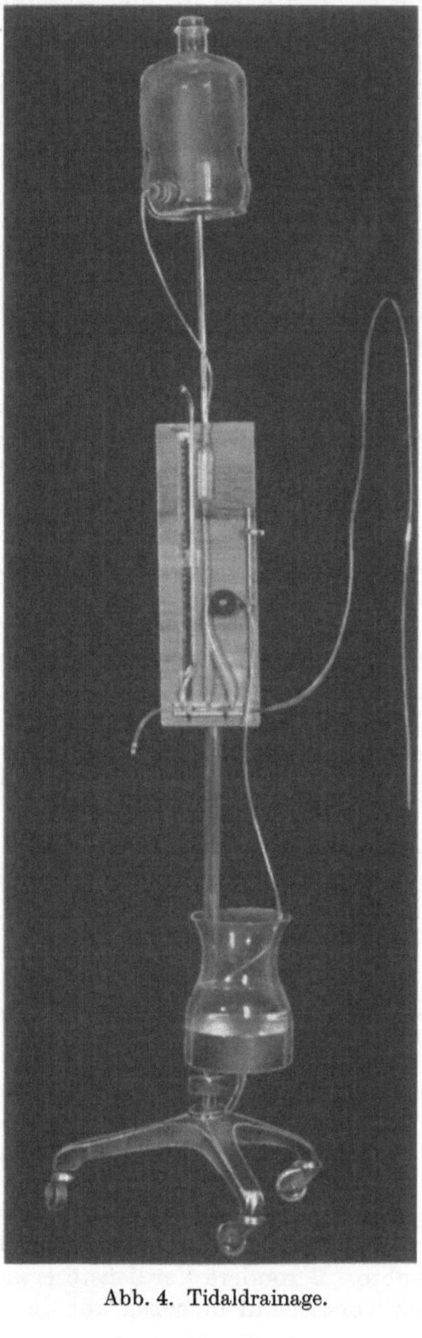

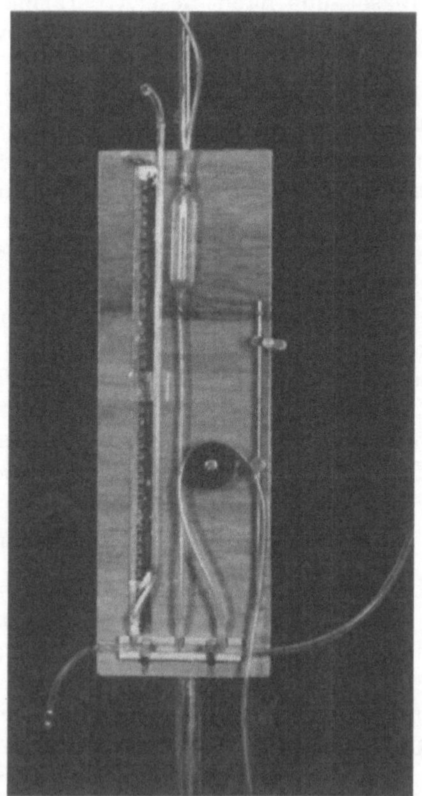

Abb. 4. Tidaldrainage.

Abb. 5. Tidaldrainage: Brett mit Tropfanlage, Manometer und verstellbarem knieförmigem Abfluß.

Mit dieser Tidaldrainage kann die jeweilige Kapazität der Blase mühelos bestimmt werden. Außerdem ist es möglich, ähnlich wie bei der Cystometrie, Drucksteigerungen in der Blase abzulesen, die als reaktive Kontraktionen zu werten sind.

Das therapeutische Ziel dieser Behandlung ist, sekundäre Veränderungen der Blase zu verhindern und Infektionen vorzubeugen. Außerdem aber soll die Blase nach einer gewissen Zeit der Tidalbehandlung eine reflektorische bzw. automatische Tätigkeit beginnen und den Kranken vom Katheter und damit in den meisten Fällen auch vom Krankenhaus unabhängig machen.

Wöchentlich wird der Katheter ausgewechselt und der ganze Apparat gereinigt und neu sterilisiert.

Die für die Drainage verwendete Flüssigkeit ist die von MUNRO angegebene Lösung „M" oder „G". Die Zusammensetzung der Lösung M ist folgende:

$$\begin{array}{ll}\text{Citronensäure} & 32{,}25\text{ g} \\ \text{Soda, wasserfrei} & 8{,}84\text{ g} \\ \text{Magnesium-Oxyd} & 3{,}84\text{ g} \\ \text{Aqua dest. ad} & 1000{,}00\text{ cm}^3\end{array}$$

Diese Lösung M hat einen p_H-Wert von 4,5, ist wenig reizend, leicht antiseptisch und soll die Auflösung von Phosphaten begünstigen und somit der Konkrementbildung entgegenwirken.

Die Lösung kann viele Monate hindurch ohne Schädigung der Schleimhaut angewandt werden.

Die Lösung G ist wie die oben angegebene Lösung M, nur mit dem Unterschied, daß Natriumcarbonat durch 4,37 g Natriumbicarbonat ersetzt wird.

Diese Lösung ist etwas saurer als Lösung M und reizt daher etwas mehr.

Die für die Dauerdrainage benötigte Menge an Lösung M oder G beträgt innerhalb 24 Std 3600 cm³. Sterilisiert wird die Lösung im Autoklaven.

Störungsursachen bei der Heberdrainage. Die häufigste Störungsquelle ist, daß die Flüssigkeitssäule zu früh abreißt, wodurch bei der Füllung der Blase nicht der gewünschte Blaseninnendruck erreicht wird, während bei der Entleerung der Blase nicht die völlige Urinentleerung erfolgt. Zum einwandfreien Funktionieren des Apparates ist die Vermeidung jeglicher Nebenluft Voraussetzung. Dies dürfte die häufigste Störungsursache sein. Weiterhin ist darauf zu achten, daß der Durchmesser des Heberschlauches L nicht über 5 mm sein darf, da sonst keine geschlossene Wassersäule abläuft, sondern nur ein Rieseln längs der Wandung stattfindet. Der zum Katheter führende Schlauch K darf nicht „durchhängen", so daß sein tiefster Punkt etwa unter dem Niveau der Matratze liegt. Zuweilen kommt es vor, daß vergessen wird, die Klemmen zu öffnen. Ebenso gibt es Versager, wenn die als Luftventil benötigte Injektionsnadel, die ständig von der sauren Lösung benetzt wird und deshalb leicht rostet, nicht mehr durchgängig ist. Selbstverständlich kann auch eine falsche Lage des Katheters eine Störungsursache sein.

Durch falsche Einstellung der Höhe des Heberknies kommt es vor, daß Urin längs des Katheters abfließt. Es wäre falsch, wollte man dadurch Abhilfe schaffen, indem ein stärkerer Katheter genommen wird. Der Erfolg wäre nur, daß eine Urethritis, Epididymitis oder Prostatitis dadurch entstünde, und die Leckage weiterbesteht. Nur durch erneutes Bestimmen des benötigten Blaseninnendruckes mittels der Cystometrie und entsprechender Neueinstellung des Hebers kann der Leckage abgeholfen werden.

Die Einstellung des Hebers. Der optimale Blaseninnendruck wird cystometrisch bestimmt und entsprechend dieses Befundes wird ganz individuell die Hebereinstellung vorgenommen. Bei der atonischen Blase soll das Knie des Hebers 1—2 cm höher als die Symphyse stehen. Bei der autonomen Blase 2—5 cm, bei der hypertonischen Blase 10—15 cm und bei der Reflexblase 10—12 cm. Diese Höhe von 10—12 cm oberhalb der Symphyse gilt auch, wenn bei normaler Blase eine Heberdrainage eventuell angelegt werden sollte.

Damit man die Tidaldrainage rechtzeitig absetzt, d.h. den Zeitpunkt der Eigentätigkeit der Blase nicht übersieht, ist es zweckmäßig, etwa 2mal wöchentlich Restharnkontrollen zu machen. Wir entfernen den Katheter um 8,00 Uhr früh und geben dem Kranken reichlich zu trinken. Um 11,00 Uhr bekommt er eine Injektion Doryl. Bei der eventuell folgenden Miktion wird die Urinmenge gemessen und der Restharn sofort bestimmt. Dadurch hat man wichtige Hinweise auf den derzeitigen Funktionszustand der Blase. So häufige Cystometrien wären nicht nur zeitlich unmöglich, sondern auch schädlich. Gelingt es dem Kranken nicht, die Blase zu entleeren, d.h. hat er viel Restharn und ist die ausgeschiedene Harnmenge gering oder hat er eine totale Harnverhaltung, so wird die Behandlung mit der Tidaldrainage weitergeführt. Kann er aber bis auf 100 cm³

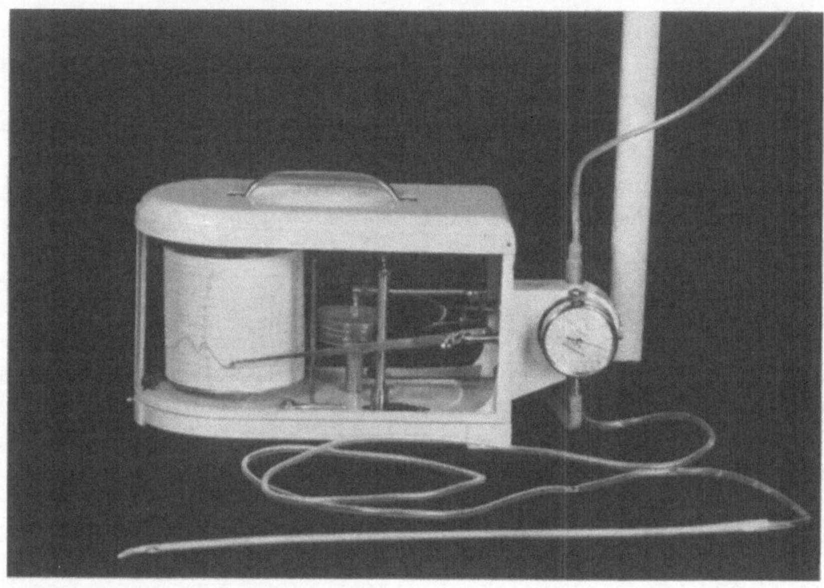

Abb. 6—8. Cystometer nach K. M. Bauer. Abb. 6. Registriergerät.

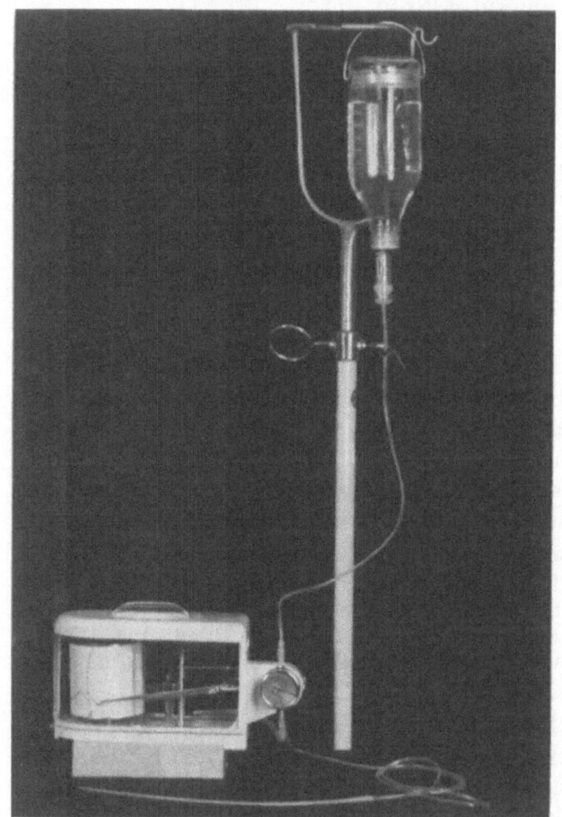

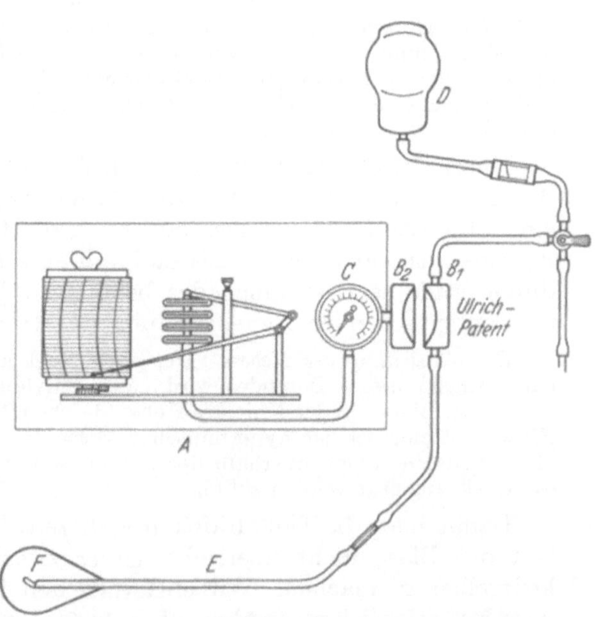

Abb. 7. Registriergerät und Tropfanlage.　　　　Abb. 8. Schema. (Nach K. M. Bauer 1956.)

Restharn seinen Harn abgeben, so wird eine periodische Entleerung in gewissen Zeitabständen eingeschult. Es ist von großer Wichtigkeit, daß der Kranke von den Vorgängen und Zielen der Blasenbehandlung im Bilde ist. Der Kranke selbst hat das größte
Interesse an der baldigen Reflextätigkeit oder Automatie seiner Blase.

Eine exakte Anzeigestellung zur neurochirurgischen Behandlung von Blasenstörungen verlangt eine genaue Kenntnis der Art der Blasenstörungen.

In jedem Falle einer nervalen Blasenstörung ist daher eine *cystometrische Untersuchung* der Blase wichtig, da erst dann über den Funktionszustand des Hohlorgans etwas Sicheres ausgesagt werden kann. Die Cystometrie gibt Aufschluß über die Kapazität der Blase, über die Muskeltätigkeit des Detrusor, über die Sensibilität der Harnröhre und der Blase (Harndrang).

Die Restharnbestimmung, die wir in jedem Fall vorher durchführen, kann Hinweise auf die Kapazität und in manchen Fällen auf die Detrusorfunktion geben. Das Fehlen des Restharns schließt aber eine neurogene Blasenstörung noch nicht aus.

Es wurden verschiedene Cystometer angegeben (LEWIS, WAGNER, HARTL, REUTER, FLACH und FRANKE, K. M. BAUER, MELLERGAARD u. a.).

Allen gemeinsam ist die Registrierung des Blasendruckes bei Füllung der Blase. Das von K. M. BAUER angegebene Cystometer hat den Vorteil der fortlaufenden Blasendruckmessung bei kontinuierlicher Füllung. Wir verwenden dieses Gerät (Abb. 6—8) — der Firma Ulrich, Ulm — seit etwa 4 Jahren.

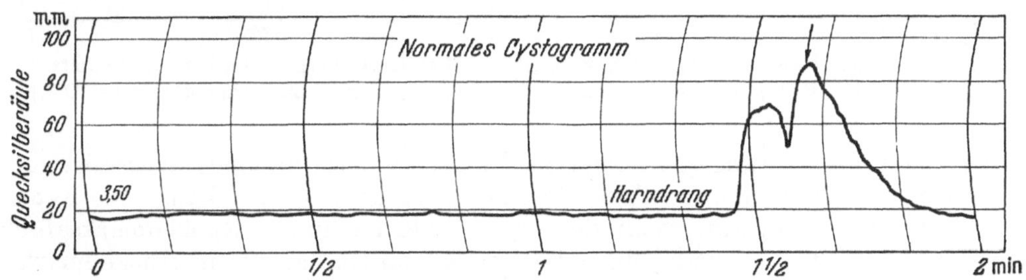

Abb. 9. Normale cystometrische Kurve.

In der Abb. 9 haben wir die Entleerung einer normalen Blase cystometrisch dargestellt. Bei einer Füllung über 350 cm³ gab der Kranke Harndrang an. Bald darauf trat eine kräftige Detrusorkontraktion ein, die als Gipfel gezeichnet ist. Bei der 2. Kontraktion (2. Gipfel mit Pfeil) kam es zur Entleerung der Flüssigkeit zwischen Harnröhre und Katheter.

Grobschematisch unterscheiden wir zwei Arten von neuralen Blasenstörungen:
1. die Hypertonie des Musculus detrusor vesicae,
2. die Hypotonie des Musculus detrusor vesicae.

Hypertone Blasenstörungen sind cystometrisch dadurch charakterisiert, daß nach Auffüllung (Voraussetzung ist eine langsame tropfenweise Auffüllung der Blase) der Blase bald (bei 50—100 cm³) überschießende Detrusorkontraktionen auftreten, die die Blase meist ohne Restharn entleeren. Die Kapazität ist klein. Die kymographisch registrierten Detrusorkontraktionen können die Maße des normalen Miktionsdruckes übersteigen (über 60 mm Hg).

Die registrierten Kurven können einem normalen Cystogramm ähnlich sehen, doch sind meist nachhaltige Kontraktionen zu sehen (Abb. 10b).

Es war bereits bei einer Füllung von 100 cm³ zu einer starken Detrusorkontraktion gekommen. Der Blasendruck war nach der teilweisen Entleerung der Blase nur langsam abgesunken (s. normale Kurve).

In Abb. 10a sind bei einer Füllung von 50 cm³ bereits Kontraktionen des Detrusor — in den flachen Wellen — zu sehen, die dann stärker werden und anhaltend da bleiben, aber keine Entleerung der Blase zustande bringen.

Bei konsequenter Behandlung mit Tidaldrainage kann in solchen Fällen eine gute Reflextätigkeit erzielt werden.

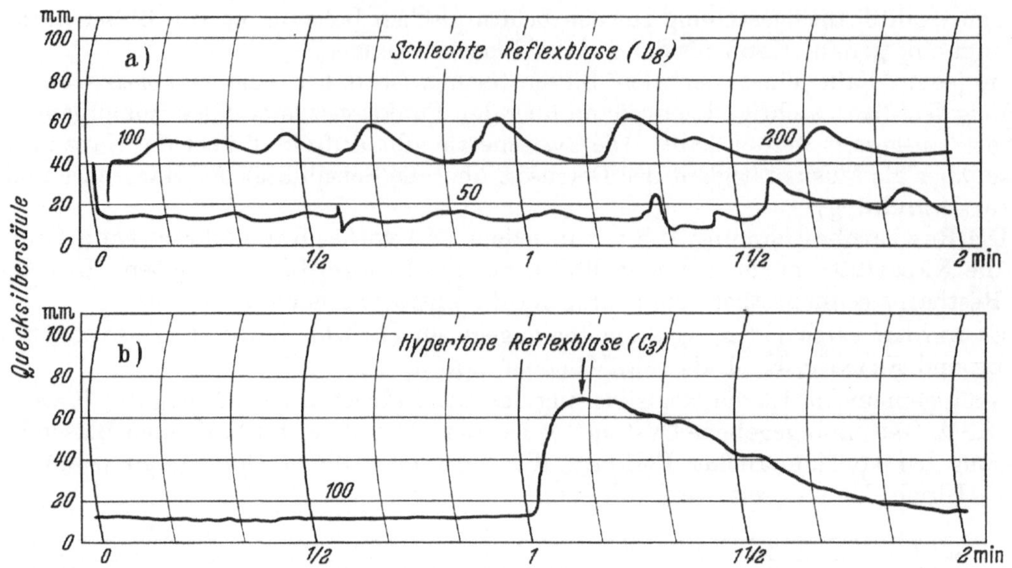

Abb. 10a u. b. a Cystometrische Kurve einer schlechten Reflexblase. (Traumatischer Querschnitt bei D 8.) b Cystometrische Kurve einer hypertonen Reflexblase. (Traumatischer Querschnitt bei D 3.)

Hypertone Blasenstörungen imponieren klinisch durch häufiges Wasserlassen, das auch durch jeden afferenten, sensiblen Reiz hervorgerufen werden kann. Die hypertone Blasenstörung tritt dann auf, wenn der segmentale medulläre Rückenmarksabschnitt im Sacralmark erhalten ist und höhere Bahnschädigungen, sei es im Rückenmark oder Hirnstamm, vorliegen.

Da diese Blasentätigkeit über das Rückenmark reflektorisch (über medulläre Reflexbögen) funktioniert, nennen wir diese Blase „Reflexblase".

Auffallenderweise steigt der Tonus der Blase dann mehr und öfter an, wenn sensible lange Bahnen erhalten sind, als wenn eine komplette Querschnittsverletzung des Rückenmarks vorliegt. Über die Therapie der hypertonen Blasenstörung siehe unten,

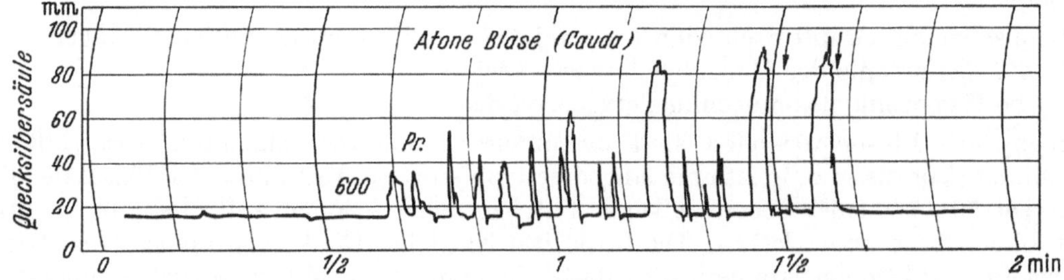

Abb. 11. Cystometrische Kurve einer atonen Blase. (Traumatischer Caudaschaden.) Die steilen Gipfel sind aktive Preßeffekte.

Die hypotone Blasenstörung ist cystometrisch dadurch charakterisiert, daß die Blase weit über das normale Maß (bis zu 800—1000 cm³) ohne Detrusorkontraktion aufgefüllt werden kann. Der Kymograph schreibt bis zu diesen hohen Füllungsgraden eine gerade Linie ohne Steigerung. Die Kapazität der Blase ist groß. In jedem Fall ist diese schlaffe, atone Blase — mit Ausnahme in der Schockphase, die nach jeder Rückenmarksverletzung auftritt — durch Überdehnung, also unzureichende Behandlung nach Auftreten der Blasenstörung zustande gekommen. Es kann sich um eine überdehnte Reflexblase oder aber, und das ist viel häufiger, um eine Blasenatonie nach Unterbrechung der peripheren Blasennerven oder Cauda handeln (Abb. 11).

Klinisch besteht in solchen Fällen eine sog. „Überlaufblase" (Ischuria paradoxa), d. h. der Harn läuft in größeren oder kleineren Portionen über und läßt konstant einen großen Restharn zurück. Wie schon bemerkt, tritt diese Blasenstörung vorwiegend nach Überdehnung auf, besonders häufig aber nach Caudaläsionen, also Isolierung der Blase, da solchen Verletzungen eine anhaltende Atonie folgt und die nervösen Endapparate in der Blasenwand, die die Blasenentleerung gewährleisten müssen, geschädigt werden. Der Harndrang fehlt.

In den Fällen der Caudaschädigung ist die lang anhaltende Blasenatonie schwer zu überbrücken. Mit Hilfe der Tidaldrainage kann es bei sachgemäßer Behandlung zu einer guten Blasentätigkeit über das intramurale Nervengeflecht kommen. Die Blasentätigkeit bei Isolierung der Blase vom Rückenmark nennen wir *Blasenautomatie*.

Die Bezeichnung „*Reflexblase*" und „Blasenautomatie" in der erwähnten Form ist uns den anderen Benennungen gegenüber verständlicher erschienen.

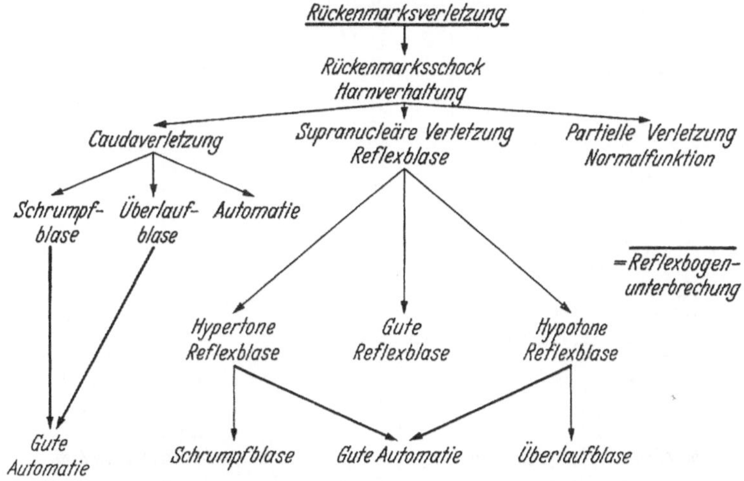

Abb. 12. Stadien der Blasenfunktion nach Rückenmarksverletzungen.

In der Übersicht sind unter Berücksichtigung der möglichen Nervenverletzungen im Wirbelkanal funktionelle Stadien der Blase skizziert. Die Blasenfunktion durchläuft vom Augenblick der Rückenmarks- oder Caudaverletzung an mehrere Stadien (Abb. 12).

Die möglichen operativen Reflexbogenunterbrechungen zum Zwecke der Tonussenkung sind in der übersichtlichen Zusammenstellung eingezeichnet. Die Wirkung dieser operativen Maßnahmen ist mit dem Effekt der Tonussenkung der quergestreiften Muskulatur direkt vergleichbar.

Nach einer Rückenmarksverletzung kommt es in jedem Falle zu einem „Schockzustand", der sich klinisch durch eine komplette Harnverhaltung äußert. Die Harnretention ist die Folge der schlaffen Detrusorlähmung. Es soll, wie viele Autoren heute noch annehmen, ein gleichzeitiger „*Sphincterkrampf*" zustande kommen, der diese Harnverhaltung verstärkt oder bedingt. Nach Auffassung von Schultheiss u. a. bewirkt die Detrusorlähmung *allein* die Harnverhaltung. Die Blase wird nach seiner Auffassung ebenfalls vom Detrusor aktiv geöffnet. Damit erkennt er die Funktion des Musculus sphincter internus im bisherigen Sinne nicht an. Diese Annahme erklärt die Harnretention auch nach unserer Meinung besser als die Annahme einer Sphinctertonuserhöhung nach supranucleären Läsionen, die im Bereiche der infraläsionellen schlaffgelähmten Muskulatur einzig dastünde. Im Schockzustand des Rückenmarks kommt es zu einer schlaffen Lähmung der gesamten Muskulatur. Damit würde die Blasenfunktion vom M. detrusor allein abhängig sein und durch ihn allein bestimmt werden.

Auch anderen Autoren ist der isolierte, sog. „Sphincterkrampf" nach Rückenmarksverletzungen aufgefallen und ähnlich gedeutet worden (Dennig 1926). Diesen Widerspruch hat Schultheiss überzeugend geklärt. In der schematischen Übersicht (Abb. 13a und b) der Blasenfunktion in verschiedenen Tätigkeitsphasen wird seine Annahme der aktiven Eröffnung der Blase durch den Musculus detrusor verständlich gemacht. Die Funktion des Musculus sphincter internus kommt auch bei Caudaausschaltungen klar zum Ausdruck. Bei Unterbrechung der Cauda, also dem peripheren Neuron, kommt es nach den

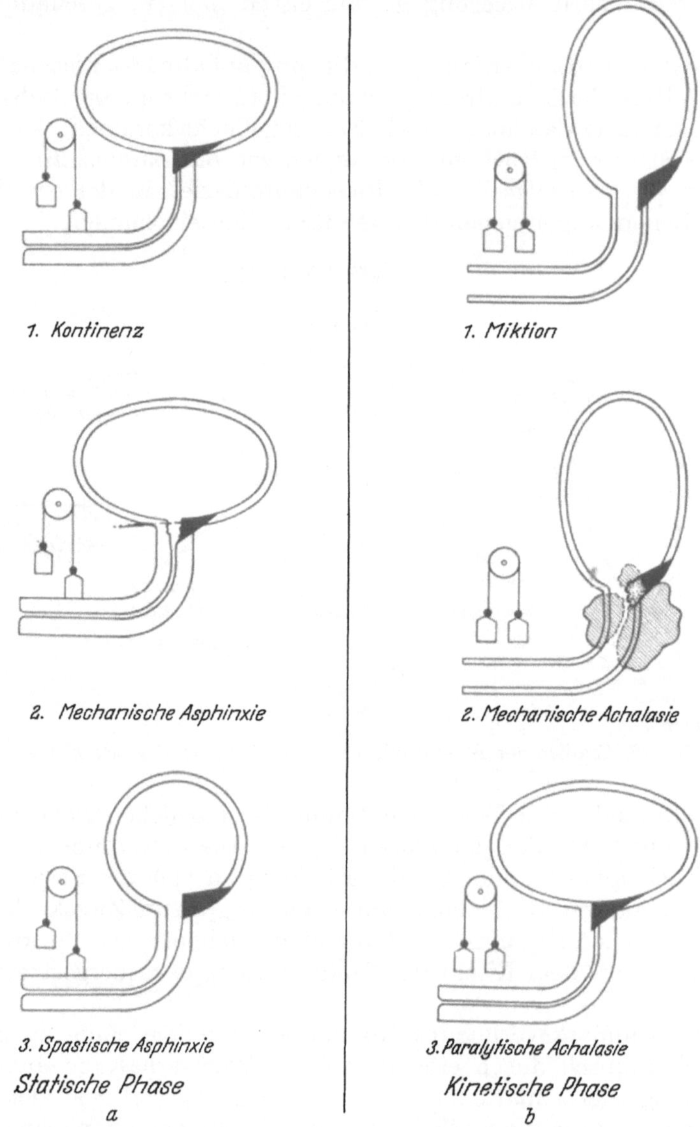

Abb. 13a u. b. Kinetik der Blase beim Normalen und beim Kranken. *1* Normaler Blasenverschluß und Miktion; *2* mechanische Behinderung des Abflusses; *3* Blasenhypertonie bzw. spastische Asphyxie und paralytische Achalasie. (Nach Schultheiss 1949.)

neurologischen Grundsätzen zu einer schlaffen Lähmung, auch des Sphincter internus, der die Blase verschließt. Trotz der schlaffen Sphincterlähmung besteht in jedem Falle einer Caudaverletzung eine *Harnverhaltung*. Daraus ergibt sich, wie bei den Funktionsstörungen der Rückenmarks-Blase, daß der gelähmte Sphincter und damit auch der Sphincter in Ruhe die Blase *verschließt*. Bei Miktion wird die Heisssche Schlinge mit der Detrusorinnervation aufgezogen.

Bei 26 Caudatumoren sahen wir in jedem Falle anfänglich eine Harnverhaltung auftreten.

Cystometrisch fand BAUMANN diese Tatsache des Blasenverschlusses bestätigt. Nach seiner Meinung wird der Blasenausgang durch einen mehrteiligen Apparat passiv verschlossen, der bei der Miktion auseinandergezogen und damit geöffnet wird.

Man müßte zum besseren Verständnis den sog. Sphincter vesicae internus (Heisssche Schlinge des Detrusor) nicht Schließmuskel, sondern „*Blasenöffner*" nennen.

Meist einige Wochen aber auch erst Monate nach der Verletzung des Rückenmarks kommt es zur reflektorischen Blasenentleerung, zur sog. „Reflexblase".

Bei dieser reflektorischen Blasentätigkeit wird die Blasenfunktion nach der höheren Rückenmarksunterbrechung vom intakten peripheren Reflexbogen über das sog. „medulläre sacrale Blasenzentrum" reguliert. Ob ein eigenes, sacrales Blasenzentrum zur Erklärung der physiologischen und pathologischen Funktionsabläufe der Blase notwendig ist, sei noch dahingestellt. Alle Funktionsänderungen sind mit der Unterbrechung des peripheren Reflexbogens allein auch erklärbar. Eine Analogie findet die medulläre Blasensteuerung auch in der Innervation der quergestreiften Muskulatur. Nach MARTIN und DAVIS kann sich die reflektorische Miktion bei jeder Querschnittsläsion in beliebiger Höhe einstellen. Bei Halsmarkläsionen fanden sie eine Reflexblase in 14%, bei Brustmarkverletzungen in 34%, bei Unterbrechung im Lumbalmark in 16% der Fälle (Abb. 14). Bei Verletzungen der sacralen Blasenzentren wurden langdauernde Harnverhaltungen beobachtet. Eigene Untersuchungen an 260 Rückenmarkstumoren ergaben bei Halsmarktumoren in 26%, Brustmarktumoren in 30%, Lumbalmarktumoren in 23% reflektorische Blasenentleerung. Bei Cauda- und Conusschädigung sahen wir auch langdauernde Atonien des M. detrusor. Die Reflexblasentätigkeit soll sich bei Läsionen in Höhe von C7—D1 rascher entwickeln, wie mehrere Autoren festgestellt haben, als bei tiefer gelegenen Rückenmarksverletzungen.

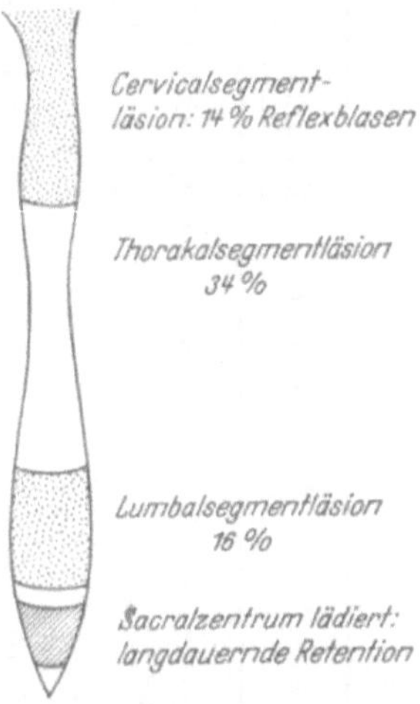

Abb. 14. Häufigkeit der Reflexblasen bei Schädigung des Rückenmarks in verschiedener Höhe (nach MARTIN und DAVIS) von 471 Rückenmarksverletzten. (Nach HÜDEPOHL 1956.)

Wird die Blase in diesem Stadium nicht behandelt, so entwickelt sich vorwiegend durch entzündliche Veränderungen der Blase bei gleichzeitig zunehmendem Tonus der Beinmuskulatur eine ähnliche Tonussteigerung im Bereiche der Blasenmuskulatur. Durch die Detrusorhypertonie wird die Kapazität der Blase verringert. Klinisch tritt häufiges Wasserlassen auf, das besonders bei jedem afferenten Reiz mit Tenesmen einhergeht. Da im Schockstadium und auch im Beginn der Reflextätigkeit in vielen Fällen keine Behandlung eingeleitet wird, kommt es zu Blasenüberdehnungen und zu sekundären Infektionen, die die Blase durch folgende Wandschäden in einen bleibend schlaffen Zustand bringen. Diese Blase hat eine große Kapazität, viel Restharn und der Musculus detrusor ist schlaff gelähmt. Klinisch äußert sich dieser Zustand der „hypotonen Blase" durch Urinabgabe in kleinen Portionen (Überlaufblase oder Harnverhaltung). In diesem funktionellen Stadium der hypo- und hypertonen Reflexblase sind therapeutische Maßnahmen eventuell noch von Erfolg, da die Wandveränderungen noch reversibel sein können. Aus einer schlecht funktionierenden Reflexblase kann durch Isolierung des Organs vom Rückenmark eine „automatische" Blase gemacht werden, die auf ihren eigenen nervösen Nervenapparat angewiesen ist und eine Eigentätigkeit vollführt. Voraussetzung der Eigentätigkeit der Blase nach ihrer Abschaltung vom Rückenmark sind erhaltene nervöse Endapparate und erhaltene Muskulatur (Detrusor), was durch die meist unzureichende Behandlung der Blase nach der Rückenmarksverletzung leider in einem hohen Prozentsatz nicht der Fall ist. Da es bei der Caudaverletzung zu langdauernder Atonie kommt, ist in diesen Fällen die Gefahr der sekundären Wandveränderungen der Blase am größten und auch am häufigsten. Bei richtiger frühzeitiger Behandlung kommt es auch nach Caudaverletzungen zu einer guten Blasenfunktion, zur „Automatie".

Tabelle 3.

Art der neurogenen Blasenstörung	Läsionsstelle	Neurologisches Syndrom	Blasenfunktion	Blasenkapazität	Restharn	Cave!
Schockblase	Medulla, Conus oder Cauda	schlaffe Para-paralyse	keine Entl., totale Verhaltung = Retentio urinae	groß bis 800 cm³	entsprechend der Kapazität	Blase zu infizieren, Blase zu überdehnen; bei Wiederkehr der Funktion, Katheter anzulegen
Gute Reflexblase	Medulla oberhalb des Conus	meist Para-spastik	periodische Entl. in größeren Interv., etwa 100 cm³ = akt. intermitt. Inkontinenz	oft annähernd 100—400cm³	wenig, unter 100 cm³	Blase zu infizieren, Katheter anzulegen
Hypertone Reflexblase (Detrusor und Schlinge hyperton)	Medulla oberhalb des Conus	Paraspastik oft erheb-lich	periodische Entl. in kleinen Inter. bei afferenten Reizen, ger. Mengen = akt. intermitt. Inkontinenz	klein, unter 100 cm³	wenig, unter 50 cm³	Blase zu infizieren, Katheter oder Tidalgerät anzulegen. Miktion afferent zu provo-zieren, Doryl zu geben
Hypotone Reflexblase (Detrusor überdehnt)	Medulla oberhalb des Conus	meist Paraspastik	meist noch period. Entl. ger. Mengen = (akt.) intermitt. Inkontinenz oder Verhaltung	groß 400—800cm³	vermehrt 100—300cm³	Blase zu infizieren, Blase zu überdehnen, Ureterreflux zu verursachen
Gute automatische (autonome) Blase	Conus oder Cauda	athrophisch-schlaffe Para-paralyse	periodische Entl. in größeren Interv. etwa 100—400 cm³ = akt. intermitt. Inkontinenz	meist groß 400—600cm³	wenig, unter 100 cm³	Blase zu infizieren, Katheter anzulegen
Schlechte automatische (autonome) Blase (Detrusor überdehnt)	Conus oder Cauda	atrophisch-schlaffe Para-paralyse	unzureichende Entl. bis Überlaufen = (akt.) inter-mitt. Inkontinenz oder Verhaltung	groß 500—800cm³	vermehrt 100—400cm³	Blase zu infizieren, Blase zu überdehnen, Ureterreflux zu verursachen
Sekundäre Schrumpfblase (schwere Wandschädigung, keine Detrusorkontraktion)	a) Medulla b) Conus oder Cauda	Paraspastik oder atro-phisch schlaffe Para-paralyse	Durchlauf in kleinen Interv. und Mengen = pass. „perma-nente" Inkontinenz oder Verhaltung	klein 50—100cm³	oft nahe der Kapazität	Blase zu infizieren, Ureter-reflux zu verursachen, Dauer-drainage anzulegen
Atone Überlaufblase (schwere Wandschädigung, keine Detrusorkontraktion)	a) Medulla b) Conus oder Cauda	Paraspastik oder atro-phisch-schlaffe Para-paralyse	Ischuria paradoxa, Harn-träufeln = pass. „perma-nente" Inkontinenz oder Verhaltung	oft groß 400—800cm³	oft nahe der Kapazität	Blase zu infizieren, Blase zu überdehnen, Ureterreflux zu verursachen

Sekundäre mechanische Wandveränderungen des Blasenhalses und der Urethra	a) Medulla b) Conus oder Cauda	Paraspastik oder atrophisch-schlaffe Paralyse	meist Verhaltung	alle oben aufgeführten Möglichkeiten	Blase zu infizieren, mit Op. zu lange zu warten, Dauerdrainage anzulegen
Hypertonie des Sphincter externus	Medulla oberhalb des Conus	Paraspastik	Verhaltung trotz Detrusorkontraktion	alle oben aufgeführten Möglichkeiten	

Erklärung der Abkürzungen: akt. = aktive; Entl. = Entleerung; erhebl. = erheblich; ger. = gering; intermitt. = intermittierende; Interv. = Intervalle; Op. = Operation; pass. = passiv. period. = periodische.

In der Tabelle 3 haben wir die Eigenschaften der einzelnen Blasenstörungen und die entsprechenden neurologischen Syndrome zusammengefaßt.

Die hypertone Blasenstörung führt ohne Behandlung meist zur sekundären Schrumpfblase, die hypotone zur Überlaufblase (Ischuria paradoxa). Beides sind im gewissen Sinne Endstadien, die nur mehr geringe therapeutische Möglichkeiten offenlassen, da die Blase schon weitgehend verändert ist. Operative Maßnahmen in dieser Phase sind Versuche, haben aber doch manchmal überraschend Erfolg. Für die Operationsindikation wird in den meisten Fällen als Test die vorherige Blockade gefordert.

Nach Caudaverletzungen kommt es selten zu einer guten Blasenautomatie — die Blase wird durch die Verletzung vom Rückenmark isoliert —, wie sie nach den Erfahrungen der therapeutischen Caudadurchschneidung erwartet werden müßte. Wahrscheinlich sind an diesen Funktionsstörungen der Blase nach Caudaverletzungen neben den erwähnten unzureichenden Behandlungen, Narben bzw. Irritationen der Nervenwurzeln die Ursache der zunehmenden Dysfunktion. In diesen Fällen wirkt die Organisolierung deshalb gut, weil die Verbindung mit dem gestörten Nervenapparat unterbrochen und das Organ seiner Eigentätigkeit überlassen wird. Alle operativen Maßnahmen haben nur dann einen Sinn, wenn nach der Operation eine konsequente, sachgemäße Behandlung der Blase durchgeführt wird.

Zur medullären Blasenbahn.

Die Frage, über welche Rückenmarksbahnen die Blasenfunktion gesteuert wird, findet im Schrifttum heute noch keine einheitliche Antwort.

Die Frage nach den zentrifugalen, motorischen Rückenmarksbahnen der Blase wurde vorwiegend tierexperimentell bearbeitet, ohne daß allerdings übereinstimmende Ergebnisse gewonnen worden wären. Die ersten diesbezüglichen Versuche unternahm BUDGE. Er beobachtete bei elektrischen Reizungen der vorderen Rückenmarkshälfte Blasenkontraktionen.

Andere Autoren haben ähnliche Effekte bei Reizungen im Hinterstrangbereich beobachtet (MOSSO und PELLACANI; STEWART). MÜLLER sah absteigende Degenerationen im ovalen Feld der Hinterstränge und vermutete dort die efferenten Blasenbahnen. SPIEGEL und PHERSON fanden wie STEWART Blasenkontraktionen bei Reizung des Hypothalamus und Pes pedunculi, wenn im Rückenmark wenigstens die Seitenstränge blieben. Sie schlossen daraus, daß die motorischen Bahnen der Blase im hinteren Teil der Seitenstränge verlaufen. KURU u. Mitarb. konnten nach ihren Untersuchungen an Katzen Blasenbahnen in der Peripherie des hinteren und des vorderen Anteils der Seitenstränge sowie im Bereiche der Vorderstränge nachweisen.

Nach den neuesten experimentellen, sorgfältigen Untersuchungen von KERR und ALEXANDER an Katzen und Affen sind efferente Blasenbahnen in der Peripherie des Seitenstranges dicht unter der Pia und zwar zwischen der Eintrittsstelle der Dorsalwurzel und der Ansatzstelle des Ligamentum denticulatum gelegen. In der Nähe dieser efferenten Blasenbahnen, aber ventral vom Ligamentum denticulatum wurden Vasomotorenbahnen festgestellt. Bei Reizung dieser Vasoconstrictoren wurden eindeutige Blutdrucksteigerungen beobachtet. Diese Untersuchungen machen auch die Beobachtungen von Sorgo verständlich, der zur Blutdrucksenkung Durchschneidungen des Vorderseitenstranges im Cervicalbereich durchführte. Sorgo vermutete auf Grund seiner Durchschneidungen die Vasomotorenbahnen im mittleren Anteil des Vorderseitenstranges.

Die afferenten sensiblen Blasenbahnen versuchten Bechterew und Rosenbach durch die der Caudadurchtrennung folgenden medullären Degenerationen zu ermitteln. Sie sahen Degenerationen in den Gollschen Strängen nahe der Mittellinie in einigen Fällen.

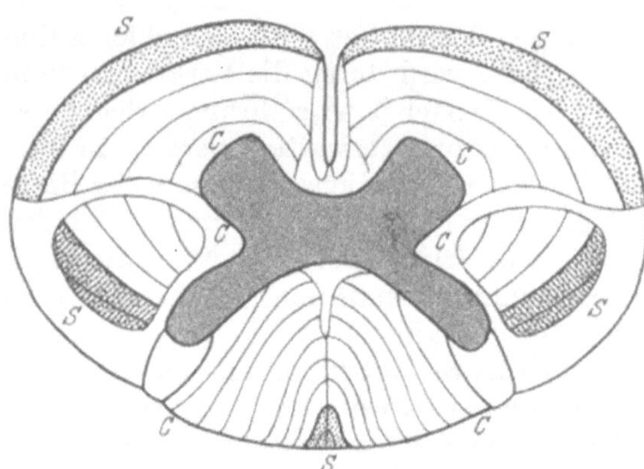

Abb. 15. Schematische Darstellung der vermuteten Bahnen der Blase im Rückenmark. Punktierte Areale = sensible, afferente Bahnen; punktierte und schraffierte Areale = motorische efferente Bahnen. *S* sacral, *C* cervical.

Dees und Langworthy, die nach Durchtrennung der Hinterstränge in der Thorakalregion keinerlei Effekte auf Blasenfunktionen beobachteten, vermuten die afferenten Blasenbahnen in den Seitensträngen des Rückenmarks. Auch Barrington vertritt diese Ansicht. White nahm hingegen an, daß das Gefühl der Blasenmuskelspannung in den Hintersträngen verlaufen würde. Dennig lokalisierte die afferenten, sensiblen Bahnen in den Tractus spinothalamicus, da in einem Syringomyeliefalle die Hinterstränge klinisch und anatomisch vollkommen zerstört waren, die Blasenfunktion aber normal war. Die Schmerzempfindung war in den sacralen Segmenten erhalten. Kamikawa kam nach seinen Untersuchungen bei Katzen in Übereinstimmung mit Nathan und Smith sowie McMichael (Beobachtungen bei Menschen) zu dem Schluß, daß in der Peripherie des Seitenstranges auch afferente Blasenbahnen verlaufen.

Krücke vermutete im sog. Tractus parependymalis die Sexualbahn. Diese lange Bahn konnte er knapp neben dem Zentralkanal beiderseits bis zum Sacralmark verfolgen. Wieweit diese Bahnen auch für die Mastdarm- und Blasenfunktion verantwortlich sind, bleibt offen.

Von 260 Rückenmarkstumoren haben wir (Bischof und Karimi) 47 Fälle ausgewählt, bei denen zum Zeitpunkt des Hinzukommens der Blasenstörungen noch kein komplettes Querschnittssyndrom bestand. Es wurde festgestellt, welche Bahnen zu dieser Zeit klinisch ausgefallen waren, um einen Rückschluß auf die für die normale Blasenfunktion notwendigen Bahnen zu machen. Diese dürften über das ganze Rückenmark verteilt verlaufen.

1. Operationen an den peripheren Nerven der Blase.

Die Blase wird durch folgende Nerven versorgt: Die Sympathicusinnervation der Blase wird durch den Plexus hypogastricus superior und inferior bzw. durch die Nn. praesacrales (L 1—3 und L 4—5), die Parasympathicusinnervation durch die Nn. pelvici bzw. erigentes (S 2—4), die somatische Innervation durch die Nn. pudendales gewährleistet.

Diese dreifache Innervation gibt der Blase und dem Mastdarm eine gewisse funktionelle Mittelstellung als Übergang von dem vegetativ innervierten inneren Organ zur somatisch innervierten Skeletmuskulatur. Die Hauptfunktion obliegt, wie aus den vielen experimentellen und klinischen Beobachtungen hervorgeht, den Nn. pelvici. Wie wir bereits bei den Blasenstörungen nach Rückenmarksverletzung angeführt haben, wird der Blasenverschluß vorwiegend durch die Heisssche Schlinge, die einen Teil des Detrusor darstellt, gewährleistet. Durch Kontraktion dieser Fasern wird bei gleichzeitiger Detrusorkontraktion die Blase geöffnet.

Da die Hauptfunktion der Blasenentleerung den Nn. pelvici obliegt, ist der Einfluß der Sympathicusausschaltungen auf die Blasenfunktion beim Normalen gering. Da vom Sympathicus vorwiegend pathologische, reflektorische Erregungen übermittelt werden, hat die Sympathicusausschaltung bei Erkrankungen der Beckenorgane oft guten Erfolg.

a) Die N. praesacralis-Durchschneidung.

(Synonyma: Präsacrale Neurektomie, Resektion des Plexus superior, Nn. hypogastrici-Durchtrennung.)

COTTE durchschnitt 1925 die Nn. hypogastrici in der Absicht, krankhafte Zustände im Bereich des kleinen Beckens zu beeinflussen, nachdem er zuerst eine periarterielle Sympathektomie der Aa. iliacae versucht hatte.

Er stellte den retroperitoneal im iliacalen Dreieck gelegenen Nervenplexus transperitoneal dar und durchtrennte die sympathischen Fasern der Nn. hypogastrici bzw. praesacrales in dieser Höhe radikal.

Technik.

Heute wird diese Operation nurmehr selten wie früher in Lokalanaesthesie, sondern meist in Intratrachealnarkose durchgeführt.

Die Bauchhöhle wird mittels eines paramedianen Unterbauchschnittes eröffnet und das Kopfende des Tisches gesenkt, so daß eine extreme Trendelenburg-Lagerung erreicht wird. Die Darmschlingen sinken dadurch in den Oberbauch, und man erzielt einen freien

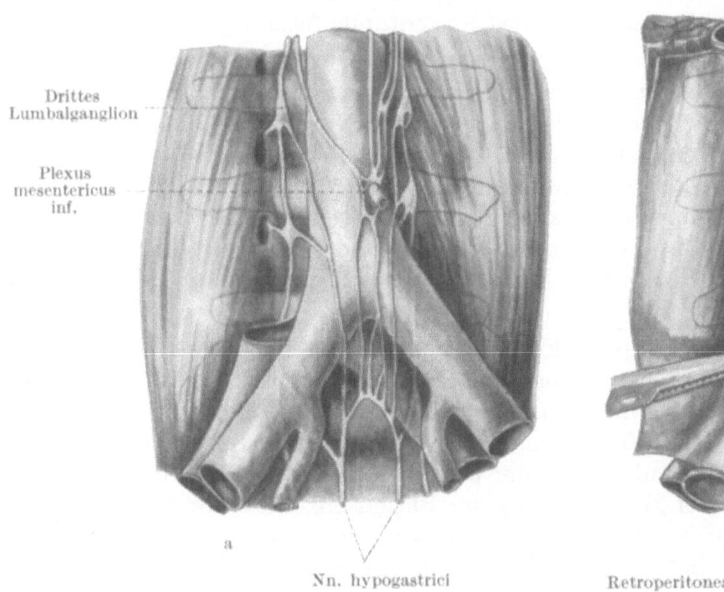
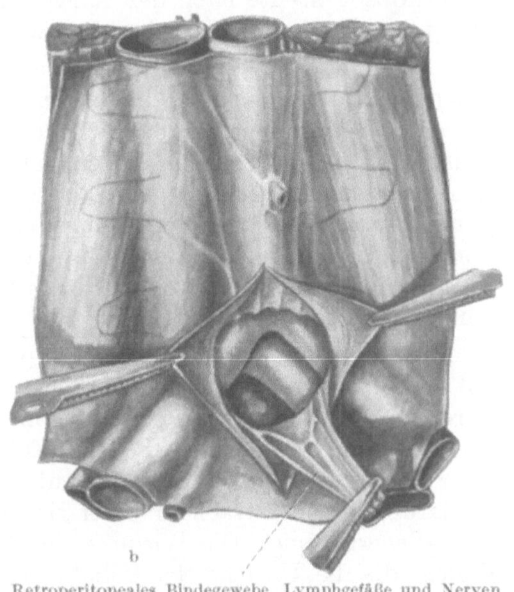

Abb. 16a u. b. Schematische Darstellung der N. praesacralis-Durchschneidung. a Anatomische Darstellung des Nervenplexus. b Resektionsausmaß. (Aus Withe, Chir. Operationslehre, B. BREITNER 1955.)

Zugang zur Aortenbifurkation. Das Peritoneum wird über dem Promontorium längs indiciert und die Aa. iliacae und das Mesosigmoideum dargestellt. Die Nn. hypogastrici bzw. Nn. praesacrales werden in dem lockeren retroperitonealen Bindegewebe sichtbar. Die Neurektomie beginnt man am besten im Bereiche der Aortengabel rechts oder links und versucht alle Fasern zu durchtrennen. Die durchschnittenen Fasern werden nach unten verfolgt und abpräpariert. Dabei sollen die Rami communicantes, die von L 4 unter den

Gefäßen zum Plexus ziehen, mit durchtrennt werden. Die Präparation soll so weit nach unten fortgesetzt werden, bis man den Abgang der hypogastrischen Gefäße erreicht hat. Da man bei dieser Manipulation auch Lymphgefäße durchtrennt hat, ist es notwendig, diese Gebilde an der Basis des Dreiecks vor der Durchtrennung zu unterbinden. Nach Naht des dorsalen Bauchfelles wird das Abdomen in Schichten wieder geschlossen (Abb. 16a und b).

Indikation.

α) Dysmenorrhoe. Diese von Cotte angegebene Operation wurde vorwiegend bei Dysmenorrhoe durchgeführt. Erfolgsberichte liegen von vielen Autoren vor.

Die Durchtrennung der Nn. hypogastrici wurde in der Folge bei allen Erkrankungen der Beckenorgane verschiedener Genese versucht.

Cotte hielt die N. praesacralis-Resektion in der Gynäkologie bei Schmerzen, vasomotorischen, sensiblen, sekretorischen, reflektorischen und trophischen Störungen angezeigt (1933).

β) Tonusstörungen. Unter der Vorstellung, dem peristaltikfördernden N. parasympathicus das Übergewicht zu geben, wurde auch bei atonen Störungen der Blasenmuskulatur die Sympathicusdurchschneidung angewandt.

Learmonth sah nach Praesacralisdurchschneidung in Fällen von Blasenerweiterungen ohne mechanisches Hindernis, die durch neuromuskuläre Inkoordination bedingt waren (vorwiegend bei Kindern), gute Erfolge. Nach Fulton bewirkt die N. praesacralis-Durchtrennung eine erhöhte Häufigkeit des Wasserlassens vorwiegend beim Tier. Beim Menschen ist nach ihm diese Wirkung flüchtig.

Jakobson stellte nach der Nervendurchtrennung eine zeitweilige Verminderung der Blasenkapazität und dadurch ein Anwachsen des Blasentonus fest.

Gask und Ross beobachteten nach der N. praesacralis-Durchtrennung eine vorübergehende Zunahme der Zahl der Blasenentleerungen. Sie vermuteten, daß der Harndrang, der eine Folge zunehmenden Blasendruckes ist, nach der Durchschneidung durch eine geringere Urinmenge hervorgerufen werden kann. In einem Falle von gleichzeitigem Megacolon mit einem Restharn von 250 cm³ und seltener Harnentleerung trat nach dieser Nervendurchschneidung eine Tonuszunahme der Blase ein. Sechs Wochen nach der Operation war die Druckkurve normal und die Harnentleerung deutlich öfter. Andere Autoren (Ogier u. a.) sahen nach diesem Eingriff bei Hydroureter eine Tonuszunahme des erweiterten Harnleiters.

Es scheint paradox, daß die Sympathektomie auch bei Krampfzuständen der Blase mit Erfolg angewandt wurde. Auch hier sollen einige Beispiele aus der Literatur angeführt werden. White, Smithwick und Gohrbandt u. v. a. sahen bei Fällen von Pollakisurie bei Cystitiden und auch bei Schrumpfblasen nach der Operation eine deutliche Änderung der Blasenfunktion, so daß die Kranken seltener urinieren mußten. Gohrbandt sah die Erklärung dieser Tatsache in einer Herabsetzung der Blasensensibilität und in einer Reizschwellenerhöhung. Die Wirkung der Blasentonusherabsetzung erwartete er nur in den Fällen, die die Ursache der Pollakisurie in der Blasenschleimhaut selbst hatten. Nach Übelhör werden Blasentenesmen durch Eingriffe am sympathischen Nervensystem nicht beeinflußt. White konnte nach der Sympathektomie der Blase beim Normalen keine Funktionsänderung feststellen. Diese Beobachtungen machte er im Tierversuch. Götzen und Boeminghaus stellten die Indikation zur Hypogastricusresektion dann, wenn eine Entleerungsstörung vorlag, die durch die Verletzung des sacralen Rückenmarkes oder der Cauda equina bei intaktem Lumbalmark zustande gekommen ist, um das Gleichgewicht zwischen Sympathicus und Parasympathicus herzustellen. Solche Zustände sollen auch bei Spina bifida und Hämatomyelie oft vorkommen. Die besten Resultate sollen erzielt werden, wenn die Restharnwerte erhöht und der Spinctertonus gesteigert ist (Sphincterometrie).

Die paradoxe Wirkung der Sympathektomie auf die Blase bei Tonusstörungen wurde verschieden zu erklären versucht. Tonusstörungen der Blase in Form einer *Atonie* oder *Hypertonie* der Blasenmuskulatur verschiedener Genese können in manchen Fällen tatsächlich durch die Sympathektomie in Richtung der Normalfunktion gelenkt werden. Wahrscheinlich sind die sympathischen Fasern die Leiter pathologischer Impulse. Durch afferente, pathologische Dauerreize (z. B. Cystitis) kommt es auf reflektorischem Wege auch über den Sympathicus zur sekundären Beeinflussung der Blasenfunktion. Nach der Durchtrennung dieser Fasern kehrt, wenn diese im funktionellen Stadium durchgeführt wird, der Tonus und die periodische Harnausstoßung zur Norm zurück.

Solche Krankheitsbilder entstehen wahrscheinlich auf vasomotorischem oder reflektorischem Wege. Die Impulse werden über den Sympathicus geleitet und unterhalten das Krankheitsbild im Sinne eines Circulus vitiosus. Die Sympathicusdurchschneidung bei Blasenstörungen sollte man im funktionellen Stadium, bevor sekundäre Organveränderungen vorhanden sind, ausführen. Auch BOEMINGHAUS ist der Ansicht, daß die Eingriffe am vegetativen Nervensystem nicht als „ultima ratio" angewandt werden sollen, sondern in der vegetativen Phase, da Koordinationsstörungen der Blasenmuskulatur, wenn noch keine sekundären Veränderungen da sind, leichter zu beeinflussen sind. Es erscheint ratsam, vor der Operation möglichst öfter Ausschaltungen des Nervenplexus durchzuführen, da die Wirkung der Blockaden oft die Anaesthesiewirkung lange überdauern und außerdem ein gewisser präoperativer Test dadurch möglich ist.

Es handelt sich vorwiegend um die paravertebrale Sympathicusblockade.

γ) **Schmerz der Blase.** Außer bei Tonusstörungen wurde die Sympathektomie der Beckenorgane, insbesondere der Blase, bei *Schmerzzuständen* versucht. Oft führen Tonusstörungen zu Schmerzen und umgekehrt. Bei den Rückenmarksverletzten erhoffte man sich von der Unterbrechung des sacralen Sympathicus schon deshalb Schmerzfreiheit, weil sie oft die einzige nervöse Verbindung zwischen der Blase und dem Gehirn darstellen.

Die Beobachtungen über den Einfluß der Sympathektomie auf Blasenschmerzen sind different. Nach WHITE führen die sympathischen Fasern keine Schmerzimpulse der Blase. GOHRBANDT sieht die Wirkung der Sympathicusdurchtrennung bei Entzündungen der Schleimhaut in der folgenden Hyperämisierung. Dieser Effekt wird nach LEARMONTH durch die Kombination dieser Operation mit der lumbalen oder periarteriellen Sympathektomie verstärkt. NESBIT und McLELLAN führen die schmerzmindernde Wirkung der Cotteschen Operation nicht auf die Unterbrechung afferenter Schmerzbahnen, sondern auf die Minderung des Muskelkrampfes im Bereich des Blasenhalses zurück.

PIERI schlug vor, nicht nur die Nn. praesacrales, sondern auch die Rami communicantes, die Leiter zum sacralen Sympathicus, zu durchtrennen. Nach seiner Meinung würde die Vasodilation dadurch erhöht und keine motorischen Störungen folgen. LATARJET sah nach der Exstirpation des Ganglion hypogastricum wie ROCHET u. a. bei Blasenentzündungen unspezifischer und spezifischer Art keine Wirkung.

GOLDSCHEIDER ist der Meinung, daß der Sympathicus nur unter pathologischen Umständen Schmerzimpulse der Blase leite (Summationssphänomen).

Bei der *Cystitis* kommt es durch die entzündlichen Veränderungen der Blasenwand sekundär zu Tenesmen und Schmerzen. Die gesteigerte Reflextätigkeit bei den Rückenmarksverletzten verstärkt diesen Effekt (autonome Hyperreflexie).

Nach BOEMINGHAUS findet die Sympathektomie bei chronischen und schweren *Cystitiden*, an deren Ende die narbige Schrumpfblase steht, keine genügende Würdigung. In Fällen entzündlicher Reiz- und Schrumpfblasen stellte er häufig eine Unbeeinflußbarkeit auf konservative Maßnahmen fest. Die Kapazität war bei Tenesmen oft auf 10—30 cm³ herabgesetzt. Er schlug die Cottesche Operation dann vor, wenn konservative Maßnahmen erfolglos waren, die Kapazität der Blase zunehmend sank, das Fassungsvermögen nach Lumbalanaesthesie aber noch erhöht wurde. Er sah in 20 Fällen bedingter Schrumpfblasen, deren Kapazität ebenfalls 20 cm³ betrug, nach der Hypogastricusresektion die Schmerzen meist gebessert, wenn auch nicht aufgehoben. Die Kapazität stieg auch oft auf das 5—10fache an. Entzündliche Prozesse heilten rasch ab.

Da Paroli nach N. praesacralis-Durchschneidungen (Cotte) nicht immer eine ausreichende Schmerzabschaltung erzielte, schlug er vor, das 1. und 2. Sacralganglion und den lumbosacralen Sympathicus zu exstirpieren. Er sah gute Resultate in 10 Fällen von Dysmenorrhoe und einem Uteruscarcinom.

Nach Schultheiss bewirkte die Cottesche Operation keine Änderung der Blasenkinetik.

Eine spastische Asphinxie kann nach Schultheiss durch Eingriffe am Sympathicus nicht gebessert werden. Auch Lewis und Boeminghaus sahen keinen Einfluß, wenn der Detrusortonus herabgesetzt war und Restharn bestand. Nach der Sympathicusoperation soll der Vagus (Detrusor) das Übergewicht erlangen und die Entleerung erleichtert werden.

Nach eigenen Beobachtungen hat die Sympathektomie weder auf den Tonus noch auf Schmerzen der Blase einen dauernden Einfluß. Auch bei Rückenmarksverletzten sahen wir keinen bleibenden Effekt.

δ) Trophische Störungen der Blase. Wie nach Cystitiden wurden auch bei *trophischen Störungen* der Blasenschleimhaut nach Sympathicusdurchschneidungen Besserungen gesehen. Das sog. Ulcus simplex soll auch schon nach Präsacralanaesthesie eine gute Heiltendenz haben. Wenn diese Maßnahme nicht zur Heilung führt, reseziert May die Nn. praesacrales und sah die Ulcera in jedem Falle abheilen. Ähnliche Erfahrungen machte May u. a. bei Cystitis ulcerosa und incrustans, aber auch bei Blasentuberkulose. Heusch berichtete über gute Erfolge nach der Resektion des N. hypogastricus inferior bei Geschwürblasen, hochgradigen Cystitiden und Blasentuberkulose. Er sah in jedem Falle den begleitenden lästigen Harndrang nach der Operation verschwinden und die Geschwüre abheilen. Rathke bestätigt den Effekt der Sympathektomie, sah aber keine Dauererfolge. Tenesmen bei spezifischen und unspezifischen Blasenentzündungen kamen nach gewisser Zeit wieder. Er hielt die N. praesacralis-Durchtrennung allein bei solchen Erkrankungen nicht für genügend. Rubritius schlug vor, mit der Cotteschen Operation die Excision der Geschwüre zu kombinieren.

Bei Rückenmarksverletzten können Blockaden des Sympathicus zur Beeinflussung trophischer Störungen der Blase versucht werden. Operative Eingriffe haben unserer Erfahrung gemäß keinen dauernden Erfolg. Der Eingriff erscheint uns bei diesen Aussichten auch zu groß.

Komplikationen.

Nach der Cotteschen Operation kommt es zur Aufhebung der Peristaltik der Vasa deferentia, der Samenbläschen und der Prostata. Es folgt eine Unfähigkeit der Ejaculation, und damit kommt es zur *Sterilisation* des Mannes, wobei die Erektion und der Orgasmus, erhalten bleibt.

Man kann also von keiner Impotenz sprechen. Tönnis und Herink sahen in einem Fall einer partiellen Caudaverletzung mit Mastdarmlähmung und Unfähigkeit der Erektion die Darmperistaltik und die Erektionsfähigkeit nach der N. praesacralis-Durchtrennung wiederkehren.

Bei der Frau tritt nach der Sympathektomie lediglich eine passagere Uterusblutung auf. Die Schmerzempfindlichkeit des Uterus wird herabgesetzt. Deshalb führt diese Operation bei Menstruationsstörungen meist zur Schmerzfreiheit. Die Eierstöcke werden nicht beeinflußt, da ihre Versorgung über den Plexus ovarici geht. Nach den Beobachtungen von Anselmino und Plaskuda ist der Geburtsablauf nach Operationen des sacralen Sympathicus nicht beeinträchtigt, d. h., die Wehentätigkeit ist normal, die Schmerzempfindlichkeit in der überwiegenden Mehrzahl herabgesetzt.

Bei Kombination der Cotteschen Operation mit der lumbalen Sympathektomie von L 3 — S 2 soll es, wie Takebayashi beobachtete, in manchen Fällen zu einer Hodenatrophie kommen.

DRESSLER sah nach der lumbalen Sympathektomie in 4 Fällen eine postoperative Impotenz, die er auf einen Tonusverlust der Beckenmuskulatur, die an der Erektion und Ejaculation beteiligt sind, zurückführte. Er vermutete, daß eine vermehrte Hodendurchblutung nach der Operation zu einer Temperaturerhöhung geführt habe, die die samenbildenden Epithelien geschädigt hätten.

ROSE unterscheidet zwischen Sterilität und Impotenz. ALNOR nimmt an, daß in den meisten Fällen Hodenveränderungen durch die Erkrankung selbst verursacht werden, die zur Sympathektomie veranlaßt haben. Die Sympathektomie führte niemals zu einer Hodenatrophie. Impotenz sah er in keinem Falle, doch Sterilität häufiger. Gleiche Beobachtungen machten SEMANS, BANDMANN, BURCKHART und SCHMITT, KMENT und WEIDEMANN.

Zusammenfassende Indikation.

Die Sympathektomie scheint bei unbeeinflußbaren Dysmenorrhoen und Vaginismus, wie auch die meisten Autoren beobachteten, angezeigt zu sein. Vorherige Blockaden sind notwendig. Die Operation kann bei atonen und hypertonen Blasenstörungen von gutem Erfolg sein, wenn diese reflektorisch zustande gekommen sind. Bei Rückenmarksverletzten ist der Einfluß auf den Detrusortonus nicht bleibend. Schmerzzustände der Blase werden durch die Sympathicusoperation nur dann günstig beeinflußt, wenn die Veränderungen die Schleimhaut nicht überschreiten. WHITE hält diese Operation bei Tuberkulose und Krebs der Blase für vollkommen nutzlos. Bei Rückenmarksverletzten zeigt die Sympathektomie keinen dauernden Einfluß auf den Blasenschmerz.

Entzündliche Reizblasen mit Pollakisurie, therapieresistente, chronische Cystitiden und nervös bedingte Blasenentleerungserschwerungen wie Myelodysplasien, Meningocelen und Verletzungsfolgen sollen durch die Cottesche Operation günstig beeinflußt werden. Die gleichzeitige lumbale Sympathektomie soll den heilsamen Hyperämisierungseffekt erhöhen (GOHRBANDT). Die geteilten Meinungen der Autoren über den Einfluß der Cotteschen Operation auf Blasenschmerzen verschiedener Ursache zeigen, daß die Wirkung in keiner Weise konstant ist. In den meisten Fällen kommt es bei wirklichen Schmerzzuständen nur zu einer vorübergehenden Schmerzminderung. Dies ist besonders der Fall, wenn die Veränderungen die Blasenschleimhaut überschreiten. Bei Schmerzzuständen, die durch Irritationen peripherer Nerven hervorgerufen werden, dies ist bei malignen Prozessen des kleinen Beckens der Fall, haben die Sympathicusoperationen nach unseren Erfahrungen keinen Einfluß.

Die Wirkung der Sympathektomie auf Schmerzen kommt nach unserer Erfahrung nur zustande, wenn pathologische afferente Dauerreize zu einer reflektorischen Miterkrankung eines sonst gesunden Organs führen. Nach der Durchtrennung des Sympathicus, über den diese Impulse geleitet werden, kehrt die Funktion des sympathektomierten Organs zur Normalfunktion zurück bzw. die Schmerzen sind beseitigt.

b) Kombination der Sympathektomie mit der Nn. pelvici-Durchschneidung.

Die parasympathischen N. pelvici beziehen ihre Fasern aus dem 2. bis 4. Sacralsegment und sind für die Blasenfunktion vorwiegend verantwortlich. Da Schmerzzustände im Bereich der Blase durch Eingriffe am Sympathicus in vielen Fällen nicht beeinflußbar waren, schlug RICHET die Nn. pelvici-Durchtrennung vor.

Technik nach RICHET.

Nach medianer Unterbauchlaparotomie wird das Rectum dargestellt. Das Nervengewebe beiderseits des Mastdarms wird reseziert. Bei dieser Durchtrennung werden sowohl die sympathischen als auch die parasympathischen Fasern für die Blase getroffen.

THIERMANN modifizierte die Operation nach RICHET. Die Operation ist einfacher.

Technik nach Thiermann.

In Bauchhängelage wird ein senkrechter Schnitt über dem Steiß bis in die Nähe des Afters geführt. Der zwischen der Fascia pelvis visceralis und der Kreuzbeinhöhle gelegene Raum wird dadurch zur Entfaltung gebracht, daß das Fascienblatt und das Rectum nach ventral gedrängt wird. Es spannt sich in der Fascienduplikatur des Nervenplexus, der die Nn. hypogastrici und die Nn. pelvici beherbergt. Die Nerven werden aus der Duplikatur herauspräpariert und durchtrennt (Abb. 17 und 18).

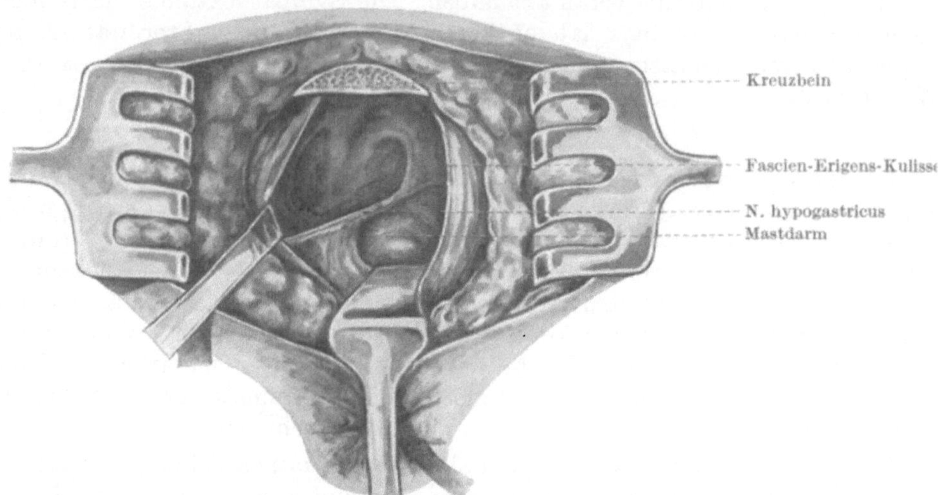

Abb. 17. Operation nach Thiermann I. Schnitt über dem Kreuzbein bis nahe zum Anus, Resektion des Kreuzbeines. Das Rectum ist nach ventral abgedrängt; durch Zug an dem breiten Langenbeck-Haken werden die beiden Fascienkulissen angespannt. Der Zug am anderen Haken bewirkt das Hervortreten eines Gewebszuges, in welchem der N. hypogastricus gelegen ist. Durch Zug an der Gegenseite läßt sich der entsprechende Faserzug an der anderen Seite darstellen. (Nach E. Gohrbandt 1954.)

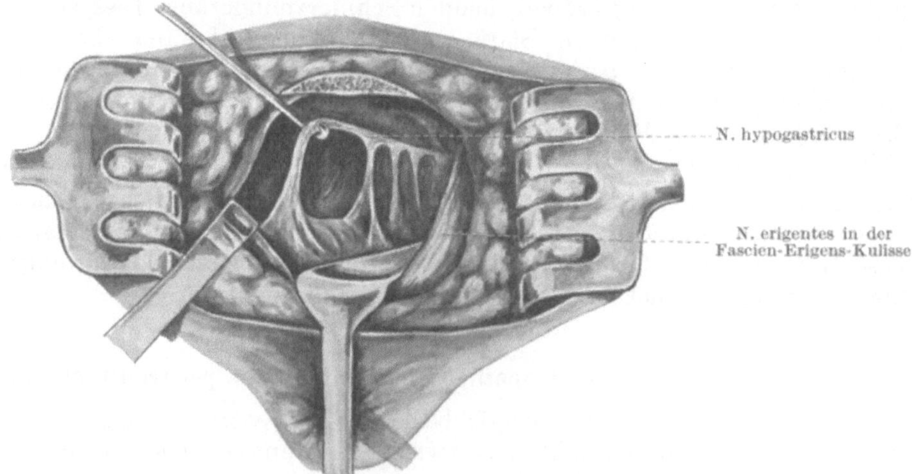

Abb. 18. Operation nach Thiermann II. Der N. hypogastricus ist freigelegt und wird mit einem Haken angehoben. (Nach E. Gohrbandt 1954.)

Indikation.

Die Nn. pelvici-Durchtrennung wird bei Schmerzzuständen der Blase, die durch Eingriffe am Sympathicus allein nicht beeinflußbar sind, angewandt. Meist sind es Carcinome der Blase, des Rectums oder der Genitalien mit unerträglichen Schmerzzuständen, bei denen diese Operation in manchen Fällen angezeigt sein mag. Die Nn. pelvici-

Durchschneidung wurde aber auch bei chronischen Cystitiden besonders bei Querschnitts-läsionen angewandt. Die Blasenkapazität steigt nach der Durchtrennung in jedem Falle an, wenn nicht sekundäre, irreversible Wandveränderungen vorhanden sind.

Die Wirkung dieser Durchschneidung entspricht der nach Vorderwurzeldurchschneidung bzw. nach der verlängerten Myelotomie bis S 5.

Die Schmerzausschaltung nach der Durchtrennung der sympathischen und parasympathischen Nerven der Blase ist vollständig. Wegen der folgenden Potenz- und Blasenfunktionsstörungen wird diese Operation nur bei malignen Tumoren der Blase, des Mastdarms und des Genitales und auch bei schon vorhandenen Lähmungen nach Querschnittslähmungen verwendet.

In manchen Fällen werden Schmerzen im Bereiche der Blase nach tonussenkenden Operationen beseitigt. Anläßlich einer Operation im Spinalkanal — Vorderwurzel-Caudadurchschneidung, Kordektomie oder verlängerte Myelotomie — zum Zwecke der Tonussenkung der quergestreiften Muskulatur wird man durch Reflexbogenunterbrechung auch der Blase die Schmerzen zu beeinflussen suchen. Sonst ist im jeweiligen Falle zu entscheiden, ob nicht eine Chordotomie der peripheren Nervendurchtrennung vorzuziehen ist.

THIERMANN führte die totale oder subtotale Nn. pelvici-Durchschneidung auch bei Tonusstörungen der Blase aus. Er ging von der Vorstellung aus, den M. detrusor durch subtotale Resektionen der Nn. pelvici zu schwächen und dadurch Hypertonien in seinem Bereiche nach zentralen Läsionen des Zentralnervensystems zu beseitigen. Er erreicht bei einem Hemiplegiker mit hypertoner Blasenstörung, den er als Beispiel anführte, nach der partiellen Durchschneidung der Nn. pelvici eine Tonussenkung, die der Normalfunktion gleichkam. In diesem Falle einer kombinierten Inkontinenz und Retention durchschnitt er auch einseitig den N. pudendus (mit Ausnahme der R. anales), da gleichzeitig ein Sphincter externus-Krampf vorhanden war. Auf dem Sacralzugang erreichte er alle 3 Nervenpaare der Blase.

Komplikationen.

Der Durchtrennung der parasympathischen Nn. pelvici, denen die Blasenfunktion weitgehend obliegt, folgt eine Harnverhaltung durch Atonie des M. detrusor vesicae. Nach FULTON folgen der beidseitigen Nn. pelvici-Durchschneidung beim Tier eine Harnverhaltung durch Erschlaffung der Blasenwand und ein angeblicher Spasmus des Schließmuskels. Nach der Operation tritt aber nur eine passagere Harnverhaltung auf, die in einen Blasenautomatismus übergeht. Man nahm an, daß es in diesen Fällen deshalb zu keinem „Sphincterkrampf" komme, weil die sympathischen Nn. hypogastrici mit durchtrennt würden. Man füchtete früher nach der Durchschneidung der sympathischen und parasympathischen Fasern eine Inkontinenz, die aber erfahrungsgemäß in den seltensten Fällen auftritt. Diese Beobachtung spricht für die bereits angeführte Annahme der aktiven Blasenöffnung durch den M. detrusor bzw. der Heiss'schen Schlinge.

Der Harndrang bleibt nach der Durchschneidung erhalten. Die afferenten Fasern für diese Impulse ziehen über die Nn. pudendales. Da die Thiermannsche Operation eine Störung der Erektion und Potentia coeundi zur Folge hat, ist die Auswahl der Kranken streng zu treffen.

c) N. pudendalis-Durchtrennung.

Bereits im Jahre 1900 durchtrennte ROCHET die Nn. pudendi. SHELDEN, BORS und HUGGINS haben diesen Eingriff ebenfalls empfohlen.

Nach Rückenmarksverletzungen kommt es in manchen Fällen nach der Schockphase zu einer Tonussteigerung der infraläsionellen Muskulatur. Im Rahmen dieser Muskelhypertonie steigt auch der Tonus der Beckenmuskulatur und der des M. sphincter externus. Durch Spasmen des äußeren Schließmuskels kommt es in manchen Fällen, wenn auch eine gute Reflexblase nach der Rückenmarksverletzung sich entwickelt hat, zu Harnverhaltungen, da der maximal kontrahierte *äußere* Schließmuskel den Ausfluß des Harns verhindert. Cystometrisch findet man normale Blasendruckwerte, eine gute Detrusorinnervation, urethrographisch im Bereich des Sphincter externus einen Spasmus. Meist ist auch der Sphincter ani externus kräftig kontrahiert.

In diesen Fällen durchschnitt Rochet die Nn. pudendi transabdominal.

Thiermann durchtrennte die N. pudendi auf dem sacralen Zugangswege.

Technik. Schrägschnitt vor der Spitze des Os sacrum zur Tuberositas ossis ischii. Bei beiderseitiger Durchtrennung wird der Hautschnitt beiderseits bogig nach außen geführt, so daß eine Y-Form entsteht. Der M. glutaeus wird durchtrennt. Unmittelbar unter diesem Muskel liegt die Fossa ischiorectalis. Das die Fossa ausfüllende Fett wird medianwärts abgeschoben.

Der palpierende Finger kann dann in der Regel an der Innenseite der Tuberositas ossis ischii die A. pudendalis inferior tasten. Unmittelbar caudal von ihr liegt der N. pudendus. Der Nerv ist an dieser Stelle meist noch nicht geteilt. Um sicher zu sein, daß man den N. pudendalis durchtrennt, wird der Nerv vorher gereizt, wobei der in den After gesteckte Finger Kontraktionen des Schließmuskels feststellt. Erst nach dieser Prüfung wird der Nerv partiell oder total durchtrennt.

Indikation. Die N. pudendalis-Durchtrennung wurde nach vorheriger Novocainblokkade dann durchgeführt, wenn cystometrisch normale Werte einer Reflexblase und uretrographisch im Bereich des Sphincter externus ein Spasmus, der nach der Blockade verschwunden war, festgestellt worden ist. Wenn die Miktion in Anaesthesie ungehindert ablief, wurden die Nerven beidseitig partiell oder total durchschnitten.

Nach Ross und Damanski soll die Operation erst ausgeführt werden, wenn das Sacralzentrum, losgelöst von höheren Kontrollen, den Entleerungsmechanismus übernommen hat.

Bewertung. Da eine isolierte Tonussteigerung des M. sphincter vesciae externus selten vorkommt und meist im Rahmen einer allgemeinen Tonussteigerung der infraläsionellen Muskulatur auftritt, werden bei den erwähnten äußeren Schließmuskelspasmen heute die Nn. pudendi nur noch selten durchtrennt. In diesen Fällen, besonders wenn es sich um totale Rückenmarksdurchtrennungen handelt, ziehen wir die Caudadurchtrennung bzw. die verlängerte Myelotomie vor. Dies gilt auch, wenn gleichzeitig der Tonus des M. detrusor gestiegen ist. Wenn in Anaesthesie der Nn. pudendi eine gute Reflextätigkeit der Blase zu finden ist, der Tonus des Detrusor und der der quergestreiften Beinmuskulatur aber nicht gesteigert ist, wird man sich zu diesem Eingriff entschließen.

Komplikationen. Der Nn. pudendi-Durchschneidung folgen beim Menschen nur selten Störungen der Harnentleerung, beim Tier tritt angeblich eine anhaltende Inkontinenz auf. Learmonth führte diese Erscheinungen auf die Mitinnervation des Schließmuskels durch die Nn. pelvici beim Menschen zurück. Eine Inkontinentia alvi ist nach der Durchschneidung nicht zu befürchten. Störungen der Erektion konnten von May nicht beobachtet werden.

2. Sonstige Eingriffe bei neurogenen Blasenstörungen.

a) Rectusplastik nach Rochet.

Rochet versuchte das Problem der neurogen bedingten Blasenstörung auf mechanischem Wege (1913) zu lösen. Bei erhaltener Innervation des M. rectus vernähte er diesen mit der Blase. Die Innervation des M. rectus ist nur bei Läsionen des Lumbalmarkes und der Cauda erhalten. Der Kranke ist dadurch imstande, bei Innervation der Bauchmuskulatur die Blase zu entleeren.

Technik. Aus dem M. rectus werden zwei Streifen von 10—20 cm Länge gebildet. Durch leichten Zug am Ende jedes Muskelstreifens versucht man diese weit nach unten zu ziehen und möglichst tief auf die entsprechende Blasenseite durch 2 bis 3 Nähte zu fixieren. Die so vernähten Muskelstreifen werden da, wo sie mit der Blasenwand in Kontakt kommen, sorgfältig durch Knopfnähte und einstülpende Nähte weiter gesichert. Nach Verschluß der Bauchdecke wird durch 5—10 Tage ein Dauerkatheter gelegt.

Indikation. Die Operation führte der Autor durch, wenn

1. die Bauchdeckenmuskulatur innerviert war,
2. durch Pressen der Blasenverschluß zu überwinden war.

Da der M. rectus innerviert sein muß, ist die Operation nur bei caudalen Rückenmarksverletzungen, also praktisch nur bei Caudaläsionen angezeigt. Die Rectusplastik soll möglichst früh, bevor es zu sekundären Veränderungen der Blasenwand kommt, angewandt werden (BOSHAMER). Eigene Erfahrungen haben wir nicht. Die Erfolgsberichte sind unterschiedlich. Auch der Wirkungsmechanismus wird nicht einheitlich erklärt. BOEMINGHAUS glaubt nur an einen mechanischen Effekt, während BOSHAMER eine Neurotisation des M. detrusor für möglich hält.

b) Teilresektion der Blase nach ORR.

ORR versuchte das Problem der atonen Blase neurogener oder myogener Genese durch eine subtotale Resektion der Blase zu lösen. Der dehnungsfähigere Blasenboden besitzt nach Überdehnung noch weitgehend normale muskuläre und nervale Verhältnisse. Wenn die überdehnten, atonen Anteile der Blase entfernt werden, so besitzt der verbliebene Rest eine gebesserte Entleerungsfähigkeit.

Die Inkontinenz, die in manchen Fällen auftritt, soll bald verschwinden. Über Dauererfolge liegen Berichte von CREEVY vor. Zeitweilige Besserungen wurden beobachtet. Wir haben diese Operation nicht ausgeführt. Wir können über ihre Wirkung nichts aussagen. Man könnte sich vorstellen, daß diese Methode der Blasenverkleinerung nur zeitweilig wirkt.

c) Die Elektroresektion.

α) Die Elektroresektion am Blasenhals (Sphincter internus).

Die Indikation zur Elektroresektion bei Querschnittsgelähmten mit folgenden Blasenstörungen wird heute noch recht verschieden gestellt.

Nach GÖTZEN und BOEMINGHAUS kann der normale passive mechanische Verschluß der hinteren Harnröhre, der sich nicht auf den sog. Anulus uretrae beschränkt, durch die Elektroresektion nicht gemindert werden. Man sollte, wie sie betonen, die Elektroresektion nur anwenden, wenn der Zustand der Detrusoratonie als endgültig betrachtet werden kann. Bei partieller Wiederkehr der M. detrusor-Funktion wäre eine Inkontinenz die Folge. Gute Resultate sahen sie bei den Fällen, die röntgenologisch und endoskopisch eine Sphincterbarriere boten. Vor großen Resektionen warnten sie. Öftere kleinere Resektionen wurden vorgezogen. Diese Operation soll erst im stationären Endzustand durchgeführt werden. BAKER, CARNEY und ROSA stellten die Indikation zur Elektroresektion nur in den Fällen, die gehfähig waren oder sich im Rollstuhl bewegen konnten, bei ständig bettlägerigen Patienten hielten sie die Cystostomie für besser.

SEMANS sah bei Paraplegikern mit größeren Restharnwerten gute Erfolge.

Die Elektroresektion soll den pathologisch gesteigerten Widerstand im Bereich des Blasenausganges (Hypertonie, Hypertrophie, Sklerose) mindern. Der geschwächte M. detrusor ist dann imstande, mit Bauchpresse und manueller Mithilfe die Blase zu entleeren.

Die Elektroresektion scheint lediglich bei mechanischen Hindernissen im Bereich des Blasenausganges angezeigt zu sein. BORS stellt die Indikation zur Elektroresektion nur in 5% der Fälle.

COMARR unterscheidet 2 Gruppen von Blasenstörungen, solche, die durch Läsionen oberhalb des Miktionszentrums bedingt sind, und solche, die durch Läsionen des Blasenzentrums oder caudal davon hervorgerufen werden.

Bei der 1. Gruppe hält er die Blasenhalsresektion nur bei erhaltener Erektionsfähigkeit für angezeigt, sonst führt er die Pudendusresektion aus.

Bei der 2. Gruppe hält er die Blasenhalsresektion bei größten Restharnwerten indiziert. Er hatte in 88% gute Resultate.

Boshamer berichtet von guten Resultaten, stellt aber strenge Indikationen.

In den meisten Fällen wird die Elektroresektion wegen größerer Restharnmengen bei schlaffer Lähmung des M. detrusor durchgeführt. Man geht von der Vorstellung aus, daß der Detrusor zu schwach sei, den Sphincterkrampf zu überwinden. Wenn man sich vorstellt, daß die Blase durch Faseranteile des Detrusor vorwiegend geöffnet wird, so ist die Harnverhaltung bei schlaffem Blasenmuskel verständlich. Bei der Elektroresektion wird nun der Öffner der Blase zusätzlich geschädigt. Die Indikation zur Elektroresektion scheint uns bei neurogenen Blasenstörungen nur in den wenigsten Fällen, bei denen es sich um wirkliche mechanische Hindernisse im Bereich des Blasenausganges handelt, angezeigt. Dysfunktionen der Blase sind in der überwiegenden Zahl durch Nervenabschaltungen günstiger zu beeinflussen.

Technik. Comarr rät die Resektion nur im caudalen Gebiet (Zifferblatt 3—9) der unteren Blasenausgangslippe durchzuführen. Bei negativem Ergebnis sollte später die vordere Lippe entfernt werden. Boshamer entfernt den Abschnitt 5—7.

β) Die Elektroresektion in der Uretra (Sphincter externus).

Wenn bei Klaffen des Blasenausganges unter manueller Mithilfe die Miktion nicht möglich ist, so ist das Hindernis im quergestreiften M. externus zu suchen. Durch beidseitige Nn. pudendi-Abschaltung kann in solchen Fällen die Miktion erleichtert werden. Novocainblockaden soll man vor dieser Durchschneidung nicht versäumen. Spasmen im Bereich des M. externus treten meist bei spastischen Paraparesen und Tonussteigerungen der gesamten infraläsionellen Muskulatur auf und werden gemeinsam mit diesen behandelt. Zur Beseitigung der Spasmen der quergestreiften Muskulatur ziehen wir die Vorderwurzeln bzw. die Caudadurchtrennung oder die verlängerte Myelotomie vor, weil dadurch die gesamte Muskulatur beeinflußt werden kann. Isolierte Tonussteigerungen im Bereich des Sphincter externus sind selten, doch kann die Indikation zu diesem Eingriff im einen oder anderen Falle, wie oben bereits erwähnt, doch gegeben sein.

Von den durch Spastik des Sphincter externus bedingten Harnverhaltungen, die durch N. pudendus-Abschaltungen zu beseitigen sind, grenzen Ross, Damanski und Gibbon unechte Strikturen im Bereich des Spincter externus ab. In diesen Fällen scheinen nach ihren und anderer Erfahrungen weder Nervendurchtrennungen noch gewaltsame Dilatationen einen dauernden Effekt auf die Harnverhaltung zu bringen. Bei solchen Kranken schlug Donavan (1947) vor, die Region der membranösen Urethra herauszustanzen und nahm eine Inkontinenz in Kauf, die seiner Meinung nach kein so großes Risiko darstellt. In 10 Fällen führten Ross, Damanski und Gibbon eine Resektion des Sphincter externus durch.

Technik. Die Autoren haben eine kalte Stanze verwendet und 3—5 schmale Streifen reseziert. Die auftretende, vorwiegend venöse Blutung konnte nicht durch Elektrokoagulation, sondern nur durch Einlegen eines Dreiwege-Foly-Katheters beherrscht werden. Vorsichtshalber wurden in jedem Falle Bluttransfusionen und Antibiotica gegeben. In manchen Fällen wurde die Gelegenheit benützt, eine Resektion im Bereiche des Blasenhalses gleichzeitig durchzuführen. Es kam nach der Operation zu einer Inkontinenz, die der nach Caudaverletzung vergleichbar ist.

Die überlebenden 8 Fälle (2 Todesfälle) waren von der Harnverhaltung befreit. Der Restharn konnte nur in 5 Fällen beseitigt und in 3 Fällen deutlich verringert werden. Gebessert wurden der Ureterreflux, die Hydronephrose und die Infektionsbereitschaft.

d) Enuresis nocturna.

Nicht in jedem Falle einer klinischen Enuresis nocturna ist eine Spaltbildung der unteren Wirbelsäulenanteile nachweisbar. Die Spina bifida ist eine der Ursachen, die zu diesem klinischen Bild führt. Der fehlende Schluß des Wirbelkanals ist eine Hemmungsbildung, die in manchen Fällen bei bestehender Enuresis mit dieser in ursächlichen Zusammenhang gebracht werden muß.

Auf Grund der verschiedenen ätiologischen Möglichkeiten sind im Schrifttum Stimmen für und gegen eine operative Maßnahme bei diesen Fällen laut geworden. MAY und ALKEN sind der Ansicht, daß psychische Momente und Ernährungsstörungen oft die Ursache dieser Erkrankung seien. Damit erklärte sich die Häufung dieser Erkrankung nach dem Kriege. Die Therapie dürfte natürlich nur konservativ sein, und es bestünde in keinem Falle die Indikation zu einem neurochirurgischen Vorgehen. Die „sacrale Inkontinenz" von LICHTENBERG soll, da oft Lipome auch unter der Dura mit der Spina bifida vergesellschaftet sind, nach der sog. Duralyse verschwinden. SCHULTHEISS sah keine überzeugenden Erfolge. GOHRBANDT hat in 100 Fällen operiert und 40% Erfolge, 30% Besserungen und 30% Mißerfolge gesehen. Diese Zahlen beziehen sich auf Erwachsene und nicht auf Kinder. Er entfernte bei dieser Operation den meist gleichzeitig vorhandenen Fettkörper und führte eine Muskelplastik durch. PAETZEL hatte öfter gute Besserungen nach der Laminektomie einer Spina bifida bei Enuresis nocturna gesehen und hält die Operation bei richtiger Indikation für sehr erfolgversprechend.

Technik. Laminektomie über der Spaltbildung mit Freilegung der Dura. Da in diesem Bereiche die Bögen fehlen, ist große Vorsicht geboten, damit nicht die Dura und damit die Cauda verletzt wird. Meist ist es ratsam, von dem nächsthöheren oder -tieferen noch geschlossenen Bogen auszugehen und von dort die Dura im Spaltbereiche freizupräparieren. Extradural findet sich bereits in vielen Fällen ein Fettkörper. Da auch intradurale Lipome sehr häufig sind, muß man die Dura eröffnen. Bei der Entfernung dieser Lipome ist große Vorsicht geboten, weil oft Wurzeln mit diesen verwachsen sind und die anatomischen Verhältnisse manchmal vom Normalzustand weitgehend abweichen. Die Wunde soll man nach Möglichkeit mit einer Muskelplastik verschließen, d. h. die lange Rückenmuskulatur versucht man in einer medianen Längsnaht zu vereinen.

Indikation. Zur operativen Freilegung entschließen wir uns nur in den Fällen von Enuresis nocturna, die eine Spina bifida über mehrere Segmente röntgenologisch nachweisen lassen, klinisch eine Progredienz der neurologischen Symptomatik festzustellen ist und in der Kontrastdarstellung des Wirbelkanals ein Stop sichtbar ist (Luftmyelographie). Bei einem raumfordernden Prozeß ist natürlich eine Liquorveränderung unterhalb des Stop zu sehen (Eiweißvermehrung). Die Punktion unterhalb der Spina bifida ist oft schwierig.

Wir sind, wie viele andere Autoren, mit der Indikationsstellung zur Operation vorsichtig, weil oft noch Mißbildungen im Caudabereiche die Übersicht erschweren und manchmal irrtümlicherweise Nervenfasern durchtrennt werden, so daß nach der Operation die Ausfälle verstärkt sein können. Bei Spina bifida wurde wegen der häufigen Inkontinenz auch an der Blase selbst operiert.

Eine Operationsmethode ist die Bulbocavernosus-Fettmuskelplastik nach MARTIUS bei Inkontinenz (HERRMANN und KEPP), die vorwiegend auf der Stützung des Beckenbodens und der Umpolsterung des Blasenhalses beruht. Öfter als bei Enuresis wurde diese Operation bei Inkontinenzerscheinungen mehrgebärender Frauen durchgeführt. Nach Anlegen eines linksseitigen Schuckardt-Schnittes wird die Portio heruntergezogen und die vordere Scheidenwand nach Spaltung abpräpariert, die hintere Wand und der Blasenboden werden gerafft. Der durch Gewebsraffung entstandene Hohlraum wird mit einem Bulbocavernosus-Fettlappen ausgefüllt. Da die erzielte Kontinenz nicht nur auf der Funktion des M. bulbocavernosus als willkürlichen Schließmuskel, sondern auch auf der Stützung des Blasenbodens beruht, wird diese Operation auch bei neurogener Inkontinenz empfohlen. Die Ursache der Inkontinenz wurde in einer Schwäche des Beckenbodens vor allem des M. bulbococcygeus und des levator ani, welche den Blasenhals nicht genügend stützen, gefunden (MUELLNER). In manchen Fällen klärt ein ektopischer Harnleiter eine Inkontinenz G. (MEYER, DELINOTTE und SAID, KAY und BAIRD, LANGLEY).

e) Elektrische Stimulation der Blase

Im neueren Schrifttum wird öfter über das elektrische Stimulationsgerät berichtet, das besonders bei bleibender atoner Blasenlähmung durch gezielte periodische Reizungen der Blasenmuskulatur zur jeweils vollständigen Entleerung der Blase ohne Restharn führt (Bradley, Wittmers, Cou und French 1962, Bradley, Chou und French 1963).

Entsprechend unserer Auffassung über die Physiologie der Blasenentleerung in Form der Detrusorkontraktion mit gleichzeitiger aktiver Blasenöffnung ist die volle Wirksamkeit dieser elektrischen Reizungen des M. detrusor allein verständlich. Diese Art der elektrischen Blasenentleerung wird zweifellos in Zukunft besonders bei sog. „Caudablasen" öfter mit Erfolg angewandt werden. Voraussetzung ist aber auch in diesen Fällen, daß noch keine sekundären Wandveränderungen der Blase durch Überdehnung oder öftere Entzündungen vorliegen.

3. Operationen im Wirbelkanal bei Erkrankungen der Blase.

a) Vorder- und Hinterwurzeldurchtrennung bzw. Caudadurchschneidung nach Meirowski, Scheibert und Hinchey.

Munro führte 1945 bei Rückenmarksverletzungen zum Zwecke der Tonussenkung der Beinmuskulatur die Vorderwurzeldurchtrennung von D 12 bis S 1 durch. Der Tonus der Beine sank nach dieser Durchschneidung in jedem Falle sofort und kehrte nicht mehr zurück. Diese Beobachtungen wurden von allen Autoren gemacht. Tonussteigerungen der Beinmuskulatur sind nach Rückenmarksunterbrechungen oft mit ähnlichen Störungen der Blasenfunktion gepaart. Diese „hypertonen Blasenstörungen" entwickeln sich bei gleichzeitigen Entzündungen rascher.

Auf Grund der klinischen und experimentellen Beobachtungen automatischer Blasentätigkeit nach totaler Caudadurchtrennung haben Meirowsky, Scheibert und Hinchey bei totalen Querschnittsläsionen mit spastischen Zuständen der Beine und hypertonen Blasenstörungen die Cauda durchschnitten. Durch die Isolierung der Blase vom Rückenmark wird aus einer schlecht funktionierenden Reflexblase eine automatische Blase gemacht, die eine volle Eigentätigkeit ausführt.

Goltz und Ewald beobachteten am rückenmarklosen Hund, daß der M. sphincter ani externus gewisse Zeit nach der Entfernung des Rückenmarks seinen Tonus wieder erlangte und eine Eigentätigkeit im Sinne periodischer Kontraktionen ausführte. Physiologische Darmreize, die sich bis zum Anus fortpflanzten, würden nach der Meinung der Autoren den untrennbaren Endring der Darmmuskulatur in Tätigkeit bringen. Die physiologischen, durch das afferente sensible System ausgelösten Reflexe, waren ausgefallen (Analreflex).

Denny, Brown, Robertson fanden, daß der Vorgang der Kotentleerung beim Menschen noch nach völliger Zerstörung der Sacral- und unteren Lumbalsegmente vorhanden sein kann. Der adäquate Reiz für den Ablauf ist eine Dehnung der Rectumwand, die bewirkt, daß die peristaltischen Kontraktionen eingeleitet werden und zur Erschlaffung des M. sphincter ani führen.

Goltz und Ewald sahen nach der Rückenmarksentfernung, daß auch der Harn periodisch ausgestoßen wurde. Dieser Automatismus trat einige Monate nach der Operation mit einer sicheren Regelmäßigkeit ein. Die Autoren führten diesen Automatismus auf einen in der Blasenwand befindlichen Nervenplexus zurück, der bei Blasendehnung eine Detrusorkontraktion mit folgender Sphinctererschlaffung auslöste.

Dieser Vorgang ist mit der physiologischen Detrusorkontraktion bei Dehnung der Blase vergleichbar. Normalerweise bauen sich auf einem geringen Blasentonus, der dauernd vorhanden ist, wellenartige Kontraktionen, die auch den Harndrang auslösen, auf (Brown, Robertson).

Auch die Geburtsabläufe blieben nach Rückenmarksentfernung beim Hund normal.

Ebenso sah Müller nach kompletter Denervierung der Blase spontane Harnentleerungen auftreten.

v. Zeissl, Elliot, Lewandowsky u. P. Schultz, O. B. Meyer u. a. bestätigten die Beobachtungen Müllers. Sie sahen eine automatische Blasenentleerung bei einem gewissen Füllungsgrad nach vollkommener Denervierung. Auf Grund dieser Feststellungen der automatischen Blasentätigkeit nach Entnervung wurde von vielen Autoren das medulläre Blasenzentrum in Abrede gestellt und angenommen, daß in den übergeordneten sympathischen Ganglien oder in der Blasenwand selbst dieses zu suchen sei. Ballint und Benedikt sahen in einem Fall von Querschnittslähmung nach Meningomyelitis mit Zerstörung des Sacralmarkes bis L 5 nur geringe Blasenstörungen mit fast normaler Harnentleerung. Der Analreflex fehlte. Die Beinreflexe waren zum Teil vorhanden, zum Teil gesteigert. Es bestand eine Reithosenanaesthesie. Der Stuhl ging periodisch ohne Stuhldrang ab.

BUDGE stellte nach vorderer und hinterer Wurzeldurchschneidung des dritten, vierten und fünften Sacralsegmentes beiderseits fest, daß die Blase sieben Wochen nach der Operation nicht sehr überdehnt war und Reizungen der Blasenwand zu Kontraktionen führten. Die Sensibilität war im Bereiche des Blasenhalses und des Afters erhalten. In diesem Falle waren allerdings vielleicht Reize über die erste und zweite Sacralwurzel noch geleitet worden.

MEIROWSKY, SCHEIBERT und HINCHEY zogen aus diesen klinischen und experimentellen Erfahrungen die praktische Nutzanwendung und durchtrennten bei Störungen der Blasenfunktion Querschnittsgelähmter die vorderen und hinteren Wurzeln von D 12 bis S 5, um die gestörte Reflexblase, die vom sacralen, medullären Blasenzentrum durch irgendwelche Faktoren fehldirigiert war, vom Rückenmark zu isolieren und dadurch in eine automatische Blasenfunktion überzugehen. Die Hoffnung auf das Eintreten eines vollen Blasenautomatismus erschien durch die erwähnten Beobachtungen gerechtfertigt. Die diesbezügliche Prognose ist bei Querschnittsgelähmten deshalb schlechter als in den Tierversuchen, weil meist Entzündungen und Überdehnungen die Blasenmuskulatur und auch die nervösen Elemente, die die wichtige Funktion der Eigentätigkeit übernehmen müssen, bereits geschädigt sind.

Der Gedanke der Reflexbogenunterbrechung liegt auch den anderen Operationsmethoden zugrunde. In der Abb. 19 haben wir die möglichen Operationen bei Tonusstörungen der Blase Rückenmarksverletzter schematisch zusammengestellt.

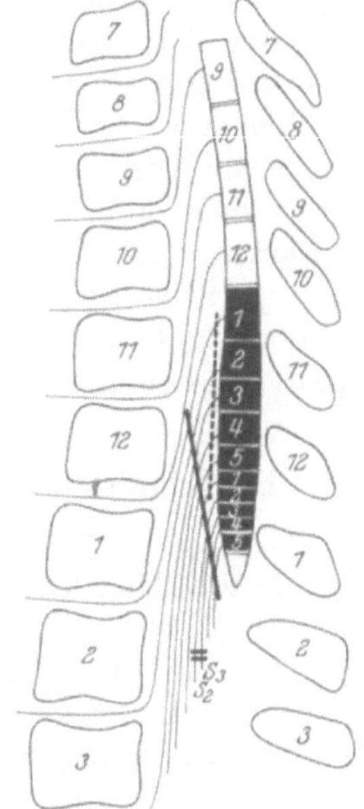

Abb. 19. Übersicht der Operationen bei Tonusstörungen der Blase nach Rückenmarksverletzungen im Bereiche der peripheren Reflexbögen. - - - Vorderwurzeldurchschneidung nach MUNRO (1945) bei Spasmen der Beine. —— Caudadurchtrennung nach MEIROWSKY, SCHEIBERT und HINCHEY (1950) bei Spasmen der Beine und der Blase. = Sacrale Neurotomie bei Tonusstörungen der Blase (S 2 bis S 3). ▪ Ausdehnung der frontalen Spaltung bei der lumbalen Myelotomie bei Spasmen der Beine und der Blase (BISCHOF 1956). ▪ Kordektomie nach MACCARTY, Rückenmarksabsetzung bei L 1.

Den angeführten Operationen bei Tonusstörungen der Blase ist der Grundgedanke, die Blase von dem gestörten Reflexorgan (Rückenmark) zu trennen, gemeinsam. Sie werden alle an den peripheren Reflexbögen durchgeführt. Nur nach der frontalen Spaltung des Lumbosacralmarkes sind spätere Restitutionen noch möglich, da die Reflexbogenunterbrechung nicht im Bereiche der Wurzeln, sondern intramedullär, ohne größere Mehrläsion des afferenten und efferenten Systems vorgenommen wird.

Technik. Zum Zwecke der Freilegung des Conus-Cauda-Gebietes ist eine Laminektomie des 12. Brustwirbels und 1. bzw. 2. Lendenwirbelbogens notwendig. Zur Orientierung im Caudabereich wird das letzte Ligamentum denticulatum, das sich in Höhe des 12. Brustwirbels befindet — Varianten sind möglich — und der Höhe der 1. Lendenwurzel entspricht, verwendet. Nach Identifizierung der Wurzel werden diese von D 12 bis S 1 bzw. bis S 5 beiderseits durchtrennt. Die begleitenden Gefäße sollten bei der Durchtrennung so vieler Wurzeln geschont werden. Ob die einzelnen Wurzeln vor ihrer Durchtrennung geklippt werden, bleibt dem Operateur überlassen. Die Wunde wird nach der Wurzeldurchschneidung und Blutstillung in Schichten wieder verschlossen.

Indikation. MEIROWSKY, SCHEIBERT und HINCHEY führten diese Operation in Fällen totaler Querschnittslähmungen, die sie bioptisch verifiziert hatten, mit Störungen des Tonus der unteren Extremitäten im Sinne von Spasmen und hypertonen Blasenstörungen durch. Die Indikation zu diesem Eingriff stellten sie nur dann, wenn nach einer Lumbalbzw. Periduralanaesthesie die Kapazität der Blase auf mindestens 300 cm³ stieg und weniger als 50 cm³ Restharn zurückblieb. Auf die Wichtigkeit der präoperativen Test-methode der Anaesthesie wiesen die Autoren hin.

Bewertung. Die Vorderwurzeldurchschneidung, die Munro (L 1 bis S 1) angegeben hat und von Meirowsky, Scheibert und Hinchey mit der Hinterwurzeldurchschneidung kombiniert und bis S 5 bei gleichzeitigen Blasenstörungen erweitert wurde, ist bei Tonus-steigerungen der unteren Extremitäten und bei gleichzeitigen tonischen Blasenstörungen bei verifizierter Rückenmarkstotaldurchtrennung eine gute Methode.

Wir sahen in einigen Fällen totaler Querschnittsläsionen mit spastischen Kontrakturen und Blasenstörungen nach der Caudadurchschneidung einen Blasenautomatismus auf-treten, der in den meisten Fällen ohne Restharn und in keinem Falle mit Inkontinenz-erscheinungen ausging. Die von Meirowsky, Scheibert und Hinchey ausgearbeitete Operationsmethode der Caudadurchtrennung bei tonischen Störungen der Extremitäten und der Blase nach Querschnittslähmungen sind erfolgreiche Eingriffe, die auch unserer Erfahrung nach wider Erwarten gute Resultate zeigen. Die Blase und der Mastdarm er-reichen auch bei präoperativen, atonischen Störungen in der überwiegenden Mehrzahl der Fälle den oben geschilderten Automatismus, d. h. der Tonus des M. detrusor steigt, wenn noch keine weitgehenden Wandveränderungen vorhanden sind. Man darf nicht erwarten, daß nach der Caudadurchschneidung sofort eine Blasenautomatie eintritt. Die postoperative Behandlung dauert länger. Es vergehen Wochen und Monate, bis die Eigen-tätigkeit der Blase beginnt. Wenn die ärztliche Betreuung in dieser Zeit nicht optimal ist, kann der Erfolg zunichte gemacht werden.

b) Die sacrale Neurotomie. Wurzeldurchschneidung im Bereich der Foramina sacralia nach Meirowski, Scheibert und Hinchey.

Da die Blase aus dem 2., 3. und 4. Sacralsegment versorgt wird (Heimburger, Free-man und Wilde, Meirowsky, Scheibert und Hinchey, Langley und Anderson, Coates, Cordier, Cloake, Harman und R. Kuhn), durchtrennten Meirowsky, Schei-bert und Hinchey vorwiegend bei partiellen Rückenmarksverletzungen bzw. in solchen Fällen, die geringere Spasmen der Beinmuskulatur hatten, auf Grund derselben theore-tischen Überlegungen wie bei der Caudadurchtrennung diese Sacralwurzeln allein und erzielten dadurch bei Schonung der übrigen Wurzeln für die Beine ebenfalls einen Auto-matismus der Blase. Die sacrale Neurotomie führten die Autoren im Bereiche der sacralen Foramina aus. Die intradurale, sacrale Rhizotomie wählten sie nur dann, wenn bei Dekubitalgeschwüren oder Narben über dem Sacrum die Operation nicht möglich war.

Auf dem Übersichtsbild der Lumbal-Sacral-Abschnitte des Rückenmarks sind die austretenden Wurzeln der Cauda im Bereiche der Foramina ersichtlich. Die Lage der S-Wurzeln zu den Foramina ist dargestellt (Abb. 20).

Technik. Nach isolierter Ausschaltung der einzelnen S-Wurzeln beiderseits, besonders der Wurzeln S 2, 3 und 4, wird je nach Effekt dieser zeitweiligen Abschaltung das ent-sprechende Nervenpaar bei der Operation durchschnitten. Nach einem Hautschnitt in der Mittellinie über dem Sacrum von der Höhe der Spina iliaca posterior bis 1 cm unterhalb der Cornua sacralia werden die äußere Schicht der lumbodorsalen Fascie und die Sehnen-ansätze der Sacrospinalmuskulatur beiderseits seitlich abgetrennt und die dorsale Ober-fläche des Kreuzbeines und die Foramina sacralia des 2., 3. und 4. Sacralnerven dar-gestellt. In der Abb. 21 sind die Foramina sacralia und ihre topographische Anatomie angedeutet. Die durch das Foramen ziehenden Nerven und Gefäße, die bei der Operation elektrisch verschorft werden, sind auf A. ersichtlich. Auf B ist die Wurzel auf einem Nervenhaken aufgeladen (Abbildung nach Meirowsky, Scheibert und Hinchey). Die Foramina sacralia werden zur besseren Übersicht mit einem kleinen Lüer erweitert.

Der Duralsack soll dabei nicht eröffnet werden. Die Sacralwurzel kann manchmal in einer Tiefe von 1¹/₂ cm liegen. Die jeweiligen Nerven, die man mit der Blockade ermittelt hat, werden auf das Nervenhäkchen aufgeladen und nach Silberklipsversorgung durchtrennt. Anschließend schließt man die Wunde in Schichten.

Indikation. Die sacrale Neurotomie führten die Autoren vorwiegend bei partiellen Querschnittssyndromen durch, wenn die isolierten Wurzelausschaltungen mit Novocain (S 2 bis 3) im Bereiche der Foramina eine Kapazitätssteigerung der Blase bis mindestens

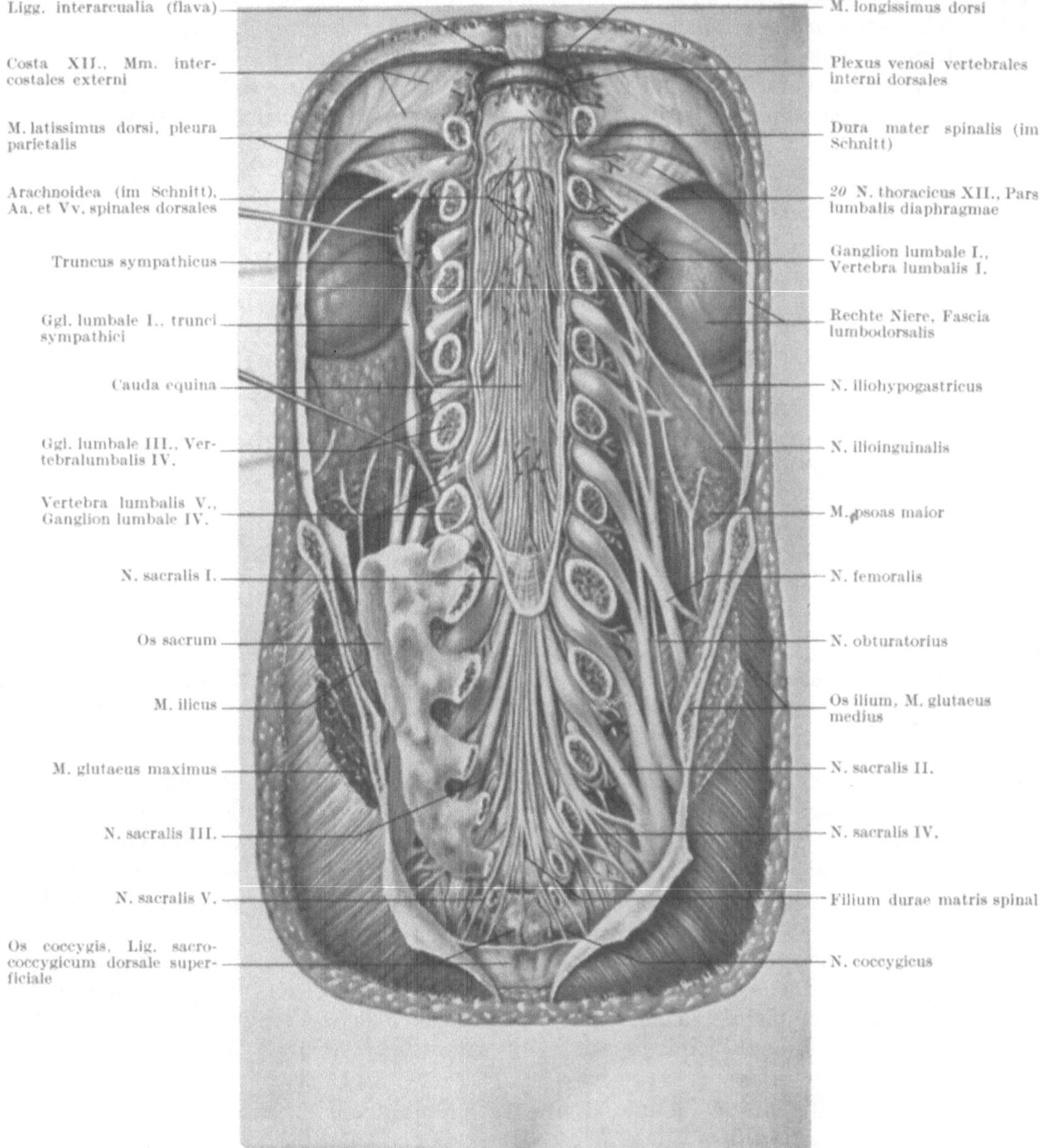

Abb. 20. Topographische Übersicht der austretenden Wurzeln im Lumbo-Sacralbereich. (Abbildung der Firma Lederle.)

300 cm³ ergab, eine Abnahme des Blasen- und Sphinctertonus festzustellen war und die Fähigkeit der automatischen Blasenentleerung einem Restharn unter 50 cm³ ergab. Wurden diese Bedingungen nicht erfüllt, so war das eine Kontraindikation für die Neurotomie. Inkontinenz ohne Restharn bedeutete keine Kontraindikation, da diese einem Katheter vorzuziehen sei. Die präoperative Blockade führten sie im Bereich der 2. bis

4. S-Wurzel durch. Je nach Effekt der einzelnen Ausschaltungen wurden bei der Operation die betreffenden Wurzelpaare durchtrennt. Die Denervierung der Blase war nach dieser Wurzeldurchtrennung so komplett wie nach der Caudadurchschneidung.

Die sacrale Neurotomie führten sie in Fällen partieller Querschnittssyndrome mit vorwiegenden Tonusstörungen der Blase durch. Sie schonten dadurch die vorderen Wurzeln der unteren Extremitäten und erzielten durch die isolierte Durchschneidung der S-Wurzeln einen Automatismus ohne Beeinflussung der Beinmuskulatur.

Bewertung. Die sacrale Neurotomie ist bei Tonusstörungen der Blase ohne Beteiligung der Beinmuskulatur eine ideale Methode. Man kann sich vorstellen, daß, je nach Blockadewirkung einseitige oder beidseitige Durchschneidungen einen optimalen Effekt erwarten

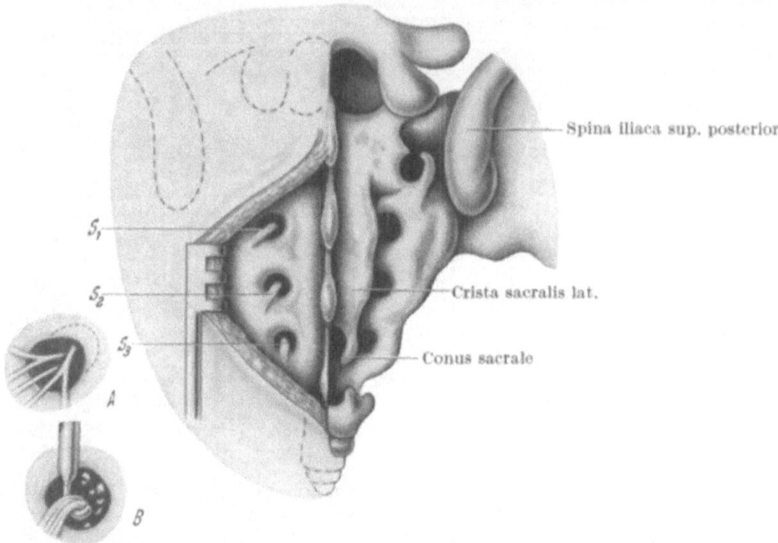

Abb. 21. Sacrale Neurotomie. Auf der linken Seite (*A* und *B*) ist die Wurzel im Foramen dargestellt (bei *B* auf ein Nervenhäkchen aufgeladen). Im Bild rechts ist das Sacrum mit den Foramina S 2/3/4 freigelegt. (Nach Meirowsky, Scheibert u. Hinchey 1950.)

lassen. Es soll in der überwiegenden Mehrzahl der Fälle zu einem Blasenautomatismus mit normaler Kapazität, wenig Restharn und zu keiner Inkontinenz kommen.

Das Gefühl der Blasenfüllung soll, wie die Autoren berichten, nach der Operation in vielen Fällen wiedergekehrt sein. In den operierten Fällen sei auch die Mastdarmfunktion gebessert worden. Die Sensibilität des Rectums hellte öfter auf, ebenso die Oberflächensensibilität.

In 3 Fällen sahen sie nach der Operation auch eine Wiederherstellung der geschlechtlichen Funktion. Die Patienten hatten nach der sacralen Neurotomie eine normale Erektion und Orgasmus mit Ejaculation. Der geschlechtliche Verkehr war möglich. Der Orgasmus und die Ejaculation konnten nicht willentlich verzögert werden.

c) Die laterale, longitudinale Myelotomie nach W. Bischof.

Synonyma: Frontale Spaltung der lumbalen Intumescenz, intramedulläre Reflexbogenunterbrechung im Lumbosacralmark.

Bei dieser Operation soll der periphere Reflexbogen zwischen Vorder- und Hinterhorn zum Zwecke der Tonussenkung in frontaler Schnittebene durchtrennt werden. Der Schnitt wurde deshalb zwischen Vorder- und Hinterhorn gewählt, weil dabei die Vorder- und Hinterwurzel geschont werden und der Reflexbogen — der Garant der Tonussteigerung nach supranucleärer Läsion — dort unterbrochen werden konnte. Es sollen die intramedullären Fasern, die die Impulse vom Hinterhorn zu wahrscheinlich mehreren Vorderhörnern übertragen, getroffen werden.

In Abb. 22 sind die Kollateralen Köllikers schematisch dargestellt. In dem Bild rechts ist der Schnitt der longitudinalen Myelotomie schraffiert eingezeichnet und bis zur Gegenseite geführt. Die Verbindung zwischen Vorder- und Hinterhorn ist durch den Schnitt unterbrochen. Da die Kollateralen Köllikers von einer Hinterhornzelle aus mehrere Vorderhornzellen in verschiedenen Segmenthöhen versorgen, sind Ersatzbahnen von den benachbarten Segmenten nach der Hinterwurzeldurchschneidung imstande, die Impulse über diese Kollateralen auch dem Vorderhorn mitzuteilen, dessen hintere Wurzel durchtrennt ist.

Vielleicht beruhen auf dieser Tatsache die Rezidive nach der Försterschen Operation bei Tonusstörungen der Beine.

Die frontale Spaltung im Bereich der lumbalen Intumescenz und des Conus bis S 5 unterbricht die Reflexbögen, aber auch die Bahnen, über die pathologische kardiovasculäre Effekte auf den Gesamtorganismus zustande kommen (autonome Hyperreflexie).

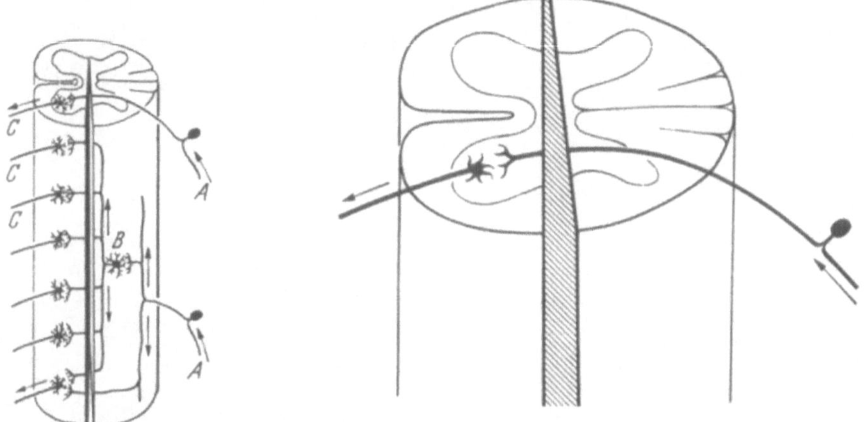

Abb. 22. Im linken Bild sind die Kollateralen Köllickers schematisch dargestellt. Im rechten Bild ist die Schnittführung (schraffiert) in Seitenansicht des Rückenmarkes skizziert. (Myelotomie nach W. Bischof.)

Guttmann fand, daß bei Blasendehnung eine Detrusorkontraktion ausgelöst wird, besonders bei hypertoner Blasenstörung, die in den Abschnitten unterhalb der Rückenmarksläsion eine Vasoconstriction mit Erniedrigung der Hauttemperatur hervorruft (Abb. 23).

Als Folge der Vasoconstriction eines größeren Teils des Gefäß-Systems stieg der Blutdruck, der Puls verlangsamte sich. Oberhalb der Rückenmarksverletzung kam es zur Vasodilatation mit Erhöhung der Temperatur. Bei hypertoner Blasenstörung mit geringer Kapazität wird dieser Gefäßreflex täglich öfter ausgelöst. Das therapeutische Ziel muß es sein, vegetative Reflexe, die oft Störreflexe darstellen (autonome Hyperreflexie), möglichst abzuschalten bzw. die Kapazität der Blase zu normalisieren, um eine koordinierte Blasenentleerung mit möglichst geringen Restharnwerten zu erzielen.

Wir führten in letzter Zeit die beidseitige frontale Spaltung bis S 1 durch und setzten den Schnitt in derselben Ebene *halbseitig bis S 5* fort (s. Abb. 26). Das Ziel dieses Eingriffes ist, daß der Tonus der Beinmuskulatur gesenkt wird und doch noch eine über die halbseitigen Segmente ziehende reflektorische Blasentätigkeit resultiert. Die postoperative Behandlungszeit wird dadurch verkürzt.

Technik. Nach einer üblichen Laminektomie des 11. und 12. Brustwirbel- und 1. Lendenwirbelbogens wird die Dura eröffnet und die lumbale Intumescenz dargestellt. Das Rückenmark wird nach der Incision der Arachnoidea von der Seite in Höhe des Ligamentum denticulatum in frontaler Ebene eingeschnitten und bis zur Gegenseite durchgestoßen. In dieser Schnittlage führt man das Messer von L 1 bis S 1. Von S 1—5 wird die frontale Spaltung nur halbseitig fortgesetzt und dadurch eine genügende Tonussenkung des M. detrusor erreicht; die Reflexbögen für die Blase werden dadurch nur halbseitig unterbrochen (Abb. 26). An den Austrittsstellen der hinteren Wurzeln muß man den Schnitt aussetzen und das Messer unterhalb der Wurzel wieder neu in die Schnittebene einführen und bis zum nächsten Segment weiterziehen. Anfänglich haben wir das Rückenmark torquiert und mit einem geraden Messer die Durchschneidung durchgeführt. In letzter Zeit verwendeten wir ein um 90⁰ gewinkeltes Messer. Da solche Messer nur sehr schwer mit einem guten Schliff zu versehen sind, haben wir eine um 90⁰ gewinkelte Klemme konstruiert, die in ihrer Branche ein Stück einer Rasierklinge hält (s. Abb. 24 und 25).

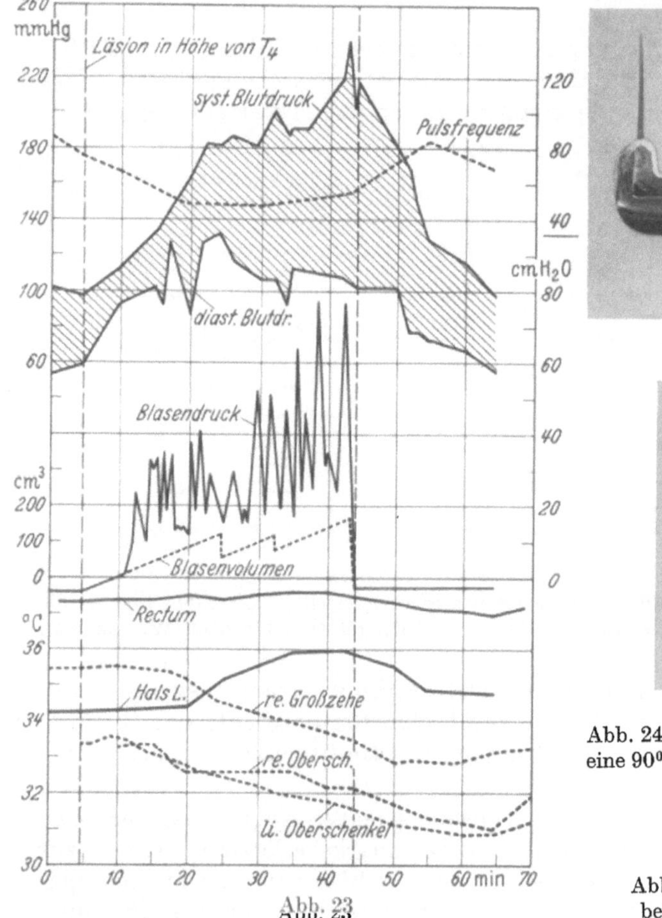

Abb. 23

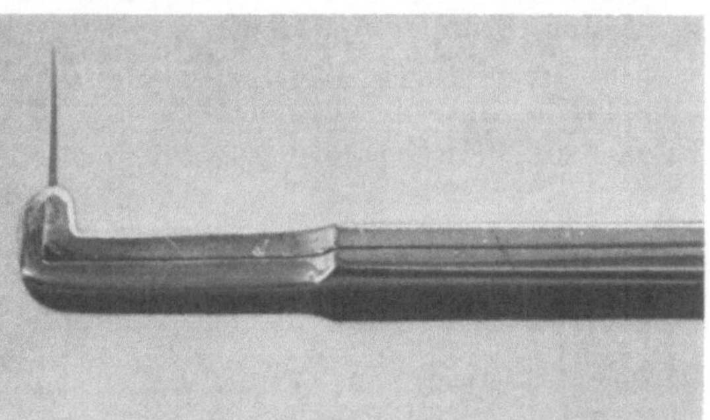

Abb. 24

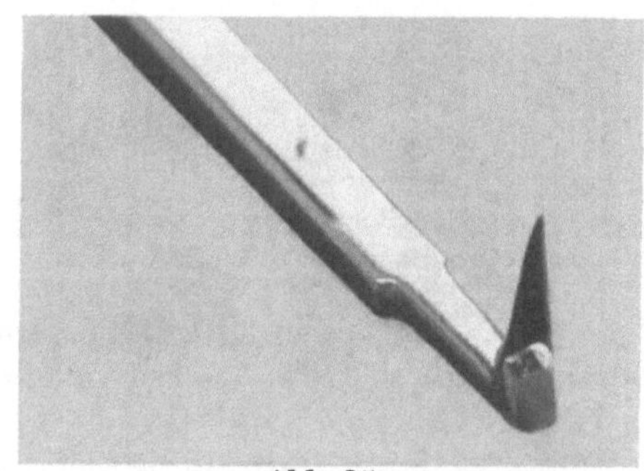

Abb. 25

Abb. 24 u. 25. Myelotom in verschiedener Ansicht. In eine 90⁰ gewinkelte Klemme mit kurzem Fuß ist ein Teil einer Rasierklinge eingespannt.

Abb. 23. Darstellung der vegetativen Reflexe bei Blasenfüllung. (Nach Guttmann 1956.)

Abb. 27 stellt den Operationssitus photographisch dar. Das Messer liegt in der Schnittebene.

Der Spaltungsschnitt wird bis zur Gegenseite durchgeführt, so daß nach der Durchtrennung 2 Rückenmarkshälften entstehen. Wir versuchten auch die Durchschneidung vor dem Ligamentum denticulatum durchzuführen. Die Höhenlokalisation der ersten Lendenwurzel macht meist keine großen Schwierigkeiten. In dieser Höhe ist das letzte Ligamentum denticulatum. Blutungen sind bei dieser medullären Spaltung deshalb selten, weil das Rückenmark radiär von den Rückenmarksgefäßen versorgt wird. Bei gröberen Abweichungen aus der Schnittebene könnten kleine Blutungen stattfinden. Nach der Durchschneidung werden die Dura und die Wurzel in Schichten geschlossen.

Indikation. Die lumbale, frontale Myelotomie kann unserer Meinung nach bei kompletten und inkompletten Querschnittssyndromen mit Spasmen der Beinmuskulatur durchgeführt werden, da bei der frontalen Spaltung keine wesentliche Mehrläsion des

efferenten und afferenten Systems erzeugt wird. Bei gleichzeitig bestehenden Tonusstörungen der Blase wird der Schnitt einseitig bis S 5 verlängert. Die einseitige Schnitt-
fortsetzung halten wir besonders bei hypertonen Reflexblasen mit wenig Restharn für
indiziert. Als präoperativen Test schalten wir die Nn. sacrales im Bereiche der Foramina
sacralia S 2—5 einseitig passager mit Novocain aus und cystometrieren die Blase in dieser
Blockade. Sinkt der Tonus ausreichend, d. h. steigt die Kapazität über 300 cm³ und wird
der Harn ohne Restharn (nicht mehr als 50) ausgeschieden, ist die Indikation zur halbseitigen Schnittverlängerung gestellt.

Inkontinenzerscheinungen sind wie bei der Caudadurchtrennung nach Meirowsky,
Scheibert und Hinchey keine Kontraindikation.

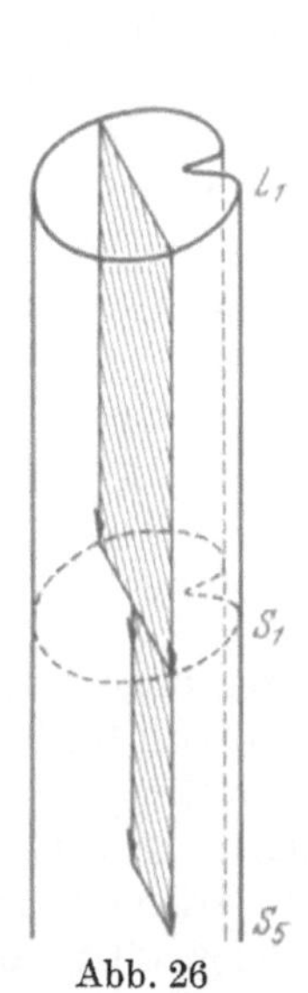

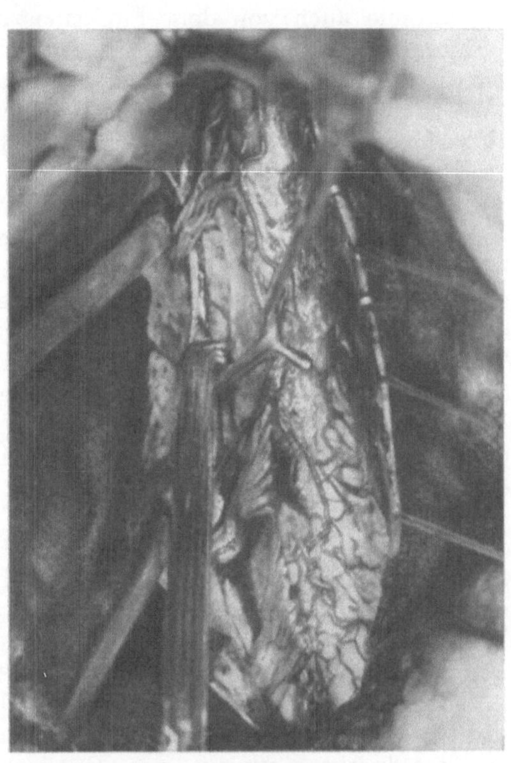

Abb. 26   Abb. 27

Abb. 26. Schematische Darstellung des Rückenmarks. Die schraffierte Fläche entspricht der Durchschneidungs-
ebene bei der lumbalen Myelotomie mit Erhaltenbleiben der Reflexbögen von S 1 bis S 5 auf einer Seite, zur
Erhaltung der Reflextätigkeit der Blase.

Abb. 27. Operationsfoto bei der Myelotomie nach W. Bischof. Das Myelotom liegt in der frontalen Schnittebene des Rückenmarks. Mit einem Nervenhäkchen wird eine hintere Wurzel nach dorsal gezogen.

Bei einer Kapazität unter 100 cm³ muß man eine beiderseitige Blockade der Sacralwurzeln vornehmen und je nach Effekt die Spaltung eventuell beiderseits bis S 5 verlängern. Die
postoperative Detrusoratonie ist dann deutlich länger. Es muß sich wie nach der Caudadurchschneidung eine Blasenautomatie ausbilden. Bleibt der Schnitt einseitig, haben wir
in den ersten postoperativen Tagen bereits wieder eine Reflexblase, die meist mit geringen
Restharnwerten die Blase periodisch, wie vor der Operation, entleert. Es hat sich lediglich
die Kapazität vergrößert. Wir ziehen deshalb, wenn möglich, die einseitige Schnittverlängerung vor.

Bei erhaltenen Hinterstrangfunktionen führen wir die Spaltung ventral vom Ansatz
des Ligamentum denticulatum durch, damit die erhaltenen Bahnen nicht zusätzlich
geschädigt werden. Solche Befunde mit dissoziierten Empfindungsstörungen sahen wir
besonders bei sog. Anteriorsyndromen. Bei Hypertonie des M. detrusor verlängern

wir den Schnitt auf der Seite der stärkeren Lähmung bis S 5 und erzielen dadurch eine ausreichende Senkung des Muskeltonus an den Beinen und der Blase. Die Indikation zur Schnittverlängerung wird durch den cystometrischen Befund gestellt. Wir haben 100 cm³ Kapazität als Grenze angenommen. Die Höhe (mm Hg) der Detrusorkontraktionen bei der Cystometrie ist auch, aber weniger, ausschlaggebend.

Die Blasenfunktion hatte sich in 17 von 20 Fällen auf eine periodische Entleerung in großen Zeitabständen ohne größere Restharnwerte eingestellt. Der Katheter war überflüssig geworden. In keinem Falle war die Blasenfunktion nach der Operation schlechter geworden.

Wie oben erwähnt, haben wir die Indikation und Art der Durchschneidung bei der lumbalen Myelotomie auch von dem Funktionszustand der Blase abhängig gemacht. Waren Tonussteigerungen der quergestreiften Muskulatur auch mit Detrusorspasmen gepaart, haben wir die Frontalspaltung über S 1 hinaus wenigstens einseitig bis S 5 nach caudal geführt. In den 20 eigenen klinischen Beobachtungen spastischer Paraparesen nach Rückenmarksläsionen verschiedener Genese und Höhe, zeigten sich in 13 Fällen schon vor der Operation eine cystometrisch festgestellte Reflextätigkeit der Blase. In 2 Fällen wurden durch Unterbrechung der sacralen Reflexbögen aus schlecht funktionierenden Reflexblasen Blasenautomatien erzeugt. In 2 Fällen besserte sich die Reflextätigkeit der Blase nach der Operation deutlich, d. h. die Kapazität stieg und die Restharnwerte senkten sich. in 3 Fällen blieben sekundäre Schrumpfblasen unbeeinflußt.

In diesem Zusammenhang ist noch darauf hinzuweisen, daß die von dorsal durchgeführte Myelotomie auch in bezug auf die Blasenfunktion neue Aspekte ergeben wird. Es wird möglich sein, den Tonus des M. detrusor allein, ohne zusätzliche schlaffe Lähmung des Muskels in Kauf zu nehmen, zu senken.

Ein endgültiges Urteil darüber wird man erst nach mehrfacher klinischer Erprobung abgeben können (Ivan, Paine und Hunt 1967).

d) Die Kordektomie nach MacCarty.

Synonyma: Rückenmarksabsetzung bei L 1, Myelektomie.

Auf dem gleichen Grundgedanken wie die Operationen mit Reflexbogenunterbrechung beruht die lumbosacrale Rückenmarksexstirpation (s. Abb. 19). Sie soll bei Tonusstörungen der Extremitätenmuskulatur und bei gleichzeitigen tonischen Blasenstörungen die peripheren Reflexbögen durch die Entfernung des Reflexorgans, des Rückenmarks, unterbrechen. MacCarty versuchte als erster, das untere Rückenmarksende bei bioptisch verifizierten Totaldurchtrennungen des Rückenmarks bei gleichzeitig bestehenden Spasmen der Beine und der Blase zu entfernen. Nach dieser Operation sank der Tonus der Beinmuskulatur sofort und blieb gesenkt. Die Blase wurde vom Nervensystem isoliert und begann eine Eigentätigkeit. Auch die Darmentleerung automatisierte sich. Nach der Rückenmarksentfernung war natürlich eine irreversible schlaffe Lähmung mit Ausfall aller sensiblen Qualitäten ab L 1 vorhanden.

Technik. Zur Freilegung des lumbosacralen Rückenmarkanteiles ist die Wegnahme des 10. bis 12. Brustwirbels und 1. Lendenwirbelbogens notwendig. Die Cauda wird unterhalb des Conus durchtrennt. Die die Wurzeln begleitenden Gefäße können peripher geklippt werden. Nach Durchtrennung aller Wurzeln ab D 12 beiderseits kann das Rückenmark in Höhe von L 1 oder D 12 nach Versorgung der begleitenden Gefäße (A. spinalis anterior und Aa. spinales posteriores) amputiert werden. Der Eingriff wird mit fortlaufender Duranaht und Schichtnaht der Wunde beendet.

Bewertung. Diese Operation mutet heroisch an und übt auf den Beschauer wie alle Amputationen einen etwas unheimlichen, radikalen Eindruck aus. Die Kordektomie wurde wahrscheinlich auch deshalb bis jetzt praktisch nicht durchgeführt. Sicherlich ist der Eingriff auch wirklich groß. Der Enderfolg der Operation ist aber bei einer verifizierten totalen Querschnittslähmung zweifellos zu erwägen und hat alle Vorteile, die der Caudadurchtrennung folgen. Die lumbosacralen Reflexbögen werden durch die Entfernung des unteren Rückenmarkanteiles dauerhaft unterbrochen, da das Reflexorgan selbst entfernt wird.

Sorgo führte diesen Eingriff bei einer Patientin, die nach einer Myelitis im oberen Brustmark ein komplettes Querschnittssyndrom mit spastischen Kontrakturen und Blasenstörungen geboten hat, durch. Nach der Rückenmarksentfernung ab L 1 waren die Spasmen der Beinmuskulatur gelöst. Die hypertone Blasenstörung war behoben und es entwickelte sich ein Blasenautomatismus, der zu einer periodischen Harnabgabe führte. Die Decubitalgeschwüre heilten wie auch die Cystitis nach der Operation rascher ab. Die etwa 38jährige Frau konnte in einem Rollstuhl beschwerdefrei ihren Haushalt versehen und verdiente mit Näharbeit ihren Lebensunterhalt. Zum Verständnis dieses guten Resultates können die oben erwähnten experimentellen Feststellungen von Goltz, Ewald und Müller u. a. herangezogen werden.

Sicherlich wird diese Operation in Zukunft trotz der Größe des Eingriffes öfter durchgeführt werden, da die Resultate bei richtiger Indikationsstellung gut sind.

Indikation. Die Entfernung des unteren Rückenmarkanteils kann man nur bei totalen Querschnittslähmungen mit bioptisch festgestellter kompletter Rückenmarksunterbrechung durchführen, da irreversible schlaffe Lähmungen auftreten. Vor der Operation sind, um die postoperative Blasenfunktion beurteilen zu können, Lumbal-Sacral- oder Peridural-Anaesthesien unbedingt erforderlich. Die Indikationsstellung in bezug auf die Blase entspricht im übrigen der bei Caudadurchtrennungen. Eine endgültige Beurteilung der Methode ist, da unseres Wissens bis jetzt nur 3 Fälle operiert worden sind, nicht möglich.

V. Operationen bei Nierenfunktionsstörungen Rückenmarksverletzter.

Die Niere wird durch sympathische und parasympathische Fasern wie alle anderen inneren Organe versorgt. Sie liegt im arteriellen Hauptschluß. Den Hauptanteil des Sympathicus bezieht sie aus dem N. splanchnicus major, der nach dem Durchtritt durch das Zwerchfell das Ganglion splanchnicosuprarenale bildet. Der zweite sympathische Nervenknoten ist das Ganglion aorticorenale, der nahe der Aorta gelegen ist.

Der N. splanchnicus minor mündet meist in das Ganglion aorticorenale direkt ein. Aus dem zweiten Lendenganglion bezieht die Niere weitere sympathische Fasern. Parasympathische Fasern bezieht die Niere aus dem N. vagus, der in den Plexus coeliacus einmündet. Außerdem treten noch segmentäre Fasern aus den hinteren Wurzeln an die Niere heran.

Die Beeinflussung der Nierenfunktion über das vegetative Nervensystem wurde an Hand experimenteller Studien oft erprobt. Die Angaben im Schrifttum in bezug auf die Beeinflußbarkeit der Nierenfunktion durch Eingriffe am sympathischen Nierensystem sind beim Normalen different.

Fishberg konnte nach der Sympathektomie der Nieren beim Normalen keine Funktionsänderungen feststellen.

Smithwick stimmte mit dieser Ansicht überein.

Auch Gohrbandt sah nach Totalentnervung der harnableitenden Wege beim Normalen keine wesentliche Änderung in bezug auf den Tonus.

Dettmar fand nach Splanchnicotomie mit Resektion des lateralen Anteils des Ganglion semilunare und des Ganglion aorticorenale in 10 Fällen keine Änderung der Konzentrationsfähigkeit und der mengenmäßigen Urinausscheidung.

Schneider und Wildbolz fanden (1937) nach Durchtrennung der Nerven am Hilus beim Gesunden eine Mehrdurchblutung der Niere von 65—145 %. Nach der Dekapsulation war die Durchblutung der Niere um 20 % gestiegen.

Bei Reizungen des Nierenhilus tritt laut Literaturberichten eine deutliche Anämie der Niere und folgende Anurie auf. Jost beobachtete nach Sympathicusreizungen eine Hemmung der Nierenfunktion. Ähnliche Effekte wurden durch Reizung des N. ischiadicus auf reflektorischem Wege erzeugt (Cohnheim und Roy). Auch Vagusreizungen im Bereich des Halses führen nach Masius zu reflektorischen Anurien. Paetzel nahm an, daß gefäßverengende Fasern für die Niere sowohl im Sympathicus als auch im Parasympathicus verlaufen.

1. Anurie.

Im Vordergrund der Betrachtung steht die Anurie, also das Nierenversagen, das durch *verschiedene Ursachen* zustande kommt.

Ursachen und Pathogenese.

Suermondt unterschied

1. renale Faktoren (Glomerulonephritis),
2. extrarenale Faktoren (Schock, Diarrhoe),
3. postrenale Faktoren (Verschluß des Ureters durch Steine),
4. prärenale Faktoren (Herabsetzung der Durchströmung der Glomeruli).

Nach Mandl kann die Nierentätigkeit durch pathologische Reflexvorgänge, die von Reizen der Haut oder den inneren Organen unterhalten werden, gestört werden.

Er trennt

1. renorenale,
2. ureterorenale,
3. cutorenale Reflexe.

Als Beispiel führt er an: Funktionsstörungen nach Ureteren-Katheterismus, bei Nierensteinen, Uretertumoren, Reflexe, die von den Geschlechtsorganen ausgehen wie Phimose und durch Lapislösung in der Harnröhre.

Boeminghaus teilt die akute Anurie in prärenal, renal oder subrenal bedingte ein.

Erstere sind sekretorische, letztere exkretorische Störungen.

Die reflektorische Anurie spielt nach Boeminghaus keine praktisch erhebliche Rolle. Andere Ursachen der Anurie können sein:

1. Kreislaufinsuffizienz (dekompensiertes Vitium, vasomotorischer Kollaps, Flüssigkeitsabgabe, Erbrechen, Durchfälle).
2. Thrombose oder Embolie der A. renalis.
3. Akute Nephritis oder Vergiftungen.
4. Verbrennungen, toxische Hämolyse.
5. Verstopfungen des tubulären Apparates durch Sulfonamide.
6. Postoperative Anurien (Helbing).

Nicolai machte schon im Jahre 1781 darauf aufmerksam, daß bei einseitigen Nierensteinen komplette Anurien beider Nieren auftreten können (reflektorische Anurie).

Isobe sah die Einwirkung einer kranken Niere auf die Niere der anderen Seite in spezifischen toxischen Zerfallsprodukten, die in der Blutbahn kreisend auch die andere Niere ausschalten würden. Er schädigte die Niere einer Seite bei 71 Tieren und konnte dadurch in den meisten Fällen eine Anurie erzeugen. Der Großteil der Autoren nahm entgegen dieser Meinung Isobes an, daß es sich in diesen Fällen eines einseitigen Nierenschadens mit folgender beidseitiger Anurie um einen Reflexvorgang handelt, der über den Sympathicus geleitet wird und daher auch durch Sympathicusausschaltungen unterbrochen werden kann.

Eine Anurie kann nach Hammesfahr nicht nur durch Irritation einer Niere, sondern auch anderer Organe, z. B. der Harnröhre, der Blase, der Harnleiter und anderer Hohlorgane auf reflektorischem Wege zustande kommen.

Zeitweilig treten auf dem gleichen Wege auch nach Operationen im Bauchraum Anurien auf.

Kuhlgartz bezeichnete die experimentell erzeugte Anurie beim Kaninchen (fard. Reizung des N. ischiadicus) als „normale Reaktion". Seine Versuche bestätigen die Tatsache, daß der Schock ein wichtiger Teilfaktor bestimmter Anurieformen ist.

Nach Beobachtungen Zollingers ist die temporäre Blutdrucksteigerung ein wichtiges Argument für das Bestehen einer intrarenalen Drucksteigerung bei der akuten interstitiellen Nephritis. Es kommt zu einer Durchblutungsdrosselung durch Nierenschwellung. Die dadurch bedingte intrarenale Drucksteigerung führt zur Anurie. Nicht jede Anurie ist auf Nierenschwellung zurückzuführen, sondern nur die Anurie bei interstitieller Nephritis und verwandten Nierenleiden (Zollinger).

Eine Anurie sahen Carrè und Squire bei einem Kinde (5 Jahre), das an einer akuten Tubulusnekrose (vielleicht durch Antibiotica) erkrankt war.

Das sog. „Crush-Syndrom" hört, wie Kuhlgartz festgestellt hat, in Narkose durch Ausschaltung des Schockzustandes nicht auf.

Zollinger bezeichnete das Crush-Syndrom als Chromprotein-Niere, da nicht Hämoglobin oder Myoglobin, sondern andere Spaltprodukte die interstitielle Nephritis verursachten. Biasi sah das Crush-Syndrom bei Bergbauverletzungen nicht sehr häufig, aber bei Kollaps-Tod. Die rechtzeitige Dekapsulation der Niere wird bei Crush-Syndromen für wichtig gehalten.

Es sind nur wenige Fälle beschrieben, bei denen es nach zentralen (cerebralen) Läsionen zu Anurien gekommen ist (H. Dutz).

Wir sahen nach Hirnoperationen und Eingriffen im Bereiche der hinteren Schädelgrube und des Rückenmarkes, wenn auch selten, so doch zeitweilige Anurien auftreten.

Therapie.

In den Fällen der reflektorischen Anurie, also spastisch reflektorischen Funktionsstörungen, ist mit Reflexbogenunterbrechung durch Periduralanaesthesie oder Paravertebralanaesthesie, oft durch Reiz mit dem Harnleiterkatheter, Durchwärmung der Niere mit Diathermie, minimaler Füllung der Blase oder Novocain-Injektionen in die Headsche Zone die Anurie zu unterbrechen (Boeminghaus).

Bei Nierenerkrankungen wurden auf Grund experimenteller und klinischer Beobachtungen die vegetativen Abschaltungen des Nervensystems aus therapeutischen Gründen vorgenommen.

1886 nahm Harrison zur Entlastung der Niere eine Dekapsulation vor und sah die Funktion der Niere gebessert. Le Dentu, Papin, Fontaine u. a. führten bei verschiedenen Nierenerkrankungen die Dekapsulation bzw. die Sympathicusdurchtrennung mit Erfolg aus. Peet und Smithwick sahen bei schwergeschädigter Nierenfunktion diese nach der Sympathektomie in jedem Falle gebessert. Dekapsulationen der Niere wurden auch von Culpepper und Findeley und Heim mit Erfolg durchgeführt.

Bei akuter Anurie hält Heusser das Warten bis zum 3. Tag für gerechtfertigt. Ist bis zu diesem Zeitpunkt die Diurese nicht in Gang gekommen, ist die Dekapsulation der Niere angezeigt. Bei akuten interstitiellen Nephritiden und verwandten Nierenleiden mit akuter Anurie hält Zollinger die Dekapsulation indiziert. Bei Glomerulonephritiden im akuten Stadium mit geringer Urinmenge trat nach der Sympathektomie eine Diurese auf (Wiedhopf).

Rieder sah bei 2 chronischen Glomerulonephritiskranken und in einem Fall einer Schrumpfniere eine deutliche Besserung der Nierenfunktion nach der Nierenentnervung. Bei Restbeschwerden nach überstandener Pyelonephritis beobachtete Vossschulte nach Sympathicusausschaltungen oft eine deutlich bessere Harnausscheidung. Nach ihm ist der sicherste therapeutische Weg in solchen Fällen die Dekapsulation mit Entnervung des Nierenstiels.

Nach Gregoir bleibt die Sympathektomie auf die wenigen Fälle beschränkt, bei denen Veränderungen der Harnwege mit Sicherheit ausgeschlossen werden und eine einfache Therapie nicht zum Ziele führt.

Paetzel stellte fest, daß man bei Glomerulonephritis die Dekapsulation der Niere mit Exstirpation des Ganglion aorticorenale dann ausführen soll, wenn nach 8 Wochen konservativer Behandlung kein Erfolg sichtbar ist. Der späteste Termin der Operation ist nach ihm dann, wenn Vorboten des blassen Hochdrucks (Volhard) sichtbar werden.

Sturm rät, die Nierenfunktion bei akuter diffuser Glomerulonephritis mit Oligurie durch epidurale Novocain-Injektionen oder durch Nierendekapsulation wieder in Gang zu bringen. Da interstitielle Nephritiden, wenn die Gefahr der Anurie nach Rückgang der extrarenalen Krankheitsursachen (Verbrennungen, Nahrungsmittelvergiftungen, Sulfon-amidvergiftungen, Weilsche Erkrankung und andere Lebererkrankungen) überwunden ist, ausheilen, schlug Sturm zur Überbrückung dieser Zeit eine Sympathicusabschaltung vor.

Boeminghaus führt bei jeder akuten Nephritis bereits in den ersten Tagen eine Periduralanaesthesie durch.

Pieri durchtrennte bei chronischen Erkrankungen der Niere wie bei Nephralgien, leicht schmerzhaften Hydronephrosen, bilateralen Tuberkulosen die Rami communicantes von D 12 bis L 2 operativ, nachdem er vorher als Test eine Sympathicusblockade durch-führte.

Baden und Andersen behandelten 11 akute Anurien konservativ und waren mit dem Erfolg sehr zufrieden. Die Patienten wurden geheilt.

Die künstliche Niere hielten sie für angezeigt, wenn bis zum 7. Tag kein Diureseanstieg eintrat.

H. Weber bezeichnete die Erfolge der Dekapsulation bei Anurie im Gefolge der akuten hämorrhagischen Glomerulonephritis nicht sehr ermutigend.

Hemming sah bei Vergiftungen und Urämien anderer Ursache durch Peritoneal-spülungen in 12 von 17 Fällen gute Erfolge.

Wir versuchten, zentral bedingte postoperative Oligurien oder Anurien durch intra-venöse Novocaingaben zu beeinflussen. Wir verwandten 1%iges Novocain und ließen ein Gemisch von Jensen-Lösung (1000 cm³) mit Novocain (50 cm³) eintropfen. Wenn diese Maßnahme ergebnislos blieb, versuchten wir die Nierenfunktion durch Blockaden des Sympathicus im Bereiche des Plexus solaris bzw. Ganglion aorticorenale wieder in Gang zu bringen. Die operative Nierenentnervung bleibt als letzte Möglichkeit übrig.

Wir sahen nicht nur in bezug auf die Niere, sondern auch bei Erkrankungen anderer Organe, daß die Sympathektomie nicht vollkommen dem Effekt der Novocainblockade entspricht.

Öftere Blockaden haben scheinbar eine bessere Wirkung als die Durchschneidung des Nerven. Es kommt daher nicht selten vor, daß — speziell bei chronischen Erkrankungen — der gute Effekt der Operation nach kurzer Zeit wieder verschwindet. Wir versuchen in solchen Fällen mit öfteren Novocainausschaltungen zum Ziel zu kommen (wenigstens 10 Ausschaltungen).

Bei akuten Erkrankungen führt die Novocain-Injektion oft zum gewünschten Effekt, d. h. die kurze Zeit der Erkrankung kann durch zeitweilige Abschaltungen überbrückt werden. Bei chronischen Erkrankungen bedarf es meist einer Blockadenserie von wenig-stens 10 Sitzungen in täglichen Abständen.

Wir sahen nach Sympathektomien nicht selten durch neuerliche Blockaden wieder den präoperativen Abschaltungseffekt. Nach erfolgter Operation sollte man, wenn der gewünschte Dauererfolg nicht eingetreten ist, wieder Novocainabschaltungen versuchen.

2. Nierenblutung.

Bevor man eine essentielle Nierenblutung speziell beim Querschnittsgelähmten annimmt, müssen natürlich organische Veränderungen der ableitenden Harnwege ausgeschlossen werden. Nach einer Übersichtsaufnahme wird man ein intravenöses Pyelogramm an-fertigen. Besonders achtet man auf Steinbildungen (Hutter, Gohrbandt, Junker, Boeminghaus, Alken und Harche-Klünder u. a.).

3. Konkrementbildung.

Die *Konkrementbildung* ist bei Querschnittsgelähmten auffallend häufig (20—30%). Vielfach wurde die Alkalität des Harns als Ursache dieser gehäuften Steinbildung angenommen. Andere sind der Meinung, daß es bei den Querschnittsgelähmten durch die dauernde Bettruhe und fehlende Belastung zur Mobilisierung des Calciums aus den Knochen der unteren Extremitäten komme, das in großer Menge durch den Urin ausgeschieden würde. Dadurch komme es zur Bildung von Calciumkonkrementen und Blasensteinen. Die Belastung der Beine soll die Steinbildung wieder verhindern. Da es fast ausschließlich zur Bildung von Phosphatsteinen kommt, die bei alkalischer Reaktion ausfallen, versuchte man den Harn durch Ammonium und Magnesiummandelatgabe sauer zu halten. GÖTZEN und BOEMINGHAUS raten, bei Querschnittsgelähmten der Steinbildungsneigung durch konsequente Bewegungsübungen im Bett, Aufsitzen, Bewegungen des Oberkörpers, reichliche Flüssigkeitsgabe, Bekämpfung der Infektionen durch Antibiotica, Ansäuerung des Harns, luftdichte Blasendrainage und Spülung vorzubeugen. Dadurch sollen die Hypercalcämie und Hypercalciurie verhindert werden. Bei operativer Steinentfernung wurde oft wegen der bekannten abnormen Reflexe und auch wegen der Rezidivgefahr die Nierenentnervung angeschlossen. Beim primären Nierensteinleiden (Urat- und Oxalatsteinen) wurde auch die Nierenentnervung vorgeschlagen um eine starke Diurese auszulösen und damit das Rezidiv zu verhindern.

DETTMAR fand nach der Entnervung sekretorisch vollwertiger Nieren bei schmerzhaften Hydronephrosen keine Änderung der Konzentrationsfähigkeit und der Urinmenge. Er schloß, daß die Verhinderung der Rezidive nach Sympathektomie kein vermehrter Durchspüleffekt sein könne, sondern andere Faktoren dabei eine Rolle spielen müßten.

BOSHAMER stellte wie LOHMEYER eine Abhängigkeit der Nierensteinbildung von der Höhe der Rückenmarksverletzung fest. Die Steinbildung wurde bei Verletzungen des Rückenmarkes von D 9 bis L 1 gehäuft gesehen. Es wurde der N. splanchnicus als ausschlaggebender Faktor der Steinbildung angesehen. Reizungen des N. splanchnicus sollen zu Oligurien, Änderung der Harnzusammensetzung, Nierenbecken- und Ureteratonien und damit Verschlechterung der Nierendurchblutung mit sich bringen. Auch andere Reizzustände des Sympathicus wie fokale Infekte wurden für die Steinbildung angeschuldigt. Als Therapie wurde auf Grund dieser Beobachtungen eine Sanierung der fokalen Infekte gefordert (Zweitschlag nach SPERANSKY und STURM). Wenn der Infekt nicht zu beseitigen ist, soll eine Abschaltung durch Novocain oder Resektion des N. splanchnicus in Verbindung mit der Exstirpation der lumbalen Ganglien, des Ganglion semilunare und aorticorenale durchgeführt werden. Bei jeder Nierenkontusion schlug BOSHAMER eine Sanierung der Infekte vor und riet gleichzeitig eine Novocainblockade zur Prophylaxe der Nierensteinbildung durchzuführen. Bei Querschnittsmyelitiden in Höhe von D 9 bis L 1 soll eine beidseitige Unterbrechung des N. splanchnicus durchgeführt werden, um so neben der Steinprophylaxe auch gegen eventuelle Pyelonephritiden zu wirken. BOSHAMER kombiniert die Nierensteinentfernung mit der Splanchnicusresektion und Sympathektomie der lumbalen Ganglien oder des Ganglion aorticorenale.

Technik der Nierenentnervung. Die totale Nierenentnervung muß nach GOHRBANDT in der Durchtrennung der N. splanchnici, der Beseitigung des variablen Ganglion aorticorenale, in der Resektion der beiden oberen Lendenganglien und der Nierenentkapselung bestehen. Der Hautschnitt wird entlang der 12. Rippe geführt. Die 12. Rippe wird subperiostal entfernt. Der N. intercostalis soll geschont werden. Auf die Pleura muß man achten. Die Nierenfascie wird gespalten. Jetzt liegt die Nierenkapsel vor. Die Niere wird nach medial abgetrennt und der N. splanchnicus und der Grenzstrang in dieser Höhe aufgesucht. Verfolgt man den N. splanchnicus maior, gelangt man zum Ganglion coeliacum bzw. zum Ganglion splanchnico suprarenale. Von hier aus zieht ein Faserbündel zum Ganglion aorticorenale. Beide Nervenstränge werden durchtrennt. Den Grenzstrang durchschneidet man an der Medialseite des M. psoas. Anschließend wird die Niere entkapselt.

Nierendekapsulation. Bei isolierter Nierendekapsulation wird diese durch einen lumbalen Schrägschnitt freigelegt und vorgelagert. Man fixiert die Niere am schonendsten mit einer Hand und macht einen Einschnitt in die Kapsel an der konvexen Nierenseite. Zur Schonung der Niere wird zwischen Niere und Kapsel eine Hohlsonde oder ein Spatel geschoben und auf diesem mit Messer oder Schere die Kapsel gespalten. Von diesem Schnitt an der Nierenkonvexität aus wird die Kapsel auf beiden Seiten vorsichtig abgelöst, ohne eventuell adhärentes Nierengewebe herauszureißen. Meist gelingt die Kapsellösung gut. Die abgelösten Kapselanteile werden entweder in Hilusnähe abgetrennt oder über die Nieren zurückgestreift.

Komplikationen. Über Komplikationen nach Nierenentnervung ist in der Literatur wenig zu finden. Günther sah partielle und totale Nierennekrosen nach Sympathektomien. Er berichtete auch über sekundäre nephritische Schrumpfungen nach der Operation.

Vollhard mußte Wandnekrosen der Nierengefäße mit tödlicher Blutung in einem Falle nach Sympathektomie feststellen.

Zusammenfassende Indikation. Die Funktion einer normalen Niere ändert sich durch Abschaltung, d. h. Isolierung des Organs vom Nervensystem nicht. Bei abnormen Erregungen von nahen oder fernen Organen kann es über das vegetative Nervensystem zu reflektorischen, wahrscheinlich überwiegend vasoconstrictorischen Beeinflussungen der Nierenfunktion kommen. Diese Erregungen führen in manchen Fällen zur Anurie. Die Sympathicusdurchtrennung bzw. Parasympathicusdurchtrennung isoliert das Organ vom Nervensystem und blockiert dadurch diese Reflexvorgänge. Es kommt dann, wenn noch keine sekundären irreversiblen Veränderungen der Nieren vorhanden sind, zur Normalfunktion.

Die Entnervung der Niere scheint in den Fällen von Nierenerkrankungen angezeigt, bei denen eine zeitweilige Phase der Anurie zu überbrücken ist. Dies kann bei Glomerulonephritiden, interstitiellen Nephritiden der Fall sein. Bei okkulten Nierenblutungen ohne morphologische Veränderungen wirkt die Sympathektomie in den meisten Fällen günstig. Oligurien oder Anurien auf der Basis einer tonischen Störung der harnableitenden Wege können in vielen Fällen durch Eingriffe am Sympathicus günstig beeinflußt werden.

Spasmen der Ringmuskulatur am Ausgang der Nierenkelche sind durch Eingriffe am sympathischen Nervensystem meist günstig zu beeinflussen.

Beim Steinleiden hat die gleichzeitige Nervenausschaltung eine gute Wirkung, weil die reflektorischen Vorgänge unterbunden werden und die Gefahr des Rezidivs durch die vermehrten Durchblutungen gering zu sein scheint.

4. Tonusstörungen der Ureteren.

Tonusabweichungen der harnableitenden Wege nach beiden Richtungen sollen nach der Entnervung einem normalen Tonus Platz machen.

Lichtenauer sah eine Tonusminderung im Bereich des Nierenbeckens und der oberen Ureterabschnitte nach Durchschneidung der parasympathischen Fasern, eine Tonussteigerung und Zunahme der Peristaltik im Bereiche der oberen Harnwege nach Sympathektomie. Bei idiopathischen *Ureterenspasmen* (Urina spastica, Nierenasthma), die klinisch mit Koliken, Oligurien und mit reflektorischen peritonealen Reizsymptomen einhergehen, versuchte man, außer der Resektion aberrierende Gefäße über dem Nierenausgang und extramuköser Spaltung des Muskelringes am Ausgang des Nierenbeckens (Allemannsche Operation) durch Entnervung den Spasmus zu lösen. Es soll sich meist um vegetativ stigmatisierte Kranke handeln. Pyelographisch sind die Spasmen durch die ausgeweiteten und gedehnten Kelche des Nierenbeckens mit Verzögerung der Ausscheidung nachweisbar. Gask und Ross hielten erst nach dem Eserintest, der die kolikartigen Anfälle beseitigt, eine Sympathicusoperation angezeigt. Harris führte bei solchen Kranken eine Nierenteilentnervung durch. STAHL entnervte die Nierengefäße in einer Ausdehnung von 2 bis 3 cm am Hilus.

BIERMANN befreite bei Ureterspasmophilien von einem Median- oder Pararectalschnitt aus transperitoneal die Gefäße des Nierenstiels bis zur Aorta von der Adventitia. Der Erfolg der Operation war eine überschießende Ausscheidung und Schmerzfreiheit. Er beobachtete, daß auch die übrigen sympathicotonischen Begleitsymptome wie die Pupillenerweiterung, Dickdarmblähungen und die Erhöhung des Reststickstoffes im Urin verschwanden. Er operierte meist einseitig, und das genügte in den meisten Fällen. Die Seite der Erkrankung stellte er durch die Headsche Zone fest. Die Wirkung der Sympathektomie auf die Spasmen der harnableitenden Wege erscheint paradox, doch liegen Erfolgsberichte vor. Wahrscheinlich handelt es sich um reflektorische Mechanismen, die über das vegetative Nervensystem zustande kommen.

Megaureter.

Nierenbecken-Ureteratonien wurden ebenfalls durch Sympathektomien zu beeinflussen versucht. Die oft sehr erhebliche Erweiterung der Ureteren, der Nierenkelche und manchmal auch der Blase und Harnröhre sind meist angeborene Erkrankungen und wurden ätiologisch mit dem Megacolon in Analogie gebracht.

Die angeborene Erweiterung der Ureteren soll durch mangelnde Hemmung des Ureterwachstums um den 5. Embryonalmonat zustande kommen.

IRVIN und KRAUS teilen die Harnleitererweiterung in Megaloureter und Hydroureter ein. Beim Megaloureter handelt es sich nach ihnen um eine kongenitale Hyperplasie aller Ureterwände, beim Hydroureter sei eine kongenitale Constriction der Ostien die Ursache der Ureterweiterung.

Ähnliche Erweiterungen wurden auch im Bereich der Blase (RULAND) und Harnröhre (NESBIT) beobachtet und ihre Entstehung ähnlich gedeutet.

Beim Megaureter ist die Niere oft hypoplastisch (FABRIS). SWENSON und FISHER fanden den Megaureter mit Megacolon in 50% der Fälle vergesellschaftet. Sie nahmen einen Defekt des parasympathischen Systems an.

Bei einseitiger Harnleitererweiterung wurde die einseitige Nephroureterektomie öfter mit Erfolg angewendet (WAGMAN, BEGANI).

Streifenförmige Resektionen der erweiterten Ureteren haben, wie NESBIT und WITHYCOMBE erfahren mußten, keine günstigen Resultate ergeben.

LEWIS und CLETOSWAY pflanzen den erweiterten Ureter nach Durchtrennung neu in die Blase ein.

SWENSON und FISHER lehnten anfänglich eine operative Behandlung des Megaureters ab, da die Ursache des Megaureters die gestörte Blasenfunktion und nicht die fehlende Peristaltik des Ureters sei. Gute Erfolge sahen sie bei bewußter häufiger Blasenentleerung, da es zu keiner Druckerhöhung in der Blase kam.

1956 gaben sie mit CENDRON eine neue Operationsmethode an, die sie am Tier zuerst erprobt hatten. Das Lumen eines ausgeschalteten Ileumabschnittes wurde durch Längsresektion auf ein Viertel verkleinert und die Enden vorgelagert. Drei Wochen später wurde dann in einer 2. Operation dieser Ersatzureter durch einen Megacolonschlitz nach lateral verlagert und nach Resektion des Megaureters mit Nierenbecken und Blase anastomosiert. Es wurde eine Mucosa-Muscularisnaht gemacht.

Die Peristaltik der Ersatzureteren erwies sich als gut. Druckwerte bis 100 cm H_2O wurden festgestellt.

Da wir in bezug auf die operative Behandlung des Megaureter keine Erfahrungen besitzen, solche Fälle werden meistens vom Urologen selbst behandelt, können wir kein Urteil über diese Methoden abgeben. Operationen am vegetativen Nervensystem führen wir in diesen Fällen nicht aus.

VI. Blockaden des Sympathicus.

Temporäre Nervenausschaltungen.

Die zeitweilige Ausschaltung von Nervenfasern durch Novocain wurde anfänglich lediglich zu Narkosezwecken verwendet. Schleich, Spiess und Leriche sahen als erste nach der Novocaingabe auch therapeutische Effekte, die auch nach Abklingen der Medikamentenwirkung anhielten.

Die Abschaltung des Schmerzes scheint durch die Unterbrechung der sog. pathologischen Spirale (Fenz) auf vegetativ bedingte Erscheinungen bzw. Miterkrankungen kausal zu wirken.

Neben dieser Wirkung wird die temporäre Ausschaltung oft als präoperativer Test angewandt. Zur Verlängerung der Ausschaltungswirkung von Nervenfasern wurde Alkohol nachgespritzt.

Zum Zwecke der vegetativen Blockade wird das reine Novocain ohne Zusatz von Adrenalin verwandt. Adrenalin wirkt gefäßverengend und verlängert die Wirkung der Anaesthesie. Der vasoconstrictorische Effekt vermindert oder hebt die therapeutische Wirkung des Novocains auf. Pantocain, Percain, Nupercain sind ähnliche Kombinationspräparate des Novocains und können zur therapeutischen Blockade nicht verwendet werden. Bei Anwendung der Novocainblockade tritt nur in seltenen Fällen eine Komplikation auf und wenn, meist durch Nebenverletzungen beim Vorschieben der Nadel bzw. durch Injektion des Mittels in das arterielle System oder in den Liquorraum (Czickeli).

Die letale Dosis beträgt nach Hh. Meier bei intravenöser Gabe 40 mg/kg, bei subcutaner Gabe 400 mg/kg.

Nesbit, Lapides, Volk, Sutler, Berry, Lyons, Camphell und Moe versuchten die Ganglien durch Tetraethylammonium zu blockieren.

1. Periduralanaesthesie.

Die Periduralanaesthesie hat gegenüber der Lumbalanaesthesie den Vorteil, daß das Aufsteigen des Mittels in das Atemzentrum nicht möglich ist, daß bei der Operation die Lagerung des Patienten beliebig gewählt werden kann und die Kreislaufbelastung geringer ist.

Technik. Der Periduralraum ist der zwischen der Dura und dem Rückenmarkskanal gelegene spaltförmige Raum, der von lockerem Fettgewebe und in seinen seitlichen Abschnitten von einem Venenplexus ausgefüllt ist. Die Punktion des Periduralraumes wird am besten im Sitzen vorgenommen. Nach Anaesthesierung der Punktionsstelle mit $^1/_2$—$1^1/_2$ cm³ Racedrin-Pantocain-Lösung führt man die Kanüle in der Medianlinie bis an das Ligamentum interspinosum ein. Dann wird eine mit physiologischer Kochsalzlösung gefüllte 5 cm³-Spritze mit leicht gleitendem Stempel angesetzt und die Kanüle unter dauerndem Druck auf den Spitzenstempel vorgeschoben. Der anfangs mäßige Widerstand gegen das Ausspritzen verstärkt sich beim Eindringen in das derbe Lig. flavum zu einem meist unüberwindlichen. In dem Augenblick jedoch, in dem die Nadelspitze in den Periduralraum eintritt, gibt der Stempel nach, und man hat den Eindruck, ohne Widerstand in einen leeren Raum zu spritzen. Die Differenz im Widerstand zwischen dem Lig. flavum und dem Periduralraum ist oft so erheblich, daß die Nadel mit einem kleinen Ruck tiefer eindringt als beabsichtigt und gleichzeitig die Dura durchbohrt.

Es ist deshalb notwendig, diese Bewegung aufzufangen. Der Anaesthesist stützt mit der breit am Rücken des Patienten aufliegenden linken Hand die Nadel gegen die den Druck ausübende rechte Hand. Sobald das Lig. flavum erreicht ist und der vollkommene Widerstand gegen das Ausspritzen besteht, schiebt man die Nadel allein durch Druck auf den Spritzenstempel bei gesichertem Gegenhalten mit der linken Hand vor. Wenn nun die Nadelöffnung gerade in den Periduralraum eintritt, erfolgt das Austreten der Kochsalzlösung plötzlich sehr leicht. Durch die hierbei unter Druck injizierte Kochsalzlösung wird die Dura zurückgedrängt und die Gefahr der Verletzung herabgesetzt. Nunmehr überzeugt man sich, daß auch bei Drehen der Nadel weder Blut noch Liquor abtropft oder abgesaugt werden kann.

Eine andere Möglichkeit, sich über die richtige Nadellage zu vergewissern, ist die Punktion mit einem angeschlossenen Manometer. Da im Periduralraum ein geringer negativer Druck herrscht, wird beim Eintreten der Nadelspitze in den Periduralraum durch die Kanüle ein Druckausgleich erfolgen. Schließt man der Kanüle ein mit Flüssigkeit gefülltes Glasröhrchen an, so kann man das Eindringen derselben durch den Sog beobachten. Man verwendet entweder ein gerades Glasröhrchen mit etwa 2 mm lichter Weite, das einen Tropfen steriler Flüssigkeit enthält und während der Punktion horizontal gehalten wird, oder ein U-förmig gebogenes Steigröhrchen. Zur Kontrolle der richtigen Lage der Nadel prüfe man auch 5 min nach Injektion der ersten Dosis des Anaestheticums das Fortbestehen der normalen Sensibilität an den Beinen.

Zur Anaesthesie des Thorax wird die Punktion bei Th 3/4 vorgenommen; zur Anaesthesie im Oberbauchbereich punktiert man bei Th 7/8, zur Anaesthesie des Mittel- und Unterbauchgebietes wird das Präparat bei Th 11/12 injiziert.

Als Anaesthesiemittel wird heute vielfach *Pantocain*[1] verwendet.

1. Die viscöse Plombe wurde von DENECKE entwickelt aus dem Bestreben, eine unnötig breite Ausdehnung der Anaesthesie und damit zu starke Blutdrucksenkungen zu vermeiden. Man erzielt mit ihr eine Anaesthesie über 8—10 Segmente. Die Anwendung des Kollidons zur Erzielung der Viscosität (DÜTTMANN, WEESE) führte außerdem zu einer Depotwirkung und Verlängerung der Anaesthesiedauer. Die Plombe kann in jeder Höhe des Periduralraumes angewendet werden.

2. Die wäßrige Pantocain-Lösung dient ausschließlich zur Anaesthesie an Unterbauch, Darm und Beinen. Da sie sich bei der Injektion stärker ausbreitet als die Plombe, darf sie zur Vermeidung unerwünschter Blutdrucksenkung nur im lumbalen oder sacralen Bereich injiziert werden.

Komplikationen. BUCHHOLZ faßte die möglichen Komplikationen zusammen:

1. Krämpfe bei oder nach Injektion des Pantocains in den Venenplexus.

2. Kreislaufkollaps etwa 20 min nach Injektion durch zu hohe Pantocaindosis — Kreislaufmittel — Infusion und Transfusion; Sauerstoffzufuhr.

3. Atemlähmung etwa 30 min nach Injektion bei schlaffen Lähmungen der Arme, freiem Sensorium durch Aufsteigen des Mittels in Höhe des Atemzentrums, künstliche Beatmung mit Sauerstoff und Kreislaufstütze, bis die Atmung spontan wiederkehrt.

4. Atemlähmung bei Bewußtlosigkeit und Kreislaufzusammenbruch kurze Zeit nach der Injektion sprechen dafür, daß das Pantocain in den Liquor gespritzt wurde.

Durch künstliche Beatmung und Sauerstoffgabe sowie Infusionen kann der Zustand in 1—2 Std behoben werden.

Indikation. Die Periduralanaesthesie wird heute vorwiegend zum Zwecke der temporären Abschaltung als Test versucht, seltener zur Anaesthesie bei Operationen. Bei Hypertonie verwenden TÖNNIS und SCHIEFER die Periduralanaesthesie als Test für den postoperativ zu erwartenden Erfolg. Bei Nephritiden wird die Periduralanaesthesie als therapeutisches Mittel besonders bei gleichzeitiger Anurie mit Erfolg angewandt. Auch bei akuten Entzündungen anderer Organe wurde diese Abschaltung versucht.

Weiter wurde diese Blockade bei Ischias, rheumatischen Neuritiden, Durchblutungsstörungen der unteren Extremitäten, chronische Obstipation, Harnleitersteinen, paralytischem Ileus angewandt.

2. Präsacrale Nerveninfiltrationen.

Die zeitweilige Abschaltung der sympathischen Blaseninnervation wurde oft zur Beeinflussung von Blasenschmerzen durchgeführt.

Wie schon erwähnt, dient die Sympathicusausschaltung der Blase auch als Test vor der Cotteschen Operation.

---

[1] Firma Hoechst AG, Frankfurt a. M.

Die Methode nach Pendl-Tosatti.

In gynäkologischer Lagerung wird die Kanüle neben der Articulatio sacrococcygea eingestochen, und zwar 2 cm von der Mittellinie entfernt. Die Nadel wird an der Vorderfläche des Sacrums nach oben geführt, bis man in der Nähe des Promontoriums ist. Das Vorschieben der Nadel wird mit dem tastenden Finger im Rectum kontrolliert. Man injiziert dann 20—40 cm einer 1 %igen bzw. $^1/_2$ %igen Novocainlösung. Auf diese Weise wird der N. hypogastricus ausgeschaltet.

Die seitliche Methode nach Courty.

Die Verbindungslinie zwischen Spina ilica dorsalis und dem seitlichen Horn des Hiatus sacralis wird halbiert. Auf der senkrechten wird etwa 3—4 cm von der Mittellinie entfernt eingestochen. Die Nadel soll eine Länge von 12 cm haben. In etwa 4 cm Tiefe erreicht man das Ligamentrum sacroiliacum. Dies wird mit einer Seitwärtswendung der Nadel umgangen. Dann schiebt man die Nadel unter Kontakt mit dem Sacrum bis zum Promontorium vor.

Andere Möglichkeiten der N. hypogastricus-Ausschaltung wurden von Nonnenbruch, Pendl und Rossi angegeben.

3. Plexus hypogastricus-Blockade.
(Nonnenbruch, Pendl, Pieri, Rossi u. a.)
Vaginale Methode.

In gynäkologischer Lage wird die Portio dargestellt und mit der Kugelzange auf die Gegenseite gezogen. Knapp lateral der Portio wird die Kanüle etwa 2—3 cm tief vorgeschoben und nach Aspiration werden 20—40 cm³ $^1/_2$ %iges Novocain injiziert.

Perineale Methode.

Eine etwa 12 cm lange Nadel wird an der Außenseite des großen Labiums senkrecht eingestochen und unter Kontrolle des Fingers in der Vagina bis in die Höhe der Portio vorgeschoben. Vom Scheidengewölbe führt man sie noch etwa 3 cm weiter vor und injiziert dann nach Aspiration das Novocain.

Dieselbe Methode wird beim Mann von einer Einstichstelle zwischen Steißbeinspitze und Anus unter Kontrolle des Fingers im Rectum ausgeführt. Die Nadel soll unter Knochenkontakt bis in Höhe des Promontoriums vorgeschoben werden. Dann erfolgt die Injektion des Novocain.

Parasacrale Methode.

Eine etwa 15 cm lange Kanüle wird 2 Finger breit paramedian etwas unterhalb der Steißbeinspitze eingestochen und unter Kontrolle des Fingers im Rectum bis in Höhe des 2. Sacralwirbels vorgeschoben. Man injiziert 100—150 cm³ einer $^1/_4$ %igen Novocainlösung. Die N. hypogastricus-Blockade wird vorwiegend zur zeitweiligen Ausschaltung der Beckenorgane, im besonderen der Blase und des Uterus aus therapeutischen Gründen vorgenommen. Oft wirkt eine einzige Blockade bei Funktionsstörungen dieser Organe lange Zeit, manchmal sogar für immer. Bei Dysmenorrhoen und Vaginismus wurden dabei oft gute Dauerresultate erzielt. Entzündliche Prozesse der Adnexen, der Prostata sollen in einigen Fällen eine deutliche Besserung gezeigt haben. Der Vorteil der Blockade ist, daß der Eingriff gering, und die Wiederholung ohne Mühe jederzeit möglich ist. Bei Blasenstörungen wirken solche zeitweiligen Unterbrechungen des Sympathicus besonders bei funktionellen Störungen oft für längere Zeit. Cystitiden heilten oft rascher ab. Tonusstörungen der Blase im Sinne einer Atonie und Hypertonie werden wie bei der Nervendurchtrennung manchmal für längere Zeit gebessert. Vor jeder präsacralen Nervendurchschneidung sollte zur Beurteilung der postoperativen Wirkung eine zeitweilige Ausschaltung vorgenommen werden.

4. Sacralanaesthesie.

Chatelien führte die Sacralanaesthesie 1901 in die Klinik ein. Stöckel und Läwen haben sie in mehreren Fällen klinisch erprobt.

Technik. In Knie-Ellenbogenlage wird über dem Hiatus sacralis eingestochen und das Ligamentum durchstoßen, bis man den Knochenkanal erreicht. In diesem schiebt man die Nadel vor. Es werden 45—50 cm³ 1%ige Novocainlösung injiziert.

Das Novocain liegt extradural und schaltet die sacralen Wurzeln aus, die zu einer Aufhebung der Sensibilität im Bereich der von den Sacralsegmenten versorgten Organen und Hautbezirke (Anus, Genitale, Gesäß) führen.

Indikation. Die Sacralanaesthesie wurde meist zur Schmerzabschaltung bei Operationen in diesem Bereich vorgenommen (Klebanow, Wagner und Labat). Es wurde aber auch versucht, Schmerzzustände der Beckenorgane damit zu beeinflussen (Blase, Mastdarm, Genitale). Die Caudaausschaltung verwenden Meirowsky, Scheibert und Hinchy vor der operativen Caudadurchtrennung als Test. Nach der Blockade müssen nach den Autoren eine Kapazitätserhöhung und eine Abnahme des Blasentonus sowie eine automatische Entleerung mit Restharn unter 50 cm³ eintreten. Diese ausgedehnte Ausschaltung ist nur dann angezeigt, wenn wegen Spasmen der Skelet- und der Blasenmuskulatur die ganze Cauda durchtrennt werden soll. Bei isolierten Störungen der Blase ohne Querschnittssyndrom wird von Meirowsky und Scheibert die Ausschaltung der entsprechenden Wurzeln im Bereiche der Foramina sacralia vorgenommen (S 2/3 oder S 3/4 oder S 4/5.)

Freeman und Heimburger erzielten bei neurogenen Blasenstörungen (Verhaltungen) mit der bilateralen Blockade von S 3, die sie auch mit Alkohol zur Dauerausschaltung vorgenommen haben, gute Resultate, d. h. automatische Blasenentleerung.

5. Paravertebrale Blockade.

Methoden der paravertebralen Sympathicusblockaden wurden von Läwen, Kappis, Mandl und White angegeben. Die einzelnen Verfahren unterscheiden sich nur gering.

Technik. Von einem paravertebralen Einstich aus wird die mindestens 12 cm lange Nadel in einem Winkel von etwa 40° zur Wirbelsäule vorgeschoben. Der in etwa 4 cm Tiefe getastete knöcherne Widerstand ist der Querfortsatz. Die Nadel wird wieder zurückgezogen und durch Heben oder Senken der Sitze der Querfortsatz umgangen. In einer Tiefe von etwa 7—8 cm findet sich ein zweiter knöcherner Widerstand. Man befindet sich jetzt an der lateralen Wirbelkörperseite. Die Nadel wird um etwa 1—2 cm zurückgezogen und entlang der Vorderseite des Wirbelkörpers vorgeschoben. In diesem Bereiche befindet sich der Grenzstrang. Nach mehrmaliger Aspiration zum Ausschluß einer Gefäß- oder Liquorraumverletzung wird das Novocain injiziert. White nimmt diese Blockade in Seitenlage vor. Er läßt die Nadel nach einer Procaininjektion liegen und wartet auf die Sympathicusparalyse und macht meist eine Röntgenaufnahme zur Kontrolle der Nadellage, besonders dann, wenn er Alkohol (5 cm³ 95%ig) in den Grenzstrang injiziert. Nach der Blockade läßt er den Kranken 1 Std ruhig liegen und verordnet ihm noch einen Tag Bettruhe. Roedling, Roth, Osborn, Shick und MacCarty haben an 351 Patienten paravertebrale Alkoholinjektionen vorgenommen. Haxton hat Carbolsäure (6%ig) als ein besseres Blockademittel empfohlen.

Zur Vorbereitung einer lumbalen Sympathicusblockade mit Alkohol geben sie kurzwirkende Barbiturate, Atrophin, Morphium und Meperidine (Demerol).

Der Eingriff wird auf einem Röntgentisch vorgenommen. Vom 2. Lendenwirbeldornfortsatz aus wird die 12 cm lange Nadel 4—5 cm paravertebral eingestochen. Nach üblicher Punktionstechnik des lumbalen Grenzstranges wird ein seitliches und a.p.-Röntgenbild gemacht. Bei guter Nadellage wird i.v. Pentothal gespritzt und erst nach mehrmaliger Aspiration zum Ausschluß einer Gefäß- oder Liquorraumpunktion 4 ccm absoluter Alkohol injiziert. Bei beidseitiger Blockade werden rechts und links 4 cm³ Alkohol gegeben. Nach

Erwachen aus der kurzen Narkose wird der Patient ins Bett gebracht. 24—48 Std nach dem Eingriff kann der Effekt der Blockade beurteilt werden.

Indikation. Die zeitweilige Ausschaltung des lumbalen Grenzstranges wird als Testmethode vor der lumbalen Sympathektomie bei Durchblutungsstörungen sehr häufig ausgeführt. In manchen Fällen haben die Blockaden längeren therapeutischen Effekt. Nach White können auch viscerale Schmerzen durch diese Ausschaltung gut beurteilt werden. MacLean, Carroll, Mandl und Graves rieten bei Uretersteinen zur Sympathicusblockade. Sie blockierten das Ganglion Th 12, L 1 und L 2. Der therapeutische Effekt einer Blockade ist oft von erstaunenswerter und manchmal dauerhafter Wirkung.

Wie wir bereits erwähnten, ist die paravertebrale Sympathicusblockade zur Ausschaltung der die Niere versorgenden Fasern (Plexus solaris) bei der Oligurie, Anurie und bei den akuten entzündlichen Erkrankungen der Niere im funktionellen Stadium von gutem Erfolg. Bei chronischen Nierenaffektionen verhindern meist sekundäre Veränderungen den Effekt.

Roedling, Roth, Osborn, Shick und MacCarty stellen die Indikation zur paravertebralen Alkoholinjektion nur in den Fällen, bei denen eine Operation kontraindiziert ist oder eine Operation keinen Effekt zeigte. Von 351 Patienten waren 97 % Gefäßverschlüsse, 3 % Aneurysmen der A. poplitea sowie Causalgien oder Hyperhydrosis. Das Durchschnittsalter der Kranken war 62 Jahre, 74 % waren Männer.

Komplikationen. MacLean, Carroll und Graves sahen 3 min nach paravertebraler Novocaininjektion einen Todesfall. Sie nahmen an, daß das Blockademittel intravenös gespritzt wurde. Bradsher erlebte nach paravertebraler Applikation von Nupercain in Öl bei einem Kranken motorische und sensible Störungen, Kreislaufkollaps, Bewußtlosigkeit, Krämpfe und Exitus. Der Verfasser meint, daß Phenol oder Benzylalkohol die Ursache dieses Zwischenfalles gewesen sei.

Eine Komplikation nach paravertebralen Novocaininjektionen zur Grenzstrangausschaltung in verschiedener Höhe sind irreversible Querschnittslähmungen (15 Fälle der Weltliteratur, Bischof u. Nittner); solche schwerwiegenden Folgeerscheinungen nach Sympathicusblockaden sind von besonderem Interesse. Wenn die Lähmungen sofort nach der Injektion einsetzen, ist die Annahme einer intraduralen Applikation des Anaestheticums naheliegend. Die klinischen Beobachtungen und Experimente am Tier von Zwicker haben ergeben, daß intramedulläre Injektionen zu Erweichungen führen und die neurologischen Erscheinungen erklären. In solchen Fällen müssen neben Paresen während der Injektion Paraesthesien der unteren Extremitäten durch Reizung der schmerzempfindlichen Hinterstränge auftreten. Intradurale extramedulläre Injektionen des Anaestheticums in den Liquorraum führen zur Lumbalanaesthesie.

Irritationen der Spinalarterien und Wurzeln, die in enger Nachbarschaft des Grenzstranges gelegen sind, können wie Förster und Bodechtel beschrieben haben, zu Rückenmarksschäden Anlaß geben.

M. Schneider u. Mitarb. fanden im Experiment formale Störungen der Durchblutung an der äußersten Peripherie (Randzone) eines Gefäß-Versorgungsgebietes bei Verringerung der Durchströmung.

Zülch sah darin die Erklärung häufiger Rückenmarkserweichungen an den Grenzzonen zweier Gefäßgebiete. Er stellte fest, daß im Rückenmark trotz der anastomosenreichen Blutversorgung funktionelle Endarterien angenommen werden müssen, deren Versorgungsgebiet öfter als an anderen Orten erweiche. Diese Grenzzonen zweier Gefäßgebiete, die bei Mangeldurchblutung besonders gefährdet sind, liegen bei *D 4* und *D 12/L 1*. Mettler erwähnte, daß in Höhe des 3/4-Thorakalsegmentes das Gefäßgebiet der A. vertebralis von oral und das der Aorta von caudal aneinander grenzen. Zülch beobachtete öfter Erweichungen in dieser Höhe und stellte die ursächlichen Zusammenhänge klar heraus. Da die segmental angelegten Rückenmarksarterien bis auf wenige verkümmern, ist die Durchblutung von diesen meist einseitigen „Hauptgefäßen" abhängig.

Für die Versorgung des Rückenmarks stehen folgende Arterien zur Verfügung:

1. Obere cervicale Zufuhr von der A. vertebralis.
2. Untere cervicale Zufuhr C 6/7 aus der A. vertebralis.
3. Untere thorakale Zufuhr bei D 9/10 aus der Aorta.
4. Obere lumbale Zufuhr in Höhe L 1/2 aus der Aorta.

Diese einseitigen „Hauptgefäße" des Rückenmarks können bei paravertebralen Blockaden leicht verletzt werden. Es kommt zu einer Unterdurchblutung des entsprechenden Versorgungsgebietes und damit zu Gewebsschäden in den „kritischen Zonen". Klinische Beobachtungen von Querschnittslähmungen nach paravertebralen Injektionen stammen von BODECHTEL und ERBSLÖH, GOETZE, WHITE, TÖNNIS. KYRATSOS, ZWICKER, PANTER, GROSSMANN und KIRTLEY haben Paraplegien nach lumbaler Aortographie beschrieben. KOCH sah nach einer Injektion von novocainhaltiger Alkohollösung eine totale Querschnittslähmung mit tödlichem Ausgang.

6. Die transsacrale Blockade der Caudawurzeln im Bereich der Foramina sacralia.

Die einzelnen Sacralwurzeln können durch die Foramina sacralia beiderseits mit Novocain oder Alkohol ausgeschaltet werden. MEIROWSKY und SCHEIBERT halten vor jeder sacralen Neurotomie die sie wegen Blasenstörungen ausführen, eine Novocainblockade der Sacralwurzeln für notwendig. Sie ermitteln durch die isolierte Ausschaltung der verschiedenen Wurzeln die in dem jeweiligen Falle vorwiegend beteiligten Caudawurzeln.

7. Subarachnoidale Alkoholinjektionen.

DOGLIOTTI führte 1930 die Alkoholinjektion als erster in dem Lumbalsack durch. Diese Injektion sollte die jeweiligen Wurzeln isoliert ausschalten und bei den Kranken die operative Durchschneidung ersetzen.

Technik der Hinterwurzelausschaltung. In Seitenlage mit einem Kissen unter der Lendenwirbelsäule, damit die auszuschaltenden Wurzelaustrittsstellen den höchsten Punkt darstellen, wird eine LP im 1., 2., 3. oder 4. Interlumbalraum vorgenommen. Der Körper wird in Seitenlage leicht nach vorne geneigt, damit die vorderen Wurzeln ein tieferes Niveau erreichen. Man injiziert 1,5 cm³ Alkohol langsam und läßt den Kranken 1 Std nachher liegen. Die Injektion kann auf der anderen Seite am nächsten Tage durchgeführt werden.

Indikation. *1. Schmerz.* Die Blockade mit Alkohol soll die hinteren Wurzeln isoliert treffen. Da diese Methode wie alle Ausschaltungen mit Alkohol eine blinde Methode ist, ist der Effekt oft sehr verschieden. Meist werden neben den auszuschaltenden Wurzeln noch andere getroffen, und es kommt nicht selten zu motorischen Ausfällen und auch zu Blasen- und Mastdarmstörungen, die sich lange Zeit nicht bessern. Zudem ist noch in vielen Fällen der gewünschte Effekt der Analgesie nicht erreicht (KESSEL und JÄGER).

SMITHWICK und WHITE injizierten 1,2 cm³ 96 %igen Alkohol bei L 5 in den Lumbalsack bei Beckenhochlagerung, um Schmerzen der Blase dauernd auszuschalten. Sie sahen keine motorischen Ausfälle, jedoch Blasen- und Mastdarmstörungen.

Die Indikation zu diesem Eingriff stellten die Autoren bei malignen Tumoren des Beckens mit schlechtem Allgemeinzustand, um die Chordotomie zu umgehen.

GREENHILL führt die subarachnoidale Alkoholinjektion nur bei Schmerzen in der Blase durch Carcinome aus. Die Alkoholausschaltung durch Injektion in den Subarachnoidalraum wird von vielen Autoren abgelehnt (MEIROWSKY, KESSEL und JÄGER).

Dazu kommt noch, daß die Hinterwurzelausschaltung meist zu Schmerzrezidiven führt, wie wir das auch bei der Försterschen Operation gesehen haben. Wegen der häufigen motorischen Ausfälle nach der Injektion führten die meisten Autoren diese nur bei Querschnittslähmungen durch, deren Schmerzen sonst nicht mehr beeinflußbar waren.

Man versuchte auch das Mark oberhalb der Querschnittsläsion durch eine Alkoholinjektion auszuschalten. Es wurde gewarnt, die Injektion oberhalb von T 1 durchzuführen.

2. *Spasmen.* Die intralumbale Alkoholinjektion wurde oft auch bei spastischen Zuständen der Beine nach Querschnittsläsionen angewandt. Mayfield führte die Injektion in Seitenlage bei hochgestelltem Fußende des Bettes aus und drehte den Kranken nach der Injektion von 5 cm³, 10—20 cm³ 96 %igem Alkohol in Höhe von L 1/2 sofort auf den Rücken und ließ ihn einige Stunden so liegen. Die Spasmen verschwanden durch die Ausschaltung der vorderen Wurzeln bald nach dem Eingriff. In ähnlicher Weise gingen Cooper und Hoen vor, die diese Methode in vielen Fällen der Rhizotomie vorzogen.

Dieser Eingriff kann eine Operation ersetzen. In manchen Fällen soll nach der Alkoholeinspritzung der Tonus über Jahre gesenkt geblieben sein. Wenn die Operation im Bereich der Lendenwirbelsäule durch einen Decubitus oder durch schlechten Allgemeinzustand nicht möglich ist, kann man diesen Eingriff als letzten Ausweg wählen.

Bei Schmerzen und Tonusstörungen der Blase ist die oben erwähnte sacrale Neurotomie von Meirowsky und Scheibert der subarachnoidalen Alkoholinjektion vorzuziehen, und zwar auch dann, wenn Decubitalgeschwüre vorhanden sind.

Shelden und Bors sahen nach intrathecalen Alkoholgaben bei Rückenmarksverletzungen mit Spasmen der Beine und tonischen Blasenstörungen gute Resultate. Gingras berichtete ebenfalls über Besserungen der Blasentätigkeit und Beseitigung der Spasmen. Infektionen der Harnwege sind nach seinen Erfahrungen nach diesem Eingriff leichter zu beherrschen.

Nach neuerer Meldung beobachteten Bors, Comarr und Moulton (1950) in 62 % Dauererfolge nach subarachnoidaler Alkoholinjektion.

Atone und hypertone Blasenstörungen besserten sich. Es stellte sich ein Blasenautomatismus bei einer großen Zahl der Patienten ein (Damanski und Kerr, Guttmann).

Technik der Vorderwurzel- bzw. Caudaausschaltung. Die Autoren injizierten in Höhe von L 1—2, in manchen Fällen bei D 11—12 10—15 cm³ Alkohol und drehten den Kranken anschließend auf den Rücken und ließen ihn 24 Std in Beckenhochlagerung liegen. Die Blasenkapazität erhöhte sich in manchen Fällen von 50 auf 300 cm³. Die Nachbehandlung wurde nach den Vorschriften von Munro gemacht. Die Schmerzen sollten nach Entfernung der Spasmen nachlassen.

Komplikationen. Bei Patienten mit partieller Rückenmarksverletzung ohne Blasen-, Mastdarm- und Genitalstörungen sollte man nach Riechert mit der Alkoholinjektion sehr vorsichtig sein. Meirowsky hält die subarachnoidale Alkoholinjektion auch bei Querschnittsgelähmten kontraindiziert, da nach seinen Beobachtungen meist Rezidive auftreten und Operationen nach der Injektion durch Verwachsungen sehr erschwert sind. Auch Freeman und Heimburger halten die Indikation der Alkoholinjektion begrenzt, da sie keine sehr guten Erfahrungen damit gemacht haben.

22 von 24 Patienten boten (Bors und Shelden) nach der Alkoholinjektion eine Störung der Erektion. In der Hälfte der Fälle kehrte die Miktion wieder zurück. In 8 Fällen war eine hypertone Blasenstörung aufgetreten, die aber in eine normale willkürliche Miktion überging.

Blasen-Mastdarmstörungen treten nach der Alkoholinjektion in etwa 30—40 % auf. Sie sollen sich in den meisten Fällen restituieren.

Zusammenfassung. Es läßt sich zusammenfassend sagen, daß die subarachnoidale Alkoholinjektion nur in den Fällen totaler Querschnittsläsionen mit Störungen der Blase und des Mastdarmes sowie der Genitalfunktion durchgeführt werden sollte, die an Spasmen der Skelet- und Blasenmuskulatur leiden, und die eine Operation nicht mehr überstehen würden. In allen anderen Fällen scheinen andere Eingriffe vorteilhafter zu sein.

Viele Autoren haben gegen die Alkoholinjektion gesprochen, da sie nur zeitweilige Ausschaltungen bewirkt und zu erheblichen sekundären Veränderungen führt, die eine spätere operative Maßnahme erschweren (Freeman, Heimburger, Meirowsky und Scheibert, Kessel und Jäger)!

Literatur.

ABBOTT, K. H.: Abdominal rigidity. A symptom of contusion of the spinal cord. Arch. Neurol. Psychiat. **57**, 220—227 (1947).

ABRAMSON, A. S.: Bone disturbances in injuries to the spinal cord and cauda equina (paraplegia). Their prevention by ambulation. J. Bone Jt Surg. **30 A**, 982—987 (1948).

— The urologic problems of spinal cord injury. J. Urol. (Baltimore) **60**, 479—487 (1948).

—, D. J., and S. KAMBERG: Spondylitis, pathological ossification and calcification associated with spinal cord injury. J. Bone Jt Surg. **31 A**, 275—283 (1949).

ADSON, A. W.: The value of, and indications for, intraspinal injections of alkohol in the relief of pain. Minn. Med. **20**, 135—140 (1937).

—, and E. W. ALLEN: Essential hypertension. Proc. Mayo Clin. **12**, 1—4, 49—52, 71—78 (1937).

ALEXANDER, E., F. K. GARVEY and W. BOYCE: Congenital lumbosacral myelomeningocele with incontinence. A contribution to the understanding of bladder physiology. J. Neurosurg. **11**, 183—192 (1954).

ALKEN, C. E., u. R. HARCHE-KLÜNDER: Zur Diagnose und Behandlung unklarer Nierenblutungen. Med. Klin. **1952**, 1271—1274.

ALLEN, E. V., and A. W. ADSON: The treatment of hypertension: medical versus surgical. Ann. intern. Med. **14**, 288—307 (1940).

ALNOR, P.: Zur Frage der Beeinflußbarkeit der Sexualfunktion durch Resektion des lumbalen Grenzstranges. Langenbecks Arch. klin. Chir. **269**, 506—517 (1951).

ANDRÉ, M. J.: Sur une nécrose oedémateuse de la moelle, plusieures jours après un traumatisme fermé apparemment sans gravité. Arch. belges Méd. soc. **4**, 412—421 (1946).

— Sur une nécrose oedémateuse de la moelle, plusieures jours après un traumatisme fermé, apparemment sans gravité. J. belge Neurol. Psychiat. **46**, 439—449 (1946).

— Etudes sur les traumatismes de la moelle. I. deux cas d'hématomyélie par lésion de la colonne cervicale avec atrophie musculaire d'orogine centrale. Acta neurol. belg. **48**, 542—553 (1948).

— Etudes sur les traumatismes de la moelle. II. A propos de deux cas de séquelles organiques de commotion de la moelle par traumatisme vertebral direct et par le «souffle de l'explosion». Acta neurol. belg. **49**, 390—401 (1949).

ANFOSSI, A., D. RIFFERO e L. BUSSI: Il megacolon congenito alla luce delle attuali concezioni eziopathogenetiche e terapeutiche. Arch. Sci. med. **102**, 500—533 (1956).

ANSELMINO, K. H., u. G. PLASKUDA: Über den Geburtsverlauf nach neurochirurgischen Eingriffen im kleinen Becken. Geburtsh. u. Frauenheilk. **10**, 187—198 (1950).

ARCAND, A.: Considévations physiologiques sur le supplice de la guillotine. Un. méd. Can. **75**, 69—76 (1946).

ARNAUD, M.: Remarques sur une statistique de traumatismes de la moelle observés en Indochine à propos des syndromes régétatifs par altération des centres médullaires cervico-dorsaux. Méd. trop. **8**, 295—304 (1948).

ASCHER, F.: Schädigungen des Rückenmarkes. Dtsch. med. Wschr. **41**, 722 (1915).

—, u. E. LICEN: Über Schußverletzungen des Rückenmarks und deren operative Behandlung. Bruns' Beitr. klin. Chir. **105**, 521—544 (1917).

AUSTREGESILO: Paralysie ascendante. Hématomyélie. Etude anatomo-clinique d'un cas. Arch. Neuropsiquiat. (S. Paulo) **2**, 383—391 (1944).

BADAL, D., D. MUNRO and M. E. LAMB: Clinical significance of bacteriuria in patients with spinal cord injuries. New Engl. J. Med. **230**, 688—693 (1944).

BADEN, H., u. A. H. ANDERSEN: 11 konservativ behandelte Fälle von akuter Anurie. Ugeskr. Laeg. **1953**, 1899—1901 [Dänisch].

BAKER, G. S.: Spinal cord injuries. Minerva med. **32**, 1094—1095 (1949).

—, and J. F. DANIELS: Concussion of the spinal cord in battle casualities. J. Neurosurg. **3**, 206—211 (1946).

BAKER, W. J., J. F. CARNEY and F. P. DE ROSA: Transurethral resection for relief of urinary retention in patients with neurologic lesions. J. Urol. (Baltimore) **63**, 309—318 (1950).

BANDMANN, E., u. E. SIEBER: Histologische Untersuchungen am Hoden nach Sympathektomie wegen Megacolon im Kindesalter. Zbl. Chir. **79**, 93—100 (1954).

BANDMANN, F.: Über die Beeinflussung der Hodenfunktion durch Resektion des lumbalen Grenzstranges. Chirurg **20**, 132—136 (1949).

— Weitere Beobachtungen über die Hodenfunktion nach lumbaler Grenzstrangresektion. Bruns' Beitr. klin. Chir. **181**, 419—430 (1950).

BARCHAI, M. S.: Lésions de la colonne vertébrale intéressant la moelle épinière. Khirurgiya (Mosk.). **1945**, 82—87.

BARKER, D. E.: War wounds of spinal cord: surgical treatment of decubitus ulcers. Amer. J. Surg. **74**, 180—182 (1947).

—, C. W. ELKINS and D. H. POER: Methods of closure of decubitus ulcers in the paralysed patient. Ann. Surg. **123**, 523—530 (1946).

Barnes, R.: Paraplegia in cervical spina injuries. J. Bone Jt Surg. 30 B, 234—244 (1948).
Barré, J. A.: Sur l'atrophie spinale segmentaire. Hommages à Clovis Vincent. Paris: Maloine 1911.
— Sur la forme défécitaire pure de la commotion médullaire simple. Rev. neurol. 76, 28 (1944).
— Effets de l'excitation électrique du segment enférieur de la moelle dans un cas de section totale
    vérifiée chirurgicalement. Rev. neurol. 76, 101—103 (1944).
— Sur la commotion médullaire. Sa forme déficitaire pure. Ses variétés, prolongées, progressives
    et récidivantes. Paris méd. 37, 570—571 (1947).
—, et M. Arnaud: La conduite à tenir en présence des traumatismes atteignant la moelle. Rev. neurol.
    72, 621—638 (1940).
—, Philippides and Helle: Commotio cervicale parchute verticale et hyperflexion du cou. Rev.
    neurol. 84, 264—266 (1951).
—, J. Warter et F. Rohmer: Sur les effets de l'électrisation du bout inférieur de la moelle dans un
    cas de section incomplète. Rev. neurol. 76, 314 (1944).
Barrington, F. S. F.: The localization of the path's subserving micturition in spinal cord of cat.
    Brain 56, 126—148 (1933).
Barrington, F. J. F., J. Everidge and A. Morson: Discussion in treatment of paralyzed bladder.
    Proc. roy. Soc. Med. 36, 197 (1943).
Bauer, K. M.: Zur Cysto-Sphinkterometrie. Ein verbessertes Cystometer. Z. Urol. 49, 641—644
    (1956).
— Die hypotone Harnblase — zugleich ein Beitrag zur Zysto-Sphinkterometrie. Medizinische 1956,
    792—795.
Baumann, W.: Prüfung der Blasenphysiologie mit Cystometrie und Sphinkterometrie. Urol. int.
    (Basel) 1, 427—439 (1955).
Bechterew, W., u. P. Rosenbach: Über die Bedeutung der Intervertebralganglien. Neurolog.
    Cbl. 1884, 217.
Becker, H.: Über Störungen des Körperbildes und über Phantomerlebnisse bei Rückenmarksver-
    letzungen. Arch. Psychiat. Nervenkr. 182, 97—139 (1949).
Begani, R.: Il megauretere. Ann. ital. Chir. 32, 31—54 (1955).
Beitzke, H.: Über einen anatomisch untersuchten Fall von Rückenmarkserschütterung durch Schuß-
    verletzung. Berl. klin. Wschr. 54, 69—71 (1917).
Bellot, V.: Balle de fusil tolérée pendant dix-sept mois dans la queue de cheval, avec guérison fonc-
    tionelle. Réveil tardif et fatal de l'infection. Bull. Acad. Méd. (Paris) 77, 749—753 (1917).
Benda: Spätere anatomische Schicksale der Rückenmarks- und Caudaschußverletzung. Dtsch.
    med. Wschr. 42, 898 (1916).
Berman, C. J.: Roentgenographic manifestations of congenital megacolon (Hirschsprungs's disease)
    in early infancy. Pediatrics 18, 227—238 (1956).
Biasi, W. di: Crush-Syndrom nach bergmännischen Verletzungen. Mschr. Unfallheilk. 56, 332—340
    (1953).
Bickers, D. S.: Orthopedic appliances in the rehabilitation of patients with spinal cord injuries.
    New Engl. J. Med. 238, 545—554 (1948).
Biermann, U.: Die Entnervung des Nierenstils zur Beseitigung der Ureterenspasmen und ihrer
    sympathikotonischen Fernstörungen. Z. Urol., Sonderheft, 44 (1949).
Biesalski, K.: Meine Erfahrungen mit der Foersterschen Operation bei der Littleschen Krankheit.
    Z. orthop. Chir. 35, 56—88 (1916).
Biesin, A.: Zur Therapie des Littleschen Syndroms vermittels der Foersterschen Operation. Z. orthop.
    Chir. 55, Beil.-H., 229—232 (1932).
Bing: Lehrbuch der Nervenkrankheiten, 9. Aufl. Basel: Benno Schwabe & Co., 1952.
Bing, R.: Kompendium der topischen Gehirn- und Rückenmarksdiagnostik, 13. Aufl. Basel: Benno
    Schwabe & Co. 1948.
Bischof, W.: Die operative Vorbehandlung Querschnittsgelähmter für die Übungsbehandlung. Hefte
    Unfallheilk. 56, 225—231.
— Die longitudinale Myelotomie. Zbl. Neurochir. 11, 79—88 (1951).
— Die longitudinale Myelotomie, erstmalig cervical durchgeführt. Zbl. Neurochir. 12, 205—210
    (1952).
— Zur dorsalen longitudinalen Myelotomie. Zbl. Neurochir. 28, 123—126 (1967).
—, u. K. Nittner: Zur Klinik und Pathogenese der vasculär bedingten Myelomalacien. Neuro-
    chirurgica 8, 215—231 (1965); 9, 28—40 (1966).
—, u. W. Schütte: Komplikationen nach Chordotomien. Zbl. Neurochir. 25, 233—243 (1965).
Bittorf, A.: Über Rückenmarksschüsse. Münch. med. Wschr. (Feldärztliche Beilage) 62, 929—931
    (433—435) (1915).
— Zur Kenntnis der traumatischen Meningitis, besonders der Meningitis serosa traumatica. Münch.
    med. Wschr. 63, 439—440 (1916).
Blocksma, R., J. G. Kostrubula and P. W. Greeley: Surgical repair of decubitus ulcer in paraple-
    gics: further observations. Plast. reconstr. Surg. 4, 123 (1949).
Blum, D. v., F. Eisler u. T. Hryntschak: Cystradioskopie. Wien. Klin. Wschr. 31, 677 (1920).

BLUMENSAAT, C., u. E. MENZEL: Rückenmarksverletzung und motorische Innervation der oberen Harnwege. Langenbecks Arch. klin. Chir. **269**, 87—121 (1951).

BODECHTEL, G.: Die Zirkulationsstörungen am Rückenmark. In Handbuch der inneren Medizin, Bd. V/2, S. 454—484. 1953.

BÖHLER, J.: Die Technik der Knochenbruchbehandlung, Bd. I. Wien: Wilhelm Maudrich 1953.

BOEMINGHAUS, H.: Neurochirurgische Eingriffe bei urologischen Erkrankungen. Z. Urol., Sonderheft, 1 (1949).

— Akute Anurien. Ursache und Behandlung des akuten Nierenversagens. Medizinische **1954**, 525 bis 531.

— Chirurgie der Urogenitalorgane, Bd. III. Bad Wörishofen: E. Banaschewski 1954.

—, u. F. J. GÖTZEN: Über den Hochdruck bei einseitiger Nierenerkrankung (Experiment, Kasuistik, praktische Folgerungen). Z. Urol. **45**, 472—516 (1952).

BOETTIGER: Läsion des Rückenmarks. Neurol. Zbl. **34**, 41 (1915).

BÖWING, H.: Zur Pathologie der Innervation von Blase, Mastdarm und Gebärmutter. Dtsch. Z. Nervenheilk. **75**, 189 (1922).

BOLDT, F.: Besitzt das Nervensystem besondere tonus- und reflexhemmende Bahnen? Berl. med. Z. **1**, 174—176 (1949/50).

BOORSTEIN, S. W.: Treatment of compression of spine with report of 160 cases at Fordham Hospital. Amer. J. Surg. **71**, 216—221 (1946).

BORCHARDT, H.: Zwei Fälle von Rückenmarksschußverletzung. Berl. klin. Wschr. **52**, 222 (1915).

BORS, E.: Spinal cord injuries. U. S. Veterans Administr. techn. Bull. **1948**, 10503.

— Perception of gonadal pain in paraplegic patients. Arch. Neurob. Psychiat. **63**, 713—718 (1950).

—, A. E. COMARR and ST. H. MOULTON: The role nerve blocks in management of traumatic cord bladders. J. Urol. (Baltimore) **63**, 653—666 (1950).

—, and J. D. FRENCH: Management of paroxysmal hypertension following injuries to cervical and upper thoracic segments of the spinal cord. Arch. Surg. (Chicago) **64**, 803—812 (1952).

—, and VAN NUYS: Urological aspects of rehabilitation in spinal cord injuries. J. Amer. med. Ass. **146**, 225—229 (1951).

BOSHAMER, K.: Nierensteinbildung und Unfall. Arch. orthop. Unfallchir. **32**, 84—95 (1933).

— Neuere Anschauungen über die Entstehung der Nierensteine und die sich hieraus ergebenden Folgerungen für Therapie und Prophylaxe. Med. Welt. **15**, 1277—1282 (1941).

— Betrachtung zur Nierensteinbildung (neurogene Theorie der Nierensteinbildung). Z. Urol., Sonderheft, 184 (1949).

— Klinische Untersuchung zur Harnsteinbildung. Z. Urol. **48**, 193—201 (1955).

— Die Behandlung der Querschnittsverletzten nach Durchführung der Erstversorgung. Zbl. Neurochir. **20**, 193—215 (1960).

BOTTERELL, E. H., C. ABERHARDT and J. W. CLUFF: Paraplegia following war. Canad. med. Ass. J. **55**, 249—259 (1946).

— — and A. T. JOUNE: Treatment of traumatic paraplegia. Univ. Toronto med. J. **29**, 53—62 (1950).

BOVÉ, H. J.: Harnverhaltung bei spina bifida. Mschr. Kindergeneesk. **20**, 105—107 (1952).

BRADSHER, J. T.: Complications following paravertebral lumbar sympathetic block with nupercaine in oel. Report. of a case. New Engl. J. Med. **240**, 291—293 (1949).

BRAILSFORD, J. F.: Changes in bones, joints and soft-tissues associated with disease or injury of the central nervous system. Brit. J. Radiol. **14**, 320—328 (1941).

BRADLEY, W. E., SH. N. CHOU and L. A. FRENCH: Further experience with the radio transmitter receiver unit for the neurogenic bladder. J. Neurosurg. **20**, 953—960 (1963).

—, L. E. WITTMERS, SH. N. CHOU and L. A. FRENCH: Use of a radio transmitter reciver unit for the treatment of neurogenic bladder. J. Neurosurg. **19**, 782—786 (1962).

BRAUN: Die verschiedenen Arten der Körperverletzungen. Bahnpolizei **3**, 147—149 (1950).

BROCK, S.: Injuries of the skull, brain and spinal cord, p. 632. Baltimore: Williams & Wilkins Co. 1940.

BROWMAN, D. E.: Influence of bean trypsin inhibitors on thromboplastic propertics of trypsin and hydrochloride treated trypsin. Proc. Soc. exp. Biol. (N. Y.) **86**, 491—494 (1954).

BROWN, H. A.: Unusual recovery following marked dislocation of lumbar spine. J. Neurosurg. **11**, 402—404 (1954).

BROWNE, O. D.: A survey of 113 cases primary dysmenorrhea tread by neurectomy. Amer. J. Obstet. Gynec. **57**, 1053—1068 (1949).

BRÜNING, F., u. O. STAHL: Die Chirurgie des vegetativen Nervensystems. Berlin: Springer 1924, Literatur bis 1924.

BRUGNOT, R. A.: Les syndromes neurologiques par électrocution. Thèse de Nancy 1941.

BRUNS, VON: Über die Indikation zu den therapeutischen, speziell den chirurgischen Maßnahmen bei den Kriegsverletzungen des Nervensystems und über die Prognose dieser Verletzungen an sich und nach den verschiedenen Eingriffen. Berl. klin. Wschr. **52**, 989—996 (1915).

BUCHHOLZ, H. W.: Erfahrungen mit der extraduralen Spinalanaesthesie. Chirurg **22**, 229 (1951).

BUDGE, J.: Über den Einfluß des Nervensystems auf die Bewegungen der Blase. Z. rationelle Medicin **723**, H. 1 u. 2, 8 u. 93 (1864).

Budge, J.: Zur Physiologie des Blasenschließmuskels. Pflügers Arch. ges. Physiol. 6, 506 (1872).
Büscher, J.: Brown-Séquard'sche Lähmung des Rückenmarks durch Artillerieverletzung. Berl. klin. Wschr. 55, 51—52 (1918).
Bugy, P. C., R. F. Heimburger and H. R. Oberhill: Compression of the cervical spinal cord by herniated intervertebral discs. J. Neurosurg. 5, 471—492 (1948).
Bumbus, H. C.: Transurethral resection and the paraplegic. J. Urol. (Baltimore) 57, 300 (1947).
Burckhart, Th., u. A. Schmitt: Zur Frage der Beeinflussung der Sexualfunktion einschließlich der Spermiogenese durch Eingriffe am abdominellen Grenzstrang. Med. Klin. 1949, 1310—1314.
Bushe, K. A.: Rückenmarksverletzungen unter besonderer Berücksichtigung der Frühbehandlung. Langenbecks Arch. klin. Chir. 313, 561—566 (1965); Kongreßbericht.
Campbell, E., and A. Meirowsky: Penetrating wounds of the spinal cord. In W. F. Bowers, Surgery of trauma. Philadelphia: J. B. Lippincott Company 1953. XXV and 605 pp (see pp. 121 to 149).
Capelle: Schußverletzungen des Rückenmarks. Dtsch. med. Wschr. 41, 543 (1915).
Carayon, A.: Relève, premiers soins et l'évacuation des blessés et traumatisés de la moelle et la Queue de cheval. Note de chirurgie de guerre. F. F. E. O., 1. vol. (Kipling, éd.), p. 99—106. Saigon 1950.
— Conduite à tenir en présence de blessures de la moelle et de la Queue de cheval. Note de chirurgie de guerre. F. F. E. O. 1. vol. p. 107—120. Saigon 1950.
Carillon, R.: La vessie du blessé médullaire. Sem. Hôp. Paris 57, 2449—2455 (1949).
—, et G. Pelot: La vessie des traumatisés médullaires. J. Urol. med. chir. 54, 101—119 (1948).
— — et Leculée: Présentation de malades: Rééducation motice et restauration mictionelle chez les traumatisés médullaires. Sec. de méd. milit. Française, 9. Febr. 1950.
Carré, J. J., and R. Squire: Anurie ascribed to acute tubular necrosis in infancy and early childhood. Arch. Dis. Childh. 31, 512—522 (1956).
Carrot et Paraire: Myélite subaiguë récidivante consécutive à une électrocution industrielle. Rev. neurol. 76, 158—159 (1944).
Cassirer, R.: Über Nachbarschafts- und Fernsymptome bei Verletzungen der Halswirbelsäule und des Halsmarks. Dtsch. Z. Nervenheilk. 58, 52—58 (1918).
Castillo, R. and E. Kahn: Asymptomatic transfixion of spinal cord by a knife blade. J. Neurosurg. 7, 179—182 (1950).
Cavailher, H.: Place de la chirurgie dans le traitement des troubles vésico-urétraux d'origine neveruse. J. Méd. Lyon 27, 257—264 (1946).
Chaffee, J. S.: „Split mattress bed" in care of spinal cord injuries. J. Neurosurg. 3, 175—178 (1946).
Chauchard, P.: Les mécanismes du fonctionnement réflexe médullaire. Presse méd. 56, 529—540 (1948).
Chavany, J. A.: L'hématomyélie traumatique. Monde méd. 43, 894—900 (1933).
—, et M. Feld: Complications nerveuses tardives des traumatismes du rachis cervical. Presse méd. 56, 55—56 (1948).
Chiari: Rückenmarksverletzung durch eine Schrapnellkugel. Dtsch. med. Wschr. 41, 1295—1296 (1915).
Chodoff, P.: Concussion of the spinal cord. Report of a case with radiculo-neuritic manifestations. Arch. Neurol. Psychiat. 57, 623—628 (1947).
Christoffersen, J. C.: Urologische Probleme bei Patienten mit Rückenmarkerkrankungen. Ugeskr. Laeg. 1953, 1435—1441.
Cloake, P. C.: Discussion of the innervation of the bladder. Proc. roy. Soc. Med. 25, 527—551 (1931).
Coates, A. E.: A note an the macroscopic anatomy of the nerves of the bladder. Med. J. Aust. 2, 683—685 (1932).
Coenen: Ein typischer Steckschuß des Rückenmarks. Berl. klin. Wschr. 52, 786—789 (1915).
Coers, C., F. Moyson et M. Boute: Physiopathologie et traitement de la maladie de Hirschsprung. Acta clin. belg. 7, 537—563 (1952).
Comarr, A. E.: Insulin and weight in paraplegia. Ann. west. Med. Surg. 3, 153 (1949).
— Management of decubitus ulcers in paraplegia. Ann. west. Med. Surg. 3, 235 (1949).
— Ischial decubitus ulcers with atypical featers. J. int., Coll. Surg. 13, 233—237 (1950).
— Transurethral vesical neck resection, an adjunct in the management of the neurogenic bladder. J. Urol. (Baltimore) 72, 849—859 (1954).
— and A. Kaufman: A survey of the neurological results of 858 spinal cord injuries. J. Neurosurg. 13, 95 (1956).
— and van Nuys: Reconstructive surgery in spinal cord injuries. J. Amer. med. Ass. 146, 229—231 (1951).
Cone, W., and W. H. Bridgen: Combined tidal-irrigator and cystometer for management of neurogenic bladder. Surg. gynec. obstet. 75, 61—66 (1942).
Cooper, J.: Relief of spasticity in paraplegia. J. int. Coll. Surg. 22, 53—58 (1954).
Cooper, J. S., and T. J. Hoen: The treatment of decubitus ulcers with fibrin foam. Milit. Surg. 102, 55—60 (1948).

Cooper, J. S, and T. J. Hoen; Gynecomastia in paraplegic males. J. clin. Endocr. 9, 457—461 (1949).
— — (1) Intrathecal alcohol in the treatment of spastic paraplegic. J. Neurosurg. 6, 187 (1949).
— (2) Curare in spastic paraplegia. J. Neurosurg. 5, 464—465 (1948).
—, C. S. MacCarthy and E. H. Rynearson: Gynecomastia in paraplegic males. J. Neurosurg. 7, 364—367 (1950).
— — — and W. A. Bennett: Metabolic consequences of spinal cordectomy. Proc. Mayo Clin. 24, 620—627 (1949).
—, E. H. Rynearson, C. S. MacCarthy and M. H. Power: The catabolic effect of trauma of the spinal cord and its investigative treatment with testosterone propionate. Proc. Mayo Clin. 25, 326—330 (1950).
— — — — Metabolic consequences of spinal cord injuries. J. clin. Endocr. 10, 858—870 (1950).
Cordier, P.: Sur l'innervation de l'uterus. C. R. Soc. Biol. (Paris) 84, 898—900 (1921).
Cornil, L.: Les syndromes viscéraux pulmonaires et abdominaux des sections physiologiques (traumatiques ou inflammatoires) de la moelle épinière. Gaz. méd. Fr., H. 1 (1932).
—, A. Hamant et M. Mossinger: Les syndromes pulmonaires des sections physiologiques de la moelle épinière. Ann. Méd. 28, 453—479 (1930).
Corr, O. R.: Rééducation des paraplégiques. Med. J. Aust. 2, 88—90 (1949).
Cosasesco, A.: Traitement des troubles radiculo-médullaires tardifs consécutifs aux fractures des vertèbres cervicales. Rapport de A. Sicard. Mém. Acad. Chir. 75, 699—704 (1949).
Cotte, G.: Die Resektion des N. praesacralis in der Gynäkologie. Indikation und Resultate. Zbl. Gynäk. 57, 72—77 (1933).
Courty: Zit. nach Gohrbandt.
Covalt, D. A.: The rehabilation of the veteran with severe spinal cord injury, a modern medical triumph. Occup. Ther. 25, 187—190 (1946).
—, J. S. Cooper, T. J. Hoen and H. A. Rusk: Early management of patients with spinal cord injury. J. Amer. med. Ass. 151, 89—94 (1953).
Craig, W. M.: War injuries involving the central nervous system. Proc. Mayo Clin. 17, 572—575 (1942).
Creevy, C. D.: Partial cystectomy for the hypotonic bladder. Report of eleven cases. Trans. Amer. Ass. gen.-urin. Surg. 47, 121—129 (1955).
Croce, E. J., and C. H. C. Beakes: The operative treatment of decubitus ulcer. New Engl. J. Med. 237, 141 (1947).
Croce, E., R. M. Schullinger and T. P. Shearer: The operative treatment of decubitus ulcer. Ann. Surg. 123, 53—69 (1946).
Culpepper, W. S., and Th. Findley: Renal decapsulation for oliguria and anuria. Amer. J. med. Sci. 214, 100—108 (1947).
Currie, J. A.: Urinary complications of spinal cord. lesions their treatment. S. Afr. med. J. 23, 43—48 (1949).
Cushing: Zit. nach Boeminghaus.
Cuthberson, D. P.: Post shock metabolic reponse. Lancet 1942 I, 433—437.
Czeuz, K. A. J., and T. J. Speakman: Peripheral nerve implantation in experimental paraplegia. J. Neurosurg. 20, 557—563 (1963).
Czickeli, H.: Über 2 Fälle von schwerer Procain-Novocain-Vergiftung nach epiduraler Injektion. Klin. Med. (Wien) 2, 899—901 (1947).
Damanski, M., and A. S. Kerr: The valuc of cysto-urethrography in paraplegia. Brit. J. Surg. 44, 398—407 (1957).
Dane, G.: Longévité des paraplégiques. Med. J. Aust. 36, 697—733 (1949).
Daniélopolu, D.: Chirurgie du système végétatif. Bull. méd. (Paris) 37, 988—991 (1923).
Davidoff, L. M.: Wounds and injuries of the spinal cord. Surg. Clin N. Amer. 21, 433—441 (1941).
Davis, L.: The prinziples of neurological surgery. Philadelphia: Lea and Febiger, 1953. 4th edit., 544 pp.
— Treatment of spinal cord injuries. Arch. Surg. (Chicago) 69, 488—495 (1954).
—, and J. Martin: Studies upon spinal cord injuries II The nature and treatment of pain. J. Neurosurg. 4, 483—491 (1947).
Deaver, G. G., and J. J. Callahan: Discussion on training in walking. Transactions of conference on spinal cord injuries. Army Service Forces, Second Command. 27, 18—20 (1945).
Dees, J. F., and O. R. Langworthy: An experimental study of bladder disturbances analogous to those of tabes dorsalis. J. Urol. (Baltimore) 34, 359 (1935).
Delinotte, P., u. M. N. Ben Said: Harninkontinenz durch extravesicale Uretermündung bei der Frau. J. d'Urol. 55, 872—876 (1949).
Demuylder, Ch.: Les blessures de la moelle épinière en temps de guerre. Bull. int. Serv. Santé Arm. 18, 351—355 (1945).
Dennig, H.: Die Innervation der Harnblase. Monogr. Neurol. u. Psychiat. H. 45 (1926).
Denny-Brown, D., and E. G. Robertson: On the physiology of micturition. Brain 56, 149—190 (1933).
— — State of bladder and its sphincters in complete transverse lesions of spinal cord and cauda equina. Brain 56 397—463 (1933).

Derra, E.: Operative Behandlung der essentiellen Hypertonie. Langenbecks Arch. klin. Chir. 262, 225—235 (1949).

Dettmar, H.: Ein Beitrag zur Therapie der Blasenentleerungsstörungen. Z. Urol. 43, 237—240 (1950).

— Untersuchungen über die sekretorische Nierenleistung nach Splanchnicotomie. Z. Urol. 49, 516 (1956).

Dinken, H.: War injuries of the vertebral columna and spinal cord, with special reference to physical treatment. Med. Clin. N. Amer. 27, 1077—1090 (1943).

— Physical treatment and rehabilitation of the paraplegic patient. J. Amer. med. Ass. 146, 233—234 (1951).

Dogliotti, A. M.: Traitement des syndromes douloureux de la périphérie par l'alcoholisation subarachnoidienne. Presse méd. 39, 1249—1252 (1931).

Donath, J.: Beiträge zu den Kriegsverletzungen und Kriegserkrankungen des Nervensystems. Wien. klin. Wschr. 28, 725—730 (1915).

Drake, Ch. G.: Cervical spinal cord injury. J. Neurosurg. 19, 487—494 (1962).

Dressler, W.: Sexualstörungen nach lumbaler Grenzstrangresektion. Dtsch. med. Wschr. 74, 739—741 (1949).

Driesen, W.: Die Behandlung der mit einer Querschnittslähmung einhergehenden Wirbelfrakturen. Dtsch. med. Wschr. 81, 1416—1419 (1956).

Dutz, H.: Nierenfunktion und Nervensystem. Berlin: VEB Verlag Volk und Gesundheit 1959.

Duzen, R. E. van: Operations for urinary control of neurogenic bladders. J. Urol. (Baltimore) 53, 565—571 (1945).

Eggers, H.: Beitrag zur operativen Behandlung der gestörten Blasenkapazität. Z. Urol. 47, 567—586 (1954).

Eick, W.: Syringomyelie und Trauma. Inaug.-Diss. Bonn (1932).

Elkins, C. W., and D. H. Poer: Methods of closure of decubitus ulcers in paralysed patients. Ann. Surg. 123, 523—533 (1946).

Elkins, E. C.: Physical rehabilitation after injury to spinal cord. Report of case with detail of procedures. Proc. Mayo Clin. 21, 97—101 (1946).

Elliott, T. R.: The innervation of the bladder and urethra. J. Physiol. (Lond.) 35, 396 (1907).

Elsberg, C. A.: Surgical diseases of the spinal cord membranes and nerve roots. London: Lewis 1942.

Emmet, J. E.: Transuretral resection of vesical neck in treatment of cord bladder and pseudocord bladder. J. Urol. (Baltimore) 53, 545—564 (1945).

— Transurethral resection of vesical neck in management of cord bladder. Proc. Mayo Clin. 21, 102—107 (1946).

—, and J. H. Dunn: Transurethral resection in surgical management of cord bladder. Surg. Gynec. Obstet. 83, 567—612 (1946).

Engelhardt: Brown-Séquardsche Lähmung des Halsmarks infolge von Artillerieverletzung. Münch. med. Wschr. (Feldärztl. Beilage) 64, 862—863 (1917).

Erb, W.: Über Rückenmarksverletzungen (Bemerkungen zu der Mitteilung von R. Froehlich). Berl. klin. Wschr. 51, 1850—1851 (1914).

Everberg, G., and K. Lehmann: Late seguelae of spinal anaesthesia. Trans. North. Surg. Ass. 219—227 (1950).

Everts, W. H., and B. Woodhall: Management of head and spinal cord injuries in army. J. Amer. med. Ass. 126, 145—148 (1944).

Fabris, P.: Ipoplasia renale e megauretere congenito. Arch. ital. Urol. 26, 13—32 (1953).

Farrel, J. J.: A study of vesicorenal reflexes and of the possibility of a renorenal reflex. J. Urol. (Baltimore) 25, 487—496 (1931).

Faure-Beaulieu: Hématomyélie traumatique et syringomyélie. Presse méd. 53, 37, 496 (1945).

Fay, T.: Surgical management of spinal cord trauma and the neurogenic bladder. Penn. med. J. 46, 221—227 (1942).

— Convalescent care and rehabilitation of patients with spinal cord injuries. War departement technical bulletin. T.B. med. 162 (1945).

Felten, H.: Zur Beurteilung und Behandlung der Miktionsstörungen nach Rückenmarksschädigungen. Zbl. Chirurg. 82, 1270 (1957).

Ferey, D.: Paraplégie traumatique datante de 15 ans. Intervention guérison. Rev. neurol. 75, 34—35 (1943).

Finkelnburg, R.: Beitrag zur Klinik und Anatomie der Schußverletzungen des Rückenmarks. Dtsch. med. Wschr. 40, 2057—2060 (1914).

— Zur Kenntnis der traumatischen Meningocele spinalis. Dtsch. med. Wschr. 42, 942—944 (1916).

Finocchiaro, J.: Neue Technik der Chirurgie des Megacolon. Rev. goiana Med. 1, 9—20 (1955).

Fishberg, A.: Sympatectomy for essentiel hypertension. J. Amer. med. Ass. 137, 670 (1948).

Flach, A., u. D. Franke: Zur automatischen Blasenspülung. Medizinische 46, 1716—1718 (1957).

Foerster, O.: Über eine neue operative Methode der Behandlung spastischer Lähmungen mittels Resektion hinterer Rückenmarkswurzeln. Z. orthop. Chir. 22, 202—223 (1908).

FOERSTER, O.: Über die Behandlung spastischer Lähmungen mittels Resection hinterer Rückenmarkswurzeln. Mitt. Grenzgeb. Med. Chir. **20**, 493 (1909).
— On the indications and results of the excision of posterior spinal nerve roots in men. Surg. Gynec. Obstet. **16**, 463—474 (1913).
— Die Tropik der Sensibilitätsstörungen bei Unterbrechung der sensiblen Leitungsbahnen. Neurol. Zbl. **35**, 807—808 (1916).
— Schußverletzungen der peripheren Nerven des Rückenmarkes und Gehirns. Dtsch. med. Wschr. **43**, 574—575 (1917).
— Die operative Behandlung der spastischen Lähmungen. Dtsch. Z. Nervenheilk. **58**, 151 (1918).
— Die Kriegsschädigung des Rückenmarkes. In: Handbuch der ärztlichen Erfahrungen im Weltkriege 1914/18, 271—275, 54. Leipzig: Johann Ambrosius Barth 1922.
— Die Leitungsbahnen des Schmerzgefühls und die chirurgische Behandlung der Schmerzzustände. Berlin u. Wien 1927.
— Die traumatischen Läsionen des Rückenmarks auf Grund der Kriegserfahrungen. In: Handbuch der Neurologie, Erg.-Bd., Teil 2, 4. Abschn. Berlin: Springer 1929.
—, u. O. GAGEL: Die Vorderseitenstrangdurchschneidung beim Menschen: Eine klinisch-pathophysiologisch anatomische Studie. Z. ges. Neurol. Psychiat. **138**, 1—92 (1932).
— Über einen Fall von Stichverletzung des Rückenmarks. Festschrift für Marinescu, S. 213. Bukarest 1933.
— Z. ges. Neurol. Psychiat. **167**, 439—461 (1939).
FONTAINE, R.: Die chirurgische Behandlung des Hochdruckes. 2. Österreich. Ärztekatalog. Salzburg, Sept. 1948, S. 171—270, Wien 1949.
— Über einige Indikationen der Sympathicuschirurgie. Strasbourg méd., N.S. **1**, 75—87, 345—352 (1950).
—, et G. COURTINE: Crise d'oedème aigu du poumon chez un paraplégique par section dorsale haute de la moelle, traitée avec succès par des infiltrations stellaires. Presse méd. **68**, 711—712 (1940).
— A. DANY, J. N. MULLER et L. HOLDERBACH: Le traitement des paraplégies traumatiques. Rev. neurol. **86**, 416—479 (1952).
— — et H. SCHUSTER: A propos de deux cas de séquelles spasmodiques de blessures de la moelle traités avec succès par des opérations neurogicales et orthopédiques. Gaz. Hôp. (Paris) **123**, 25—27 (1950).
—, et E. FORSTER: La sympathectomie lombaire basse, associée à la section du nerf obturateur dans le traitement des paralysies spasmodiques du membre inférieur. Rev. Orthop. **29**, 35—45 (1943).
FRAENKEL, E.: Zwei bemerkenswerte Fälle von Rückenmarksverletzung durch Gewehrschüsse. Dtsch. med. Wschr. **41**, 551—552 (1915).
FRANGENHEIM, P.: Schußverletzungen des Rückenmarks und der Wirbelsäule. Münch. med. Wschr. **62**, 1473—1475 (1915).
— Resultate der operativen Behandlung der Rückenmarksschüsse. Münch. med. Wschr. **63**, 685—688 (1916).
FRANZ, C.: Lehrbuch der Kriegschirurgie, 4. Aufl. Berlin: Springer 1944.
FREEMAN, B. S.: The treatment of bedsores in paraplegic patients. Surgery **21**, 668—674 (1947).
FREEMAN, L. W.: An ideal hospital for paraplegic patients. Milit. Surg. **103**, 219—226 (1948).
— Treatment of paraplegia resulting from trauma to the spinal cord. J. Amer. med. Ass. **140**, 949—958, 1015—1022 (1949).
— The metabolism of calcium in patients with spinal cord injuries. Ann. Surg. **129**, 177—184 (1949).
— Neuronal regeneration in the nervous system of man successful growth of intercortal spinal nerve anastomosis and growth of intercostal nerve-cord implant. J. Neurosurg. **17**, 385—393 (1960).
— — Spasticity in tranverse lesions of the spinal cord in humans. Fed. Proc. **6**, 105 (1947).
— — Surgical relief of spasticity in paraplegic patients. II. Peripheral nerve section, posterior rhizotomy, and other procedures. J. Neurosurg. **5**, 556—561 (1948).
—, and R. F. HEIMBURGER: Surgical relief of pain in paraplegic patients. Arch. Surg. (Chicago) **55**, 433 (1947).
— — The surgical relief of spasticity in paraplegic patients. J. Neurosurg. **4**, 435—443 (1947). **5**, 556 (1948).
— J. MacDOUGALL, C. C. TURBES and D. E. BROWMAN: The treatment of experimental lesions of the spinal cord of dags with trypsin. J. Neurosurg. **17**, 259—265 (1960).
FRENCH, J. D., and VAN NUYS: Neurosurgery in the rehabilitation of paraplegics. J. Amer. med. Ass. **146**, 223—225 (1951).
FRISCH, H. VON: Entfernung einer Kugel aus dem Rückenmark. Berl. klin. Wschr. **52**, 1266 (1915).
— Schußverletzungen des Rückenmarks. Wien. klin. Wschr. **28**, 1239 (1915).
FROEHLICH, E.: Über einen Fall von Rückenmarksverletzung. Berl. klin. Wschr. **51**, 1786—1787 (1914).
FUCHS, H.: Rückenmarksverletzungen. Berl. klin. Wschr. **52**, 227 (1915).
FÜRNROHR: Schußverletzungen der Wirbelsäule und des Rückenmarks. Enuresis nocturna et diurna. Dtsch. med. Wschr. **40**, 2082 (1914).

Fulton, J.: Physiologie des Zentralnervensystems. Stuttgart: Ferdinand Enke 1952.

Fulton, J. F., and G. P. MacCouch: The relation of the motor area of primates to the hyporeflexia ("spinal shock") of spinal transection. J. nerv. ment. Dis. 86, 125—146 (1937).

Furtenbach, M. v., u. C. Korth: Über die Hochdruckchordotomie nach Förster. Z. klin. Med. 147, 44—50 (1950).

Gagel, O.: Fernschädigung des Rückenmarks bei einem Trauma der Halswirbelsäule. Z. Neurol. Psychiat. 174, 670—680 (1942).

Gamper, E.: Schußverletzung der cauda equina. Wien. klin. Wschr. 28, 119—122 (1915).

— Zur Kasuistik der Rückenmarksschädigungen durch Wirbelschuß. Wien. klin. Wschr. 28, 145—148 (1915).

— Über Schußverletzungen des Rückenmarks. Wien. klin. Wschr. 29, 211 (1916).

Gask, G. E., and J. P. Ross: The surgery of the sympathetic nervus system. London: Baillière, Tindall & Co. 1934.

—, u. J. R. Ross: Die Chirurgie des sympathischen Nervensystems. Leipzig: Johann Ambrosius Barth 1936.

Gaza, von: Frühbeobachtungen von traumatischer Rückenmarkslähmung mit schnellem Rückgang der Lähmungserscheinungen. Dtsch. med. Wschr. 42, 975—977 (1916).

Gennari, R.: Anuria post-transfusionale. Chir. gen. (Perugia) 5, 200—208 (1956).

Gerstmann, H.: Schußverletzungen des Rückenmarks. Berl. klin. Wschr. 52, 623 (1915).

Gessner: Hirn- und Rückenmarksschüsse. Berl. klin. Wschr. 52, 757 (1915).

Gibbon, Norman: The management of the bladder in disorders of the nervus system. J. Indian med. Prof. 1, 181—183 (1954).

Gingras, G.: Intrathecale Alkoholinjektion bei Fällen von Paraplegikern. Febr. Jssue. Treatm. Sew. Bull. Veteran Administration 1948.

Givré, A., y H. Fracassi: Nuevas neuroquirurgicas, fisiopatologicas y anatomicas en relation a la lobotomia prefrontal antalgica. Med. esp. 26, 341—358 (1951).

Goetze, W.: Über Symprocainschäden infolge Fehlinjektion bei lumbaler Grenzstrangblockade. Ärztl. Wschr. 1952, 40—42.

Götzen, F. J.: Klinische Beiträge zum Hochdruck bei einseitigen Nierenerkrankungen. Z. Urol. 49, 407—413 (1956).

—, u. H. Boeminghaus: Die neural gestörte Harnblase. Z. Urol. 47, 129 (1954).

Goetzl, A.: Untersuchungen über reflektorische Anurie: Pflügers Arch. ges. Physiol. 82, 628 (1901).

Gohrbandt, E.: Vegetatives Nervensystem. In Bier-Braun-Kümmel, Chirurgische Operationslehre, Bd. II. Leipzig: Johann Ambrosius Barth 1954.

Goldammer: Kriegsärztliche Erfahrungen aus dem türkisch-griechischen und griechisch-bulgarischen Krieg 1912/13. Bruns Beitr. klin. Chir. 91, 14 (1914).

Goldblatt, H. G.: Zit. nach Mandl.

Goldscheider, A.: Das Schmerzproblem. Berlin: Springer 1920.

Goldstein, K.: Zur operativen Therapie der Schußverletzungen der Wirbelsäule und des Rückenmarks. Neurol. Zbl. 34, 114—117 (1915).

— Schußverletzungen des Gehirns und Rückenmarks. Dtsch. med. Wschr. 41, 215—217, 250—254, 300 (1915).

Goltz, Fr., u. J. R. Ewald: Der Hund mit verkürztem Rückenmark. Pflügers Arch. ges. Physiol. 63, 383 (1896).

Greco, G.: L'anastomosi intercosto-lombare nella sindrome da sezione trasversa del midollo spinale: contributo clinico. Policlinico (Sez. prat.) 55, 1082—1084 (1948).

Greenhill, J. P.: Sympathectomy and intraspinal alcohol injections for relief of pelvic pain. Brit. med. J. 1947, No 4534, 859—863.

Gregoir, W.: La sympathectomie dans les algies pyelo-ureterales. Acta chir. belg. 51, 688—698 (1952).

Grigorowski, J.: Chirurgische Behandlung der Residualzustände nach Rückenmarksverletzungen. Zbl. chir. 72, 47—55 (1947).

Grivaux, M.: Les conséquences métaboliques des traumatismes médullaires. Sem. Hôp. Paris 26, 4975 (1950).

Groat, R. A., W. A. J. Rambach and W. F. Windle: Concusion of the spinal cord. An experimental study and critic of the use of the term. Surg. Gynec. Obstet. 81, 63—74 (1945).

Grossmann, L. A., and J. A. Kirtley: Paraplegia after translumbar aortography. J. Amer. med. Ass. 166, 1033—1037 (1958).

Grundmann, G.: Eiweißmangel in der Chirurgie. Langenbecks Arch. klin. Chir. 269, 387—408 (1951).

Günther, G. W.: Diskussion zur Sympath. bei Nephritis. Z. Urol., Sonderheft, 60 (1949).

— Zur Sympathektomie bei Nierenblutungen. Z. Urol., Sonderheft, 60 (1949).

Guillain, G.: Les lésions traumatiques de la moelle épinière. Etudes neurol. 2. Séne, 61. Masson (1925).

—, et J. A. Barré: Les plaies de la moelle épinière par blessures de guerres. Presse méd. 25, 497—501 (1916).

GUILLAIN, G., et J. A. BARRÉ: Les plaies de la moelle épinière par blessure de guerre. Bull. Soc. méd. Hôp. Paris, 3. S. **41**, 856—888 (1917).

— — Etude anatomo-clinique de 15 cas de section totale de la moelle. Ann. Méd. **4**, 178—222 (1917).

— — Paraplégie organique sans lésion de la duremére dans les blessures du rachis par projèctile de guerre. Ann. Méd. **5**, 115—117 (1918).

— — Travaux neurologiques de guerre, vol. I, p. 161—398. Paris: Masson & Cie. 1920.

—, et CORRE: Considérations sur un cas de syndrome de Brown-Séquard d'origine traumatique exceptionnelle. Acad. nat. Méd. **134**, 147—153 (1950).

GUILLAUME, J., G. MAZARS et P. JAMY: Remarques générales sur les indications opératoires dans les paraplégies traumatiques. Rev. neurol. **86**, 511—513 (1952).

GUIOT, G.: Le chéma évolutif des compressions médullaires, vol. I. Paris: R. Foulon 1944.

— Pronostic actuel des plaies de la moelle. Les antretiens de Bichat. p. 323—326 (L'expansion scientifique franc. édit.) (1951).

GUKELBERGER, M.: Trauma und Urämie. Schweiz. med. Wschr. **1954**, 77—80.

GULEKE: Zur Behandlung der Schußverletzungen des Rückenmarks. Münch. med. Wschr. **61**, 222 (1914).

GULEKE, N.: Allgemeine und spezielle chirurgische Operationslehre. Die Eingriffe am Gehirnschädel, Gehirn, an der Wirbelsäule und am Rückenmark, 2. Aufl. (KIRSCHNER). Berlin-Göttingen-Heidelberg: Springer 1950.

GURKAN, K. J.: Une blessure de la moelle épinière due à un coup de canif. Presse méd. **56**, 434 (1948).

GUTTMANN, L.: New hope for spinal cord sufferers. Med. Tms (N.Y.) **73**, 318—326 (1945).

— Rehabilitation after injuries to the spinal cord and cauda equina. Brit. J. phys. Med. **9**, 130—137, 162 (1946).

— New hope for spinal cord sufferers. S. Afr. med. J. **20**, 141—144 (1946).

— Treatment and rehabilitation of patients with injuries of the spinal cord. Vol. Surgery: Brit. official medical history of world war II, H. M. Stationary office, London, 1953.

— Society for the welfare of cripples. Proc. 6th world Congr. den Haag 1954.

— Statistical surgery on one thousand paraplegics. Proc. roy. Soc. Med. **47**, 1099—1103 (1954).

— Grundsätzliches zur Rehabilitation von Querschnittsgelähmten. Dtsch. Z. Nervenheilk. **175**, 173—190 (1956).

—, and D. WHITTERIDGE: Effects of bladder distension on automatic mechanisms after spinal cord injuries. Brain **70**, 362—404 (1947).

HALLS, M.: Darstellung der Verrichtungen des Nervensystems, S. 102. 1839.

HAMANT, A., L. CORNIL et M. MOSSINGER: Les syndromes abdominales aigu des sections physiologiques de la moelle. Presse méd. **51**, 857—861 (1930).

HAMBY, W. B.: A modified technique for spinothalamic cordotomy. J. Neurosurg. **11**, 378—385 (1954).

HAMMESFAHR, C.: Zur Frage der Reflexanurie. J. Urol. **15**, 269 (1920).

HANČ, A.: Experimentelle Studien über den Reflexmechanismus der Harnblase (Labor Barch). Pflügers Arch. ged. Physiol. **73**, 453—482 (1898).

HANEMANN, VON: Kriegsverletzungen des Rückenmarks. Neurol. Zbl. **34**, 135 (1915).

HARMAN, N. B.: The pelvic splanchnic nerves an examination into their range and character. J. Anat. (Lond.) **33**, 386—399 (1899).

HARRISON: Zit. nach GOHRBANDT.

HARTL, H. H.: Technik der Cystometrie und Urethrographie bei der Frau. Z. Urol. **45**, 178—187 (1952).

HARTOG-JAGER, W. A. DEN, and D. MOFFIE: Medullary syndromes simulating multiple clerosis, amyotrophic lateral sclerosis, subacute combined degeneration of the cord and syringomyelia, caused by herniation of the intervertebral cervical disk. Folia psychiat. neerl. **52**, 137 (1949).

HASSIN, G. B.: Traumatic degeneration of the spinal cord (spinal concussion). J. Neuropath. exp. Neurol. **1**, 100—110 (1942).

HAXTON, H. A.: Chemical sympathectomy. Brit. med. J. **1949 I**, 1026—1028.

HEAD, H., et G. RIDDOCH: The anatomic bladden excessive sweeting and some other reflex conditions in gross injuries of the spinal cord. Brain **40**, 188—263 (1917).

HEILBRUN, N., and W. G. KUHN jr.: Erosive bone lesions and soft tissue ossifications associated with spinal cord injuries (paraplegia). Radiology **48**, 579—593 (1947).

HEIM, U.: Wertung der Decapsulation. Helv. chir. Acta **21**, 18—25 (1954).

HEIMBURGER, R. F., L. W. FREEMAN and N. J. WILDE: Sacral nerve innervation of the human bladder. J. Neurosurg. **5**, 154 (1948).

HEINE, J.: Zur Frage der essentiellen Hämaturie. Z. Urol. **46**, 247—251 (1953).

HEISE, G.: Die operative Behandlung der männlichen Harninkontinenz bei partieller Querschnittslähmung. Zbl. Chir. **77**, 1098—1108 (1952).

HELBING, W.: Die postoperative Anurie. (Ein Beitrag zur Genese und Prophylaxe der postoperativen Erkrankung.) Zbl. Gynäk. **74**, 967—982 (1952).

HELFER, L. M.: Prolonged spinal cord compression of traumatic origin. Report of two cases with improvement following surgical intervention. Sth. med. J. (Bgham, Ala.) **43**, 1027—1031 (1950).

HEMMING, O., u. A. TULLIUS: Zur Schmerzausschaltung bei Operationen im Bereich der Blase und Prostata. Z. Urol. **47**, 508 (1954).

Henkel, M.: Die Chordotomie zur Beseitigung unerträglicher Schmerzen bei Uteruscarcinomen. Zbl. Gynäk. **57**, 65—72 (1933).

Henneberg: Geschoßkontusion des Rückenmarks. Berl. klin. Wschr. **52**, 222 (1915).

— Erweichung des Sacralmarkes nach Schuß in die Brustwirbelsäule. Berl. klin. Wschr. **52**, 859—960 (1915).

— Über Geschoßkontusion des Rückenmarks. Berl. klin. Wschr. **54**, 638 (1917).

— Über Geschoßkontusion des RMs. Neurol. Zbl. **36**, 252 (1917).

Henninger, H.: Peritoneal dialysis as a means of detoxication in uremia and other toxic conditions. J. int. Coll. Surg. **19**, 533—547 (1953).

Herbst, W. P.: Practical applications of recent contributions to the physiology of the upper urinary tract. Amer. J. Surg. **30**, 317—322 (1935).

Herrmann, G.: Incontinentia urinae. Z. Urol. **43**, 254—258 (1950).

Hess, W. R.: Die funktionelle Organisation des vegetativen Nervensystems. Basel: Benno Schwabe & Co. 1948.

Heuyer, G., et Combes: Hématomyélie par éclatement de bombe. Rev. neurol. **73**, 73—75 (1941).

Heusch, K.: Neurochirurgische Behandlung der Geschwürsblase. Z. Urol., Sonderheft, 23 (1949).

Heusser, H.: Die Decapsulation bei Nierenkrankheiten. Schweiz. med. Wschr. **1956**, 391—393.

Heyl, H. L.: Some practical aspects in the rehabilitation of paraplegics. J. Neurosurg. **13**, 184—189 (1956).

Hilden, Th.: Kidney function in essential hypertension befor and after sympathektomy a.m. Peet. Acta psychiat. (Kbh.) **24**, 473—479 (1949).

Hinmann, F.: Care of bladder at the front, when paralyzed by spinal cord injuries. J. Urol. (Baltimore) **46**, 499—504 (1941).

Hoen, T., and J. S. Cooper: Acute abdominal emergencies in paraplegies. Amer. J. Surg. **75**, 19—24 (1948).

Holländer, E.: Die Ursache der Steinbildung in den Nieren nach Wirbelsäulenverletzung. Berl. klin. Wschr. **56**, 1129—1131 (1919).

Holzer, F. J., u. K. Kloss: Tödliche Wirbelsäulenverletzung. Wien. klin. Wschr. **74**, 125—129 (1962).

Horne, H. W., D. P. Paull and D. Munro: Fertility studies in the human male with traumatic injuries of the spinal cord and cauda equina. New Engl. J. Med. **239**, 959—961 (1948).

Hotz: Über Kriegsverletzungen des Nervensystems. Münch. med. Wschr. **61**, 2264—2266 (1914).

Hryntrchak, Th.: Die Elektroresektion bei Veränderungen am Blasenhalse. Ergebn. Chir. Orthop. **35**, 246—307 (1949).

Hübotter: Rückenmarksverletzungen und Hirnabszeß. Dtsch. med. Wschr. **41**, 237 (1915).

Hüdepohl, F.: Harn- und Geschlechtsorgane. In: Lehrbuch der Chirurgie (E. Gohrbandt u. E. Redwitz), 11. Aufl., Bd. 2. Jena: Gustav Fischer 1956.

Huggins, Ch., F. Walker and W. Noonan: Sympathetic and pudendal neurektomic for vesical atony. J. Urol. (Baltimore) **41**, 696 (1939).

Hutter, K.: Ergebnisse der Nierenenthülsung bei einseitiger Nierenblutung. Langenbecks Arch. klin. Chir. **160**, 527 (1930).

Huttner, H.: Plexusoperation zur Behebung spastischer Paresen. Zbl. Chir. **72**, 1445 (1947). — Chirurg **19**, 89 (1948).

Huvra, M.: Balle de chrapnell mobile à l'intérieur du canal rachidien, extraite au milieu des nerfs de la queue de cheval. Bull. Acad. Méd. (Paris) **75**, 447—452 (1916).

Hyndman, O.: Physiology of the spinal cord. II. The influence of chordotomy on existing motor disturbances. J. nerv. ment. Dis. **98**, 343—358 (1943).

Imber, J., and R. H. Clymer jr.: Obstruction of the renal artery producing malignant hypertension. New Engl. J. Med. **252**, 301—304 (1955).

Irvin, G. E., and J. E. Kraus: Congenital megaloureter and hydroureter. Arch. Path. (Chicago) **45**, 752—765 (1948).

Isobe, K.: Einwirkung einer lädierten Niere auf die Niere der anderen Seite. Mitt. Grenzgeb. Med. Chir. **26**, 1 (1913).

Ivan, L. P., K. W. E. Paine, and T. E. Hunt: Experience with Bischof's myelotomy. The Canadian Journal of surgery **10**, 191—195 (1967).

Jakobson jr., C. E.: Neurogenic vesical dysfunction. An experimental study. J. Urol. (Baltimore) **53**, 670—695 (1945).

Jakoby, R. K., C. C. Turbes and L. W. Freeman: The problem of neural regeneration in nervous system. I. The insertion of centrally connected peripheral nerve stumps into the spinal cord. J. Neurosurg. **17**, 385—393 (1960).

Jentzer, A.: La vessie des traumatisés médullaires. Rev. méd. Suisse rom. **69**, 43—50 (1949).

Jeppsson, Stig T., and D. H. Jngvar: Treatment of bladder paralysis due to traumatic injuries of the spinal cord. Nord. Med. **48**, 1196—1201 (1952).

Jones, W. A.: Old stab wounds of the spinal cord with subsequent widespread pigmentation of the spinal cord and base of the brain. J. Amer. med. Ass. **121**, 1004—1006 (1943).

Jost, W.: Symp. Innervation der Niere. Z. Biol. **64**, 441 (1914).

Joung, H., and M. B. Macht: A contribution to the physiology and pharmakology of the trigonum vesicae. J. Pharmacol. exp. Ther. **22**, 329—354 (1924).

Junker, K.: Hämaturie und Nierenentnervung. Z. Urol., Sonderheft, 41 (1949).

Kahn, E. A.: The role of the dentate ligaments in spinal cord compression and the syndrome of lateral sclerosis. J. Neurosurg. **4**, 191—199 (1947).

Kalischer, O.: Die Urogenitalmuskulatur des Dammes (Harnblasenverschluß). Berlin: Karger 1900.

Kalweit, H.: Einige Bemerkungen zur Technik der Periduralanaesthesie und Minderung der Kollapszustände. Zbl. Chir. **79**, 899—904 (1954).

Kamikowa, K., S. Matsuo, K. Koshino, and M. Kuro: Analysis of lateral column units related to vesical reflexes. Exp. Neurol. **6**, 271—284 (1962).

Kampmann, Wi.: Über die Ergebnisse der Splanicotomie bei Hochdruck. Z. Urol., Sonderheft, 54 (1949).

Kappis, M.: Die Chirurgie des Schmerzes. Med. Welt **12**, Nr 2, 37 (1938).

Kappis, R.: Beiträge zur Sensibilität der Bauchhöhle. Mitt. Grenzgeb. Med. Chir. **26**, 493 (1913).

Karpens, J. P.: Über Störungen der Schweißsekretion bei Verwundungen des Nervensystems. Wien. klin. Wschr. **29**, 969—972 (1916).

Katona, D.: Anämische Zustände bei Megacolon. Med. Klin. **1952**, 987—989.

Kautzky, R.: Beitrag zur Kenntnis traumatischer Rückenmarkscysten. Zbl. Neurochir. **10**, 110—117 (1950).

Kennedy, F., P. G. Denker and R. L. Osborne: Early laminectomy for spinal cord injury not due to subluxation. Amer. J. Surg. **60**, 1, 13, 21 (1943).

— — — Early laminectomy for spinal cord injury. J. nerv. ment. Dis. **97**, 204—214 (1943).

Kennedy, R. H.: The new view point toward spinal cord injuries. Ann. Surg. **124**, 1057—1065 (1946).

Kepp, R. K.: Erfolgreiche Behandlung einer durch Spina bifida occulta bedingten Harninkontinenz mit Hilfe der Bulbocavernosus-Fettmuskelplastik nach Martius. Zbl. Gynäk. **69**, 433—437 (1947).

Keppler, W.: Zur Klinik und Pathologie der Rückenmark-Schußverletzungen. Bruns' Beitr. klin. Chir. **106**, 312—342 (1917).

Kerr, F. W. L., and S. Alexander: Descending autonomic pathways in the spinal cord. Arch. Neurol. (Chic.) **10**, 249—261 (1964).

Kessel, F. K., u. F. Jäger: Eingriffe am Rückenmark. In: R. Breitner, Chirurgische Operationslehre, Bd. I. Wien: Urban & Schwarzenberg 1955.

Kingma, M. J.: Bullet wounds of the spinal cord and cauda equina. Arch. chir. neerl. **3**, 238 (1951).

Kislow, V. A.: Clinical peculiarties of war wounds of the spinal cord (abstracted). Bull. War med. **4**, 705 (1944).

Kissel, P.: Forme bulbo-médullaire de sclérose latérale amyotrophique par arachnoidite cervicale post-traumatique. Vérification opératoire. Rev. neurol. **80**, 771—773 (1948).

Klaue, E.: Regenerationsversuche bei Rückenmarksschädigungen des Menschen ausgehend von der hinteren Wurzel. Wien. Z. Nervenheilk. **2**, 488—497 (1949).

Klebanow, D., u. G. Wagner: Erfahrungsbericht über die Verwendung der Sacralanaesthesie in der Gynäkologie. Zbl. Gynäk. **71**, 572—582 (1949).

Klein, M. R.: Complications pécoces et tardives des traumatismes médullaires fermés. Traité de médecine, vol. 15, p. 710—733. Paris: Masson & Cie. 1949.

—, et G. Guiot: Plaies pénétrantes de la moelle, contribution à leur étude clinique et thérapeutique. Presse méd. **52**, 36—38 (1944).

Kleinman, A. M., and H. Sprinz: Problems of nutrition. In transaction of the conference on spinal cord injuries. Army service forces, second service command. 1945, 60—69.

Kment, O. H.: Über Störungen der Geschlechtsfunktion nach lumbaler Sympathektomie. Zbl. Chir. **75**, 1585—1599 (1950).

— Über Steigerung der Geschlechtsfunktion einschließlich der Spermiogenese nach Novocain-Blockaden des lumbalen Grenzstranges. Zbl. Chir. **76**, 23—37 (1951).

Knauer, A.: Die Lumbalpunktion als diagnostisches Hilfsmittel bei Rückenmark-Schüssen. Münch. med. Wschr. **63**, 912—913 (1916).

Knight, G.: War injuries of the spine and spinal cord. War wounds and injuries, by E. Fletcher and R. W. Raven, p. 174—187. Baltimore: Williams and Wilkins Co. 1940.

Kocher, T.: Die Verletzungen der Wirbelsäule, zugleich als Beitrag zur Physiologie des menschlichen Rückenmarkes. Mitt. Grenzgeb. Med. Chir. **1**, 415—480 (1896).

Koelichen, J.: Ein Fall von zervikaler traumatischer Hämatomyelie mir Ohnmachtsanfällen orthostatischer Natur. Neurol. Zbl. **37**, 91 (1918).

—, u. B. Szerszynski: Über einen Fall von Läsion des Halsrückenmarks mit eigenartiger Sensibilitätsdissoziation. Neurol. Zbl. **37**, 134—137 (1918).

Kölliker, A.: Handbuch der Gewebslehre des Menschen, 6. Aufl., Bd. 2, Nervensystem des Menschen und der Tiere, S. 122. Leipzig: Wilhelm Engelmann 1890.

Kohlrausch, Otto: Zur Anatomie und Physiologie der Beckenorgane, nebst naturgetreuer Abbildung der Längsdurchschnitte des männlichen und weiblichen Beckens. Leipzig: Hirzel 1854.

Kraus, H.: Chirurgie der Wirbelsäule. In: R. Breitner, Chirurgische Operationslehre, Bd. II. Wien: Urban & Schwarzenberg 1955.

Krassing, M.: Ein Beitrag zur Pathologie und Klinik der Halsmarkverletzungen. Wien. klin. Wschr. **31**, 694—697 (1918).

Krayenbuhl, H.: Varicosis spinalis und Trauma. Z. Unfallmed. Berufskr. **38**, 1—12 (1945).

Kroll, F. W.: Über Rückenmarksschußverletzungen und ihre Behandlung. Münch. med. Wschr. **1942**, 1070.

Krücke, W.: Über das Längsbündel in der Substantia gelatinosa centralis des Rückenmarks (Fasciculus parependymalis) und über seine Bedeutung für die Verbindung der vegetativen Zentren des Hirnstammes mit denen des Rückenmarks. Dtsch. Z. Nervenheilk. **160**, 196—220 (1949).

Krüger, H., u. Th. Mauss: Über Schußschädigungen des Rückenmarks. Münch. med. Wschr. **63**, 1091 (1916).

Küttner, H.: Die Förstersche Operation bei der Littleschen Erkrankung und verwandten spastischen Zuständen. Bruns' Beitr. klin. Chir. **70**, 393—477 (1910).

Kuhlendahl, H.. u. H. Felten: Geschwülste in Conus und Caudabereich. Dtsch. Z. Nervenheilk. **172**, 43—57 (1954).

Kuhlgartz, G.: Tierexperimentelle Untersuchungen zur Pathogenese der reflektorischen Anurie. Naunyn-Schmiedeberg's Arch. exp. Path. Pharmak. **217**, 162—172 (1953).

Kuhn, R.: (1) A note an identification of the motor supply to the detrusor. J. Neurosurg. **6**, 320 (1949).

Kuhn, R. A.: Functional capacity of the isolated human spinal cord. Brain **73**, 1—51 (1950).

—, and D. S. Bickers: An evaluation of curare in spasticity due to spinal cord injuries. New Engl. J. Med. **238**, 615—622 (1948).

—, and M. B. Macht: Some manifestations of reflex activity in spinal man, with particular reference to occurrence of extensor spasm. Bull. Johns Hopk. Hosp. **84**, 43—75 (1949).

Kuhn jr., W. Gr.: The care and rehabilitation of patients with injuries of the spinal cord and cauda equina. A preliminary report on 113 cases. J. Neurosurg. **4**, 40—68 (1947).

Kunc, Z.: Dnesi stav lécby zraneni michy akandy. Voj. zdravotn. Listy **19**, 110—116 (1950).

Kunlin, J.: Le blocage novocainique de la molle épinière. Presse méd. **52**, 714—715 (1945).

Kuntz, A., and G. Saccomanno: Afferent conduction from extremities through dorsal root fibers via sympathetic trunks. Relation to pain in paralyzed extremities. Arch. Surg. **45**, 606—612 (1942).

Kunz, H.: Die Bekämpfung von Schmerzzuständen bei inoperativen bösartigen Geschwülsten durch die Chordotomie. Krebsarzt (Wien) **2**, 149—155 (1947).

Kurfees, J. G., G. Whithouse and E. Cerzosimo: Anesthesia for the paraplegic patient. J. Amer. med. Ass. **141**, 638—641 (1949).

Kuru, M., T. Kurati and Y. Koyama: Bulbar vesico-constrictor center and bulbo-sacral connections arising from it: Study of function of lateral reticulo-spinal tract. J. comp. Neurol. **113**, 365—388 (1959).

— S. Yamamoto and S. Sugihara: On participation of fibres of posterior funiculus in mediation of visceral sensations from organs in pnlvic cavity: Study on function of "Pelvic vagus". (Prelminary report.) Proc. Jap. Acad. **29**, 230—233 (1953).

Kyratsos, K.: Zur Klinik und Pathogenese der Myelomalacien. Inaug.-Diss. München 1956.

Labat, G. S.: Caudal block. Int. J. Anesth. **3**, 47—59 (1956).

Läwen, A.: Paravertebrale Novocaininjektion bei intraabdominellen Erkrankungen. Zbl. Chir. **41**, 1510—1511 (1922).

— Weitere Erfahrungen über paravertebrale Schmerzaufhebung. Zbl. Chir. **12**, 461—465 (1923).

— Weitere Erfahrungen über paravertebrale Schmerzaufhebung zur Differentialdiagnose von Erkrankungen der Gallenblase, des Magens, der Niere und des Wurmfortsatzes sowie zur Behandlung postoperativer Lungenkomplikationen. Zbl. Chir. **50**, 461—465 (1923).

— Fortschritte in der Sacralanaesthesie. Zbl. Chir. **51**, (1316—1317) (1924).

Laignel-Lavastine, M.: Hématomyélie par chute de ski. Ann. Méd. lég. **26**, 98—99 (1946).

Lamon jr., J. D., and E. Alexander jr.: Secondary closure of decubitus ulcers with aid of penicillin J. Amer. med. Ass. **127**, 396 (1945).

Langley, G. F.: Urinary incontinence duo to ectpoie ureter. Brit. J. Surg. **36**, 391—395 (1949).

Langley, J. N., and H. K. Anderson: The innervation of the pelvic and adjoining viscera. J. Physiol. **19**, 71 (1895/96).

Langworthy, O. R.: Necrosis of the spinal cord produced by electrical injuries. Bull. Johns Hopk. Hosp. **35**, 210—216 (1932).

—, and F. H. Hesser: Experimental study of micturition released from cerebral control. Amer. J. Physiol. **115**, 694—700 (1936).

Laspeyres: Halbseitenläsion des Rückenmarks. Dtsch. med. Wschr. **41**, 575 (1915).

Latarjet: Zit. nach F. Brünning u. O. Stahl.

Learmonth, J., and W. Braasch: Resektion of the presacral nerve in the treatment of cord bladder. Surg. Gynec. Obstet. **51**, 494 (1930).

Le Dentu: Zit. nach Gohrbandt.

Leriche, R.: La chirurgie de la douleur. Paris 1937; 2. Aufl. 1940.

Lehmann, W.: Indikationen und Erfolge bei vorderer und hinterer Radicotomie. Fortschr. Ther. 8, 328—332 (1932).

Leva, J.: Verletzungen des Rückenmarks im Kriege. Dtsch. med. Wschr. 41, 844 (1915).

— Über Verletzungen des Rückenmarkes im Kriege. Münch. med. Wschr. 62, 925—929 (1915).

Lévy, F.: Les sections de la moelle au cours de la guerre. Gaz. Hôp. (Paris) 123, 8 (1950).

Lewandowsky, M.: Die Kriegsverletzungen des Nervensystems. Berl. klin. Wschr. 51, 1920—1934 (1914).

— Kriegsverletzungen des Nervensystems (Gehirnschüsse, Rückenmarks-Schußverletzungen, periphere Nerven). Neurol. Zbl. 34, 47—48 (1915).

—, u. P. Schultz: Über die Durchschneidung der Blasennerven. Zbl. Physiol. 17, 433 (1903).

Lewis, E. L., and R. W. Cletsoway: Megaloureter. J. Urol. (Baltimore) 75, 643—649 (1956).

Lewis, G.: A new clinical recording cystometer. J. Urol. (Baltimore) 41, 638—645 (1939).

Lewis, L. G.: Treatment of the neurogenic bladder after acute spinal injury. Surg. Clin. N. Amer. 25, 1505—1525 (1943).

Lhermitte, J.: La section totale de la moelle dorsale, 229 S. Bourges 1919. Monographie.

— Etude de la commotion de la moelle. Rev. neurol. 65, 210—239 (1932).

— Restitution fonctionelle et régénération organique dans les traumatismes de la moelle épinière. Ann. Méd. psych. 5, 831 (1935).

— La section totale de la moelle et l'évolution. Bull. Acad. nat. Méd. (Paris) 128, 90—94 (1944).

— Les indications opératoires dans les grands traumatismes de la moelle épinière. Mém. Acad. Chir. 70, 150—151 (1944).

— Etude sur la commotion de la moelle épinière. Folia psychiat. (neerl.) 53, 293—305 (1950).

— Hecaen et de Ajuriaguerra: Section complète vérifiée cliniquement et anatomiquement. Rev. neurol. 76, 308 (1945).

Lichtenauer, F.: Experimentelle Untersuchungen zur Kenntnis der Nierenbecken- und Harnleitererweiterung. Dtsch. Z. Chir. 260, 34—76 (1947) u. Z. Urol., Sonderheft, 49 (1949).

Lichtenberg: Zit. nach Dennig.

Lichtenberg, A. von, u. F. Voelcker: Handbuch der Urologie. Berlin: Springer 1926.

Lindenberg, W.: Eine heroische Behandlungsmethode zur Reaktivierung und Resozialisierung total Querschnittsgelähmter. Nervenarzt 24, 127—128 (1953).

Lockwood, R. M., and G. A. Higgins: Perforated duodenal ulcer following bilateral thoracolumbar sympathectomy. A case report. Surgery 30, 862—864 (1951).

Löwenthal, A., et F. Martin: Hématorachis intradural étendu par traumatisme localisé apparemment bénin manifesté par une quadriplégie et une paralysie bulbaire très tardives. Rev. ment. psych. neur. 117, 30—42 (1949).

Lowsley, O. S., and E. Porras: The cure of vesical neck obstructions due to hypertrophy of the interureteric ridge in the male. Surg. Gynec. Obstet. 92, 701—706 (1951).

Luxenburger: Experimentelle Studien über Rückenmarksverletzungen. In: Lewandowsky, Handbuch der Neurologie, Bd. 2. Wiesbaden 1911.

Mabrut: Les blessures de la moelle cervicale par arme de feu. Thèse Toulouse 8, 4 (1936).

MacAlpine, D. u. Mitarb.: Discussion on the treatment and prognosis of traumatic paraplegia. Proc. roy. Soc. Med. 40, 219—232 (1947).

MacCarty, C. S.: The treatment of spastic paraplegia by selective spinal cordektomie. J. Neurosurg. 11, 539—545 (1954).

—, and E. J. Kiefer: Thoracic, lumbar and sacral spinal cordectomy. Proc. Mayo Clin. 24, 108—115 (1949).

MacCravey, A.: War wounds of spinal cord: a plear for exploration of spinal cord and cauda equina injuries. J. Amer. med. Ass. 129, 152—153 (1945).

MacDonald, J. B., K. S. MacKenzie and E. H. Botterell: Anterior rhizotomy. The accurate identification of motor roots at the lower end of the spinal cord. J. Neurosurg. 3, 421—425 (1946).

MacLean, J. T., J. J. Carroll and H. B. Graves: The treatment of uretral colic and uretral calculus by thoracolumbar sympathetic block (preliminary report). J. Urol. (Baltimore) 61, 204—216 (1949).

MacNeill, A. E., and J. P. Bowler: Irrigation and tidal drainage. New Engl. J. Med. 223, 128—132 (1940).

Macht, M. B., and R. A. Kuhn: The occurence of extensor spasm inpatients with complete transection of the spinal cord. New Engl. J. Med. 238, 311—314 (1948).

Mahoudeau, D.: Un cas de section totale de la moelle avec destruction complète sur une hauteur de 4 centimètres. Vérification opératoire. Etat des réflexes. Rev. neurol. 77, 200—202 (1945).

— Les traumatismes de la moelle épinière. Paris: Masson & Cie. 1952.

Mandl, F.: Blockade und Chirurgie des Sympathicus. Wien: Springer 1953.

Marburg, O.: Zwei nicht operierte Rückenmarkschüsse. Wien. klin. Wschr. 28, 1240 (1915).

— Über Rückenmarkschüsse. Berl. klin. Wschr. 52, 227 (1915).

— Schußverletzung des Rückenmarks. Berl. klin. Wschr. 52, 1267 (1915).

Marburg, O.: Zur Frage der Rückenmarkschüsse. Neurol. Zbl. **34**, 184—186 (1915).
— Über Rückenmarkschüsse. Wien. klin. Wschr. **28**, 113—116 (1915).
— Zur Pathologie der Kriegsbeschädigungen des Rückenmarks. Arb. neurol. Inst. Univ. Wien **22**, 498 (1919).
— Pathologische Anatomie und Klinik der traumatischen Schädigungen des Rückenmarkes. Verh. Ges. dtsch. Nervenärzte 1920/21.
— Pathologische Anatomie und Klinik der traumatischen Schädigungen des Rückenmarkes. Dtsch. Z. Nervenheilk. **70**, 10—33 (1921).
—, u. E. Ranzi: Die Kriegsbeschädigungen des Rückenmarks und ihre operative Behandlung. Langenbecks Arch. klin. Chir. **3**, 71—282 (1919).
Marden, P. A., and P. G. Williamson: The use of prostigmine methylsulfate in the prevention of postoperative intestinal atony and urinary bladder retention. Surg. Gynec. Obstet. **69**, 61—64 (1939).
Maresch, M.: Zur Behandlung der Rückenmarksschüsse im Feldspitale. Wien. klin. Wschr. **29**, 717—718 (1916).
Marie, P.: Sur la fréquence relative des améliorations dans les cas de quadriplégie par traumatisme médullaire, due à une blessure de guerre. Bull. Acad. Méd. (Paris) **73**, 675—678 (1915).
Marshall, S., and J. Kennedy: Postoperative results following presacral neurotomy. Surg. Clin. N. Amer. **25**, 518 (1945).
Martin, J., and L. Davis: Studies upon spinal cord injuries. I. The development of automatic micturition. Amer. Surg. **126**, 472—477 (1947).
— — Studies upon spinal cord injuries. III. Altered reflex activity. Surg. Gynec. Obstet. **86**, 535—542 (1948).
Matson, D. D.: Treatment of compound spine injuries in foward army hospitals. J. Neurosurg. **3**, 114—119 (1946).
— The treatment of acute compound injuries of the spinal cord due to missiles. Springfield (Ill.): Ch. C. Thomas 1948.
Maury, M.: Le traitement et la réadaptation des paraplégiques par traumatisme médullaire. Thèse de Paris 1950.
Mauss, Th., u. H. Krüger: Über die unter dem Bilde der Meningitis serosa circumscripta verlaufenden Kriegsschädigungen des Rückenmarks und ihre operative Behandlung. Dtsch. Z. Nervenheilk. **62**, (1918).
May, E., Lamotte-Barrilon, E. Heylelon et Cl. Laville: Le test au benzodioxane chez les hypertendus. Sem. Hôp. Paris **1952**, 1249—1256.
May, F.: Diskussion zur N. praesacralis-Resektion. Z. Urol., Sonderheft, 61 (1949).
—, u. C. D. Alken: Diskussionsbemerkungen zur Enuresis nocturna. Z. Urol., Sonderheft, 61 (1949).
Mayer, W.: Über traumatische Myelitis. Münch. med. Wschr. **62**, 659—660 (1915).
— Demonstration eines Falles schwerer Rückenmarksverletzung. Münch. med. Wschr. **65**, 920—921 (1918).
Mayfield, F. H.: Sympathectomy for pain in transactions of conference on spinal cord injuries. Army service Forces, Second service command. 1945, 146—148.
—, and G. H. Cazan: Spinal cord injuries. Analysis of six cases showing subarachnoidal block. Ann. Surg. **55**, 317—323 (1942).
McKay, R. W., and H. H. Baird: Bilateral single ureteral ectopia terminating in the urethra. J. Urol. (Baltimore) **63**, 1013—1018 (1950).
McLellan, F. C.: The neurogenic bladder, 206 pp. Springfield, Ill.: Ch. C. Thomas 1939.
McMichael, J.: Spinal tracts subserving micturition in a case of Erb's spinal paralysis. Brain **68**, 162—164 (1945).
Meinecke, F. W.: Konservative Wirbelbruchbehandlung bei Querschnittsgelähmten. Langenbecks Arch. klin. Chir. **313**, 567—571 (1965); Kongreßbericht.
Meirowsky, A. M.: Neurochirurgische Methoden der Behandlung wichtiger Spätkomplikationen bei traumatischer Paraplegie. Zbl. Neurochir. H. 4, 199—210 (1950).
—, and C. D. Scheibert: Studies on the sacral reflex are in paraplegia. Exp. Med. Surg. **8**, 437 (1950).
— — and Th. R. Hinchey: Studies on the sacral reflex are in paraplegia. I. Response of the bladder to surgical elimination of sacral nerve impulses by rhisotomy. J. Neurosurg. **7**, 33—38 (1950).
— — and D. K. Rose: Indications for the neurosurgical establishment of bladder automaticity in paraplegia. J. Urol. (Baltimore) **67**, 192—196 (1952).
Melchior, E.: Harnretention und Darmatonie als ungewöhnliche Begleitsymptome der Magenschwürblutung. Zbl. Chir. **63**, 436 (1936).
Mellergaard, M.: A simple arrangement to facilitate tidal drainage. Reprinted from J. Neurosurg. **14**, 693—694 (1957).
Mettler, F. A.: Neuroanatomy. St. Louis: C. V. Mosby Comp. 1948.
Meyer, A.: Zur Frage der traumatischen Ätiologie der myotrophischen lateralen Sklerose. Schweiz. Arch. Neurol. Psychiat. **41**, 242—255 (1948).

Meyer, E.: Die Frage der Laminektomie bei Schußverletzungen vom neurologischen Standpunkt. Berl. klin. Wschr. **52**, 282—283 (1915).

Meyer, G.: Langjährige „Enuresis" durch Operation eines überzähligen Ureters behoben. Med. Klin. **1949**, 805—806.

Michaelis: Rückenmarksverletzungen. Dtsch. med. Wschr. **41**, 841 (1915).

Moniz, E., et L. Pacheco: Syndrome de l'hemicône médullaire par hématomyélie. Rev. neurol. **67**, 575 (1937).

Monrad-Krohn, G. H.: Die klinische Untersuchung des Nervensystems, 2. Aufl. Stuttgart: Georg Thieme 1954.

Mosso, A., et P. Pellacani: Sur les functions de la vessie. Arch. ital. Biol. **1**, 291—324 (1881).

Mueller, A. D., and C. E. Thomson: Psychological aspects of the problems in spinal cord injuries. Occup. Ther. **29**, 86—95 (1950).

Müller, L. R.: Die Blaseninnervation. Dtsch. Arch. klin. Med. **128**, 81—106 (1919).

— Die Lebensnerven. Berlin 1924.

Muellner, S. R.: The etiology of stress incontinence. Surg. Gynec. Obstet. **88**, 237—242 (1949).

Mulholland, J. H., Co Tui, A. M. Wright, U. Vinci, and B. Shafiroff: Protein metabolism and bed sores. Ann. Surg. **118**, 1015—1023 (1943).

Mullenix, R. B.: Cystometry in study of traumatic neurogenic bladder. J. Urol. (Baltimore) **55**, 470—482 (1946).

Munger, A. D.: Bladder injury including spinal cord injuries as related to war and civil practice. J. Amer. med. Ass. **124**, 1120—1123 (1944).

Munro, D.: Cord bladder. Its definition, treatment and prognosis when associated with spinal cord injuries. NewEngl. J. Med. **215**, 766—777 (1936).

— The cord bladder, its definition, treatment and prognosis when associated with spinal cord injuries. J. Urol. (Baltimore) **36**, 710—729 (1936).

— Activity of urinary bladder as masured by new and inexpensive cystometer. NewEngl. J. Med. **214**, 617—624 (1936).

— Care to the back following spinal cord injuries. A consideration of bed sores. NewEngl. J. Med. **223**, 391—398 (1940).

— Tidal drainage and cystometry in the treatment of sepsis associated with spinal cord injuries. NewEngl. J. Med. **229**, 6—14 (1943).

— Cervical cord injuries. A study of 101 cases. NewEngl. J. Med. **229**, 919—933 (1943).

— Thoracic and lumbosacral cord injuries: study of forty cases. J. Amer. med. Ass. **122**, 1055—1063 (1943).

— The treatment of patients with injuries of the spinal cord and cauda equina preliminary to making them ambulatory. Clinics **4**, 448—474 (1945).

— The rehabilitation of patients totaly. I. Anterior rhizotomy for spastic paraplegia. New Engl. J. Med. **233**, 453—461 (1945).

— The rehabilitation of patients totaly. II. Control of urination. New Engl. J. Med. **234**, 207—216 (1946).

— The rehabilitation of patients totally paralyzed below the waist; with special reference to making them ambulatory and capable of earning their own living. III. Tidal drainage, cystometriy and bladder training. NewEngl. J. Med. **236**, 223—235 (1947).

— The care of patients paralyzed as the result of injury to the spinal cord and cauda equina. Med. Clin. N.Amer. **32**, 1273—1291 (1948).

— The rehabilitation of veterans paralyzed as the result of injury to the spinal cord and cauda equina. Amer. J. Surg. **75**, 3—8 (1948).

— Two jear end-results in the total rehabilitation of veterans with spinal cord and cauda-equina injuries. New Engl. J. Med. **242** (1950).

— The treatment of injuries to the nervous system. Philadelphia: W. B. Saunders Company 1952. 284 pp.

—, and J. Hahn: Tidal drainage of the urinary bladder. A preliminary report of the apparatus. NewEngl. J. Med. **212**, 229—239 (1935).

— H. W. Hone jr. and D. P. Paull: Effects of injury in spinal cord and cauda equina on sexual potency of men. NewEngl. J. Med. **239**, 903—911 (1948).

Muralt, R.: L'étiologie des paralysies spinales; considérations sur les agents nocifs des compressions. Helv. chir. Acta **15**, 3—23 (1948).

Muret, M. P.: Les troubles résicaux dans les affections médullaires. Soc. anatomo-clinique de Bordeaux 1950.

Nagler, B.: Psychiatric aspects of cord injury. Amer. J. Psychiat. **107**, 49—56 (1950).

Nathan, P. W., and M. C. Smith: Centripetal pathway from bladder and urethra within spinal cord. J. Neurol. Neurosurg. Psychiat. **14**, 262—280 (1951).

— — Centrifugal pathway for micturition within spinal cord. J. Neurol. Neurosurg. Psychiat. **21**, 177—189 (1958).

Nesbit, R. M.: Chordotomy for interstitial cystitis. J. Urol. (Baltimore) **57**, 741 (1947).

Nesbit, R, N., and J. Lapides: Tonus of the bladder during spinal „shock". Arch. Surg. (Chicago) 56, 138—144 (1948).
— — Tonus of the bladder during spinal "shock". J. Urol. (Baltimore) 59, 720—732 (1948).
— — V. Volk, M. Sutler, R. Berry, R. Lyons, K. Camphell and G. K. Moe: The effects of blockade of the autommic gloglier on the urinary bladder in man. J. Urol. (Baltimore) 57, 242 (1947).
—, and R. T. Plumb: Hypertension: Results of splanchnicectomie. J. Urol. (Baltimore) 57, 116 (1947).
—, and J. F. Withycombe: The problem of primary megalo-ureter. J. Urol. (Baltimore) 72, 162—171 (1954).
Nesbit, T. E.: Congenital mega-urethra. J. Urol. (Baltimore) 73, 839—842 (1955).
Noethe: Über die operative Behandlung der Rückenmarksverletzungen im Feldlazarett. Dtsch. med. Wschr. 41, 15—17 (1915).
Nourse, M. H., and H. C. Bumpus jr.: Care of paraplegic's urinary tract. Trans. west. Sect. Amer. urol. Ass. 13, 67—69 (1946).
— — Care of paraplegic's urinary tract. U.S. nav. med. Bull. 46, 1053—1056 (1946).
— — Care of paraplegic's urinary tract. J. Urol. (Baltimore) 57, 495—497 (1947).
Nittner, K., u. W. Tönnis: Symptomatologie, Diagnostik und Behandlungsergebnisse der Rückenmarks- und Wirbelangiome. Zbl. Neurochir. 10, 317 (1950).
Ogle, W. S., L. A. French and W. T. Peyton: Experimences with ligh cervical cordotomy. J. Neurosurg. 13, 81—87 (1956).
Oppenheim, H., u. H. Borchardt: Der Mensch ohne cauda equina. Berl. klin. Wschr. 52, 858—859 (1915).
Orth, O.: Gibt es einen renorenalen Reflex? Dtsch. Z. Chir. 227, 535—539 (1930).
Pässler, H. W.: Zur Entstehung und Behandlung des Megacolon und der Megazystis. Med. Welt 1951, 1130—1135.
Paetzel, W.: Dekapsulation und Sympathektomie bei Nephritis, insbesondere bei Retinitis angiospastica. Z. Urol., Sonderheft, 37 (1949).
— Zur operativen Enuresisbehandlung. Z. Urol., Sonderheft, 63 (1949).
Paillas, J. E.: Les traumatismes médullaires. Etude clinique et thérapeutique. Sud méd. chir. 76, 255, 287—309 (1944).
— J. Boudouresques et J. Cain: Les troubles de l'image de soi dans les affections médullaires. Comité méd. des Bouches du Rhône 1946.
Papin: Zit. nach Gohrbandt.
Paroli, G.: Sulla resezione ampliata del plesso ipogastrico superiore associata alla simpatectomia laterovertebrale interlombosacrale net trattomento dei dolori genitali. Riv. Ostet. Ginec. 4, 8—16 (1949).
Partsch, F., u. L. Wagner: Über die Lebenserwartung der nach Rückenmarksverletzung Gelähmten. Med. Klin. 44, 203—206 (1949).
Patrikios: Sur un cas d'automatisme moteur particulier du membre supérieur après traumatisme de la moelle cervicale. Rev. neurol. 69, 179 (1938).
Patrikios, J.: La causalgie par commotion médullaire. Rev. neurol. 79, 649—660 (1947).
Peiper, H.: Die Chirurgie des Rückenmarks und seiner Häute, S. 947. Wien: Urban & Schwarzenberg 1948.
Pellugo, J.: L'incontinence anale et son traitement chirurgical. Afr. franç. chir. 14, 413—427 (1956).
Pelot, G.: Traitement moderne des troubles vésicaux dans les paraplégies traumatiques. France méd. 11, 8—12 (1948).
Pelz: Schußverletzung des Rückenmarkes ohne Verletzung der Wirbelsäule. Berl. klin. Wschr. 55, 170 (1918).
Penzholz, H.: Chirurgische Eingriffe am Nervensystem bei spastischen Lähmungen. Zbl. Neurochir. 16, 331—342 (1956).
Perges, R., u. A. Fuchs: Chirurgisch-neurologische Grenzfälle. Beiträge zur klin. Chirurg. 107, 628—650 (1917).
Perthes, G.: Laminektomie bei Steckschüssen des Rückenmarks. Bruns' Beitr. klin. Chir. 97, 76, (1915).
Petit-Dutallis, D.: Progrès récents aux Etats-Unis dans le traitement et réeadaptation sociale des paraplégiques par blessure de la moelle. Presse méd. 57, 426—428 (1949).
— Indications de la cordotomie dans la chirurgie de la douleur. Strasbourg méd., N.S. 4, 63—72 (1953).
— Pertuiset et Le Besnerais: Indications et résultats du traitement précoce des traumatismes rachidiens avec participation radiculo-médullaire. Rev. neurol. 86, 508—510 (1952).
Petroff, B. P.: War wounds of spinal cord. Paralyzed patients: urologic aspects. J. Amer. med. Ass. 129, 154 (1945).
Pieri, G.: Contributi clinici alla chirurgia del sistema nervoso vegetativo; la cura della ocalasia esofagea (cardiospasmo). Arch. ital. Chir. 35, 644—664 (1933).
Pierson, E. L.: Transurethral resection of internal sphincter in certain type of cord bladder. New Engl. J. Med. 213, 50—54 (1945).

PILCHER, C.: Injuries of spinal cord and cauda equina. Sth. Surg. 11, 755—764 (1942).

PIOTROWSKI, W.: Kopfsprungverletzungen der Halswirbelsäule. Langenbecks Arch. klin. Chir. 313, 575—579 (1965); Kongreßbericht.

PISÁNI, L.: L'ipertensione essenziale considerata dal punto di vista urologico. Minerva urol. (Torino) 5, 177—179 (1953).

PODMANICZKY, VON: Einige Daten über die diagnostische und therapeutische Bedeutung der Lumbalpunktion bei submeningealen Blutungen traumatischer Ätiologie. Berl. klin. Wschr. 52, 913—915 (1915).

POER, D. H.: Newer concepts in the treatment of the paralyzed patients due to wartime injuries of the spinal cord. Ann. Surg. 123, 510—515 (1946).

POLLOCK, L. J., B. BOSHES, J. FINKELMANI, H. CHOR, A. J. ARIEFF, M. BROWN, K. E. BARBER, J. KOSTRUBAL, L. B. NEWMAN, and B. H. KESSERT: Management of residuals of injuries to spinal cord and cauda equina. J. Amer. med. Ass. 146, 1551—1563 (1951).

POOL, J. L.: Electrospinogram (E.S.G.). Spinal cord action potentials recorded from a paraplegic patient. J. Neurosurg. 3, 192—198 (1946).

— Nerve stimulation in paraplegic patients by means of buried induction coil. J. Neurosurg. 3, 264—267 (1946).

— Les différents diagnostics des lésions de la moelle épinière. Surg. Clin. N. Amer. 29, 521—538 (1949).

PRATHER, G.: Spinal cord injury: some urological aspects. J. Urol. (Baltimore) 66, 347—354 (1951).

PRATHER, G. C.: Care of paraplegic's bladder. J. Urol. (Baltimore) 57, 15 (1947).

— Urinary calculi in spinal cord injuries. J. Urol. (Baltimore) 57, 1097 (1947).

— Urological aspects of spinal cord injuries. Springfield (Ill.): Ch. C. Thomas 1949.

— and F. H. ED. MAYFIELD: Injuries of the spinal cord. Springfield, Ill.: Ch. C. Thomas 1953. XIV and 396 pp.

PREISSNER, F.: Isolierte Dauerschädigung des Rückenmarks durch Blitzschlag, ähnlich dem Bild der multiplen Sklerose. Dtsch. med. Wschr. 54, 1164—1165 (1928).

PUECH, P.: Chirurgie de la moelle. Traité de techn. chirur. Paris: Masson & Cie. 1942—1944.

— La conduite à tenir dans les traumatismes médullaires fermés récents. Médecine 25, 3—4 (1944).

PUHL, H.: primäre Dilatation des Harnleiters (klinische experimentelle und pathologisch-anatomische Untersuchungen über die Ursachen der Harnleitererweiterung ohne mechanisches Hindernis). Z. Urol. 28, 256—278 (1934).

RAAF, J.: Treatment of the patient with spinal cord injury. Amer. J. Surg. 67, 263—275 (1945).

RAND, C. W.: The neurosurgical patient. His problems of diagnosis and care. Springfield, Ill.: Ch. C. Thomas 1944. XII and 576 pp.

RANKIN, F. W., C. W. ELKINS, and A. MCCRAUEY: War wounds of the spinal cord. A special session. J. Amer. med. Ass. 129, 152—165 (1945).

RANZI, E.: Rückenmarksoperationen wegen Schußverletzungen. Berl. klin. Wschr. 52, 1267 (1915).

— Rückenmarksverletzungen. Wien. klin. Wschr. 28, 135—136 (1915).

— Kriegsverletzungen des Rückenmarks. Bruns' Beitr. klin. Chir. 101, 358—371 (1916).

— Operierte Rückenmarksfälle. Wien. klin. Wschr. 29, 1606 (1916).

RATHKE, L.: Über die Schmerzbekämpfung durch Resektion des N. praesacralis. Chirurg 21, 389—394 (1950).

RAVANT, P.: Etude sur quelques manifestations nerveuses déterminées par le „vent de l'explosif". Bull. Acad. Méd. (Paris) 73, 717—720 (1915).

RAYNAUD, H., A. HUGUENIN et A. PORTIER: Syndrome de Brown-Séquard consécutif une commotion médullaire. Algérie méd. 17, 120—128 (1939).

REDLICH, E.: Brown-Séquardsche Lähmung mit Lähmung des Halssympathicus nach Schußverletzung. Neurol. Zbl. 34, 147—149 (1915).

REITSCH u. KÖPER: Schußverletzung des mittleren Halsmarks, günstiger Operationserfolg. Einseitige, willkürliche Pupillenerweiterung. Neurol. Zbl. 37, 98—107 (1918).

REUTER, U. H.: Ein neues Gerät zur Cystometrie und Sphincterometrie. Z. Urol. 47, 597—603 (1954).

RICHET: Zit. nach GOHRBANDT. In BIER-BRAUN-KÜMMEL, Bd. II. 1954.

RICKER, G.: Allgemeine Pathophysiologie als Beitrag für eine Grundlage der Theorie der Medizin von A. D. SPERANSKY. Stuttgart: Margardt 1948.

RIDDOCH, G.: The reflex functions of the completely divided spinal cord in man; compared with those associated with less severe lesions. Brain 40, 264—401 (1917).

RIECHERT, T.: Die Operationen an der Wirbelsäule und am Rückenmark. BIER-BRAUN-KÜMMEL, Chirurgische Operationslehre, Bd. II, S. 706—862. Leipzig: Johann Ambrosius Barth 1954.

RIEDER, W.: Zur chirurgischen Behandlung der Hypertonie. Chirurg 21, 10—12 (1950).

RITTER, J. S., and A. SPORER: Physiological principles governing therapy of the neurogenic bladder. J. Urol. (Baltimore) 61, 528—544 (1949).

ROBINSON, F., and G. F. WHALEN: Continous regional sympathetic block; direct catheter technique. J. Neurosurg. 7, 182—184 (1950).

ROBINSON, R. H. O. B.: The treatment of bladder following injury to spinal cord. Brit. J. Urol. 12, 244—248 (1940).

Rochet: Zit. nach Gohrbandt.

Roedling, H. A., G. M. Roth, J. E. Osborn, R. M. Shick and MacCarty: Paravertebral alkohol block of lumbar sympathetic nerves. J. Amer. med. Ass. 165, 799—805 (1957).

Rogers, E.: The care of paraplegic patients in general hispitals. Canad. med. Ass. J. 59, 338—343 (1948).

Rogers, G. W., and E. Bors: Kidney function in patients with paraplegia. J. Urol. (Baltimore) 63, 100—104 (1950).

Rogers, L.: The surgery of the spinal cord. Ann. roy. Coll. Surg. Engl. 3, 181—186 (1948).

Rose, S. S.: An investigation into sterility after lumbar ganglionectomy. Brit. med. J. 1953, 247—250.

Rosenfeld: Symptomatologie der Schußverletzungen des Rückenmarks. Dtsch. med. Wschr. 42, 210—211 (1916).

— Über Schockwirkungen bei Schußverletzungen des Rückenmarks. Bruns' Beitr. klin. Chir. 101, 372—378 (1916).

Ross, J. C.: Management of the bladder in spinal injuries. Brit. med. J. 1951 I, 616—619.

— and M. Damanski: Pudental neurectomy in the treatment of the bladder in spinal injury. Brit. J. Urol. 25, 45—50 (1953).

— — and N. Gibbon: Resection of the external urethral sphincter in the paraplegic-preliminary report. Amer. Ass. gen.-urin. Surg. 49, 193—198 (1957).

Roth, G. M., D. A. Johnson and M. McCraig: Physiologic effect of anterolateral chordotomy in man. J. appl. Physiol. 5, 251—266 (1952).

Rothmann, M.: Rückenmarksschuß. Dtsch. med. Wschr. 41, 237 (1915).

— Über isolierte Thermanalgesie eines Beines nach Schußverletzung des obersten Brustmarks. Neurol. Zbl. 34, 153—157 (1915).

Rouquès, L.: Les compressions médullaires (les compressions traumatiques). In: Traité de médecine, vol. 16, p. 484—485. Paris: Masson & Cie. 1949.

—, et M. David: Le rôle des arachnoidites segmentaires dans les séquelles des traumatismes fermés du rachis. Rev. neurol. 80, 185—202 (1949).

— — J. Pautrat et D. Clément: Arachnoidite traumatique tardive de la queue de cheval révélée par des Signes à distance. Bull. Soc. méd. Hôp. Paris 64, 933—937 (1948).

Roussy, G., et J. Lhermitte: Régénération de fibres nerveuses spinales dans un cas d'écrasement de la moelle. Bull. Acad. Méd. (Paris) 73, 698—700 (1915).

— — Blessures de la moelle et de la queue de cheval, 1. vol. Paris: Masson & Cie. 1918.

Royle, N. D.: The treatment of spastic paralysis by sympathetic ramisection. Experimental basis and clinical results. Surg. Gynec. Obstet. 39, 701—720 (1924).

Ruben, J. E., and P. M. Kamsler: Continuous lumbar sympathetic block. Anaesthesiology 10, 92—100 (1949).

Rubritius, H.: Die Tuberkulose der Harnorgane und ihre Behandlung. Med. Welt 15, 528 (1941).

Ruland, L.: Die Bedeutung des peripheren vegetativen Nervensystems für die Entstehung erworbener dystonischer Harnblasen (Megacystis). Z. Urol. 49, 197—207 (1956).

Rumpel: Über Rückenmarksschüsse. Münch. med. Wschr. 62, 657—659 (1915).

Rumpf, Th.: Über einige Schußverletzungen des Rückenmarks und Gehirns. Med. Klin. 11, 89—94 (1915).

— Schußverletzungen der Wirbelsäule und des Rückenmarks. Dtsch. med. Wschr. 41, 575 (1915).

Sähloff, O.: Prämenstruelle Beschwerden, vegetatives Nervensystem und normaler Menstruationscyclus. Z. Geburtsh. Gynäk. 133, 107—124 (1950).

Sarbò, A. von: Über die durch Granat- und Schrapnellexplosionen entstandenen Zustandsbilder. Wien. klin. Wschr. 29, 608—616 (1916).

— Die durch Granatfernwirkung entstandene Taubstummheit, eine medulläre Erkrankung. Med. Klin. 12, 995—999 (1916).

Scarff, J. E.: Pathology and treatment of spinal injury. N.Y. St. J. Med. 37, 461—477 (1937).

— Surgical treatment of injuries of brain, spinal cord and peripheral nerves. Surg. Gynec. Obstet. 81, 405—424 (1945).

— Unilateral prefrontal lobotomy for the relief of intractable pain. J. Neurosurg. 7, 330 (1950).

—, and J. L. Pool: Factors causing massive spasm following transection of the cord in man. J. Neurosurg. 3, 285—293 (1946).

— — Factors causing mass spasms after transection of the cord in man. A reexamination. Arch. Neurol. Psychiat. 57, 261—263 (1947).

Schackwitz, A.: Agonale Fraktur der Halswirbelsäule bei Herzschuß. Med. Klin. 16, 927—928 (1920).

Scharapow, B. J.: Zur Frage der Heilungsmöglichkeit von Lähmung mittels abgeschwächter Tetanuskulturen bzw. abgeschwächter Tetanustoxine. Fragen d. Neurochir. 10, 59 (1946).

Scheinker, J. M.: Post-traumatic (concussion) changes in the spinal cord roots and the peripheral nerves. J. Neuropath. exp. Neurol. 1, 181—187 (1942).

Schlegel, K. F.: Der Atlasberstungsbruch nach Jefferson. Hefte Unfallheilk. 56. Verh. der Dtsch. Ges. für Unfallheilkunde, Versicherungs- und Versorgungsmedizin, XXI. Tagg, Köln 1957, S. 161 bis 164.

SCHLEGEL, K. F.: Die Behandlung der Lähmungen nach Wirbelbrüchen. Med. Klin. **53**, 1326—1331 (1958).

SCHLESINGER, E. B.: Use of curare in oil in the treatment of spasticity following injury in the spinal cord. Arch. Neurol. Psychiat. **55**, 530—534 (1946).

SCHLESINGER, H.: Das „Zerrungssymptom“ bei Erkrankungen der cauda equina. Neurol. Zbl. **34**, 450—452 (1915).

SCHLÖSSMANN, G.: Fernergebnisse der Chordotomie. Zbl. Neurochir. **10**, 17 (1950).

SCHNEIDER, M., u. E. WILDBOLZ: Decapsulation und Enervation der Niere und Nierendurchblutung. J. urol. Chir. Gynäk. **43**, 1—12 (1937).

SCHNEIDER, R. C.: The syndrome of acute anterior spinal cord injury. J. Neurosurg. **12**, 95—122 (1955).

— G. CHERRY and H. PANTEK: The syndrome of acute central cervical spinal cord injury with special reference to the mechanisms incolved in hyperextension injuries of cervical spine. J. Neurosurg. **11**, 546—577 (1954).

— J. E. WEBSTER and J. E. LOFTSTROM: A follow-up report of spinal cord injuries in a group of world war II. patients. J. Neurosurg. **6**, 118—126 (1949).

SCHÜRMANN, K.: Die Durchschneidung der Pyramidenvorderstränge und benachbarter extrapyramidaler Bahnen bei spastischen Zuständen und unwillkürlichen Bewegungsstörungen. Dtsch. Z. Nervenheilk. **163**, 27—29 (1949). — Zbl. Neurochir. **9**, 136—141 (1949).

SCHULTHEISS, TH.: Über die Mechanik des Blasenauslasses. Verh. dtsch. Ges. Urol., Sonderheft, 237—243 (1949).

— Der unfreiwillige Harnabgang. Berlin: N. de Gruyter 1951.

SCHULTZ, J. H., u. W. HANCKEN: Wie weit kann die Lumbalpunktion zur Klärung der Operationsindikation bei frischen Rückenmarksschüssen beitragen? Münch. med. Wschr. (Feld Beilg.) **63**, 649—651 (1916).

SCOTT, M., and H. T. WYCIS: Survey of the value of neurosurgical treatment for the relief of intractable pain. Amer. J. Surg. **77**, 718—736 (1949).

SEMANS, J. H.: Neurogenic disease of the bladder. The surgical management of its complications. J. Urol. (Baltimore) **62**, 820—832 (1949).

SHELDEN, H., and E. BORS: Subarachnoid alcohol block in paraplegia. J. Neurosurg. **5**, 385 (1948).

SIEMENS, M.: Die doppelseitige Beinamputation bei Rückenmarksverletzungen. Zbl. Chir. **75**, 1317 bis 1320 (1950).

SILFVERSKIÖLD, N.: Orthopädische Studie über Hemiplegia spastica infantilis. Acta chir. scand. Suppl. **5** (1924).

SIMMONDS: Geschoßwanderung im Wirbelkanal. Dtsch. med. Wschr. **41**, 1053 (1915).

SITTIG, O.: Ein Fall von spastischer spinaler Monoplegie des Armes nach Schußverletzung. Neurol. Zbl. **35**, 923—926 (1916).

— Spastische spinale Monoplegie des Armes nach Schußverletzung. Dtsch. med. Wschr. **42**, 1616 (1916).

SMITH, H. W.: Hypertension and urologic disease. Amer. J. Med. **4**, 724—743 (1948).

SORGO, A. W.: Die klinische und unfallsrechtliche Bedeutung der traumatischen Nekrosecyste im Rückenmark. Wien. klin. Wschr. **100**, 187—188 (1950).

— Phantomschmerz. Acta neurochir. (Wien) **1**, 442 (1951).

— Die lumbosacrale Myelektomie zur Behandlung der paraplegischen Kontrakturen der Beine. Acta neurochir. (Wien) **2**, 240 (1952).

SORGO, W.: Die intramedulläre Vasomotorenbahndurchschneidung zur Behandlung des Bluthochdrucks. Wien. med. Wschr. **35/36**, 391 (1948).

SOTTON, R. J.: Les complications urinaires des traumatismes médullaires. Leur prévention et leur traitement. Thèse de Paris, p. 1091 (1949).

SOUCEK, W.: Über eine medulläre Schädigung in Höhe des Atlanto-Okzipitalgelenkes. Wien. med. Wschr. **98**, 35—36 (1948).

SOULE, J. A., and D. W. STIFF: Changes in bones and soft tissues in paraplegia. Bull. U.S. Army med. Dep. **9**, 1018—1021 (1949).

SPERANSKY, A. P.: Grundlagen der Theorie der Medizin. Berlin: Arbeitsgemeinschaft med. Verlage 1950.

SPIEGEL, E. A., u. D. J. MACPHERSON: Beiträge zum Studium des vegetativen Nervensystems. VIII. Die spinale Blasenbahn. Arch. ges. Physiol. **208**, 570—573 (1925).

SPOERL, R.: Über das nächste und weitere Schicksal der Rückenmarks-Schußverletzungen; ein theoretischer Vorschlag zur Beeinflussung derselben. Münch. med. Wschr. **62**, 1137 (1915).

STAEMMLER, M.: Syringomyelie und Trauma. Klin. Wschr. **20**, 1257—1259 (1941).

STEWARD, W., C. K. RUSSEL and W. V. CONE: Injury to the central nervous system by blast observations on phearsant. Lancet **1941 I**, 172—174.

STEWART, C. C.: On the course of impulses to an from cats bladder. Amer. J. Physiol. **2**, 182—202 (1899).

STEWART, O. W.: Neurogenic bladder: combined tidal irrigator and cystometer. Lancet **1942 I**, 287—289.

Stiefler, G., u. B. Sabat: Über einen eigenartigen Rumpfhabitus bei Rückenmarks-Verletzungen. Wien. klin. Wschr. 29, 1648—1651 (1916).
Stigler: Klonische Krämpfe der tiefen Halsmuskulatur im Anschluß an eine Schußverletzung der letzteren. Neurol. Zbl. 35, 376 (1916).
Stockert, F. G. von: Clinical observations in recent gunshot injuries of the spinal cord. Bull. War Med. 4, 206 (1943).
Stocklin, W.: Traumatische Haematomyelie. Arch. Suisses Neurol. Psych. 56, 121—142 (1945).
Stöckel, W.: Gynäkologische Urologie. In Handbuch der Gynäkologie, Bd. X, Teil 1—3. München: J. F. Bergmann 1938.
Stoffel, A.: Eine neue Operation zur Beseitigung der spastischen Lähmungen. Münch. med. Wschr. 1911, 2493—2498.
Strauss, H.: Traumatische Erkrankungen des Rückenmarkes, seiner Wurzeln und Häute. Handbuch der ärztlichen Begutachtung, Bd. 2, S. 253. Leipzig 1931.
Strycker, H.: Device for turning frame patient. J. Amer. med. Ass. 113, 1731—1732 (1939).
Sturm, A.: Nierensteinbildung und Hirnschädigung. Münch. med. Wschr. 88, 754—758 (1941).
— Grundbegriff der inneren Medizin. Stuttgart: Gustav Fischer 1955.
Sverdlik, S. S., and H. A. Rusk: Rehabilitation of the quadriplegic patient. J. Amer. med. Ass. 142, 321—324 (1950).
Svien, H. J., A. N. Adson and H. W. Dodge: Lumbar extradural hematoma. Report of case simulating protruded disk syndrome. J. Neurosurg. 7, 587—588 (1950).
Swartz, D.: The neurogenic bladder in spinal cord injury. Canad. med. Ass. J. 54, 333—339 (1946).
Swenson, O.: Congenital megacolon. Pediatrics 12, 1—4 (1953).
— Modern treatment of Hirschsprung disease. J. Amer. med. Ass. 154, 651—652 (1954).
— Megacolon. J. Amer. med. Ass. 154, 651 (1954).
—, and J. H. Fisher: The relation of megacolon and megaureter. New Engl. J. Med. 253, 1147—1150 (1955).
— — Treatment of Hirschsprung's disease with entire colon involved in aganglionic defect. Arch. Surg. (Chicago) 70, 535—538 (1956).
— — and J. Cendron: Megaureter investigation as to the cause and report on the results of newer forms of treatment. Surgery 40, 223—233 (1956).
Talbot, H. S.: A consideration of the urological care of paraplegics. Virginia med. Mth. 73, 449—455 (1946).
— and R. C. Bunts: Late renal changes in paraplegia: hydronephrosis due to vesicouretral reflux. J. Urol. (Baltimore) 61, 870—882 (1949).
— M. K. Lyons, and A. J. Bassell: The major urologic considerations in paraplegia. New Engl. J. Med. 241, 259—262 (1949).
Talbot, W. S.: A report on sexual function in paraplegies. J. Urol. (Baltimore) 61, 265—270 (1949).
Tappeiner, von: Laminektomie im Feldlazarett. Münch. med. Wschr. (Feld Beil.) 63, 172—174 (1916).
Tarlov, I. M.: Spinal cord compression studies. Arch. Neurol. Psychiat. (Chicago) 71, 588—597 (1954).
Taylor, A. R., and W. Blackwood: Paraplegia in hyperextension cervical injuries with normal radiographic appearences. J. Bone Jt Surg. 30 A, 245—248 (1948).
Ten Cate, J.: Exteroceptive abdominal reflexes in dogs. J. Neurophysiol. 15, 291—297 (1952).
Thiermann, E.: Ein neuer Weg zur Behandlung hartnäckiger schmerzhafter Zustände der Beckenorgane. Erlangen: Buchdruckerei Döres 1947.
— Neuer Weg zur Behandlung hartnäckiger schmerzhafter Zustände in den Beckenorganen. Verhandlungsber. der Urologentagg in Düsseldorf vom 15.—17. Sept. 1948, S. 17—23. Z. Urol. 1949.
— Zur operativen Behandlung neurologisch gestörter Blasen. Z. Urol., Sonderheft, 249—255 (1952).
— Der sacrale Zugang in der Urologie. Z. Urol. 46, 777—801 (1953).
Thom, D. A., C. F. von Salzen and A. Fromme: Psychological aspects of the paraplegic patient. Med. Clin. N. Amer. 30, 473 (1946).
Thomason, J. R., and W. H. Moretz: Continous lumbar paravertebra sympathetic block maintained by fractional instillation of procaine. Surg. Gynec. Obstet. 89, 447—453 (1949).
Thompson, C. E., and M. L. Rice jr.: Secundary amyloidosis in spinal cord injury. Ann. intern. Med. 31, 1057—1065 (1949).
—, and A. C. Witham: Paroxysmal hypertension in spinal cord injuries. New Engl. J. Med. 239, 283—316 (1948).
Thomson, G. J., M. U. Nourne and M. G. Bumpus: Treatment of the paraplegic observations in series of 101 cases. J. Urol. (Baltimore) 57, 1085—1096 (1947).
Thurel, R.: Traumatismes de la moelle et des racines, I. vol., p. 75. Paris: Masson & Cie. 1944.
Tinsley, M.: Compound injuries of the spinal cord. J. Neurosurg. 3, 306—309 (1946).
Tönnis, D.: Zur Entstehung von Rückenmarkschädigungen bei Wirbelverletzungen. Verh. der Dtsch. Orthop. Ges., 47. Kongr., Würzburg 8.—11. Sept. 1959.
— Über die ischämische Entstehung von Spastik und Krampferscheinungen. Fortschr. Neurol. Psych. 29, 445—463 (1961).

Tönnis, W., u. W. Bischof: Übersichtsreferat. Ergebnisse der lumbalen Myelotomie nach Bischof. Zbl. Neurochir. **23**, 29—36, 120—132 (1962).
— u. A. Herink: Nachuntersuchungen bei operativen Megacolonfällen. Dtsch. med. Wschr. **76**, Nr 9 (1951).
—, u. W. Schiefer: Anzeigestellung zur operativen Behandlung der essentiellen Hypertonie. Ärztl. Wschr. **1951**, Nr. 6/8, 180.
Tosatti: Zit. nach Gohrbandt.
Trömner: Hämatomyelie durch Nackenschrägschuß. Dtsch. med. Wschr. **41**, 1144 (1915).
— Brown-Sequard-Lähmung durch Nackenschuß ohne Wirbelverletzung. Dtsch. med. Wschr. **41**, 1053 (1915).
Turbes, C. C., and L. W. Freeman: Peripheral nerve-spinal anastomosis for experimental cord transsection. Neurology (Minneap.) **8**, 857—861 (1958).
Tzschirntsch, K.: Die neurochirurgische Behandlung medikamentös nicht mehr beeinflußbarer Urämien mit hochgradigen Ödemen. Z. Urol., Sonderdr., 41—49, und Diskussion 77—85 (1950).
Übelhör, L.: Zit. nach Mandl.
Übelhör, R.: Zit. nach Mandl.
Ugrjumowa, R. P.: Störungen des Wasserlassens und Besonderheiten des Blasenreflexes bei Schußverletzungen des Rückenmarkes und der Cauda equina. Vop. Nejrohir. **13**, H. 5, 51—55 (1950).
Um: Operationsbefund bei anscheinend kompletter Rückenmarks. Querläsion durch Schußwunde. Neurol. Zbl. **34**, 7—12 (1915).
Veil, W. H., u. A. Sturm: Die Pathologie des Hirnstammes. Jena: Gustav Fischer 1946.
Verbiest, H.: Anterior operative approach in cases of spinal cord compression by old irreducible displacement of fresh fracture of cervical spine. J. Neurosurg. **19**, 389—400 (1962).
Ver Brugghen, A.: Extra-dural spinal hemorrhage. Ann. Surg. **123**, 154—159 (1946).
Vergés Flaqué, A.: Flaqué-Lowley operation for urinary incontinence preliminaty report. J. Urol. (Baltimore) **65**, 427—438 (1951).
Versari: Zit. nach Dennig.
Veseen, L. L., W. W. Miller jr. and G. C. Paynter: Bladder management following spinal injury. U.S. med. Bull. **47**, 945 (1947).
Vogl, A.: Eine Rückenmarksnaht. Zbl. Chir. **77**, 2489—2493 (1952).
— Hypertoniebehandlung durch Resection der A. temporalis superficialis. Zbl. Chir. **81**, 2531 (1956).
Volhard, Franz: Nierenerkrankungen und Hochdruck. Berlin: Arbeitsgem. med. Verl.; Leipzig: Johann Ambrosius Barth 1949.
Vossschulte, K.: Grundlagen der Schmerzbekämpfung durch Sympathicusausschaltung. Berlin u. München: Urban & Schwarzenberg 1949
Wagman, T. B.: Surgical treatment of megalo-ureter and presentation of on artificial ureter. J. Urol. (Baltimore) **61**, 883, 903 (1949).
Wagner, R.: Ein Harnblasen-Tonometer für den Gebrauch am Menschen. Z. Biol. **103**, 179—197 (1950).
Walker, A. E., J. J. Kollros and T. T. Case: The physiological basis of concussion. J. Neurosurg. **1**, 103—116 (1944).
Walshe, F. M. R.: Note on a commonly unrecognized type of injury to the cervical spine and spinal cord in association with head injuries. Lancet **1944 II**, 173—175.
Wannamaker, G. T.: Spinal cord injuries. J. Neurosurg. **11**, 517—524 (1954).
Weber, H. F. J.: Die neurovegetativen Funktionsstörungen des Urogenitalsystems. Wien: Springer 1958 [Acta neuroveg. (Wien) Suppl. **7**].
Weber, W.: Die Behandlung der spinalen Paraspastik unter besonderer Berücksichtigung der longitudinalen Myelotomie (Bischof). Med. Mschr. **9**, 510—513 (1955).
— Zbl. ges. Neurol. Psychiat. **134**, 201 (1955).
Weickmann, Fr.: Caudatumor und Stauungspapille, ein Beitrag zur Frage der Liquorzirkulation und Resorption. Nervenarzt **25**, 65—68 (1954).
Weidemann, W.: Auswirkungen der lumbalen Sympathektomie auf den Gesamtorganismus, besonders auf Hoden und Nebennieren. Zbl. Chir. **76**, 1—9 (1952).
Weiss: Schußverletzungen des Rückenmarks. Münch. med. Wschr. **62**, 303—304 (1915).
Weiss, F. G., and E. Bors: Attitudes of patients in a paraplegic center. J. Social Casework **29**, 60 (1948).
Wells, C.: Discussion on treatment of paralyzed bladder. Proc. roy. Soc. Med. **36**, 201 (1943).
Wertheimer, P., and Banniot: Chirurgie du tonus musculaire. La section des rameaux communicants. Paris: Masson & Cie. 1926.
Wesson, M. B.: Studies of the trigone. J. Urol. (Baltimore) **4**, 279—307 (1920).
—, et Santot: Réflexions sur une statistique de chirurgie médullaire. Rev. Chir. **76**, 321—326 (1948).
Wetzell: Brown-Sequardsche Lähmung des Halsmarks infolge von Artillerieverletzung. Münch. med. Wschr. **64**, 730—731 (1917).
White, C. J.: (Boston) Conduction of pain in man, observations on its afferent pathways within spinal cord und visceral nerves (Hughlings Jackson Lecture). Arch. Neurol. Psychiat. **71**, 1—23 (1954).

White, C. J.: Technik der Operationen am sympathischen Nervensystem. In: B. Breitner, Chirurgische Operationslehre, Bd. 1. Wien u. Innsbruck: Urban & Schwarzenberg 1955.

—, and R. H. Smithwick: The autonomic nervous system anatomy. New York: James Clarke 1948.

—, and W. H. Sweet: Pain: Its mechanisms and neurosurgical control, 736 p. Springfield (Ill.): Ch. C. Thomas 1955.

White, J. C.: Painful injuries of nerves and their surgical treatment. Amer. J. Surg. 72, 468—488 (1946).

—, and W. G. Hamm: Primary closure of bed sores by plastic surgery. Ann. Surg. 124, 1136 (1946).

—, H. W. Hudson and H. E. Kennard: Treatment of bed sores by total excision with plastic closure. U.S. Nav. med. Bull. 45, 454 (1945).

Whitteridge, M. D.: Section complète de la moelle et système neurovégétatif. Rev. neurol. 79, 261 (1947).

—, and L. Guttmann: Symposium on paraplegia. Proc. roy. Soc. Med. 40, 222—229 (1947).

Wiedhopf, O.: Über die elektive Empfindlichkeit der sympathischen Nervenfasern gegen Lokalanaesthesie. Münch. med. Wschr. 33, 1537 (1924).

Wiggers, H. C., G. H. Glaser, K. de S. Canavarro and A. E. Treat: Arterial and central venous pressure following changes complete transection of the spinal cord. Amer. J. Physiol. 139, 217—224 (1943).

Wildbolz, E., u. F. Jenny: Gedanken zur renalen Hypertonie als Verletzungsfolge. Mschr. Unfallheilk. 56, 86—90 (1953).

Winkler, J.: Zur Kenntnis der traumatischen Rückenmarks-Affektionen (Hämatomyelie, Myelorhexis). Dtsch. Z. Nervenheilk. 35, 222—292 (1908).

Wlasow, N. S.: Über die Innervation der Bewegungen der Harnblase. Ber. der Kais. Univ. Kasan 1903 [Russisch]. Ref. bei Bechterew: Nervenzentren, Bd. 1, S. 290; Zbl. Physiol. 18, 776 (1904); Jbr. Fortschr. Physiol. 12, 75 (1903).

Zeissl, M. v.: Weitere Untersuchungen über die Innervation der Blase und Harnröhre. Pflügers Arch. ges. Physiol. 89, 605—612 (1902).

Ziegler, F., u. F. K. Martin: Schwerste spastische Kontrakturen als Indikation zur Exarticulation beider Hüftgelenke. Zbl. Neurochir. 10, 344—348 (1950).

Zollinger, H. U.: Pathogenese und funktionelle Folgen der intrarenalen Drucksteigerung. Schweiz. med. Wschr. 1956, 382—384.

Zülch, K. J.: Mangeldurchblutung an der Grenzzone zweier Gefäßgebiete als Ursache bisher ungeklärter Rückenmarksschäden. Dtsch. Z. Nervenheilk. 172, 81—101 (1954).

Zwicker, M.: Über den Injektionszwischenfall in Gehirn und Rückenmarksnähe. Dtsch. Gesundh.-Wes. 12, 289—293 (1957).

Namenverzeichnis.

Die *kursiv* gedruckten Seitenzahlen beziehen sich auf die Literatur.

Sachverzeichnis.

SONDERDRUCK AUS

HANDBUCH DER NEUROCHIRURGIE

HERAUSGEGEBEN VON

H. OLIVECRONA-STOCKHOLM · W. TÖNNIS-KÖLN

SCHRIFTLEITUNG: W. KRENKEL-KÖLN

SIEBENTER BAND / ERSTER TEIL

SPRINGER-VERLAG BERLIN · HEIDELBERG · NEW YORK 1969

(PRINTED IN GERMANY)

MISSBILDUNGEN, VERLETZUNGEN UND ERKRANKUNGEN DER WIRBELSÄULE

VON

K. F. SCHLEGEL

MIT 72 ABBILDUNGEN

Handbuch der Neurochirurgie

In sieben Bänden

Herausgegeben von H. Olivecrona, Stockholm, und W. Tönnis, Köln
Schriftleitung: W. Krenkel, Köln

Gesamtübersicht

Band I: **Grundlagen**

Teil 1: **Angewandte Anatomie. Physiologie. Pathophysiologie**
Mit 471 zum Teil farbigen Abbildungen
XVI, 719 Seiten (davon 16 Seiten in englischer Sprache)
1959
Gebunden DM 365,—; US $ 100.40
Subskriptionspreis Gebunden DM 292,—; US $ 80.30

Teil 2: **Chemischer Aufbau. Physiologie. Pathophysiologie**
Mit 245 zum Teil farbigen Abbildungen
X, 666 Seiten. 1968
Gebunden DM 392,—; US $ 107.80
Subskriptionspreis Gebunden DM 313,60; US $ 86.30

Band II: **Röntgenologie (einschließlich Kontrastmethoden)**
Bearbeitet von E. Lindgren, Stockholm
Mit 274 Abbildungen in 464 Einzeldarstellungen
VIII, 296 Seiten. 1954
Gebunden DM 122,50; US $ 33.80
Subskriptionspreis Gebunden DM 98,—; US $ 27.00

Band III: **Pathologische Anatomie der raumbeengenden intrakraniellen Prozesse**
Von K. J. Zülch, Köln, und E. Christensen, Kopenhagen
Mit 473 Abbildungen in 931 Einzeldarstellungen
XIV, 800 Seiten. 1956
Gebunden DM 298,—; US $ 82.00
Subskriptionspreis Gebunden DM 238,50; US $ 65.60

Band IV: **Klinik und Behandlung der raumbeengenden intrakraniellen Prozesse**

Teil 1: Mit 271 zum Teil farbigen Abbildungen
XVI, 782 Seiten. 1960
Gebunden DM 386,—; US $ 106.20
Subskriptionspreis Gebunden DM 309,—; US $ 85.00

Teil 2: Mit 265 Abbildungen
VIII, 399 Seiten. 1966
Gebunden DM 240,—; US $ 66.00
Subskriptionspreis Gebunden DM 192,—; US $ 52.8

Teil 3: Mit 213 zum Teil farbigen Abbildungen
X, 674 Seiten. 1962
Gebunden DM 296,—; US $ 81.40
Subskriptionspreis Gebunden DM 236,80; US $ 65.2

Teil 4: Mit 282 Abbildungen
XII, 677 Seiten (davon 332 Seiten in englischer Spra
1967
Gebunden DM 390,—; US $ 107.30
Subskriptionspreis Gebunden DM 312,—; US $ 85.0

Teil 5: In Vorbereitung

Band V: **Traumatische Hirnschädigungen**
In Vorbereitung

Band VI: **Chirurgie der Hirnnerven und Hirnbahnen**
Mit 127 zum Teil farbigen Abbildungen
X, 249 Seiten (davon 110 Seiten in englischer Sprach
1957
Gebunden DM 148,—; US $ 40.70
Subskriptionspreis Gebunden DM 118,40; US $ 32.6

Band VII:

Teil 1: **Wirbelsäule und Rückenmark I**
Mit 254 Abbildungen
XI, 563 Seiten. 1969
Gebunden DM 358,—; US $ 98.50
Subskriptionspreis Gebunden DM 286,40; US $ 78.8

Teil 2: **Wirbelsäule und Rückenmark II**
In Vorbereitung

Teil 3: **Peripheres und sympathisches Nervensystem**
In Vorbereitung

SONDERDRUCK AUS
HANDBUCH DER NEUROCHIRURGIE
HERAUSGEGEBEN VON
H. OLIVECRONA-STOCKHOLM · W. TÖNNIS-KÖLN
SCHRIFTLEITUNG: W. KRENKEL-KÖLN
SIEBENTER BAND / ERSTER TEIL
SPRINGER-VERLAG BERLIN · HEIDELBERG · NEW YORK 1969
(PRINTED IN GERMANY)

DIE CERVICALEN BANDSCHEIBENSCHÄDEN

VON

R. FRYKHOLM

MIT 51 ABBILDUNGEN

Handbuch der Neurochirurgie

In sieben Bänden

Herausgegeben von H. Olivecrona, Stockholm, und W. Tönnis, Köln
Schriftleitung: W. Krenkel, Köln

Gesamtübersicht

SONDERDRUCK AUS

HANDBUCH DER NEUROCHIRURGIE

HERAUSGEGEBEN VON

H. OLIVECRONA-STOCKHOLM · W. TÖNNIS-KÖLN

SCHRIFTLEITUNG: W. KRENKEL-KÖLN

SIEBENTER BAND / ERSTER TEIL

SPRINGER-VERLAG BERLIN · HEIDELBERG · NEW YORK 1969

(PRINTED IN GERMANY)

KLINIK UND BEHANDLUNG
DER LUMBALEN BANDSCHEIBENSCHÄDEN

VON

F. LOEW, K. A. JOCHHEIM UND R. KIVELITZ

MIT 13 ABBILDUNGEN

Handbuch der Neurochirurgie

In sieben Bänden

Herausgegeben von H. Olivecrona, Stockholm, und W. Tönnis, Köln
Schriftleitung: W. Krenkel, Köln

Gesamtübersicht

SONDERDRUCK AUS
HANDBUCH DER NEUROCHIRURGIE
HERAUSGEGEBEN VON
H. OLIVECRONA-STOCKHOLM · W. TÖNNIS-KÖLN
SCHRIFTLEITUNG: W. KRENKEL-KÖLN
SIEBENTER BAND / ERSTER TEIL
SPRINGER-VERLAG BERLIN · HEIDELBERG · NEW YORK 1969
(PRINTED IN GERMANY)

PATHOLOGIE DES RÜCKENMARKS

VON

O. STOCHDORPH

MIT 16 ABBILDUNGEN

Handbuch der Neurochirurgie

In sieben Bänden

Herausgegeben von H. Olivecrona, Stockholm, und W. Tönnis, Köln
Schriftleitung: W. Krenkel, Köln

Gesamtübersicht

SONDERDRUCK AUS
HANDBUCH DER NEUROCHIRURGIE
HERAUSGEGEBEN VON
H. OLIVECRONA-STOCKHOLM · W. TÖNNIS-KÖLN
SCHRIFTLEITUNG: W. KRENKEL-KÖLN
SIEBENTER BAND / ERSTER TEIL
SPRINGER-VERLAG BERLIN · HEIDELBERG · NEW YORK 1969
(PRINTED IN GERMANY)

MISSBILDUNGEN DES RÜCKENMARKS

VON

J. GERLACH UND H.-P. JENSEN

MIT 50 ABBILDUNGEN

Handbuch der Neurochirurgie

In sieben Bänden

Herausgegeben von H. Olivecrona, Stockholm, und W. Tönnis, Köln
Schriftleitung: W. Krenkel, Köln

Gesamtübersicht

SONDERDRUCK AUS

HANDBUCH DER NEUROCHIRURGIE

HERAUSGEGEBEN VON
H. OLIVECRONA-STOCKHOLM · W. TÖNNIS-KÖLN
SCHRIFTLEITUNG: W. KRENKEL-KÖLN
SIEBENTER BAND / ERSTER TEIL
SPRINGER-VERLAG BERLIN · HEIDELBERG · NEW YORK 1969
(PRINTED IN GERMANY)

DIE TRAUMATISCHEN SCHÄDIGUNGEN DES RÜCKENMARKS UND SEINER HÜLLEN

VON

R. KLAUE

MIT 25 ABBILDUNGEN

Handbuch der Neurochirurgie

In sieben Bänden

Herausgegeben von H. Olivecrona, Stockholm, und W. Tönnis, Köln
Schriftleitung: W. Krenkel, Köln

Gesamtübersicht

Band I: **Grundlagen**

Teil 1: **Angewandte Anatomie. Physiologie.**
Pathophysiologie
Mit 471 zum Teil farbigen Abbildungen
XVI, 719 Seiten (davon 16 Seiten in englischer Sprache)
1959
Gebunden DM 365,—; US $ 100.40
Subskriptionspreis Gebunden DM 292,—; US $ 80.30

Teil 2: **Chemischer Aufbau. Physiologie. Pathophysiologie**
Mit 245 zum Teil farbigen Abbildungen
X, 666 Seiten. 1968
Gebunden DM 392,—; US $ 107.80
Subskriptionspreis Gebunden DM 313,60; US $ 86.30

Band II: **Röntgenologie (einschließlich Kontrastmethoden)**
Bearbeitet von E. Lindgren, Stockholm
Mit 274 Abbildungen in 464 Einzeldarstellungen
VIII, 296 Seiten. 1954
Gebunden DM 122,50; US $ 33.80
Subskriptionspreis Gebunden DM 98,—; US $ 27.00

Band III: **Pathologische Anatomie der raumbeengenden
intrakraniellen Prozesse**
Von K. J. Zülch, Köln, und E. Christensen, Kopenhagen
Mit 473 Abbildungen in 931 Einzeldarstellungen
XIV, 800 Seiten. 1956
Gebunden DM 298,—; US.$ 82.00
Subskriptionspreis Gebunden DM 238,50; US $ 65.60

Band IV: **Klinik und Behandlung der raumbeengenden
intrakraniellen Prozesse**

Teil 1: Mit 271 zum Teil farbigen Abbildungen
XVI, 782 Seiten. 1960
Gebunden DM 386,—; US $ 106.20
Subskriptionspreis Gebunden DM 309,—; US $ 85.00

Teil 2: Mit 265 Abbildungen
VIII, 399 Seiten. 1966
Gebunden DM 240,—; US $ 66.00
Subskriptionspreis Gebunden DM 192,—; US $ 52.80

Teil 3: Mit 213 zum Teil farbigen Abbildungen
X, 674 Seiten. 1962
Gebunden DM 296,—; US $ 81.40
Subskriptionspreis Gebunden DM 236,80; US $ 65.20

Teil 4: Mit 282 Abbildungen
XII, 677 Seiten (davon 332 Seiten in englischer Sprach
1967
Gebunden DM 390,—; US $ 107.30
Subskriptionspreis Gebunden DM 312,—; US $ 85.80

Teil 5: In Vorbereitung

Band V: **Traumatische Hirnschädigungen**
In Vorbereitung

Band VI: **Chirurgie der Hirnnerven und Hirnbahnen**
Mit 127 zum Teil farbigen Abbildungen
X, 249 Seiten (davon 110 Seiten in englischer Sprache)
1957
Gebunden DM 148,—; US $ 40.70
Subskriptionspreis Gebunden DM 118,40; US $ 32.60

Band VII:

Teil 1: **Wirbelsäule und Rückenmark I**
Mit 254 Abbildungen
XI, 563 Seiten. 1969
Gebunden DM 358,—; US $ 98.50
Subskriptionspreis Gebunden DM 286,40; US $ 78.80

Teil 2: **Wirbelsäule und Rückenmark II**
In Vorbereitung

Teil 3: **Peripheres und sympathisches Nervensystem**
In Vorbereitung

SONDERDRUCK AUS

HANDBUCH DER NEUROCHIRURGIE

HERAUSGEGEBEN VON

H. OLIVECRONA-STOCKHOLM · W. TÖNNIS-KÖLN

SCHRIFTLEITUNG: W. KRENKEL-KÖLN

SIEBENTER BAND / ERSTER TEIL

SPRINGER-VERLAG BERLIN · HEIDELBERG · NEW YORK 1969

(PRINTED IN GERMANY)

BEHANDLUNG DER VERLETZUNGEN DES RÜCKENMARKS

VON

W. BISCHOF UND H. SCHMIDT

MIT 27 ABBILDUNGEN

Handbuch der Neurochirurgie

In sieben Bänden

Herausgegeben von H. Olivecrona, Stockholm, und W. Tönnis, Köln
Schriftleitung: W. Krenkel, Köln

Gesamtübersicht

Rudolf Janzen

Elemente der Neurologie

auf der Grundlage von Physiologie und Klinik

Von Professor Dr. med. Dr. phil. Rudolf Janzen, Direktor der Neurologischen Universitäts-Klinik und -Poliklinik Hamburg

Mit 49 Abbildungen
XXIII, 299 Seiten. 1969
Gebunden DM 48,—

Bitte Prospekt anfordern!

Die ‚klassische' Neurologie, entstanden in der zweiten Hälfte des vorigen und im Anfang dieses Jahrhunderts, ist bis heute wirksam; sie gründete auf Anatomie (im Sinne einer anatomia animata), Pathologie und aetiologischer Forschung. Etwa hundert Jahre nach den bahnbrechenden Leistungen von MAGENDIE — in dessen Nachfolge CLAUDE BERNARD und CARL LUDWIG stehen — dringt die Physiologie in die klinische Neurologie ein. Diese erfuhr dadurch einen Zuwachs an Fakten und Einsichten.

Mit dem Ziel, Lernwissen abzubauen zugunsten der „Einverleibung" der Reaktionsweise des Nervensystems, wird in einer neuartigen und konzentrierten Form eine Summa der Erfahrungen als Arzt, Consiliarius, klinischer Forscher und Lehrer vorgelegt. Das Buch spricht daher nicht nur jeden Studenten, welcher mehr als die Elementarien erfahren will, jeden praktisch tätigen Arzt und Facharzt an, sondern bei der breiten Berührung der Neurologie mit anderen Fachgebieten auch Internisten, Pädiater, Chirurgen, Orthopäden, Ophthalmologen, Oto-Rhino-Laryngologen und Dermatologen.

Aber nicht nur der Arzt, sondern jeder, der in seinem Arbeitsgebiet die animalitis des Menschen sowie die Elektivität der Reaktionen des menschlichen Gehirns berücksichtigen muß, wird in einigen, besonders bezeichneten Kapiteln dieses der Klinik dienenden Buches manche Anregung finden.

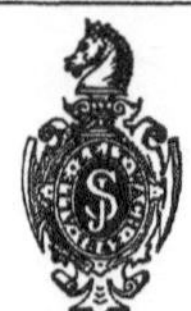

Springer-Verlag
Berlin · Heidelberg · New York

Universitätsdruckerei H. Stürtz AG Würzburg